舰船医师实用外科学

主 编 严力生

世界图书出版公司

上海·西安·北京·广州

图书在版编目（CIP）数据

舰船医师实用外科学 / 严力生主编. -- 上海：上
海世界图书出版公司，2020.4
　　ISBN 978-7-5192-5774-3

　　Ⅰ. ①舰… Ⅱ. ①严… Ⅲ. ①海军 – 军事医学 – 外科
学 Ⅳ. ①R821.8

中国版本图书馆CIP数据核字（2019）第008863号

书　　名	舰船医师实用外科学	
	Jianchuan Yishi Shiyong Waikexue	
主　　编	严力生	
责任编辑	芮晴舟	
封　　面	姜　明	
出版发行	上海世界图书出版公司	
地　　址	上海市广中路88号9-10楼	
邮　　编	200083	
网　　址	http://www.wpcsh.com	
经　　销	新华书店	
印　　刷	杭州恒力通印务有限公司	
开　　本	889 mm × 1194 mm　1/16	
印　　张	48.5	
字　　数	1150千字	
版　　次	2020年4月第1版　2020年4月第1次印刷	
书　　号	ISBN 978-7-5192-5774-3 / R · 484	
定　　价	680.00元	

序　　言

医学专业之所以在诸门学科专业中被列为最难以学习，更难以精通的专业技术，不仅仅是人体结构的奥秘，每一个人都是一个费解的密码的结合体，而且人体处于不同环境、不同状态、不同年龄，甚至不同性别等等，都会发生各种差异有别的病变和损害，以致在诊断、治疗和预防上都存在明显的差别和相应的特质。如果要想取得有效的诊断和治疗，就必须对医学知识做到全面而多方位的深入学习和了解，否则会使你不知所措，以致对你所面临的难题无从下手。

本书《舰船医师实用外科学》在浩瀚的医书中仅仅是沧海中的一滴水珠，可是在数十亿人口的地球上，与"舰艇"相关的工作却涉及数以"万计"的人群。可见与医学相关的各种命题和专著都是涉及众多人群的生死大事，尽管与舰艇生活相关的人群大大少于轮子上的群体，但却与马背上的民族和在高空飞行的人群相比也应该大致相当。因此本书的撰写与出版必将是与在水上、水下生活的群体息息相关！因此应该为本书的问世而感到高兴和祝贺！

作者严力生是一位从事医学专业达四十年之久的医学专家，除大外科外，更精于其中的骨科和运动创伤诸专业，且是当之无愧的理论和实践并重的专家及临床工作者，尤其是最为复杂的在国外被称之为"大医师"的脊柱外科诊治水平已达到炉火纯青的境地。这是十分难能可贵的"大国工匠"水平。在此基础上，因工作长期处于"海军"环境，目前是海军医学院附属医院的骨科主任、教授和主任医师。由于随时接受海上任务，他及他所领导的科室经常参与海上救护、海上医疗保障，随舰艇环球执行任务等更是该科室的"家常便饭"，召之即来，来后而登舰执行各种水上任务，因之，在具有陆上医疗诊治水平的基础上又从实践中学会和掌握水上舰艇各种伤患的外科伤病的治疗技术。

本书除骨科专业外，其他外科伤病的诊治技术也都是与严主任在同一单位、执行过相似任务的各个外科专业具有主任医师资质的老专家执笔撰写，从而保证了本书的整体水平。

本书不仅内容丰富、系统、全面，而且图文并茂，对从事舰艇工作的各级医护人员来说，不失为可随时查阅学习的案上佳著。

再次祝贺本书的出版与发行。

赵定麟

2019 年 5 月

于长征医院

前　　言

随着我国海上石油钻探、海底管道、南海开发建设等海洋科学事业的不断发展，海军进一步走向深蓝，远洋舰艇船只及舰艇编队的不断壮大，以及执行联合国亚丁湾护航、国际海上援救、和谐使命访问、保卫海疆等需要，远海舰船编队的任务越趋增多，伴随舰船的海上医疗队的保障任务更加密集而艰巨。然而在远离大陆的茫茫大海中，舰船医疗设备、人员配置有限，在海上航行颠簸摇摆的特殊环境中，既能完成好整个编队的医疗健康保障，又能应对突发事件甚至发生海战时的救护，是对我们医疗队员极大的挑战，也是我们舰船外科医师不断探索的课题。

本人服役海军中心医院并从事骨科临床工作 30 余年，曾赴西沙永兴岛执行海军医疗队任务一年，多次随舰艇参加编队医疗队，亲身经历了舰艇生活、军事训练、海上医疗救护的展开、医疗救护等工作。15 年来，海军中心医院派出海上医疗队 56 批次，参与总结每次医疗队在海上所遇到的实际外科伤病、救治情况及所存在的问题。海上医疗队的经历也使我深刻体会到，作为一名合格的舰船外科医生，不但要有扎实的理论基础知识，而且更需要具备包括颅脑、心胸、腹部外科、泌尿外科及创伤骨科等多学科的专业知识，成为一名一人多专的全科医师，如此方能在各种意外情况下克服医务人员少、设备简陋、环境恶劣、伤情复杂的困难对患者进行准确快捷的救治。

从医生涯中，有幸得到我国脊柱外科及创伤外科专家赵定麟教授长时间指导帮助，前辈认真的从医之道，崇高的医德，精湛的医术，踏实的作风，使我受益匪浅。《舰船医师实用外科学》在赵教授的鼓励下，根据作者、编委多年来海上医疗队经验，侧重强调在舰艇海上航行环境下兼顾全科医师、一人多专的临床实用诊治能力。本书总论部分介绍了海上及舰艇环境对人体及伤口愈合的影响、海上及舰艇外科的常用救治技术及清创特点、海洋细菌特点及海上外科感染的处理、战伤合并海水浸泡救治技术规程、海上及舰艇外科常用药物临床应用，以及海上医疗救护的基本知识；专门列出海上舰船医师必须熟练掌握的十大紧急救治技术和基本操作，能使医师在恶劣环境下有条不紊地进行救治，为后续治疗赢得时间；在各专业伤病介绍中重点强调实际处理能力，专门列出相关医嘱，在诊疗应用上更加具体化。

本书总结了 20 多年随舰船编队执行医疗保障任务时所遇常见伤病及救治经验，通俗易懂、实用性强，将对海上舰船员的医疗保障及海战时的快速紧急救治起到重要作用。

严力生

2019 年 2 月

目　　录

第一部分　舰船环境外科伤患的特点

第二部分　舰船环境的创伤与救治

第三部分　舰船外科的常见疾患

第四部分　舰船外科的常用操作技术及护理

附录1　手术医嘱举例

附录2　舰船伤病救治常用药物临床应用参考

索　引

第一部分

舰船环境外科伤患的特点

第一章 海上舰船环境对创伤病员的影响

一、舰船的摇晃、颠簸对人体的影响

舰船在海洋航行或锚泊中，受到风浪及涌的影响，使舰船摇晃、上下颠簸、当摇晃及颠簸达到一定角度及幅度，会使舰船员人体内耳前庭平衡感受器受到过度刺激，前庭器官组织产生过量生物电，影响神经中枢而出现上腹不适、恶心、呕吐、面色苍白、出冷汗、心律不齐、眩晕、四肢发软、无力等症状，严重者出现电解质紊乱、精神抑郁、恐惧、烦躁不安等症状。航行时间越长，摇晃、颠簸的幅度越大，其症状越严重，免疫系统，抵抗能力下降。甚至有船员出现自杀念头。

二、舰船的噪声和振动对人体的影响

舰船环境中噪声是不可避免的，尤其是舰船全速航行或实战、训练等使得噪声更为猛力。而舰船中噪声通常分为两种，即持续有规律的噪声以及间断、脉冲式的电磁波。这些噪声不但会对听觉器官造成损伤，而且对心脑、呼吸器官、生理代谢调节功能产生损伤。

噪声引起前庭的影响，出现耳鸣、无方向感、头晕、恶心、眼球震颤及视力下降。

噪声影响心脑系统，产生精神极度紧张、血压增高和心绞痛。

噪声可干扰活动和语言交流，听力下降，

噪声产生的一些心理效应包括易受惊恍、刺激工作效率下降以及自主神经紊乱等一系列问题。

振动对人体的影响 由于舰船人员长期受到舰体的振动作用，在听力、视力等方面都会受到影响，可以出现头晕、头痛、恶心、呕吐、胸闷、尿频尿急等一系列症状。有的患者因受到长期振动作用而产生永久性的病理现象，即振动病。其主要临床表现为神经血管功能障碍，如工作后双手无力、感觉迟钝、记忆力减退。有的患者出现肌肉萎缩。低频振动尤其是共振性振动功能引起椎间盘及骨髓组织的损伤，引起腹部及腰部疼痛。

三、电磁辐射对人体的影响

舰船雷达设备超高频电磁辐射的微波对生物体有一定的影响。这些设备集中安装在舰船有限的空间里，包括甲板和上部建筑的战斗岗位及指挥塔附近安装天线。另外，超高频电磁辐射经金属面反射的电磁波对舰船人员会产生不良反应。辐射照度在 10 mW/cm^2 以上即会有危险。舰船反射的辐照度可以达到上百毫瓦每平方厘米。而码头上停泊邻近舰船的雷达系统的电磁波也可能辐射到人员。

超高屏电磁辐射对生物体有两种效应，即热效应和非热效应。辐射度大时［$100 \text{ mW/} (\text{sr} \cdot \text{cm}^2)$ 以上］在相当大的程度上是影响生物的热能释放，然后造成热调节紊乱。因此，许多电磁辐射反应和热效应有关。非热效应的物理性质不明显，其理论是：蛋白质的非热性变质，在电磁场内可改变其分子；"钙钠的增减率"变化会影响细胞膜的渗透作用。电磁辐射可影响脑的记忆结构，同时破坏机体的防御系统。

根据目前的资料可以证明，人和动物机体对超高频电磁辐射的反应是不同的。超高频电磁辐射可对人脑周边结构产生作用，破坏机体防护系统，引起一系列神经心理紊乱。临床表现为头痛、高度疲劳和易受刺激、记忆和注意力下降、失眠，心搏舒缓、窦性心律不齐、心房和胃传导减慢、P 和 T 波减低、QR 增宽。研究分析表明，超高频电磁辐射还可造成人体淋巴细胞减少、分叶核白细胞数增加。

四、激光辐射

激光器是可见光、红外线和紫外线电磁辐射的发源体。激光在海军中应用广泛，如用测距仪、验湿器、目标搜索和跟踪器，用于水下定位、通讯和导航等。除此之外，激光还可用于阻击巡航导弹、打击卫星、飞机和直升机。

五、其他

舰船上人员集中、舱室密闭、空间狭小，舰船常与陆地隔离，在水域内独立或编队航行，在现代海战中，极易成为敌方高制导武器的攻击目标，一旦舰艇被击中，就会在短时间内产生大量伤员。伤员集中、伤势严重、伤情复杂是海战伤员的主要特点，如油漆、涂料、塑料、润滑剂等，可产生大量有毒气体引起继发伤害。

值得注意的是舰船员在舰船生活、工作、训练均在舰船当中，受到的影响是综合性的，不但要承受各种因素的影响，而且要完成好各项任务。医务人员同样要面对各种因素的影响，克服困难，加强适应性训练。尽量减少诸多因素的影响，才能治病救人。

（严力生　宫峰）

第二章 我国海洋细菌分布特点及抗生素应用的选择

马聪课题组在我国沿海四个海域获取203个采样点共采集海水样本531份，分离检出各种细菌145种共计759株。在被检出的759株细菌中弧菌占52.9%，肠杆菌占16%，非发酵菌占13.7%，真菌占5.1%，巴斯德菌占4.3%，革兰阳性球菌占4.1%，啮蚀艾肯菌占3.2%，革兰阳性杆菌占0.5%，厌氧菌占0.3%。

弧菌为我国海域数量最多的细菌，弧菌数量从多到少依次为东海海域70.8%、黄海海域47.3%、南海海域42.4%和渤海海域35.5%。我国海域分离的弧菌主要为溶藻弧菌（83.7%）、河流弧菌（32.5%）、副溶血弧菌（18.2%）、沙鱼弧菌（10.3%）、非O1非O139群霍乱弧菌（7.9%）、海鱼弧菌（6.9%）、创伤弧菌和霍利斯弧菌（6.4%）。

分离率第二和第三位的分别是肠杆菌和非发酵菌。肠杆菌主要为大肠埃希菌，分离率16.2%；非发酵菌主要为腐败希瓦菌，分离率11.3%。我国海域中分离率大于10%的细菌从高到低依次为溶藻弧菌（83.7%）、河流弧菌（32.5%）、副溶血弧菌（18.2%）、大肠埃希菌（16.2%）、啮蚀艾肯菌（11.8%）、腐败希瓦菌（11.3%）和沙鱼弧菌（10.3%）。

肠杆菌和非发酵菌分布比率在不同的海域略有差异，南海海域肠杆菌最多，分离率为22%，高于平均分离率16.2%，其他三个海域肠杆菌分离率基本一致；黄海海域非发酵菌分离率为20%，东海海域非发酵菌分离率为9.25%，其他两个海域非发酵分离率与平均分离率13.7%基本一致。

总体看，中国海四大海域中主要细菌分布特征基本一致，但也有一些区别，如东海海域弧菌最多，并分离出厌氧菌，南海海域的真菌、渤海海域的革兰阳性菌与其他3个海域有明显的区别。值得一提的是，我国海域中存在有一些人畜共患病细菌，主要为腐败希瓦菌、巴斯德菌和啮蚀艾肯菌。这些细菌虽然数量不占优势，但由于目前国内外报道较少，其在未来海战伤中作用的也应引起重视。

一、舰船中创伤感染的可能病原菌

1. 弧菌

（1）溶藻弧菌 是我国海域中分布最多的弧菌，也是海水中游泳导致外耳道炎患者中最常分离得到的弧菌，溶藻弧菌位居伤口感染中最常分离得到的创伤弧菌，副溶血弧菌之后，为第三位。该菌可能含有多种致病因子，因此应与副溶血弧菌同等重视。

（2）河流弧菌 在中国海域中的分离率位居第二位，是沿海地区腹泻和食物中毒的重要病原菌。有研究表明，河流弧菌不仅能引起肠道感染和食物中毒，还可引起肠道外伤和脏器感染，引发败血症。

（3）副溶血弧菌　副溶血弧菌引起的食物传播及散发病例在全世界均有发生，一般由食用副溶血弧菌污染的海产品所致。已确认螃蟹、虾、扇贝、牡蛎和蛤类是副溶血弧菌病的传染源。可致食物中毒。伤口、眼睛和耳朵可因污染的海水而感染。

（4）创伤弧菌　在致病性弧菌中，创伤弧菌引起的疾病最为严重。导致败血症和伤口感染，伤口感染的病情发展很快，通常是致死性的。创伤弧菌经血行播散导致的伤口和大疱性损害需要大面积清创。

2. 革兰阴性肠杆菌　是一群寄居在人和动物肠道中生物学性状相似的革兰阴性无芽孢、短小杆菌，可随人及动物排泄物广泛分布于水、土壤和腐败的物质中。大肠埃希菌是中国海域存在最多的肠杆菌，分离率为16.2%，由于大肠埃希菌还是人体肠道的正常菌群，在一定条件下可引起机会感染和二重感染。尿道感染、菌血症、脑膜炎和腹泻是大肠埃希菌常见的临床综合征，由于其在海水和陆地的双栖性，大肠埃希菌也是海战中要密切关注的潜在致病菌。

3. 非发酵菌　非发酵菌是中国海域中除弧菌和肠杆菌外，数量较多的一类细菌。此类细菌广泛分布于世界各地，尤其偏爱潮湿的环境。这类细菌既能在海洋中存活又能在陆地上生长繁殖，其对海战伤员的威胁也不容忽视。

（1）铜绿假单胞菌　是非发酵菌属中最重要的人类致病菌，疾病谱从浅表皮肤感染到爆发性脓毒症。浅表性感染常表现为毛囊炎、角膜溃疡、外耳道炎、恶性外耳炎。铜绿假单胞菌还能侵入深层组织，损伤脑神经，导致颞骨和颅底骨骨髓炎和脑膜炎。铜绿假单胞菌可导致院内泌尿道感染、呼吸道感染、伤口感染、脑膜炎、菌血症和脓毒症。它既是中国海域中存在的细菌又是院内感染的主要病原菌。

（2）鲍氏不动杆菌　它广泛分布于自然界和医院环境中。此菌能同时在潮湿和干燥表面生存，还能存在于健康人的皮肤表面，由于不动杆菌能够获得抗多种抗生素的能力及具有能在大多数环境表面生存的能力，因此由此菌引起的医院获得性感染已引起越来越多的重视。

4. 革兰阳性球菌

（1）肠球菌　此类细菌能在不良的环境中存活并生长，广泛分布于土壤、水、植物、动物，可寄居于人类的胃肠道和女性的生殖道。因此肠道损伤者这一潜在的病原微生物在创伤感染中的作用不容忽视。

（2）金黄色葡萄球菌　金黄色葡萄球菌感染多位急性化脓性感染，如果未经治疗，可能播散到邻近组织或通过菌血症转移到其他部位和器官。

5. 人畜共患病细菌感染

（1）巴斯德菌　可引起巴氏杆菌病（pasteurelosis），是一种人兽共患的急性传染病，可引起许多重要家畜如牛、猪、兔等呼吸道疾病，鼠类、鸟类及其他动物亦可感染。巴斯德菌分布广泛，在美国、地中海国家、亚洲都有病例报道。巴斯德菌侵入人体后在入侵部位大量繁殖，造成局部组织的炎性细胞浸润和损伤。大部分分离株对青霉素、四环素类等多种抗生素敏感，四环素类中米诺环素是治疗局部灶性感染的首选药物，在四环素类治疗无效时可选择大环内酯类抗生素为替代品。氟喹诺酮对治疗系统性巴斯德菌感染有效。

（2）腐败希瓦菌　腐败希瓦菌是有高度致病能力的重要海洋致病细菌，占中国海洋细菌的11.3%，位居第六。

（3）啮蚀艾肯菌　啮蚀艾肯菌是人类口腔中常见的微生物，主要引起口内和口外的感染，是引起成人牙周炎患者牙龈下牙斑的主要病原体，还可引起胸肺部感染、伤口术后感染、软组织脓肿、风湿、脑膜炎、心内膜炎及败血症。对青霉素、氨苄西林、阿莫西林/克拉维酸、广谱的头孢菌素、碳青霉烯类、喹啉类、四环素等敏感，但对窄谱的头孢菌素、克林霉素、甲硝唑有抗药性。

6. 真菌感染

马聪课题组在我国海域47个采样点共分离

得到真菌 38 株，以假丝酵母菌检出率最高。真菌分离中排在前三位的依次为胶红酵母菌、无名假丝酵母菌和近平滑假丝酵母菌。

胶红酵母，异名红酵母、深红酵母、胜马红酵母，属于丝裂孢子真菌，隐球酵母科，为条件致病菌，通常可从自然环境、食物及人体皮肤、排泄物中分离出，由于其产类胡萝卜素的特性，菌落颜色呈淡红至珊瑚红色。在所有药敏实验中全部敏感的抗生素为两性霉素 B，可作为海洋抗真菌优选抗生素。

二、海洋细菌感染的抗生素治疗

海军总医院马聪课题组用 K-B 法对中国海域 203 个采样点分离到的 145 种共计 759 株各类细菌，进行了抗生素敏感性实验，为中国海域海洋细菌的抗生素治疗提供了依据。

（一）弧菌感染的抗生素治疗

致病性弧菌在不加盐的 Mueller-Hinton 琼脂上生长良好。可用抗生素敏感性实验的标准程序，以药敏纸片扩散法进行测定。CLSI 对霍乱弧菌测定用氨苄西林、四环素、多西环素、复方磺胺甲噁唑、氯霉素等药物，并且有明确的解释标准，但对其他弧菌的标准判定折点还没有公布。

马聪课题组参考 CLSI 非发酵菌判定折点，进行了抗生素药物敏感实验。东海海域分离到的弧菌，对头孢他啶、头孢吡肟、左氧氟沙星、亚胺培南的敏感性均都高于 94%，无一耐药；对四环素、氯霉素、复方磺胺甲噁唑、头孢噻肟、妥布霉素、加替沙星、哌拉西林 / 他唑巴坦 7 种抗生素的敏感性均高于 82%，耐药细菌小于 6%；对氨苄西林、哌拉西林两种抗生素的敏感性小于 40%，耐药率大于 20%，中介率大于 30%。

南海海域的弧菌，对哌拉西林 / 他唑巴坦、头孢他啶、头孢吡肟、头孢曲松、亚胺培南、妥布霉素、左氧氟沙星、加替沙星、四环素、头孢噻肟、氨曲南、环丙沙星等 12 种抗生素的

敏感性均都高于 90%，无一耐药；对氨苄西林 / 舒巴坦、阿莫西林 / 克拉维酸 2 种抗生素的敏感性都高于 80%，耐药率小于 4%。对氯霉素的敏感性 86.7%，耐药率 10%；对氨苄西林的敏感性小于 41%，抗药率大于 43%，中介率大于 16%。

渤海海域弧菌对亚胺培南、氯霉素、复方磺胺甲噁唑、左氧氟沙星、四环素、头孢曲松等 6 种抗生素的敏感性均都高于 93%，无一耐药；对头孢吡肟、加替沙星、头孢他啶、哌拉西林 / 他唑巴坦等 4 种抗生素的敏感性均都高于 85%，耐药率小于 6%，中介率小于 15%；对氨苄西林、哌拉西林、头孢呋辛钠、头孢哌酮等 4 种抗生素的敏感性均都小于 10%，耐药率大于 40%。

黄海海域弧菌对头孢吡肟、氯霉素、左氧氟沙星、头孢他啶、四环素等 5 种抗生素的敏感性大于 92%，无一耐药。对妥布霉素、亚胺培南 2 种抗生素的敏感性大于 80%，耐药率小于 5%。对氨苄西林、哌拉西林、哌拉西林 / 他唑巴坦、头孢哌酮等 5 种抗生素的敏感性小于 44%，耐药率大于 24%，中介率大于 10%。

根据以上数据，针对中国海域的弧菌感染，优选抗生素为左氧氟沙星、四环素、头孢他啶（渤海海域为备用抗生素）、头孢吡肟（渤海海域为备用抗生素）、亚胺培南（黄海海域为备用抗生素）。备选抗生素为哌拉西林 / 他唑巴坦（黄海海域慎用）、妥布霉素（渤海海域慎用）、氯霉素、加替沙星。慎用或禁用抗生素为氨苄西林、哌拉西林（南海海域例外）。

（二）肠杆菌感染的抗生素治疗

东海海域分离到的肠杆菌对头孢他啶、头孢吡肟、亚胺培南、美洛培南、氧氟沙星、左旋氧氟沙星、哌拉西林 / 他唑巴坦、复方磺胺甲噁唑、四环素、加替沙星等 10 种抗生素的敏感性均都高于 90%，19 株肠杆菌无一耐药；对妥布霉素、环丙沙星、氨曲南、头孢曲松、氨苄西林 / 舒巴坦等 7 种抗生素的敏感性均都高

于 80%，耐药率小于 10%；对哌拉西林、头孢哌酮、头孢呋辛钠 3 种抗生素的敏感性小于 43%，耐药率大于 23%，中介率大于 28%。

南海海域分离到的肠杆菌，对头孢他啶、头孢吡肟、美洛培南、亚胺培南的敏感性都高于 97%，耐药率小于 3%；对头孢哌酮 / 舒巴坦、哌拉西林 / 他唑巴坦、头孢曲松、阿米卡星的敏感性均都高于 90%，耐药率小于 3%，中介率小于 5%；对氨曲南、氧氟沙星、左氧氟沙星、环丙沙星、加替沙星、妥布霉素等 6 种抗生素的敏感性均都高于 90%，耐药率小于 10%，对阿莫西林 / 克拉维酸的敏感性小于 52%，耐药率大于 39%，中介率大于 9%。

渤海海域分离的肠杆菌，对氯霉素、美洛培南、氧氟沙星、四环素、亚胺培南敏感性大于 93%，无一耐药。加替沙星敏感率大于 80%，耐药率小于 7%，中介率小于 20%。头孢哌酮、头孢呋辛钠、哌拉西林、阿米卡星耐药率大于 40%，敏感率小于 50%。

黄海海域分离到的各种肠杆菌对头孢吡肟、美洛培南 2 种抗生素的敏感性大于 91%，耐药率和中介率均小于 5%。对四环素、磺胺、阿莫西林 / 克拉维酸、氯霉素 4 种抗生素的敏感性小于 57%，耐药率大于 43%；对哌拉西林和阿米卡星的敏感性小于 57%，耐药率大于 20%。

中国 4 个海域肠杆菌抗生素药物敏感实验结果相差比较大，美洛培南为优选抗生素。其他抗生素的使用基本没有规律可循，具体问题具体分析。东海海域头孢他啶、亚胺培南、左氧氟沙星、哌拉西林 / 他唑巴坦为优选抗生素，头孢吡肟、美洛培南、氧氟沙星、复方磺胺甲噁唑、四环素、加替沙星、妥布霉素、氯霉素、环丙沙星、氨曲南、头孢曲松、氨苄西林 / 舒巴坦为备用抗生素。四环素、头孢唑林、氨苄西林、哌拉西林、头孢哌酮、头孢呋辛钠为慎用或禁用抗生素。

南海海域，头孢他啶、头孢吡肟、美洛培南、亚胺培南为优选抗生素。头孢哌酮 / 舒巴坦、哌拉西林 / 他唑巴坦、头孢曲松、阿米卡星为第一组备用抗生素；氨曲南、氧氟沙星、左氧氟沙星、环丙沙星、加替沙星、妥布霉素等 6 种抗生素为第二组备用抗生素。阿莫西林 / 克拉维酸为禁用抗生素。

渤海海域，氯霉素、美洛培南、氧氟沙星、四环素、亚胺培南为优选抗生素。加替沙星为备选抗生素。头孢哌酮、头孢呋辛钠、哌拉西林、阿米卡星为慎用或禁用抗生素。

黄海海域，头孢吡肟、美洛培南为优选抗生素。四环素、阿莫西林 / 克拉维酸、氯霉素、哌拉西林和阿米卡星为慎用或禁用抗生素。

头孢吡肟对东海海域、南海海域和黄海海域的大肠埃希菌均为优选抗生素，但在渤海海域及其他对大肠埃希菌敏感性只有 62.5%，中介率达 30% 以上；亚胺培南对东海海域、南海海域和渤海海域的大肠埃希菌均为优选抗生素，但在其对黄海海域大肠埃希菌的敏感性只有 78.3%，中介率达 17.4%；哌拉西林 / 他唑巴坦对东海海域、南海海域大肠埃希菌为优选备用抗生素，但对黄海和渤海海域的大肠埃希菌的敏感性分别为 60.9% 和 50%；左氧氟沙星对东海海域、南海海域大肠埃希菌为优选抗生素或备用抗生素，但对黄海和渤海海域的大肠埃希菌的敏感性分别为 60.9% 和 68.8%；头孢他啶对东海海域、南海海域的大肠埃希菌为优选抗生素，但其对渤海海域的大肠埃希菌的敏感性只有 50%，中介率达 43.8%。对黄海海域大肠埃希菌的敏感性达 73.9%，耐药率达 26%；氧氟沙星对东海海域、南海海域和渤海海域的大肠埃希菌为优选或备用抗生素，在黄海海域其敏感性为 73.9%，耐药率达 21.7%；在东海和黄海海域，阿米卡星为禁用抗生素，但在南海海域却为优选抗生素；头孢哌酮在东海海域、渤海海域和黄海海域为禁用或慎用抗生素，在南海海域的敏感性为 88.4%；氯霉素对东海海域、渤海海域的大肠埃希菌为优选或备用抗生素，但对黄海海域的大肠埃希菌为禁用抗生素；在东海和渤海海域氯霉素为备用抗生素，在黄海海域为禁用抗生素；四环素在东海和渤海海域为优选抗生素，在渤海海域为禁用抗生素。

（三）非发酵菌感染的抗生素治疗

东海海域的非发酵菌，全为敏感的 13 种抗生素分别为哌拉西林、氧氟沙星、头孢他啶、头孢哌酮、头孢吡肟、氨曲南、妥布霉素、左氧氟沙星、加替沙星、氯霉素、氨苄西林/舒巴坦、哌拉西林/他唑巴坦、头孢曲松。

南海海域的非发酵菌，对头孢吡肟、亚胺培南、美洛培南、哌拉西林/他唑巴坦、妥布霉素等 5 种抗生素的敏感性均大于 95%，耐药率小于 5%，无一中介；对左旋氧氟沙星、环丙沙星、加替沙星、哌拉西林等 4 种抗生素的敏感性均都高于 91%，耐药细菌小于 9%；对氨苄西林/舒巴坦、复方磺胺甲噁唑、氯霉素等 4 种抗生素的敏感性都小于 66%，耐药率大于 20%，中介率大于 16%。

渤海海域的非发酵菌，对头孢吡肟和亚胺培南敏感性大于 90%。耐药率小于 5%；美洛培南敏感性大于 90%，中介率 0。氨苄西林/舒巴坦敏感性大于 85%，耐药率小于 10%。头孢噻肟、头孢曲松、头孢哌酮/舒巴坦中介率大于 33%，敏感率小于 62%。对阿米卡星、哌拉西林、妥布霉素耐药率大于 30%。对环丙沙星、头孢他啶、头孢哌酮、氨曲南敏感率小于 50%，耐药率大于 20%，中介率大于 28%。

黄海海域的非发酵菌对头孢他啶、氧氟沙星、氯霉素、左氧氟沙星、四环素等 5 种抗生素的敏感性均大于 96%，中介率小于 2%。对妥布霉素、头孢吡肟、环丙沙星、头孢曲松、头孢噻肟等 5 种抗生素的敏感性均都高于 82%，耐药细菌小于 10%，中介率小于 10%，对哌拉西林、氨苄西林的耐药率大于 30%。

中国 4 个海域非发酵菌抗生素药物敏感实验结果相差较大，优选药物为头孢吡肟。其他抗生素基本没规律可循。

东海海域哌拉西林、头孢他啶、头孢哌酮、氨苄西林/舒巴坦、哌拉西林/他唑巴坦、头孢哌酮/舒巴坦为优选抗生素。氧氟沙星、左旋氧氟沙星、头孢吡肟、氨曲南、妥布霉素、加替沙星、头孢曲松、亚胺培南、美洛培南为备用抗生素。四环素、氯霉素、舒他西林、头孢呋辛钠为慎用抗生素。氨苄西林、头孢唑林为禁用抗生素。

南海海域，头孢吡肟、亚胺培南、美洛培南、哌拉西林/他唑巴坦、妥布霉素为优选抗生素。左氧氟沙星、环丙沙星、加替沙星、哌拉西林为备用抗生素。磺胺、氨苄西林/舒巴坦、复方磺胺甲噁唑、氯霉素为慎用或禁用抗生素。

渤海海域，头孢吡肟和亚胺培南、美洛培南为优选抗生素。氨苄西林/舒巴坦为备用抗生素。头孢噻肟、头孢曲松、头孢哌酮/舒巴坦为慎用抗生素。阿米卡星、哌拉西林、妥布霉素、环丙沙星、头孢他啶、头孢哌酮、氨曲南为禁用抗生素。

黄海海域，头孢他啶、氧氟沙星、氯霉素、左氧氟沙星、四环素为优选抗生素。妥布霉素、头孢吡肟、环丙沙星、头孢曲松、头孢噻肟为备用抗生素。哌拉西林、氨苄西林为慎用或禁用抗生素。

亚胺培南在渤海海域和南海海域为首选药物，而在东海海域的敏感性只为 60%，在黄海海域的敏感性为 76.2%；美洛培南在渤海海域和南海海域为首选药物，在东海海域的敏感性只为 80%，在黄海海域的敏感性为 70.2%；氨苄西林/舒巴坦在东海海域为首选药物，在黄海海域为备选药物，而在南海海域敏感性为 65.2%，耐药率高达 34.8%，为慎用药物；哌拉西林在大连至青岛海域、大连至上海海域为慎用或禁用药物，而在南海海域敏感性为 91.3%；氯霉素在大连至上海海域、东海海域为首选药物，而在广州至湛江海域敏感性仅为 52.2%，耐药率 21.7%，中介率 26.1%。

三、其他细菌感染的抗生素治疗

南海海域分离的真菌对两性霉素 B 全部敏感，为优选抗生素。渤海海域分离到肠球菌，万古霉素、替考拉宁为优选抗生素。庆大霉素为优选抗生素。环丙沙星、左氧氟沙星、氨苄西林、青霉素、四环素、阿奇霉素、红霉素、加替沙星、氯霉素等 9 种抗生素为慎用或禁用抗生素。对抗厌氧菌感染，建议以甲硝唑作为常备药物。3 种主要的人畜共患病细菌的抗生素治疗依据非发酵菌治疗方案进行。

我国不同海域的细菌及抗生素敏感性有明显的海域的差异性。在外科开放性创伤，尤其落水致伤口浸泡后的感染，其治疗上及抗生素使用选择上需注意严格遵循有效敏感抗生素作为首选。

（宫　峰　张玉艳　严力生）

第一部分

舰船环境外科伤患的特点

第三章　海水浸泡伤及其救治原则

第一节　海水浸泡伤的主要伤情特点

舰船员遭受身体开放性创伤加之落水致海水浸泡，海水温度低、渗透压高、含有大量细菌，使得伤情极其复杂化，海水浸泡伤的存活率明显低于陆勤战创伤。归咎于以下因素。

1. 体温下降引起严重的心血管功能紊乱及呼吸抑制，在 20 ℃左右海水浸泡 30~60 min 体温即下降至 30 ℃左右。过低体温可致血压下降、心率减慢、心肌收缩和舒张功能下降、存活率下降。

2. 海水浸泡后局部伤口及周围组织水肿、变性、坏死及炎症反应重。海水中存在大量的细菌，浸泡后伤口感染更加严重。

3. 开放性胸部、腹部伤时，海水引入体腔不仅对脏器有压迫，同时可引起高渗性脱水。高渗、高钠之海水，可通过体腔浆膜透析作用，引起机体高渗性脱水。并出现严重的代谢性酸中毒。

4. 海水浸泡可导致微循环障碍、血管通透性增强，引起局部水肿广泛出血。

海水浸泡带来的损伤与伤员浸泡海水的时间长短有密切关系，浸泡时间越长、损伤愈严重。

第二节　海水浸泡伤的救治原则

1. 将伤员迅速打捞出水，同时注意打捞过程中的继发损伤。

2. 立即给予复温、保温、吸氧措施。动态测量体温。

3. 尽量去除创腔（体腔）内海水，伤口及腹腔用加温的生理盐水或低张液反复冲洗。

4. 伤员动脉收缩压维持在 90 mmHg，体温 34 ℃，脉搏 100 次 /min 左右。对浸泡伤员进行初期外科处理时。

伤口清创时切之不出血、触之软泥状、夹之不收缩失活组织彻底切除。组织颜色的改变不能作为判定组织活力的标准。减压、引流、冲洗在初期外科处理中尤为重要。低频高能超声波冲洗技术适合在批量浸泡伤员早期救治中应用。

5. 有大面积创伤或体腔开放伤的伤员应注意有无高渗脱水及时纠正，可根据伤情特点、伤员症状或急查血纳等方法确诊。

高渗性脱水的救治方法：一般采用静脉滴注 5% 葡萄糖或 0.45% 氯化钠。

具体方法：表现为口渴而无其他症状的轻度缺水（缺水量为体重的 2% ~ 4%）时补液 1000 ~ 1500 mL；表现为极度口渴、乏力、皮肤弹性差、眼球凹陷并出现烦躁的中度缺水（缺水量为体重的 4% ~ 6%），需补液 2500 ~ 3000 mL；表现有躁狂、幻觉、谵妄，甚至昏迷的重度缺水（缺水量约为体重的 6%）者，可根据血钠浓度进行补液，补水量（mL）=[血钠测量值（mmol/L）- 血钠正常值（mmol/L）]× 体重（kg）。当日补液 1/2 量，余下 1/2 次日补给。尿量达到 40 mL/h 后补钾。补液后酸中毒仍未纠正时，补碳酸氢钠溶液。

6. 海水浸泡烧伤的输液量根据烧伤面积、深度、浸泡时间及临床化验结果而定，输液量按一般烧伤公式可酌情加大。伤员可能迅速发生严重的血流动力学紊乱、代谢性酸中毒、呼吸性酸中毒，应密切注意观察及时处理。

7. 休克治疗输液要根据体温及心率状况而定。液体复苏应用生理盐水，腹腔升温输液和小剂量高渗醋酸钠加胶体有利于改善血液循环。输液速度要根据体温和血压状况，心率上升后才可按陆上常规原则补液。心功能不全者要控制给液量。

8. 海水浸泡颅脑伤所致的脑水肿更为严重，应注意纠正。

9. 海水浸泡伤口早期局部应用抗菌、抗炎复合药物有助于改善组织活力，推迟初期外科处理时间。

（鲍宏伟）

第四章　舰船外科麻醉

第一节　麻醉前检查和全身准备

一、麻醉前检查

（一）麻醉与手术安危的评估

麻醉与手术安危一直是患者、家属、术者和麻醉医师所共同关心的问题。

麻醉方法与手术时机选择不当、麻醉药使用不合理、麻醉操作失误、仪器设备准备不足、麻醉前病情掌握和评估欠准确、对麻醉危险估计不足而丧失警惕以及麻醉管理失误等所造成的麻醉事故。

1. 麻醉方法与麻醉药物　麻醉方法与麻醉药物的选择应根据患者的具体情况而定，比如对于严重休克患者，采用椎管内麻醉是非常危险的，应作为禁忌。而对饱胃患者，在没有防止呕吐和误吸的准备与措施时，采用全身麻醉又是极其危险的。还有对伴有小下颌、短颈、张口困难及颈枕活动受限等插管困难指征者，采用中长效肌松剂行快速诱导插管，也是非常危险的。因此实施麻醉的医师以最熟悉和最有经验的麻醉方法是最安全的。

2. 手术与麻醉时机　发生心肌梗死 6 个月内，若存在相关的危险因素，麻醉与手术危险性极大，围术期再梗死率较正常人可高数十倍，病死率高达 50% 以上，心肌梗死 3 个月内更为危险，但随着急性心肌梗死后溶栓治疗和冠状动脉成形术的开展，已大大降低了心肌梗死后手术中再梗死发病率，因此，以往的观点也可能不完全适合有相关危险因素的患者，对心肌梗死后一般普通手术应推迟至梗塞 6 个月后，而对于急诊手术应视具体情况而定。此外，凡有并发症的患者，如严重高血压、严重心律失常、呼吸系统急性炎症、哮喘发作、严重电解质紊乱、酸碱失衡及甲状腺功能亢进等，在术前未能得到良好控制或纠正时进行手术，其危险性将明显增加。

3. 美国麻醉学会病情估计分级　常用美国麻醉学会（ASA）提出的关于患者病情状况分级来表示（表 1-4-1-1）。

（二）麻醉前访视

按照常规，麻醉医师术前一日应去访视患者，其目的在于：① 获取病史、体检和精神状态等资料；② 与患者交谈，取得其信任与合作，解除其疑虑；③ 与手术医师交流，再次确认其手术方案及术中可能遇到的问题与防治措施；④ 根据病情开出术前医嘱；⑤ 与患者谈话，征得理解和同意，并签署"麻醉同意书"。对接受高危疑难复杂手术的患者或新开展手术的患者，必要时需更早些天去访视和（或）参加必要的术前病例讨论，以便做好一切术前准备。对于急诊手术患者，麻醉医师应在有限的时间内访视，评估病情和麻醉准备，并开出术前医嘱和签署"麻醉同意书"。

表 1-4-1-1　ASA 病情估计分级

分　级	全　身　情　况
I	正常健康
II	有轻度系统性疾病
III	有严重系统性疾病，日常活动受限，但未丧失工作能力
IV	有严重系统性疾病，已丧失工作能力，且经常面临生命危险
V	无论手术与否，生命难以维持 24 小时以上的濒死患者

注：如系急诊，在每级数字前标出"急"或"E"字

1. 病史回顾　访视患者时应仔细阅读病历，重点了解本次入院的目的与拟行手术。对是否有并存疾病及目前所有治疗用药的种类、剂量和效果亦应了解，对有无重要脏器病史，治疗情况及目前功能状况等应重点了解。对既往麻醉和手术史应详细了解，如接受过何种麻醉与手术，有无不良反应？有无药物过敏史，具体表现如何？除了阅读病历及与患者直接交谈以外，还应通过和家属谈话，以便了解到被外科医师和患者本人疏忽的重要信息，对于小儿患者更加重要。

2. 查看术前常规和特殊检查结果　术前常规检查的项目，有血、尿、粪常规及电解质、肝肾功能、心电图、胸片等检查，为初步评估患者心、肺、肝、肾功能提供了依据，但对合并有重要脏器疾病的患者或进行特殊手术的患者，应作进一步的检查与评估。

（1）合并肺部疾病或需行开胸手术的患者应进行肺功能检查和血气分析，以综合评估肺的通气与氧合功能。

（2）疑有心血管疾病的患者　应对心脏行超声检查或心导管检查，以评估心功能。对高血压患者，应明确其有无继发性心、脑、肾等重要脏器的并发症。

（3）肝肾功能不全者　麻醉危险性增大，术前应详细了解肝肾功能受损情况，麻醉时选用合适的麻醉药及剂量尤其重要，否则将会加重肝肾功能的损害及导致患者苏醒延迟。

3. 检查患者并与其交流

在充分了解病史、检查结果及患者治疗用药情况后，对患者进行麻醉相关的体检并与其交流，以消除其对麻醉手术的恐惧心理。

（1）全身状况　通过观察患者及事先复习病史可了解其发育、营养状况，并得到有无贫血、脱水、发绀、肥胖或营养不良等信息，可了解患者对麻醉的耐受能力。

（2）精神状态　观察患者是否紧张焦虑，进行必要的交流与解释工作，评估其合作程度。对有明显精神症状者应做相应的处理。

（3）体格检查　应以心血管及呼吸系统为中心进行与麻醉相关的体检，以了解全身重要脏器的功能情况。除全身检查外，还需特别检查的是与麻醉操作相关的情况，如臂丛神经阻滞、硬膜外及蛛网膜下腔阻滞穿刺部位有无感染或畸形等，以判断有无穿刺禁忌证及穿刺难易程度。对拟行桡动脉穿刺置管者，应常规进行 Allen 试验。对准备气管插管全身麻醉的患者，要注意检查头颈部活动度，张口度，有无松动牙齿，有无气管受压移位，并估计插管难易程度，以便做好相应的准备。一般来说，下颌畸形、尖小且内收状、门牙外毗者常难显露声门。有咽后壁脓肿时，头后仰及插入喉镜均有使脓肿破裂而窒息的危险，应特别注意。估计插管确有困难时，可借助纤维支气管镜或纤维喉镜引导插管。遇有松动切牙、上颌中切牙缺或中侧切牙间隙过大时，插管前应胶布固定或用线捆牢，以免碰掉落入气管或食道内。

（4）与患者交谈　麻醉师在术前访视时，应与患者进行必要的交谈，耐心解释其提出的问题，详细介绍麻醉和手术的主要过程，手术

对治疗的必要性及良好预后，并嘱咐患者术前禁食和禁水时间。

（5）术前医嘱处方　为减轻患者紧张、焦虑的程度，增强术中镇痛和达到预先镇痛的目的，常以镇静、镇痛药及抗胆碱能药作为术前用药。成人常用的术前药有地西泮 5~10 mg，术前 1 h 口服，或术前 10 min 口服咪达唑仑 10 mg。吗啡 5~10 mg 或哌替啶 50~100 mg，术前 30 min 肌内注射。阿托品 0.5 mg 术前 30 min 肌内注射。

二、麻醉前全身准备

许多手术患者常伴有一些系统性疾病，因此，对这些患者，为提高手术和麻醉的安全性，减少并发症，麻醉前进行必要的全身准备，对控制并存疾病是十分必要的。

（一）高血压患者的术前准备

高血压可分为原发性和继发性两种，以前者为多见，后者也称症候性高血压，常为甲状腺功能亢进（甲亢）、原发性醛固酮增多症或嗜铬细胞瘤等伴随表现。这些继发性高血压一旦被怀疑或发现，就应详细检查和治疗，待其控制后再考虑安排手术。

原发性高血压病是我国居民的多发病、常见病，而且其发病率正在逐年增加。高血压病患者麻醉与手术的危险性大小与其是否累及心、脑、肾等重要脏器及其受累程度有关。

围术期高血压治疗的目的在于降低心肌氧耗、减轻心脏负担，预防心肌缺血、心力衰竭和心脑血管意外。择期手术应在血压得到控制后再进行，尽可能使舒张压控制在 100 mmHg 以下。对血压控制良好的患者，其治疗用药应持续到手术日晨，血压控制不理想的高血压患者应调整用药，使高血压治疗达到理想水平后再行手术。目前虽不主张停用抗高血压药物，但麻醉医师应熟悉抗高血压药物的作用机制及其对麻醉可能造成的影响，在麻醉选择和管理上亦应谨慎，以免引起循环过度抑制。

1.常用抗高血压药物及对麻醉的影响

临床研究成果表明，原发性高血压经治疗使血压下降后，其并发症发病率和病死率明显下降。因此，术前良好控制血压非常重要。现将常用的降压药简介如下。

（1）利尿药　为抗高血压治疗的传统药物，如复方降压片及珍菊降压片中都有噻嗪类利尿剂。利尿剂除了对原发性醛固酮增多症有直接治疗作用外，对其他类高血压或反而有不利的影响，故其使用在进一步减少。应用噻嗪类者，麻醉诱导时因血管扩张，易发生相对低血容量性低血压。

（2）β 受体阻滞剂　其降压作用系通过阻滞心脏 β 受体降低心肌收缩力、减慢心率和降低外周阻力的综合作用实现的。β 受体阻滞剂本身可引起心动过缓、传导阻滞和支气管痉挛等并发症。而长期应用，体内会有一定的蓄积，考虑到其与麻醉药的相互作用，诱导用药量应减少，并准备相应的血管活性药。

（3）血管扩张药　常用的为 β_2 受体激动剂可乐定，可降低外周血管阻力。乌拉地尔也是一种常用的药物，有中枢和外周降压作用，主要通过阻断突触后 β_1 受体而使血管扩张、阻力下降。

（4）钙通道阻滞剂　通过阻断心肌和血管平滑肌细胞膜的钙离子通道，从而抑制细胞的活动，产生减慢心率、降低心肌收缩力、扩张血管和降低血压的作用。如硝苯地平、尼莫地平和尼卡地平等。此类药物能增强静脉麻醉药、吸入麻醉药、肌松药和镇痛药的作用，因此，诱导时应注意调整用药剂量。

（5）血管紧张素转化酶抑制剂　其降压作用主要通过抑制转化酶而使血管张素 Ⅱ 减少，常用药为卡托普利。

2.注意事项

（1）应全程处理高血压　术前抗高血压药不是影响麻醉期间循环变化的主要因素，因此，手术日晨不主张停用术前使用的降压药，麻醉下发生低血压的原因主要是高血压患者的病理生理变化，所以抗高血压药的使用应贯穿在整个围术期，以保证整个手术过程中患者的血压控制在最佳的水平。

（2）选择合适的麻醉前用药 麻醉前用药对改善高血压患者的焦虑状态，减轻因恐惧、紧张而导致的过度应激所引起的高血压、心动过速，降低脑血管意外的发生率具有重要意义。高血压患者的麻醉前用药，既要达到充分的镇静、抗焦虑，又要避免呼吸和循环抑制。因此，入手术室前，可给予适量的巴比妥类、苯二氮䓬类药，入手术室并开放静脉、建立无创监测后，可根据患者情况，给予咪达唑仑。

（3）注意继发性高血压 除原发性高血压外，还应注意继发性高血压。后者约占10%，常见的病因有原发性醛固酮增多症、肾动脉狭窄及嗜铬细胞瘤等。主要针对原发病进行治疗。

（二）冠状动脉粥样硬化性心脏病患者的术前准备

冠心病不一定都有症状，有一种隐匿型冠心病，患者可以从无症状突然转变为心律失常、心绞痛、心肌梗死甚至猝死等。无论有无症状的骨科手术患者，术前均应常规检查心电图，有频繁心律失常者应进行动态心电图观察与分析，但心电图表现为正常时并不能否定此病存在。此外，超声心动图、胸部X线片和血浆心肌酶等检查可从不同的角度反映心肌的变化，有助于冠心病的诊断。麻醉前应了解冠心病的类型、严重程度和心脏的代偿功能（患者对运动的耐力）等。如果近期有心肌梗死或心绞痛时，应延缓手术，但近年来临床资料表明，即使以往或6个月内有过心肌梗死者，围术期心脏并发症与病死率未必显著增加，一般认为心肌梗死后有下列情况者问题严重：① 多次心肌梗死；② 心力衰竭症状与体征；③ 左心室射血分数少于40%；④ 心脏指数每分钟小于2.2 L/m²；⑤ 左心室舒张末压大于18 mmHg；⑥ 左心室多部位运动障碍；⑦ 体能差。由于目前对急性心肌梗死已可进行紧急溶栓治疗和冠状动脉成形术，因此，以往的观点也可能不完

全适合有上述严重问题的患者。目前主张对心肌梗死后一般普通手术应推迟至梗死6个月后，而对急诊手术应视具体情况而定。

患有冠心病的患者术前应请心内科医师会诊，并提出治疗方案，以尽快改善患者的心肌供血情况，降低手术及麻醉的危险性。

（三）呼吸系统疾病患者的术前准备

呼吸系统疾病也是多发病常见病之一。手术患者术前患急性呼吸系统炎症，应当先行抗感染治疗，待痊愈后再做手术。并发慢性呼吸系统疾病患者，呼吸功能往往受损，会对麻醉安全造成严重影响，故对此类患者必须慎重评估，从而做好术前准备。

1. 呼吸系统疾病术前评估的依据

呼吸系统疾病患者行骨科大手术后，有出现呼吸系统并发症的危险性。通常依靠病史、体格检查、憋气试验、X线胸片和肺功能检查等来评价其危险性的大小。肺功能检查中以最大呼气流速（MEFR）、最大自主通气量（MVV）、用力呼气一秒量（FEV1.0）及肺活量（Vc）等4项最为有用。根据肺功能检查和动脉血气分析，可初步判断患者术后发生呼吸系统并发症的危险性。评估在骨科大手术后，尤其是开胸入路的手术，并发呼吸系统并发症的危险性，如表1-4-1-2所示。

其中MVV被认为是能否耐受手术的重要指标。FEV1.0/Vc%能够预示术后潜在呼吸功能衰竭与否，很有价值。当FEV1.0 < 1.5或FEV1.0/Vc% < 50%时，呼吸系统并发症增加。

对大多数骨科手术患者来说，非开胸手术采用肺功能的简单评估即可，如憋气试验：让患者深吸气后屏住，计算憋气时间。憋气试验分级（表1-4-1-3）。

2. 常见呼吸系统疾病的术前处理

慢性阻塞性肺疾患（COPD），以慢性支气管炎、肺气肿、支气管哮喘、支气管扩张和矽肺等比较常见。其病程均较长，经常急性发作，常有咳嗽、咯痰、气喘等症状。术前应了解有

表 1-4-1-2　并存呼吸系统疾病行大手术者发生呼吸系统并发症的危险性

检　查　项　目	危险性小	危险性中等	危险性大
$PaCO_2$（kPa）	5.6~6.3	6.4~7.1	> 7.1
PaO_2（kPa）	8.0~9.3	6.7~8.0	< 6.7
最大呼气流速（MEFR）（L/min）	100~200	50~100	< 50
最大自主通气量达预计值（MVV）（%）	50~70	33~50	< 33
自主呼气一秒量（FEV1.0）（L）	1.0~1.5	0.5~1.0	< 0.5
肺活量（V_C）（L）	1.5~2.0	1.0~1.5	< 1.0

表 1-4-1-3　憋气试验分级

分　级	憋气试验（S）	肺功能	危险性
Ⅰ级	> 30	正常	小
Ⅱ级	20~30	稍差	较小
Ⅲ级	10~20	不全	较大
Ⅳ级	< 10	衰竭	很大

无呼吸衰竭史，有无急性感染，用药情况及其效果，咯痰性质、痰量，有无咯血史，有无呼吸困难和端坐呼吸，吸烟史和每日吸烟量等。呼吸系统疾病对手术麻醉的危险性，主要与下列因素有关：① 肺功能受损程度；② 患者年龄；③ 肥胖程度；④ 吸烟情况；⑤ 手术部位及大小。

化验检查红细胞增多、血红蛋白 ≥ 160 g/L、血细胞比容超过 50% 等，提示慢性缺氧，应进一步检查动脉血气。对该类患者术前除做必要的检查外，应予以积极的治疗，如应用抗生素以控制呼吸道感染、应用平喘药物控制哮喘以及采取禁烟等措施。

（四）肝脏疾病患者的术前准备

最常见的肝脏疾病为肝炎和肝硬化，术前应行肝炎免疫及肝功能检查，对急性肝炎患者应先治疗后再考虑手术，肝硬化患者应先改善肝功能后再手术，因为肝功能不全者对手术和麻醉的耐受性降低。轻度肝功能不全对普通手术和麻醉影响不大；中度肝功能不全时对麻醉与手术的耐受性明显减退，术后易出现肝功能

不良的症状（如腹水、黄疸等），故术前应做好充分准备，使患者肝功能处于最佳状态；严重肝功能不全或衰竭者，对麻醉与手术耐受性极差，不适合手术。慢性肝功能不全时另一个值得注意的问题是出凝血功能障碍，采用硬膜外麻醉时应慎重，因术后有发生硬膜外血肿的可能，术中出血也会增多。反之，手术和麻醉对肝功能也有不同程度的影响，局麻药和全身麻醉药均对肝功能有短暂的抑制作用，只是程度不同；而手术创伤、失血、低血压、低氧血症和血管收缩药则对肝功能影响更甚，因此，术中维持肝脏等重要脏器的灌注稳定显得十分重要。

肝功能不全患者术前行精心保肝治疗，肝功能可获得明显改善，从而提高手术与麻醉的耐受性、安全性，减少术后并发症。常用的保肝治疗有：① 高碳水化合物、高蛋白饮食，以增加糖原储备和改善全身情况；② 低蛋白血症时，间断补充白蛋白；③ 补充大量维生素 B、维生素 C、维生素 K；④ 改善肺通气：如有胸、腹水或浮肿，术前应给予相应治疗，同时注意水、

电解质平衡。

（五）肾功能不全患者的术前准备

慢性肾功能衰竭患者的麻醉与手术危险性增大，术前应根据患者具体情况进行准备。重点在于纠正水电解质失衡和高钾血症，药物治疗无效时应考虑血液透析。

肾功能衰竭患者术前补液宜少不宜多，以免水、钠潴留。应纠正电解质失衡，否则，血钾高于 6.5 mmol/L 易发生严重心律失常。此外，对贫血、血凝功能障碍、高血压、酸中毒和钙磷失衡等，也尽可能加以纠正，使之达到最佳状态。术前治疗措施要考虑无菌原则，用药（尤其是抗生素）要考虑无肾毒性，以防止感染与加重肾功能损害。肾功能衰竭患者常有贫血和低蛋白血症，其他重要脏器也会受损，故对麻醉与手术耐受能力极低，而且发生药物异常反应的概率也大大增加。

（六）糖尿病患者的术前准备

糖尿病可增加围术期患者心脑血管意外事件的发生率，增加术后感染、伤口不愈的概率。因此，术前应予以治疗。

（1）术前治疗目的

① 使代谢紊乱接近正常，包括血糖、尿糖、血脂和水电解质；② 防治酮症酸中毒、心血管、肾脏、神经系统等并发症和感染；③ 改善重要器官功能；④ 增强对麻醉与手术的耐受性和安全性。

（2）控制标准

① 酮血症与尿酮体阴性；② 空腹血糖控制在 8.3 mmol/L 以下（≤ 150 mg/d，如能控制在 6.1~7.2 mmol/L（110~130 mg/d）更佳，最低也应控制在 < 11.1 mmol/L（< 200 mg/d）；③ 尿糖控制在阴性或弱阳性；④ 不发生低血糖。

（3）治疗方法

通常采用综合治疗，包括一般疗法、饮食治疗和药物治疗。普通胰岛素常作为术前准备用药。

胰岛素治疗：胰岛素治疗的适应证包括：1 型糖尿病；2 型糖尿病但体重过低，或经饮食与服降糖药效果不理想者；有并发症如感染、酮症酸中毒、肾及进行性视网膜病变；急性应激如心肌梗死、脑卒中、大手术等；糖尿病合并妊娠。

临床常用的胰岛素制剂有许多，但围术期最常用的仍是普通胰岛素（RI）。术前 1~3 天，口服降糖药改为皮下注射普通胰岛素，剂量按血糖和尿糖检查结果计算，手术日晨再根据化验结果计算出当日普通胰岛素的需要量，给予半量皮下注射。如果需要补糖，按每 4 g 糖 1 U 普通胰岛素配给。

（七）血液系统疾病患者的术前准备

术前必须常规进行血小板计数及凝集功能、凝血酶原时间、激活部分凝血活酶时间及凝血酶时间等检查。有异常时应请血液科医师会诊，进一步明确诊断，并采用针对性治疗，必要时术中准备相应的血液成分予以补充。对血友病患者，应准备相应的凝血因子。

第二节　外科伤患病例常用麻醉

（一）解剖特点

臂丛神经主要由 $C_{5\sim8}$ 及 T_1 脊神经前支组成，其间有 C_4 及 T_2 脊神经前支的部分小分支参与。上述神经自椎间孔出来后，在前、中斜角肌之后形成上、中、下干与前后两股。上干由 C_5、C_6 前支，中干由 C_7，下干由 C_8、T_1 构成。3 条神经干伴锁骨下动脉穿过前、中斜角肌间隙，从下缘穿出，向前、外、下方延伸。到锁骨后第一肋骨中外缘，每条神经干分成前后两股，通过锁骨中点处的第 1 肋上面，再经腋窝顶进入腋窝。在腋部神经干前后两股再组成束，根据它们与腋动脉的位置关系，3 条后股在腋动脉后侧形成后束，最后延续为桡神经。上干和下干的前股在腋动脉外侧形成外侧束，最后延续为正中神经。下干的前股形成内侧束，最后延续为尺神经。

臂丛神经自椎间孔出来后，从颈椎到腋部远端一直走行在一管状血管神经鞘结构中。局麻液从任何部位只要注入管状鞘内均可向两端扩散。这一结构特点使得沿臂丛神经走行途径有多个阻滞部位可供临床选择。从解剖走行看臂丛神经在前、中斜角肌间隙、锁骨中点处第 1 肋骨上面及腋窝顶部三处比较集中，因此，临床上常选择这三部位作为臂丛神经阻滞的穿刺点，并予以命名为肌间沟法、锁骨上法及腋路臂丛神经阻滞麻醉。另外管状结构上端还与周围颈丛相延续，使肌间沟法臂丛阻滞时偶可累及颈丛神经。近来研究发现，臂丛神经走行的鞘内为多室结构，即各主要分支间可有膜状结构相隔。这保证了神经支配和传导的专一性，

但也成为臂丛麻醉有时阻滞不全或作用延迟的解剖基础。尤其腋路臂丛阻滞时，血管周围多点注药效果优于单点注射。

（二）阻滞途径

1. 肌间沟阻滞

患者仰卧，头转向对侧，在环状软骨水平将示指固定在胸锁乳突肌和前斜角肌之间，向外侧轻移示指使越过前斜角肌，即到达前中斜角肌肌间沟。由此自环状软骨水平进针，针向中线稍向后下缓慢推进至有异感放射到上肢或前臂，回吸无血液，注药 20~30 mL。注药时指压穿刺针上方，促使药液向下扩散。适用于肩臂部手术。手和前臂尺侧则麻醉效果欠佳。较易合并膈神经阻滞，可出现霍纳综合征，进针过于平直偶可伤及椎动脉或误注药至硬膜外或蛛网膜下腔。

臂丛神经阻滞局麻药用量大，受时间限制，应用长效局麻药可有所改善，常选用 0.5% 布比卡因和 2% 利多卡因按 1 ∶ 1 混合液加或不加 1 ∶ 20 万的肾上腺素溶液 30~40 mL（成人），可维持 6~7 h 或更长时间，为加药方便可采用连续臂丛神经阻滞。

由于手术时间长，术中病情易有变化，因此，术中应监测血压、ECG、SpO_2 及尿量等，监测尿量可以指导输液，以保证水电解质平衡及维持血流动力学稳定。为了减少患者的不适感，术中可给予神经安定镇痛药，使患者安静入睡，以保证术者顺利操作。可采用咪唑安定 0.1~0.2 mg/kg 或氟哌啶与芬太尼合剂 0.5~1 剂量静脉注射。

2. 锁骨上阻滞

手指沿前中斜角肌间隙向下直到触及锁骨

下动脉搏动，示指置动脉上定位穿刺点，穿刺针从动脉上方刺入肌沟，缓慢向足端进针到引出异感向臂手传导示位置正确，回吸无气、无血，缓慢注药 15~20 mL，可阻滞整个臂丛神经。偶尔阻滞欠佳时加大药量可改进效果。本法较经典锁骨上入路穿破胸膜危险性小，但仍可发生，门诊患者慎用。找异感时患者咳嗽示针近胸膜，需格外小心。合并膈神经、喉返神经及星状神经节阻滞偶见报道。

3. 腋路阻滞

平卧屈肘，上臂外展 90°。在腋动脉搏动最高点针贴动脉旁垂直向腋顶缓慢进针，针入腋鞘时有轻度突破感，可见针尾随动脉搏动。回吸无血缓慢注药 20~30 mL，注药同时腋鞘远端加压，以助药液向上扩散。腋路阻滞并发症最少，适于门诊患者。缺点是神经和肌皮神经阻滞不全。本法单点注药量较大，应避免血管内注射导致局麻药全身中毒反应。

4. AXIS 法

采用先行腋路阻滞而后行肌间沟阻滞的顺序。

（三）注意事项

任何途径臂丛神经阻滞均需要一定时间才作用完全，一般 20 min 左右，偶尔潜伏期更长。碳酸利多卡因潜伏期较短。过早测试皮肤感觉可影响患者信心。一般注药 10~15 min 后即可开始测试。臂丛神经麻醉时运动神经阻滞出现较早，肘部不能抬伸是腋路臂丛阻滞成功的最早表现。肌间沟和锁骨上法最早影响肩部活动。若注药后 10 min，仍未见肌无力表现，则成功可能性不大。

准确定位是保证臂丛阻滞成功的关键，异感是定位准确的可靠指标，但应注意异感传导的范围，肩部异感常因刺激神经分支引发，并不表明针位准确。腋路臂丛有时无法引出异感。应用神经刺激器引出异感但不能保证阻滞一定成功，可能由于鞘内神经间的膜性结构可通过电流刺激但阻止药物扩散。采用静脉输液用的软性延长管与穿刺针尾连接，远端接注射器，进针有异感后穿刺者持针不动，由助手通过软管回吸注药，由于避免了换接注射器时针体位置移动，可增加阻滞成功率。

长时间手术单次注药无法完成或需术后镇痛时可试用导管法。即用套管针穿刺定位后留置导管妥善固定，需要时可重复注药。也可从不同路径间断分次阻滞臂丛，如先经腋路阻滞，然后经锁骨上或肌沟阻滞，这样可在手术持续进行下完成第二次阻滞。

二、上肢周围神经阻滞麻醉

上肢周围神经单支阻滞作用有限，较大手术需多点注射并辅助浸润麻醉，现主要用于臂丛神经阻滞不全时补充辅助，或为手部短小手术提供镇痛。阻滞操作时应避免将药物直接注入神经内，防止患者剧痛或引发神经炎。局麻药选用丁哌卡因或利多卡因，注药后需一定时间才出现麻醉作用，有时可延迟到 15 min 才作用完全。由于肘、腕部神经与血管关系密切，注药前应注意回吸以避免血管内注射和局部血肿。肘部与腕部神经阻滞效果相似，腕部阻滞相对简单一些，临床应用较多。

常用的上肢周围神经麻醉有以下 4 种。

1. 尺神经阻滞

尺神经掌支可在茎突水平阻滞，在尺侧屈腕肌腱与尺动脉之间以细针与皮肤成直角刺入，如引出异感，将针保持原位注药 2~4 mL。无法引出异感，可将针刺及深筋膜及骨，然后退针至皮下，退针同时注药 5~10 mL，也可获得满意的麻醉效果。阻滞尺神经背支需从尺侧屈腕肌腱处绕腕部皮下环形注入局麻药 4 mL。

2. 正中神经阻滞

在腕部屈侧皮肤横纹处针贴掌长肌桡侧或自桡侧屈腕肌近中线 1 cm 处垂直进针，神经位于皮下约 2 cm 深处。可沿前臂长轴扇形移动针体寻找异感，引出异感后缓慢注药 2~4 mL。另在皮下注射 1 mL 阻滞到手掌的皮支。

3. 桡神经阻滞

在腕关节处自桡部向手背做环形皮下浸润，绕手背半环注药 4 mL，注意勿伤及皮下静脉。

4. 指神经阻滞

适于门诊手指手术。局麻药内不加血管收缩药。针由指根背侧边进针边注药，手捏注药点下方手指两侧，注药中觉有压力为止。两侧指根各注药 l~2 mL，注药量大局部组织压力过高可能有害。

三. 椎管内麻醉

下肢单纯伤患病例手术麻醉根据患者的全身情况和神经阻滞部位的局部情况可选择椎管内阻滞麻醉、下肢周围神经阻滞和全身麻醉，一般骨盆肿瘤或创伤等大手术伴有出血性休克时宜选择全身麻醉。

椎管内麻醉包括蛛网膜下腔脊神经阻滞（蛛网膜下腔阻滞）和硬膜外麻醉，多用于下肢手术，可提供完善的镇痛和肌松，伴发的交感神经阻滞可为肢体再植手术提供良好的灌注状态。

（一）蛛网膜下腔阻滞麻醉的优缺点

优点主要是：① 操作简单；② 麻醉效果确实；③ 肌松完善。

缺点是：① 术中低血压：尤其当患者有效循环血量减少时，血压下降常更明显。麻醉前应基本纠正低血容量状态，通过调节患者体位及掌握麻药用量来控制麻醉平面。早期发现有血压下降趋势时及时应用少量麻黄素等血管收缩药，可基本保持患者血流动力学稳定；② 蛛网膜下腔阻滞后头痛：可通过应用细针穿刺或使用改良的铅笔头式侧孔穿刺针，由于减轻或避免了硬膜被针尖切割损伤，蛛网膜下腔阻滞术后头痛发生率明显减少；③ 作用时间受限：这是限制蛛网膜下腔阻滞应用的主要因素之一。

（二）蛛网膜下腔阻滞麻醉的方法与操作

蛛网膜下腔阻滞是髋膝关节置换术常用的麻醉方法，穿刺部位常选择 $L_{2/3}$ 或 $L_{3/4}$，成人常用局麻醉药为 5% 普鲁卡因 100~150 mg、0.33% 丁卡因 10~15 mg、2% 利多卡因 100 mg 和 0.5%~0.75% 布比卡因 8~12 mg。与硬膜外阻滞比较，其优点是发生作用快、肌肉松弛好、效果确切，缺点是有时间限制，若为长时间手术，常需联合硬膜外阻滞麻醉。用已配好的 1% 布比卡因溶液（为重比重）作为蛛网膜下腔阻滞用药，成人常用剂量为 1.5 mL，麻醉时间可维持 3 h 以上。对高龄或高血压患者应慎用蛛网膜下腔阻滞。若手术体位为患肢在上的侧卧位，可用 0.75% 布比卡因 1.5~2.0 mL（成人用量），注药后采用患肢在上的头低脚高位，以使麻药主要阻滞患肢。无论是采用重比重或轻比重蛛网膜下腔阻滞，都应利用体位来控制好麻醉平面，做到既能满足手术需要，又不至于造成麻醉平面过高而影响患者呼吸与循环。

（三）连续硬膜外阻滞

硬膜外阻滞是髋膝关节下肢常用的麻醉方法，穿刺部位常选在腰段，一般选用连续硬膜外阻滞麻醉。常用麻醉药为 2%~3% 氯普鲁卡因、1%~2% 利多卡因、0.25%~0.75% 布比卡因、0.05%~0.3% 丁卡因和 0.25%~0.75% 罗哌卡因等。在穿刺置管成功后，常需使用试验剂量 3~5 mL，确定在硬膜外腔后，在逐步追加剂量（每次 3~5 mL，间隔 5 min）直至麻醉阻滞满意。根据选择用药不同，相应选择追加给药时间和剂量。

四、全身麻醉

（一）全身麻醉诱导

对年老体弱者，全身麻醉诱导时应监测有创动脉血压，给药速度宜减慢，并密切观察患者的反应，如心血管反应，药物变态反应等。常用静脉麻醉药及其诱导剂量：① 异丙酚：成人 1.5~2.0 mg/kg，在 30 s 内给完，年老体弱者宜减量和减慢给药速度；② 咪唑安定：0.1~0.3 mg/kg，已用术前药的患者，适当减量；③ 依托咪酯：0.2~0.6 mg/kg，常用量 0.3 mg/

kg，小儿、老弱及重危患者宜减量，注药时间在 30 s 以上；④ 硫贲妥钠：4~8 mg/kg，常用量 6 mg/kg；⑤ 常用肌松药及其插管剂量：琥珀胆碱 1~2 mg/kg，泮库溴铵 0.10~0.15 mg/kg，维库溴铵 0.08~0.10 mg/kg，阿曲库铵 0.4~0.6 mg/kg，哌库溴铵 0.1 mg/kg。

（二）麻醉维持

一般用静吸复合全身麻醉，特别是以异氟醚、地氟醚、七氟醚为主的静吸复合全身麻醉，对患者心血管功能抑制小，苏醒快，是理想的麻醉维持方法，因此，应尽量减少静脉用药，而以吸入麻醉为主。

（三）预知气道困难患者的插管处理

预知气道困难的患者，应根据患者情况选择插管方式，切忌粗暴强行插管，特别是有颈椎半脱位，骨质疏松，全身脱钙的患者。气管插管可选择：① 困难喉镜或可视喉镜下插管：一般插管困难的患者，可快速诱导、选用困难喉镜或可视喉镜下气管插管；② 盲探经鼻腔插管：估计插管困难者，可在咽喉表面麻醉和环甲膜穿刺气管内表面麻醉或强化麻醉下行清醒气管插管，患者清醒，多采用头部后仰、肩部垫高的体位，可根据管口外气流的强弱进行适当的头位调整，气流最大时，表明导管正对声门，待患者吸气时将导管送入气管内；③ 纤维支气管镜引导下气管插管：患者有明显困难插管指征时，应直接选择在纤维支气管镜帮助下插管；④ 喉罩：平卧位时可直接采用喉罩麻醉或采用喉罩帮助下气管插管来处理气道困难患者。

五、麻醉实施注意事项

1. 术中严密监测患者的生命体征，维持循环功能的稳定和充分供氧。监测包括血压、ECG、SpO_2、$ETCO_2$ 等项目。

2. 对术前有冠心病或可疑冠心病的患者，应予充分给氧，以保证心肌的氧供需平衡。

3. 硬膜外麻醉时应注意掌握好阻滞平面，尤其是用止血带的患者，若阻滞范围不够，患者会有酸胀等不适感觉，时间长时常难以耐受。

4. 对老年或高血压患者，局麻药用量应酌减，掌握少量分次注药原则，以防止阻滞平面过广导致血压过低，应及时补充血容量。

5. 注意体位摆放，避免皮肤压伤，搬动体位要轻柔，并注意保持患者的体温。

6. 在一些重要步骤如体位变动、放骨水泥、松止血带前应补足血容量，以及密切观察这些步骤对机体的影响并做好记录。

7. 维持体液平衡：既要补足禁食、禁水及手术中的丢失，又要注意不可过多过快，以免造成肺水肿。

8. 心血管功能代偿差的患者，在总量控制的前提下，胶体液比例可适当加大，可用血定安、海脉素、贺斯及血浆等。

9. 术中失血量要精确计算，给予适量补充，备有自体血的患者需要输血时，先输自体血，有条件者可采用血回收技术回收术中失血。

（盛睿芳）

第五章 海上远程医疗的概述

海上远程医疗从广义上讲是使用远程通信技术、全息影像技术、新电子技术和计算机多媒体技术发挥大型医学中心医疗技术和设备优势对执行海上任务的舰艇提供远距离医学信息和服务的一种医疗活动。它包括远程诊断、远程会诊及远程护理、远程教育、远程医疗信息服务等所有医学活动。从狭义上讲仅指远程影像学、远程诊断及会诊、远程护理等医疗活动。

一、舰船医疗条件下远程医学的作用

远程医疗包括远程医疗会诊、远程医学教育、建立多媒体医疗保健咨询系统等。远程医疗会诊可以让医学专家和患者之间建立起全新的联系，使患者在原地、原医院即可接受远地专家的会诊并在其指导下进行治疗和护理，可以节约医生和患者大量时间和金钱。远程医疗运用计算机、通信、医疗技术与设备，通过数据、文字、语音和图像资料的远距离传送，实现专家与患者、专家与医务人员之间异地"面对面"的会诊。远程医疗不仅仅是医疗或临床问题，还包括通信网络、数据库等各方面问题，并且需要把它们集成到网络系统中。远程医疗可以使身处偏僻地区和没有良好医疗条件的患者获得良好的诊断和治疗，如农村、山区、野外勘测地、空中、海上、战场等。也可以使医

学专家同时对在不同空间位置的患者进行会诊。海上远程医疗正是利用远程医疗上述特点将其应用到现代化海战环境中。随着现代化战争形式的变化，海军在未来战争中发挥着越来越重要的作用，近年来随着我国海军舰船数量的不断增多、吨位的不断增大及海军活动半径的不断延伸，军事后勤保障水平的要求也越来越高，为官兵提供可靠及时的海上医疗保障亦尤为重要。海上远程医疗作为一种海上医疗保障的重要手段也越来越受到各国海军的重视。

随着现代战争武器技术装备的发展，尖端武器的杀伤力成倍提高，一旦战争打响，短时间内就可能产生大批伤员，且伤势严重，病情复杂，舰船自身医疗急救能力根本无法保障伤员能够早期及时准确地获得救治。海上远程医疗救护可以为战场医疗急救提供强有力的保障：① 可以降低战场伤员的伤死率、伤残率，提高治愈率；② 使用远程医疗可以极大地降低运送病人的时间和成本。减少伤员等待救治时间，争取最佳救治时间及方案；③ 可以使医师突破地理范围的限制，与后方医院专家协同救治，共享患者的病历和诊断照片，便于调动后方医疗资源现场指导；④ 可以方便后方实时病历统计，便于战后分析研究；也有利于临床研究的发展；⑤ 可以为舰艇医务人员提供更好的医学教育。

二、舰船远洋状态下远程医疗的实现

远程医疗技术所要实现的目标主要包括：以急救为目的的快速数据采集系统；以检查诊断为目的的远程医疗诊断系统；以咨询会诊为目的的远程医疗会诊系统；以教学培训为目的的远程医疗教育系统和以医院船为依托的远程病床监护系统。

远程医疗的应用范围很广泛，应用的目的和需求不同，在远程医疗系统中配置的设备和使用的通信网络环境也有所不同。舰船在远洋状态下实现远程医疗系统主要由媒体、数据传输、医疗服务等几部分组成。

远程医疗中多媒体技术的应用有赖于各种各样多媒体数字设备的支持。在远程医疗中多媒体技术主要应用在以下几个方面。

（1）媒体采集　可以通过数字摄像机（头）采集到高分辨率的图像。

（2）媒体存储　音频、视频以及医学图像均需在计算机内暂时或永久存储，这可用硬盘、软盘、光盘等存储设备实现。

（3）压缩／解压缩　需要达到对图像没有损害性。

（4）图像处理　与专业的医学图像软件兼容，对诊断结果无影响。

（5）用户界面　与相关医学软件兼容，准确全面反映患者的医用信息（可视化信息），另外，多媒体设备也是需要的。

网络传输是实现海上远程医疗的重要基础，利用网络技术与医学资源对接，快速实现音视频，数据资源共享是实现海上远程医疗的关键步骤。

根据不同的远程医疗需求和通信环境限制，海上远程会诊可选择不同的通信网络。目前海洋通信技术主要有中频、高频、甚至高频无线电技术，卫星通信系统。海上远程医疗系统的数据传输主要应用卫星通信系统及局域网技术。

（1）需要进行会诊的舰船首先通过通信网络向远程医疗会诊中心提出申请。

（2）远程诊疗中心对申请进行审核确认后组织会诊专家。

（3）申请会诊舰船将患者的影像资料，患者信息发送远程会诊中心，中心专家与舰船上的医师可以通过远程会诊系统应用视频、语音、文字、发送文件的方式进行交流，共同分析病情，由会诊专家提供最优治疗方案。

（4）会诊结束后专家填写会诊记录，一份存档，一份发送海上舰船。

另外，除了远程会诊之外，远程创伤急救、远程海上教育学习系统等的应用亦大体与此相似。

总体来说，随着网络通信技术、数据传输技术的不断发展，海上远程医疗系统会越来越完善。

三、海上远程医疗前景与不足

我国是一个幅员广阔的国家，医疗水平有明显的区域性差别，特别是广大农村和边远地区，同时我国也是一个海洋大国，拥有幅员辽阔的海洋疆域，随着海军不断壮大、走向深蓝，海上远程医疗在我国更有发展的必要。

我国从 20 世纪 80 年代才开始远程医疗的探索。1988 年解放军总医院通过卫星与德国一家医院进行了神经外科远程病例讨论。1995 年上海教育科研网、上海医大远程会诊项目启动，并成立了远程医疗会诊研究室。目前经过验收合格并正式投入运营的包括中国医学科学院北京协和医院、中国医学科学院阜外心血管病医院等全国二十多个省市的数十家医院网站，已经为数百例各地疑难急重症患者进行了远程、异地、实时、动态电视直播会诊，成功地进行了大型国际会议全程转播，并组织国内外专题讲座、学术交流和手术观摩数十次，极大地促进了我国远程医疗事业的发展。根据国家卫生信息化的总体规划，解放军总后勤部卫生部提出了军队卫生系统信息化建设"三大工程"，并分别被列为国家"金卫工程"军字 1、2、3 号工程，其中军字 2 号工程即为建设全军医药卫生信息网络和远程医疗会诊系统。

尽管我国的远程医疗已取得了初步的成果，但是距发达国家水平还有很大差距，在技术、政策、法规、实际应用方面还需不断完善；同时，远程医疗技术的发展与通信、信息技术的进步密不可分。随着我国卫星通讯设备、通信技术的不断进步、远程医疗经验的不断积累，海上远程医疗必将在今后的海上医疗保障中发挥更加重要的作用。

（鲍宏伟　张玉艳　严力生）

舰船环境的创伤与救治

第一章　普外科常见创伤

第一节　颈部创伤

颈部有呼吸道、消化道、大血管、脊髓和重要神经通过，受伤后可发生大出血、窒息、瘫痪和昏迷，甚至迅速死亡。

一、急救

颈部损伤的急救，首先是解除呼吸道的阻塞和制止大出血。其次是处理呼吸道或消化道的穿透伤，以减少感染和瘘的形成。

（一）解除呼吸道的梗阻

立即解除勒缢，血肿压迫气管和清除气管内血液等阻塞物，必要时可紧急行气管切开术，同时给氧。在有显著内出血时（主要表现为咳血），也可行气管切开术。

（二）处理大血管出血

紧急情况下可用拇指直接压迫血管主干。如颈总动脉或其分支出血，可于伤侧胸锁乳突肌中点、环状软骨平面，用手指对着 C6 横突压迫颈总动脉，可减少出血，或用纱布直接填塞创口压迫止血，然后用不环绕颈部的胶布固定。必须注意颈部创伤，伤情特殊，出血凶猛，同时很有可能伴有气管损伤及动脉静脉损伤。紧急状态，必须果断采用创口止血、指压、纱布填塞，同时观察有无气管损伤，发现气泡，咳血等在止血的同时首先保持气道畅通，必要时行气管切开术。

二、气管 颈部大血管及食管创伤的处理原则

（一）气管伤

伤员表现为呼吸困难，伤口有血和气泡喷出，如果血液流入气管内，可很快引起窒息，如伤口小（如刺伤、枪弹伤），气管伤口出来的气不能外溢，可出现皮下气肿、纵隔气肿，必须迅速缝合气管破口，必要时做气管切开，如已发生上纵隔气肿，应立即在胸骨上缘切开颈根部加以引流，使纵隔气体外溢。

（二）颈部大血管伤

动脉伤多见于颈总动脉、出血猛烈，患者迅速死亡，如果伤口小，血液不能流出，则形成大血肿，压迫气管发生窒息；以后形成假性动脉瘤；如果大静脉同时损伤，可形成动静脉瘘。处理：紧急时用拇指将颈总动脉压向颈椎横突。伤员仰卧，头转向伤侧，右手4指握住伤员颈外后侧，用拇指在胸锁乳突肌内侧扪及颈总动脉，并将其压到第6颈椎横突上。第6颈椎横突相当于环状软骨的平面。相当于胸锁乳突肌的前缘处。然后在胸锁乳突肌内缘显露血管，进行血管修补，端端吻合或血管移植。结扎一侧颈总动脉，年轻人一般不会发生严重后果，但40岁以上的患者，约有40%患者发生偏瘫或死亡。颈外动脉，甲状腺上下动脉及椎动脉，颌外动脉均可结扎止血。

颈部大静脉的损伤，虽然也能引起大量出血，但其主要危险在于空气栓塞，尤其是颈根部的大静脉，由于静脉壁与颈筋膜有粘连，损伤后不易塌陷，反而促使空气进入，当空气进入大静脉时，可听到吸吮声，患者有恐惧、呼吸急促、脉快而不规律、胸痛等症状，如大量气体进入心脏，可致心跳停止，患者死亡。大静脉损伤后，立即用手指压迫，并加压包扎，以制止空气进入。手术处理可将静脉结扎，修补或吻合，已有空气进入者，可将患者头、颈、躯干降低。同时给予加压呼吸，并进行右心室穿刺吸出空气，有时能挽救患者生命。

（三）食管损伤

食管损伤后果严重，主要是可致颈部甚至纵隔感染，但在紧急救治时往往没有机会进行

处理，相对气管及大血管来说，其位置深在。如其损伤，必然均有血管或气管损伤，处理时以保持气道畅通及大血管止血为主。一般在保证伤口引流的前提下，不作紧急处理。伤后可自伤口流出食物和唾液，并发生颈部皮下气肿，如伤口不大，可让患者服甲兰液，如从伤口流出，则可明确诊断，应立即禁饮食，并行扩创将食管伤口修齐，双层内翻缝合，置骨管等。

如伤口狭小，分泌物不能自伤口排出，但分泌物和食物可直接进入纵隔。以致在 1~2 d 内发生严重的化脓性纵隔炎。此时，应立即行隔引流术。上纵隔可从颈根部引流，中、下纵隔可以从脊柱旁切开引流，取脓汁送培养，并做药敏试验，先使用大量广谱抗生素，待培养回报后再调整抗生素的使用。

第二节　腹部创伤

一、发生率及死亡率

腹部创伤无论在平时和战时都是较为常见而较严重，其发生率在平时约占各种损伤的 0.4%~1.8%；在战时可达 5%~8%，对越自卫反击战中统计为 4%。

腹部创伤分腹壁伤及内脏器官的损伤，单纯腹壁外伤，对伤员无生命危险，而重要的是内脏损伤，可引起的大出血与休克、感染与腹膜炎，病情多危重，如不及时诊治，则危及伤员的生命，其死亡率可高达 10%~20%，因此对腹部创伤的伤员应做到尽早诊断和及时治疗。及时的诊断与手术对伤员的预后，减少死亡率至关重要。

二、分类及其特点

腹部伤可分为开放伤和闭合伤两大类。

（一）开放伤

以战时最多见，主要是火器伤引起，亦可见于利器伤所致。如为贯通伤，则有入口和出口，非贯通伤只有入口没有出口。开放伤又可分为穿透伤和非穿透伤两类，前者是指腹膜已经穿通，多数伴有腹腔内脏器损伤，后者是腹膜仍然完整，腹腔未与外界交通，但也有可能损伤腹腔内脏器。

（二）闭合伤

由挤压、碰撞和爆震等钝性暴力之后等原因引起，也可分为腹壁伤和腹腔内脏伤两类。与开放伤比较，闭合性损伤具有更为重要的临床意义。因为，开放性损伤即使涉及内脏，其诊断常较明确。闭合性损伤体表无伤口，要确定有无内脏损伤，有时是很困难的。如果不能在早期确定内脏是否受损，很可能贻误手术时机而导致严重后果。

三、临床表现

单纯腹壁损伤的症状和体征一般较轻，常见为局限性腹壁肿、痛和压痛，有时可见皮下瘀斑。它们的程度和范围并不随时间的推移而加重或扩大。单纯腹壁损伤通常不会出现恶心、呕吐或休-复正常。如果伤及内脏，则随着出血量的增加，脉搏又逐渐加快，变弱，血压也随之下降，最后出现休克。胃肠道破裂对脉搏，血压的影响与损伤部位有关。胃、十二指肠破裂，腹膜受化学性胃肠液的强烈刺激，早期出现脉率加快，血压下降等休克表现，但经过短时间后多可好转，随后在细菌性腹膜炎明显时又再度恶化。回肠，结肠破裂，由于肠内容物刺激性较小，早期可无血压，脉搏改变。

（一）腹痛

发生率为95%~100%。受伤后伤员有持续难以忍受的剧痛，即说明腹腔内有严重损伤。早期伤员诉说疼痛最重的部位，常是脏器损伤的部位，对诊断很有帮助。

（二）恶心呕吐

空腔脏器破裂，内出血均可刺激腹膜，引起反射性恶心，呕吐，细菌性腹膜炎发生后，呕吐是肠麻痹的表现，多为持续性。

（三）腹胀

早期无明显腹胀，晚期由于腹膜炎产生肠麻痹后，腹胀常明显。腹膜后血肿由于刺激腹膜后内脏神经丛，也可反射性引起肠麻痹，腹胀和腰痛等症状。

（四）腹部压痛、反跳痛和肌紧张等腹膜刺激征

除单纯脾破裂对腹膜刺激轻外，其他腹内脏器伤有较明显的腹膜刺激征。压痛最明显处，往往是损伤脏器所在部位。

（五）肝浊音界消失

肝浊音界消失对闭合伤有诊断意义，多表示空腔脏器破裂，气体进入腹腔形成膈下积气。

（六）移动性浊音

伤后早期出现移动性浊音是腹内出血或尿外渗的依据、破裂出血的脏器部位可出现固定性浊音，这是因为脏器附近积存凝血块所致。

（七）肠鸣音减弱或消失

早期由于反射性肠蠕动受抑制，晚期由于腹膜炎肠麻痹致肠鸣音减弱或消失。

四、诊断

了解受伤过程和取得体征是诊断腹部损伤的主要内容，但有时因伤情紧急，了解受伤史和检查体征常与一些必要的治疗措施（如止血、输液、抗休克、维持呼吸道通畅等）同时进行。腹部创伤不论是开放伤或闭合伤，首先应确定有无内脏损伤，再分析脏器损伤的性质、部位和严重程度，同时还应注意有无腹部以外的对生命威胁较大的多处损伤，以便早期做出正确诊断，及时治疗。

（一）闭合伤

1. 有无内脏伤 多数伤者由于临床表现较为典型，要确定内脏是否受损一般并不困难，但是不少伤者诊断却并不容易。这种情况常见于早期就诊而腹内脏器损伤的体征尚不明显者，为了解决这方面的困难，进行短时间的严密观察是十分必要的。

当有以下情况时之一者，应考虑有腹内脏器损伤。

（1）早期出现休克征象者（尤其是出血性休克）。

（2）有持续性剧烈腹痛、恶心、呕吐和腹胀等症状者。

（3）明显的腹膜刺激征者。

（4）有移动性浊音，肝浊音界消失和肠鸣音减弱或消失等表现者。

（5）有呕血、尿血或便血者。

（6）直肠指诊在直肠前壁有触痛，波动或指套有血迹者。

（7）受伤当时临床症状不明显，但以后逐渐加重者。

2. 什么是脏器伤　要解决这一问题，宜先确定是那一类脏器受损，然后进一步考虑是什么脏器的损伤。外伤后腹部都有固定压痛区，且伴有不同程度腹肌紧张，常可根据压痛部位来判断什么脏器损伤。

临床经验表明以下各项表现对于确定哪一类脏器破裂有一定价值：① 有恶心、呕吐、便血、气腹者多为胃肠道损伤，再结合暴力作用部位，腹膜刺激征最明显的部位和程度确定损伤在胃、上段小肠、下端小肠或结肠；② 有排尿困难，血尿，外阴或会阴部牵涉痛者，提示系泌尿系脏器损伤；③ 有膈面腹膜刺激表现（同侧肩部牵涉痛）者，提示上腹部脏器损伤，其中尤以肝和脾的破裂多见；④ 有下位肋骨骨折者，提示有肝或脾破裂的可能。

3. 是否有多发性损伤　多发损伤可能有以下几种情况：① 腹内某一脏器有多处破裂；② 腹内有一个以上脏器受到损伤；③ 除腹部损伤外，尚有腹部以外的合并损伤；④ 腹部以外受损累及腹内脏器。不论哪一种情况，在诊断和治疗中，都应注意避免漏诊，否则必将导致严重后果。提高警惕和诊治中的全面观点是避免这种错误的关键。

4. 常用的辅助检查

（1）诊断性腹腔穿刺及灌洗　诊断性腹腔穿刺阳性率可达 90% 以上，故对诊断腹腔内脏有无损伤和那一类脏器的损伤有很大帮助。腹腔穿刺的部位：① 脐和髂前上棘连线的中、外 1/3 交界处；② 脐水平线与腋前线交界处；③ 肋缘下腹直肌外缘。穿刺部位选定后，让患者先排空膀胱并向穿刺侧侧卧 5 min，然后在局麻下用普通 8~9 号针头或 16~20 号腰穿刺针进行腹腔穿刺。进腹腔后，一面缓慢抽吸，一面进针。如回抽无液体吸出，可改变穿刺针的方向，深度再吸。抽出不凝固的血液、胃肠内容物、胆汁、混浊腹水，尿液则为阳性。疑有胰腺损伤，可测定抽出液的淀粉酶含量，亦可用带针芯的套

管针进行穿刺。入腹腔后，拔出针芯，将有侧孔的垫料管径针管送入腹腔深处，然后回抽。

（2）放射线检查　腹部创伤的伤员如条件允许均应行胸腹部的 X 线平片摄影。胸部平片可观察到下位肋骨骨折。腹部平片可观察到膈下积气，某些脏器的大小，形态和位置的改变。这些对于腹内脏器损伤的诊断有一定帮助。如脾破裂时可见左膈升高，胃受压右移，胃结肠间距增宽，左侧下位的肋骨骨折等。有条件的地方还可行选择性动脉造影，对内脏出血的部位有一定的诊断价值；尿道膀胱造影可帮助诊断尿道膀胱损伤。

（3）超声波检查　对内脏的外形，大小，腹腔内积液的检查有一定帮助，主要用于诊断肝、脾、胰肾的损伤，其诊断率可达 80% 以上。

（4）CT、MRI 检查　CT 对实质脏器的损伤，MRI 检查对血管与某些脏器（如十二指肠壁间）的血肿有重要的诊断价值。

（二）火器伤

腹部战伤以穿透伤为主，因为腹部有伤口，诊断一般不困难，从伤口的部位和伤道方向，结合受伤当时的姿势。可以判断腹内有无脏器伤，若伤口内有内脏脱出，流出肠内容物或较多的血液，诊断便可肯定。腹部开放性损伤，只要腹膜穿破，在野战情况下就应是剖腹探查的指征，但伤道出入口位于腹部以外的，如果腹部体征不明显，即可造成诊断上的错误。伤道方向对腹部内脏虽可作一估计，但不能肯定，因轻武器的口径小，子弹轻，击中人体后碰到不同密度的组织可改变方向。对伤道出入口位于下胸部，腰骶部，臀部，股部或会阴部的伤员，必须详细检查腹部，注意有无脏器损伤。如一组 329 例腹部火器伤中，有 135 例的出入口不在腹部，占 41%。在胸腹联合伤中，腹部伤漏诊断较多，如一组 75 例胸腹联合伤中，在一线医院漏诊的有 28 例，占 39.3%。由于明显的胸部伤口和引人注目的呼吸症状，在抢救时医生注意力往往集中在胸部伤，而忽视了腹部伤，

总之伤口不在腹壁的腹内脏器伤的诊断，须结合腹部闭合伤各种检查，仔细分析，可疑腹内脏器伤难以排除时，应及时进行剖腹探查。

野战条件下腹部创伤的诊断与平时相比应注意下列几点。

（1）野战条件下由于设备简单，某些常规检查在战地难以做到，因而，腹部创伤的诊断主要依赖临床体检，不应过分依赖化验，放射线检查及其他特殊检查。

（2）对可疑的腹部创伤由于人力少。伤员流动性大，难于反复的系统的长时间观察，要尽快做出果断的处理决定。

（3）战时对腹部伤的诊断，只要肯定有内脏伤即使不能确定为某一或某些脏器伤亦应尽早进行剖腹探查。

（4）战时腹部闭合伤或伤口在会阴部，臀部，阴毛区的伤员，如腹部有刺激征存在则应仔细判断，不要漏诊或误诊。

（5）临床检查难于排除腹内脏器伤者，可行剖腹探查，切不可冒险将可疑内脏伤的伤员后送。战时剖腹探查的适应证应较平时适当放宽，以免漏诊，漏治。

五、治疗

（一）急救与后送

腹部创伤伤员的急救与其他脏器伤的急救一样，应先注意检查有无立即威胁生命的情况存在，并应迅速予以处理，首先要注意检查有无呼吸道阻塞和呼吸道机能障碍，清除呼吸道分泌物和异物，维持呼吸道通畅，如有开放性气胸，明显的外出血等立即威胁生命的情况时，应迅速予以处理。四肢如有骨折，在搬动前应初步固定。休克发生前应积极预防休克，如冬保暖、夏防暑、保持伤员安静，止痛（未明确诊断前，禁用吗啡等止痛剂）和补充液体，当休克发生后，必须快速输血、输液，以尽快恢复血容量，使血压回升，输入的静脉最好先用上肢，因为在腹部伤中，可能有下腔静脉系统的血管损伤，用下肢输血有增加内出血的可能。当发现腹部有伤口时，应立即予以包扎。对有内脏脱出者，一般不可随便回纳以免污染腹腔。可用急救包或大块敷料严加遮盖，然后用军用碗（或用宽皮带作为保护圈）盖住脱出之内脏，防止受压，外面再加以包扎。如果脱出的肠管有绞窄可能，可将伤口扩大，将内脏送回腹腔，因此时的主要矛盾是肠坏死而不是感染。

（二）早期处理

1. 检伤分类和术前处理应同时进行，检伤分类的目的是判断有无内脏伤，使有适应证的伤员尽早手术。内出血在和内脏内容物刺激都可出现休克，这类伤员应紧急剖腹手术，但手术必然会加重休克，因此必须先输血或血浆代用品，将血压提升到 90 mmHg 以上，方行手术，如经过抢救，血压仍升高不到 90 mmHg，表示有持续内出血，而且出血速度很快，应在加强抗休克的同时进行剖腹止血处理内脏伤，只有止住了血，才能控制休克。

2. 手术前准备　手术前准备主要是抗休克、其措施为：

（1）保持呼吸道通畅、吸氧。

（2）立即用粗针头作静脉穿刺或静脉切开，建立一条通畅的输液通路，并抽血行血型鉴定，交叉配血。

（3）立即静脉快速滴注平衡盐溶液或右旋糖酐 500~1000 mL，随即输血，在多数患者血压能够回升。

（4）安放留置导尿，记录每小时尿量。

（5）放置胃管，接吸引器进行胃肠减压。

（6）术前使用有效的抗生素，开放性腹部外伤者，应注射破伤风抗毒素。

第三节　脾破裂

脾脏是一个血供丰富而质脆的实质性器官。它被与其包膜相连的诸韧带固定在左上腹的后方，尽管有下胸壁、腹壁和膈肌的保护，但外伤暴力很容易使其破裂引起内出血。脾是腹部内脏中最容易受损伤的器官，发生率几乎占各种腹部损伤的 20%~40%，已有病理改变（门脉高压症、血吸虫病、疟疾、淋巴瘤等）的脾更容易损伤破裂。

一、分类

根据不同的病因，脾破裂分成两大类：① 外伤性破裂，占绝大多数，都有明确的外伤史，裂伤部位以脾脏的外侧凸面为多，也可在内侧脾门处，主要取决于暴力作用的方向和部位；② 自发性破裂，极少见，且主要发生在病理性肿大的脾脏；如仔细追询病史，多数仍有一定的诱因，如剧烈咳嗽、打喷嚏或突然体位改变等。

根据破裂的部位可分为：

中央型破裂：破损在脾实质深部。

被膜下破裂：破损在脾实质周边部分。

真性破裂：临床上 85% 属于此类，破损累及被膜，破裂部位多见于脾上极和膈面。

脾损伤Ⅳ级分级法

Ⅰ级：脾被膜下破裂或被膜及实质轻度损伤，术中见脾裂伤长度 ≤ 5.0 cm，深度 ≤ 1.0 cm。

Ⅱ级：脾裂伤长度 > 5.0 cm，深度 > 1.0 cm，但脾门未累及，或脾段血管受累。

Ⅲ级：脾破裂伤及脾门部或脾部分离断，或脾叶血管受累。

Ⅳ级：脾广泛破裂，或脾蒂、脾动静脉主干受累。

二、临床表现

脾破裂的临床表现以内出血及血液对腹膜引起的刺激为其特征，并常与出血量和血速度密切相关。出血量大而速度快的很快就出现低血容量性休克，伤情十分危急；出血量少而慢者症状轻微，除左上腹轻度疼痛外无其他明显体征，不易诊断。随时间的推移，出血量越来越多，才出现休克前期的表现，继而发生休克。由于血液对腹膜的刺激而有腹痛，初起在左上腹，慢慢涉及全腹，但仍以左上腹最为明显，同时有腹部压痛、反跳痛和腹肌紧张。有时因血液刺激左侧膈肌而有左肩牵涉痛，深呼吸时这种牵涉痛加重，此即 Kehr 征。实验室检查发现红细胞、血红蛋白和血细胞比容进行性降低，提示有内出血。

三、诊断

创伤性脾破裂的诊断主要依赖① 损伤病史；② 临床有内出血的表现；③ 腹腔诊断性穿刺抽得不凝固血液等。脾包膜下裂伤伴包膜下血肿的病例，临床表现不典型，腹腔穿刺阴性，诊断一时难以确定。近年对诊断确有困难，伤情允许的病例，采用腹腔灌洗、B 型超声、放射性核素扫描、CT 或选择性腹腔动脉造影等帮助明确诊断。

（一）腹腔灌洗

这是一种侵入性检查，对损伤脏器不能特异定位，也不能说明损伤的程度。同时存在少数假阳性或假阴性结果。必须结合临床及其他检查结果进行分析。

（二）B 型超声

这是一种非侵入性检查，较常用，能显示破碎的脾脏，较大的脾包膜下血肿及腹腔内积血。

（三）CT 检查

能清楚地显示脾脏的形态，对诊断脾脏实质裂伤或包膜下血肿的准确性很高。

应该强调的是脾破裂常合并有其他脏器损伤，如肝、肾、胰、胃、肠等，在诊断和处理时切勿遗漏。

四、鉴别诊断

肝破裂：在各种腹部损伤中占 15%~20%，右肝破裂较左肝多见，肝破裂的致伤因素，病理类型，临床表现都与脾破裂极为相似。肝、脾破裂的主要表现为腹腔内出血和出血性休克，脾破裂时血性腹膜炎所致的腹膜刺激征多不明显，但肝破裂后可能有胆汁进入腹腔，因此，腹痛和腹膜刺激征常较脾破裂者更为明显。肝破裂后，血液有时通过胆管进入十二指肠，患者出现黑便或呕血。B 超是诊断肝脾破裂的首选方法。

五、治疗措施

脾切除后人体免疫系统功能的完整性遭到破坏，对病菌的抵抗能力必然下降，容易发生严重感染。既往认为治疗脾破裂的首选方法是全脾切除术，许多教科书也主张不论脾裂伤程度如何均有全脾切除指证。随着暴发性脾切除术后感染（overwhelming post splenectomy infection，OPSI）主要在儿童的报道逐渐增多，这一传统概念受到了挑战。在坚持"抢救生命第一，保留脾第二"的原则下，尽量保留脾的原则（尤其是儿童）已被多数外科医师接受。此外，根据脾脏的解剖结构和现有止血措施，脾部分切除已可安全进行。当前脾破裂的处理

原则虽仍以手术为主，但应根据损伤的程度和当时的条件，尽可能采用不同的手术方式，全部或部分地保留脾脏。下列手术方式可根据损伤的具体情况选用：

（一）脾修补术

适用于脾包膜裂伤或线形脾实质裂伤。轻微的损伤可用黏合剂止血，如效果不满意者采用修补术。手术的关键步骤是先充分游离脾脏，使之能提出至切口外，用无损伤血管钳或手指控制脾蒂血流，用 1-0 细羊肠线或 3-0 丝线缝扎活动性出血点再缝合修补裂口。修补后的针眼渗血可用热盐水纱布压迫或敷以止血剂直至出血完全停止。

（二）部分脾切除术

适用于单纯修补难以止血或受损的脾组织已失去活力，部分脾切除后有半数以上的脾实质能保留者。手术应在充分游离脾脏、控制脾蒂的情况下进行，切除所有失去活力的脾组织，分别结扎或缝扎各出血点，切面渗血用止血剂贴敷及热盐水纱布压迫直至完全停止，最后用带蒂大网膜覆盖。

（三）全脾切除术

适用于脾脏严重破碎或脾蒂断裂，而不适于修补或部分脾切除者（详细步骤见本书第四部分第三节第一节内容）。

适当的手术前准备对抢救伴休克的伤员有重要意义。输入适量的血或液体可提高伤员对麻醉和手术的耐受性。若经快速输入600~8010 mL 血液，血压和脉搏仍无改善者，提示仍有继续活动性出血，需在加压快速输血的同时紧急剖腹控制脾蒂。控制活动性出血后，血压和脉搏就能很快改善，为进一步手术处理创造了条件。在血源困难的情况下，可收集腹腔内积血，经过滤后回输补充血容易。

（刘　胜　邵　凌）

第二章　胸外科常见创伤

第一节　概述与损伤机制

在工业发达国家，创伤的发病率及死亡率已成为 40 岁以下人群死亡的首要原因。现代创伤的特点是容易出现大量严重合并伤、往往导致危急状态，其中胸部创伤占有特殊的重要地位，占全身各种创伤的 10%~25%，发生率虽然仅次于四肢伤和颅脑伤，居第三位，但在创伤致死原因中却居第一位。据统计，约有 1/4 创伤死亡患者伴发胸部损伤并因此继发相关并发症。

一、胸部创伤概述

流行病学调查表明交通伤、坠落伤和锐器伤为创伤患者的主要致伤原因。引起胸部创伤最常见的原因是机动车事故，其中胸部钝性伤（主要原因为机动车事故）占所有胸部创伤的 70%~80%，而 1/3 因机动车事故入院的患者被证实存在胸部创伤；剩余 20%~30% 的胸部创伤为穿通伤（主要原因为枪伤和刀刺伤）。

严重的胸部创伤是外伤死亡的主要因素。包括大血管损伤、张力性气胸、开放性气胸、严重肺挫裂伤、连枷胸、多发伤等，另外创伤后肺炎、急性肺损伤、急性呼吸窘迫综合征、并存病、年龄等因素也会影响创伤的预后。在受伤的当时或是转运及抢救的过程中就发生死亡的患者，常常是由于心包填塞或大血管破裂所造成。

随着 CT 等影像技术的普遍应用使胸外伤可以得到更准确的诊断；腔镜新外科技术的发展降低了胸外伤的死亡率。大部分的胸外伤患者可以通过非手术治疗或胸腔闭式引流手术治愈，但也有（约占 10% 左右）患者需要急诊开胸手术。在舰船环境中，无论是平时作业、训练，还是海战状态，胸部外伤能否正确、及时的救治，对伤员的生命至关重要。

二、损伤机制与分类

（一）胸部创伤的损伤机制

胸部创伤通常被描述为"钝性伤"或"穿通伤"，其损伤机制分别存在固定的创伤模式。对损伤机制的了解具有重要意义，常可使我们在体检中得到特定解剖学发现并做出对创伤的评估及患者所需优先处置的判断。

1. 胸部钝性伤　典型的胸部钝性伤常发生于一个迅速的加速－减速过程后或者胸腔经受外部压迫后（积压伤），多见于机动车事故，也可发生于坠落、斗殴和其他胸壁遭受外力冲击的情况下。单纯肋骨骨折是（除外合并肺挫伤）是最常见的胸部钝性伤，典型的胸部钝性伤还包括：① 肋骨骨折或连枷胸合并肺挫伤；② 肋骨骨折或连枷胸合并肺挫伤合并气胸/血胸；③ 胸骨骨折合并心脏挫伤（方向盘撞击伤）。

2. 胸部穿通伤　最常见的穿通伤为枪击伤和刀刺伤，易导致气胸。患者常因气胸、血胸或心包压塞而出现血流动力学波动和呼吸窘迫。

根据胸部受伤部位可以判断穿通伤的创伤类型：① 创伤累及上胸部时可致气管、大血管、食管、胸导管、肺组织和支气管等结构受损；② 穿通伤累及胸部中 1/3 时易伤及心脏、主动脉、肺组织及支气管等结构；③ 下胸部的穿通伤常可同时累及胸腔和腹腔结构，包括心脏、降主动脉、肺组织、支气管、膈肌和腹腔脏器（包括食管、脾脏、肝脏、胃、结肠和胰腺）、腹腔血管（包括主动脉及其分支、下腔静脉和门静脉）等。

（二）胸部创伤的分类

1. 胸部闭合性损伤　胸部闭合性损伤是由于暴力撞击、胸部受挤压或坠落而致胸部组织和脏器的损伤，包括挫伤及爆震伤。常因交通肇事、工程事故、爆炸等造成。

常见的胸部闭合性损伤有胸壁软组织挫伤和肋骨骨折，亦可有胸腔内脏器损伤，如肺挫伤、肺裂伤、支气管损伤、肺爆震伤、创伤性窒息、创伤性膈疝及心脏大血管损伤。单纯性胸壁或胸内损伤的死亡率低于 5%，当合并有其他部位的损伤时，死亡率可高达 25%；胸部闭合性损伤合并有颅脑或腹内脏器损伤时，死亡率高达为 50% 以上。

2. 胸部开放性损伤　胸部开放性损伤主要见于战时，且多为火器伤如刀刺、枪弹或弹片伤等；平时多见于锐器伤。这类创伤的特点为胸壁有创口，胸腔与外界相通。凡是穿透胸膜腔或纵隔的损伤称为穿透伤，亦称为胸腔伤。仅伤及胸壁而未穿透胸膜腔或纵隔的损伤称为非穿透伤。无论穿透或非穿透伤均可为贯通伤或非贯通伤。

常见的胸部开放性损伤有胸部血管损伤造成血胸，肺损伤形成血气胸，心脏大血管损伤造成血心包、血胸、食管损伤，穿通膈肌同时损伤腹腔脏器导致胸腹联合伤。胸部开放性损伤是战时死亡的主要原因之一。

第二节　胸部创伤的早期临床表现和救治原则

一、胸部创伤的主要临床表现及早期诊断

（一）胸部创伤早期的临床表现

1. 休克　胸部闭合伤的休克发生率约为 10% ~15%，在穿透性胸部伤的发生率更高。造成休克的原因系：① 大量失血；② 胸膜和肺的损伤而引起的呼吸和循环功能紊乱，胸膜—肺休克；③ 因心脏本身损伤或心包填塞所致的心排出量下降亦可引起休克。

2. 呼吸困难　胸部创伤伤员均有不同程度的呼吸困难，除因胸部创伤引起剧烈疼痛对呼吸运动的抑制外，造成呼吸困难的主要原因有：① 浮动胸壁引起的反常呼吸运动影响呼吸功能；② 气胸及大量血胸所致肺萎陷，引起呼吸困难；③ 呼吸道的阻塞及损害；④ 肺实质的损伤如肺爆震伤或肺挫伤等；⑤ 创伤后成人呼吸窘迫综合征。

3. 咯血　胸部创伤有咯血的伤员表明肺或支气管有损伤，肺爆震伤的咯血为血性泡沫痰。

4. 胸痛　胸壁局部软组织损伤引起的胸痛，肋骨骨折引起的胸痛较为明显，胸部皮下气肿引起的胸痛，肺脏、支气管损伤亦可有胸痛。

5. 皮下气肿　为胸部创伤常见的体征。当肺部、支气管或食管裂伤时，空气经裂口进入胸腔或纵隔，扩展到胸部皮下，尤其在高压性气胸时，空气迅速蔓延、可扩展到头颈部和四肢，形成广泛的皮下气肿。

6. 胸壁伤口　对胸壁伤口的位置、大小、

有无出口以及出入口的方向的检查，可以帮助推断伤情，估计可能损伤的脏器。

（二）胸部创伤的早期诊断

对胸部创伤的伤员，首先要注意呼吸和循环状态，侧重胸壁组织和胸内脏器损伤的检查，兼顾全身各部位的合并损伤，做到全面而准确的诊断。

1. 胸部创伤病史　着重了解外力的性质，是钝性外力还是锐器或火器伤；外力作用的部位和方向；伤后的主要临床表现；了解既往有无胸部伤病史。

2. 临床表现　要详细询问伤后的自觉症状及其变化过程。认真进行体检，既要注意周身状态，特别是呼吸和循环功能的变化，又要详细检查胸部体征，同时也要注意有无其他部位的损伤。在检查过程中，要抓住危及生命的损伤进行积极地抢救，且不可因检查而延误抢救时机。

3. 胸部 X 线检查　有助于明确肋骨骨折的部位、数目及性质，了解创伤性血胸、气胸和血气胸的性质、程度及变化情况，对心脏损伤、肺损伤、支气管损伤和创伤性膈疝等各种胸部损伤的诊断亦有重要意义。胸部创伤的伤员如有典型的临床表现，或经过一般体检能明确诊断的，而且病情危重不允许或来不及进一步检查时，为争取抢救时间，并不一定对每个患者都要进行 X 线检查。

4. 胸腔穿刺术　当疑有创伤性血胸、气胸时，可进行胸腔穿刺术。如疑为血胸，患者采取平卧位或半卧位，穿刺部位可在腋中线第 5 或第 6 肋间；患者能采取坐位时，穿刺部位可在腋后线第 6 或第 7 肋间。如疑为气胸，患者采取坐位或半坐位时，穿刺部位取锁骨中线第 2 肋间，卧位时可选择腋中线第 5 或第 6 肋间。

5. 心包穿刺术　疑有心包积血或心包填塞时，可进行心包穿刺术。心包穿刺时可由左锁骨中线内 1.5 cm，经第 4 肋间进针，方向为向内向上向后，或者在剑突旁肋弓下进针，方向

为向内向上。

6. 支气管镜检查　早期疑诊支气管损伤，宜在剖胸手术前进行。陈旧性支气管裂伤，支气管镜检查可发现支气管断端已形成瘢痕狭窄或闭锁成一盲端。

7. 心电图检查　用于疑有心脏创伤的伤员，不但可显示心肌损伤，还可显示损伤的部位，对心脏传导系统和冠状动脉的损伤，亦可提供重要的参考资料。

8. 超声检查　对创伤性血胸、心包积血及心包填塞都有较重要的诊断价值。

9. 食管造影及主动脉造影　对疑有食管破裂或主动脉破裂伤员，分别进行食管造影及主动脉造影检查。

10. 血气分析检查　对了解伤员的缺氧及酸碱平衡状况有重要的帮助。

此外，对胸腔内器官损伤诊断困难者，可采用胸腔镜检查、CT 或 MRI 等。

二、胸部创伤的早期救治原则

胸部伤的救治原则在于遵循 "VIPCO 程序"，及早纠正呼吸和循环功能紊乱，即：V（ventilation）指保持呼吸道通畅、通气和给氧；I（infusion）指输血、补液扩容以防治休克；P（pulsation）指监护心脏搏动，维护心泵功能以及进行心肺复苏；C（control）指控制出血；O（operation）指开胸手术。具体主要包括以下措施。

1. 恢复胸壁的正常形态和运动　肋骨骨折特别是多根多处骨折，① 应做加压包扎固定胸壁，消除反常呼吸。② 开放性气胸，应封闭胸壁伤口。③ 封闭包扎缺损的胸壁伤口或清除胸腔内异物、血肿及缝合肺脏撕裂伤口，并做胸腔闭式引流术，恢复胸膜腔负压，使肺脏得以膨胀。战伤伤口，一般多不缝合皮肤，待 4~7 d 后再作延期缝合。

2. 补充血容量与抗休克　当有低血容量临床征象时，应立即建立静脉通道迅速补充血容

量。对于严重胸部创伤伤员，应作中心静脉压测定，借以鉴别低血压是由失血抑或系心包填塞、心功能不全所致，并指导容量的补充。

3. 呼吸管理　保证呼吸道通畅。清除呼吸道内分泌物或血液潴留。通过鼓励与协助患者咳嗽、鼻导管吸痰、支气管镜吸痰等措施，可有效地清除呼吸道分泌物，必要时行气管切开术，并进行呼吸机辅助呼吸。

4. 及时处理开放性和张力性气胸　应考虑到张力性气胸的可能，应立即作胸腔闭式引流可挽救伤员的生命，不要因做其他检查而延误抢救时间。对伤口进行及时处理、封闭创道与外界相通，有条件情况下，尽可能给予气管插管、呼吸机应用。

5. 及时处理心包填塞　对于胸部穿透伤，如胸前区有伤口应警惕可能有心包填塞。仅约1/3 的心包填塞伤员出现典型的三联症表现（即静脉压升高，动脉压下降及心音遥远）；主要体征是颈静脉怒张及中心静脉压增高，但其不是心包填塞的唯一依据。心包穿刺可作为心包填塞的诊断手段，也是有效的急救措施，但不能作为确定性的治疗措施。急性心包填塞一经明确诊断，应及时手术治疗。

必须强调在急救中应注意的几个问题。

（1）临床一旦确诊的张力性气胸，应立即实施胸腔闭式引流术，不需进行胸部 X 射线检查，避免延误救治。

（2）未经胸腔闭式引流处理的张力性气胸，采用气管插管和辅助人工呼吸将使病情更加恶化。

（3）对严重呼吸困难的伤员，应首先就地气管插管使用辅助呼吸，如气管插管困难时，再作气管切开。

第三节　肋骨骨折

肋骨骨折是最常见的胸外伤，占胸部创伤总数的 40%~60%，可分为单根单处和多根多处肋骨骨折。肋骨骨折常发生在第 4~7 肋骨，而这些骨折多因胸廓受到外力挤压而好发于肋弓部。后肋部骨折常提示受力区域的直接钝性损伤，并且常合并胸内更严重损伤（如肺挫伤）。第 1~3 肋骨有锁骨、肩胛骨及肩带肌群的保护而不易伤折；第 8~10 肋软骨连接于肋软骨上，有弹性缓冲，亦不易骨折；第 11~12 肋骨为浮肋，活动度较大，骨折更为少见，但当强大外力直接作用于该处时，这些肋骨也可发生骨折。

一、病理生理

由于致伤暴力不同，可以产生单根或数根肋骨骨折，每根肋骨又可在一处或多处折断，每肋仅一处折断者称之为单处骨折；有两处以上者则称为多处骨折。序列性多根多处肋骨骨折或多根肋骨骨折合并多根肋软骨骨骺脱离或双侧多根肋软骨骨折或骨骺脱离，则造成胸壁软化，称为胸壁浮动伤，又称为连枷胸，常见于严重的胸部挤压伤，多并发严重的肺挫伤及胸部其他脏器伤。连枷胸在吸气时胸廓扩张，胸膜腔负压增加，浮动胸壁向内凹陷；呼气时，肋骨下降，胸廓缩小，胸膜腔内压增大，浮动胸壁向外凸出，这种与正常胸壁呈方向相反的活动称为反常呼吸运动。反常呼吸运动可使两侧胸腔压力不平衡，因而纵隔随呼吸来回摆动，称为纵隔摆动。纵隔摆动影响血液回流，造成循环功能紊乱，为导致和加深休克的重要因素之一。连枷胸是一种高死亡率的严重创伤，单纯连枷胸或单纯肺挫伤死亡率为 16%，而两者合并损伤，则高达 42%。现在认为发生浮动胸壁后出现的成人呼吸窘迫综合征、低氧血症和肺内的右向左分流增加，主要是由于肺挫伤引起肺实质的损害，而不是来自胸壁的反常呼吸运动和纵隔摆动。

二、临床表现和诊断

当第 1、2 肋骨骨折合并锁骨骨折时，应密切注意有无胸腔内脏器及大血管损伤、气管及支气管破裂、心脏挫伤等严重伤。此类患者有极大主动脉损伤的相关风险，在高位肋骨骨折和肩胛骨骨折者中颅内损伤和严重腹部损伤发生概率较高（分别达 35% 和 37%）。对有第 11、12 肋骨骨折的伤员，应考虑腹腔脏器损伤可能，特别是肝、脾及肾破裂。在这些情况下（第 1、2 肋骨骨折或第 10~12 肋骨骨折），血流动力学平稳的患者应接受胸部和 / 或腹部 CT 检查，以分别排除主动脉和腹部损伤可能。

肋骨骨折的诊断主要依据受伤史、临床表现和 X 射线胸片等检查。

1. 胸部外伤史。

2. 局部胸膜刺激痛和局部压痛是肋骨骨折患者查体中最常见的阳性发现，疼痛随呼吸及咳嗽而加重。

3. 骨折处有明显压痛（直接压痛）；以手前后挤压胸廓，可引起骨折部位剧痛（胸廓挤压征阳性）。如果挤压骨折断端可出现骨擦音。

4. 浮动胸壁的伤员，伤情多较严重，可出现反常呼吸运动，且往往有呼吸困难、发绀，甚至休克。

5. 胸部 X 射线检查对肋骨骨折可做出明确诊断，但由于肋骨前后重叠，或骨折发生在肋骨与肋软骨交接处，X 射线平片上可不显影。

6. 动脉血气分析对了解缺氧及创伤的严重程度很有帮助。

三、治疗

单纯性肋骨骨折的治疗原则是止痛、固定和预防肺部感染。

1. 止痛　肋骨骨折的处置重点是缓解疼痛以避免错位和通气不足而导致创伤后肺炎。包括药物止痛、肋间神经封闭以及骨折固定。① 肋间神经封闭，用 0.5% ~1.0% 普鲁卡因 5~10 mL 注入骨折部位作痛点封闭或肋间神经阻滞，后者在脊柱旁约 5 cm 处肋骨下缘注入 5 mL，注射范围包括断肋上、下各 2 根肋骨。

2. 骨折固定　可用胶布固定法。适用于肋骨骨折数量少而心肺功能稳定的伤员。方法：用宽 5~7 cm 的胶布条，在伤员呼气末胸廓缩至最小时，自对侧肩胛线经脊柱向前贴于胸壁，其前端超越中线 5 cm，自下而上，相互重叠约 2 cm 呈叠瓦状。固定范围应包括断肋上、下胸壁等。

3. 吸氧　鼓励有效咳嗽，预防肺部并发症。

4. 纠正反常呼吸　肋骨骨折合并有血胸、气胸者，则酌情实施胸腔闭式引流。

5. 预防感染　适当地应用广谱抗生素，保持呼吸道通畅，有效吸痰等是预防肺部感染的重要措施。

6. 对于肋骨骨折治疗可以采用外固定或内固定　前者包括胸部护板固定、胸带加压包扎等方法，后者手术适应证包括：① 连枷胸不合并肺挫伤；② 合并有胸内脏器损伤，有绝对的开胸指征，肋骨内固定作为附加手术；③ 胸壁明显塌陷、软化，患者有进行性加重的呼吸困难；④ 肋骨骨折造成的顽固性胸壁疼痛；⑤ 合并有胸外脏器损伤，需早期稳定胸部情况，以便二期行其他手术；⑥ 肋骨断端错位明显，胸廓畸形严重。

第四节　胸骨骨折

胸骨位于胸部的正前方，发生骨折的机会较为少见，仅占机动车事故伤者的 4%；占胸部创伤中伤员的 1.5%~2.5%，老年人中发生率最高。多为强大的钝性直接暴力引起，如牛顶、马踢，汽车肇事中方向盘撞击等，亦可为火器伤或锐器伤引起。骨折可发生在胸骨的任何部位，典型的胸骨骨折为胸骨体上段横向骨折或胸骨体与胸骨柄分离，多合并有浮动胸壁。胸骨骨折的断端一般出血较多，骨折端可能互相重叠或内陷，胸骨两侧的胸廓内动脉、静脉易撕裂，可引起纵隔内血肿，强大的外力可以同时造成严重的胸腔内脏器损伤，如心包伤、心脏伤、肺挫伤、支气管破裂、胸主动脉破裂、浮动胸壁或胸椎骨折等。

【临床表现和诊断】

肿胀、畸形和局部压痛是胸骨骨折伤员体检中常见的阳性发现，患部可有血肿和瘀斑；方向盘状的伤痕常有助于诊断（"方向盘征"）。

胸骨骨折通过扣诊和胸部正侧位及斜位 X 线片并不难发现，但是，若骨折无移位或伴有严重合并伤，胸骨骨折本身的诊断往往被忽视。

对疑有胸骨骨折的患者影像学检查中，侧位胸片是必需的，因为胸骨骨折常难于正位片中发现。

胸骨骨折的处置包括控制疼痛和肺部引流。另外，心脏挫伤需被排除或得到及时治疗。严重胸骨骨折合并胸肋关节断裂需手术固定。后向错位或胸锁关节脱位可因向内压迫致气管和上腔静脉损伤。必要时可通过伸展肩部和用尖头钳（例如手术用巾钳）提升锁骨头。

【治疗】

胸骨骨折无明显移位者，可卧床休息及止痛，口服止痛剂或用普鲁卡因作局部封闭，3~4 周即可愈合。胸骨骨折的死亡率高达 30%~47%，主要因为胸内脏器伤或其他部位的合并伤，而不是胸骨骨折本身。因此，治疗胸骨骨折时，若骨折有移位，除注意治疗内脏损伤外，待伤情稳定后尽早行骨折复位和固定。可采用胸椎过度后伸法，即在上背部垫以较硬的枕头，使胸椎过度后伸，帮助其复位；对难复位者，亦可用胸骨牵引复位法将其复位。上述复位困难者可在麻醉下手术以不锈钢固定缝合。

第五节　创伤性气胸

典型的创伤后气胸因空气由肺部裂伤或刺破处进入胸膜腔所致。当主气道或胸内空腔脏器（食管）破裂时也可发生气胸。创伤性气胸的发生率在钝性伤中占 15%~50%；在穿透性伤中占 30.0%~87.6%。

一、创伤性气胸的分类

（一）闭合性气胸

气胸多见于闭合性损伤，空气由受创的肺

表面裂口进入胸膜腔，或经小的胸壁穿透伤进入后随即创口闭合，胸膜腔仍与外界隔绝，胸膜腔内压力仍低于大气压，即仍为负压。

（二）开放性气胸

由锐器、枪弹或爆炸物造成的胸壁破损创伤，胸膜腔与外界大气相通，空气可随呼吸自由出入胸膜腔，形成开放性气胸。有的胸腔穿透伤，空气虽可在受伤时由外界进入胸膜腔，但随即创口迅速闭合，胸膜腔与外界隔绝，所形成的气胸不能称为开放性气胸。

（三）张力性气胸

张力性气胸常见于胸部穿透伤、肺裂伤或支气管损伤，创口呈单向活瓣，与胸膜腔相通，吸气时活瓣开放，空气进入胸膜腔，但呼气时活瓣关闭，空气无法排出，因此胸膜腔内空气不断增多，压力不断升高，形成张力性气胸，又称压力性气胸或活瓣性气胸。

二、创伤性血胸的临床表现和诊断

闭合性气胸根据胸膜腔积气量及肺萎陷程度可分为小量、中量和大量气胸。小量气胸指肺萎陷在 30% 以下，病人可无明显呼吸与循环功能紊乱。中量气胸肺萎陷在 30%~50%，而大量气胸肺萎陷在 50% 以上，均可出现胸闷、气急等低氧血症的表现。

对伤员查体可见气管向健侧偏移，伤侧胸部叩诊呈鼓音，呼吸音明显减弱或消失，少部分伤员可出现皮下气肿且常在肋骨骨折部位。X 线胸片是诊断闭合性气胸的重要手段，但小量气胸尤其是伤情不允许立位后前位摄片者易被漏诊。胸腔穿刺可有助于诊断，也是治疗手段。

开放性气胸伤员常在伤后迅速出现严重呼吸困难、惶恐不安、脉快而细弱、发绀和休克。检查时可见胸壁有明显创口通入胸腔，并可听到空气随呼吸进出的"嘶—嘶"声音。伤侧叩诊鼓音，呼吸音消失，有时可听到纵隔摆动声。据上即可得出明确诊断。胸部 X 线片能证实诊断。

张力性气胸，伤员有胸部创伤史；表现为躁动不安、大汗淋漓，严重呼吸困难、发绀，脉快而细弱和血压下降，并常伴有纵隔及皮下气肿。查体可发现伤侧胸壁饱满，肋间隙变宽，胸廓活动度明显减少，气管移向健侧，伤侧叩诊鼓音，呼吸音消失。胸腔穿刺时，伤侧胸膜腔可有 0.98 kPa（10 cmH$_2$O）以上高气压。玻璃注射器于第 2 或第 3 肋间刺入，针芯可被完全顶出。胸部 X 线片显示伤侧胸腔透亮，无肺纹理，肺萎陷成小团块状于肺门部，纵隔明显向健侧移位，以及纵隔内、胸大肌内和皮下气肿表现，但应强调指出，千万不可依赖和等待 X 射线检查而致耽误时间，引起不良后果。

【治疗】

小量闭合性气胸（闭合胸腔积气量小于该侧胸腔容积的 20%）可自行吸收，不需特别处理，但应注意观察其发展变化。气量较多，肺压缩大于 20% 的闭合性气胸，呼吸困难较轻，心肺功能尚好者，为加速肺复张，迅速缓解症状，可选用胸腔穿刺；张力性气胸者，为迅速降压以避免发生并发症，需要立刻胸腔穿刺排气。可用人工气胸器同时测压及排气。积气量较多者，应每日或隔日抽气一次，每次抽气不宜超过 1 L，直至大部分肺复张，余下积气可自行吸收。肺复张能力差者，常需反复多次抽气。胸腔闭式引流后肺复张不良应考虑气管、支气管损伤或较大、较深肺部裂伤发生可能。此时有行进一步检查或手术治疗指征。

心肺功能较差自觉症状重（静息状态）、另一侧亦有气胸、合并血胸、需行全身麻醉或需用机械通气等，均应放置胸腔闭式引流。原来肺功能差者及老年人，以及有其他部位严重合并伤者，例如重型颅脑伤和重度休克伤员，对闭合性气胸的处理应持积极态度。治疗中警惕发展为张力性气胸。单性闭合性气胸并不危及生命。

开放性气胸易于诊断，一经发现，必须立刻急救，救治措施包括：① 立即封闭胸壁伤口，使开放性气胸转变成闭合性气胸。如用纱布填塞伤口，外加胶布固定，绷带加压包扎。② 在严重创伤时，立即气管插管进行机械辅助呼吸是最好的治疗方法，除能立即消除纵隔摆动外，并能使肺复张。③ 抗休克（输血、补液）与吸氧，在呼吸和循环功能紊乱得到纠正、全身情况得到改善后施行清创术，修补胸壁伤口，放置胸腔闭式引流管。④ 清创既要彻底，又要尽量保留健康组织，胸膜腔闭合要严密；若胸壁缺损过大，可用转移肌瓣和转移皮瓣来修补；如果有肺、支气管、心脏和血管等胸内脏器的严重损伤，应尽早剖胸探查处理。

张力性气胸的急救在于迅速行胸腔排气解压。在紧急情况下如一时又无胸腔引流管，则可在第 2 或第 3 肋间用粗针穿刺排气。战时为了安全护送，可以用止血钳紧贴皮肤夹住，并用胶布条将血管钳固定于胸壁上，并在穿刺尾端连接一个带裂口的橡胶指套，制成单向活瓣排气针。目前已研制出特制胸腔引流套管针和胸腔闭式引流装置，封袋消毒，随时可用，且适于伤员后送。若张力性气胸系胸壁上较小的穿透性伤口引起，应立即予以封闭、包扎及固定。

伤员经急救处理后，一般需送入医院进行检查和治疗。若气胸仍未能消除，应在局麻下经锁骨中线第 2 或第 3 肋间隙插入口径 0.5~1.0 cm 的胶管作闭式引流，然后行 X 射线检查。若肺已充分复张，可于漏气停止后 24~48 h 拔除胸引管。若肺不能充分复张，胸腔闭式引流后，发现有重度漏气，呼吸困难改善不明显，肺未复张，应考虑有严重的肺裂伤或支气管断裂，应行开胸探查，作相应处理。纵隔气肿和皮下气种一般不需处理，在胸腔排气解压后多可停止发展，以后自行吸收。极少数严重的纵隔气肿，尤其偶因胸膜腔粘连而不伴明显气胸者，可在胸骨上窝做 2~3 cm 长的横切口，逐层切开皮肤、颈浅筋膜和颈阔肌，钝性分离颈部肌肉，直至气管前筋膜，切口内以纱布条作引流，气体即可从切口排出。

第六节　创伤性血胸

创伤性血胸的发生率在钝性伤中占 25%~75%，在穿透性伤中占 60%~80%。肋骨骨折断端的出血经壁层胸膜上之破口流入胸膜腔及肺破裂或裂伤出血。

一、临床表现

创伤性血胸的临床表现取决于出血量和速度，以及伴发损伤的严重程度。少量血胸（积血量在 500 mL 以下），患者无明显症状和体征；X 线检查可见肋膈角变浅，在膈肌顶平面以下。中等量血胸（积血量 500~1500 mL），患者可有内出血的症状，如面色苍白，呼吸困难，脉细而弱，血压下降等；查体发现伤侧呼吸运动减弱，下胸部叩诊浊音，呼吸音明显减弱；X 射线检查可见积血上缘达肩胛角平面或膈顶上 5 厘米。大量血胸（积血量在 1500 mL 以上），患者表现有较严重的呼吸与循环功能障碍和休克症状，躁动不安、面色苍白、口渴、出冷汗、呼吸困难、脉搏细数和血压下降等；查体可见伤侧呼吸运动明显减弱，肋间隙变平，胸壁饱满，气管移向对侧，叩诊为浊实音，呼吸音明显减弱以至消失；X 射线检查可见胸腔积液超过肺门平面甚至全血胸。

超声波检查可见到液平段，对估计积血量的多少，判别是否为凝固性血胸选定穿刺部位均有一定帮助。诊断性胸腔穿刺抽出不凝固的血液也具有确诊价值。

二、诊断

胸部创伤后出现呼吸与循环功能障碍和内出血的临床表现，根据受伤史、内出血的症状、胸腔积液的体征，结合 X 线胸片及超声检查结果，创伤性血胸的临床诊断一般不困难。对于早期血胸伤员，必须判明胸腔内出血是否为持续性。有下列情况者应考虑出血仍在继续，如：① 血压下降、脉速等休克表现在经输血、补液等措施治疗休克不见好转；② 胸腔闭式引流或胸腔穿刺出来的血液很快凝固，提示仍有活动性出血。③ 胸腔闭式引流每小时引流量超过 200 mL，持续 3 h 以上。

三、治疗

创伤性血胸的治疗为防治休克、止血；清除胸膜腔积血解除肺与纵隔受压和防治感染。必要时开胸探查。创伤性血胸的开胸率在闭合性伤中占 10%~15%，在穿透性伤中占 18%~34%。

（1）胸腔穿刺或胸腔闭式引流术。少量血胸可行胸腔穿刺术，对于中量以上血胸或为了观察有无继续出血，现多主张放置胸腔闭式引流，尽快使肺复张，并持续监测漏气及出血情况。

（2）输血、输液止血及抗休克治疗。

（3）开胸探查血块清除术。少量凝固性血胸，无须特殊处理，可在数月内吸收。对中等量以上的凝固性血胸应进行开胸血块清除术，清除血块和积血，剥除脏壁层胸膜表面的纤维膜，检查胸内脏器、膨胀肺、冲洗胸腔和放入适量抗生素以及留置胸腔闭式引流。

（4）对感染性血胸按急性脓胸处理，尽早做胸腔闭式引流术。最好在超声定位后，选择好引流部位并注意引流管的深度，必要时进行调整以免引流不畅，形成慢性脓胸。全身应用足量、对细菌敏感的抗生素。

值得注意，血胸应避免不彻底的引流，这将可能会致胸膜纤维化并造成永久性的限制性肺功能障碍。血胸也存在致脓胸可能。如果出血已停止，也可在急性创伤后几天通过微创技术（胸腔镜）进行引流。

第七节 气管创伤

气管及支气管损伤可由闭合性胸部外伤，如钝性伤或挤压伤引起；亦可由穿透伤，如枪弹、锐器等所致损伤。尽管气管支气管损伤很少发生，但却是最具危险性和挑战性的损伤之一。

一、临床表现

气管支气管损伤临床表现多样，具体由损伤部位和程度决定。颈部气管损伤通常非常明显，典型病例中还包括明显的颈前部和侧部的软组织损伤。胸内气管、支气管创伤的最初表现取决于气道的断裂是否与胸膜腔相联系，或

是局限于纵隔组织和脏层胸膜。主要表现为呼吸困难、咳嗽、咯血、纵隔气肿与皮下气肿及气胸等。按裂口破入纵隔或胸膜腔的不同，可表现为纵隔气肿或伴有血胸、张力性气胸。严重的颈面部皮下气肿具有重要的诊断意义。

【诊断】主要依据是：

1. 有严重的胸部闭合性挤压伤或穿透伤史。

2. 呼吸困难，咳嗽、咯血等。

3. 气胸、血胸、纵隔气肿和皮下气肿。

4. 胸部 X 射线检查提示纵隔气肿与气胸。完全的近端气管断裂伤在 X 射线上典型的表现

为"肺陷落征",提示肺失去气管的可靠支撑,而悬挂于其血管系统。

5.气管镜是检查气管支气管树完整性最为可信的工具,可明确损伤的部位和程度。

二、治疗

当气管损伤的诊断一旦确定,首要任务是气道管理,对于每个患者都必须个体化。主要治疗措施为处理合并的气胸、抗休克与抗感染。如果怀疑气管、支气管损伤,胸腔闭式引流后仍有大量漏气导致的持续性气胸为支气管裂伤或深度肺实质损伤的特定表现,这两种损伤都需要手术治疗。应该尽力立即将患者送往手术室,必要时行手术治疗。总之,这类气管、支气管损伤的治疗原则包括:

1.气管插管或切开 对呼吸困难或咯血者,须作气管插管或气管切开。

2.胸腔闭式引流 若有气胸或张力性气胸,

应先作胸腔闭式引流。

3.有休克者积极行抗休克治疗。

4.加强抗感染治疗。选用广谱抗菌素防治感染。

5.手术治疗气管及支气管的创伤裂口小于1.0 cm,若症状不明显,可先行闭式引流,气管切开,抗感染治疗,裂口可自行愈合。有明显撕裂及支气管断裂,全身情况良好者应立即手术,争取行初期支气管吻合;全身情况不稳定者,待全身情况好转后立即手术。手术麻醉插管时应使用双腔气管插管,支气管缝合最好用可吸收铬制肠线缝合,能达到完全愈合;若肺叶支气管损伤,而肺叶组织或血管无严重损伤时才可行气管缝合,否则应做肺叶切除。对慢性期气管和支气管裂伤通常采取手术治疗。手术的目的是争取消除狭窄,重建气道,使肺复张。若手术不可能重建气道,或萎陷肺已有严重器质性改变不能复张,则应将受累肺切除。

第八节 肺损伤

肺损伤包括局部肺挫伤、肺实质撕裂、肺血肿以及创伤性肺气腔等类型。除肺爆震伤外,非穿透性损伤引起的肺实质损伤,经常合并有胸内脏器的损伤。此外,钝性肺损伤虽然造成较小程度的局部损伤,但由于多发性损伤的总面积加大和继发反应性改变,它能导致较严重、甚至危及生命的并发症。

一、肺挫伤

肺挫伤是常见的肺实质损伤,由肺泡和肺实质出血引起,其特征为受伤处肺组织水肿及出血,但无撕裂。肺挫伤常见于闭合性胸部伤,多为车祸、撞击、挤压和坠落等迅猛钝性伤所致,

其发生率占闭合性胸伤的30%~75%,但常由于对其认识不足、检查技术不敏感或被其他胸部伤所掩盖而被忽视或漏诊。

(一)临床表现

由于肺挫伤的程度和范围不同,临床表现有很大的差异。大多数肺挫伤面积小且对整体死亡率影响轻微;大面积肺挫伤常可致成人呼吸窘迫综合征(ARDS)胸部钝性伤之伤员,气管内出现泡沫样红色水肿液,早期即有呼吸困难,X线胸片征象显示肺内有大片实质阴影,应考虑为肺挫伤。

轻度肺挫伤仅有胸痛、胸闷、气促、咳嗽和血痰等,而且症状常为合并的胸壁损伤所掩

盖，多在胸部 X 射线检查时被发现。严重者则有明显呼吸困难、发绀、血性泡沫痰、心动过速和血压下降等；听诊有广泛啰音、呼吸音减弱至消失或管型呼吸音。

【诊断】

胸部 X 线片检查：是诊断肺挫伤的重要手段，大约 70% 的伤员肺部 X 线片的改变在伤后 1 h 内出现，其余 30% 可以延迟到 4~6 h，其表现为肺呈斑片状边缘模糊的阴影。CT 片上显示的是肺实质裂伤和围绕裂伤周围的一片肺泡积血而无肺间质损伤。血气分析：最主要的诊断依据是动脉血气分析，它可证实有明显缺氧。临床上对于肺挫伤通过临床表现，结合 X 线片、CT 检查及血气分析，不难作出诊断。

（二）治疗

肺挫伤的处置包括基础支持治疗和适当入液量控制以避免容量负荷过重。尚无证据表明激素和抗生素应用有利于肺挫伤治疗。死亡率与年龄、合并损伤及肺部基础病变有关。轻型肺挫伤无须特殊治疗。重型肺挫伤是引起胸部伤后急性呼吸衰竭的最常见因素，治疗在于维护呼吸和循环功能以及适当处理合并伤。

轻度的肺挫伤一般可自行痊愈，无须特殊处理；对于严重的肺挫伤，主要治疗措施包括：

1. 立即施行机械辅助呼吸，采用 PEEP 治疗，若伤员出现呼吸窘迫和低氧血症，$PaO_2 < 8$ kPa，$PaCO_2 > 6.7$ kPa，应立即进行气管插管给予呼吸机辅助呼吸。

2. 视具体病情酌情应用大剂量肾上腺皮质激素，氢化可的松 30~50 mg/kg，或地塞米松 1.0~1.5 mg/kg，连续 3 d。

3. 及时处理合并伤（如浮动胸壁、气胸、血胸等），并给予止痛药物减轻胸壁疼痛。

4. 保持呼吸道通畅，及时清除气道内血液、渗出液及分泌物。鼓励伤员咳嗽排痰，或经气管插管吸痰。有支气管痉挛时，可用解痉药物。

5. 抗感染：肺部感染是常见的并发症，可加重呼吸功能不全，所有伤员均应给予广谱抗生素治疗。

6. 限制液体的输入，尤其是晶体的输入，并适当给予利尿治疗。

7. 手术治疗：对咳嗽剧烈和严重咯血的单肺叶挫伤，保守治疗不能控制，也有切除明显充血及出血的损伤肺叶而改善伤员情况的报告，但由于肺挫伤病变广泛，绝大多数均不采用手术治疗。

二、肺裂伤

肺裂伤可发生于胸部穿通伤或钝性伤，常致不同程度的气胸或血胸。肺裂伤的初步处理为放置胸腔引流管，仅此常可治愈较小肺部裂伤。严重肺裂伤常可致显著胸腔内出血和 / 或肺漏气。持续出血、大量漏气或留置胸引管后肺复张不良者常需行手术结扎或缝合肺裂伤处。另需行支气管镜以排除支气管损伤可能，同时吸除气道内积血和气道分泌物。主支气管近段损伤常需更加复杂的修补技术。

第九节 创伤性窒息

创伤性窒息较少见，是胸部或上腹部遭受严重挤压伤后，上半身皮肤呈现紫蓝色点状出血的病症，是闭合性胸部伤的一种较少见的综合征，其发生率占胸部伤的 2% ~8%。常见的致伤原因有坑道塌方、房屋倒塌和车辆挤压等。

一、病理生理

一般认为其致病机制系由两个因素造成，一是胸部或上腹部受外力挤压，使胸腔内压突然增高；二是在损伤的瞬息间，声门紧闭，气管及肺内空气不能外溢。两种因素同时作用的结果，引起胸腔膜内压骤然升高，此一瞬息高压迫使右心血流经由上腔静脉逆流入无静脉瓣的头、颈静脉，造成头面部、颈部和上胸部毛细血管过度充盈和血流淤滞。血管壁发生暂时性麻痹，以致发生广泛的毛细血管破裂出血，从而产生创伤性窒息的典型表现。

二、临床表现及诊断

创伤性窒息多见于胸廓弹性较好的青少年和儿童，多数不伴胸壁骨折，但当外力过强时，除可伴有胸骨和肋骨骨折以外，尚可伴有胸内或腹内脏器损伤，以及脊柱和四肢损伤。亦可发生呼吸困难或休克。根据受伤史和特征性的临床表现，诊断并不困难，但应强调全面检查：

1. 胸部或上腹部受暴力挤压的外伤史。

2. 皮肤表现，伤员面颈部、上胸部的皮肤均有不同程度的紫蓝色瘀斑点，由针尖大小的瘀血点密集而成，指压仍可暂时褪色，尤其以面部及眼眶部为明显。

3. 眼部变化，伤后眼睑皮肤发紫，呈瘀血斑，眼球结膜下出血，水肿膨隆，角膜周围血管因扩张而瘀血。

4. 神经系统表现，伤后多数伤员有意识障碍。清醒后可有头晕、头胀、烦躁不安。意识障碍多为短时间，但少数严重者，由于广泛性大脑出血，或出现脑水肿而长期昏迷。

5. 胸部的变化及合并损伤，大多数伤员都表现有胸闷、胸部不适、呼吸急促和窒息感，严重时有呼吸困难。这是由于胸腔内压力骤升产生肺部毛细血管破裂致肺实质广泛出血所引起。

三、治疗

此类伤者的处置包括对症，支持治疗和合并胸部挤压伤的处理：① 单纯性创伤性窒息，一般无须特殊治疗，仅需在严密观察下采用对症处理，卧床休息、吸氧、适当止痛和镇静以及应用抗生素预防感染等。一般应限制静脉输液量和速度。对皮肤黏膜的出血点或瘀血斑，无须特殊处理，2~3 周可自行吸收消退。② 有呼吸困难、缺氧者，给予气管插管与呼吸机支持呼吸。③ 对合并损伤应采取相应的急救和治疗措施，包括防治休克、血气脑的处理、及时的开颅或剖腹手术等。

创伤性窒息本身并不引起严重后果，其预后取决于胸内、颅脑及其他脏器损伤的严重程度。

第十节 肺爆震伤

在平时，由于高压锅炉、化学药品或瓦斯爆炸，在战时，由于烈性炸药或核爆炸，瞬间可释放出巨大能量的冲击波作用于人体，使胸腹部急剧的压缩和扩张，发生一系列血流动力学变化，造成心、肺和血管损伤。冲击波本身直接作用于人体所造成的损伤称为爆震伤；同时，冲击波的动压（高速气流冲击力）将人体抛掷和撞击以及作用于其他物体后再对人体造成间接损伤；冲击波的高温可引起体表或呼吸道烧伤。因此，冲击伤的临床特点：① 多处损伤，常为多发伤或复合伤，伤情复杂，② 外轻内重，体表可完好无损，但有明显的症状和严重内脏损伤。③ 迅速发展，多在伤后 6 h 内也可在伤后 1~2 d 内发展到高峰，一旦机体代偿功能失调，伤情可急转直下，难以救治。肺爆震伤的主要病理改变是肺泡破裂和肺泡内出血，其次是肺水肿和气肿，有时伴肺破裂致气胸或血气胸。

一、临床表现

肺爆震伤的临床表现因伤情轻重不同而有所差异。轻者仅有短暂的胸痛、胸闷或憋气感。稍重者伤后 1~3 d 内出现咳嗽、咯血或血丝痰，少数有呼吸困难，听诊可闻及变化不定的散在性湿啰音或捻发音。严重者可出现明显的呼吸困难、发绀、血性泡沫痰等，常伴休克。查体除肺内啰音外可有肺实变体征和血气胸体征。此外，常伴有其他脏器损伤的表现。X 射线检查肺内可见肺纹理增粗、斑片状阴影、透光度减低以至大片状密影，也可有肺不张和血气胸的表现。血气检查可出现轻重不等的异常结果。

【诊断】根据爆炸伤史、临床表现和 X 射线检查，肺爆震伤容易确诊，但应注意其外轻内重、迅速发展和常有合并伤的特点，慎勿误诊和漏诊。

二、治疗

肺爆震伤的救治在于维护呼吸和循环功能，包括保持呼吸道通畅、给氧、必要时行气管切开和人工呼吸器辅助呼吸以及输血补液抗休克。有血气胸者尽早作胸腔闭式引流。给予止血药物。应用足量的抗生素预防感染。对合并其他器官损伤进行相应的处理。

第十一节　成人呼吸窘迫综合征

胸部或肺部遭受严重创伤后出现的一种以肺泡及肺间质水肿为特征的综合性病变，引起缺氧。这种综合病变不仅在胸部伤中可以发生，胸部以外的严重创伤、休克、感染等也可发生。

一、临床表现和诊断

胸部创伤后成人呼吸窘迫综合征早期症状较为隐蔽，故对严重创伤及休克的伤员，要密切观察病情变化，早期诊断。

1. 有严重的急性胸部创伤或其他严重创伤、休克及感染史。

2. 呼吸困难、窘迫，烦躁不安、发绀；双肺出现湿啰音。

3. 胸部 X 射线检查，双肺散在的斑点状阴影或弥漫性浸润阴影。

4. 动脉血氧分压和肺顺应性逐渐下降。

5. 应用 PEEP 辅助呼吸当中，$PaO_2/FiO_2<26.7$ kPa，PAWP<2.4 kPa 时，有很大的诊断价值。

二、治疗

成人呼吸窘迫综合征伤情严重，死亡率可高达 30% ~50%，因此，在处理严重创伤和休克过程中，要积极预防该综合征的发生。其主要治疗措施有：

1. 控制、消除致病因素，加强预防感染。

2. 及时应用 PEEP 辅助呼吸，使微小肺不张能膨胀，改善肺通气 / 血流比例，改善供氧。PEEP 一般不超过 0.98 kPa。

3. 大剂量激素的应用，可直接减少毛细血管的渗出。

4. 维持血管内正常的渗透压。在尚未发生严重毛细血管损伤以前，通过限制液体量摄入，输血和应用人血白蛋白，达到维持正常血浆蛋白浓度，对机体是有益的。然而，在成人呼吸窘迫综合征明显的情况下，应用浓缩的白蛋白溶液须慎重考虑，因为此时病变已引起肺毛细血管对蛋白质的通透性增加，故可使更多的蛋白质渗入到组织间质中，加重水肿。

5. 体外氧合。在重症成人呼吸窘迫综合征伤员治疗中，目前有应用膜式氧合器作体外氧合救治成功的报道，但其技术、设备要求较高。

第十二节　食管损伤

食管位置较深，有纵隔及脊柱保护，故食管损伤较为少见，不到所有创伤住院患者总数的 1%，因此也容易被忽略而误诊。食管一旦破裂，可引起纵隔炎或穿破胸膜引起脓胸，如不及时处理，后果严重，特别是胸内创伤性食道穿孔，如果得不到立即有效的处理，可能是一种最迅速致死的消化道损伤。大约 60% 的食管穿孔发生在胸腔内，另外，发生在颈部和腹腔内的穿孔各占 25% 和 15%。

一、病因分类

1. 创伤性食管破裂：包括食管枪弹伤、炸弹伤、刺刀伤等，胸部创伤时食管内压力突然增高也可导致食管广泛破裂。冲击伤也可引起食管损伤。

2. 医源性食管穿孔：为内镜检查、食管扩张、食管黏膜组织活检以及食管旁手术等造成的穿孔。医源性食管穿孔在食管穿孔中占的比例最高，其中又以器械检查所致为多见。

3. 异物食管穿孔：误食带尖角的异物可以造成食管生理狭窄部位的管壁穿孔。大的异物压迫食管，可以引起组织压迫性坏死而导致继发性穿孔。

4. 自发性穿孔：机制目前尚不清楚，可能与食管本身存在有潜在疾病有关，多数发生在暴饮暴食及大量饮酒产生剧烈呕吐后。

二、临床表现

食管穿孔患者中 60%~80% 会有临床表现和体征，这些表现和体征取决于损伤部位，大小和持续时间。颈部食管损伤通常都有颈部疼痛（特别是在运动和触诊时）、吞咽困难、吞咽疼痛和皮下气肿。胸部食管穿孔表现为胸痛（通常为剑突下）、皮下气肿、不同程度的吞咽困难或（和）吞咽疼痛。如果裂伤部位与胸膜腔有交通，则患者还会有气胸和横膈激惹的症状和体征。穿孔到腹腔临床上有急性腹痛症和腹膜刺激的症状和体征。胸腔和腹腔内的穿孔更容易有脓毒血症的早期表现。

【诊断】

食管损伤的诊断主要依据：

1. 有颈、胸部创伤史，有误咽异物或医源性致伤史。

2. 颈段食管穿孔特点为疼痛，吞咽困难和声音嘶哑，颈部皮下气肿即提示食管穿孔可能。胸段食管穿孔的主要症状为剧烈疼痛、纵隔气肿。食管穿孔进入胸膜腔可引起液气胸。

3. 胸部 X 射线检查显示颈部或纵隔气肿、液气胸等。胸部 X 线平片和 CT 结果取决于三个主要因素：损伤已经发生的时间、穿孔部位和严重程度、纵隔胸膜的完整性等。

4. 食管造影对食管损伤的诊断有决定性价值，是评价食管损伤的金标准。食管造影能确定诊断，提示穿孔的位置和大小以及是否与胸膜腔有交通。

5.纤维胃镜检查应尽量避免，因其可能给早期食管损伤带来更大的创伤。

三、治疗

食管穿孔的初步处理是首先稳定病情，并准备紧急手术。包括补充容量、通气支持、氧疗以及放置胸管引流胸腔积气或分泌物等。另外，需要静脉使用广谱抗生素，抗菌谱要覆盖口腔厌氧菌。显然，患者应该禁止任何的经口摄入。食管损伤可以发生于穿刺伤或非穿刺伤。食管破裂治疗能否成功，往往取决于破裂部位、裂口大小、早期诊断及所采取的措施。处理策略主要依据损伤发生的位置和程度，也要考虑持续时间。

1.颈部食管穿孔 对裂口小者多主张非手术治疗，给予禁食水、加强营养支持与抗感染处理，80%可获治愈。但对于裂口较大的穿孔，伤后24 h之内，可将食管破裂作一期缝合；24 h以后，则多不主张行一期缝合，而是放置引流。保守治疗期间，出现发热、白细胞增高和X射线检查提示颈部纵隔感染积脓者，可经颈部切开引流，如果远端无梗阻，一般能愈合；远端有梗阻者则应行解除梗阻的手术。

2.胸部食管穿孔 胸部食管穿孔的死亡率高于颈段穿孔的3倍，多数提倡早期手术治疗。

穿孔在24 h之内，紧急剖胸作食管穿孔初期缝合；穿孔超过24 h，纵隔或胸腔发生腐败性感染和食管壁炎性水肿，一般不主张行初期缝合，而只行胸腔或纵隔引流。经胸腔引流及抗生素应用等治疗仍不能控制的严重纵隔及胸腔感染的伤员，行胸段全食管切除，上端食管外置于颈部，下端缝合于贲门，作胃或空肠造口饲食，待2~3个月后，全身情况好转，再行两端的食管、胃重建术。

3.腹部食管损伤 腹腔内食管损伤通常由剖腹手术进入。所有腹腔内的污染都必须清除干净，另外，如上所述，食道的损伤也应首先修复。在腹腔内，网膜是最方便的支持组织。胃底本身也可选择用来加强修复。如果没有腹腔内的严重污染或其他损伤，可以不用留置腹腔引流。再次提醒，任何持续的脓毒血症都必须积极做CT和造影检查，以分别排出颈部的引流不充分（脓肿）或再次出现的瘘。如果一切顺利，一般在术后第7天做食管造影检查，如果食管完整无损，则可以逐渐恢复经口进食。

4.食管微小损伤的非手术疗法 对食管损伤行非手术疗法充满了潜在的危险。尽管在一些情况下，微小食管损伤的非手术疗法可以考虑，但是颈部食管损伤行非手术疗法从来不值得推荐。颈部食管穿孔未引流可以下行引起纵隔炎致命，确保颈部引流的探查风险较此种风险小得多。

胸腔内和腹腔内食管损伤如果符合以下标准，则可以考虑非手术疗法。① 最主要的是伤员不能有任何脓毒血症的临床表现（例如发热、寒战、僵直、白细胞增多、血小板减少、凝血障碍、低血压和氮质血症）；② 损伤应该较小，如导丝和内镜检查时活检器械的不慎穿破；③ 食管的瘘不应和胸膜腔或腹膜腔有交通；④ 造影时造影剂不应该在食管周围组织聚集。如果这些标准符合，则可以尝试使用广谱抗生素，胃肠外营养和绝对的禁止经口摄入来处理食管损伤。

任何进行非手术疗法的患者都必须密切进行临床观察。定期的食管造影检查以确保损伤正在愈合。定期的CT检查以排除没有食管腔外积液或是脓肿发生，而这些的临床表现可能会被广谱抗生素暂时掩盖。如果愈合差，发生积液或脓肿，或是出现局部或全身性脓毒血症的症状体征，则必须立即进行手术干预。

第十三节　胸腹联合伤

胸腹联合伤的概念目前已趋向一致，即穿透性或钝性伤所致创伤性膈肌破裂。若胸部和腹部同时损伤但不伴膈肌破裂则相互称为合并伤。膈肌破裂口较大时，腹内脏器可嵌入胸腔，形成创伤性膈疝。

一、穿透性胸腹联合伤

战时多见，约占胸部穿透伤的 10% ~27%。正常呼吸时，左侧膈肌可达第 5 前肋水平，右侧膈肌可达第 4 前肋水平，做重力活动时膈顶可高达第 3 前肋水平。因此，任何第 4 肋间以下的胸部火器伤或锐器伤均有可能造成胸腹联合伤。

（一）病理生理

绝大多数病例的致伤物经胸部进入腹部，少数由腹部进入胸部。两则膈肌损伤的发生率大约相等，或左侧稍多于右侧。84% 的膈肌破裂口小于 2 cm，但常大于皮肤伤口。在胸部，常有肺损伤、胸壁血管损伤和肋骨骨折等，引起血胸或（和）气胸。在腹部，肝、脾和肾等实质性脏器损伤，造成出血，甚至引起休克，其中肝损伤占 61%，左右侧穿透伤均可引起。胃肠等空腔脏器损伤，导致穿孔，内容物外溢，造成腹腔或胸腔的急性炎症和感染。

（二）临床表现和诊断

穿透性胸腹联合伤的表现可分为 4 类：① 以胸部伤表现为主，如胸痛、呼吸困难、血胸和气胸等；② 以腹部伤表现为主，内出血或腹膜炎的表现；③ 同时有胸部伤和腹部伤的表现；④ 严重创伤性休克，胸腹部伤的表现均不突出。穿透伤的方向和出入口位置，或对非贯通伤戴无菌手套以手指探查，对诊断很有帮助。X 射线检查可发现血胸、气胸、气腹或金属异物存留等。若胸腔内发现胃泡和肠襻影，则可提示有创伤性膈疝。诊断性腹腔或胸腔穿刺可抽出血液、气体或混有胃肠内容物的脓性液体。诊断时很容易漏诊胸部伤或腹部伤，尤其容易漏诊膈肌伤，约 1/3 病例的膈肌裂口是在术中发现。

（三）治疗

穿透性胸腹联合伤的治疗首先在于防治休克；一般均需手术治疗。通常胸部伤仅需行胸腔闭式引流术，故须行剖腹探查处理腹内脏器损伤，同时修补膈肌破裂。若有进行性血胸或持续性大量漏气时，必须紧急开胸探查处理胸内脏器损伤，接着剖腹探查处理腹内脏器伤。右侧胸腹联合伤伴肝破裂时，以经胸切口和扩大膈肌裂口修复较为容易，尽量避免做胸腹联合切口。治疗中注意补充血容量和水与电解质；纠正酸中毒。手术死亡率约为 19%。

二、创伤性膈肌破裂

创伤性膈肌损伤可于钝性伤或穿通伤后发生，占严重胸部伤的 4% ~7%，占严重腹部伤的 22%，发生原因多种多样：平时常见于间接损伤，如胸腹部挤压伤、爆震伤或减速伤等，引起的膈肌破裂口往往较大，易在伤后早期出现膈疝；战时多为直接损伤，如枪弹伤、刺伤等引起的穿透伤，其膈肌破裂口则较小，但也可以发生膈疝，且裂口愈小，膈疝内的脏器发生嵌顿和绞窄的可能愈大。

（一）病理生理

目前多数学者认为是创伤性膈肌破裂的发

生机制为胸腹腔压力差机制：平静呼吸时胸腔内为负压，腹腔内为正压，压差 7~20 cmH$_2$O，深吸气时可达 100 cmH$_2$O 以上。当强大的钝性暴力作用于胸腹部，使两者间压差骤增，腹腔内压力向上冲动，作用于膈肌薄弱部位而引起破裂。膈肌破裂绝大多数为左侧，少数为右侧或双侧。破裂口大多在 10 cm 以上，呈放射形，也可呈横形破入心包腔，称为膈肌心包破裂。少数为膈肌附着处的撕脱。膈肌破裂的好发部位为左侧膈肌，约占 85% 以上，右侧只占 14%，双侧少见。伴随膈肌破裂而进入胸腔的脏器以胃为最多见，依次为脾、结肠、网膜、小肠和肝脏等。

（二）临床表现和诊断

（1）创伤性膈肌破裂的临床表现多种多样，左侧胸痛并放射至左肩部是膈肌损伤的一个最常见的症状，在胸壁往往见到挫伤伤痕。

（2）由于破裂膈肌的运动功能丧失、肺受压萎陷和纵隔移位，可引起严重呼吸和循环功能障碍，甚至呼吸衰竭和休克。同时有不同程度的呼吸急促，若脏器脱入胸腔造成纵隔移位，则呼吸困难更为明并可出现发绀。

（3）进入胸腔的胃或肠管遭受膈肌破口的压迫，可发生梗阻或绞窄，出现严重的胸痛、腹痛、恶心呕吐等胃肠梗阻症状；并发胃肠破裂时可引起胸腹腔感染。

（4）体检发现胸部叩诊呈浊音，呼吸音减弱，听诊时闻及肠鸣音。胸部 X 射线检查是诊断膈肌破裂的重要手段，主要特征为：① 左膈肌显著升高，膈顶轮廓消失，膈上出现肠管阴影或液平面，或有一蕈状阴影突入右侧胸腔，或无法解释的膈面球形膨出；② 纵隔及心脏阴影向健侧移位；③ 胸部的异常影像如气泡或致密影等；④ 胸腔出现液平面。

（5）对仍不能确诊的患者，由鼻腔下胃管后胸透或拍片，可见胃管出现于胸腔内，经胃管注入造影剂（碘剂），更能证实诊断。怀疑右侧膈肌破裂时可注入人工气腹 200~300 mL，立位拍片若见气体未在腹腔而在胸腔则可确诊。

（6）闭合性膈肌破裂大多有合并伤，最多者为肋骨骨折和其他部位骨折，其次为脾或肝破裂、胃肠破裂，以及颅脑损伤等。

（三）治疗

初步措施包括经口或鼻置入引流管为胸腔内脏器减压。由于破裂膈肌的运动功能丧失、肺受压萎陷和纵隔移位，可引起严重呼吸和循环功能障碍，甚至呼吸衰竭和休克。因此，膈肌破裂无论其大小，一经诊断，均应尽量实施手术治疗，否则不仅导致内脏嵌顿，而且因腹内脏器挤压肺组织，而对呼吸功能造成损害。

（蒋　虹　宫　峰）

第三章　骨科常见创伤

第一节　骨折及关节损伤概论

矫形外科最早是从处理骨折开始，因此骨折是构成骨科学的一个主要组成部分。随着高速公路及交通工具的快速发展及工矿业、建筑业的蒸蒸日上，其发生率逐年增多。因此对骨折的基本概念舰船医师应倍加重视，尤其是正确的诊断与合理及时的治疗。

一、骨折的定义、致伤机制与分类

（一）骨折的定义

骨或软骨组织遭受暴力作用引起骨组织或软骨组织连续性部分或全部中断者谓之骨折。

骨折在生物力学特性上表现为在外力作用下，骨组织某一区域的应力超过骨组织所能承受的极限强度而导致的骨骼的断裂。多次重复性外力引起的骨折谓之"应力性骨折"（或疲劳性骨折）。如果骨骼本身伴有病变、在遭到外力时发生骨折者，则称之病理性骨折。

（二）骨折的致伤机制

引起骨折的暴力主要有以下4种。

1. 直接暴力

直接作用于骨骼局部，并引起骨折的外力，属直接暴力。因暴力直接作用于局部，致使软组织损伤较重，易引起开放性骨折，尤其表浅的胫骨中下段为多见（图 2-3-1-1）。骨折如发生在前臂或小腿时，两骨折线常在同一水平面上，此时骨折端多呈横形或粉碎性。

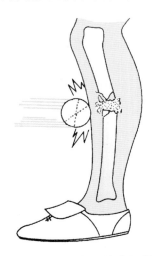

图 2-3-1-1　造成骨折常见的直接暴力示意图

2. 间接暴力

指通过传导、杠杆或旋转等作用，间接引起骨折的外力，以四肢及脊柱为常见。骨折多发于骨骼结构薄弱处，软组织损伤一般较轻，骨折线以斜形及螺旋形为多见，在脊柱上则多表现为楔形压缩或爆裂状。如发生在小腿或前臂时，双骨的骨折线多不在同一平面（图 2-3-1-2）。

3. 肌肉拉力

当肌肉突然猛烈收缩时，可间接产生强大的拉应力，以致引起附着点处骨折，以撕脱骨折多见。临床上常见的有股四头肌所引起的髌骨骨折（多为横断骨折，而跪下跌倒所引起的

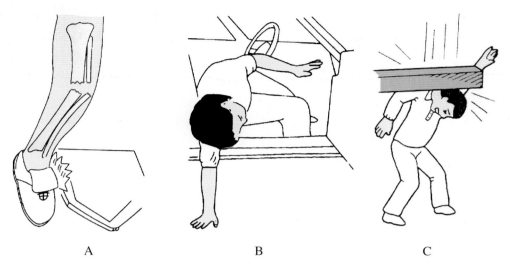

图 2-3-1-2　常见的间接暴力示意图（A~C）
A.滑倒或跌倒；B.交通事故；C.高处重物落下

髌骨骨折则多为粉碎性），肱三头肌所致的尺骨鹰嘴骨折或肱骨干骨折，缝匠肌引起的髂前上嵴骨折，股直肌所造成的髂前下嵴骨折，以及腰部肌群所引起的横突骨折等。此种骨折多较单纯，少有血管神经损伤。

以上 3 种暴力可见于同一意外过程中，例如平地跌倒，手掌着地，可由于直接暴力、间接暴力及肌肉拉力而引起各个部位不同类型损伤中之一种或多种损伤，以前者多见（图 2-3-1-3）。

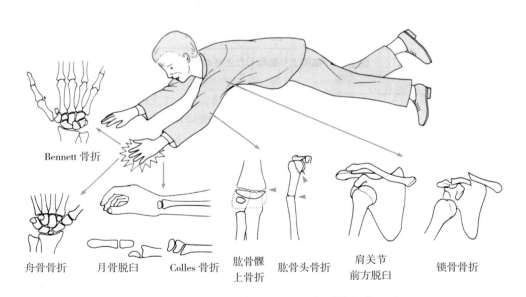

Bennett 骨折

舟骨骨折　　月骨脱臼　　Colles 骨折　　肱骨髁上骨折　　肱骨头骨折　　肩关节前方脱臼　　锁骨骨折

图 2-3-1-3　外伤后不同部位、不同类型的损伤示意图

4. 慢性压应力

由于骨骼长期处于超限负荷，以致局部压应力增加而产生骨骼疲劳，渐而骨小梁不停地

断裂（可同时伴有修复过程），以致形成骨折。其中以篮球、足球运动员和长途行军者所致的胫骨、跖骨应力骨折，以及风镐手的前臂骨折

等较为多见（图2-3-1-4）。

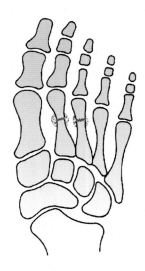

图 2-3-1-4　行军骨折示意图

除上述外力致伤机制外，尚与骨骼本身的解剖特点、年龄差异、健康状态及骨骼本身有无病变等密切相关。

（三）骨折的分类

根据分类的角度不同，其名称及种类各异，现将临床上常用的分类归述如下。

1. 因致伤原因不同

可分为以下3型。

（1）外伤性骨折　指因外界暴力或肌肉拉力作用而引起骨骼连续性中断者。

（2）病理性骨折　系骨组织本身已存在病变，当遇到轻微外力，甚至无明显外伤情况下引起骨折者（图2-3-1-5）。

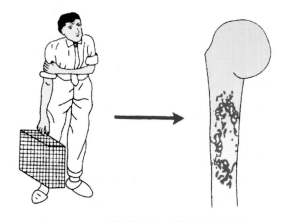

图 2-3-1-5　骨肿瘤易引起骨折示意图

（3）应力性骨折　又称疲劳性骨折，由于骨组织长期承受过度的压应力，逐渐引起受力最大一侧的骨膜及骨小梁断裂，并渐扩大而波及整个断面者。

2. 视骨折程度的不同

可分为以下两种。

（1）不完全性骨折　指骨骼断面上骨小梁部分断裂，骨骼仅部分失去连续性者，可无移位或仅有轻度成角移位，以儿童为多见。其又可分为以下5种类型。

1）青枝骨折　多发生在小儿长管骨，因其骨膜较厚，当遭受的外力突然中止，则可引起仅一侧骨膜及骨皮质断裂，而另侧完整、似柳枝被折断状，故又称柳枝骨折或青枝骨折。此种骨折常在骨折端出现三角形骨块，其底边位于受力侧。

2）裂缝骨折　以成年人为多见，仅在骨皮质上出现一个裂隙征，骨骼的连续性大部分仍存在。

3）楔形骨折　见于脊椎骨，尤以胸腰段受屈曲暴力影响而出现前方压缩、后方完整或基本完整的楔状外观。

4）穿孔骨折　多见于枪伤时，弹丸仅仅穿过骨骼一部分，而整个骨骼并未完全折断。

5）凹陷骨折　指扁平骨，如颅骨及骨盆等，外板受外力作用后呈塌陷状，而内板完整。

（2）完全骨折　指骨骼完全断裂并分成两块或多块者，此型临床上最为多见。

3. 依照骨折线走行方向的不同

可分为以下数种（图2-3-1-6）。

（1）横形骨折　指骨折线与骨骼长轴呈垂直状者。

（2）斜形骨折　骨折线与骨骼纵轴呈斜形走向者。

（3）螺旋形骨折　多因旋转暴力致骨折线与骨骼纵轴呈螺旋状外观者。

（4）压缩形骨折　块状松质骨呈纵向或横向压缩、体积变小及密度增加者。

（5）撕脱骨折　指因肌肉或韧带突然收缩

而将附着点之骨骼撕裂者，骨折片多伴有移位。

（6）柳枝骨折　如前所述，呈柳枝受折状，并出现三角形骨块之不完全性骨折。

（7）粉碎骨折　指骨骼在同一部位断裂、骨折块在3块以上者。

（8）脱位骨折　关节处骨折合并脱位者。

（9）星状骨折　骨折线呈星芒状向四周辐射，也可视为粉碎骨折之一种，多见于髌骨或颅骨等扁平骨处。

（10）纵形骨折　指骨折线沿骨骼纵轴方向

延伸者。

（11）蝶形骨折　指骨盆双侧坐骨枝与耻骨枝同时骨折者，因其形似蝶状而名。

（12）T型、Y型及V型骨折　指股骨与肱骨下端的骨折线似"T"型（髁上＋髁间骨折）、"Y"型（内、外髁＋髁间）及"V"型（内外髁骨折）者。

（13）爆裂性骨折　指松质骨骨折时，其骨折块向四周移位者，多见于椎体及跟骨。前者易引起脊髓损伤。

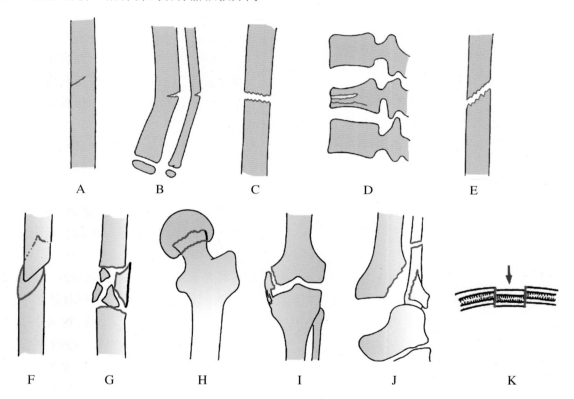

图2-3-1-6　骨折的分类与类型示意图（A~K）
A.裂隙骨折；B.柳枝骨折；C.横形骨折；D.压缩骨折；E.斜形骨折；
F.螺旋形骨折；G.粉碎性骨折；H.嵌入骨折；I.撕脱骨折；J.骨折脱位；K.塌陷骨折

4. 视骨折后局部稳定程度不同

可分为下面两种。

（1）稳定性骨折　指复位后不易发生再移位者，多见于长管骨的横形（股骨干横形骨折除外）、嵌入性及不完全性骨折，椎体的压缩性骨折及扁平骨骨折者。

（2）不稳定性骨折　指复位后不易或无法

持续维持对位者。治疗较复杂，常需牵引、外固定或手术疗法。多见于长管骨的斜形、粉碎性及螺旋形骨折，以及伴有脱位的脊柱骨折等，大多为不稳定性骨折。

5. 按照骨折在骨骼上的解剖部位不同

可分为以下几种（图2-3-1-7）。

（1）骨干骨折　指长管骨骨干部骨折者，

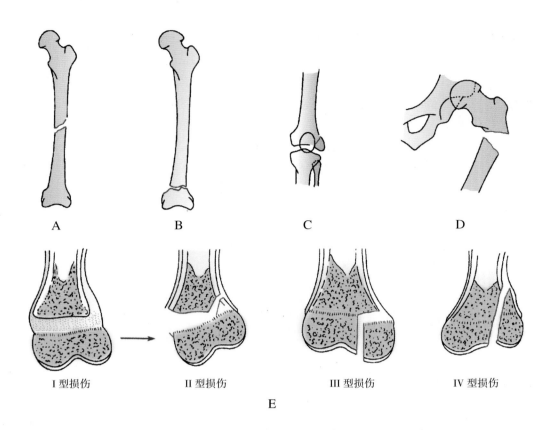

A   B   C   D

I 型损伤   II 型损伤   III 型损伤   IV 型损伤

E

图 2-3-1-7 骨折按部位分型示意图（A~E）
A. 骨干部骨折；B. 干骺端骨折；C. 关节内骨折；D. 骨折合并关节脱位；E. 骨骺损伤

其又可分为上 1/3、中 1/3 及下 1/3 等，也可再延伸分出中、上 1/3 及中、下 1/3 等。

（2）关节内骨折　凡骨折线波及关节表面（囊内）之骨折统称关节内骨折，需要解剖对位，治疗较为复杂。

（3）干骺端骨折　长骨两端的干骺部骨折者（骨折线波及关节面时，则属关节内骨折）。

（4）骨骺损伤　指儿童骨骺部受累者，临床上分为骨骺分离、骨骺分离伴干骺端骨折、骨骺骨折、骨骺和干骺端骨折、骨骺板挤压性损伤等 5 型，以骨骺分离多见，此时可伴有骨折片撕脱。

（5）脱位骨折　即骨折与邻近关节脱位并存者。

（6）软骨骨折　系关节内骨折的特殊类型，多需要借助关节镜或 MR 等进行确诊。

6. 依据骨折端是否与外界交通
可分为下面两种。

（1）闭合性骨折　骨折处皮肤完整、骨折端与外界无交通者（图 2-3-1-8）。

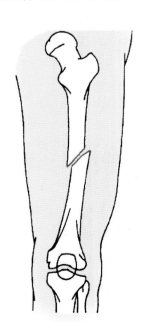

图 2-3-1-8 闭合性骨折示意图

（2）开放性骨折　凡骨折端刺穿皮肤或黏膜，或外来暴力先引起皮肤破损，再伤及骨骼，引起骨折并与外界相交通者，即为开放性骨折。因暴力往往较大，易伤及软组织并伴有血管神经损伤，诊断时应注意。又因骨折局部多受污染，故感染的机会较大，治疗时应注意抗感染（图2-3-1-9）。

7. 按骨折是否伴有邻近神经血管损伤

分为下面两类。

（1）单纯性骨折　指不伴有邻近神经、血管或脏器损伤者。

（2）复杂性骨折　除骨折外，尚伴有邻近神经、血管或脏器损伤者，多为高能量损伤所致。

8. 用人名命名的骨折

总之骨折的种类甚多，难以以某一种分类完全概括，而且临床上所遇到的骨折大多为非典型病例，因此在诊断与治疗上应依据实际情况全面考虑。

图 2-3-1-10 为临床上最为多见的骨折类型。

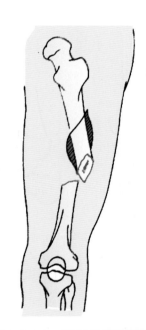

图 2-3-1-9　开放性骨折示意图

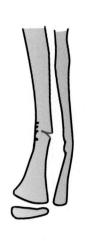 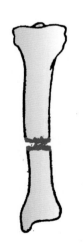 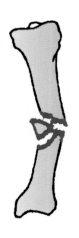 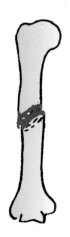

青枝骨折　　　　　横形骨折　　　　　成角骨折　　　　　斜形骨折

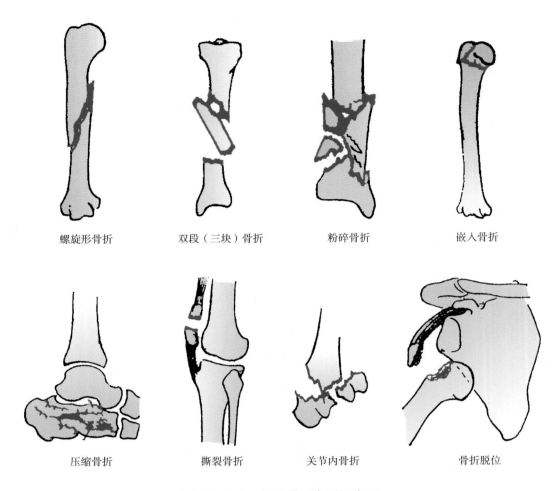

螺旋形骨折　　　　双段（三块）骨折　　　　粉碎骨折　　　　嵌入骨折

压缩骨折　　　　撕裂骨折　　　　关节内骨折　　　　骨折脱位

图 2-3-1-10　各种骨折类型示意图

二、骨折的临床表现与诊断

（一）骨折的临床特点

1. 外伤史

除病理性骨折外，一般均有明确的外伤史，应详细了解患者年龄、所从事的职业及受伤的时间、致伤暴力的机制、外力的大小、作用方向及持续时间、受伤时周围的环境（尤其是污染情况）、有无畸形发生及伤后处理情况等。

2. 主诉与症状

（1）疼痛　为骨折患者的首发症状，且较剧烈，尤其在移动骨折局部时疼痛更甚。主要由于受伤局部、尤其是骨折处的骨膜感觉神经遭受刺激所致。

（2）异常活动　四肢长管骨完全骨折时，患者可突然发现肢体有异常活动出现，并伴有难以忍受的剧痛。但在不完全性骨折或周围肌肉处于持续痉挛状态的患者，肢体异常活动可不出现或不明显。

（3）功能障碍　由于骨骼连续性中断，任何波及骨折局部的活动均可引起剧痛，以致出现明显的功能障碍。上肢骨折者表现为持物困难，下肢骨折者则无法站立，更不能行走。脊柱骨折者除表现为脊柱活动障碍外，若有脊髓损伤，尚可表现为损伤平面以下的神经功能缺失，但对某些不全性骨折、嵌入性骨折或感觉迟钝的高龄患者，功能障碍可不明显，仍可勉强步行、骑车等，此在临床检查时应注意，切勿漏诊。

3. 体征

视骨折之部位、类型、数量及伤后时间等不同，其体征差别较大，在检查时应区别对待。

（1）全身症状　包括以下 5 点。

1）休克　是否出现视严重程度及伤情而定。严重、多发性骨折或伴有内脏等损伤者容易出现。依据损伤程度、持续时间及其他因素不同，休克的程度差别亦较大。

2）体温升高　骨折后全身反应表现的一种，骨折断端的血肿吸收而出现反应性全身体温升高，其程度及持续时间与血肿的容量成正比。一般于伤后 24 h 出现。

3）白细胞增多　多于伤后 2~3 d 出现白细胞数略有增高。此外，红细胞沉降率亦稍许增快。

4）伴发伤　凡致伤机制复杂，或身体多处负伤者，易伴发其他损伤。也可由骨折端再损伤其他组织，并出现相应的症状，在检查时应力求全面，以防漏诊。

5）并发症　主要指骨折所引起的并发症。除早期休克及脂肪栓塞综合征外，中、后期易发生坠积性肺炎、泌尿系统感染、压疮等，均需注意观察，尽早发现。

（2）局部症状　根据骨折的部位，受损局部解剖状态及骨骼本身的特点等差异，其所表现的症状轻重不一，差别较大。

1）肿胀　骨折断端出血、软组织损伤及局部外伤性反应等所致。四肢骨折肿胀出现较早，部位深在的椎体骨折等则难以显露。

2）瘀斑、血肿及水疱　除不完全性骨折外，一般四肢骨折均有明显的血肿可见。当积血渗至皮下，则出现瘀斑，其大小及面积与局部出血量成正比，并与肢体的体位有关。由于局部肿胀组织液渗出，当压力达到一定程度后则形成水疱，以肘、踝及腕部等为多见。

3）畸形　骨折畸形主要包括以下几种：

① 成角畸形　指骨折远端偏离原来纵轴者；

② 短缩畸形　指骨折在纵轴方向缩短者；

③ 旋转畸形　指骨折远端向内或向外旋转移位者，并分别称为内旋畸形或外旋畸形；

④ 内、外翻畸形　指关节部骨折端向内或向外成角变位者。

除上述常见畸形外，不同部位尚可出现诸如餐叉样畸形（桡骨远端骨折）、驼背畸形（胸腰椎骨折）等。畸形的程度除了与损伤程度及暴力方向等有关外，还与骨折端的重力作用及附近肌肉的舒缩方向等关系密切（图 2-3-1-11）。

4）压痛　为各种骨折所共有的基本症状。四肢骨干骨折时，其压痛部位呈环状，此征可与软组织损伤进行鉴别。

5）传导叩痛　当轻轻叩击骨折远端，如下肢叩击足跟，上肢叩手掌或鹰嘴，脊柱则叩击头顶等，患者主诉受损处疼痛剧烈，多系骨折。

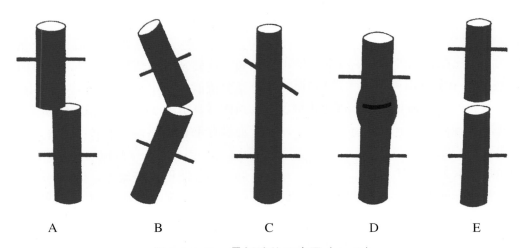

图 2-3-1-11　骨折移位示意图（A~E）
A. 侧方移位；B. 成角移位；C. 旋转移位；D. 压缩（短缩及嵌合）移位；E. 分离移位

此项检查对部位深在，或不完全性骨折的判定甚为重要，也是与软组织损伤进行临床鉴别诊断的主要依据之一。

6）异常活动　四肢上、下两个关节之间的骨干处出现活动者谓之异常活动，此征可作为骨折诊断的依据。一般仅在搬动患者时无意中发现，不宜专门检查，以防增加患者痛苦，甚至会引起休克。

7）骨摩擦音　即骨折两断端相抵，发生摩擦时所发出的吱吱声。可作为确定骨折诊断的依据。骨摩擦音可在搬运患者过程中偶尔发现，应切忌专门检查获取。

8）骨传导音　即将听诊器置于胸骨柄或耻骨联合处后，分别叩击双侧上肢或下肢的骨突部，对比测听双侧骨传导音的高低。传导音低或消失的一侧则疑有骨折。因检查不便，故已很少使用。

（二）骨折的诊断

一般骨折的诊断并无困难，尤其四肢长管骨骨干骨折，易于诊断，甚至患者本人也可判定，但波及关节或关节内骨折，或是患者处于昏迷、失神经支配等状态下，尤其是骨骺未闭合的骨折，如临床经验不足，则极易漏诊或误诊，尤以关节部位，其中髋关节处漏诊率最高，其次为肘部及枕颈关节等。

由于暴力的强度及机体反应性等不同，不仅骨折的轻重不一，其并发症亦可有可无，程度亦相差悬殊。

骨折的诊断主要依据外伤史、症状、体征及 X 射线检查。个别难以确诊的关节内骨折，波及椎管的骨折等，尚需依据 CT、CTM 扫描或 MR 成像技术。

1. 病史

主要包括以下 3 个方面。

（1）外伤史　除对遭受暴力的时间、方向及患者身体（或肢体）的姿势等详细询问外，尚应了解致伤物的种类、场所及外力作用形式等，以求能较全面地掌握致伤时的全过程。这对伤情的判定、诊断及治疗方法选择均至关重要。尤其是脊柱损伤的诊断与治疗，例如颈椎在过屈或过伸状态下所造成损伤，不仅诊断有别，而且其治疗原则亦完全不同。

（2）急救或治疗史　指在现场及从现场转运到医院前的急救及其治疗过程，其中尤应了解伤肢的感觉与运动改变，止血带的使用情况，脊柱骨折患者搬动时的姿势，途中失血及补液情况，用过何种药物等。

（3）既往史　主要了解与骨折有关的病史，包括有无骨关节疾患，有无骨质疏松或内分泌紊乱症，以及心、肺、肝、肾功能等，不仅对某些骨折的判定关系密切，而且常影响到治疗方法的选择及预后。

2. 症状与体征

（1）全身症状　一般骨折全身反应并不严重，但遇到股骨、骨盆或多发性骨折者，则由于失血量大，常出现不同程度的休克征，尤其是合并颅脑、胸腹及盆腔脏器损伤者，其休克发生率可高达 80% 以上，甚至出现危及生命的重度休克。全身体温升高一般出现在伤后 2~3 d 以后。除非合并感染，一般不超过 38.5 ℃。此主要是由于损伤组织渗出物及血肿被吸收所致，因此也称之谓"吸收热"。

（2）局部体征

1）确诊体征　凡在搬动过程中发现肢体有异常活动，听到骨摩擦音及在伤口出血中发现有脂肪滴者，基本上可确诊骨折。

2）重要体征　肢体伤后突然出现明显的成角、旋转及短缩畸形等，均对骨折的诊断具有重要价值。此外，肢体的环状压痛及传导叩痛，对四肢骨折的诊断及与软组织损伤的鉴别诊断，亦具有重要意义。

3）参考体征　其他局部症状，如肿胀、血肿、功能障碍及瘀斑等，难以与软组织损伤进行鉴别，故仅可作为骨折诊断时的参考。

（3）神经血管检查

1）周围神经损伤　无论是脊柱或四肢骨折，均应对受伤部位以下肢体的运动和感觉功能进行检查，以判定有无神经损伤及其受损的程度与范围等。临床上以肱骨干骨折后桡神经受累机会较多，应注意（图2-3-1-12）。

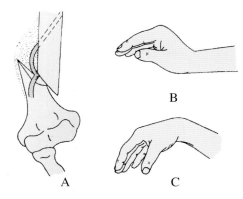

图2-3-1-12　桡神经损伤示意图（A~C）
A.肱骨干骨折致桡神经损伤；B.桡神经低位损伤的表现；
C.桡神经高位损伤的表现

2）四肢血管损伤　凡四肢腕、踝部以上骨折，均应同时检查桡动脉或足背动脉有无搏动及其是否减弱等，以除外四肢血管伤。在临床上易发生血管损伤的骨折包括肱骨髁上骨折（图2-3-1-13）、股骨干骨折（图2-3-1-14）、股骨髁上骨折（图2-3-1-15）及胫骨上1/3骨折等。血管损伤分为完全断裂、不完全性断裂、挫伤及血管痉挛4个基本类型（图2-3-1-16），但近年来亦有学者（Akamatsu等）将血栓形成、血管瘤及动静脉瘘列入（图2-3-1-17）。

3. 实验室检查

一般无特殊改变，但在24 h后，视骨折的程度不同可出现白细胞计数升高或略有增加；红细胞沉降率也可稍许加快。

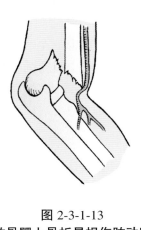

图2-3-1-13
肱骨髁上骨折易损伤肱动脉
示意图

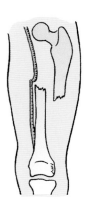

图2-3-1-14
股骨干骨折有可能伤及股动脉
示意图

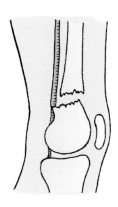

图2-3-1-15
股骨髁上骨折易损伤腘动脉
示意图

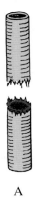
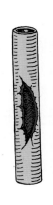
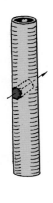
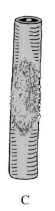
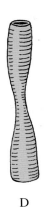

A　　　　　　B　　　　　　C　　　　　　D

图2-3-1-16　周围血管损伤分类示意图（A~D）
A.完全断裂；B.不全性断裂；C.血管挫伤；D.血管痉挛

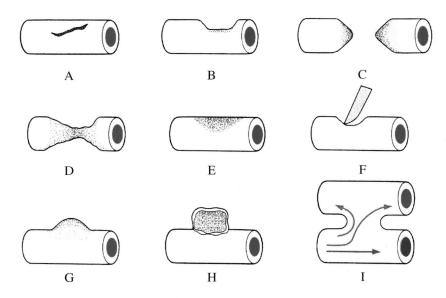

图 2-3-1-17　周围血管损伤分类示意图（A~I）
A. 撕裂伤；B. 不全断裂；C. 完全断裂；D. 血管痉挛；E. 挫伤及血栓形成；F. 挫压伤；G. 血管瘤形成；H. 假性血管瘤；
I. 动静脉瘘

4. 影像学检查

（1）普通 X 射线平片检查　绝大多数骨折可通过摄 X 线片进行确诊，并成为分型及治疗方法选择的主要依据。

（2）CT 与 CTM　一般病例无需采用，主要用于以下情况。

1）脊柱骨折　CT 判定椎体骨折的特征、骨折线走行及骨折片移位方向，尤其是突向椎管内的程度等，对小关节、颈椎的横突以及骶骨的状态等也显示良好。

2）关节内骨折　CT 扫描对部位深在的关节内骨折、微小的骨折片或一般 X 线平片上无法发现骨折线的不完全性骨折等，均有利于判定。

3）其他　对骨折后期如股骨头，舟状骨、距骨等骨骼无菌性坏死的早期发现，关节周围软组织损伤的判定，以及对椎管的重建等均可选用 CT 扫描。

（3）磁共振成像　需要同时判定软组织情况时，比如脊髓损伤的程度及其与椎骨骨折的关系，肩、髋及膝关节内韧带及关节囊的状态等，需此种检查。

（4）造影　包括脊髓造影、关节内造影及血管造影等。除少数伴有其他损伤的特殊病例酌情选用外，一般较少使用。

三、骨折治疗的基本原则与要求

临床医生对骨折患者确诊后，都必须选择最佳治疗方案。为此，平时先从掌握基本理论开始，从 AO 到 BO，均需全面了解，以求使患者获得最佳疗效。

（一）骨折治疗的基本原则

骨折治疗的基本原则是急救、复位、固定及功能锻炼，4 句话、10 个字。除急救与现场救治相关内容需专门讨论外，现将住院患者的处理原则与要求分述于后。

（二）骨折的复位

对有移位的骨折均应争取尽早复位，在保证功能复位的基础上，力争解剖复位，尤其是涉及关节内的骨折。

对任何骨折均应遵循以下 9 条基本原则。

（1）早期复位　早期复位不仅使患者减少

痛苦，且易于获得满意的复位效果。尤其是在伤后 1~2 h 内，由于局部创伤性反应刚开始，肿胀及出血较轻，易于使骨折端还纳。

（2）无痛　疼痛可增加患者痛苦，易诱发或加重休克，又能引起局部肌肉痉挛而直接影响复位的效果，难以达到解剖对位。因此，除非青枝骨折等不需用外力行手法操作外，对一般病例均应选用相应的麻醉措施，确保在无痛情况下施以复位术。

（3）肢体中间位　指作用方向不同的肌肉均处于放松状态的适中体位。

（4）牵引　通过牵引可以纠正各种常见的骨折错位，包括断端的成角移位、侧向移位、短缩重叠及旋转等。

（5）远端对近端　近端为身体躯干侧，其既作为反牵引力的重量，又是远侧骨折端趋向对合的目标。任何骨骼复位均应依此原则。

（6）手法操作轻柔　这是任何外科技术教范的基本要求之一，既可避免造成对周围软组织，尤其是神经血管的损伤，又可使复位顺利进行。在操作时，一般按骨折损伤机制的相反方向逐渐复位，这样对周围组织的损伤才最小。

（7）首选闭合复位　原则上能用闭合复位达到解剖或功能对位者，切勿随意行手术复位。这不仅是由于开放复位可能引起各种并发症，且局部过多的损伤，尤其是对骨膜的过多剥离，将明显影响骨折的愈合过程。

（8）力争解剖对位并保证功能对位　良好的解剖对位方能获得满意的生理功能。

（9）肢体严重肿胀　应先采用石膏托临时固定、患肢抬高及牵引等措施，让肿胀消退后再行手法复位。骨折的复位方法有闭合徒手复位、器械复位、牵引复位及手术切开复位等。

（三）骨折的固定

骨折固定是维持骨折对位和获得愈合的基本保证，因此必须妥善处理。目前，对前几年广泛开展的内固定技术，由于发现其存在难以克服的缺点，大家已采取更为谨慎的态度。

1. 固定的十条基本原则

（1）功能位　必须将肢体固定于功能位，或是治疗要求的体位，以使肢体最大限度地发挥其活动范围及其有效功能。

（2）固定确实　对骨折局部的固定应确实。一般情况下均应包括骨折上、下两个关节，如骨折线距关节面少于 2 cm 时，则可不包括骨折线的远处关节。

（3）时间恰当　固定时间应以临床愈合为标准，切勿过早拆除，亦不宜过长而影响关节功能的恢复。

（4）功能活动　未行固定的关节应让其充分活动，以防止出现"医源性"关节僵硬症。

（5）检查对位　固定后即应通过 X 线摄片或透视，以检查骨折对位情况，牵引者可在 3~5 d 后进行。对复位未达要求者，应立即拆除固定物，再次复位及固定。

（6）及时调整固定　于患肢固定期间，如遇肿胀消退、肌肉萎缩或因肢体本身的重力作用等导致骨折端移位时，应及时更换或调整固定；对使用石膏管型固定中骨折端出现成角畸形者，应采用楔形切开术矫正。

（7）能用外固定者不用内固定　凡可以外固定达到治疗目的者，不应使用内固定，以防止因切开操作所引起的各种并发症。

（8）血循环不佳者禁用小夹板　由于小夹板对肢体的包缚较紧，易加剧或引起血循环障碍。凡是血循环不良者均不应使用小夹板固定，一般采用有衬垫石膏托或牵引制动等措施。

（9）酌情下地负重　下肢稳定性骨折可根据固定方式不同而于伤后数日至 4 周下地活动，但不稳定者，切勿过早负重，以防移位。

（10）拆除外固定后加强功能活动　应及早使患肢充分地进行功能锻炼，以恢复其正常功能。必要时可配合理疗、体疗及其他康复措施。

2. 固定的分类

主要分为外固定、框架固定和骨内固定 3 大类。

（1）外固定　为临床上最常用的固定方式，包括以下数种。

1）石膏固定　此法不仅具有确实的固定作用，且具有良好的塑形性能，对维持复位后骨折端的稳定性具有独特的作用，同时也便于患者活动及后送，对复位后骨折断端稳定的病例尤宜选用（图2-3-1-18）。

适应证：

① 稳定性或不稳定骨折复位后；

② 脊柱压缩性骨折；

③ 骨折开放复位内固定后；

④ 关节脱位复位后；

⑤ 其他：如骨折延迟愈合、畸形愈合纠正术后及各种骨折牵引术后等。

2）牵引固定　牵引既具有复位作用又是骨折固定的有效措施之一，已广泛用于临床，尤适用于需要继续复位而又应同时固定的病例，临床上多用于肱骨干骨折（图2-3-1-19）。

① 不稳定性损伤：骨干骨折或关节脱位复位后不稳定而需保持对位者；

② 需牵引复位者：骨折脱位需要持续牵引方能复位者，如颈椎骨折脱位等；

③ 便于排便护理者：4周岁以内小儿股骨干骨折宜用双下肢悬吊（Bryant）牵引。

3）小夹板技术

适应证：因内固定范围较小，易松动。一般仅用于以下情况：

① 不全骨折：指无明显移位而又不需确实固定者；

② 稳定性骨折：复位后不再移位或难以移位和骨折，如桡骨远端骨折等；

③ 骨折后期：局部已纤维性愈合或已开始软骨愈合者，可以缩小固定范围的措施来代替石膏固定。

禁忌证：

① 错位明显的不稳定性骨折；

② 伴有软组织开放性损伤、感染及血循环障碍者；

③ 躯干部位的骨折等难以确实固定者；

④ 昏迷或肢体失去感觉功能者。

（2）内固定（图2-3-1-20）　即通过外科手术在开放复位后或闭合复位后，采用金属或生物材料维持骨折端对位的技术。

1）手术适应证　基本上与开放复位的病例选择相似，唯对小儿骨折，特别在波及骨骺处的骨折应严格控制。

① 关节内骨折：凡有移位而又难以通过手法复法达到解剖对位者，以肘、膝、踝部为多见；

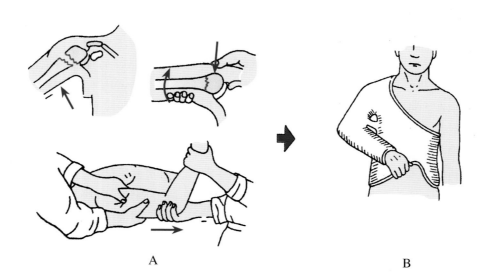

A　　　　　　　　　　B

图2-3-1-18　复位后石膏固定示意图（A、B）
肩部骨折复位后以肩胸外展石膏固定　A.手法复位；B.肩胸石膏固定

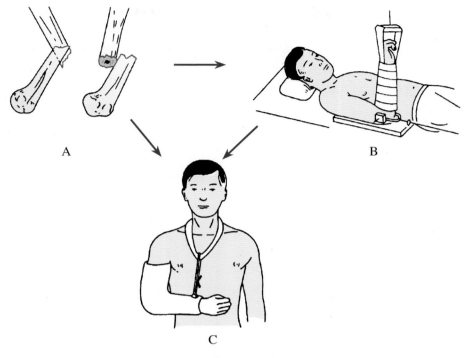

图 2-3-1-19　肱骨干骨折牵引固定示意图（A~C）
A.肱骨干骨折；B.尺骨鹰嘴牵引；C.上肢石膏管型悬吊牵引

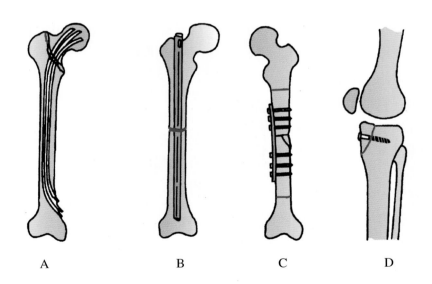

图 2-3-1-20　常用固定方式示意图（A~D）
A. Ender 钉固定；B. Kuntscher 钉固定；C. 钛板螺钉固定；D. 骨松质螺钉固定

② 外固定无法维持对位的骨折：多系因强大肌群牵拉之故，如髌骨骨折、尺骨鹰嘴骨折及胫骨结节撕脱骨折等；

③ 骨折端软组织嵌顿：多系长管骨骨干骨折或邻近关节之骨折，由于肌肉、肌腱或关节囊嵌入骨折两端之间而需行开放复位，并同时行内固定术者；

④ 开放性骨折：在 6~8 h 以内清创，创口污染较轻者，在复位后也可酌情选用内固定；

⑤ 多段骨折：包括一骨数折或一肢数折者，多需开放复位及内固定；

⑥ 畸形愈合：骨折畸形愈合矫正术后也多选用内固定；

⑦ 延迟愈合或不愈合：内固定也可与植骨术并用或单独应用（如对骨折端的加压疗法等）；

⑧ 其他：凡有开放复位手术适应证者，一般多可同时行内固定术。

2）手术禁忌证　以下情况不宜选用。

① 全身情况不佳　指伴有心、肺、肝、肾功能不全而不能承受手术及麻醉者。

② 局部条件不适宜手术者　包括局部感染、皮肤缺损而又不能手术修补或局部血运不佳，以及创口污染严重者等。

③ 内固定的种类　基本方式分为骨内固定、骨外固定及复合式固定 3 类。

（四）四肢骨关节火器损伤

火器损伤属开放性损伤中的一种，包括火器骨关节损伤。原则上按开发性损伤处理，即在严格清创术基础上，将其变成闭合性骨折，再按一般骨折处理。

但火器损伤视致伤物不同，伤情差别较大，尤其是创口大小、深度、受损程度及范围等均不相同，需视具体情况酌情处理。对于创面较复杂、异物残留较多者，外固定支架具有相对的优越性，包括对创口的换药、观察等，尤其是血运欠佳的病例，俟病情稳定后再行内固定术更为安全（图 2-3-1-21）。

对创口内弹片等金属异物，除表浅的可摘除或用冰盐水冲洗时冲出外，急诊时无需取出，以免延误时间和增加损伤，待伤情稳定后再作进一步处理。

四、骨折的愈合与康复（功能恢复）

（一）骨折的愈合

1. 概述

当骨折断端获得良好复位、坚强牢靠固定和积极有效的功能练习后，断端以哈弗系统骨内膜造骨的方式直接修复，无明显骨吸收。同时，通过膜内化骨形成少量连续外骨痂。这样骨折愈合快，功能恢复好，愈合后的骨强度与刚度高，可避免或减少骨不连和再骨折等并发症。

【骨折愈合新概念与骨折的治疗】

（1）骨折愈合的形式　骨折有 I 期愈合与 II 期愈合之分。I 期愈合是毛细血管和哈氏系统直接连接起来。根据连接程度，又可分为接触愈合和间隙愈合，X 线片上不显示外骨痂。II 期愈合经过炎症、修复反应，以外骨痂形式改建连接起来，X 线片上可以见到外骨痂。通常的骨折愈合是 II 期愈合形式。

（2）骨痂形成的必要条件　骨痂形成的必须条件是微动、血运和应力。骨痂的数量与活动及血供平方成正比（$c=mv^2$）。

（3）应力遮挡保护作用对于骨折的影响　坚强内固定必然减少骨折部位生理应力传导，即所谓应力遮挡效应，从而导致骨折部位的骨质发生废用性萎缩。以致在取出内固定后，有可能发生再骨折。此外，骨折愈合的强度与内固定的强度成反比。

2. 骨折愈合的分期

骨折愈合为一个延续过程，不同的阶段有其不同特点。其全程基本上分为炎症期、修复期和改建期三期和四期两种。

（1）肉芽组织修复期　骨折后由于骨与软组织及其伴行血管断裂，早期出现创伤性炎症反应。骨断端形成由血液、渗出物及组织细胞侵入的血肿。血肿被吞噬细胞清除后而演变为

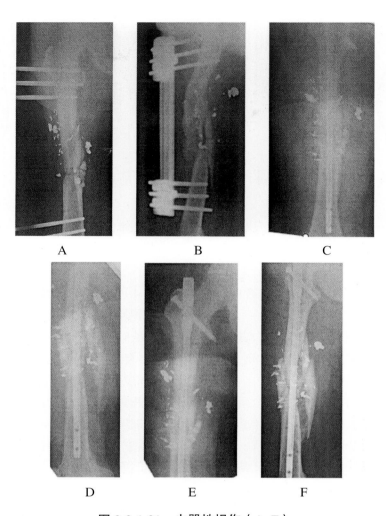

图 2-3-1-21　火器性损伤（A~F）

男性，28 岁，右股骨干火器性损伤　A.B. 右股骨干中 1/3 枪伤所致开放性、粉碎性骨折，行外固定架牵引 + 固定，术后正侧位 X 线片；C.D. 经创面换药及广谱抗生素等治疗后创面逐渐愈合，一月后行股骨髓内钉固定术，正侧位 X 线片显示骨折对位尚可；E.F. 半年后正侧位 X 线摄片显示骨折端已呈愈合状

肉芽组织，凝结在两骨断端之间及其周围，使断骨得到初步连接，逐渐形成纤维性愈着（合）。本阶段持续 2~3 周或更长时间。

（2）原始骨痂形成期　骨痂系骨断端新生的骨组织，其来源有三方面（图 2-3-1-22）。

1）血肿机化　血肿机化早期为肉芽组织，随着钙盐的沉积，再由软骨骨痂阶段逐渐转化为骨性骨痂，此称为软骨内化骨。

2）骨外膜成骨　在骨折后 24 h 以内骨外膜逐渐增厚，有骨母细胞增生，新生血管长入骨膜深层，一周后即形成骨样组织，并可将骨折端连接起来。最后有钙盐沉积，并形成新骨，

此即骨膜外化骨。

3）骨内膜成骨　与前者相似，为骨髓腔的骨内膜在骨折后与骨外膜同样方式形成骨化。

此外，亦可根据骨痂在骨折端的位置不同而分为以下 3 种：

① 外骨痂：指包绕于骨折端外围之骨痂，其与骨皮质密切结合，越靠近两断端中部越厚，使整个骨断端形成梭形外观；

② 内骨痂　指填充于骨髓腔内的骨痂，数量不多，但质量大多较优，实际上其是以膜下化骨为主；

③ 桥梁骨痂：位于骨折端皮质骨之间，直

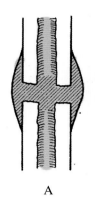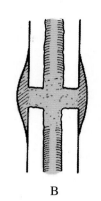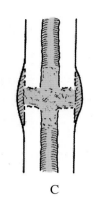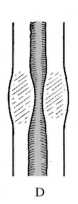

A　　　　　　B　　　　　　C　　　　　　D

图 2-3-1-22　骨折愈合过程四期示意图（A~D）
A. 血肿期；B. 肉芽形成区；C. 骨痂形成期；D. 硬化及塑型期

接连接骨折端皮质。其质量更优于前者两种，但时间较久。

当内外骨痂和桥梁骨痂完全融合，其强度能够抵抗肌肉收缩引起的成角、旋转和剪力时，即达临床愈合。

（3）骨性愈合期　在骨折临床愈合后，骨痂密度及质量逐渐增加，骨小梁数量增多，排列渐趋规则，新骨已完成爬行代替过程。并将死骨清除。原始骨痂被改造成板状骨，从而达到较为坚强的骨性连接，骨髓腔多为骨痂封闭。此期一般需 8~16 周完成。

（4）塑形期　本期是对新生骨组织，按照力学原则重新塑造之过程。这段时间幼儿及青少年需 8 个月至 2 年（图 2-3-1-23），成年人则需 2~5 年。

3. 影响骨折愈合诸因素

影响骨折愈合的因素甚多，归纳起来主要是全身因素和局部因素两大类。在骨折处理中应当保护和发挥有利因素，消除不利因素，促进骨折更好地愈合。

（1）全身主要因素

1）年龄　儿童骨折愈合迅速，愈小愈快，

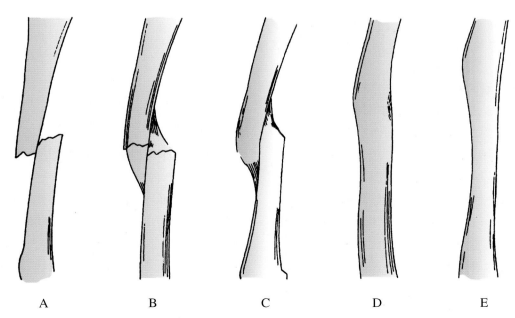

A　　　　B　　　　C　　　　D　　　　E

图 2-3-1-23　3 岁儿童骨折愈合过程示意图（A~E）
A. 受伤时；B. 4 周后；C. 12 周后；D. 19 周后；E. 45 周后

青年人愈合稍慢，成年人更慢，尤其老年人可为青少年的一倍以上，因此不同年龄之间，骨折愈合速度差别甚大，应予注意。

2）健康状况　凡全身状态不佳者，包括营养不良、严重的肝肾疾病、恶液质、老年性骨萎缩及骨软化等状况下，骨折愈合缓慢。

（2）局部因素

1）局部血液供应　骨折局部血液供应状况是骨折愈合的根本条件。血供不佳者必然影响骨折愈合。骨的正常血供来自骨的主要营养血管及关节囊、韧带和肌肉附着处。长骨粉碎性骨折由于断裂的骨片失去血供，其愈合过程必然十分缓慢。

2）骨折类型　闭合骨折较开放骨折愈合快。长斜面骨折较短斜面骨折愈合快。严重粉碎骨折不利于愈合，骨缺损时则易形成骨不连。

3）软组织损伤情况　严重软组织损伤或缺损时，由于骨折局部血供受限而不利于骨折愈合。

4）骨膜完整性受损　骨折端骨膜剥离部分越广泛，骨折端局部缺血程度越严重，并直接影响膜下成骨，进而影响骨愈合的进程。

5）骨断端的接触和稳定　在骨折断端间应充分接触，无软组织嵌入或分离则愈合快，此时局部有一定生物力学压力有利于骨折愈合。

6）感染的影响　开放骨折若发生感染则影响骨折愈合，尤其是骨愈合质量；内固定手术后感染亦不利于骨折愈合。

7）其他影响　包括骨折的部位不同、治疗及时与否及手术时对骨膜损伤情况等均影响骨折的愈合。

4. 骨折愈合标准

（1）临床愈合标准　临床愈合的标准主要有以下表现：

1）骨折局部无压痛及纵向叩击痛；

2）局部无反常活动；

3）X 线片显示骨折线模糊，有连续的骨痂通过骨折线；

4）外固定解除后肢体能满足以下要求：上肢能向前平举 1 kg 达 1 min；下肢能不扶拐在平地连续行走 3 min，且不少于 30 步（注意切勿提前测试，以免造成再骨折而影响愈合）。

5）连续观察两周骨折不变形。

从观察开始之日推算到最后一次复位的日期，为临床愈合所需时间。

（2）骨性愈合　在前者基础上，骨痂的范围、密度及质量进一步优化，骨折断端爬行代替完成，骨髓腔为骨痂充填，骨折块之间已形成骨性连接，并足以抵抗较大外力而不变形。X 线片显示骨痂与骨质界线已分不清，骨折线完全消失，骨痂边缘清、体积小而致密时，即为骨性愈合。

现将临床上骨折愈合时间以下图表示（图 2-3-1-24、25）。

（二）骨折患者的康复（功能锻炼）

在骨折固定期间及拆除固定后，功能锻炼是骨折治疗全过程中的最后一道程序，不仅关系到肢体的功能恢复，且直接影响患者本人的职业延续与日常生活等。因此，必须通过早期、及时与正确的功能锻炼，促使患部功能良好康复。

功能锻炼的目的是多方面的，主要有以下 5 个方面。

（1）防止关节僵硬。

（2）防止或减轻肌肉萎缩。

（3）有利于局部肿胀的消退。

（4）有利于骨折对位的维持。

（5）有利于骨折的愈合。

（三）功能锻炼的基本方法

由于骨折的部位、患者年龄、治疗方法及全身状态等各不相同，功能锻炼方法也不相同，但基本方法不外乎以下几种（图 2-3-1-26）。

（1）上肢　主要是使手部功能得到最大限度的恢复，其方法亦围绕这一目的进行。具体要求如下。

1）肩关节　患者将肘关节维持于 90 状，而后做对肩、上举手部过头顶至枕部及后伸将

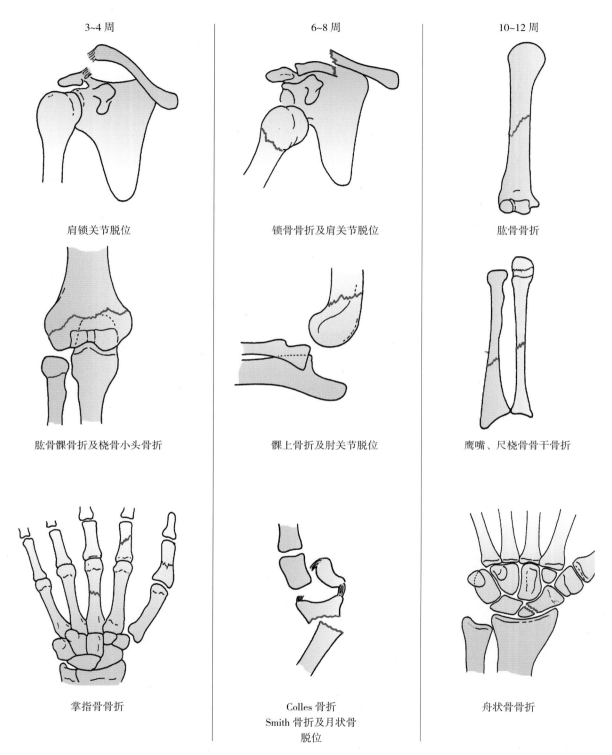

3~4 周　　　　　　　6~8 周　　　　　　　10~12 周

肩锁关节脱位　　　锁骨骨折及肩关节脱位　　　肱骨骨折

肱骨髁骨折及桡骨小头骨折　　　髁上骨折及肘关节脱位　　　鹰嘴、尺桡骨骨干骨折

掌指骨骨折　　　Colles 骨折 Smith 骨折及月状骨脱位　　　舟状骨骨折

图 2-3-1-24　上肢骨折及脱位愈合时间临床判定示意图

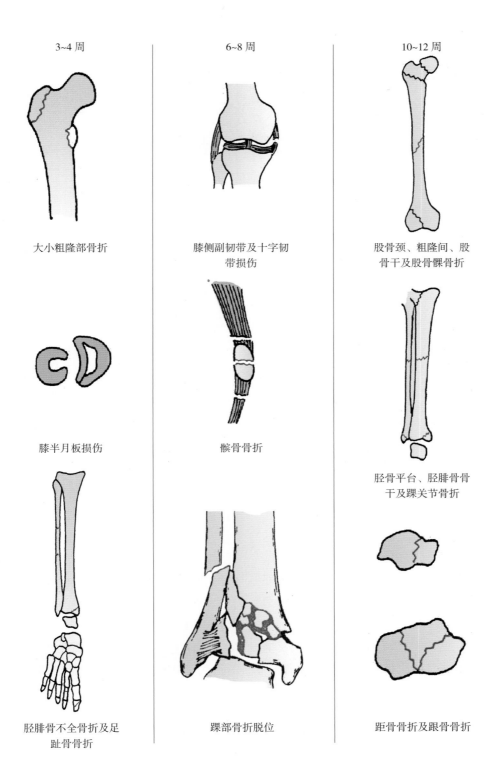

3~4 周	6~8 周	10~12 周
大小粗隆部骨折	膝侧副韧带及十字韧带损伤	股骨颈、粗隆间、股骨干及股骨髁骨折
膝半月板损伤	髌骨骨折	胫骨平台、胫腓骨骨干及踝关节骨折
胫腓骨不全骨折及足趾骨骨折	踝部骨折脱位	距骨骨折及跟骨骨折

图 2-3-1-25　下肢骨折及脱位愈合时间临床判定示意图

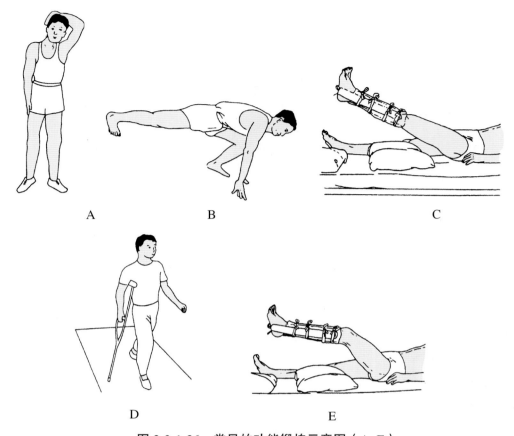

图 2-3-1-26 常见的功能锻炼示意图（A~E）
A.过颈摸耳；B.弓步压腿；C.抬腿练习；D.扶拐练习行走；E.屈膝练习

手放置腰部等 3 个基本动作。每日 3 次，每次 50 下。

2）肘关节 以主动为主，可辅助被动活动来锻炼肘关节的屈伸，次数及频率等要求同前。

3）前臂 可让患者双手持筷，做内旋及外旋训练。次数及频率较前者增加 1 倍，一般情况下不宜做被动训练。

4）腕关节 腕关节进行伸、屈、尺偏及桡偏等活动，需主动与被动相结合，要求同前。

5）手部 以对掌功能的训练与康复为主，兼顾手指的并拢、分开及其他各种类似动作等。

（2）下肢 不同于上肢，而是以负重为主。因此在功能锻炼上的要求是站立及行走，其次才是诸关节生理活动范围的恢复。

1）站立 稳定性骨折者可在骨折治疗过程中逐渐开始。不稳定性者，则至少要在骨折临床愈合后进行。个别病例，例如股骨颈内收型骨折、中心性髋脱位及距骨骨折等，需在骨折愈合后酌情开始，否则易出现无菌性坏死等并发症。肢体的负重应循序渐进，逐渐增加负载；开始时应借助于健肢或拐杖等支具，患肢少负重，而后逐渐增加患肢的负载，使其有一个适应及被观察的过程，切勿操之过急。

2）行走 在前者基础上可让患肢逐渐迈步行走，亦应循序渐进。具体方式与前者相似。

3）关节功能恢复 在主动锻炼的前提下，可借助于功能锻炼器具（电动为宜），先从小活动范围开始，逐渐增大活动幅度及增加活动频率，并按各关节的生理要求不断调整，以求早日恢复到正常范围。

（严力生 钱海平）

第二节　肩部损伤

一、肩部解剖及肩胛骨骨折

（一）解剖复习

　　肩部为上肢与躯干的连接部位，又称肩胛带。其包括肩胛骨、锁骨、肱骨上端及其所构成的肩关节，并有关节囊、周围的肌腱和韧带及肌肉与之相互连接，通过肌肉的舒缩来完成肩部的运动。此种结构特点是，使肩部具有较大的活动范围，并赋予上肢高度的灵活性（图 2-3-2-1~3）。

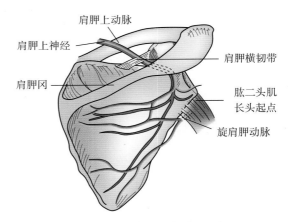

图 2-3-2-3　肩胛骨的血供示意图

1. 肩部骨骼

肩部骨骼包括锁骨、肩胛骨及肱骨上端。

（1）锁骨　为一 S 形长管状骨，内侧棱形，中 1/3 较细，中外侧 1/3 交界处较薄弱而易于骨折（图 2-3-2-4）。

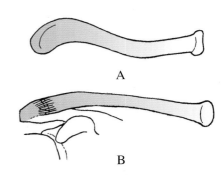

图 2-3-2-4　锁骨解剖示意图（A、B）

A. 上面观；B. 前面观

（2）肩胛骨　形似底朝上的三角形扁平骨，覆盖于胸廓后外侧第 2 肋至第 7 肋骨之间。它有上、内、外 3 个缘，上、下、外 3 个角和前后两个面。内侧缘薄长，与脊柱平行，又名脊柱缘。上缘的外侧有一切迹，名肩胛切迹，其外侧有一向前弯曲的指状突起，名喙突。肩胛

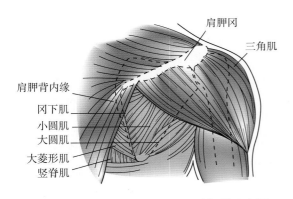

图 2-3-2-1　肩部表层肌肉及骨骼投影示意图

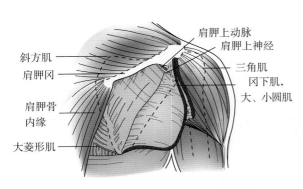

图 2-3-2-2　肩部深层肌肉及骨骼投影示意图

骨上、下角较薄，外侧角肥厚，末端有一个面向外的梨形关节面，称为肩胛盂，与肱骨形成盂肱关节。肩胛骨前面朝向肋骨，与胸壁形成可活动的假关节。肩胛骨后面的上 1/3 有一横行的骨嵴，即肩胛冈。其将肩胛骨后面分为上部的冈上窝及下部的冈下窝，肩胛冈的外端为肩峰与锁骨连成肩锁关节（图 2-3-2-5）。

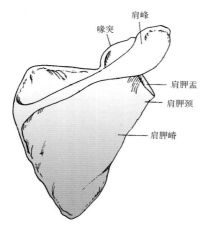

图 2-3-2-5　肩胛骨解剖示意图

（3）肱骨上端　可分为头、颈及大小结节 4 个部分。肱骨头呈半球形，与肩胛盂相关节。肱骨头以下略缩窄，为解剖颈。颈的外方及前方各有一骨性隆起，分别为大结节和小结节，均为肌肉附着点。两者之间为结节间沟，有肱二头肌长头腱通过。肱骨头关节面边缘与大小结节间有一较宽的沟，称为外科颈，为肱骨上端最薄弱处（图 2-3-2-6）。

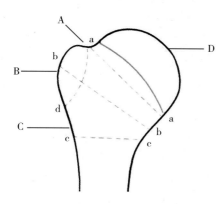

图 2-3-2-6　肱骨上端解剖及骨折命名示意图
A. 解剖颈；B. 大结节；C. 外科颈；D. 肱骨头；a–a、解剖颈骨折；b–b、结节贯通骨折；c–c、外科颈骨折；a–d、大结节骨折

2. 肩部关节囊和韧带

肩部有盂肱关节、肩锁关节、胸锁关节及肩胛骨与胸壁形成的假关节，具有广泛的活动范围。

（1）盂肱关节　由肱骨头与肩胛盂构成，呈球窝状，为多轴关节，可做各向运动。肱骨头大，肩胛盂小，仅以肱骨头部分关节面与肩胛盂保持接触，关节囊较松弛，故容易发生脱位。肩胛盂周围有纤维软骨构成的盂唇围绕，连同喙肱韧带、盂肱韧带和周围之肌肉共同增强其稳定性（图 2-3-2-7）。

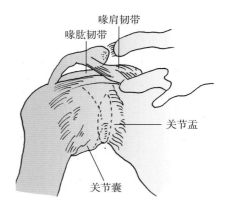

图 2-3-2-7　肱盂关节解剖示意图

（2）肩锁关节　是由肩峰内侧缘和锁骨的肩峰端构成的一个凹面微动关节。关节囊薄弱，除有肩锁韧带加强外，喙肩及喙锁韧带以及周围肌群对肩锁关节的稳定具有作用（图 2-3-2-8）。

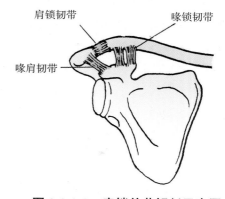

图 2-3-2-8　肩锁关节解剖示意图

（3）胸锁关节　由锁骨的胸骨端与胸骨的锁骨切迹构成，呈鞍状，为球窝状关节。胸锁关节内有一纤维软骨盘，关节囊坚韧，并有胸

锁前后韧带和肋锁韧带加强。整个锁骨可以其自身的长轴为轴作少许旋转运动。

（4）肩胸关节　由肩胛骨与胸廓后壁之间形成的无关节结构的假关节。仅有丰富的肌肉组织联系，使肩胛骨通过胸锁关节和肩锁关节在胸壁上做旋转活动。其活动范围相当于上述两关节之和。

（5）肩袖　又称旋转袖，系由冈上肌腱、冈下肌腱、小圆肌腱、肩胛下肌腱等联合组成，其肌纤维组织与关节囊紧密交织在一起，难以分割，并共同包绕肱骨头的前方和上方，另一头则止于肱骨解剖颈的上半部。其作用是把持肱骨头，使其抵住肩盂而成为肩关节活动的支点。如肩袖受损，将影响肩的外展运动（图2-3-2-9）。

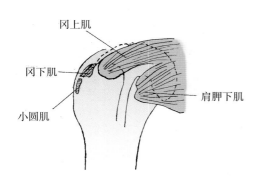

图 2-3-2-9　肩袖损伤范围示意图

（二）肩胛骨骨折概况

肩胛骨为一扁而宽的不规则骨，周围有较厚的肌肉包裹而不易骨折，骨折发生率占全身的 0.2% 左右。如其发生骨折，易同时伴发肋骨骨折，甚至血气胸等严重损伤，在诊治时需注意，并按病情的轻重缓急进行处理。按骨折部位不同，一般分为以下 5 种类型（图 2-3-2-10）。

（三）肩胛体骨折

1. 致伤机制、临床表现及诊断

（1）致伤机制　多由仰位跌倒或来自侧后方的直接暴力所致。暴力多较强，以肩胛体下部多见，可合并有肋骨骨折，甚至伴有胸部并发症。

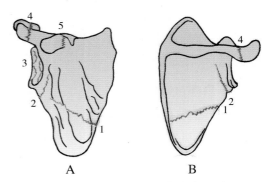

图 2-3-2-10　肩胛骨骨折分类示意图（A、B）
（A. 前方观；B. 后方观）　注解：1. 肩胛体骨折；2. 肩胛颈骨折；3. 肩胛盂骨折；4. 肩峰骨折；5. 喙突骨折

（2）临床表现

1）疼痛　限于肩胛部，肩关节活动时尤为明显。其压痛部位与骨折线多相一致。

2）肿胀　需双侧对比方可发现，其程度视骨折类型而定。粉碎骨折者因出血多，肿胀明显易见，甚至皮下可有瘀斑出现。而一般的裂缝骨折则多无肿胀。

3）关节活动受限　患侧肩关节活动范围受限，尤以外展为甚，并伴有剧痛而拒绝活动。

4）肌肉痉挛　包括冈上肌、冈下肌及肩胛下肌等因骨折及血肿刺激而出现持续性收缩样改变。

（3）诊断

1）外伤史　主要了解暴力的方向及强度。

2）X 线平片　一般拍摄前后位、侧位及切线位片。如能在拍片时将患肢外展，则可获得更为清晰的影像。

3）其他　诊断困难者可借助于 CT 扫描并注意有无胸部伴发伤。

2. 治疗

（1）无移位者　一般采用非手术疗法，包括患侧上肢吊带固定，早期冷敷或冰敷，后期热敷、理疗等。制动时间以 3 周为宜，可较早地开始肩部功能活动。

（2）有移位者　利用上肢的外展或内收来观察骨折端的对位情况，多采用外展架或卧床牵引将肢体置于理想对位状态固定。需要手术复位及固定者仅为个别病例。

（3）预后　一般均良好，即使骨块有明显移位而畸形愈合亦多无影响。除非错位骨压迫胸廓引起症状时方考虑手术。

（四）肩胛颈骨折

1. 致伤机制、临床表现及诊断

（1）致伤机制　主要为作用于手掌、肘部的传导暴力所引起，但亦可见于外力撞击肩部的直接暴力所致，前者的远端骨片多呈一完整之块状，明显移位者少见；后者多伴有肩胛盂骨折，且骨折块可呈粉碎状（图2-3-2-11）。

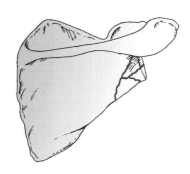

图2-3-2-11　肩胛颈骨折亦可呈粉碎性示意图

（2）临床表现

1）疼痛　局限于肩部，肩关节活动时，疼痛更甚。压痛点多呈环状，并与骨折线相一致。

2）肿胀　见于有移位之骨折，显示"方肩"样外形，锁骨下窝可完全消失。无移位的骨折则变形不明显。

3）活动受限　一般均较明显，尤以有移位的骨折活动受限更甚。如将肩胛骨下角固定活动肩关节时，除剧痛外，尚可闻及骨擦音。对一般病例无需此种检查。

（3）诊断

1）外伤史　一般均较明确。

2）临床症状特点　以肩部症状为主。

3）X线平片　较容易地显示骨折线及其移位情况。伴有胸部伤或X线显示不清者，可行CT扫描检查。

2. 治疗

（1）无移位者　上肢悬吊固定3~5周。待

X线片证明骨折已临床愈合时，可逐渐开始功能锻炼。

（2）有移位者　闭合复位后行外展架固定。一般不需手术治疗。

（五）肩胛盂骨折

1. 致伤机制、临床表现及诊断

（1）致伤机制　多来自肩部的直接传导暴力，通过肱骨头作用于肩胛盂所致。视暴力的强度与方向不同，骨折片的形态及移位程度有显著差异。可能伴有肩关节脱位（多为一过性）及肱骨颈骨折等。骨折形态以盂缘撕脱及压缩为多见，亦可遇到粉碎性骨折（图2-3-2-12）。

（2）临床表现　由于骨折之程度及类型不同，症状差别较大，基本症状与肩胛颈骨折相似。

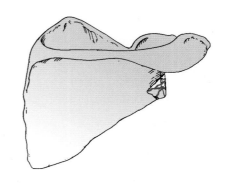

图2-3-2-12　肩胛盂粉碎骨折示意图

（3）诊断　除外伤史及临床症状外，主要依据X线片进行诊断及鉴别诊断。X线投照方向除常规的前后位及侧位外，应加拍腋窝位，以判定肩盂的前、后缘有无撕脱性骨折。

2. 治疗

为肩胛骨骨折中在处理上最为复杂的一种。依据骨折类型的不同，治疗方法有明显的差异，现分述如下。

（1）一般病例　以高龄者多见，可行牵引疗法，并在牵引下进行关节活动。牵引持续时间一般为3~5周，不宜超过6周。

（2）严重移位者　先施以牵引复位，失败者可行手术切开复位及内固定术（图2-3-2-13）；关节内不可遗留任何骨片，以防继发损伤性关

节炎。关节囊撕裂者应进行修复。术后患肢以外展架固定。

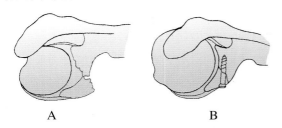

图 2-3-2-13 严重移位者需内固定示意图（A、B）
严重移位的肩胛盂骨折需行切开复位及内固定
A. 术前外观；B. 内固后外观

（3）畸形愈合者 以功能锻炼疗法为主。畸形严重已影响关节功能及疼痛明显者，可行关节盂修整术或假体置换术。

（4）预后 一般较佳，唯关节面恢复不良而影响肩关节活动者，多需采取手术等补救性措施。

（六）肩峰骨折

因该骨块坚强且骨突短而不易骨折，故较少见。

1. 致伤机制、临床表现及诊断

（1）致伤机制 主要为以下两种机制。

1）直接暴力 来自肩峰上方垂直向下的外力，其骨折线多位于肩锁关节外侧；

2）间接传导暴力 当肩外展或内收位时跌倒，因肱骨大结节的杠杆顶撬作用而引起骨折。其骨折线多位于肩峰基底部。

（2）临床表现

1）疼痛 局部疼痛明显；

2）肿胀 其解剖部位浅表，故局部肿胀显而易见，多伴有皮下瘀血或血肿形成；

3）活动受限 外展及上举动作受限，无移位骨折者较轻，合并肩锁关节脱位或锁骨骨折者则较明显；

4）其他 除注意有无伴发骨折外，尚应注意有无臂丛神经损伤。

（3）诊断依据

1）外伤史 注意外力的方向；

2）临床表现 以肩峰局部为明显；

3）X 线平片 均应拍摄前后位、斜位及腋窝位，如此可较全面地了解骨折的类型及特点，在阅片时应注意与不闭合的肩峰骨骺相区别。

2. 治疗

（1）非手术疗法为主 视骨折类型及并发伤不同而酌情采取相应措施，大多选择非手术疗法。

1）无移位者 将患肢用三角巾或一般吊带制动即可。

2）可手法复位者 指通过将患肢屈肘、贴胸后，由肘部向上加压可达复位目的者，可采用肩 - 肘 - 胸石膏固定，一般持续固定 4~6 周。

（2）手术疗法 手法复位失败者，可行开放复位 + 张力带固定。一般情况下不宜采用单纯克氏针固定，以防其滑动移位至其他部位（图2-3-2-14）。

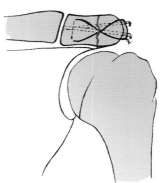

图 2-3-2-14 张力带固定示意图
肩峰骨折切开复位后行张力带内固定

3. 预后

一般后果良好，但如复位不良可引起肩关节外展受限及肩关节周围炎等后果。

（七）喙突骨折

相当少见，主因其位置深在，且易漏诊。

1. 致伤机制、临床表现及诊断

（1）致伤机制

1）直接暴力 多因严重暴力所致，一般与其他损伤伴发；

2）间接暴力 当肩关节前脱位时，因肱骨

头撞击及杠杆作用所致；

3）肌肉韧带撕脱暴力 指肩锁关节脱位时，喙肱肌和肱二头肌短头猛烈收缩或喙锁韧带牵拉，可引起喙突撕脱性骨折，此时骨折片多伴有明显移位。

（2）临床表现 因解剖部位深在，主要表现为局部的疼痛和屈肘、肩内收及深呼吸时肌肉收缩的牵拉痛。个别病例可合并臂丛神经受压症状。

（3）诊断 除外伤史及临床表现外，主要依据 X 线平片检查，拍摄前后位、斜位及腋窝位。

2.治疗

无移位及可复位者，可行非手术疗法。移位明显或伴有臂丛神经症状者，宜行探查术、开放复位及内固定术。晚期病例有症状者，可行喙突切除及联合肌腱固定术。

（八）肩胛冈骨折

肩胛冈骨折多与肩胛体部骨折同时发生，少有单发。诊断及治疗与体部骨折相似。

二、锁骨骨折与肩锁、胸锁关节脱位

（一）锁骨骨折

锁骨为长管状骨，呈 S 形架于胸骨柄与肩胛骨之间，成为连接上肢与躯干之间唯一的骨性支架。因其较细及其所处解剖地位特殊，易受外力作用而引起骨折，为门、急诊常见的损伤之一，约占全身骨折的 5% 左右，尤以幼儿更为多见。

1. 致伤机制、临床表现及诊断

（1）致伤机制 多见于平地跌倒手掌或肩肘部着地的间接传导暴力所致，直接撞击等暴力则较少见（图 2-3-2-15A）。骨折部位好发于锁骨的中、外 1/3 处，斜形多见。直接暴力所致者，多属粉碎型骨折，其部位偏中段。用向上后方移位，外侧端则因骨折断端本身的重力影响而向下移位。由于胸大肌的收缩，断端同时出现短缩重叠移位。个别病例骨折端可刺破皮肤形成开放性骨折，并有可能伴有血管神经损伤（图 2-3-2-15C），主要是下方的臂丛神经及锁骨下动、静脉，应注意检查以防引起严重后果。直接暴力所致者尚应注意有无肋骨骨折及其他胸部伤。

（2）临床表现

1）疼痛 多较明显。

2）肿胀与畸形 除不完全骨折外，畸形及肿胀多较明显。因其浅在，易于检查发现及判定。

3）压痛及传导叩痛 对小儿青枝骨折，可以通过对锁骨触诊压痛的部位来判定之，并结合传导叩痛的部位加以对照。

4）功能受限 骨折后患侧上肢运动明显受限，尤以上举及外展时因骨折端的疼痛而中止。

5）其他 注意上肢神经功能及桡动脉搏动，异常者应与健侧对比观察，以判定有无神经血管损伤。对直接暴力所致者，应对胸部认真检查，以除外肋骨骨折及胸腔损伤。

（3）锁骨骨折的诊断

1）外伤史 多较明确。

2）临床表现 如前所述，应注意明确有无

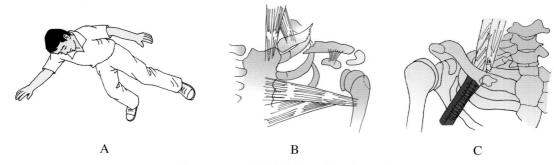

A   B   C

图 2-3-2-15 锁骨骨折示意图（A~C）
A.受伤机制；B.典型移位；C.易引起血管、神经损伤

伴发伤。

3）X线平片　不仅可明确诊断，且有利于对骨折类型及移位程度的判定。有伴发伤者，可酌情行 MR 或 CT 检查。

2. 治疗

视骨折类型、移位程度酌情选择相应的疗法。

（1）青枝骨折　无移位者以 8 字绷带固定即可，有成角畸形者，复位后仍以 8 字绷带维持对位。

（2）成年人无移位的骨折　以 8 字石膏绷带固定 6~8 周，并注意对石膏的塑形，以防发生移位。

（3）有移位的骨折　均应在局麻下先行手法复位，之后再施以 8 字石膏固定，其操作要领是让患者端坐、双手叉腰挺胸、仰首及双肩后伸。术者立于患者后方，双手持住患者双肩前外侧处（或双肘外侧）朝上后方用力，使其仰伸挺胸。同时用膝前部抵于患者下胸段后方形成支点（图 2-3-2-16A），如此可使骨折获得较理想的复位。在此基础上可用制式 8 字固定带固定（图 2-3-2-16B）或是行 8 字石膏绷带固定（图 2-3-2-17A、图 2-3-2-17B）。为避免腋部血管及神经受压，于绕缠石膏绷带全过程中，助手应在蹲位状态下用双手中、示指呈交叉状置于患者双侧腋窝处。石膏绷带通过助手双手中、示指绕缠，并持续至石膏绷带成形为止（图 2-3-2-17C、D）。在一般情况下，锁骨骨折并不要求完全达到解剖对位，只要不是非常严重的移位，骨折愈合后均可获得良好的功能；对闭合复位失效者可改行开放复位 + 锁骨钛板 + 螺钉内固定术（图 2-3-2-18）。

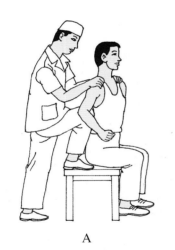
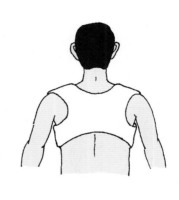

A　　　　　　　　　　　　B

图 2-3-2-16　复位 + 固定示意图（A、B）
A. 锁骨骨折手法复位；B. 制式 8 字固定带固定

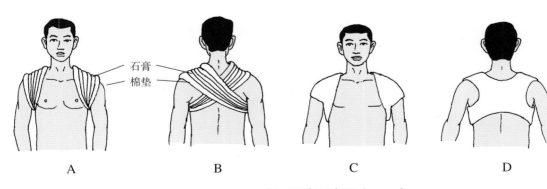

石膏
棉垫

A　　　　　　B　　　　　　C　　　　　　D

图 2-3-2-17　8 字形石膏示意图（A~D）
锁骨骨折复位后 8 字形石膏固定　A.B. 为 8 字形石膏外形；C.D. 为成形后双腋部呈中空状外观

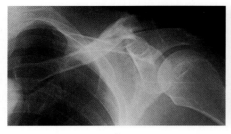
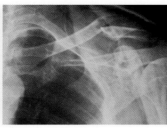
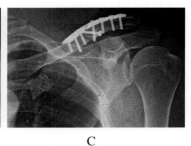

A   B   C

图 2-3-2-18　临床举例（A~C）
18 岁男性左锁骨骨折手术术前 X 线片　A.先行闭合复位＋8 字形石膏固定；
B.C.因复位不理想改为锁骨钛板＋螺钉内固定术

（二）肩锁关节脱位

肩锁关节脱位并非少见，在肩部损伤中占 4%~6% 左右，手法复位后制动较为困难，因此手术率较高。

1. 致伤机制、分型、临床表现及诊断

（1）致伤机制、分型　多系直接暴力所致，少数为间接传导暴力。前者常见于平地跌倒肩部着地（上臂多在内收位），外力沿肩及锁骨向内传导，迫使锁骨向内下方位移，并与第一肋骨相撞击。此时有可能引起锁骨或第一肋骨骨折。也可因受制约于肩锁韧带与喙锁韧带而维持肩部的完整。如出现肩锁韧带扭伤或稍许松弛时，在分类上称为肩锁关节损伤第Ⅰ型。如外力继续增大，会引起肩锁韧带断裂，则称为第Ⅱ型，此时肩锁关节明显不稳，锁骨可出现前后移位，或向上稍许位移。如暴力再继续加剧，则可造成喙锁韧带断裂。此时三角肌及斜方肌多自肩峰及锁骨附着点处撕裂，并构成肩锁关节的完全脱位，称为第Ⅲ型（图 2-3-2-19）。

通过上肢传导间接暴力所致者仅占 10% 左

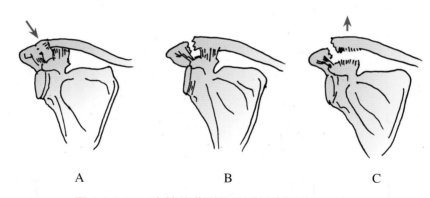

A   B   C

图 2-3-2-19　肩锁关节脱位分型示意图（A~C）
A.Ⅰ型：肩锁关节损伤；B.Ⅱ型：肩锁韧带断裂；C.Ⅲ型：喙锁韧带断裂，肩锁关节完全脱位

右，其机制与前者大致相似。

（2）临床表现

1）疼痛　多局限于肩锁关节局部，尤以肩关节外展及上举时为明显，且伴有压痛。

2）肿胀及畸形　第Ⅰ型者仅有轻度肿胀，Ⅱ、Ⅲ型者则多显示肩锁关节处错位外观，可呈梯形状，锁骨外端高于肩峰端，于肩关节外展位时压迫锁骨则有浮动感。此时局部肿胀亦较明显。

3）活动受限　因疼痛而影响肩关节活动，患者喜采取以健手将患肢肘部上托的保护性姿势，以减少肩部活动。

（3）诊断

1）外伤史　均较明显。

2）临床症状　多局限于肩锁关节局部。

3）X线拍片　Ⅱ、Ⅲ型可于双肩对比摄片上显示肩锁关节脱位征。双上肢持重牵引拍片如见喙锁间隙明显增宽者，则属Ⅲ型。Ⅱ型患者一般不增宽。Ⅰ型患者主要显示软组织肿胀阴影，而肩锁关节间隙多无明显改变。

2. 治疗

以非手术疗法为主，无效者可施开放复位术。

（1）非手术疗法　Ⅰ型者可将患侧上肢悬吊制动 7~14 天，待症状消退后开始功能锻炼。Ⅱ、Ⅲ型者则应先予以局麻下手法复位（图 2-3-2-20），而后采用肩 - 肱 - 胸石膏固定，如图 2-3-2-21 所示。在对石膏塑形时，应尽量通过对肘部向上抬举及使锁骨向下加压的合力，达到维持肩锁关节对位的目的。由于此型损伤复位后难以维持原位，在固定期间如发现松动，应及早更换，以免恢复原位。

（2）手术疗法　对手法复位失败者，复位后无法持续维持对位及陈旧性损伤已失去闭合复位时机者，则需行开放复位及修复性手术。对合并有肩锁关节损伤性关节炎者，应按后节所述处理。现将常用手术方法简介如下。

1）开放复位 + 关节囊修复术　用于初发病例。

2）开放复位 + 内固定术　对关节囊及韧带无法修复的陈旧性损伤，或是修复后关节仍不稳定者，则需开放复位后辅加内固定术。

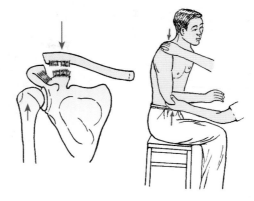

图 2-3-2-20　肩锁关节脱位手法复位示意图

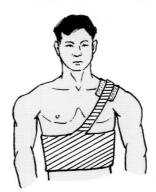

图 2-3-2-21　用肩胸石膏治疗肩锁关节脱位示意图

3）肩锁关节成形术　用于关节面破损欠完整者，已引起创伤性关节炎者亦可酌情选用。

4）肌肉移位性手术　多选用肱二头肌短头腱和喙肱肌，将其自起点处切断后移位缝合至锁骨端处（多采用钛缆或螺钉固定，图 2-3-2-22）。此种手术以陈旧性者更为适合，初发者一般勿需选用。

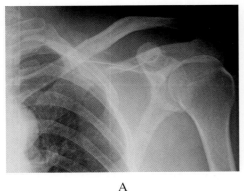
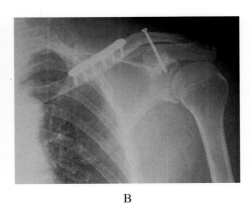

A　　　　　　　　　　　　　　B

图 2-3-2-22　临床举例（A、B）

同时伴有锁骨骨折的肩锁关节不稳者可采用锁骨钛板螺钉 + 锁骨 – 喙突螺钉内固定术

A. 术前 X 线正位片；B. 术后显示锁骨钛板螺钉固定及锁骨 – 喙突螺钉内固定术，复位满意

5）锁骨外侧端切除术　指单纯将锁骨外侧端切除的术式。用于陈旧性病例或伴有严重创伤性关节炎者，切除范围不宜超过 2 cm。但此手术属非生理性术式，术后易引起锁骨外侧端上撬变位，并影响局部功能，为此，非不得已一般不宜选用。手术时应修复肩锁韧带及喙锁韧带，并将三角肌及斜方肌重叠缝合。

6）其他　如关节融合术等，但其疗效评价不一。

3. 预后

视类型、就诊时间的早晚以及治疗方法的选择等不同情况，疗效差别会较大。Ⅰ型患者以及Ⅱ型患者大多较佳，Ⅲ型患者有 10%~15% 的病例会留有局部后遗症，以疼痛及活动受限

较为多见。

（三）胸锁关节脱位

临床上较为少见，因受较强的直接暴力所致，易合并前纵隔脏器受损症状。本病在诊治上属胸外科范围。

三、肱骨上端骨折

（一）肱骨大结节骨折

根据骨折移位情况可分 3 种类型，即无移位型、移位型及伴肩关节脱位型（图 2-3-2-23），少数为单独发生，大多系肩关节前脱位时并发，故对其诊断应从关节脱位角度加以注意。

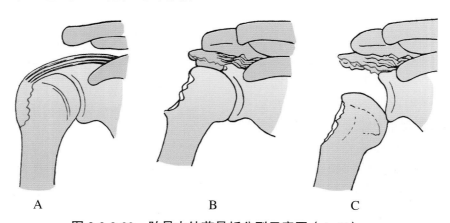

图 2-3-2-23　肱骨大结节骨折分型示意图（A~C）
A. Ⅰ型：无移位型；B. Ⅱ型：有移位型；C. Ⅲ型：伴有肩关节脱位的大结节骨折

1. 致伤机制、临床表现及诊断

（1）致伤机制

1）直接暴力　指平地跌倒肩部着地，或重物直接撞击，或肩关节前脱位时大结节碰击肩峰等所致者。骨折以粉碎型居多，但少有移位者；

2）间接暴力　跌倒时由于上肢处于外展外旋位，致使冈上肌和冈下肌突然收缩，以致大结节被撕脱形成伴有移位之骨折。当暴力较小时，骨折可无明显移位。

（2）临床表现　如伴有肩关节脱位、尚未复位者，则主要表现为肩关节脱位症状与体征，可参看有关章节。已复位或未发生过肩关节脱位者，则主要有以下表现：

1）疼痛　于肩峰下方有痛感及压痛，但无明显传导叩痛；

2）肿胀　由于骨折局部出血及创伤性反应，显示肩峰下方肿胀；

3）活动受限　肩关节活动受限，尤以外展外旋时最为明显。

（3）诊断　主要依据：

1）外伤史；

2）临床表现；

3）X 线平片　可显示骨折线及移位情况。

2. 治疗

视损伤机制及骨折移位情况不同，其治疗方法可酌情掌握。

（1）无移位者　上肢悬吊制动 3~4 周，而后逐渐功能锻炼。

（2）有移位者　先施以手法复位，在局麻下将患肢外展，压迫骨折片还纳至原位，而后在此外展位上用外展架固定之。固定 4 周后，患肢在外展架上功能活动 7~10 天，再拆除外展架让肩关节充分活动。手法复位失败，且骨折片移位明显者，可于臂丛神经麻醉下行开放复位＋内固定术（图 2-3-2-24）。

（3）预后　一般预后良好。

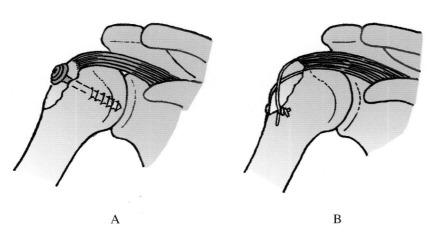

A　　　　　　　　　　B

图 2-3-2-24　肱骨大结节骨折常用内固定方法示意图（A、B）
A.螺钉内固定；B.张力带内固定

（二）肱骨小结节撕脱骨折

除与肩关节脱位及肱骨上端粉碎性骨折伴发外，单独发生者罕见。

1.发生机制、临床表现及诊断

（1）发生机制　由于肩胛下肌突然猛烈收缩牵拉所致，并向喙突下方移位；

（2）临床表现　主要表现为局部疼痛、压痛、肿胀及上肢外旋活动受限等，移位明显者可于喙突下方触及骨折片；

（3）诊断　除外伤史及临床症状外，主要依据 X 线片所见进行诊断。

2.治疗

（1）无移位者　上肢悬吊固定 3~4 周后即开始功能锻炼。

（2）有移位者　将上肢内收、内旋位制动多可自行复位，然后用三角巾及绷带固定 4 周左右。复位失败、且移位严重者，可行开放复位及内固定术。

（3）合并其他骨折及脱位者　将原骨折或脱位复位后，多可随之自行复位。

（三）肱骨头骨折

临床上较为少见，但其治疗甚为复杂。

1.发生机制、临床表现及诊断

（1）发生机制　与肱骨大结节骨折直接暴力所致的发生机制相似，即来自侧方的暴力太猛，可同时引起大结节及肱骨头骨折。或是此暴力未造成大结节骨折，而是继续向内传导以致引起肱骨头骨折。前者骨折多属粉碎状，而后者则以嵌压型多见。

（2）临床表现　因属于关节内骨折，临床症状与前两者略有不同。

1）肿胀　为肩关节弥漫性肿胀，范围较大。主要由于局部创伤反应及骨折端出血积于肩关节腔内所致。嵌入型者则出血少，因而局部肿胀亦轻。

2）疼痛及传导叩痛　除局部疼痛及压痛外，叩击肘部可出现肩部的传导痛。

3）活动受限　其活动范围明显受限，尤以粉碎型者受限更甚。骨折嵌入较多者，骨折端相对较为稳定，受限则较轻。

（3）诊断 依据外伤史、临床症状及 X 线平片多无困难。所摄 X 线片应包括正侧位，以判定骨折端的移位情况。

2. 治疗

视骨折类型及年龄等因素不同对其治疗要求亦有所差异。

（1）嵌入型 无移位者仅以三角巾悬吊固定 4 周左右。有成角移位者应先行复位，青壮年者以固定于外展架上为宜。

（2）粉碎型 手法复位后外展架固定 4~5 周。手法复位失败者可将患肢置于外展位牵引 3~4 周，并及早开始功能活动。亦可行开放复位及内固定术，内固定物切勿突出到关节腔内，以防继发创伤性关节炎（图 2-3-2-25）。开放复位后仍无法维持对位或关节面严重缺损（缺损面积超过 50%）者，可采取人工肱骨头置换术，尤适用于 60 岁以上的老年患者。

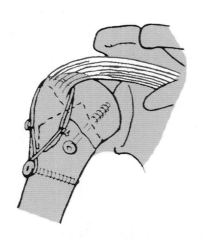

图 2-3-2-25　肱骨头骨折开放复位内固定示意图

（3）游离骨片者 手法复位一般难以还纳，可行开放复位，对难以还纳者，可将其摘除之。

（4）晚期病例 以补救性手术为主，包括关节面修整术，肱二头肌腱的腱沟修整术，关节内游离体摘除术，肩关节成形术及人工关节置换术等。

（四）肱骨上端骨骺分离

骨骺闭合前均可发生，但以 10~14 岁学龄儿童多见，易影响肱骨的发育，应引起重视。

1. 致伤机制、临床表现及诊断

（1）致伤机制 肱骨上端骨骺一般于 18 岁前后闭合，在闭合前该处解剖学结构较为薄弱，可因作用于肩部的直接暴力，或通过肘、手部向上传导的间接暴力而使骨骺分离。外力作用较小时，仅使骨骺线损伤，断端并无移位。作用力大时，则骨骺呈分离状，且常有一个三角形骨片撕下。视骨骺端的错位情况可分为稳定型与不稳定型。前者则指骨骺端无移位或移位程度较轻者。后者指向前成角大于 30°，且前后移位超过横断面 1/4 者，此多见于年龄较大的青少年（图 2-3-2-26）。

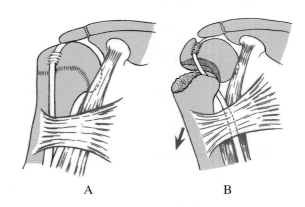

图 2-3-2-26　肱骨上端骨骺示意图（A、B）
A. 正常骨骺；B. 骨骺分离

（2）临床表现 与一般肱骨外科颈骨折相似，仅患者年龄为骨骺发育期，多在 18 岁以下，个别病例可达 20 岁。

（3）诊断 主要根据外伤史、患者年龄、临床症状及 X 线片所见等进行诊断。无移位者则依据于骨骺线处的环状压痛、传导叩痛及软组织肿胀阴影等。

2. 治疗

视骨骺移位及复位情况而酌情灵活掌握。

（1）无移位者 一般悬吊固定 3~4 周即可。

（2）有移位者 先行手法复位。多需在外展、外旋及前屈位状态下将骨骺远折端还纳原位，而后以外展架固定 4~6 周。手法复位失败而骨骺端移位明显（横向移位超过该处直径 1/4 时），且为不稳定型者则需开放复位，而后用损伤较小的克氏针 2~3 根交叉固定（图 2-3-2-27），并辅助上肢外展架固定，术后 3 周拔除。

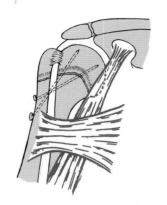

图 2-3-2-27　骨骺分离用克氏针交叉固定示意图

（3）预后　一般良好。错位明显或外伤时骨骺损伤严重者，则有可能出现骨骺发育性畸形，主要表现为上臂缩短（多在 3 cm 以内）及肱骨内翻畸形（图 2-3-2-28），但发育至成人后大多被塑形改造而消逝。

（五）肱骨外科颈骨折

较为多见，占全身骨折的 1% 左右，尤多发于中老年患者，此年龄的患者该处骨质大多较为疏松、脆弱，易因轻微外力而引起骨折。

1.致伤机制、分型、临床表现及诊断

（1）致伤机制、分型　因该处骨质较薄，

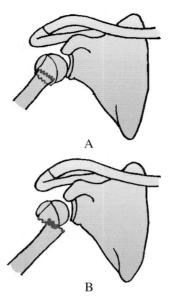

图 2-3-2-29　肱骨外科颈骨折外展型示意图（A、B）

甚易发生骨折。视外伤时机制不同，所造成的骨折类型各异。临床上多将其分为外展型、内收型及粉碎型等。

1）外展型　跌倒时患肢呈外展状着地，由于应力作用于骨质较疏松的外科颈部而引起骨折。骨折远侧端全部、大部或部分骨质嵌插于骨折的近侧端内（图 2-3-2-29）。多伴有骨折端向内成角畸形，临床上最为多见。

2）内收型　指跌倒时上肢在内收位着地所发生的骨折，在日常生活中此种现象较少遇到。

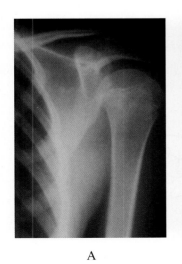
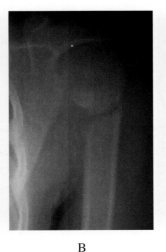
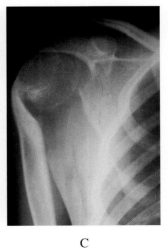

A　　　　　　　　　B　　　　　　　　　C

图 2-3-2-28　临床举例（A~C）

肱骨骨骺分离畸形愈合　A、B.伤时正侧位 X 线片，显示肱骨上端骨折分离；C.未行有效治疗，5 年后呈畸形状愈合

在发生机制上，患者多处于前进状态下跌倒，以致手掌或肘部由开始的外展变成内收状着地，且身体多向患侧倾斜，患侧肩部随之着地。因此，其在手掌及肘部着地，或肩部着地的任何一种外伤机制中发生骨折。此时骨折远端呈内收状，而肱骨近端则呈外展外旋状，以致形成向前、向外的成角畸形（图2-3-2-30）。了解这一特点，将有助于骨折的复位。

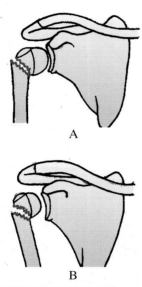

图 2-3-2-30　肱骨外科颈骨折内收型示意图（A、B）

3）粉碎型　更为少见，为外来暴力直接打击所致，其移位方向主要取决于暴力方向及肌肉的牵拉力。此型在治疗上多较复杂，且预后不如前两者佳。

（2）临床表现　与其他肩部骨折大致相似，但其症状多较严重。

1）肿胀　因骨折位于关节外，局部肿胀较为明显，尤以内收型及粉碎型为甚，可有皮下瘀血等；

2）疼痛　外展型者较轻，其余两型多较明显，尤以活动上肢时为甚，同时伴有环状压痛及传导叩痛；

3）活动受限　以后两型为最严重；

4）其他　应注意有无神经血管受压或受刺激症状，错位明显者患肢可出现短缩、成角畸形。

（3）诊断

1）外伤史　多较明确，且好发于老年患者；

2）临床表现　均较明显，易于检查；

3）X线检查　需拍摄正位及侧位片，并以此决定分型及治疗方法的选择。

2. 治疗

（1）外展型　多属稳定性，成角畸形可在固定的同时予以矫正，一般多无需另行复位。可用三角巾悬吊固定4周左右，待骨折端临床愈合后，早期功能活动；或者外展架固定，并在石膏塑形时注意纠正其成角畸形。

（2）内收型　在治疗上多较困难，尤以移位明显的高龄者，常成为临床治疗中的难题。现将本型有关治疗原则分述如下。

1）年迈、体弱及全身情况欠佳者　局麻下手法复位，而后以三角巾制动，或对肩位宽胶布及绷带固定之。此类病例以预防肺部并发症及早期功能活动为主。

2）骨折端移位轻度者　局麻后将患肢外

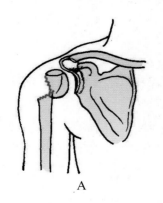
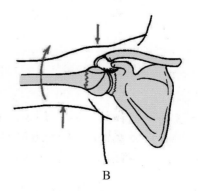

图 2-3-2-31　肱骨外科颈骨折移位明显者，可将远端外旋外展对合示意图（A、B）

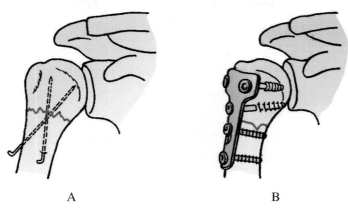

图 2-3-2-32　肱骨外科颈骨折常用内固定示意图（A、B）

A. 克氏针交叉固定；B. 钛板螺钉固定

展、外旋位置于外展架上（外展 60°~90°；前屈 45°），在上肢石膏塑形时或塑形前施以手法复位，主要纠正向外及向前的成角畸形。操作时可让助手稍许牵引患肢，术者一手在骨折端的前上方向后下方加压，另一手掌置于肘后部向前加压，如此多可获得较理想的复位。X 线摄片或透视证实对位满意后，将患肢再固定于外展架上。

3）骨折端移位明显者　将患肢置于上肢螺旋牵引架上，一般多采取鹰嘴骨牵引，或牵引带牵引，在臂丛麻醉或全麻下先行手法复位，即将上肢置于外展、外旋位（图 2-3-2-31），并以上肢过肩石膏固定，其方法与前述相似。X 线摄片证明对位满意后再以外展架固定，并注意石膏塑形。

4）手法复位失败者　可酌情采取以下方法。

① 牵引疗法：即尺骨鹰嘴克氏针牵引，将患肢置于外展 60°~90°，前屈 30°~45°位持续牵引 3~5 d。之后，摄片显示已复位者，可行非手术疗法，以外展架为主，早期予以牵引。复位欠佳者，可再次手法复位及外展架固定。由于此时局部肿胀已消退，复位一般较为容易。对位仍不佳者，则行开放复位 + 内固定术。

② 开放复位 + 内固定术：用于复位不佳的青壮年及对上肢功能要求较高者，可行切开复位及内固定术，一般选用多根克氏针交叉内固定及钛（钢）板螺钉内固定术等（图 2-3-2-31、32）。

操作时尽量不让内固定物进入关节。内固定不确实者应辅加外展架外固定。

③ 肱骨颈粉碎性骨折：由于复位及内固定均较困难，因此宜行牵引疗法。在尺骨鹰嘴克氏针牵引下，肩外展及上臂中立位持续牵引 3~4

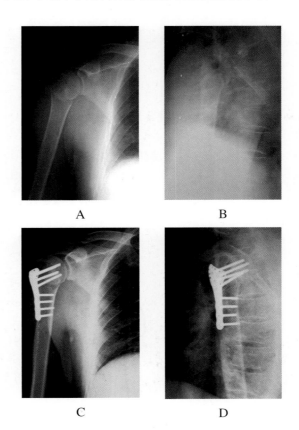

图 2-3-2-33　临床举例（A~D）

男，52 岁，右侧肱骨外科颈骨折　A. B. 术前 X 线正位及穿胸位片；C. D. 术后 X 线正位及穿胸位片

周，而后更换三角巾或外展架固定，并逐渐开始功能活动。牵引重量以 2~3 kg 为宜，切勿过重。在牵引过程中可拍片观察。对身体状态较好者，亦可行开放复位＋内固定术（图 2-3-2-34）。

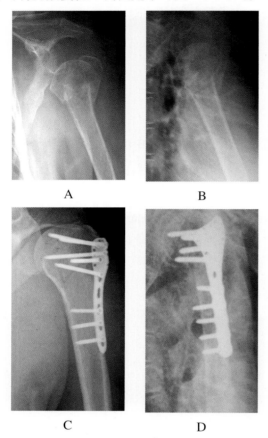

A　　　　B

C　　　　D

图 2-3-2-34　临床举例（A~D）
男性，49 岁，右侧肱骨外科颈粉碎性骨折　A．B．术前 X 线正位及穿胸位片；C．D．术后 X 线正位及穿胸位片

④ 合并大结节撕脱者：在按前述诸法治疗过程中多可自行复位，一般无需特殊处理。不能复位者可行钛缆（钢丝）及螺钉内固定术（图 2-3-2-35）。

⑤ 有畸形愈合陈旧性病例：可采取肱骨上端、外科颈处行截骨术，矫正对位后予以钛板固定，再辅以外展架或肩人字形石膏（图 2-3-2-36）。

3. 预后

一般良好，肩关节大部功能可获恢复。老年粉碎型、有肱骨头缺血坏死及严重移位而又复位不佳者，则预后欠佳。

四、肩关节脱位

肩关节脱位在全身大关节脱位中占 38%~40%，略次于肘关节脱位。多发生在青壮年，男多于女。视脱位后肱骨头所处的部位不同而可分为前脱位、后脱位、上脱位及下脱位，其中 95% 以上为前脱位，其次为后脱位，而上脱位及下脱位则十分罕见。此外尚有并非少见的习惯性脱位，由于初次脱位处理不当所引起。发育性、先天性肩关节脱位则十分罕见。

（一）创伤性肩关节前脱位

1. 致伤机制、解剖特点、分型、临床表现及诊断

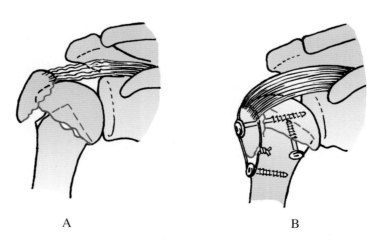

A　　　　　　　　　　B

图 2-3-2-35　伴大结节撕脱治疗示意图（A、B）
肱骨颈骨折合并大结节撕脱者以螺钉或钛缆内固定　A．术前正位片观；B．螺钉＋钛缆内固定后正位片观

（1）致伤机制　主要由于以下三种暴力作用而致。

1）间接暴力　见于患者跌倒时手掌或肘部着地，上肢明显外展及外旋，则肩关节囊的前下方处于紧张状态。如暴力继续下去，则该处囊壁破裂，而使肱骨头在关节囊的前下方脱出到喙突下。此外，当肩关节极度外展外旋位，并突然出现后伸外力作用时，由于肌肉附着点处的牵拉，形成杠杆作用，以致出现肩关节盂下型脱位。脱位后如上肢仍处于外展位，并继续有外力作用，则可使肱骨头抵达锁骨下部，甚至穿至胸腔，此种现象多见于恶性交通事故中。

2）直接暴力　指外力直接从肩关节后方撞击肱骨头处，或肩部外后方着地跌倒等，均可引起肩关节前脱位，但较少见。

3）肌肉拉力　偶可见于破伤风或癫痫发作等情况下。

（2）分型

主要是依据肱骨头所处的解剖位置不同而分为盂下型、喙突下型、锁骨下型（图2-3-2-37）。实际上在复位时，一经牵引，基本上都成为盂下型。合并大结节撕脱者并非少见。

（3）临床表现　凡已形成脱位者，均具有以下特点。

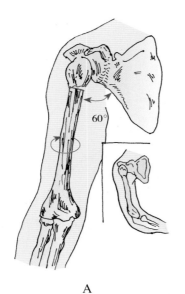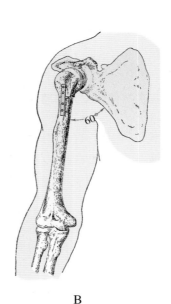

图 2-3-2-36　肱骨上端截骨矫正术示意图（A、B）

A.截骨部位；B.钛板内固定术

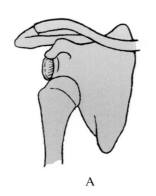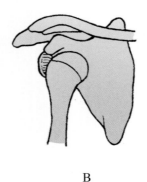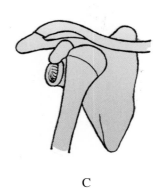

图 2-3-2-37　肩关节前脱位分型示意图（A~C）

A.肩胛盂下脱位；B.喙突下脱位；C.锁骨下脱位

1）脱位的一般症状　包括肢体的被迫体位、关节功能障碍、弹性固定及关节内空虚感等均易于发现。

2）方肩　与健侧对比可明显发现患侧肩部呈方形畸形，此有助于与肱骨外科颈骨折鉴别（图 2-3-2-38）。

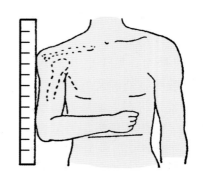

图 2-3-2-39　直尺试验阳性示意图

的特点（图 2-3-2-40）。

5）触及肱骨头　大多数病例均可在肩关节前方、腋下或锁骨下处触及脱位之肱骨头。

（4）诊断　依据外伤史、临床症状与体征，常规拍摄正侧位 X 线片，既可明确诊断，又可

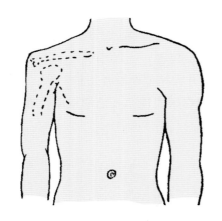

图 2-3-2-38　肩关节前脱位方肩畸形示意图

3）直尺试验　即用一直尺测量肩峰、三角肌顶点及肱骨外上髁，如三者在一条直线上，则为直尺试验阳性，此为肩关节脱位所特有的体征（图 2-3-2-39）。

4）对肩试验（Duga's 征）　即以患手无法触摸到健侧之肩部者为阳性，亦为肩关节脱位

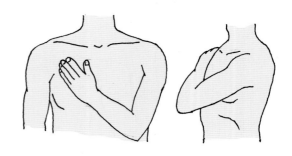

图 2-3-2-40　Duga's 征示意图（A、B）
A. 肩关节前脱位 Duga's 征阳性；B. Duga's 征阴性

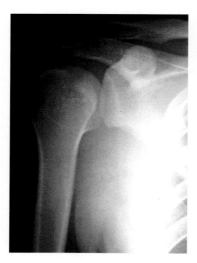

A

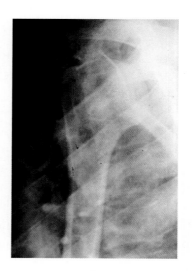

B

图 2-3-2-41　肩关节 X 线正位与穿胸位（A、B）
A. 正位；B. 穿胸位

证明是否伴发骨折或其他损伤。其中侧位片，即穿胸位片，在拍摄时有一定难度，应向放射科明确要求（图2-3-2-41）。此外尚应注意检查有无血管、神经（大多为腋神经）损伤。

2. 治疗

按脱位治疗原则，在无痛下尽早予以复位。如脱位当时并无疼痛，可立即手法复位（笔者有亲身经验）从而减轻局部创伤反应。根据病例的不同情况分述如下。

（1）一般单纯性急诊病例的复位手法　多选用以下几种手法之一。

1）Hippocratic 法（又名足蹬法）　由一人操作。患者麻醉后，术者先用双手持住患者手腕部，顺着上肢弹性固定的方向，利用身体后仰之重量逐渐向远侧端牵引，此时肱骨头滑至腋下处。与此同时，术者将足跟置于腋下，并抵住肱骨头内下方处，在边牵引、边让上肢缓慢内收情况下，使足跟将肱骨头托入盂内。在还纳过程中术者可通过手感发现肱骨头滑入关节内的"振动感"（图2-3-2-42）。

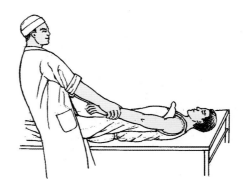

图 2-3-2-42　手牵足蹬复位法（Hippocratic 法）示意图

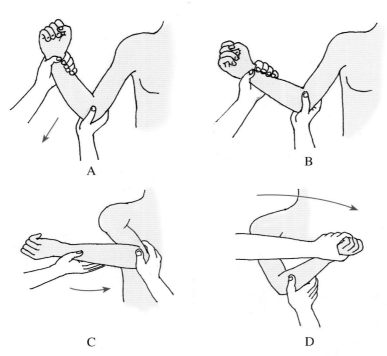

图 2-3-2-43　牵引回旋复位法（Kocher 法）示意图（A~D）
A. 屈肘牵引；B. 外展外旋；C. 内收；D. 内旋还纳

此法适用于青壮年单纯性脱位。合并有大结节撕脱及年迈者不宜选用，以免引起肱骨颈骨折。操作时必须小心，不可用力过猛，足跟一定要蹬在肱骨头内下方，如误将蹬力集中于肱骨颈处，则甚易招致骨折。

2）Kocher 法　此法亦适用于青壮年。操作手法貌似轻柔，实际上由于杠杆力学原理使传递至肱骨头颈部的作用力集中，易使有潜在骨折因素的病例引起肱骨颈骨折，因此对有骨质疏松、大结节撕脱等患者不宜选用。操作要领如下（图2-3-2-43）。

① 屈肘牵引：患者仰卧于手术台上，术者

一手持住肘部，并将其置于 90° 屈曲位状态下持续向上臂远端牵引（另手固定腕部），约数分钟后肱骨头即被牵至盂下部。

② 外展外旋：在持续牵引的同时，术者缓慢地将患肢外旋，并同时外展，以使脱出的肱骨头向关节囊裂口处靠近。

③ 内收：逐渐使上肢在牵引下内收（仍处于外旋位），此时肱骨头的位置同前。

④ 内旋还纳：在前者内收位及牵引状态下，术者通过握持手腕部的手，使患肢逐渐内旋，并使患者的手指达对侧肩部。在此过程中术者可有肱骨头滑入落空感，表明其已复位。同时 Duga's 征及直尺试验立即变为阴性。

本法的优点是简便易行，仅需一人操作，但切忌用力过猛、速度过快的粗暴手法，以免引起肱骨颈骨折。

3）双手托升法　此法简便易行，且十分安全，尤适合于老年及有骨折倾向的病例，但操作需两人合作进行，步骤如下：

① 牵引：助手将患肢轻轻向下方牵引，一般勿需用力，如患者全身情况不佳，亦可不用麻醉。

② 复位：术者立于健侧，双手放到患侧腋下，分别用左右手中指置于肱骨头内下方，并将其轻轻向上方托起；此时助手将患肢稍许内收内旋（仍在牵引下），肱骨头则立即回纳原位（图 2-3-2-44）。

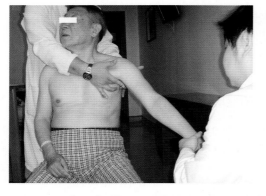

图 2-3-2-44　肩关节脱位，手指抬升肱骨头复位法

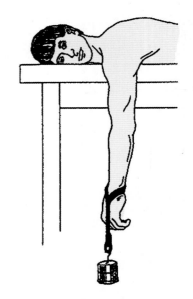

图 2-3-2-45　肩关节前脱位桌缘下垂复位示意图

此法经笔者多年应用，发现十分安全、有效，最适用于年迈及全身情况不佳的患者。

③ 其他复位法：除上述 3 种方法外，尚有其他多种方法，如宽兜带复位法、梯子复位法、桌缘下垂复位法（图 2-3-2-45）等，大多相类似。

无论何种方法复位，复位后除理学检查外，应常规拍摄正位与穿胸位 X 线片，证实已完全复位方可（图 2-3-2-46）。

复位后患肩均需制动，以利于关节囊的愈合，预防骨化性肌炎及习惯性肩脱位的发生。制动方式可视患者具体情况而定，老年及体弱者可选用对肩位绷带或胶布固定法；青壮年，尤其是活动量较大者，则以外展架为佳，石膏塑形时应在关节囊前方加压。有胸肺并发症或心肺疾患者用一般吊带（三角巾）将患肢悬吊亦可。制动时间一般为 3 周。

（2）合并大结节撕脱之脱位复位法　此种病例甚易引起肱骨外科颈骨折，或已经伴有不全性外科颈骨折，在进行复位时不宜选用剪切力较大的足蹬法及 Kocher 法，而以双手托升法最为安全、有效。复位完成后，患肩以外展架制动较为有利，但应注意对关节囊前方的加压塑形，以防肱骨头再滑出。

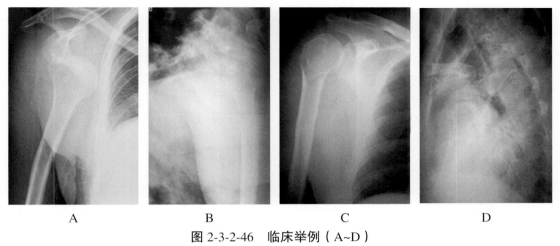

图 2-3-2-46　临床举例（A~D）

肩关节前下脱位（锁骨下型）A.B. 肩关节盂下脱位正位及穿胸位 X 线片；C.D. 手法复位后正位及穿胸位 X 线片

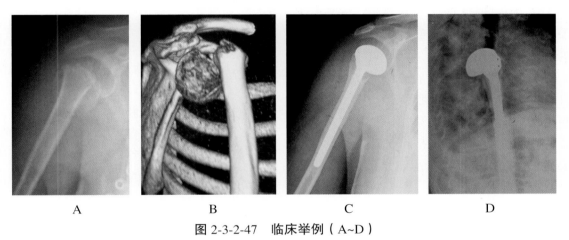

图 2-3-2-47　临床举例（A~D）

女，57 岁，右肩关节前脱位合并外科颈骨折，行开放复位及人工肱骨头置换术　A. 术前 X 线正位片；
B. 术前 CT 三维重建；C.D. 右侧人工肱骨头置换术后 X 线正位及穿胸位片；E. 患者术后右肩功能恢复满意

（3）合并肱骨外科颈骨折的处理　除非有手术禁忌证，一般多需开放复位 + 内固定术。术中除将脱出的肱骨头还纳及对关节囊壁修复缝合外，可视患者具体情况选用骨搭钉、克氏针或钛缆等内固定之。对年迈病例或伴有粉碎性骨折者，亦可用人工肱骨头取代之（图 2-3-2-47）。

（4）合并其他骨折之复位法　在肩关节脱位时，各邻近部位骨骼均可同时出现骨折，其中包括肱骨小结节撕脱、锁骨骨折、肱骨干骨折、喙突骨折、肩峰骨折、肩盂骨折、肱骨头骨折以及肋骨骨折等。遇有此种情况，除开放性骨折患者外，一般仍应按脱位的一般治疗原则，采取闭合手法复位。在肩关节复位的同时，力求兼顾骨折一并复位，至少不应加重骨折的移位程度。在完成肩关节复位后，应再次拍片以判定骨折是否同时达到功能复位标准，如骨折已经复位，则在将肩关节固定时，应兼顾骨折的制动。例如，合并肱骨头骨折者，应选用外展架制动，并注意对上臂石膏的塑形。合并锁骨骨折者则加用 8 字石膏绷带固定。如脱位已还纳而骨折复位不满意时，应针对骨折再行手法复位 1~2 次；仍未达功能对位者，则需手术切开复位，并酌情选择相适应的内固定物。对于肱骨头骨折合并关节内骨块脱落形成嵌顿时，则无需再施以手法复位，应尽早手术摘除或复位后＋螺丝钉内固定术，注意钉尾应埋于软骨下方。

（5）陈旧性肩关节脱位的复位法　凡创伤性脱位超过3周者谓之陈旧性脱位。此时由于原关节盂内已为血肿机化之纤维组织充填，周围肌肉的渗出物继发粘连或瘢痕形成等，而使复位困难。为对其复位亦应采取相应措施。其具体原则及处理方法如下。

1）不超过6周者　仍应先试以手法复位还纳，失败者方考虑施行开放复位。在操作时应按以下顺序进行。

① 松弛周围软组织：利用热敷、按摩，继之采用推拿手法等，将肩部周围软组织（主要是肌肉组织）放松。

② 松解肩关节粘连：在麻醉下，利用缓慢牵引，并从小范围开始，使患侧上肢逐渐前屈、后伸、外展、外旋、内收及内旋等向各个方向活动。如此则有利于将已粘连、但尚未瘢痕化之细小束带松解。在不会引起骨折的情况下，循序渐进地增大活动范围，以求尽可能多地使肱骨头周围的粘连解脱，一般约20~30 min完成。

③ 缓慢复位：在前者基础上，第一助手双手持住患者腕部，缓慢、轻轻地向下牵引；第二助手用中单折叠成10 cm宽的兜带，置于腋下肱骨头之内下方，并轻轻向对侧牵引。然后让第一助手轻轻摇动上肢，术者用双手拇指于肱骨头前方，将其朝关节盂方向推挤，与此同时让第一助手将患肢稍许内收及内旋，此时多可发现肱骨头向盂内滑动的弹跳感，如此则表示脱位之肱骨头已还纳。检查对肩试验及Duga's征阴性后，固定3周。如一次未获成功，可再重复一次，但切勿勉强，以防引起骨折或损伤周围血管神经而产生不良后果。

④ 复位失败者：改用开放复位。

2）6周以上者　因局部多已广泛粘连及瘢痕化，应考虑切开复位。肩关节较浅者，按常用的Kocher切口，翻开三角肌锁骨附着部，即

显露肱骨头及关节囊前壁。清除周围粘连及瘢痕组织后，较易找见裂口，并将肱骨头放归盂内，加强缝合关节囊前壁，以防再脱出。

（6）合并神经血管损伤者　除非已明确有神经血管断裂或严重撕裂伤需立即行探查术外，一般均应先行闭合手法复位，俟后观察症状变化，按周围神经血管伤再作进一步处理。

3. 预后

一般预后均较好。复位后未固定或固定时间少于两周者，易出现再发性脱位。合并局部骨折及肩袖损伤者，部分病例可能残留疼痛及活动受限等症状。年迈及晚期病例亦多影响疗效。

（二）创伤性肩关节后脱位

肩关节后脱位较少见，原因之一是肩关节后方有坚强的肌群保护，难以向后脱出；即便出现后脱位，亦易因后方肌群的张应力而还纳，因而临床上极少见。

1. 致伤机制与诊断

（1）致伤机制　多因以下两种暴力所致。

1）直接暴力　指来自关节囊前方的外力直接作用于肱骨头而引起的后脱位。以房屋倒塌时多见，且多合并肱骨颈骨折。

2）间接暴力　当肩关节呈内旋位手部撑地跌倒时，肱骨头可突向后方，并穿破关节囊后壁而脱出。

（2）诊断　全脱位者易于诊断，半脱位者较为困难。

1）外伤史　注意致伤机制。

2）一般症状　局部疼痛、活动受限，尤以外旋障碍为明显。

3）前方空虚症　从肩关节前方触不到肱骨头。但半脱位者则不明显。

4）肩后部饱满　双肩对比显示患侧后部饱满，且可在肩峰后下方或肩胛冈下方触及肱骨头。

5）X线平片　可拍双肩正侧位对比片，显示肱骨头在肩盂后方，此时在正位片上显示肱骨头影像与肩关节盂影像相重叠（图2-3-2-48）。对半脱位者则需拍穿胸位片或采用CT扫描三维重建判定。

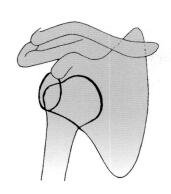

图 2-3-2-48　肩关节后脱位 X 线正位片示意图
肩关节后脱位时正位 X 线示肱骨头影像与
肩关节盂影像呈相重叠状

2.治疗及预后

（1）单纯后脱位　闭合复位即可。助手牵引患肢，并逐渐外旋。术者由后向前推挤肱骨头即获复位，而后将上肢以外展外旋位固定3周。

（2）合并肱骨外科颈骨折　一般多需从后方入路行开放复位，并行关节囊修补＋内固定术（图 2-3-2-49）。年迈者亦可考虑人工肱骨头置换术。术后肩关节制动时间以骨折临床愈合时间为标准，一般为 6 周左右。

（3）陈旧性后脱位　除非伤后时间较短可施以手法复位外，均需开放复位及关节囊修补术。

（4）预后　单纯性者预后良好，合并肱骨外科颈骨折者，需视骨折具体情况及全身状态而定，一般亦多较满意，罕有再发者。

（三）复发性（习惯性）肩关节前脱位

首次脱位复位后再次发生者，称之为复发性肩脱位。多次脱位后，甚至可在无明显外力下也引起脱位，此种病例称之习惯性脱位。

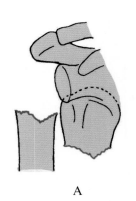
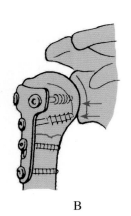

A　　　　　　　　　　B
图 2-3-2-49　开放复位＋内固定示意图（A、B）
肩关节后脱位合并外科颈骨折行关节囊修补＋内固定术　A.术前；B.术后

1.致伤机制与诊断

（1）致伤机制　造成复发性脱位的主要因素有以下 4 个方面。

1）复位后未固定　肩关节脱位复位后如关节未被固定或固定时间较短，则由于受损的囊壁，尤其是破裂处未能获得一期愈合而成为薄弱环节，此时易因一般外伤或肩关节活动过度而再次被撕裂，并出现脱位。破裂处甚易变得松弛或愈合不良，从而构成习惯性脱位的病理解剖学基础。

2）盂唇损伤　又称为 Bankart 损伤，即肩关节在脱位时将关节盂唇边缘骨质撕脱，以致失去对肱骨头的阻挡作用。

3）肱骨头缺损　可因外伤当时或脱位后肱骨头的外后方与肩盂前方骨质嵌压受损所致，后者亦可称为 Hill-Sachs 损伤。

4）重复暴力　因某些职业特点或患者患有癫痫疾患等，以致每次复位后，可再次出现同样暴力，这是造成关节囊难以痊愈的病理因素。

（2）诊断

1）病史　有再次或多次脱位病史，但其中至少一次为 X 线平片所证实。

2）体征　肩关节前方可有轻度压痛，患者惧怕外展外旋动作。

3）X线平片　常规正位、侧位及外展内旋（60°）位拍片，如发现有骨质异常，则可提供相应的诊断依据。

2.治疗

再次脱位者可施以非手术疗法，并强调复位后制动4周以上。多次发作者，则应酌情考虑手术疗法。有关手术方法较多，其中以Bankart及Nicola两种术式较佳。根据笔者多年临床经验，此两种术式术后少有再发者。单纯的关节囊重叠缝合术仅适用于年龄较大及活动量不多的女性患者。现将有关术式介绍如下：

（1）Bankart术式　该术式疗效佳，再发率低，但操作困难，实际上如能掌握要领，并不难完成。其手术操作步骤如下。

1）切口　以肩部"7"字形切口为佳（图2-3-2-50）。一般多从肩锁关节前下方开始作弧形或7字形切口，长约12~16 mm，显露三角肌和胸大肌。

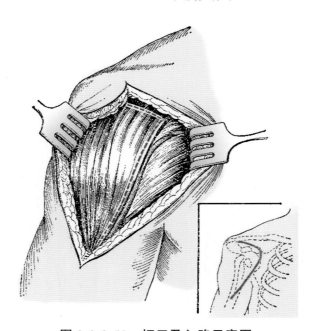

图 2-3-2-50　切口及入路示意图

2）暴露肩关节囊　沿三角肌与胸大肌的间隙将两肌分开，切断附着于锁骨部分的三角肌，向外侧翻开，再向内牵开胸大肌，显露附着于喙突的喙肱肌腱、肱二头肌的短头腱和经过结节间沟的肱二头肌的长头腱；靠近喙突切断肱二头肌短头腱和喙肱肌腱，向下翻开（注意不可用力牵拉，以免损伤血管、神经），显露附着于肱骨小结节的肩胛下肌；再使上臂外旋，靠近小结节处切断肩胛下肌，显露关节囊前面，注意不要损伤旋肱前动脉（图2-3-2-51~53）。肱二头肌短头肌腱如妨碍操作亦可将其切断，术毕再缝合。

3）切开关节囊，暴露关节盂及肱骨头　在距盂唇0.8 cm处纵向切开关节囊，即显露关节盂及肱骨头。如有纤维粘连物等可一并切断之（图2-3-2-54）。

4）唇缘钻孔　如为新鲜肩关节脱位，清除关节内积血，在牵引肱骨的情况下，外旋肱骨，用骨膜剥离器插入关节盂与肱骨头之间，将肱骨头向外上方轻轻撬动，使之复位。复位后，要注意检查冈上及冈下肌腱有无损伤，如有断裂，应予修复。之后，对需唇缘需钻孔之病例，可用手巾钳（用一种头尖、钩粗的小型号最为理想），在盂唇边缘3~4 mm处钻3~4个小孔。

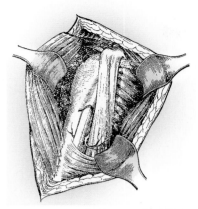

图 2-3-2-51　自胸大肌与三角肌间隙进入深部
示意图

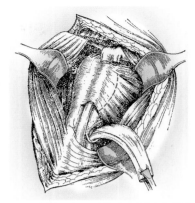

图 2-3-2-52　切断肱二头肌短头及喙肱肌腱，翻
开示意图

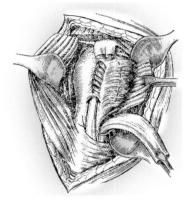

图 2-3-2-53　切断肩胛下肌显露关节囊示意图

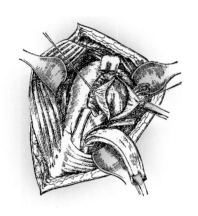

图 2-3-2-54　切开关节囊示意图
在关节前侧距小结节约 2 cm 处，
弧形切开关节囊，显露肱骨头

操作时切勿急躁，钳头对挟时不宜用力过猛，应逐渐加压，使钻孔顺利进行，之后可用小蚊氏弯钳或短粗针贯穿，如此重复数次，以扩大孔眼内径（图 2-3-2-55）。

5）重叠缝合　用短粗针、10 号线，于内侧囊壁深部，将内侧关节壁切开后，缝合固定至盂唇缘之骨孔上（先不打结，俟全部缝完后再一并结扎）。之后再将关节囊内侧切开缘重叠缝合至外侧关节囊囊壁上，使关节囊前壁获得双重加强。再将切开诸层肌组依序缝归原位，闭合切口。具体操作如下：对肩关节陈旧性脱位，应先轻轻分离肩胛下肌、胸大肌和肱骨上端周围的粘连组织，清除关节囊内的瘢痕组织和游骨离片。复位后试行关节活动，观察关节复位

后是否稳定。由于陈旧性脱位的关节囊常已挛缩，关节复位后的稳定性也较差，应先将关节囊重叠缝合（即先将肱骨小结节侧的关节囊缝合于内侧关节唇，再把内侧关节囊重叠缝合），然后将肩胛下肌重叠缝合，增强复位后关节囊前壁的稳定性，以防脱位复发，或形成习惯性关节脱位。如果关节复位后不稳定，可以暂用两根克氏针，经肱骨大结节贯穿肱骨头和关节盂进行固定，以防再脱位。克氏针应在皮肤外 0.5 cm 处。然后逐层缝合切口。术后用外展架将肩关节固定于外展 60°，前屈 30°～45° 的功能位。术后 3 周拆除外展架，如用克氏针固定，也应将其拔除，并开始肩关节活动，同时进行理疗，以辅助功能恢复（图 2-3-2-56、57）。

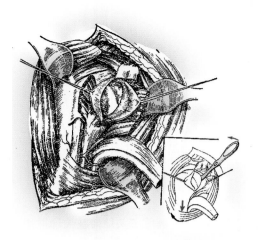

图 2-3-2-55　显露唇缘示意图

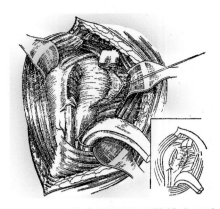

图 2-3-2-56　将肩胛下肌重叠缝合示意图

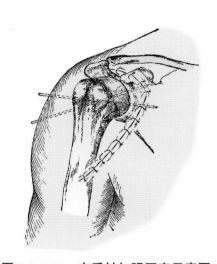

图 2-3-2-57　克氏针加强固定示意图

6）术后　按常规处理，并辅以外固定制动4~5周。

（2）Nicola 术式　此种术式较为简便，易于操作，如能熟练掌握，疗效亦佳，罕有再发者。但如术者经验不足，则可能影响后果。其操作步骤及要点如下。

1）切口及显露关节囊　与前法相似（图2-3-2-58）。

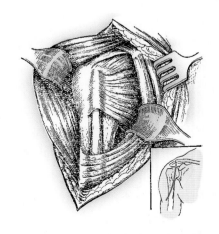

图 2-3-2-58　Nicola 术式入路示意图

切口及显露肱骨大小结节、肱二头肌长头腱和肩胛下肌

2）定位及切断肱二头肌长头　先根据肱骨头外下方大小结节确定结节间沟，再确认肱二头肌肌长头腱，于间沟下缘 2~3 cm 处切断，并用黑丝线标记备用。

3）建立隧道　自关节囊下方切开沿肌腱走行的肩关节囊前壁显露肱骨头后，于肱骨头外前方至结节间沟下缘，钻一直径 0.5 cm 左右的骨性隧道，并使其周壁光滑；具体操作如下：将喙肱韧带在靠近大结节处切断、分离。再将肱二头肌长头腱在肱骨大、小结节下方切断，远端向下牵拉。提起肱二头肌长头腱近侧端，并沿它的走向切开关节囊，直到找出肱二头肌长头腱近端附着点。将喙肱韧带缝合在肱二头肌长头腱近侧端的外面，加强其牢固程度，以免后来磨损或撕裂。二头肌长头腱的两断端，各用粗丝线做双重的腱内"8"字形缝合，从腱的断面引出丝线备用。然后将肱骨略内收，用骨钻从肱骨结节间沟的大、小结节下方对准肱二头肌长腱近侧端附着点钻一骨孔（图 2-3-2-59）。

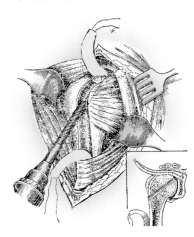

图 2-3-2-59　建立隧道示意图

4）导入二头肌腱缝合　用有孔探针通过骨孔，将二头肌长头腱近端和包绕它的喙肱韧带，以粗丝线或钢丝引导器，使其潜形穿过隧道，再将肱二头肌长头腱的远、近两断端缝合在一起，两者重叠 0.5~0.8 cm，以 8 字形缝合；再缝合关节囊。然后逐层缝合肌肉、皮下组织和皮肤切口。用上肢外展架将患肢固定在功能位置（图 2-3-2-60、61）。

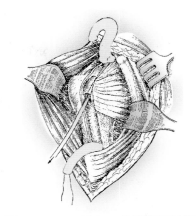

图 2-3-2-60　导入二头肌腱示意图

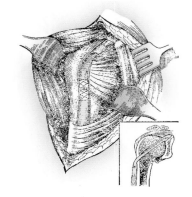

图 2-3-2-61　缝合二头肌腱示意图

5）缝合关节囊　对切开的关节囊重叠 0.5~1.0 cm 缝合之。再依序缝合切开的诸层。

6）术后　同前。

（3）关节囊重叠法　又名 Putti-Platt 手术，其原理是对关节囊作重叠紧缩的同时，利用肩胛下肌加强肩关节囊前壁。其要点如下（图 2-3-2-62）。

1）切口及显露关节囊　同前。

2）游离并切断肩胛下肌　首先将肩胛下肌附着部进行游离，而后在其肩部止点 2.5 cm 处横形切断，并同时显露关节囊破裂处。

3）加强前壁　将肩胛下肌外侧头重叠缝合、固定于肩胛颈前方之深部关节囊壁上，以使其紧缩及加强，后再将肩胛下肌内侧头重叠缝合至肱骨小结节处，以达双重加强前壁的目的。

4）闭合切口　依序缝合切开的诸层。

5）术后　以将患肢置于内旋位制动为佳。

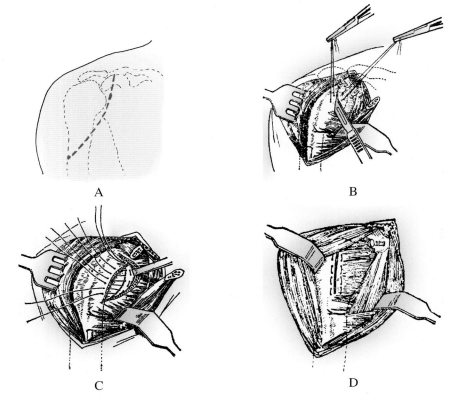

图 2-3-2-62　肩关节脱位 Putti-Platt 手术示意图（A~D）
A. 切口；B. 离断喙突后，切断肩胛下肌；
C. 将肩胛下肌外侧瓣缝合于肩关节前缘盂唇上；D. 肩胛下肌内侧瓣重叠缝合于肱骨大结节

本手术疗效虽不及前面两种术式，但简便易行，对一般女性及活动量不大的患者较为合适。

（4）其他术式　视各家医院习惯及病情不同，肩关节修补性手术尚有多种，包括肩胛下肌止点移位重叠缝合固定术（Putti-Plant 手术）、关节盂骨阻挡术、喙突延长术、Bristow 术及其他各种设计，但一般以前 3 种术式疗效稳定可靠。

（四）复发性肩关节后脱位

后脱位较少见，诊断标准与初发者基本一致，主要依据病史及 X 线阳性所见加以诊断。治疗多需手术，方法与前者恰巧相反，例如，反 Bankart 手术、反 Putti-Platt 手术、肩关节后盂唇骨阻滞术等。

（五）其他类型肩关节脱位

1. 肩关节下脱位

为罕见的一种脱位，即当患者将上肢过度外展上举时突然遭受暴力，肱骨颈与肩峰相顶撞，并促使后者成为支点，以致肱骨头自关节囊下方穿出，或是被锁于盂窝下。此时上臂被固定于上举位置。由于这一特殊体位，加之肩关节脱位的一般症状及 X 线片所见，故易于诊断。复位时应在麻醉下术者先顺上肢被动固定方向缓慢牵引，并以双手中指在从腋窝向上推挤肱骨头的同时，将上臂逐渐内收，即可顺利复位。复位后予以对肩位固定。复位失败或合并腋部神经血管症状者，则应酌情行开放复位，预后一般均好。有合并伤者，视具体伤情而定。

2. 肩关节上方脱位

多在仰卧位时（上臂内收、略有前伸），于肘部突然遭受强烈暴力致使肱骨头向上脱位，此时多伴有肩锁关节、锁骨、喙突以及周围软组织包括肩袖等损伤。临床上出现上臂成内收位、变短，并可在肩部触及肱骨头，故诊断一般多无困难。X 线平片（上胸片为佳）可显示其损伤全貌。对其治疗与前者相似，唯手法施展方向相反。合并骨折者应一并处理，必要时酌情手术治疗。预后一般较好。

（斯清庆　梁志民）

第三节　肱骨干骨折及肘部损伤

一、肱骨干骨折的概述、发生机制、分型、诊断及治疗概况

（一）概述

【解剖特点】

其上方为圆柱状，中段以下则近似三角形，近髁上部又呈扁形。于肱骨中上 1/3、三角肌附着点以下，为桡神经沟部位，有桡神经和肱深动脉绕过该沟向下走行（图 2-3-3-1）。

肱骨干骨折时骨折端移位有关的肌群主要有胸大肌、三角肌、肱二头肌、肱三头肌、背阔肌、大圆肌和喙肱肌等。因此，在主要肌群附着点之上或之下的骨折，其移位方向可以截然不同，此对手技复位的成败至关重要。

肱骨干的解剖范围指肱骨外科颈远端 1 cm 以下，相当于胸大肌起点上方，下端至肱骨髁部上方 2 cm 以上的骨干。

（二）致伤机制

主要由以下 3 种暴力所致。

1. 直接暴力

常发生于交通及工矿（伤）事故。由外来暴力直接作用于肱骨干局部，包括重物撞击、压砸等，以致在受力处常见有一个三角形骨块（底部在受力侧，尖部在对应处）。在战争情况下则以火器伤所致的开放性骨折为多见。此时，骨折多呈粉碎状。

2. 间接暴力

跌倒时因手掌或肘部着地所致。由于身体多伴有旋转或因附着肌肉的不对称收缩，骨折线多呈螺旋形或斜形。多系生活伤，以家庭、学校为多发场所。

3. 旋转暴力

主因肌肉收缩所致，故又称为肌肉收缩暴

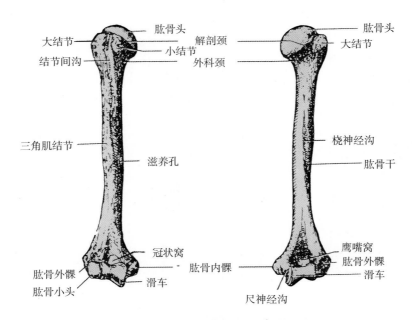

图 2-3-3-1　肱骨解剖示意图

力，以军事或体育训练的投掷骨折及掰手腕所引起的骨折最为典型。常发于肱骨干的中、下1/3处，其主要由于肌肉突然收缩，引起肱骨轴向受力，因此其骨折线多呈螺旋形，并伴有程度不同的移位。

（三）骨折断端的移位

除取决于暴力方向及骨骼本身的重力外，肌肉的收缩更具有直接关系。因此，在骨折复位时必须全面了解，并注意有无桡神经损伤。

1. 骨折线位于三角肌附着点以上

近端受胸大肌、背阔肌及大圆肌之作用而向内移位，呈内收状。远端则因三角肌收缩而向外上方移位，同时受纵向肌群作用而出现短缩的情况（图 2-3-3-2）。

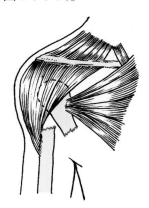

图 2-3-3-2　骨折线位于三角肌附着点以上时骨折端移位示意图

2. 骨折线位于三角肌附着点以下

骨折近端受三角肌及喙肱肌的作用而向前、向外移位，远端因纵向肌群作用而产生向上的移位（图 2-3-3-3）。

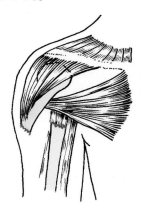

图 2-3-3-3　骨折线位于三角肌附着点以下时骨折端移位示意图

3. 骨折线位于肱骨干下 1/3

两端肌肉拉力基本平衡，其移位方向及程度主要取决于外力方向、强度、肢体所处位置及骨骼的重力等，但受上臂纵向肌群收缩作用，一般均有短缩移位（图 2-3-3-4）。此处骨折最易合并桡神经损伤，尤其是投掷骨折者，或在复位时牵引时间和力度不够，桡神经更易被嵌夹于骨折断端之间，但真正完全断裂者十分少见。

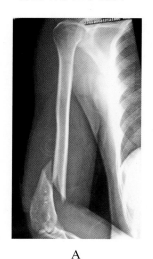
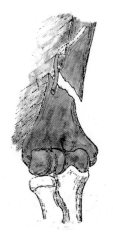
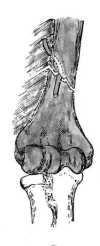

A　　　　　　　　B　　　　　　　　C

图 2-3-3-4　下 1/3 骨折易伤及桡神经（A~C）

A. 肱骨下 1/3 骨折 X 线侧位片观，其主要产生纵向短缩移位，并易引起桡神经嵌压致伤；B.C. 示意图

以上是典型移位情况，但大型机器损伤所引起的碾轧伤，由于肌肉组织的毁灭、断裂，其骨折端移位多不典型，甚至可无移位。

（四）分类及分型

视分类要求不同，可有多种分类及分型。

1. 按骨折部位分类

一般分为肱骨干上 1/3 骨折，中、上 1/3 骨折，中 1/3 骨折，中、下 1/3 骨折及下 1/3 骨折 5 种。

2. 按骨折部位是否与外界交通

可分为开放性骨折及闭合性骨折两大类。

3. 按骨折线状态

一般分为横形、斜形、螺旋形及粉碎型 4 种。

4. Müller 分类

一般将其分为以下几类（图 2-3-3-5）：

（1）简单骨折　包括螺旋形、斜形和横形 3 种亚型；

（2）楔形骨折　亦包括螺旋楔形骨折、斜形楔形骨折和横形、碎裂楔形骨折 3 种亚型；

（3）复杂骨折　又分螺旋粉碎骨折、多段骨折及不规则骨折 3 种。

此种分类便于钛板内固定的选择，但从疗效来看，选择髓内钉对肱骨干骨折更为适用。

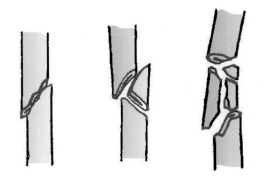

图 2-3-3-5　肱骨干骨折 Müller 分类示意图（A~C）
A. 斜形；B. 楔形；C. 粉碎形

（五）诊断

肱骨干骨折诊断一般均无困难，主要依据两方面。

1. 外伤史

均较明确。

2. 临床表现

（1）疼痛　表现为局部疼痛、环状压痛及传导叩痛等，一般均较明显。

（2）肿胀　完全骨折，尤以粉碎型者局部出血可多达 2000 mL 以上，加之创伤性反应，局部肿胀明显。

（3）畸形　创伤后，患者多先发现上臂出现成角及短缩畸形，除不完全骨折外，一般多较明显。

（4）异常活动　亦于伤后立即出现，患者可听到骨摩擦音。就诊检查时无需重复检查，以避免增加患者痛苦。

（5）功能受限　较明显，且患者多采取用健手扶托患肢的被迫体位。

（6）并发伤　骨折线多波及桡神经沟。桡神经干紧贴骨面走行，甚易被挤压或刺伤；周围血管亦有可能被损伤，因此在临床检查及诊断时务必对肢体远端的感觉、运动及桡动脉搏动等加以检查，并与对侧对比观察。凡有此合并症时，应在诊断时注明。

3. 影像学检查

正侧位 X 线平片即可明确显示骨折的确切部位及骨折特点，必要时可行 CT 或 CTM 扫描检查。

（六）治疗

视骨折部位、类型及患者全身具体情况等不同，可酌情灵活掌握。

1. 青枝骨折及不完全骨折

仅用上肢石膏托或中医夹板 + 三角巾或充气性夹板固定即可。

2. 一般移位的骨折

指小于 30° 成角、不超过横断面 1/3 的侧向移位及斜形或螺旋形骨折、短缩移位在 2 cm 以内者，可按以下程序处理。

（1）复位　局麻或臂丛神经麻醉下，采取徒手操作即可，无需特殊设备或骨牵引。

（2）固定　以上肢悬垂石膏固定为方便、易行（图 2-3-3-6）。固定 5 d 左右，当石膏松动时，可更换石膏，而后持续 4~6 周后酌情拆除。在基层单位，包括地震现场等，也可采取夹板＋悬吊的方式（图 2-3-3-7）。

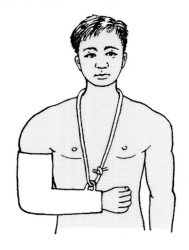

图 2-3-3-6　悬垂石膏示意图

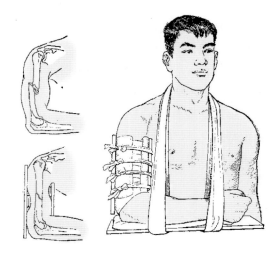

图 2-3-3-7　夹板悬吊固定示意图

（3）功能锻炼　在石膏固定期间即开始作肩及手部的功能活动，拆除石膏后应加强肘部功能锻炼，以防僵硬。

3.明显移位的骨折

指骨折端移位程度超过前者，骨折大多发生在肱骨中、上 1/3 者。可酌情选择以下疗法。

（1）鹰嘴牵引＋外固定　对移位明显的年迈者，可通过鹰嘴克氏针，患肢在 0°外展位持续骨牵引，使骨折端达到复位。如此持续 2~3 周，俟局部较为稳定后再更换上肢悬吊石膏固

定，并开始肩、手部早期功能活动。

（2）手技复位＋外展架固定　对青壮年，尤其骨折线位于三角肌附着点以下者，可利用上肢螺旋牵引架及尺骨鹰嘴骨牵引施以手法复位，并以上肢石膏加压塑形，经 X 线检查复位满意后行上肢外展架固定。4~5 周后酌情拆除上肢石膏，先在外展架上活动，1~2 周后再拆除外展架。复位失败者，可行开放复位＋内固定术，术后亦可在外展架上持续牵引。

（3）骨外固定架复位及固定　多用于开放性骨折伴有明显移位者，可于清创术后采用 Hoffmann 架或其他形式外固定架进行复位及固定。在穿针时应避开神经及血管，一般多在上臂的前外侧处进针，以免误伤。

（4）切开复位＋内固定　对闭合复位失败者，原则上均应考虑切开复位及内固定术，尤其是年龄较轻及伴有桡神经受压症状需作神经探查术者。复位后可视骨折端的形态、部位及术者的习惯等不同来选用相应的内固定物。一般以 V 形钉及 Ender 钉等髓内固定方式为多选（不宜用钛板类固定，既不利于骨折愈合，又易造成桡神经受压）。

二、肱骨干骨折的手术疗法

（一）手术适应证与术前准备

1.病例选择

（1）手术复位失败的肱骨干骨折；

（2）有桡神经损伤需行手术探查者；

（3）开放性损伤，因骨折端刺伤、创口较为干净、无明显污染者。

2.术前准备，麻醉与体位

（1）术前准备　除一般准备外，主要是根据肱骨髓腔之粗细选择及准备相应规格的髓内钉或其他内固定物；

（2）麻醉　臂丛神经麻醉较为多见，亦可选用全麻；

（3）体位　仰卧位，将患肢置于胸前即可。

（二）手术步骤

1. 切口与显露

（1）切口　一般以骨折部位为中心作上臂前外侧切口，长度 6~8 cm；

（2）显露骨折端　沿肱二头肌与肱肌间隙纵形分开，即可显露骨折断端（图 2-3-3-8、9），保护桡神经干，清除局部凝血块及嵌压坏之死软组织，将骨折复位（或试复位）。

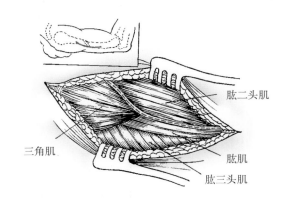

图 2-3-3-8　肱骨干骨折开放复位切口及入路示意图

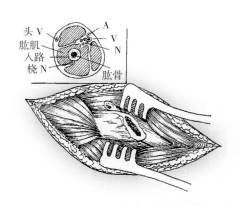

图 2-3-3-9　同前，暴露骨折断端示意图

2. 内固定术材料的选择与应用

酌情选用相应之内固定物。

（1）一般髓内钉　多选用钛质 V 形钉或 Ender 钉，其操作步骤如下。

1）肩部切口　将上臂内收内旋，在肩峰下缘肱骨大结节部的皮肤上作一纵形小切口，分开三角肌，显露大结节，并在大结节部凿一小骨孔（图 2-3-3-10）。

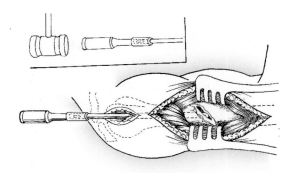

图 2-3-3-10　从肩峰切口沿大结节部骨孔插（打）入髓内钉示意图

2）打入髓内钉　将选好的髓内钉沿肱骨干的纵轴方向，从骨孔打入近侧骨折端，使露出骨折端外的钉尖不超过 0.5 cm，以利复位。

3）将髓内钉穿过骨折端并固定　在前者基础上，用手法或用持骨器使骨折端准确对位，继续将髓内钉逐渐打入远侧骨折端内，直到仅有钉眼部分露在骨孔外为止。髓内钉固定后必须使骨折端紧密接触，以利愈合（图 2-3-3-11），但钉尾切勿在关节处外露，否则术后患者不仅活动受限，且有剧痛（图 2-3-3-12）。

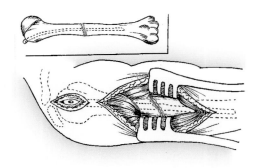

图 2-3-3-11　髓内钉插入到位示意图

（2）交锁髓内钉　可按前法相似操作，但闭合操作法则要求在 C- 臂 X 线机透视下，直接从肩峰切口，通过大结节插入。目前所用为 R-T 型肱骨髓内钉，其直径为 7~9 mm，近端直径为 9 mm；其中 7 mm 直径为实心髓内钉，另两种为空心髓内钉。髓内钉的近端和远端均使用 4 mm 全螺纹自攻型螺钉交锁。要求螺钉穿透对侧皮质，以防止髓内钉旋转。此外，R-T 肱骨交锁髓内钉配有一独特的近端交锁螺钉导向器

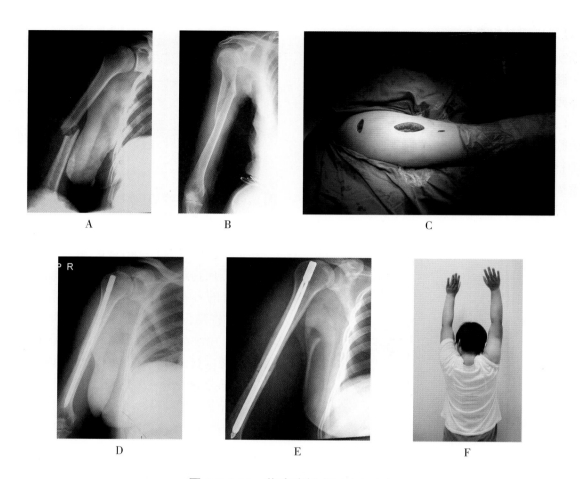

图 2-3-3-12　临床病例 例 1（A~F）
A. B. 伤后 X 线正位及斜位片；C. 切口；D. E. 术后正斜位 X 线片；F. 术后半年功能恢复满意

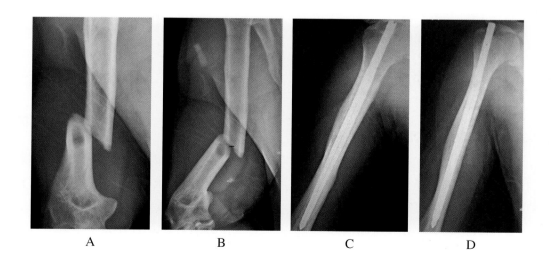

图 2-3-3-13　临床举例 例 2（A~D）
肱骨髓内钉固定钉尾过长，影响外展功能　A. B. 术前正侧位 X 线片；
C. D. 术后显示肩关节内有钉尾残留，正位 X 线片上更为明显，且已触及肩峰，外展明显受限。

（近端瞄准器及引导器），使近端交锁螺钉能够准确锁定髓内钉。由于具备以上设计特点，R-T肱骨髓内钉可适用于肱骨干横型或粉碎型骨折、骨不连及病理性骨折。

（3）髓内钉规格的选择　根据患者健侧肱骨正侧位摄片，选择相应直径和长度的髓内钉。

（4）插入髓内钉　以大结节顶部内侧为髓内钉插入口，将曲柄锥准确插入至肱骨外科颈内（图2-3-3-14），并经透视定位证实。

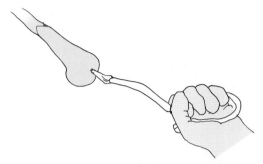

图 2-3-3-14　肱骨髓内钉近端插入口示意图

1）导针的插入　拔出曲柄锥，插入 2.0 mm 直径球型髓腔锉导针，使导针通过骨折近、远端髓腔直至鹰嘴窝上 1~2 cm，经透视证实导针位于肱骨髓腔内。

2）扩髓　沿导针插入球型髓腔锉，其直径为 6~11 mm。首先采用 6 mm 直径球型髓腔锉开始扩髓，每次递增 0.5 mm 直径，直至理想直径（图 2-3-3-15A），即大于所选髓内钉直径 0.5~1 mm，切忌将大于髓腔锉直径的髓内钉插入髓腔内。

3）髓内钉插入　将近端瞄准器及引导器连接于髓内钉近端，在引导器近端套入髓内钉敲打器。沿导针缓慢插入 8 mm 或 9 mm 直径髓内钉（7 mm 直径髓内钉系实心髓内钉，需拔出导针后方可插入）。术中应注意保持髓内钉近端弧朝向外侧，髓内钉远端位于鹰嘴窝上方 1.5~2 cm，髓内钉近端置于大结节皮质下 0.5 mm（图 2-3-3-15B）。

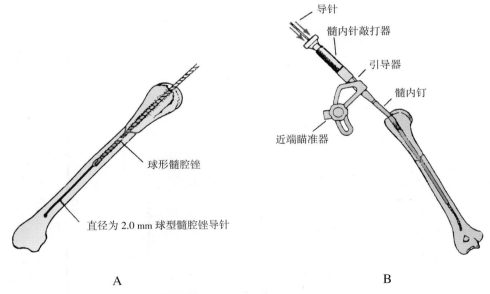

A　　　　　　　　　　　　B

图 2-3-3-15　肱骨髓腔扩髓及髓内钉插入示意图（A、B）

A. 扩髓；B. 插入髓内钉

4）近端交锁　髓内钉近端椭圆形槽孔成内外方向，通常使用 4.0 mm 直径自攻型交锁螺钉，2.7 mm 直径钻头，8 mm 直径钻头套筒，钻头经近端瞄准器及椭圆形槽孔穿透至对侧皮质，

可在 20° 角度范围内调整钻头方向，沿钻孔攻入交锁螺钉（图 2-3-3-16）。

5）远端交锁　髓内钉远端椭圆形槽孔成前后方向，需在透视下寻找髓内钉远端椭圆形

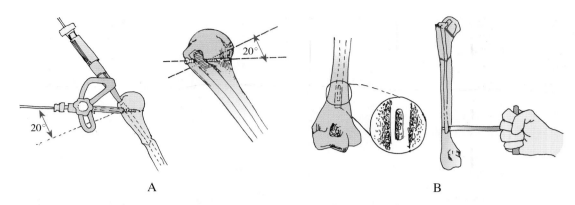

图 2-3-3-16　肱骨髓内钉近端与远端交锁示意图（A、B）
A. 近端进钉；B. 远端交锁

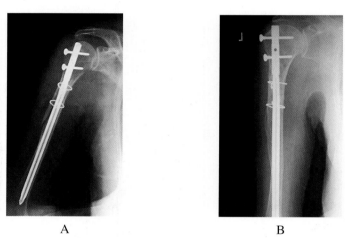

图 2-3-3-17　肱骨膨胀钉技术示意图
A. 术后 X 线正位片；B. 4 个月后患处已愈合

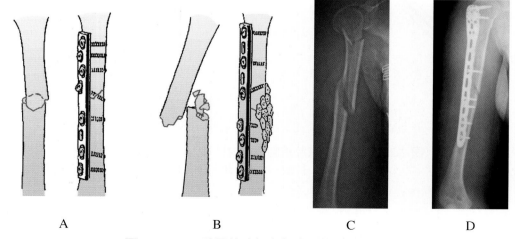

图 2-3-3-18　肱骨钛（钢）板内固定术（A~D）
A.B. 示意图：A. 横形骨折；B. 粉碎性骨折；C.D. 临床举例：C. 肱骨外科颈及肱骨中上 1/3 螺旋型骨折，术前正位 X 线片；
D. 术后正位 X 线片

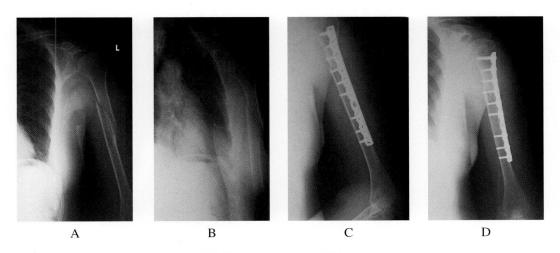

图 2-3-3-19　肱骨干螺旋型骨折钛板螺钉固定术（A~D）
A.B. 术前 X 线正侧位片；C.D. 术后 X 线正侧位片

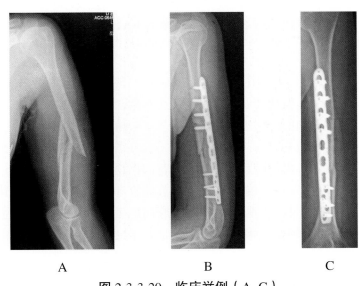

图 2-3-3-20　临床举例（A~C）
女性，66 岁，肱骨干中段粉碎性骨折钛板螺钉固定　A. 术前 X 线正位片；B.C. 钛板螺钉固定后正侧位 X 线片

槽孔，使用 2.7 mm 钻头经远端椭圆形槽孔穿透至对侧皮质，沿钻孔攻入交锁螺钉（见图 2-3-3-17、18）。

（5）钛（钢）板　在钛板放置位置选择上一定要避开桡神经及掌侧的神经血管，一般多置于肱骨的背侧面（图 2-3-3-19、20）。

（6）闭合切口和石膏及外展架固定　术毕依序缝合切开的诸层，闭合创口。术后一般需用上肢石膏托制动，并置于外展架上，3~5 d 后进行功能活动（图 2-3-3-21）。

（三）并发症的治疗

1. 桡神经损伤

约占肱骨干骨折的 8% 左右，以肱骨中、下 1/3 为多发。处理原则如下。

（1）对仅有一般桡神经刺激症状者　依据骨折移位情况按前述原则进行处理，对桡神经症状进行观察，大多可自行恢复。

（2）对有桡神经损伤症状者　应尽早行手术探查。术中显示断裂者，予以吻合，包括鞘内断裂之病例。有神经干挫伤者，可酌情切开外膜及束膜进行减压。

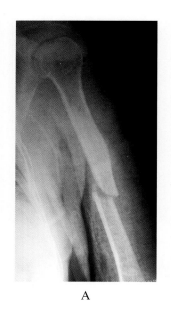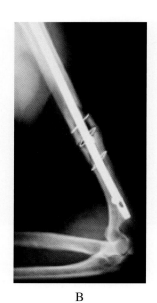

A   B

图 2-3-3-21　临床举例（A、B）
肱骨干骨折延迟愈合　A. 术前；B. 内固定术后半年余骨折端仍未愈合

（3）疑有桡神经嵌于骨折端者　在手技复位时必须小心，应尽量利用牵引使骨折复位，桡神经也随之回归原位；切忌粗暴手法，因骨折端十分锐利，易加重桡神经损伤。

（4）陈旧性桡神经损伤　对完全性损伤仍应行探查+松解吻合术。失败者可行腕部肌肉转移术来改善手腕部功能，效果亦多满意。不完全性损伤者，可行探查+松解性手术，术中显示部分断裂者，亦应行吻合术。

2. 血管损伤

骨折合并血管损伤是创伤外科的一种紧急情况，必须进行急救，以便迅速恢复血液供应，在止血的同时应准备手术。对开放骨折行内固定后对血管损伤予以修复。

血管造影对于判断肱骨骨折损伤血管的部位及程度是一种有价值的辅助诊断手段。动脉损伤修复的方法可根据损伤的部位和类型选择，洁净而裂口较小的动脉壁裂伤可行侧壁缝合术，完全断裂者则需吻合或行血管移植（参阅血管损伤章）。

3. 延迟愈合或不愈合

肱骨干骨折的正常修复过程因各种因素受到影响遭受破坏时，骨折正常的愈合时间则被延长，甚至完全停止，从而引起骨折延迟愈合或不愈合（图 2-3-3-21）。其影响因素如下。

4. 晚期并发症

在骨折后期，骨折已达愈合，特别是合并肘部损伤情况下可发生骨化性肌炎，致使肘关节僵直和功能丧失。肱骨骨折患者治疗期间还应向患者强调的是避免发生肩关节僵硬。特别是老年患者发生率更高。无论上述的哪种情况，预防是首要的，因此应在医师指导下早期进行功能锻炼。

三、肘关节解剖特点与肘部关节脱位

（一）肘关节解剖特点

肘关节由肱骨下端及尺、桡骨上端组成。它包括 3 个关节，即肱尺关节、肱桡关节和桡尺近侧关节；具有两种不同的功能，即发生在上尺桡关节的旋后运动和发生在肱桡和肱尺关节的屈曲伸直运动。肘关节是连接前臂和上臂的复合关节，一方面协助腕关节及手的活动，另一方面起杠杆作用，减轻肩关节运动时的负担。

1.骨性结构

（1）肱骨远端　肱骨远端扁而宽，前有冠状窝，后有鹰嘴窝，两窝之间骨质菲薄，故髁上部位容易发生骨折。肱骨的关节端，内侧为滑车，外侧为肱骨小头，内、外髁与肱骨长轴形成30°~50°的前倾角。在冠状窝和鹰嘴窝两侧的突出部分，内侧为内上髁，为前臂屈肌腱附着部；外侧为外上髁，为前臂伸肌腱附着部。由于肱骨滑车低于肱骨小头5~6 mm，故肘关节伸直时前臂与上臂不在一条直线上，形成外翻角，即提携角，男性5°~10°，女性10°~15°（图2-3-3-22）。

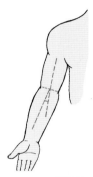

图 2-3-3-22　肘提携角示意图

（2）尺骨的滑车切迹　与肱骨滑车相关节，称肱尺关节，是肘关节的主要部分。滑车切迹似半圆形，中间有一纵形的嵴，起于鹰嘴突，止于冠状突，将关节面分隔，与滑车中央沟形态一致。

（3）桡骨小头　桡骨小头近侧关节面呈浅凹形，与肱骨小头关节面形成肱桡关节，该关节的主要功能是协助桡尺近侧关节的运动，防止桡骨头的脱位。

桡骨头的环状关节面与尺骨的桡骨切迹借环状韧带形成上尺桡关节。该关节主司旋转活动，即桡骨小头在环状韧带与尺骨的桡骨切迹共同形成的圆弧内作旋前旋后运动。

（4）骨性标志　肱骨下端内、外上髁及鹰嘴容易触及。肘关节伸直时，3点在一条直线上，肘关节屈曲90°时，3点组成三角形，称肘后三角。此对肘部创伤的诊断具有意义（图2-3-3-23）。

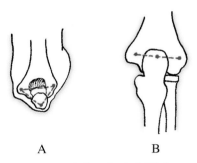

图 2-3-3-23　肘后三角示意图（A、B）
A.屈肘位内上髁、外上髁及尺骨鹰嘴呈三角形排列；
B.伸肘位时三点成一线

2.肘关节囊及其周围韧带

（1）关节囊　肘关节囊前面近侧附着于冠状窝上缘，远侧附着于环状韧带和尺骨冠状突前面。两侧附着于肱骨内、外上髁的下方及半月切迹两侧。后面附着于鹰嘴窝上缘，尺骨半月切迹两侧及环状韧带。其前后方较薄弱，又称为肘关节前、后韧带，分别由肱二头肌和肱三头肌加强。两侧有侧副韧带加强（图2-3-3-24）。

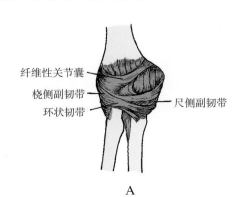

纤维性关节囊
桡侧副韧带
环状韧带
尺侧副韧带

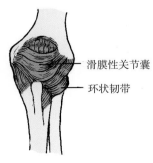

滑膜性关节囊
环状韧带

图 2-3-3-24　肘关节囊及韧带示意图（A，B）
A.前方观；B.后方观

（2）尺侧副韧带　尺侧副韧带呈扇形，行于肱骨内上髁、尺骨冠状突和鹰嘴之间。该韧带可稳定肘关节内侧，防止肘关节外翻，尤其是当肘关节屈曲30°以上时（见图2-3-3-24）。

（3）桡侧副韧带　该韧带起于肱骨外上髁下部，止于环状韧带，其作用为稳定肘关节外侧，并防止桡骨小头向外脱位（见图2-3-3-24）。

（4）环状韧带　环状韧带围绕桡骨颈，前后两端分别附着于尺骨的桡骨切迹前后缘，形成3/4~4/5环。环的上口大而下口小，容纳桡骨小头，可防止桡骨小头脱出（见图2-3-3-24）。

3.肘关节的稳定性

肘关节的稳定性取决于以下条件。

（1）关节的构型　即肱骨与尺、桡骨间的关节，另外桡骨小头对外翻的稳定起到30％作用。

（2）关节周围韧带　包括尺侧、桡侧副韧带、以及环状韧带和骨间膜。

（3）关节周围的肌肉　涉及肌群较多，除肘肌外，来自近远端的肱二头肌、肱三头肌、肱肌、肱桡肌、旋转肌群等均可保证肘关节的稳定性。

（二）肘关节脱位

肘关节脱位是最常见的关节脱位，占全身大关节脱位的首位。常合并肘部其他结构损伤。

1.损伤机制及类型、临床表现及诊断

（1）致伤机制与分型

1）致伤机制　肘关节脱位主要由间接暴力所致（图2-3-3-25）。

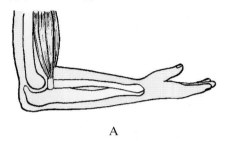

A

图 2-3-3-25　正常肘关节示意图

2）分型　肘关节脱位主要有以下4型（图2-3-3-26）：

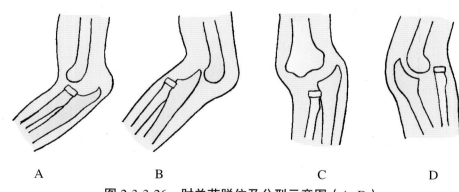

A　　　　B　　　　C　　　　D

图 2-3-3-26　肘关节脱位及分型示意图（A~D）
A.后脱位；B.前脱位；C.侧方脱位；D.分离脱位

① 肘关节后脱位：最多见，以青少年为主要发生对象。当跌倒时，肘关节过伸，前臂旋后，由于人体重力和地面反作用力引起脱位。如有侧方暴力存在引起侧后方脱位，则易发生内上髁、外髁撕脱骨折。

② 肘关节前脱位：较少见，多由直接暴力作用于肘后方所致。常合并有尺骨鹰嘴骨折，软组织损伤常较严重。

③ 肘关节侧方脱位：系由肘内翻或肘外翻应力引起侧副韧带及关节囊损伤所致，有时可合并内外髁骨折。

④ 尺桡骨分离性肘关节脱位：极少见。由于前臂过度旋前，传导暴力作用集中于肘关节，至环状韧带和尺桡骨近侧骨间膜劈裂，引起桡骨小头向前方脱位或外侧脱位，而尺骨近端向后侧脱位或内侧脱位。

2. 临床表现及诊断 有明显外伤史，肘关节肿痛，半屈曲位畸形。后脱位时则肘后方空虚，鹰嘴向后突出；侧方脱位则有肘内、外翻畸形，肘窝饱满，肘后三角关系改变。X线检查可明确诊断，判别关节脱位类型，以及是否合并骨折及移位情况。

2. 治疗

（1）非手术疗法 主要选择手法复位，尤其是对新鲜肘关节脱位均应以手法治疗为主。有侧方移位者应先矫正。对伴有肱骨内上髁骨折者，一般肘关节复位同时，内上髁通常可以复位。如有骨折片夹在关节内时，外翻肘关节牵引可使其复位。复位后石膏固定3周（图2-3-3-27）。

（2）手术疗法 对以下几种情况主要选择手术切开复位。

1）闭合复位失败者；

2）肘关节脱位合并内上髁或外髁骨折，手法不能复位者；

3）陈旧性肘关节脱位（脱位超过3周）者；

4）不适合于闭合复位者；

5）习惯性肘关节脱位者。

（三）桡骨（小）头半脱位

桡骨（小）头半脱位又称牵拉肘（Pulled elbow）。多发生在4岁以下的幼儿。多由于手腕和前臂被牵拉所致。

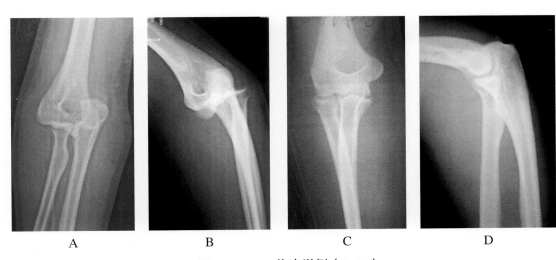

| A | B | C | D |

图 2-3-3-27 临床举例（A~D）

男性，16岁，肘关节后脱位 A.B.肘关节侧、后脱位X线正侧位片；C.D.复位后X线正侧位片

1. 损伤机制、临床表现及诊断

（1）致伤机制 幼儿期桡骨头较小，与桡骨颈直径基本相同，环状韧带相对较松弛，当肘关节伸直、前臂旋前时，手腕或前臂突然受到纵向牵拉，桡骨小头即可自环状韧带内向下滑出而发生半脱位。

（2）临床表现及诊断 桡骨小头半脱位后，患儿哭闹不止，拒绝伤肢的活动和使用，前臂旋前位，肘关节伸直或略屈。X线照片检查常无异常发现。有明确的牵拉伤史，加上上述表现，诊断较容易。

2. 治疗

手法复位效果满意。复位方法是一手握住患儿前臂及腕部轻屈肘，另一手握位肱骨下端及肘关节，拇指压住桡骨头，将前臂迅速旋至旋后位，即可感觉到桡骨（小）头复位的弹响。患儿马上停止哭闹，并开始使用患肢接拿东西。复位后用三角巾悬吊上肢1周。

四、肘部骨折

（一）肱骨髁上骨折

常发生在 5~12 岁小儿，约占小儿肘部骨折中的 50%~60%。骨折后预后较好，但常容易合并血管神经损伤及肘内翻畸形，诊治时应注意。

1. 损伤机制、骨折类型、临床表现及诊断

（1）致伤机制与分型

1）伸展型 占 95%。跌倒时肘关节呈半屈状手掌着地，间接暴力作用于肘关节，引起肱骨髁上部骨折，骨折近侧端向前下移位，远折端向后上移位，骨折线由后上方至前下方，严重时可压迫或损伤正中神经和肱动脉。按骨折的侧方移位情况，又可分为伸展尺偏型和伸展桡偏型骨折；其中伸展尺偏型骨折，易引起肘内翻畸形，可高达 74%。

2）屈曲型 约占 5%。由于跌倒时肘关节屈曲，肘后着地所致，骨折远侧段向前移位，近侧段向后移位，骨折线从前上方斜向后下方（图 2-3-3-28）。

（2）临床表现及诊断 肘关节肿胀、压痛、功能障碍，有向后突出及半屈位畸形，与肘关节后脱位相似，但可从骨擦音、反常活动、触及骨折端及正常的肘后三角等体征与脱位鉴别。检查患者应注意有无合并神经血管损伤。约 15% 的患者合并神经损伤，其中正中神经最常见。应特别注意有无血运障碍，血管损伤大多是损伤或压迫后发生血管痉挛。血管损伤的早期症状为剧痛（Pain）、桡动脉搏动消失（Pulselessness）、皮肤苍白（Pallor）、麻木（Paralysis）及感觉异常（Paraesthesia）等 5"P"症，若处理不及时，可发生前臂肌肉缺血性坏死，至晚期缺血性肌挛缩，造成严重残废。

2. 治疗

（1）手法复位外固定 绝大部分肱骨髁上骨折手法复位均可成功，据统计达 90% 以上。手法复位应有良好麻醉，力争伤后 4~6h 进行早期手法复位，以免肿胀严重，甚至发生水疱。复位时对桡侧移位可不必完全复位，对尺侧方向的移位要矫枉过正，以避免发生肘内翻畸形。二次手法复位不成功则改行开放复位，因反复多次手法复位可加重损伤和出血，诱发骨化性肌炎。伸直型骨折复位后用小夹板或石膏固定患肢于 90° 屈肘功能位 4~6 周；屈曲型则固定于肘关节伸直位。

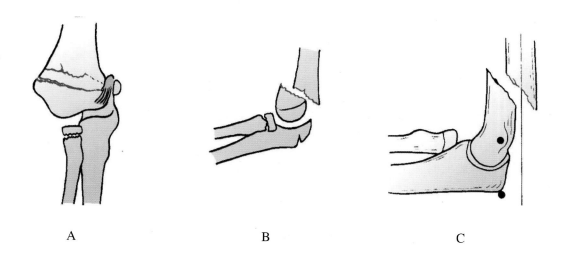

A   B   C

图 2-3-3-28　肱骨髁上屈曲型骨折示意图（A~C）
A.正位观；B.侧位观；C.典型移位

（2）骨牵引复位　适用于骨折时间较久、软组织肿胀严重或有水疱形成、不能进行手法复位或不稳定性骨折患者。采用上肢悬吊牵引（图2-3-3-29），牵引重量1~3 kg，牵引5~7 d后再手法复位，必要时可牵引2周。

（3）手术治疗　手术治疗包括以下两个方面。

1）血管损伤探查　合并血管损伤必须早期探查。探查的指征是骨折复位解除压迫因素后仍有5"P"征（症）。探查血管的同时可行骨折复位及内固定。

2）开放复位内固定　适应用两次手法复位失败者。多选用加压螺钉、克氏针、薄型钛板等。

（二）肱骨髁间骨折

肱骨髁间骨折是青壮年严重的肘部损伤，常呈粉碎性，复位较困难，固定后容易发生再移位及关节粘连，影响肘关节功能。该骨折较少见。

1. 损伤机制、分类、临床表现及诊断

（1）致伤机制及分类　肱骨髁间骨折的损伤机理与肱骨髁上骨折相似，亦分为屈曲型和伸直型两类。按骨折线可分为T形和Y形。肱骨髁部分裂成3块以上即属粉碎性骨折。

（2）分类（度）Riseborough根据骨折的移位程度，将其分为4度。

Ⅰ度　骨折无移位或轻度移位，关节面平整；

Ⅱ度　骨折块有移位，但两髁无分离及旋转；

Ⅲ度　骨折块有分离，内外髁有旋转，关节面破坏；

Ⅳ度　肱骨髁部粉碎成3块以上，关节面严重破坏（图2-3-3-30）。

（3）临床表现　外伤后肘关节明显肿胀，疼痛剧烈，肘关节位于半屈位，各方向活动受限。检查时注意有无血管神经损伤。

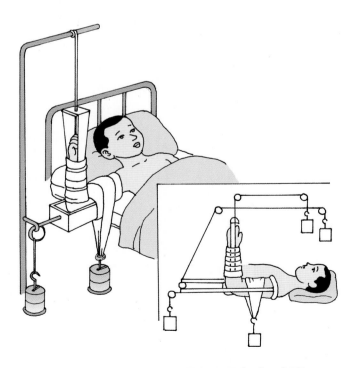

图 2-3-3-29　肱骨髁上骨折悬吊牵引示意图

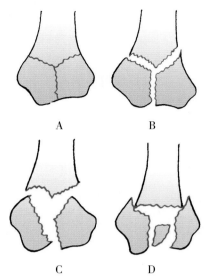

图 2-3-3-30 肱骨髁间骨折 Riseborough 分度示意图（A~D）

A. Ⅰ度：无移位；B. Ⅱ度：有移位无旋转；C. Ⅲ度：移位和旋转；D. Ⅳ度：粉碎性骨折

（4）诊断 除外伤史及临床表现外，主要是 X 线平片，不仅可明确诊断，而且对骨折类型及移位程度的判断有重要意义。

2. 治疗

治疗的原则是良好的骨折复位和早期功能锻炼，促进功能恢复。目前尚无统一的治疗方法。

（1）非手术疗法

1）手法复位外固定 麻醉后先行牵引，再于内外两侧加压，整复分离及旋转移位，用石膏屈肘 90° 位固定 5 周。

2）尺骨鹰嘴牵引复位后 + 外固定 适用于骨折端明显重叠、骨折分离、旋转移位、关节面不平、开放性或严重粉碎性骨折手法复位失败或骨折不稳定者。牵引重量 1.5~2.5 kg，时间为 3 周，再改用石膏或小夹板外固定 2~3 周（图 2-3-3-31）。

3）钢针经皮撬拨复位和克氏针经皮内固定 在 X 线透视下进行，此法组织损伤小。

（2）开放复位 + 内固定 开放复位固定主要适用于以下几种情况。

1）青壮年不稳定性骨折手法复位失败者。

2）髁间粉碎性骨折不宜手法复位及骨牵引者。

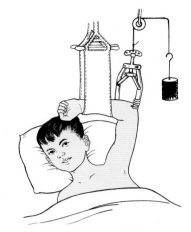

图 2-3-3-31 尺骨鹰嘴牵引示意图

3）开放性骨折患者，采用肘后侧切口手术，复位后予以内固定，包括拉力螺钉、克氏针交叉固定等。术后石膏固定 3~4 周后，拆石膏后进行功能锻炼。

（三）肱骨外髁骨折

肱骨外髁骨折是常见的儿童肘部骨折之一，约占儿童肘部骨折的 6.7%，其发生率仅次于肱骨髁上骨折。常见于 5~10 岁儿童。骨折块常包括外上髁、肱骨小头骨骺、部分滑车骨骺及干骺端骨质，属于 Salter-Harris 骨骺损伤的第Ⅳ型。

1. 致伤机制、分类、临床表现及诊断

（1）致伤机制及分类 引起肱骨外髁骨折的暴力与引起肱骨髁上骨折的暴力相似，再加上肘内翻暴力共同所致。

（2）分型 根据骨折块移位程度，分为 4 型（图 2-3-3-32）：

Ⅰ型 外髁骨骺骨折无移位；

Ⅱ型 骨折块向外后侧移位，但不旋转；

Ⅲ型 骨折块向外侧移位，同时向后下翻转，严重时可翻转 90°~100°，但肱尺关节无变化；

Ⅳ型 骨折块移位伴肘关节脱位。

（3）临床表现 骨折后肘关节明显肿胀，以肘外侧明显，肘部疼痛，肘关节呈半屈状，有移位骨折可扪及骨折块活动感或骨擦感，肘后三角关系改变。

（4）诊断 多无困难。成人 X 线片可清楚显示骨折线，但儿童可能仅显示外髁骨化中心

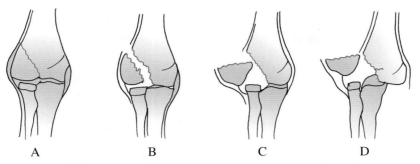

图 2-3-3-32　肱骨外髁骨折及分型示意图（A~D）

A. Ⅰ型：无移位；B. Ⅱ型：外后侧移位；C. Ⅲ型：外侧移位加翻转；D. Ⅳ型：移位伴肘关节脱位

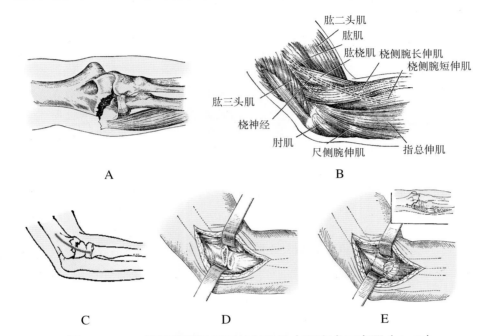

图 2-3-3-33　肱骨外髁骨折开放复位及内固定术示意图（A~E）

A. 术前骨折状态；B. 局部大体解剖；C. 切口；D. 开放复位，还纳撕脱之骨块；
E. 复位后用钛缆、10号粗线（双股）或克氏针等固定

移位，必须加以注意，必要时可拍对侧肘关节
X线片对照。

2. 治疗

肱骨外髁骨折属关节内骨折，治疗上要求
解剖复位，尤其是儿童病例。

（1）手法复位　多数病例手法复位可获得
成功。对Ⅰ型骨折，用石膏屈肘90°位固定患
肢4周。对Ⅱ型骨折，宜首选手法复位，复位
时不能牵引，以防骨折块翻转。前臂旋前屈曲
肘关节，用拇指将骨折块向内上方推按复位。
对Ⅲ型骨折可试行手法复位，不成功则改为开
放复位。对Ⅳ型骨折则应先推压肱骨端复位肘

关节脱位，一般骨折块亦随之复位，但禁止牵引，
以防止骨折块旋转。

（2）撬拨复位　在透视条件下用克氏针撬
拨骨折复位，术中可将肘关节置于微屈内翻位，
以利操作。此法操作简单，损伤小，但应熟悉
解剖，避免损伤重要的血管神经。

（3）开放复位　适用于以下情况。

1）严重的Ⅲ型骨折移位或旋转移位。

2）肿胀明显的移位骨折手法复位失败者。

3）某些陈旧性移位骨折。复位后可用丝线
或克氏针或细拉力螺钉等内固定，术后石膏托
固定3~4周（图2-3-3-33）。

（四）肱骨外上髁骨折

1.致伤机制、临床表现及诊断

（1）致伤机制　多为成人男性患者，约占肱骨远端骨折的 7%。患者大多在前臂过度旋前内收时跌倒，由于伸肌剧烈收缩而造成撕脱骨折。骨折片可仅有轻度移位，或发生 60°~180° 旋转移位（图 2-3-3-34）。

（2）临床表现及诊断　有跌倒外伤史。肘关节半屈位，伸肘活动受限。肱骨外上髁部肿胀、压痛，有时可扪及骨折块。结合 X 线表现，诊断不难。

2.治疗

（1）非手术疗法

1）手法复位　肘关节屈曲 60°~90° 并旋后，挤压骨折片复位。术后石膏外固定 3 周。

2）撬拨复位　适用于手法复位困难或骨折后时间较长难于手法复位者。

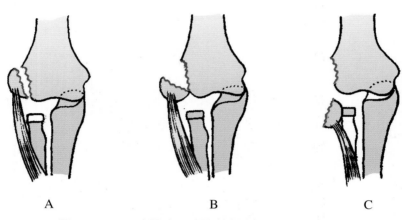

图 2-3-3-34　肱骨外上髁骨折及分型示意图（A~C）
A. 轻度移位；B. 60° 左右旋转移位；C. 180° 旋转移位

（2）手术疗法　适用于上述方法复位失败和陈旧性骨折病例。骨折端开放复位后用克氏钢针内固定，术后长臂石膏托屈肘 90° 固定 3~4 周。

（五）肱骨内髁骨折

1.致伤机制、分型、临床表现及诊断

（1）致伤机制　肱骨内髁骨折是指累及肱骨内髁包括肱骨滑车及内上髁的一种少见损伤，好发于儿童。多为间接暴力所致，摔倒后手掌着地，外力传到肘部，尺骨鹰嘴关节面与滑车撞击可导致骨折，而骨折块的移位与屈肌牵拉有关。由于肱骨内髁后方为尺神经，故骨折可引起尺神经损伤。

（2）分型　根据骨折块移位情况，可将骨折分为 3 型：

Ⅰ型　骨折无移位，骨折线从内上髁上方斜向外下达滑车关节面；

Ⅱ型　骨折块向尺侧移位；

Ⅲ型　骨折块有明显旋转移位，最常见的为冠状面上的旋转，有时可达 180°（图 2-3-3-35）。

（3）临床表现　肘关节疼痛、肿胀、压痛，以肘内侧明显。活动受限，肘关节呈半屈状，有时可触及骨折块。

（4）诊断　除外伤史及临床表现外，X 线片对该骨折具有确诊意义。但在儿童肱骨内髁骨化中心未出现前则较难，必要时应摄健侧 X 线照片对比或做 CT 扫描检查。

2.治疗

（1）非手术疗法　大多数病例经手法复位可获得成功。复位后前臂旋前，屈肘 90° 石膏外固定 3~5 周。

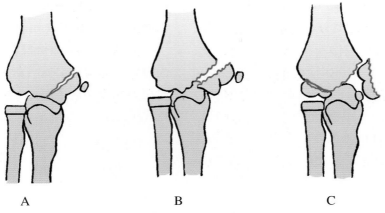

图 2-3-3-35　肱骨内髁骨折及分型示意图（A~C）

A. Ⅰ型，无移位；B. Ⅱ型，向尺侧移位；C. Ⅲ型，旋转移位

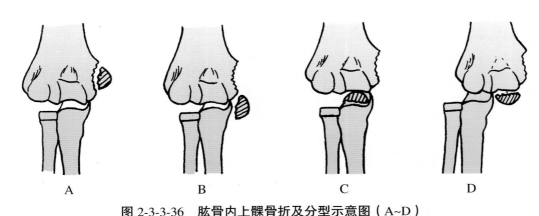

图 2-3-3-36　肱骨内上髁骨折及分型示意图（A~D）

A. Ⅰ型，轻度移位；B. Ⅱ型，移位达关节面水平；C. Ⅲ型，骨折片嵌于骨折内；D. Ⅳ型，明显移位伴肘关节脱位

（2）开放复位　适用于以下伤情；

1）旋转移位的Ⅲ型骨折；

2）手法复位失败的有移位骨折；

3）肘部肿胀明显，手法复位困难的Ⅱ型骨折；

4）有明显尺神经损伤者。

复位后用螺钉或克氏针交叉固定；对尺神经损伤者，可将其前移至内上髁前方，术后石膏外固定 4~5 周。

（六）肱骨内上髁骨折

肱骨内上髁骨折仅次于肱骨髁上骨折和肱骨外髁骨折，占肘关节骨折的第三位，约 10%。多见于儿童，因儿童内上髁属骨骺，故又称为肱骨内上髁骨骺撕脱骨折。

1. 损伤机制、分型、临床表现及诊断

（1）致伤机制　跌倒时前臂过度外展，屈肌猛烈收缩将肱骨内上髁撕脱，骨折块被拉向前下方。与此同时，维持肘关节稳定的内侧副韧带丧失正常张力，使得内侧关节间隙被拉开或发生肘关节后脱位，撕脱的内上髁被夹在关节内侧或嵌入关节内。

（2）分型　根据骨折块移位及肘关节的变化，可将骨折分为 4 型：

Ⅰ型　肱骨内上髁骨折，轻度移位；

Ⅱ型　撕脱的内上髁向下、向前旋转移位，可达关节水平；

Ⅲ型　骨折块嵌于关节内；

Ⅳ型　骨折块明显移位伴肘关节脱位，该型为内上髁最严重的损伤（图 2-3-3-36）。

（3）临床表现及诊断　肘关节内侧肿胀、疼痛、皮下瘀血及局限性压痛，有时可触及骨折块。X 线检查可确定诊断，但对 6 岁以下儿童骨骺未出现者，要靠临床检查才能诊断。

2. 治疗

（1）手法复位　无移位的肱骨内上髁骨折，不需特殊治疗，直接外固定。有移位的骨折，包括轻度旋转移位和Ⅳ型骨折，均宜首选手法复位，但复位后骨折对位不稳定，易再移位，故石膏外固定时，内上髁部要加压塑形，固定 4~5 周。合并肘关节脱位者，在肘关节复位时内上髁骨折块常可随之复位。

（2）开放复位　适用于以下伤情：

1）旋转移位的Ⅲ型骨折估计手法复位难成功者；

2）闭合复位失败者；

3）合并尺神经损伤者。对儿童肱骨内上

髁骨骺，可用粗丝线缝合或细克氏针交叉固定。术后上肢功能位石膏外固定 4~6 周；

4）一般均在全麻或臂丛神经麻醉下，肘部内侧弧形切口，显露骨折端，将内上髁复位后以拉力螺钉固定（图 2-3-3-37），亦可用钛缆或克式针交叉固定。

（七）肱骨小头骨折

肱骨小头骨折是少见的肘部损伤，约占肘部骨折的 0.5%~1%。成人多发生单纯肱骨小头骨折，儿童则发生有部分外髁的肱骨小头骨折。该骨折易误诊为肱骨外髁或外上髁骨折。

1. 损伤机制、分型、临床表现及诊断

（1）致伤机制与分型

1）致伤机制　间接暴力经桡骨传至肘部，桡骨头成锐角撞击肱骨小头造成骨折，故凡桡骨头骨折病例均应想到肱骨小头骨折的可能。

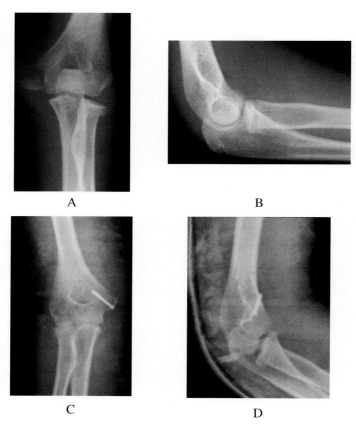

A

B

C

D

图 2-3-3-37　临床举例（A~D）

女性，12 岁，右肱骨内上髁撕脱骨折开放复位＋内固定　A.B. 术前 X 线正侧位片；C.D. 开放复位＋拉力螺钉固定后正侧位片

2）分型：临床上分为4型：

Ⅰ型 完全性骨折（Hahn-Steinthal 骨折），骨折块包括肱骨小头及部分滑车；

Ⅱ型 单纯肱骨小头完全骨折（Kocher-Lorenz 骨折），有时因骨折片小而在X线片上很难发现；

Ⅲ型 粉碎性骨折，或肱骨小头与滑车均骨折且两者分离；

Ⅳ型 肱骨小头关节软骨挫伤（图2-3-3-38）。

（2）临床表现及诊断 肘关节外侧和肘窝部可明显肿胀和疼痛，肘关节活动受限。X线检查可确定诊断。

2. 治疗

治疗上要求解剖复位。多数作者主张先试行闭合复位＋外固定。

（1）非手术疗法 主要为手法复位，即先行肘关节牵引，呈完全伸直内翻位，术者用两拇指向下按压骨折片即可复位。复位后用上肢石膏将肘关节固定于90°功能位。

（2）手术疗法

1）开放复位 适用于骨折手法复位失败者；

2）肱骨小头骨折片切除 适用于骨折片小而游离、肱骨小头粉碎性骨折（Ⅲ型）及老年人肱骨小头移位的Ⅱ型骨折。

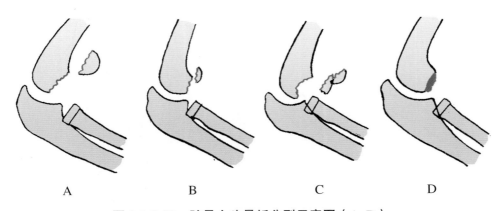

图2-3-3-38 肱骨小头骨折分型示意图（A～D）

A. Ⅰ型，Hahn–Steinthal 骨折；B. Ⅱ型，Kocher–Lorenz 骨折；C. Ⅲ型，粉碎骨折；D. Ⅳ型，关节软骨损伤

（八）肱骨远端全骨骺分离

1. 致伤机制、临床表现及诊断

肱骨远端骨骺分离较少见，其临床特点与肱骨髁上骨折相似。由于幼儿肘部骨骺的骨化中心未出现之前发生骨骺分离，易与肱骨外髁骨折和肘关节脱位相混淆，而骨骺的骨化中心出现后的全骨骺分离易诊断为经髁骨折，再加上骨骺之骨折线不能在X线片上显影，肘部损伤时的X线表现相似，故极易误诊。治疗不当易引起肘关节畸形。

（1）损伤机制 肱骨远端骨骺包括肱骨小头、滑车和内、外上髁，其分离部位在肱骨远端骨骺线上，分离多属 Salter-Harris Ⅱ型骨骺损伤。多由间接暴力所致。损伤时肘关节伸直或微屈手掌着地，肘部承受强大的内旋、内翻与过伸应力，引起全骨骺分离（图2-3-3-39）。

（2）临床表现 患肘肿胀、疼痛及活动障碍，多为被动体位。

（3）诊断 主要依靠外伤史、临床及X线检查。其典型X线片表现为分离的肱骨远端骨骺连同尺骨、桡骨一并向后、内侧移位，而外髁骨骺与桡骨近端始终保持正常的对位关系（图2-3-3-40）。读片时应注意外髁骨骺与肱骨干及桡骨近端的对位关系，有无旋转移位，以及肱骨干与尺桡骨长轴的对位关系。必要时可加摄对侧肘关节照片对比或CT扫描。

2.治疗

治疗原则为闭合复位外固定。

（1）手法复位 整复方法同肱骨髁上骨折。对尺侧方向移位必须完全矫正，以免发生肘内翻畸形。伤后肘部肿胀明显者，可复位后作尺骨鹰嘴骨牵引，待 3~5 d 肿胀消退后再固定，外固定采用屈肘 90° 位石膏固定 2~3 周。

（2）开放复位 适用于手法复位失败的严重分离移位者。复位后用细克氏针内固定，术后屈肘 90° 石膏固定 3 周。

（九）尺骨鹰嘴骨折

常发生于成年人。绝大部分骨折波及半月状关节面，属关节内骨折。骨折移位与肌肉收缩有关。治疗上要求解剖复位、牢固固定及早期功能锻炼。

1.损伤机制、临床表现及诊断

（1）致伤机制 直接暴力与间接暴力均可导致鹰嘴骨折。直接暴力导致粉碎性骨折，间接暴力引起撕脱骨折。骨折移位与肌肉收缩有关。由于肱肌和肱三头肌分别止于尺骨的粗隆和鹰嘴，两者分别为屈伸肘关节的动力，故鹰嘴的关节面侧为压力侧，鹰嘴背侧为张力侧，骨折时以肱骨。骨折可分为 5 种类型（图 2-3-3-40）。

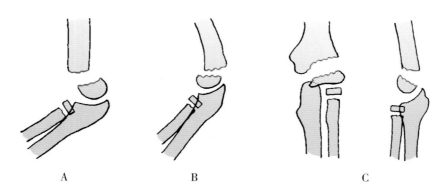

图 2-3-3-39 肱骨远端全骨骺分离示意图（A~C）
A. 向后移位；B. 向前移位；C. 前外侧移位

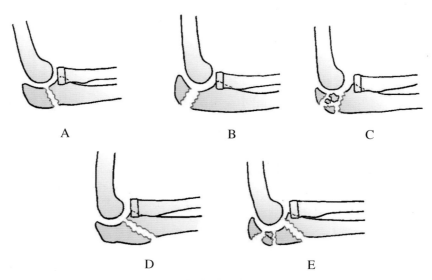

图 2-3-3-40 尺骨鹰嘴骨折类型示意图（A~E）
A. 斜形骨折，轻度移位；B. 横形骨折，分离移位；C. 粉碎性骨折；D. 斜形骨折伴肘关节前脱位；
E. 粉碎性骨折伴肘关节前脱位

（2）临床表现　肘后侧明显肿胀、压痛、皮下淤血。肘关节呈半屈状，活动受限。被动活动可有骨擦感，可扪及骨折线。肘后三角关系破坏。

（3）诊断　除依据外伤史及临床外，X线检查可明确诊断及骨折移位程度。对儿童骨折及骨骺分离有怀疑者，可拍健侧肘关节X线照片对照或CT扫描。

2.治疗

（1）手法复位　对无移位骨折用石膏外固定肘关节于功能位3~4周，或先固定肘关节于伸直位1~2周，再屈肘功能位固定1~2周。对轻度移位者则置肘关节伸直位骨折片按压复位。复位后伸直位固定2~3周，再改为屈肘位固定3周。

（2）开放复位

1）手术指征

① 手法复位后关节面仍不平滑者；

② 复位后骨折裂隙仍大于3 mm者；

③ 开放性骨折患者；

④ 合并有肌腱、神经损伤者；

⑤ 陈旧性骨折有功能障碍者。

2）术式　肘后S形切口，先行复位，之后用张力带或钛镄交叉固定，必要时辅用上肢石膏功能位外固定（图2-3-3-41、42）。

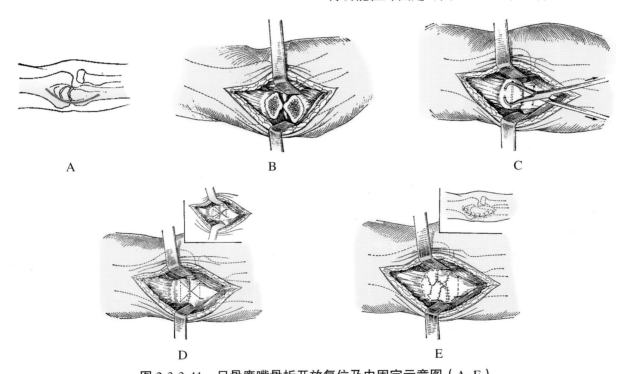

图 2-3-3-41　尺骨鹰嘴骨折开放复位及内固定示意图（A~E）

A.切口；B.显露关节骨折；C.复位以钛缆固定，或用克氏针+张力带固定；

D.亦可以钛缆（或钢缆）"8"字形固定；E.缝合骨膜及筋膜，闭合切口

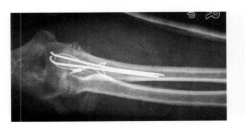
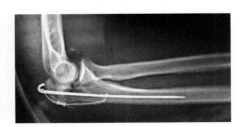

图 2-3-3-42　临床举例（A、B）

A.尺骨鹰嘴骨折张力带固定术正位线X线片；B.同前，侧位X线片

（十）尺骨冠状突骨折

1. 损伤机制、临床表现及诊断

（1）致伤机制与分型

1）致伤机制　尺骨冠状突主要作用为稳定肘关节，阻止尺骨后脱位，防止肘关节过度屈曲。该骨折可单独发生，亦可并发肘关节后脱位，骨折后易发生移位。该骨折多为间接暴力所致。

2）分型　分为3型：

Ⅰ型　撕脱骨折；

Ⅱ型　骨折块小于关节面50％；

Ⅲ型　骨折块大于关节面50％（图2-3-3-43）。

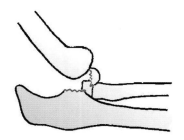

图2-3-3-43　尺骨冠状突骨折并肘关节后脱位示意图

（2）临床表现及诊断　肘关节肿胀、疼痛、活动受限。X线检查能确定诊断。

2. 治疗

（1）非手术疗法　多数冠状突骨折仅为小片骨折（Ⅰ型），与无移位的骨折一样，仅需屈肘位90°石膏外固定5~7 d后，即改用前臂悬吊2周，同时开始主动肘关节功能锻炼；对分离较明显或Ⅱ型骨折可试行手法复位。亦有人主张牵引。

（2）手术疗法　对Ⅲ型骨折可行开放复位内固定。对骨折片分离大、骨折块游离于关节腔者，亦可考虑缝合或骨折块切除。

（十一）桡骨头骨折

桡骨头骨折多见于青壮年，发病率较高，治疗不及时可造成前臂旋转功能障碍。

1. 损伤机制、分型、临床表现及诊断

（1）致伤机制与分型

1）致伤机制　跌倒时肩关节外展，肘关节伸直并外翻，桡骨头撞击肱骨小头，引起桡骨头颈部骨折。这种骨折常合并肱骨小头骨折或肘内侧损伤。由于桡骨头与其颈干不在一直线上，而是偏向桡侧，故外伤时桡骨头外1/3易骨折。

2）分型　按Mason和Johnston分类法可分为3型。

Ⅰ型　骨折无移位；

Ⅱ型　骨折有分离移位；

Ⅲ型　粉碎性骨折（图2-3-3-44）。

（2）临床表现及诊断　肘关节外侧肿胀、压痛、肘关节屈伸及旋转活动受限，尤以旋后功能受限明显。X线片可明确损伤的类型和移位程度。必要时可加拍对侧肘关节片对比。

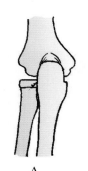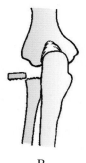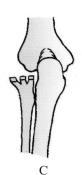

A　　　　　　B　　　　　　C

图2-3-3-44　桡骨头骨折及分型示意图（A~C）
A. Ⅰ型，无移位；B. Ⅱ型，分离移位；C. 粉碎性骨折

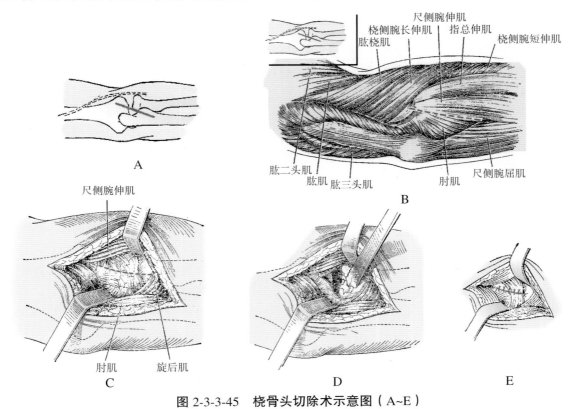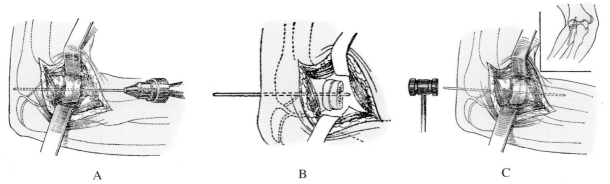

2. 治疗

（1）保守治疗　对 Ⅰ 型、Ⅲ 型骨折无移位者，用石膏固定肘关节于功能位；对 Ⅱ 型骨折则采用手法复位，牵引后前臂旋前内翻，挤压桡骨头骨折复位，复位后石膏外固定 3~4 周。

（2）手术治疗　包括以下 3 种术式。

1）开放复位　用于：关节面损伤较轻、复位后仍可保持良好功能者；复位后稳定、无需内固定者；用拉力螺钉者钉尾应嵌至骨面下方。

2）桡骨头切除及复位　适用于 Ⅱ 型骨折超过关节面 1/3、对合不良、Ⅲ 型骨折分离移位，合并肱骨小头关节面损伤及陈旧性骨折影响功能者。切除范围为距桡骨头颈 1~1.5 cm。但对儿童则不宜行桡骨小头切除（图 2-3-3-45）。对桡骨头较完整者，亦可予以开放复位 + 内固定术（图 2-3-3-46）。

图 2-3-3-45　桡骨头切除术示意图（A~E）

A. 切口；B. 局部解剖状态；C. 从肘肌与尺侧腕伸肌之间分开，显露关节；
D. 切开关节囊，检查桡骨头损伤情况后，用平骨凿凿除桡骨头；E. 闭合切口

图 2-3-3-46　桡骨头骨折开放复位内固定术示意图（A~C）

A. 将钢针从桡骨颈近侧骨折端断面钻入、穿出皮外；B. 将钢针尾端向外拔出，保留 0.5 cm，以便插入远端复位；
C. 骨折复位后，将钢针打入远侧骨折端、达 6~8 cm 处

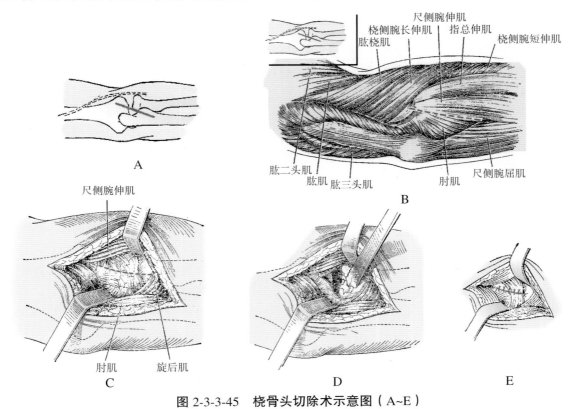

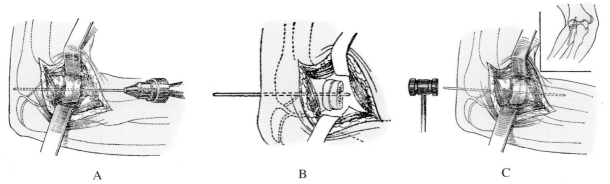

3）人工桡骨头置换术 适用于合并有肘内侧损伤或尺骨上端骨折者，因为作人工桡骨头置换可保证肘关节的稳定性，有利于关节功能恢复。术中应注意对环状韧带的修复（图 2-3-3-47）。

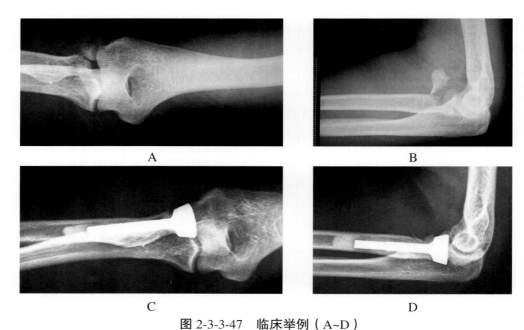

图 2-3-3-47 临床举例（A~D）

男，56 岁，外伤后致桡骨头粉碎性骨折行桡骨头置换术 A. B. 术前正侧位 X 线片；C. D. 术后正侧位 X 线片

（十二）桡骨头骨骺分离

在儿童肘部骨关节损伤中常见

1. 损伤机制、分型、临床表现及诊断

（1）致伤机制与分型

1）致伤机制 与桡骨头骨折相似。多属 Salter-Harris Ⅱ型和Ⅰ型损伤。

2）分型 可分为 4 型（图 2-3-3-48）：

Ⅰ型 歪戴帽型，约占 50%；

Ⅱ型 压缩型；

Ⅲ型 碎裂型；

Ⅳ型 压缩骨折型。

（2）临床表现及诊断 凡肘部受伤后出现肘外侧肿胀、疼痛、压痛及功能障碍者，均应以 X 线照片检查明确诊断。

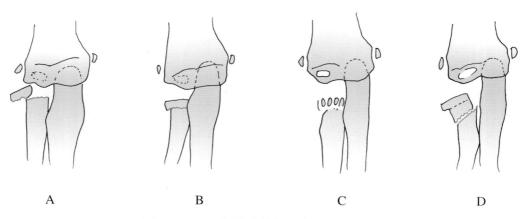

图 2-3-3-48 桡骨头骨骺分离示意图（A~D）

A. Ⅰ型；B. Ⅱ型；C. Ⅲ型；D. Ⅳ型

2. 治疗

（1）非手术疗法

1）手法复位 多数病例效果良好，伸肘旋前、内翻肘关节，按压桡骨头可复位，复位后肘屈 90° 状石膏外固定 3 周。

2）撬拨复位 适用于手法复位无效的歪戴帽压缩骨折且分离者。

（2）手术疗法 主要为开放复位 + 内固定。适用于上述方法复位不满意者。一般复位后不需钢针固定，仅陈旧性骨折复位后要用克氏针内固定，以免术后移位。切记，对发育中的桡骨小头骨骺切勿随意切除，以免影响前臂发育。

（十三）肘关节复杂性

在强烈的暴力作用下或是老年骨骼疏松受伤者均可出现全肘关节骨折、脱位及粉碎性骨折，包括肱骨髁部及尺骨鹰嘴等。此种损伤不仅伤情严重，且治疗难度较大，在处理全身状态的前提下，肘部损伤大多需手术治疗。手术前要全面考虑，术中应根据骨折具体情况选择相应的内固定，包括双张力带内固定等，必要时辅以外固定（图 2-3-3-49~51）。

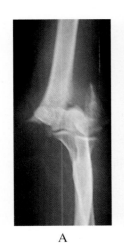 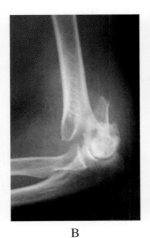 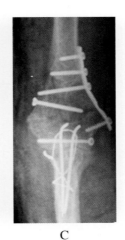 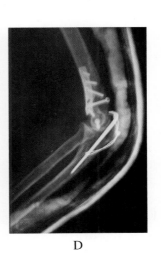

A   B   C   D

图 2-3-3-49 女性，60 岁，肘关节复杂性骨折（A~D）

A.B. 肘部粉碎性骨折后 X 线正侧位片；C.D. 开放复位及内固定后 X 线正侧位片

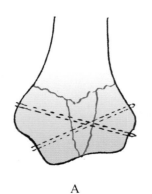 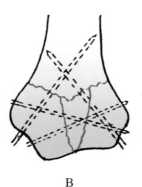 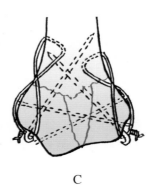

A   B   C

图 2-3-3-50 双张力带内固定示意图（A~C）

肱骨髁间粉碎性骨折双张力带内固定术 A. 先用交叉克氏针固定髁间骨折块；
B. 再以克氏针固定髁 – 干骨折；C. 完成张力带固定技术

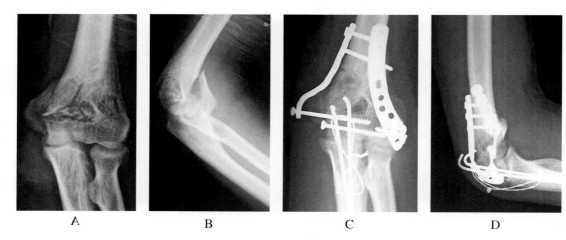

图 2-3-3-51　临床举例（A~D）

50 岁，男性，肘关节粉碎性骨折　A.B. 术前正侧位 X 线片；C.D. 开放复位及复合内固定术后正侧位 X 线片

（罗旭耀）

第四节　前臂骨折

一、解剖复习及尺桡骨上端骨折

（一）概述

前臂由两根形态相似的长管状尺桡骨所组成，中间有结构特殊的骨间膜相连接，两端分别为尺桡上关节和尺桡下关节。前者与肱骨远端构成肘关节，后者则与近排腕骨构成腕关节，成为完成上肢功能活动的重要组成部分。

旋转是前臂最为重要的功能，为手部的灵活动作提供了解剖学基础。骨折发生率占全身骨折发生率的 15%~18%，且大多集中于尺桡骨上端、尺桡骨下端及尺桡骨骨干等三大部分。越接近手腕部，发生率越高。

尺桡骨上端除自身的尺桡上关节外，通过尺骨鹰嘴与肱骨远端滑车相咬合和肱骨小头与桡骨头相咬合，两者共同构成了可以使上肢屈伸的肘关节，从而使手部功能得以发挥。因此在处理此段骨折时，应以维持肘部正常的屈伸功能为着眼点。尺骨鹰嘴骨折、尺骨喙突骨折、桡骨头骨折、桡骨颈骨折和孟氏骨折占全身骨折的 2%~3%，在肘部骨折中约占 20%~25%。

（二）前臂的解剖复习

由尺桡骨与软组织组成的前臂，其上方为肘关节，下方为腕关节。尺骨和桡骨以上、下尺桡关节和骨间膜连在一起，外侧为屈肌群和伸肌群等包绕，形成一个运动整体。从正面看尺骨较直，而桡骨以约 9.3° 的弧度突向桡侧，使其中段远离尺骨。从侧面观尺骨与桡骨均以 6.4° 之角度突向背侧，便于前臂的旋转运动。当肘关节屈至 90° 位时，前臂的旋转范围分别为旋后 90°、旋前 85°。

前臂之骨间膜为一坚韧的纤维膜，连接于桡、尺骨间嵴。前部的纤维斜向内下方，止于尺骨。后部的纤维则斜向内上方，止于尺骨。下部的纤维则横行连接于两骨之间。骨间膜中部略厚，上、下两端则略薄。当前臂处于中立位时，两骨间距最大为 1.5~2.0 cm。旋后位时，间距变窄，旋前位时更窄，此时骨间膜松弛。通过骨间膜可将腕部受力经桡骨传递至尺骨。此与前臂骨折之致伤机制相关。

前臂除伸肌群和屈肌群外，尚有旋前肌群（包括旋前圆肌和旋前方肌）和旋后肌（包括肱二头肌及旋后肌），两组肌肉协调前臂的旋转运动。

骨折时，因旋肌的附着点不同，骨折端可出现不同形式的移位，纵向移位受伸屈肌群影响，而骨折端的旋转畸形主要由于旋转肌群的牵拉所致（图2-3-4-1）。

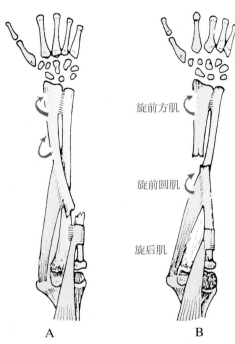

图 2-3-4-1　前臂骨折旋肌牵拉移位示意图（A、B）
A. 桡骨上 1/3 骨折；B. 桡骨中 1/3 骨折

旋前方肌

旋前圆肌

旋后肌

（三）桡骨颈骨折

桡骨颈骨折并不多见，常与桡骨头骨折伴发，亦可单发，两者之致伤机制及诊治要求均相似。

1. 致伤机制、临床症状与诊断

（1）致伤机制　提携角、肘关节多呈自然外翻状，在跌倒手部撑地时，暴力由远及近沿桡骨向肘部传导，当抵达桡骨上端时，桡骨头与肱骨小头撞击，引起桡骨头、桡骨颈或两者并存之骨折。如暴力再继续下去，亦可能出现尺骨鹰嘴或肱骨外髁骨折及肘关节脱位等。

（2）临床症状　主要表现为：

1）疼痛　桡骨头处有明显疼痛感、压痛及前臂旋转痛；

2）肿胀　较一般骨折轻，且多局限于桡骨头处；

3）旋转活动受限　除肘关节屈伸受影响外，主要表现为前臂旋转活动明显障碍；

4）其他　应注意有无桡神经深支损伤。

（3）诊断及分型　除外伤史及临床症状外，主要依据 X 线平片确诊及分型。分析影像学所见，一般分为以下 4 型（图2-3-4-2）。

1）无移位型　指桡骨颈部的裂缝及青枝骨折，此型稳定，一般无需复位。多见于儿童；

2）嵌顿型　多系桡骨颈骨折时远侧断端嵌入其中，此型亦较稳定；

3）歪戴帽型　即桡骨颈骨折后，桡骨头部骨折块偏斜向一侧，犹如人戴法兰西帽姿态；

4）粉碎型　指桡骨颈和（或）头部骨折成3块以上碎裂者。

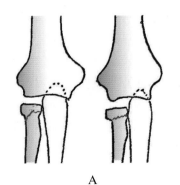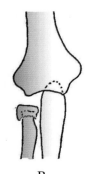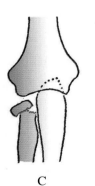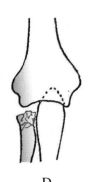

A　　　　　　　　B　　　　　C　　　　　D

图 2-3-4-2　桡骨颈骨折之分型示意图（A~D）
A. 无移位型；B. 嵌顿型；C. 歪戴帽型；D. 粉碎型

2. 治疗

（1）无移位及嵌入型　仅将肘关节用上肢石膏托或石膏功能位固定 3~4 周。

（2）有移位者　先施以手法复位，在局麻下由术者一手拇指置于桡骨头处，另一手持住患者腕部在略施牵引的情况下快速向内、外两个方向旋转运动数次，一般多可复位。复位不佳者，可行桡骨头骨折开放复位，必要时可同时行螺钉内固定术（图 2-3-4-3），钉尾应嵌于骨质表层下方。不稳定及粉碎型者，则需行桡骨头切除术，但骨骺损伤时切勿将骨骺块切除，并要求解剖对位或行 1-2 桡骨头置换术（见图 2-3-3-49）。

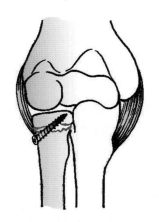

图 2-3-4-3　桡骨颈骨折开放复位螺钉内固定示意图

3. 预后

一般均良好，个别病例如后期有损伤性肱桡关节炎症状时，可行桡骨头切除术。此外尚有少数病例可引起骨骺早闭、骺坏死及上尺桡关节融合等。前两者对肘部功能影响不大，后者系因手术操作不当所致，应加以预防。

（四）孟氏（Monteggia）骨折

Monteggia 首次（1814）描述了尺骨上 1/3 骨折合并桡骨头脱位这一特殊损伤，故名孟氏骨折，并沿用至今。

1. 致伤机制、临床表现及分型

（1）致伤机制　除少数因直接暴力打击所致外，大多数病例是在前臂极度内旋位（旋前）跌倒手部撑地所致。此时由上而下的身体重力

及由下而上的反作用力均汇集于尺骨上端及桡骨头部，以致先后出现尺骨上 1/3 骨折及桡骨头脱位（多为前脱位）。因直接暴力撞击所致者多呈现桡骨头前脱位及尺骨上 1/3 横折或粉碎性骨折。

（2）临床表现

1）一般症状　骨折后局部的疼痛、肿胀及活动受限等共性症状均较明显；

2）畸形　尺骨表浅，易于发现移位，桡骨头脱位亦易被检查出，但肿胀明显者则难以确定；

3）触及桡骨头　即于肘前方或侧、后方可触及隆突的桡骨头，且伴有旋转痛及活动受限。

（3）分型　各家意见不一，多选用 Bado 的 4 类分型（图 2-3-4-4）：

Ⅰ型　为尺骨任何水平骨折，向掌侧成角及桡骨头前脱位；

Ⅱ型　系尺骨干骨折，向背侧成角及桡骨头后脱位；

Ⅲ型　指尺骨近端骨折伴桡骨头侧方移位；

Ⅳ型　为Ⅰ型＋桡骨上 1/3 骨折。

亦有人按伸直型（相当于前者Ⅰ型，多见于儿童）、屈曲型（相当于Ⅱ型，多见于成人）及内收型（Ⅲ型，多见于幼儿）进行分类。

（4）诊断　此种损伤的诊断一般无困难，除外伤史及临床特点外，主要依据正侧位 X 线平片所见，但初学者在读片时容易将桡骨头脱位忽略，应引起注意。

2. 治疗

（1）概述　由于此种损伤兼有骨折与脱位，治疗较为复杂。

需根据患者年龄及骨折情况等不同特点酌情加以处理，具体方法及要求如下：

（2）儿童及幼儿骨折　绝大多数可用闭合复位治疗。麻醉后，将患肢置于上肢螺旋牵引架上，在牵引下术者一手拇指压住桡骨头，另一手持住患儿腕部，在边牵引、边旋转前臂的同时，迫使桡骨头返回原位。当闻及弹响声时，表示已还纳，此时可将患肢肘关节屈曲至

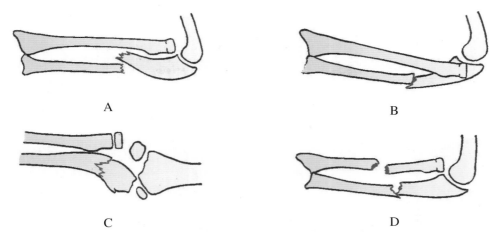

图 2-3-4-4　孟氏骨折 Bado 分型示意图（A~D）

A. Ⅰ型；B. Ⅱ型；C. Ⅲ型；D. Ⅳ型

70°~80°，如此可减少桡骨头的滑出概率。如桡骨头向后脱出，则应取略伸位，并以上肢石膏托固定。数天后，俟肿胀消退再更换上肢石膏1~2次。此种操作方式的特点是：

1）复位疗效佳　桡骨头易于复位，且一旦还纳，则起内固定及支撑作用，尺骨亦随之复位；

2）操作简便　复位手法几乎与单纯桡骨头或颈骨折完全一致，易于操作；

3）预后佳　根据对此类骨折患儿的远期随访，疗效均较满意。

（3）成人骨折　治疗多较复杂，手术率较高。

1）尺桡骨双骨折＋桡骨头脱位　原则上采取开放复位＋内固定，其中包括对环状韧带的修补或重建。尺骨及桡骨骨折宜选用髓内三角钉或加压钛板螺钉等内固定技术，并注意尺桡骨本身的生理弧度。

2）其他类型者　仍先以手法复位及石膏固定。具体要求：

① 麻醉确实；② 尽量利用骨科牵引床操作，尺骨鹰嘴以克氏针牵引；③ 先对桡骨头复位，手法如前述。复位后屈肘至80°~90°（前脱位者），或110°~120°（后脱位者），然后再对尺骨进行复位；④ 透视或拍片显示骨折端对位满意后，立即行上肢石膏固定，留置绷带条于石膏内层，备石膏剖开时用。注意石膏塑形；⑤ 再次拍片，

至少应达到功能对位，否则需改为开放复位；⑥ 消肿后应及时（3~5 d 后）更换石膏并拍片复查，以防变位。如手法失败，应尽早实施开放复位及内固定术（图 2-3-4-5）。

3. 预后

孟氏骨折在前臂骨折中属预后较差的一种。有时即使获得满意的对位，其功能也未必完全恢复。因此在临床处理上，既要力争早期良好的复位，又要重视治疗期间的随访与观察以及肢体的功能康复。16 岁以下青少年组的远期疗效较满意，甚至个别桡骨头复位不佳者，其肘部功能及上肢肌力仍可与健侧相似，笔者曾遇到多例。

二、尺桡骨骨干骨折

（一）概述

尺桡骨骨干骨折在临床上十分多见，占全身骨折的 6%~8%，多见于工伤及交通事故，且青壮年居多。临床上多采用较为简明、实用的分型，即依据骨折部位分为桡骨干骨折、尺骨干骨折、尺桡双骨折，再依据其形态及稳定性等加以分组，如此较为自然和方便。

（二）桡骨干骨折

桡骨干单纯骨折者较为少见，约为尺桡骨骨干双骨折患者的 1/6，且以青少年为多见。

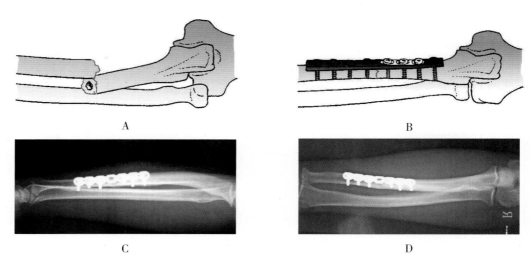

图 2-3-4-5　尺骨干骨折开放复位钛板螺钉内固定（A~D）
A.B. 施术前后示意图；C.D. 临床举例，正侧位 X 线片，显示复位及固定满意

1. 致伤机制

无论是直接暴力或间接暴力，均可引起桡骨干单纯骨折。由于尺骨未骨折，且上下尺桡关节亦无脱位，因而具有内固定作用而不会产生短缩或明显的侧向移位。以横形、短斜形及青枝形为多见，其中约半数伴有移位，由于桡骨干上有三组旋转肌群附着，因而以旋转移位为多见（图 2-3-4-6）。

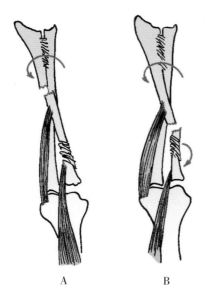

图 2-3-4-6　桡骨干骨折之移位方向示意图（A、B）
A. 中上 1/3 骨折近侧端旋后、远侧端旋前
B. 中下 1/3 骨折近侧端中立位、远侧端旋前

2. 骨端移位

其移位特点如下：

（1）桡骨干中上 1/3 骨折　近端有旋后肌及肱二头肌附着，致使近侧桡骨呈旋后及前屈位，而远端则由于受中段的旋前圆肌及远侧的旋前方肌作用而呈旋前位。

（2）桡骨干中下 1/3 骨折　近端因中部旋前圆肌及上端旋后肌的拮抗作用处于中立位，远端则因旋前方肌的作用呈旋前位。

3. 诊断

一般均无困难，但应注意判定上、下尺桡关节有无同时受累，包括脱位等，这与诊断及治疗方法的选择有密切关系。

4. 治疗

依据骨折端移位情况分以下两组。

（1）无移位者　多为青少年，可视骨折部位不同而将前臂置于旋后屈肘位（中上 1/3 段骨折）或中间位（中下 1/3 段骨折），用长臂石膏托或石膏管形固定，并注意按前臂肢体的外形进行塑形，并将骨间膜撑开。消肿后应及时更换石膏，并再次塑形。

（2）有移位者　先施以手法复位，并按骨折近端的移位方向，以便远端对近端将其复位。要求与方法同前，应注意在石膏塑形时，将骨间膜分开。闭合复位失败的成年患者，多系斜形、螺旋形及粉碎性等不稳定型者,可行开放复位及内固定术。一般采用动力加压钛板内固定或骨外固定架固定,前者易延迟骨愈合,尤其是加压能力不佳者,后者因影响肢体活动而不易为患者所接受。

(三)尺骨干骨折

1.致伤机制

较前者少见,多发于外力突然袭击,患者举手遮挡头面部时被棍棒直接打击所致。此骨折线多呈横形或带有三角形骨块。因有桡骨支

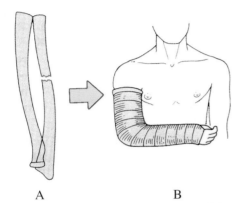

图 2-3-4-7 稳定型、尺骨单折,石膏托固定示意图(A、B)
A.尺骨稳定型骨折;B.石膏托固定

(四)尺桡骨骨干双骨折

此种骨折在前臂骨折中发生率仅次于桡骨远端骨折,且治疗较为复杂,有的预后差,应加以重视。

1.致伤机制

主要由以下两种暴力所致。

(1)直接暴力 除直接打击、碰撞及前臂着地跌倒外,工伤所引起的机器绞压性损伤亦占相当比例,且后者软组织损伤严重,易引起开放性骨折。且骨折常为多段或粉碎性,从而更增加了治疗上的困难,是构成预后不佳的直接因素。而直接打击者,其骨折线多与外力作用点在同一水平,以横形骨折、楔形骨折为多见,

撑,加之附着肌群较少,因而移位程度亦多轻微。

2.诊断

其要领与前者相似,主要依据外伤史,临床表现及 X 线片所见等予以诊断,但应排除上、下尺桡关节损伤。

3.治疗

其基本要求与前者一致,以非手术疗法为主,尤其是无移位的稳定型,用长臂石膏管型或石膏托固定即可(图 2-3-4-7)。闭合复位失败者可采用动力加压钛板或外固定支架固定(图 2-3-4-8)。

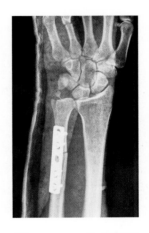

图 2-3-4-8 临床举例
尺骨干骨折钛板螺钉内固定临床病例 X 线正位片

预后较好(图 2-3-4-9)。

(2)间接暴力 系跌倒手部着地时外力由下而上传递,从桡骨远端经骨间膜到尺骨,以致形成尺桡骨双骨折,也可由外力扭曲所致。骨间膜纤维走向及应力的传导,系由桡骨的上方斜向尺骨的下端,故桡骨骨干骨折平面一般高于尺骨骨折平面,以斜形、螺旋形及短斜形为多见。

2.分型

依据骨折的特点及临床治疗上的要求不同,一般分为两种。

(1)稳定型 指复位后骨折断端不易再移位的横形骨折、短斜型以及勿需复位的不完全

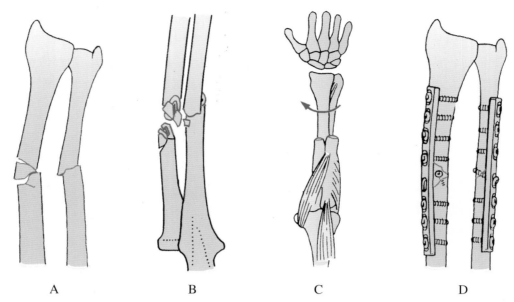

图 2-3-4-9 直接暴力所致尺桡骨双折特点示意图（A~D）
A.B.骨折部位多在一个平面上，受力侧可有三角楔形骨块或双骨均呈粉碎骨折状；
C.受肌力作用移位明显；D.可选择相应之内固定方式

骨折、青枝骨折和裂缝骨折等，14 岁以下儿童多属此型，以非手术疗法为主（图 2-3-4-10）。但在临床上，除儿童病例外，此种情况甚少，因成年人暴力较强。

（2）不稳定型 指手法复位后骨折断端对位难以维持者，包括斜形、螺旋形及粉碎性骨折，或上下尺桡关节不稳者及尺桡骨骨干双骨折等。因其不稳定，在治疗上困难较多。

3. 诊断

尺桡骨双骨折在诊断上除注意一般骨折症状外，尚应注意有无血管、神经及肌肉组织的伴发伤。尤其是被机器绞压者，软组织的损伤可能重于骨的损伤，易引起挤压综合征或缺血性挛缩等，在临床检查时必须反复强调。

X 线正侧位平片检查不仅能明确诊断，且有助于分型、随访观察及疗效对比。应常规拍摄，

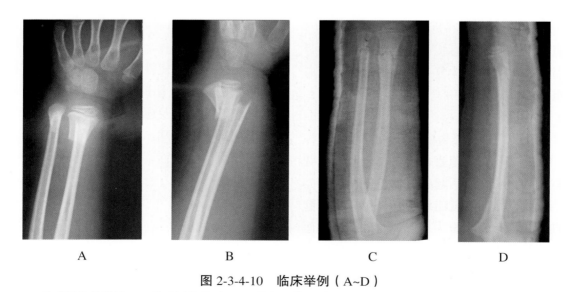

图 2-3-4-10 临床举例（A~D）
儿童尺桡骨骨折 A.伤后尺桡骨下 1/3 双骨折正位 X 线片；B.同前，侧位片；C.同前，复位 +
石膏固定后 4 周正位 X 线片，对位及力线满意，已有骨痂形成；D.同前，侧位片

并包括上、下尺桡关节，以防漏诊。

4. 治疗

视骨折分型及具体情况不同而酌情处理。

（1）稳定型　绝大多数可通过非手术疗法达到治疗目的。

1）无移位者　行上肢石膏托或上肢石膏管型固定，消肿后更换石膏1~2次。注意石膏塑形，尤其是对骨间膜的分离、加压塑形，有利于骨间膜的修复及功能重建。石膏固定时间一般为8~10周，并根据临床愈合程度而决定拆除时间，切勿过早（图2-3-4-11）。

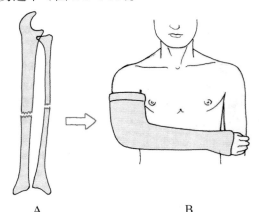

A　　　　　　　B

图2-3-4-11　稳定型尺桡骨双折上肢石膏固定示意图（A、B）

A. 尺桡骨双折，稳定型；B. 上肢石膏固定

2）有移位者　一般需在石膏牵引床上操作，先以尺骨鹰嘴骨牵引进行对抗，尤其中上1/3及中1/3骨折者，如此可使肱二头肌处于松弛状态。根据骨折端的移位方向及肌肉拉力等进行手法复位。当X线显示对位满意后，逐渐放松牵引，以使骨折断端相抵住，而后行上肢石膏固定。在石膏定形前按骨折移位相反方向进行塑形，并同时对骨间隙予以分离加压定形（图2-3-4-12）。术后定期观察，消肿后及时更换石膏，有成角畸形者可通过楔形切开矫正之。

（2）不稳定型

1）一般病例　指新鲜骨折、断端无缺损、粉碎及双段骨折者，应在牵引下，按有移位之稳定型病例先试以闭合复位＋上肢石膏固定，并加手指铁丝夹板牵引。X线摄片显示对位满意者按前法处理，复位不佳者则需手术治疗。

2）严重不稳或手法复位失败者　前者指双段骨折、粉碎性骨折及合并尺桡关节破损者，多需开放复位＋内固定术。内固定物可选用髓内钉、钛板，长斜形者可用钢丝或螺钉技术，其中以髓内钉损伤较小，临床多用。操作术式见图2-3-4-13。近年微创钛板螺钉技术有进展，

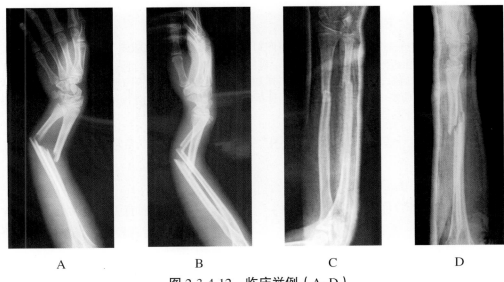

A　　　　　　　B　　　　　　　C　　　　　　　D

图2-3-4-12　临床举例（A~D）

尺桡骨中下1/3双骨折　A. B. 伤后正侧位X线片；C. D. 闭合复位＋石膏固定后正侧位X线片

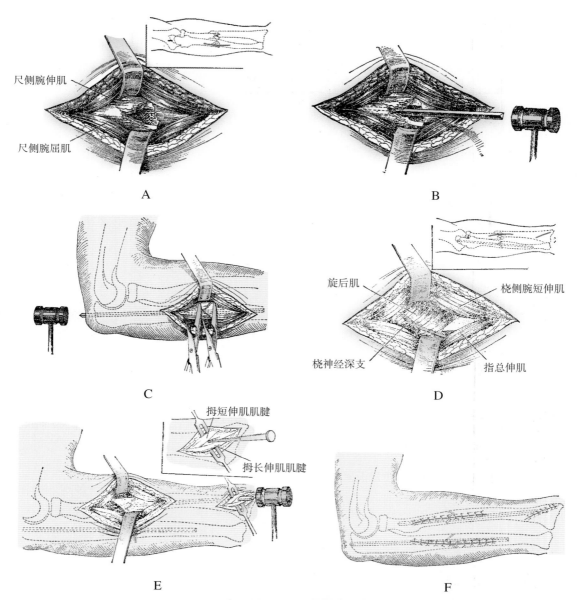

尺侧腕伸肌

尺侧腕屈肌

A

B

C

旋后肌　　　　　　　　　桡侧腕短伸肌

桡神经深支　　　　　　　指总伸肌

D

拇短伸肌肌腱

拇长伸肌肌腱

E

F

图 2-3-4-13　尺桡骨双折髓内钉内固定施术步骤示意图（A~F）

A. 切口及显露尺骨断端；B. 由近侧逆向打入髓内钉；C. 再从尺骨鹰嘴处将髓内钉打入远端，尾部留 0.2~0.4 cm；D. 再作桡侧背部切口；D. 切开旋后肌，显露骨折端，并将其复位；E. 从桡骨远端背侧切口将选好的髓内钉插入，沿桡骨纵轴打入。将骨折端复位，使髓内钉通过骨折端达桡骨颈部为止；F. 确认桡骨骨折端紧密接触后，逐层缝合，用上肢石膏将肘关节和前臂固定于功能位

损伤小，但操作时切忌对骨膜进行广泛剥离（图 2-3-4-14 ）。

（3）晚期病例　指伤后 3 周以上就诊者，除非移位较轻的稳定型外，原则上以开放复位 + 内固定为主。

（4）开放性骨折　可根据创口损伤和污染程度及骨折情况等酌情选用闭合复位 + 外固定，或开放复位 + 内固定，或框架固定。后者适用

于创面广泛、需经常换药及观察或植皮处理的病例。

5. 预后

与多种因素有关，青少年、单纯性骨折及稳定型者等预后多较好，以下情况者预后不佳：① 软组织广泛性损伤者；② 骨间膜损伤严重者；③ 开放性损伤严重者；④ 骨质缺损者。

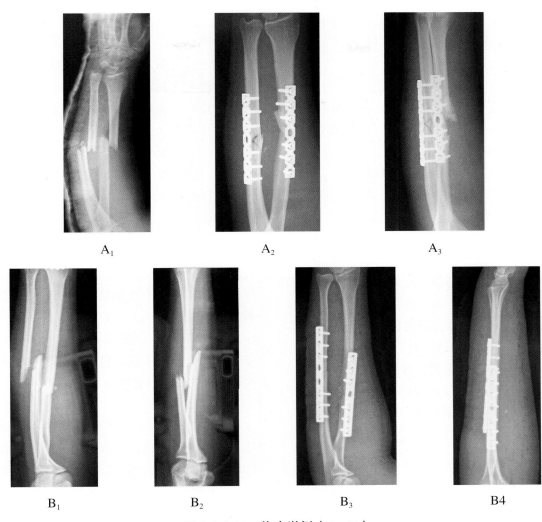

A_1 A_2 A_3

B_1 B_2 B_3 B4

图 2-3-4-14　临床举例（A、B）

尺桡骨双骨折不稳定型、行开放复位及钛板内固定术　例 1：A_1. 闭合复位及石膏固定失败后 X 线正位片；A_2、A_3. 开放复位 + 钛板内固定术后正侧位 X 线片；例 2：B_1、B_2. 术前正侧位 X 线片；B_3、B_4. 开放复位 + 钛板螺钉内固定后正侧位 X 线片

三、尺桡骨远端骨折

（一）盖氏（Galeazzi）骨折

盖氏骨折系指桡骨中下 1/3 骨折合并下尺桡关节脱位者（图 2-3-4-15），在临床上较多见。

1. 致伤机制

多因以下两种外力所致。

（1）直接暴力　指直接撞击或机器皮带卷压伤所致。后者损伤程度多较严重，预后差。

（2）间接暴力　多在前臂内旋位时手掌撑地跌倒，暴力沿桡骨向上传递，与身体重力相

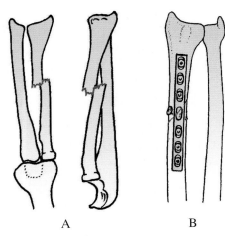

A   B

图 2-3-4-15　盖氏骨折示意图（A、B）

A. 正侧位移位示意图；
B. 切开复位钛板螺钉内固定示意图

交引起桡骨中下 1/3 处骨折，随之出现下尺桡关节脱位。

2. 分型

此种骨折一般分为以下 3 型：

（1）青枝型　发生于儿童，桡骨呈青枝骨折状，尺骨小头或骨骺分离或下尺桡关节呈分离状，此型治疗较易，预后佳。

（2）单纯型　为桡骨远端骨折，伴有下尺桡关节脱位者。骨折多成横形、斜形或螺旋形，一般均有明显移位。

（3）双骨折型　除桡骨远端骨折及尺桡下关节脱位外，尺骨干亦多伴有骨折，或由不完全性骨折所致尺骨外伤性弯曲者。后一情况多系机器伤所致，较严重，常为开放性损伤，治疗较复杂。双骨折骨折断端的移位方向，主要取决于以下三组肌肉的作用：

1）肱桡肌　引起骨折断端的短缩畸形；

2）旋前方肌　使远端桡骨向内并拢；

3）伸拇肌及外展拇肌　加强上述两组肌肉的作用。

3. 诊断

一般病例诊断多无困难，但平日如对此种损伤没有认识，则在观察 X 线平片时易疏忽而将其漏诊。

4. 治疗

按分型不同在治疗方法选择上亦有所差异。

（1）青枝型者　均选用手法复位＋上肢石膏托，或管形石膏剖开固定＋分骨塑形，以防止桡骨内并。有短缩倾向者，可加用手指铁丝夹板牵引。

（2）单纯型者　先施以手法复位，方法同前。在石膏塑形时应防止尺骨小头脱位及桡骨内并倾向。闭合复位失败多系骨折端不稳定，可行开放复位＋内固定术。内固定物可选用能维持尺骨生理弧度的髓内钉或动力加压钛板。由于损伤的关节囊韧带结构的修复需一定时间，应附加上肢石膏托固定前臂于中立位，3~4 周后开始主动活动锻炼。对于桡骨骨折固定后仍有半脱位表现者，则应从背侧做切口进入下尺

桡关节，缝合三角纤维软骨和撕裂的腕背侧关节囊韧带。

（3）双骨折型者　除个别病例外，此型大多需开放复位＋内固定术。创面较大需观察换药及做其他处理者，可用外固定框架技术。

5. 预后

一般较好，如复位不良引起桡骨内并时功能较差。陈旧性病例可酌情行尺骨头切除术或植骨融合术等补救。

（二）科利斯（Colles）骨折

科利斯骨折自 1814 年 Colles 详加描述后一直沿用至今。系指发生于桡骨远端 2.5 cm 以内、骨折远端向背侧及桡侧移位者。在同一部位骨折，如远端向掌侧及尺侧移位时，则称之为反科利斯骨折，又名史密斯骨折。在诊断时必须分清，以免治疗失误。科利斯骨折在临床上最为多见，约占全身骨折的 5% 左右。

1. 致伤机制

多为平地跌倒，手掌撑地、腕关节处于背伸及前臂内旋位时，以致暴力集中于桡骨远端松质骨处而引起骨折。在此种状态下，骨折远端必然出现向背侧及桡侧的移位。此时，尺骨茎突可伴有骨折，三角纤维软骨盘亦有可能撕裂。

2. 临床表现

（1）一般骨折之症状　多较明显。

（2）畸形　典型者呈餐叉状畸形（图 2-3-4-16），如局部肿胀严重，则此种畸形可能被掩盖而不明显。

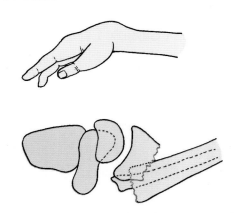

图 2-3-4-16　Colles 骨折的餐叉状畸形示意图

（3）活动受限　腕部及前臂的功能均有障碍，尤以粉碎性骨折者。

3.分型

科利斯骨折的分型意见不一，通常根据骨折部位、治疗要求及预后等分为以下 4 型。

（1）关节外无移位型　指骨折线不波及关节面，且远端亦无明显移位者，桡骨远端关节面力线正常（图 2-3-4-17A）。此型较多见。

（2）关节外移位型　指骨折线不侵犯关节面，但骨折端可有程度不同的向背侧及桡侧移位，亦可呈嵌入状。此时关节面力线变形（见图 2-3-4-17）。尺骨茎突可作有或不伴有骨折，此型最多见。

（3）波及关节型　或称之为单纯关节型，指骨折线波及关节面，但关节对位正常，无明显移位（图 2-3-4-18）。

（4）关节碎裂型　指关节面的完整性及外形已受破坏者（见图 2-3-4-18）。此型预后最差，且在治疗上难度亦较大，多需手术或骨外固定架治疗。

此外尚有其他分型，但基本原则大致相似，没有必要将分类搞得过于繁杂，实际上，分型愈多，愈难以为临床医师所接受。

4.诊断

诊断多无困难，X 线片可明确。

5.治疗

视骨折类型、来院时间及患者具体情况等不同，酌情选择相应的疗法，一般按以下原则进行。

（1）无移位者　腕关节置于功能位，行前臂石膏托固定，并于桡骨远端的桡、背侧加压塑形。3~5 d 局部消肿后，更换前臂石膏，并继续固定 4~6 周。仍取腕关节背伸 30°之功能位。

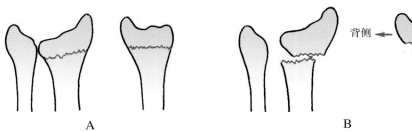

图 2-3-4-17　Colles 骨折关节外型正侧位示意图（A、B）

A.无移位型；B.典型移位型

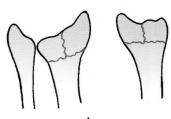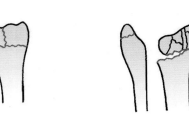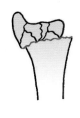

图 2-3-4-18　Colles 骨折关节受累型及粉碎型示意图（A、B）

A.关节受累型；B.粉碎型

（2）关节外移位型　90%以上病例可通过手法达到复位目的，操作步骤如下。

1）麻醉　用 1%利多卡因 10 mL 左右注入血肿内，其麻醉效果最佳（图 2-3-4-19）；臂丛阻滞麻醉适用于血肿已消散之病例。

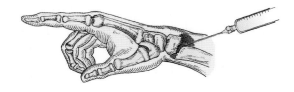

图 2-3-4-19　骨折血肿内麻醉法示意图

2）牵引 患者坐于靠背椅上，患肢外展，于肘上部作对抗牵引。助手以左右双手分别对患肢的拇指及另外4指持续牵引3~5 min，骨折断端即被牵开。牵引时助手双上肢无需用力，将肌肉放松，仅以双手持住患者手指，利用人体后仰（10°~15°）所产生的重力，即能将骨折端牵开。

3）复位 术者立于患肢外侧，一足踏在方凳上，使患腕置于术者膝部上方。术者双手分别持在骨折端的两侧，一手向远侧牵引，另一手则增加反牵引力，持续数秒钟后，按照骨折发生机制的相反方向使骨折远端依序背伸、桡偏、掌屈、尺偏，而后将腕部置于功能位，并双手合掌，分别挤压桡骨远端，以使骨折碎片靠拢。经如此操作，一般均可获得理想复位。

4）固定 助手继续维持牵引，术者行前臂石膏固定（肿胀剧烈者可先采用石膏托），俟石膏成形时，按骨折移位之相反方向予以加压塑形，至此时助手方可逐渐放松牵引。

以上过程除麻醉外，大多数可在5~10 min内完成操作。而后拍片观察复位情况并记录存档。复位满意的应显示桡骨远端关节面的角度恢复正常（图2-3-4-20）。3~5 d肿胀消退后需更换石膏，制动时间一般为4周左右。如固定过程中骨折移位，则需行切开复位＋内固定治疗。

（3）关节受累型及粉碎型 其处理原则及要求如下：

1）先施以闭合复位，方法同前，其中80%以上病例可获得满意效果。失败者方考虑开放复位；

2）骨折端粉碎或骨质疏松者，可于石膏固定的同时，对拇指、示指及中指分别加以铁丝夹板牵引，以达复位及维持对位之目的；

3）此型以恢复关节面平整为首要目的，对复位后关节面仍不平整者，应尽早行开放复位＋内固定术（钛板螺钉及多根钛针等），多选择掌侧施术较为安全（图2-3-4-21~23），或采用框架技术固定（图2-3-4-24）。

（4）陈旧性骨折 指3周以上已纤维愈合或软骨性愈合者，此时闭合复位无效，多需切开复位＋内固定治疗。

6. 并发症

以畸形愈合及损伤性关节炎为多见，尤以曼德隆（Madelung）畸形多见，严重者，影响正常生活及工作的病例则需手术处理，包括畸形矫正或尺骨茎突切除术等（图2-3-4-25）；正中神经损伤及伸拇肌腱断裂亦偶可遇见；除注意预防外，一旦发生应积极手术处理。

7. 预后

此组损伤绝大多数预后良好，可无任何后遗症。年迈者，尤其是粉碎型和骨折线累及关节者，或可残留后遗症，因此对此种类型应以强调功能恢复为主并注重功能锻炼。

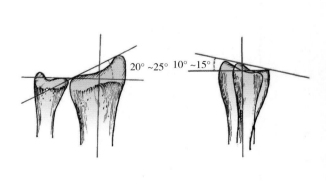
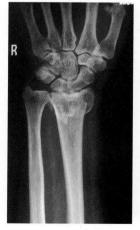
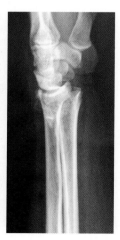

A   B   C   D

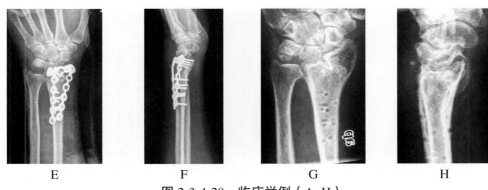

图 2-3-4-20　临床举例（A~H）

桡骨远端关节面正常角度　A.B.示意图：A.正位尺偏角 20°~25°；B.侧位掌倾角 10°~15°；C~H.临床举例：
C.D. 女性，55 岁，伤后 X 线片，显示腕关节角度变形；E.F. 开放复位＋内固定，恢复生理角度；G.H. 一年后
拆除内固定，显示腕部角度维持在正常状态

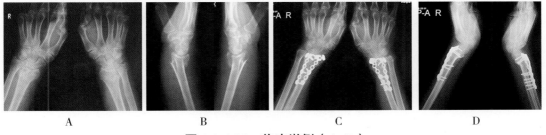

图 2-3-4-21　临床举例（A~D）

女性，61 岁，双侧桡骨远端骨折内固定　A.B. 骨折后正侧位 X 线片；C.D. 开放复位＋内固定后正侧位 X 线片

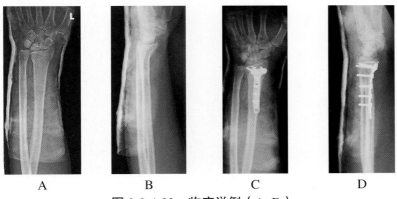

图 2-3-4-22　临床举例（A~D）

男性，30 岁，桡骨远端骨折掌侧钛板内固定　A.B. 桡骨远端骨折闭合复位＋石膏固定、对位欠满意，正侧位 X 线片；
C.D. 开放复位＋内固定术后 X 线正侧位片

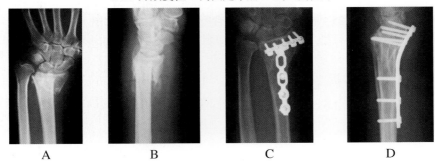

图 2-3-4-23　临床举例（A~D）

女性，56 岁，桡骨远侧骨折掌侧钛板内固定
A.B. 伤后正侧位 X 线片；C.D. 开放复位后掌侧钛板螺钉内固定

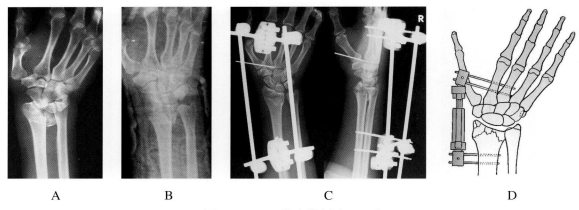

图 2-3-4-24　临床举例（A~D）

桡骨远端粉碎性骨折外固定架固定　A.伤后正位 X 线片；B.闭合复位 + 石膏固定后 X 线片显示失败；
C.复位后骨外固定架固定后正侧位片；D. 桡骨远端粉碎骨折外固定架示意图

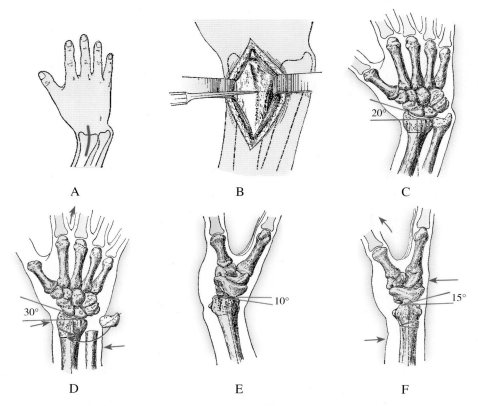

图 2-3-4-25　桡骨远端畸形愈合行截骨矫正术示意图（A~F）

A.切口；B.显露截骨部；C.依据畸形程度行楔形截骨；D.依正常角度决定楔形切骨大小及角度；E.矫正畸形；F.酌情植骨

（三）史密斯（Smith）骨折

史密斯骨折是指桡骨远端2.5 cm以内骨折、远折端向掌侧及尺侧移位者。

1.致伤机制

以往最为常见的原因是汽车司机摇发动机时，如突然松手，被逆转的手柄直接打击所致。

目前此种现象已消失，而多见于撞击性外伤（例如骑助动车或摩托车相撞）或腕背部着地跌倒所引起。

2.分型

在临床上一般可将其分为以下两型：

（1）关节外型　指骨折线不波及关节面者，

最为多见。骨折线大多呈横形，少数为斜形。后者复位后维持对位较困难，多需附加手指牵引。

（2）关节受累型　指骨折线波及关节者，包括尺桡关节脱位等，X线片所见易与 Barton 骨折混淆，有时二者难以区分（图 2-3-4-26）。由于史密斯骨折在临床上少见，故无必要将此类患者再作更进一步的分型。

3. 诊断

此种损伤的诊断一般均无困难。其临床症状与科利斯骨折相似，仅骨折断端的移位方向相反，故其外形表现为反餐叉畸形。

4. 治疗

基本治疗原则与科利斯骨折相似。

（1）关节外型　按科利斯骨折行手法复位，其具体操作与科利斯骨折相同，唯在复位及石膏塑形时的压力方向与科利斯骨折正好相反。复位后亦应检查关节面角度，要求恢复正常，否则应再次复位。

（2）关节受累型　以维持及恢复关节面的完整、平滑及角度为主，先施以手法复位，失败者可行开放复位及内固定术。

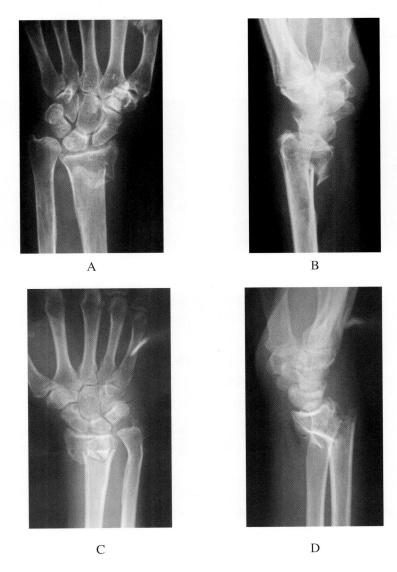

A   B

C   D

图 2-3-4-26　Simth 骨折伴尺桡关节损伤临床举例（A~D）

例 1：A. 正位 X 线片；B. 侧位 X 线片；例 2：C. 正位 X 线片；D. 侧位 X 线片

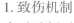

5.预后

一般病例功能恢复大多比较理想，关节受累型复位不佳者易有后遗症。

（四）巴顿（Barton）骨折

桡骨远端关节面纵斜向断裂、伴有腕关节半脱位者称为巴顿骨折，系 J.R.Barton 于 1838 年首次描述，故名。

1.致伤机制

多系跌倒时手掌或手背着地，以致暴力向上传递，并通过近排腕骨的撞击而引起桡骨关节面断裂，骨折线纵斜向桡骨远端，且大多伴有腕关节的半脱位。

2.分型

视其发生机制及骨折线特点不同，可分为以下两型（图 2-3-4-27）。

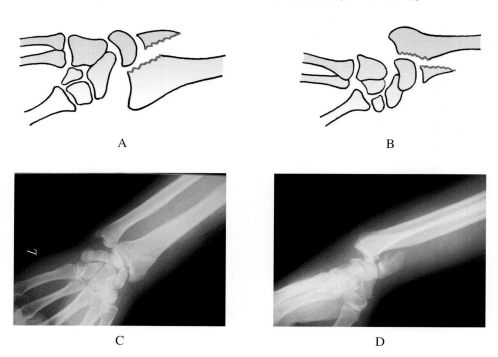

A

B

C

D

图 2-3-4-27　巴顿骨折分型示意图及临床举例（A~D）
A.B.示意图：A.背侧型；B.掌侧型；C.D.临床病例：正位及侧位 X 线片

（1）背侧型　较多见，手掌着地跌倒时，由于手部背伸，以致在桡骨远端背侧缘造成骨折，骨折片多向背侧移位，并伴有腕关节半脱位。

（2）掌侧型　少见，系手背着地跌倒，以致应力方向沿桡骨远端向掌侧走行，骨折片向掌侧移位，腕关节亦出现半脱位。

3.诊断

此型骨折的诊断除依据外伤史及伴有腕关节半脱位的桡骨远端骨折等要点外，主要依据 X 线平片所见。

4.治疗

一般病例，尤其新鲜骨折、移位较轻者多

以非手术疗法为主，但对关节内骨折复位后关节面达不到解剖复位者，则需手术疗法。在手法复位时应尽量利用牵引作用获得满意复位。注意定期观察与更换石膏，纠正与防止移位。遇有对位不佳或移位者，应尽早施术。由于骨折多呈斜形，复位后稳定性较差，一般多需较确实的内固定物。腕部有较多的肌腱通过，应选用精制、薄型和细巧的内固定物，且不允许外露太多，以免影响肌腱活动。一般以薄型钛板、短螺钉或克氏针为宜，钉尾尽量不要外露，并争取于 3 周左右拔除。

（钮心刚）

第五节　手腕部外伤

一、手腕部骨折脱位

（一）月骨脱位

1. 概述

月骨近端与桡骨下端，远端与头状骨，两侧分别与舟状骨和三角骨形成关节。月骨的四面均为关节面，仅在其掌面和背面有桡月前、后韧带与桡骨相连，其内有月骨背侧动脉和月骨掌侧动脉，为月骨供应血液。

月骨脱位在腕骨脱位中最为常见。跌倒时手掌着地、手腕强烈背伸，受桡骨下端与头状骨的挤压，使月骨向掌侧脱出。由于所受暴力的大小不同，月骨可出现不同程度的脱位（图 2-3-5-1）。月骨脱位后，常因桡月韧带损伤而影响月骨的血供，严重脱位者，桡月前、后韧

带均损伤，月骨完全失去血供，即使立即复位，亦不能避免发生月骨缺血性坏死。

新鲜的月骨脱位应首先采用手法复位。如手法复位失败，或为陈旧性脱位，或月骨已发生缺血性坏死者，则需手术治疗。

2. 切开复位术

（1）适应证　新鲜月骨脱位伴有明显正中神经压迫症状或手法复位失败者；陈旧性月骨脱位，手法已难以复位者，应行手术切开复位。

（2）麻醉和体位　臂丛神经阻滞麻醉，患肢外展置于手术台旁的手术桌上。

（3）操作步骤

1）切口　于腕部掌侧，自大鱼际纹近侧横过腕横纹向前臂远端作 S 形或 Z 形切口，长约 4~6 cm（图 2-3-5-1）。

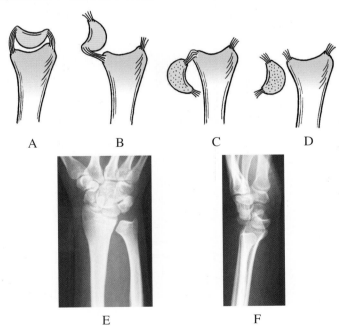

A　　　　　B　　　　　C　　　　　D

E　　　　　　　F

图 2-3-5-1　月状骨脱位示意图及临床病例（A~F）

A~D. 示意图：A. 正常位置；B. 桡月后韧带断裂；月状骨旋转 90°；C. 桡月后韧带断裂，旋转 270° 以上，影响血供；
D. 前、后韧带均断裂，血供中断；E. F. 临床举例：E. 舟状骨骨折伴月骨脱位正位 X 线片；F.同前，侧位 X 线片

2）显露月骨　切开皮肤、皮下组织，显露腕横韧带并于其偏尺侧，从近端向远端逐渐将其切开，特别是在腕横韧带远侧缘应靠近尺侧，注意保护位于腕横韧带远侧缘桡侧的正中神经鱼际支。将掌长肌腱、桡侧腕屈肌腱、正中神经和拇长屈肌向桡侧牵开，将指浅、深屈肌腱牵向尺侧，显露腕关节掌侧关节囊，此时即可见脱位的月骨向腕掌侧突起（见图2-3-5-2）。

3）切开关节囊　显露月骨时，应特别注意

避免损伤桡月前韧带，以免影响月骨的血液供应，导致月骨缺血性坏死。

4）脱位月骨的复位　将腕关节背伸，以扩大腕关节间隙。清除关节腔内血肿和机化组织，分离月骨周围的粘连。于腕关节背伸位，用拇指按压月骨远端，使其复位。如有困难，可用骨膜剥离器将头状骨撬起，以利月骨复位（图2-3-5-3）。此时，应注意勿损伤月骨的软骨面。

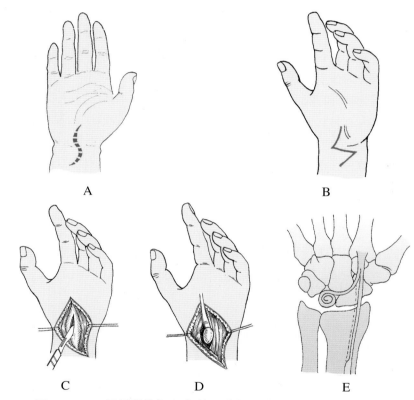

A　　　　　　　　　B

C　　　　　　D　　　　　　E

图 2-3-5-2　月骨脱位切开复位手术切口及显露示意图（A~E）

A. S形切口；B. Z形切口；C.切断腕横韧带，保护好神经和肌腱，切开关节囊；
D.直视下将月状骨还纳，或将其摘除；E.月骨摘除，可用肌腱团植入关节成形（术）

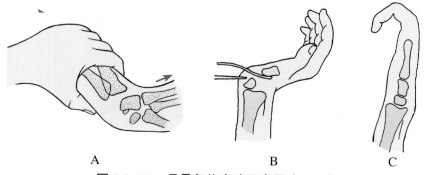

A　　　　　　　　　B　　　　　　C

图 2-3-5-3　月骨复位方法示意图（A~C）

A.先用徒手复位；B.亦可采用神经剥离撬拨复位；C.已复位

5）闭合切口 仔细止血，缝合关节囊，将牵开的肌腱和正中神经回复原位。术中注意对正中神经的保护。腕横韧带缝合数针，亦可不予缝合。最后缝合皮肤，关闭切口。

（4）术后处理 用前臂石膏托将患肢腕关节固定于屈曲45°位。1周后将腕关节改为中立位，继续固定两周后拆除石膏托，拆除缝线，进行腕关节屈伸功能锻炼。并辅以物理治疗和中药熏洗。在腕关节固定期间，应鼓励患者主动高举患肢，并进行手指主动屈伸活动。

3. 月骨摘除术

（1）适应证

1）新鲜月骨脱位 切开复位时发现桡月前韧带已完全断离者，月骨已完全游离，复位后将发生月骨缺血性坏死。

2）陈旧性月骨脱位 血运已有一定破坏，加之切开复位时手术损伤，常会加重月骨血液供应障碍，术后效果常不满意，因此亦可考虑行月骨摘除术。

3）月骨脱位复位后 月骨有明显缺血性坏死、变形或伴有损伤性关节炎者，应行月骨摘除术。

（2）麻醉和体位 臂丛神经阻滞麻醉，患肢外展置于手术台旁的手术桌上。

（3）操作步骤 手术操作步骤与切开复位术相同。切开腕关节关节囊显露月骨后，分离月骨周围的粘连，切断月骨与周围软组织的联系，用有齿血管钳夹住月骨，将其摘除，必要时用骨膜剥离器将其撬出。然后逐层缝合切口。

在陈旧性月骨脱位，特别是月骨缺血性坏死的病例，切除月骨后，可采用肌腱植入关节成形术，即将掌长肌腱或桡侧腕屈肌腱从中剖开一半，切取长约6~8 cm的带蒂腱条，将其从近端向远端翻起，并卷成团状，用3/0线缝合固定2~3针，以防卷成团状的肌腱散开。然后置入月骨切除后的腔隙内，与关节囊缝合固定1~2针，防止其退出（见图2-3-5-2E）。最后缝合关节囊，逐层关闭切口。

（4）术后处理 月骨摘除或肌腱置入关节成形术后，用前臂掌侧石膏托将患肢腕关节固定于功能位，3周后拆除石膏托，进行腕关节屈伸功能锻炼。对月状骨坏死之后期病例，视坏死程度而酌情处理（图2-3-5-4），严重者则需行月骨摘除术。

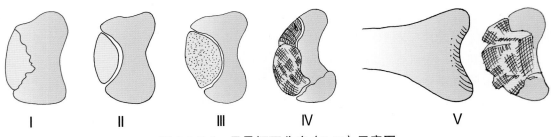

图 2-3-5-4 月骨坏死分度（I~V）示意图

（二）经舟骨月骨周围脱位的手术治疗

1. 概述

月骨周围脱位，即月骨保持与桡骨的正常关系，而其他腕骨一同向腕背侧或掌侧脱位。月骨周围脱位有多种类型，以经舟骨月骨周围脱位最为常见。

经舟骨骨折月骨周围脱位，即腕舟骨骨折、舟骨近侧骨块和月骨保持与桡骨的正常关系，而舟骨远侧骨块和其他腕骨一同向腕背侧或掌侧脱位（图2-3-5-5）。大多是跌倒时腕关节过伸位着地受伤所致，因此多为向背侧脱位，仅有少数向掌侧脱位者。常由于对其缺乏认识而误诊，正确诊断的关键是正确认识其X线表现的特点。正常腕关节的斜位和侧位X线片，见各腕骨相互重叠，难以辨认，但正常情况下腕平伸位时，侧位片可见桡骨、月骨、头状骨与

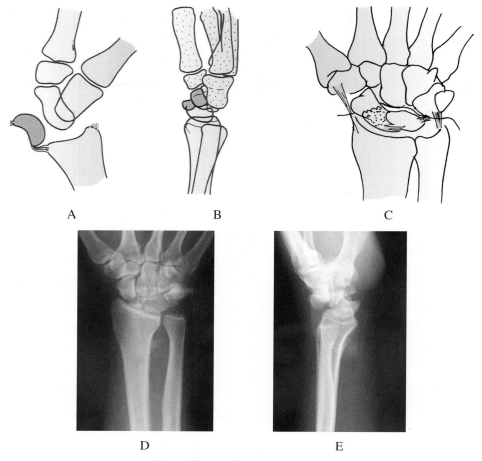

图 2-3-5-5　月状骨脱位（A~D）
A~C. 为示意图，分别为斜位，侧位及正位观；D.E. 临床举例正侧位 X 线片

第三掌骨连成一纵轴线。而在经舟骨月骨周围背侧脱位时，正位 X 线片显示为舟骨腰部骨折和头状骨向近侧移位，头状骨近端与月骨的阴影部分相重叠；侧位片显示头状骨的位置脱向月骨背侧，而月骨保持它与桡骨的正常关系。由于对这一特征缺乏认识，常易在正位片上仅诊断为舟骨骨折，而在侧位片上则将头状骨向月骨背侧的脱位误诊为月骨半脱位，其主要原因是忽视了月骨与桡骨的关系是正常的；也易与月骨脱位相混淆，经舟骨月骨周围脱位与月骨脱位的区别是月骨脱位时，正位片见月骨由四边形变为三角形，侧位片见月骨向掌侧翻转，失去与桡骨和头状骨的正常关系，而头状骨与桡骨的关系正常（图 2-3-5-6A）。临床上亦可遇到伴桡骨茎突骨折的腕关节脱位（图 2-3-5-6B），还有将其他腕骨向背侧的脱位误诊为桡腕关节

脱位者。

新鲜的经舟骨月骨周围脱位，应先采用手法复位，此时不仅要求使各腕骨间的关系恢复正常，而且要求将舟骨骨折尽可能达到解剖复位，以利于骨折愈合，然后用石膏外固定。

2. 切开复位术

（1）适应证　新鲜经舟骨月骨周围脱位手法复位失败，或手法复位舟骨骨折不能达到解剖复位或复位后不稳定，以及陈旧性经舟骨月骨周围脱位，应行切开复位术。

（2）麻醉和体位　臂丛神经阻滞麻醉，患肢外展置于手术台旁的手术桌上。

（3）操作步骤

1）切口　从手背偏桡侧横形经腕背部向前臂远端尺侧延伸，作一 S 形切口。

2）牵开血管　切开皮肤及皮下组织，保护

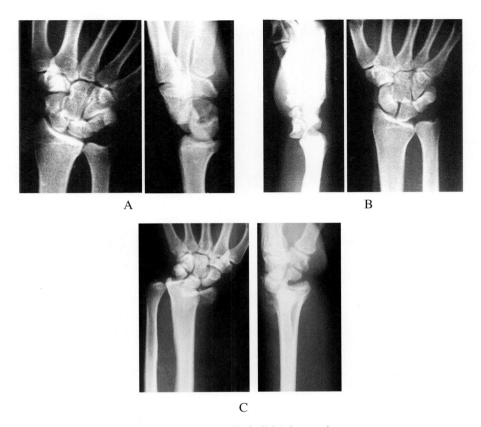

图 2-3-5-6　临床举例（A~C）
A.经舟骨月骨周围脱位；B.月骨脱位；C.腕关节骨折脱位

手背及腕背较大的浅静脉，必要时切断结扎其间的吻合支，以便将主要静脉干向两侧牵开。

3）切开深部韧带　纵向切开腕背伸肌支持带的远侧部分，将伸指肌腱牵向尺侧，拇长伸肌腱牵向桡侧，显露腕关节背侧关节囊。

4）横形切开关节囊，显露腕关节　此时可见脱向背侧的头状骨及其相邻的舟骨远侧骨折块和三角骨。月骨及舟骨近侧骨折块倒向掌侧。

5）清除关节腔内的血肿及机化组织　轻度屈伸活动腕关节，使关节周围的粘连松解。借助骨膜剥离器，从远侧方向插于头状骨与月骨之间。在助手将腕关节牵引的情况下，以头状骨为支点，用力将月骨连同桡骨远端向背侧撬起，并将头状骨压向掌侧，使头月关系恢复正常。此时，舟骨骨折也将随之达到复位。

6）检查局部　检查桡月和头月关系以及舟骨骨折复位情况，有条件者，术中可用C臂X线机透视，确认达到正确复位。

7）闭合切口　复位被牵开的伸肌腱，由于伸肌支持带近侧部分或相连的前臂深筋膜保持完整，切开的部分伸肌支持带可以不予缝合；缝合皮肤，闭合伤口。

（4）术后处理　用石膏托将患肢固定于腕关节轻度背伸位。术后两周拆线后，更换前臂管型石膏继续固定6~8周。拆除石膏行X线拍片，待舟骨骨折愈合后，进行腕关节主动伸屈功能锻炼。

（三）舟骨骨折

1.概述

舟骨形态不规则，因其似船而得名，其远端凹面与头状骨，近端凸面与桡骨、尺侧与月骨，远侧与大、小多角骨分别形成关节。因此，其表面大部分为关节软骨，仅于腰部和结节部有来自背侧和掌侧桡腕韧带的小血管。当腰部骨折时，可能导致近侧骨块缺血性坏死。舟骨跨越腕中关节，为近、远两排腕骨活动的杠杆，对腕关节的稳定具有重要作用。

2. 致伤机制

腕部骨折中，舟骨骨折最为多见，常为间接暴力所致，即跌倒时手掌于旋前、背伸和桡偏

位着地，舟骨近极被桡骨远端和桡舟头韧带固定，远极被大、小多角骨及头状骨向背侧推挤而发生骨折。其骨折线可为斜形、横形和竖直形。骨折可发生在不同的部位，但以腰部骨折最多，而该处血供较差，因而愈合时间较长（图 2-3-5-7）。

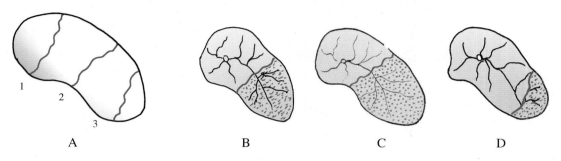

图 2-3-5-7 骨折部位与血供示意图（A~D）
舟骨骨折常见的骨折类型及舟状骨折部位与血供之关系 A. 骨折部位：1. 结节部骨折；2. 腰部骨折；3. 近端骨折；
B. 结节部骨折预后较好；C. 腰部骨折血供较差；D. 近端骨折血供最差

3. 临床表现与影像学特点

舟骨骨折多见于青壮年男性，出现腕部肿胀，特别是腕背桡侧。鼻烟窝变浅，舟骨结节处及鼻烟窝有明显压痛，纵向推压拇指可引起

疼痛；疑有骨折者应拍摄正位、侧位、舟骨位（图 2-3-5-8）、前后和后前斜位 X 线片，大多数骨折可以显示出来。不完全骨折其骨折线可能显示不清或不显示，容易造成漏诊。对于局部症状

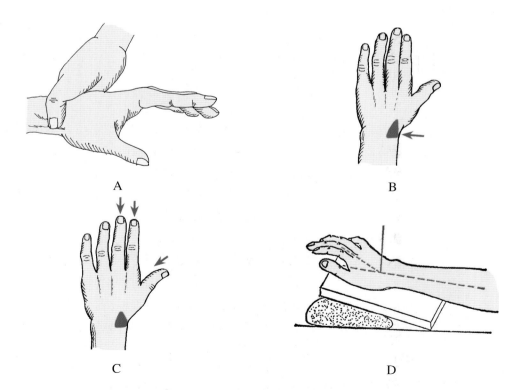

图 2-3-5-8 舟状骨临床检查及拍片角度示意图（A~D）
A. 鼻烟壶处压痛；B. C. 为直接及间接手指加压试验压痛痛点；D. 尺侧偏斜拍片及拍片角度

明显者，应先按骨折处理，用石膏固定两周后再拍片复查，可能会因骨折处骨质吸收，能显示出骨折线。亦可尽早行 CT 扫描检查。

4. 治疗

舟骨骨折的治疗视骨折的类型而定。新鲜无移位的稳定性骨折，通常勿需复位，一般以拇人字管型石膏固定即可（图 2-3-5-9）。即于

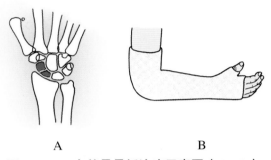

图 2-3-5-9 舟状骨骨折治疗示意图（A、B）
A. 舟状骨骨折；B. 以拇人字石膏固定

腕关节背伸 30°、拇指对掌位，石膏远端至 2~5 指的掌指关节，拇指则至指间关节，石膏近端

至肘关节下方。固定时间依骨折部位不同而异，舟骨结节及其远端骨折血供较好，约需固定 6~8 周。舟骨腰部、体部骨折和远侧骨折块血供较差，所需固定时间较长，可能需要固定 3 个月或更长。

新鲜不稳定性骨折，即骨折有侧方和成角移位者，应首先采用手法复位。在纵向对抗牵引下，用手指按压骨折远、近端使之复位。应用长臂拇人字管型石膏固定，石膏管型的近端延伸至肘关节上方，以便更好地限制肘部及前臂的活动，减少小关节韧带的张力。固定 6 周后可更换短臂管型石膏，继续固定直至骨折愈合。对于难以维持其位置稳定者，可考虑手法复位后闭合穿针作内固定，再予以管型石膏固定。闭合复位失败者，可行切开复位内固定。但在术中应尽量减少剥离对骨折端血供的进一步破坏。内固定的方法很多，Herbert 钉较为常用（图 2-3-5-10）。

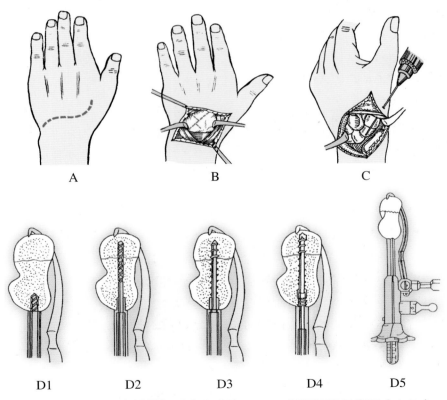

图 2-3-5-10 舟骨骨折手术疗法及 Herbert 螺钉固定示意图（A~D）
A. 腕背 S 形切口；B. 牵开手背部肌肉即显露关节囊；C. 用克氏针将复位之舟状骨及月状骨固定；D. Herbert 术式；
D1. 钻孔；D2. 钻过骨折线；D3. 旋入拉力螺钉；D4. 拉力螺钉头部抵达骨皮质内缘；D5. 操作工具示意图

陈旧性舟骨骨折、延迟愈合或不愈合者，可行植骨术。

（四）第一掌骨基底部骨折脱位

1. 概述

第一掌骨基底部骨折脱位又称 Bennett 骨折，是一种极不稳定的骨折。拇指腕掌关节为第一掌骨与大多角骨构成的鞍状关节，活动灵活而稳定。在拇指受到纵轴上的外力作用时，于第一掌骨基底部产生一个骨折线由内上斜向外下方的关节内骨折，于其内侧基底部形成一

个三角形的骨块。该骨块由于有掌侧韧带附着而继续保持与大多角骨的位置关系，骨折远段由于拇长展肌的牵引力，则向桡侧和背侧脱位（图 2-3-5-11）。这种骨折很不稳定，一般复位容易，固定比较困难，可行手法复位经皮穿针固定（图 2-3-5-12），也常需进行切开复位。若早期处理不当，致骨折畸形愈合，导致创伤性关节炎，因疼痛而影响功能者，则可考虑行第一腕掌关节融合术。

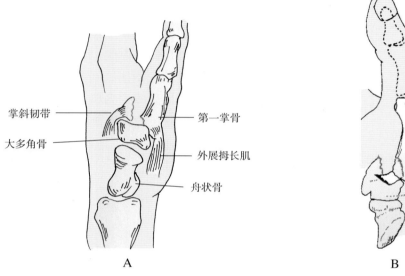

图 2-3-5-11　Bennett 骨折脱位及手术切口示意图（A、B）
A. 骨折脱位典型移位；B. 手术切口（虚线）

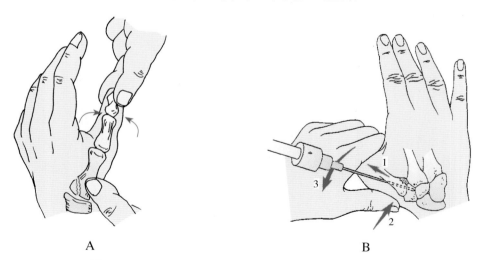

图 2-3-5-12　Bennett 骨折复位、固定示意图（A、B）
A. 手法复位；B. 闭合穿针
注解：1. 牵引；2. 复位；3. 钻入克氏针

2.切开复位

（1）适应证　第1掌骨基底部骨折脱位，手法复位后外固定不满意者，或陈旧性骨折脱位，可行切开复位术。

（2）麻醉和体位　臂丛神经阻滞麻醉，患肢外展置于手术台旁的手术桌上。

（3）操作步骤

1）切口　切口从第一掌骨中、下 1/3 交界处起，沿掌骨、大鱼际桡侧缘纵行向上，至腕横纹处再转向掌侧，使之呈"L"形，长 4~5 cm（见图 2-3-5-11）。

2）暴露骨折端　切开皮肤、皮下组织及筋膜，注意保护桡神经的分支，在切口偏背侧处可见拇短伸肌腱，将其向背侧牵开。于第一掌骨近端切开骨膜，用骨膜剥离器作骨膜下剥离，显露掌骨近端，并切开第一腕掌关节的关节囊，显露骨折处。

3）复位　由助手固定伤手，术者握住患者的拇指进行牵引，使拇指及第一掌骨外展、背伸，同时术者用拇指向尺掌侧方向按压第一掌骨基底部，即可使骨折脱位完全复位。由于不稳定，术者松开牵引和按压第一掌骨基底的手指时，骨折容易再脱位。因此，在穿克氏针时应注意骨折是否有移位。

4）固定　选用直径 1 mm 的克氏针。固定方法根据掌骨基底部三角形骨折块的大小决定。如三角形骨折块很小，不易将掌骨与之钉住，可在保持复位的情况下，于拇指外展、对掌位，用克氏针将第一掌骨与大多角骨固定。若三角形骨折块较大，复位后，用两根克氏针交叉将第一掌骨远端的骨折段与三角形骨折块固定（图 2-3-5-13）。亦可用克氏针将第一掌骨与第二掌骨予以固定（图 2-3-5-14）。

5）闭合切口　仔细止血后，逐层缝合手术切口，将克氏针咬断，使其埋于皮下。

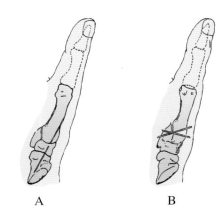

图 2-3-5-13　第一掌骨基底部骨折克氏针
固定示意图（A、B）

A.第一掌骨与大多角骨固定；B.掌骨与三角形骨块固定

（4）术后处理　用前臂掌侧石膏托将腕关节固定于功能位及拇指充分外展、对掌位。固定部位至拇指指间关节，避免使拇指掌指关节过伸，但应允许指间关节活动。术后 2 周时拆除缝线，继续石膏固定至骨折愈合，一般约需 4~6 周。克氏针将拇指腕掌关节作临时固定者，

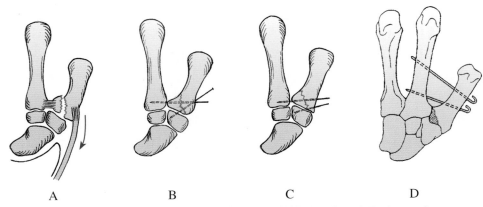

图 2-3-5-14　第一掌骨基底部骨折克氏针固定示意图（A~D）

A.术前；B.方式一；C.方式二；D.方式三

于术后 6 周骨愈合后立即拔除克氏针，进行腕掌关节主动活动功能锻炼。用两枚交叉克氏针将骨折块固定者，可于术后 4~6 周拆除石膏，进行腕掌关节功能锻炼。术后 2~3 个月另作小的皮肤切口，取出克氏针。

（五）拇指掌指关节脱位

1. 概述

拇指掌指关节脱位较为常见。一般在拇指过度背伸位，受到来自拇指纵轴方向的外力作用而使其脱位。因此，多为掌骨头突破关节囊而脱至掌指关节掌侧皮下。多数患者能自己将其复位，就诊时仅见局部肿胀。

下列因素可影响其复位。

（1）籽骨脱落卡于关节之间，或掌指关节两侧与籽骨之间的韧带将掌骨头卡住；

（2）掌骨头卡于破裂的关节囊和止于近节指骨基底部的拇短屈肌腱的两个头之间；

（3）拇长屈肌腱卡于掌骨头与脱位的近节指骨基底部之间（图 2-3-5-15）。

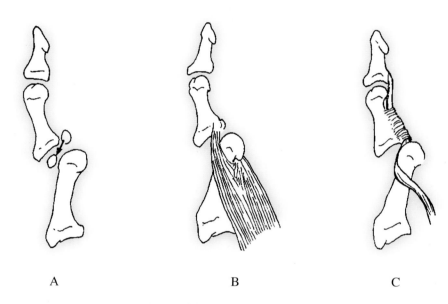

A   B   C

图 2-3-5-15　影响拇指掌指关节脱位复位的因素示意图（A~C）
A. 籽骨滑脱进入关节腔内；B. 拇短屈肌腱二头卡住掌骨头；C. 拇长屈肌腱卡于关节内

2. 切开复位

（1）适应证　拇指掌指关节脱位手法复位失败或陈旧性拇指掌指关节脱位，均应行切开复位术，但陈旧性脱位手术后常遗留关节僵直和疼痛，以致最后需行关节融合术。因此，陈旧性拇指掌指关节脱位，患者自觉症状严重者，即可考虑直接行掌指关节融合术。

（2）麻醉和体位　臂丛神经阻滞麻醉，患肢外展置于手术台旁的手术桌上。

（3）操作步骤

1）切口　以拇指掌指关节为中心，于掌面做横切口，长约 3 cm。切开皮肤、皮下组织。于切口两侧注意勿损伤拇指掌侧的血管神经束。

2）牵开拇长屈肌腱，即可见脱出的掌骨头。检查影响关节复位的原因，分别予以解除。

① 关节囊与拇短屈肌腱卡住掌骨头，则将关节囊的纤维软骨板纵行切开一小口，并将拇短屈肌的内、外侧头向两侧牵开，即可复位；

②拇长屈肌腱卡入关节腔者，可将肌腱拨出；

③ 籽骨间韧带卡住掌骨头者，可将其韧带横行切断，待关节复位后，再将切断的韧带缝合（图 2-3-5-16）。

3）缝合破裂的关节囊，复位牵开的拇长屈肌腱，缝合手术切口。

（4）术后处理　将拇指掌指关节于功能位用石膏托固定 3 周，固定期间可允许拇指指间

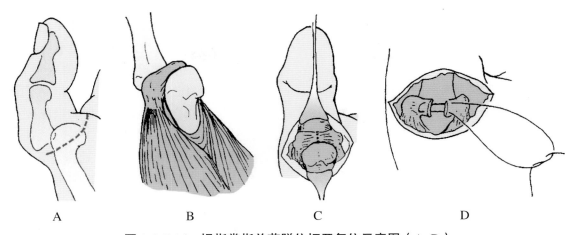

图 2-3-5-16　拇指掌指关节脱位切开复位示意图（A~D）

A. 皮肤切开；B. 籽骨卡住掌骨头；C. 切断籽骨间韧带；D. 关节复位，缝合韧带

关节活动。拆除固定后进行拇指掌指关节屈伸功能锻炼。

（六）掌骨骨折

1. 概述

掌骨骨折可发生于掌骨的不同部位，由于其肌肉的牵拉作用，而可产生不同类型的骨折移位。如发生于掌骨颈和掌骨干者，由于其解剖特点，骨折部位往往出现向背侧的成角畸形。由于腕掌关节活动性小，以稳定性为主，因此，发生于掌骨基底部的骨折，如无明显的移位，可采用外固定治疗。临床上多采用前臂石膏托+手指铁丝夹板，疗效多较满意（图 2-3-5-17）。

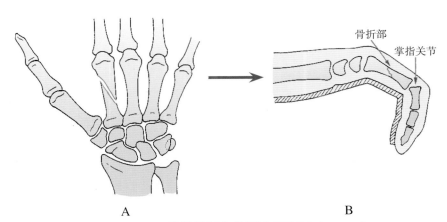

图 2-3-5-17　掌骨骨折复位固定示意图（A、B）

A. 掌骨骨折正位观；B. 治疗多采用前臂石膏托+手指夹板伸直位固定、再屈指牵引获得复位及固定效果

2. 复位及内固定术

（1）适应证　掌骨骨折多数均能采用手法复位、小夹板固定治疗。对于多发性掌骨骨折，肿胀明显难以手法复位者或移位明显的斜行或螺旋形等不稳定型骨折及手法复位失败的病例，可行切开复位内固定。

（2）麻醉和体位　臂丛神经阻滞麻醉，患肢外展置于手术台旁的手术桌上。

（3）操作步骤

1）切口　于手背骨折处，沿掌骨做纵向切口，长约 3~4 cm。第四掌骨沿其桡侧缘、第五掌骨沿其尺侧缘做纵形切口。

2）显露骨折端　切开皮肤、皮下组织，注意保护手背较大的静脉和皮神经支，将其游离后牵开。切开筋膜，牵开指伸肌腱，即可暴露骨折端。

3）骨折复位克氏针内固定。

① 首先用骨膜剥离器将骨折远侧端撬出，用电钻将粗细适合的克氏针插入远端骨髓腔内。于掌指关节屈曲位，将克氏针从掌骨头的桡侧掌面边缘穿过，经皮肤穿出；

② 松去电钻，将电钻固定到克氏针远端，把克氏针向远端退出，直至近端刚好完全进入骨髓腔内；

③ 撬出近侧骨折端，使骨折复位。再将克

氏针从远端向近端方向插入，并使之从掌骨基底部尺侧背面穿出皮肤外。掌骨骨折后，由于骨间肌的牵拉，骨折处常向背侧成角。因此，在向近端穿针过程中，应用一手指向掌侧按压骨折处，矫正向背侧成角畸形，以保证克氏针的进针方向；

④ 再将电钻换至克氏针近端，使之逐渐向近端退出，至克氏针恰好退入掌骨头内，掌指关节活动自如时为止；

⑤ 于掌骨基底部咬除过长的克氏针，残端埋于皮下（图 2-3-5-18）。

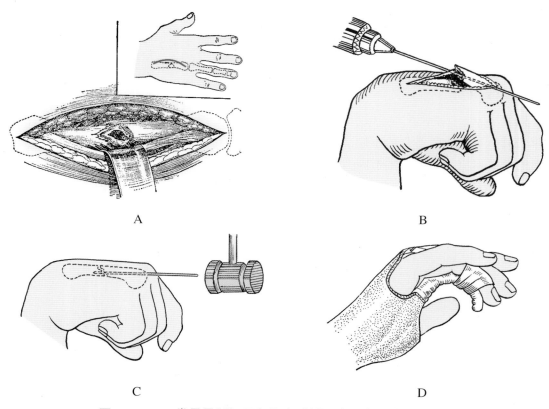

图 2-3-5-18 掌骨骨折切开复位克氏针固定示意图（A~D）
A.切口及暴露骨折端；B.钻入钛（钢）针；C.逆向打入固定针；D.闭合切口，前臂石膏功能位固定

4）不稳定型骨折，可在骨折远端横行穿入一根克氏针与邻近掌骨固定。如用微型气动钻或电动钻，则可按骨折固定需要，在掌骨上直接从骨皮质上穿入克氏针。典型的螺旋形骨折可采用横穿克氏针或用钛板螺钉固定。而典型的横形掌骨骨折，则可采用钢板固定法（图2-3-5-19）。

5）多发性斜行不稳定性掌骨骨折，可于2~5掌骨头部横形穿入一根克氏针，然后从第一掌骨头向第五掌骨基底部和从第五掌骨头向第一掌骨基底部分别斜行各穿一根克氏针。一根掌骨骨折时，不能将掌骨骨折的近、远段分别与邻近掌骨横行各穿一根克氏针固定，这将影响骨折的对合，妨碍骨折的愈合。横形掌骨

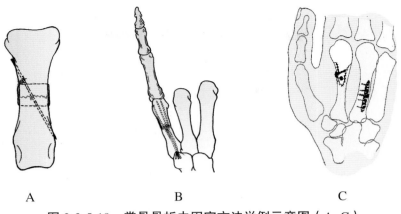

A　　　　　　B　　　　　　C

图 2-3-5-19　掌骨骨折内固定方法举例示意图（A~C）

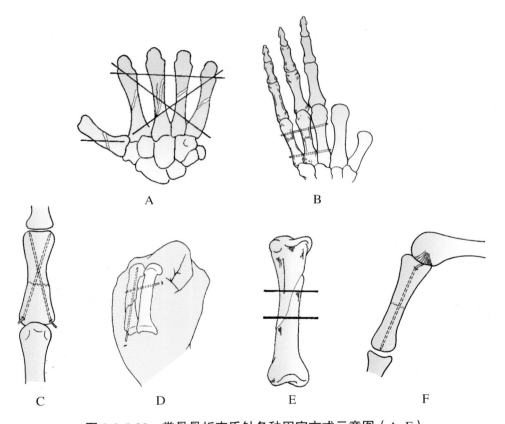

A　　　　　　　　B

C　　　　D　　　　E　　　　F

图 2-3-5-20　掌骨骨折克氏针各种固定方式示意图（A~F）
A. 多发性掌骨骨折克氏针固定；B. 掌骨双骨折克氏针固定；C. 双克氏针交叉固定；
D. 水平及纵向克氏针交叉固定；E. 斜形单折双针水平位固定；F. 稳定型骨折克氏针髓内固定

骨折也不需行交叉克氏钢针固定（图 2-3-5-20）。

6）掌骨颈骨折　因手指呈伸直位时，掌骨头倒向掌侧，骨折向背侧成角。因此，骨折复位克氏针固定后，应将掌指关节和指关节固定于屈曲位。亦可在复位后，用钛板螺钉予以固定（图 2-3-5-21）。

7）复位固定完毕，逐层缝合切口。

（4）术后处理　如内固定牢固、稳定，可不加外固定，早期开始手指主动活动功能锻炼。否则需用石膏托将患手固定于功能位。4~6周后拍片复查，拔除克氏针，进行功能锻炼。为了尽早开始手指各关节的活动锻炼，特别是掌

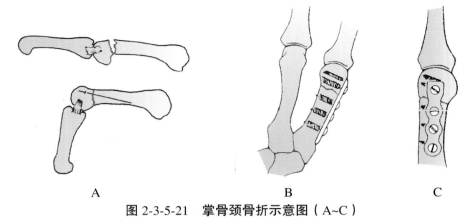

图 2-3-5-21　掌骨颈骨折示意图（A~C）
A.骨折复位；B.变位后钛板螺钉内固定正位观；C.同前，侧方观

骨颈骨折，应尽可能达到解剖复位和牢靠的固定，以争取使掌指关节恢复正常的功能。

（七）指骨骨折及指间关节脱位

1. 概述

指骨骨折是手部最常见的骨折。骨折的部位不同，由于受不同的肌腱牵拉力量的影响，产生不同方向的移位。掌握这些移位特点，对于指骨骨折的治疗具有重要的意义。指间关节脱位在临床上十分多见，约半数伤者在现场自行复位（当时无痛），并以伤膏固定自愈；来院者相对较少（图 2-3-5-22~24）。近节指骨基底部关节内骨折分为 3 型，在处理上应注意（图 2-3-5-25）。其中较轻、无明显变位之韧带撕裂型则可予以复位、固定，以求获得正常之关节

解剖与功能状态（图 2-3-5-26）；严重者则需手术治疗。

2. 切开复位及内固定术

（1）适应证

1）开放性指骨骨折合并其他软组织损伤者，多于清创术同时行骨折复位，克氏针内固定。

2）闭合性指骨骨折手法复位，铝板或小夹板固定治疗失败者。

3）指骨斜行骨折不稳定者。

（2）麻醉和体位　臂丛神经阻滞麻醉，患肢外展置于手术台旁的手术桌上。

（3）操作步骤　以中节指骨骨折为例。

1）切口　于手指中节背侧作弧形切口。

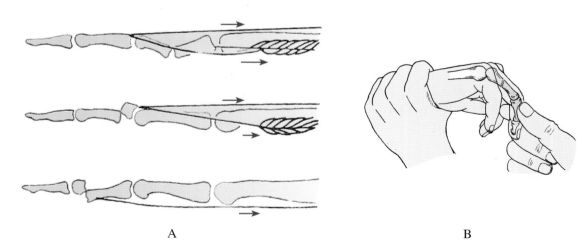

图 2-3-5-22　指骨骨折移位及手技复位示意图（A、B）
A.骨折移位；B.手法复位时，掌指关节屈曲 80° 左右，指间关节屈曲约 45°

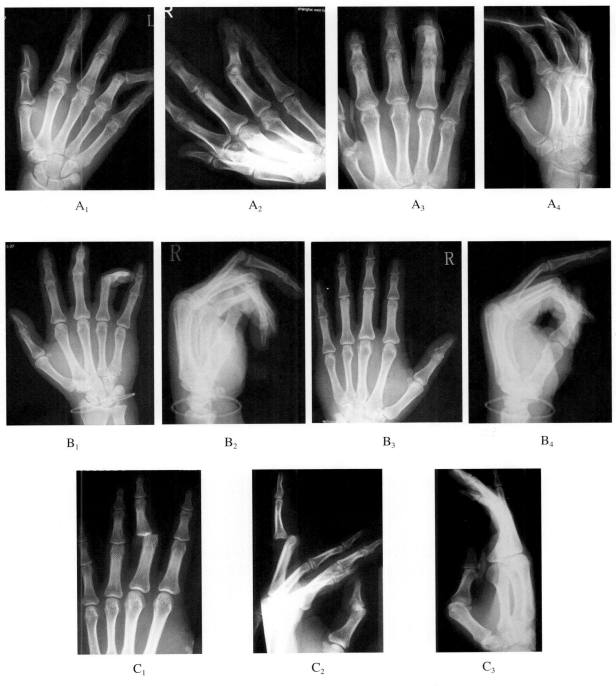

图 2-3-5-23　指间关节脱位临床举例（A~C）

A. 例 1：A_1、A_2 环指近侧指间关节侧向脱位后 X 线正斜位片；A_3、A_4 复位后以塑料夹板固定后正斜位 X 线片

B. 例 2：B_1、B_2：环指近节指间关节侧方脱位正侧位 X 线片；B_3、B_4：复位后正侧位片

C. 例 3：C_1、C_2 中指近节指间关节后方脱位正侧位 X 线片；C_3 复位后侧位 X 线片

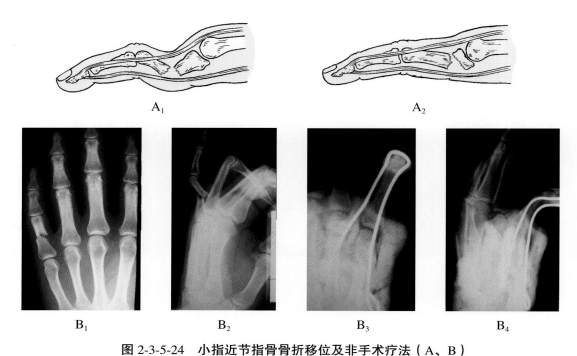

图 2-3-5-24　小指近节指骨骨折移位及非手术疗法（A、B）
A. 骨折移位：指骨中段骨折（A₁）移位较基底部骨折（A₂）更为明显，示意图；
B. 临床举例：B₁、B₂小指近节指骨中段骨折后正侧位 X 线片；B₃、B₄闭合复位＋铁丝夹板固定后正侧位 X 线片

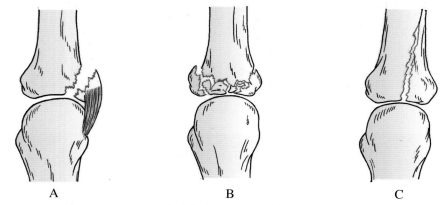

图 2-3-5-25　近节指骨基底部关节内骨折分类示意图（A~C）
A.副韧带撕裂；B.压缩性骨折；C.纵形劈裂骨折

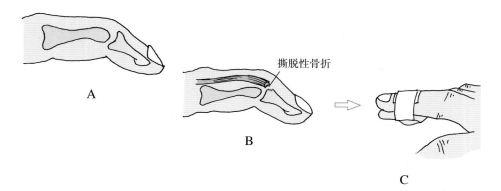

图 2-3-5-26　末节指骨撕脱性骨折简易复位固定方式示意图（A~C）
A.正常指节；B.撕脱性骨折后；C.短夹板伸直位固定即可

2）切开皮肤和皮下组织　将指伸肌腱向一侧牵开，即可显露骨折端。为防止手指旋转，用两根克氏针行交叉固定。穿针方法基本上与掌骨骨折穿针相同（见图 2-3-5-17）。克氏针所留残端反折成钩状埋于皮下。如用微型气动钻或电动钻，则可按骨折固定需要，在指骨上直接从骨皮质上穿入克氏针。

3）缝合切口　亦可通过手指侧正中切口暴露指骨行内固定。

指骨由于所受外力及受伤部位不同，骨折有多种类型。应根据不同骨折采取不同的内固定（图 2-3-5-27）。螺旋形指骨骨折与掌骨骨折一样，可采用螺钉或克氏针固定，尤其是基底处骨折，包括 Y 型骨折等（图 2-3-5-28）。

向背侧成角的指骨干横形骨折，如屈侧的骨皮质是完整的，可采用背侧张力带钢丝或钢板固定，对骨折端所产生的压力以抵消屈肌腱的拉力，而使骨折端保持其稳定性（图 2-3-5-29）；亦可选用张力带方式固定（图 2-3-5-30）。

末节指骨骨折临床上十分多见，一般可分为以下 3 类（图 2-3-5-31）。在处理上需根据骨折的具体情况，采用不同的固定方法，纵形劈

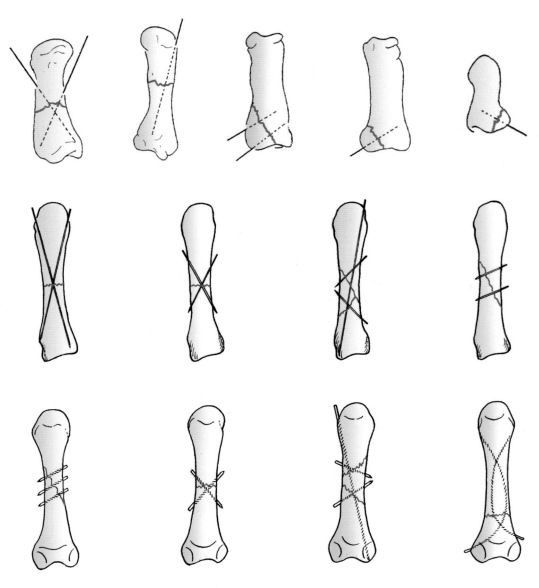

图 2-3-5-27　各种类型指骨骨折的克氏针固定法方式示意图

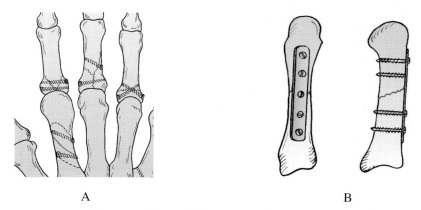

A   B

图 2-3-5-28　掌骨及指骨骨折螺钉或及钛板 + 螺钉内固定示意图（A、B）

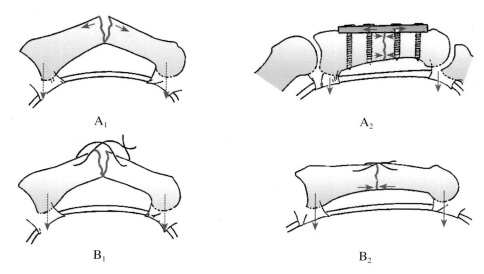

A₁   A₂

B₁   B₂

图 2-3-5-29　指骨横形骨折内固定示意图（A、B）
A. 复位（A₁）及钛板螺钉固定（A₂）；B. 钛缆穿孔（B₁）及复位结扎（B₂）

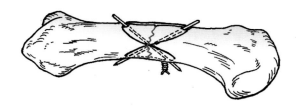

图 2-3-5-30　指骨或掌骨中段横形骨折交叉克氏针 + 钛缆（钢丝）固定（张力带方式）示意图

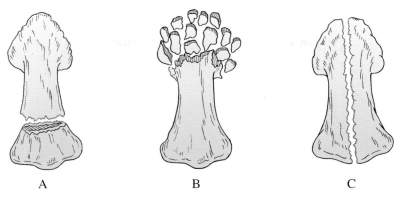

图 2-3-5-31 远节指骨骨折的 Kaplan 氏分类示意图（A~C）
A. 横断骨折；B. 粉碎骨折；C. 纵向骨折

裂骨折，采用横形克氏针固定。横形骨折则采用纵向的克氏针固定，没有特殊必要时，克氏针不应超过关节。末节指骨基底部撕脱骨折，撕脱的近侧骨块背侧与伸肌腱相连，掌侧与指深屈肌腱相连。如被撕脱的骨块很小，则可将其骨折块切除，将肌腱止点用钢丝抽出缝合法固定于末节指骨。如撕脱的骨块较大，则用钢丝抽出缝合法将撕脱的骨块连同相连的肌腱一起固定于末节指骨，并用一枚克氏针将末节指骨临时固定于伸直位（图 2-3-5-32A）；亦可采用螺钉或克氏针将撕脱的骨块连同相连的肌腱一起固定于末节指骨，并用一枚克氏针将末节指骨临时固定于伸直位（图 2-3-5-32B）。此外，亦可采用张力带固定原理治疗指骨基底部撕脱骨折（图 2-3-5-33），或是采取细钢丝环扎方式（图 2-3-5-34）。

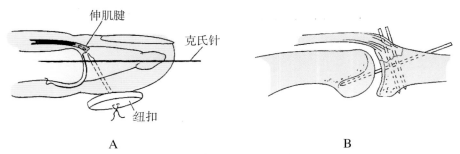

图 2-3-5-32 末节指骨骨折内固定示意图（A、B）
A. 纽扣法；B. 克氏针交叉固定法

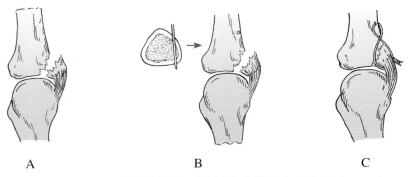

图 2-3-5-33 指骨基底部撕脱骨折张力带固定示意图（A~C）
A. 移位型基底部撕脱骨折；B. 距骨折远端 1 cm 处钻孔；C. 穿入钛（钢）丝完成张力带固定技术

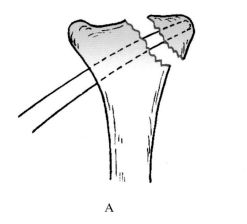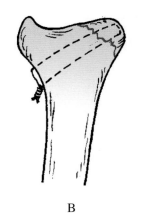

图 2-3-5-34　指骨骨端撕脱骨折钢丝环扎示意图（A、B）
A. 钢丝穿孔部位；B. 收紧钢丝使骨折复位

儿童的末节指骨骨骺开放性骨折，甲床破裂，指甲被撕脱至甲后皱襞的背侧。此时，可将骨骺复位，修复甲床。再将指甲复回至甲后皱襞之下，然后用一夹板予以外固定即可（图2-3-5-35）。

（4）术后处理　术后用铝板将患指固定于掌指关节屈曲位和指间关节伸直位，以利术后关节功能的恢复。如为关节内骨折，关节面破

坏严重，估计术后指间关节或掌指关节将会丧失活动功能时，则应将患指固定在功能位。4~6周后拔除克氏针进行功能锻炼。6周后仍不能拔除克氏针者，应去除外固定，带着克氏针进行手指屈伸功能锻炼，以防关节僵硬。螺钉、钢板或内置的克氏针应于骨折完全愈合后，予以取出。

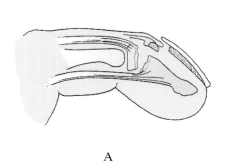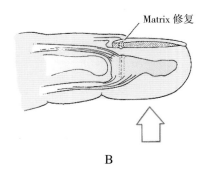

Matrix 修复

图 2-3-5-35　儿童末节指骨骨骺骨折示意图（A、B）
A. 骨折后；B. 立即予以复位

二、拇指掌指关节侧副韧带损伤的手术

（一）概述

拇指掌指关节为铰链关节，平均伸屈活动范围为 –10°–0°–60°，关节囊两侧各有侧副韧带加强，即固有侧副韧带和副侧副韧带，以维持关节的被动稳定性。拇指掌指关节侧副韧带损伤多见于关节尺侧，是手部最常见的韧带断裂。易误认为拇指掌指关节扭伤而延误治疗，

造成侧方负重时关节不稳定，导致拇指对指力和精细掐指能力丧失。

拇指掌指关节尺侧侧副韧带损伤是由于拇指用力外展、旋转和过伸所致，常发生于跌倒时拇指张开手部着地。检查伤手时，对抗按压第一掌骨干时，拇指可向桡侧过度偏斜，并伴有明显的局部疼痛和压痛。

根据其损伤的程度，拇指掌指关节侧副韧带断裂一般可分为 3 种类型：① 韧带远侧止点

处断裂；② 韧带伴远侧小骨片撕脱；③ 韧带中间断裂（图 2-3-5-36）。

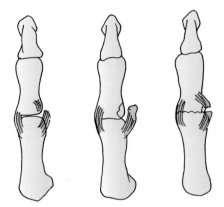

图 2-3-5-36　拇指掌指关节侧副韧带损伤的类型示意图

（二）手术疗法适应证

一经确诊，由于其引起手指功能障碍和疼痛，即应手术治疗。其手术方法的选择应根据韧带损伤的情况而定。

1. 新鲜损伤

如韧带中间断裂，可采用韧带缝合术，而对于韧带远侧止点撕裂可用钢丝抽出缝合法予以修复。带有小骨片的远侧韧带撕裂，还可采用克氏针或微型螺钉固定，并可用克氏针将掌指关节行临时固定，以利韧带愈合(图 2-3-5-37)。

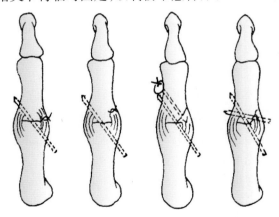

图 2-3-5-37　拇指掌指关节侧副韧带损伤治疗方法举例示意图

2. 陈旧性损伤

可用自体肌腱移植，于关节内侧行"8"

形韧带成形术或用一筋膜片移植修复。而关节进行性、疼痛性、畸形关节炎伴活动时不稳定者，可行关节固定术，将掌指关节固定于屈曲20°位。

（三）麻醉和体位

臂丛神经阻滞麻醉，患肢外展置于手术台旁的手术桌上。

（四）拇指掌指关节侧副韧带损伤修复术

见图 2-3-5-38。

1. 切口与显露

（1）切口　拇指掌指关节尺侧偏背面弧形切口，从近节指骨中部至掌骨头近侧，长约3~4 cm。

（2）切开皮肤和皮下组织　保护行走于切口内的桡神经分支。纵向切开拇收肌腱，于其深面显露断裂的侧副韧带，一般多见于韧带的中部和远侧。

2. 钻骨隧道

（1）于近节指骨基底部尺侧剥离其骨膜，用凿子造成一粗糙面。

（2）用骨钻从其尺侧斜向桡侧于近节指骨形成一骨隧道。

3. 钢丝缝合及穿出缝合

（1）采用钢丝抽出缝合法缝合断裂的韧带，并将缝合的钢丝经已钻的骨孔，从尺侧引向近节指骨桡侧，抽出钢丝于切口近侧穿出皮肤。

（2）于一纽扣上拉紧并结扎缝合的钢丝，使撕脱的侧副韧带固定于近节指骨基部的骨粗糙面处。然后缝合拇收肌腱及皮肤。

4. 术后处理

术后用石膏托将拇指于对掌位、掌指关节伸直位固定，可允许拇指指间关节活动。根据韧带修复的方法，固定 3~4 周。拆除外固定后进行拇指掌指关节伸屈活动功能锻炼。

（五）肌腱移植拇指掌指关节侧副韧带重建术操作步骤

见图 2-3-5-39。

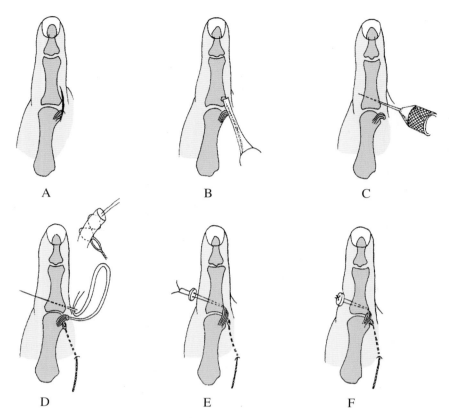

图 2-3-5-38　拇指掌指关节侧副韧带损伤的手术修复示意图（A~F）
A. 切口；B. 于近节指骨基底部尺侧剥离骨膜造成一粗糙面；C. 用骨钻斜向对侧造一隧道；
D. 采用抽出缝合法缝合断裂的韧带，将钢丝从隧道中抽出，穿出皮肤；E. 于纽扣上拉紧；F. 结扎钢丝

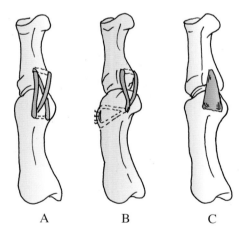

**图 2-3-5-39　肌腱移植拇指掌指关节侧
副韧带重建示意图（A~C）**

1. 施术步骤

（1）手术切口和韧带的显露同拇指掌指关节侧副韧带修复术。

（2）术中见断裂的韧带已无法直接修复，则可切取掌长肌腱作移植。

（3）显露第一掌骨头和近节指骨基底部，于第一掌骨颈部和近节指骨基底部从背侧向掌侧钻一骨孔，将移植的掌长肌腱穿过骨孔，于掌指关节处予以交叉，再将两端拉紧缝合。

2. 术后处理

术后用前臂石膏托将拇指于内收位固定4~5周，小骨片撕脱用钢丝抽出缝合法或克氏针或微型螺钉行骨固定者，术后固定6周。于拆除石膏托时，拔除抽出钢丝，开始进行拇指功能锻炼。

三、手部肌腱损伤的手术

（一）概述

手部肌腱损伤很常见，及时而正确地修复手部肌腱损伤，对于手的功能恢复十分重要。

手部锐器切割伤，皮肤伤口虽然不大而且整齐，却常伴有肌腱损伤，而且易被忽视或漏诊，而仅缝合伤口未行肌腱修复。

（二）屈指肌腱的分区

屈指肌腱分为以下 5 区。

Ⅰ区　远节指骨的屈肌腱止点至中节指骨中部，长约 1.5 cm。此区仅有指深屈肌腱通过，损伤时只造成手指末节屈曲功能障碍。晚期修复可行肌腱前移术或肌腱固定术或远侧指间关节固定术。因指浅屈肌腱的功能正常，如行肌腱移植修复指深屈肌腱，术后发生粘连，不仅修复的指深屈肌腱功能难以达到正常，反而会影响正常的指浅屈肌腱的功能，不宜采用。

Ⅱ区　中节指骨中部至掌横纹，即指浅屈肌腱在中节指骨上的止点到掌指关节平面的屈肌腱鞘的起点，亦称"无人区"。指深、浅屈肌腱共同在此段屈肌腱鞘内行走，指深屈肌腱于其近端位于深面，随后通过指浅屈肌腱的分叉后，走向指浅屈肌腱的浅面。此区内，如为单纯指浅屈肌腱损伤，其功能完全可由指深屈肌腱所代替，而不影响手指屈曲功能，不需要修复。单纯的指深屈肌腱损伤，晚期可行远侧指间关节固定术。若指深、浅屈肌腱均损伤，在局部条件良好，如切割伤，且技术条件许可时，应尽可能行一期修复。如失去了一期修复的机会，应争取在伤后两周行延迟一期修复。切除指浅屈肌腱，直接缝合修复指深屈肌腱，腱鞘根据其完整程度予以缝合或切除。伤后时间较长，肌腱两端不能直接缝合或有肌腱缺损者，采用游离肌腱移植进行修复。

Ⅲ区　掌横纹至腕横韧带远侧缘，即屈指肌腱的掌中部。此区皮下脂肪较多，指浅屈肌腱位于指深屈肌腱浅面，其近端掌浅弓动脉直接位于掌腱膜之下，肌腱在此与神经、血管关系密切，肌腱损伤时常伴有血管、神经损伤。此区内指深、浅屈肌腱同时损伤时，可分别予以修复，亦可仅修复指深屈肌腱。若伴有神经损伤应同时修复。

Ⅳ区　即腕管内。指深、浅屈肌腱和拇长屈肌腱共 9 条肌腱及正中神经通过其内。正中神经位于最浅层，肌腱损伤常伴有正中神经损伤。此区内多条肌腱同时损伤，可切除指浅屈肌腱，仅修复指深屈肌腱及拇长屈肌腱。

Ⅴ区　腕管近端的前臂区。此区内除 9 条屈指肌腱外，还有 3 条腕屈肌腱，并有正中神经、尺神经及尺、桡动脉。肌腱损伤常伴有神经、血管损伤。损伤的肌腱可分别予以修复，但应首先注意修复指深屈肌腱和拇长屈肌腱。有肌腱缺损时，可行肌腱移植或肌腱移位，即将中指或环指的指浅屈肌腱于远端切断，将其近端移位与伤指的指深屈肌腱远端缝合。

（三）Ⅱ区屈指肌腱损伤的一期修复

1. 概述

Ⅱ区的屈指肌腱损伤，由于在此区内，指深、浅肌腱共同在屈肌腱鞘内行走，屈指肌腱损伤修复后，修复的肌腱易于与其腱鞘和周围的组织产生粘连。因此，长期以来对此区内的屈指肌腱损伤均不主张行一期修复，而留做二期行肌腱移植，故将此区称为"无人区"。在长期的实践中，人们发现二期游离肌腱移植后，移植肌腱与周围组织的粘连更加广泛，治疗效果并不满意。审视以往的观点，重新考虑对Ⅱ区的屈指肌腱损伤进行一期修复。在上述的肌腱损伤条件下，对Ⅱ区屈指肌腱损伤进行一期修复至少有以下优点：

① 断裂的肌腱直接端端缝合，肌腱的张力处于正常状态。而在肌腱移植时，肌腱张力的调整并无客观的量化指标，在很大程度上依赖于术者的经验，是其难点之一。② 肌腱移植与肌腱直接端端缝合均会产生肌腱粘连，而肌腱直接端端缝合所产生的肌腱粘连主要集中在缝合处附近，其粘连的范围应该比游离肌腱移植要小，程度也会更轻。因此，近 20 年来，Ⅱ区屈指肌腱损伤一期修复的观点已被越来越多的手外科医师所接受。

2.修复术

（1）适应证　伤口比较整齐的Ⅱ区肌腱损伤，在条件允许的情况下，可在清创的同时，立即行肌腱缝合。此时解剖清楚，肌腱组织健康，直接缝合肌腱，肌腱的张力正常。

伤口比较整齐的Ⅱ区屈指肌腱损伤，一期未进行修复者，局部伤口愈合后，可于术后两周行延迟一期肌腱直接缝合术。此时手术的优点是粘连不重，解剖清楚，不需调整肌腱的张力，肌腱断端无明显退行性变。

（2）麻醉和体位　臂丛神经阻滞麻醉。仰卧位，患肢外展置于手术台旁的手术桌上。

（3）操作步骤　见图2-3-5-40。

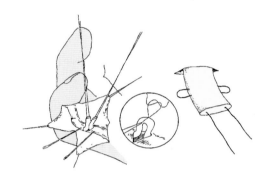

图 2-3-5-40　Ⅱ区屈旨肌腱一期修复示意图

1）切口　于伤指掌面作Z字形切口或指侧正中切口，掀起皮瓣，显露腱鞘并将其切开或部分切除，找到指深屈肌腱的远侧断端。其近侧断端多向近端回缩，可在切口内，通过腱鞘向近端找到并牵出肌腱近端。

2）找到断端肌腱　如肌腱近端回缩较远，从切口内无法找到时，可在掌部做一小切口，找到指深屈肌腱近端，用导针将其经腱鞘引入手指切口内。

3）缝合　用Kessler缝合法将肌腱两端端对端缝合。周围用5~7/0的线缝合数针使其精细对合。

4）闭合切口　如腱鞘较完整，术中可将腱鞘从侧方切开翻起，肌腱缝合后，再将腱鞘予以缝合。如腱鞘不能缝合，则将肌腱缝合处附近的腱鞘切除。缝合皮肤切口。

（4）术后处理　用背侧石膏托于腕关节屈曲20°~30°，掌指关节屈曲40°~50°位固定。术后3~4周拆除石膏托，进行主、被动手指屈伸活动功能锻炼。亦可用指甲尖部的橡皮筋牵引患指处于屈曲位，术后在医师指导下，进行主动伸指、被动屈指的早期活动功能锻炼（图2-3-5-41）。

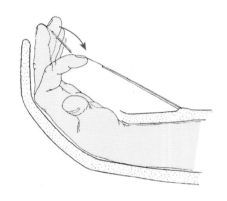

图 2-3-5-41　屈指肌腱修复术后早期功能锻炼示意图

（四）屈指肌腱固定术

1.适应证

手指部单纯指深屈肌腱损伤，而不需要恢复远侧指间关节活动功能者。术后可使伤指捏物时稳定、有力，克服捏物时手指末节向背侧过伸之弊。

2.麻醉和体位

臂丛神经阻滞麻醉。仰卧位，患肢外展置于手术台旁的手术桌上。

3.操作步骤（图2-3-5-42）

（1）切口　沿手指中节作侧正中切口，将皮瓣连同指血管神经束一起向掌侧掀起、牵开。

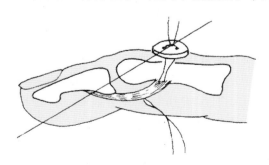

图 2-3-5-42　屈指肌腱固定术示意图

（2）显露中节指骨　于指骨中、远段切开腱鞘，找到断裂的指深屈肌腱远侧断端，然后于中节指骨远段掌面凿一粗糙面，向指骨背侧钻孔。

（3）缝合　用Bunnell钛丝抽出缝合法将指深屈肌腱远侧断端固定于中节指骨所形成的创面上，使远侧指间关节处于屈曲约15°位。用一克氏针将远侧指间关节暂时固定或用外固定维持关节位置。

4. 术后处理

术后10 d拆除缝线。用克氏针临时固定者，伤口愈合后即可带着克氏针进行功能锻炼。3~4周后拆除抽出缝合钢丝，拔除克氏针。采用外固定者，术后3~4周拆除钢丝的同时拆除外固定，进行手指功能锻炼。

（五）游离肌腱移植术

1. 适应证

晚期手指腱鞘内指深、浅屈肌腱或拇长屈肌腱损伤，手指各关节被动活动功能正常或接近正常，手指部皮肤覆盖良好者，适于采用游离肌腱移植术修复。

2. 麻醉和体位

臂丛神经阻滞麻醉。仰卧位，患肢外展置于手术台旁的手术桌上。

3. 操作步骤

以中指腱鞘部指深、浅屈肌腱损伤为例。

（1）切口　手术切口包括手指部的侧正中切口和手掌部与掌横纹平行的横行或弧形切口，拇、示、中、环指的侧正中切口应在该手指桡侧，小指则位于该手指的尺侧。示指和小指的切口，可分别经掌横纹的桡侧缘或尺侧缘与手掌部切口相连。拇指则需加鱼际纹切口和前臂远端桡侧弧形切口。手指屈曲位，于中指桡侧标出指横纹的末端各点，沿其连线作切口，即为手指侧正中切口。切口远端平指甲近端水平，切口近端至近侧指横纹平面。亦可于手指掌侧作锯齿状切口，分别向两侧掀起多个三角形皮瓣，于掌侧正中显露腱鞘及肌腱损伤处。

（2）松解局部　切开皮肤、皮下组织，将中指桡侧血管神经束连同皮瓣一起从屈指肌腱鞘表面向掌侧翻起，显露腱鞘，此时可发现瘢痕化的损伤处。掀起皮瓣时，要尽量准确地在一个平面上用刀或剪刀锐性分离，以减少组织损伤和减轻术后粘连的程度。

（3）切除腱鞘　切除屈指肌腱腱鞘，于中节指骨中部保留约0.5 cm宽，于近节指骨近端1/2处保留约1 cm宽的腱鞘作为滑车。

（4）重建滑车　若腱鞘损伤严重，无法保留滑车者，则在切除腱鞘后应重建滑车，以免手指屈曲时，屈指肌腱产生弓弦状畸形，影响屈指功能。其方法为取一段掌长肌腱或将切除的一段指浅屈肌腱，将其纵形劈开，用其一半分别在中节指骨中部和近节指骨近端1/2处，用滑车钳从手指切口一侧沿指骨绕经指背皮下，于伸指肌腱浅面至对侧指骨边缘从切口中穿出，将肌腱拉出。然后将肌腱两端用细丝线缝合成为腱环，形成新的人造滑车（图2-3-5-43）。为了减少粘连，应将腱环缝合处置于手指侧方，并注意勿将指血管、神经束包绕在腱环内，以免造成对血管、神经的压迫。

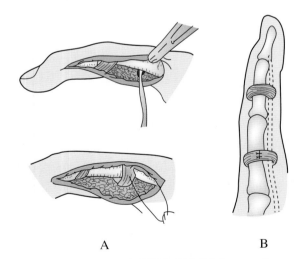

A　　　　　　　　　　B

图 2-3-5-43　重建滑车示意图（A、B）

A. 重建滑车的方法；B. 重建滑车的部位

（5）切除损伤肌腱　于远侧指间关节远端切除指深屈肌腱远侧断端，保留其肌腱附着部。

如远侧指间关节处指深屈肌腱与关节囊紧密粘连，分离切除时要仔细作锐性分离，不要损伤远侧指间关节掌侧关节囊，以免引起关节囊和掌侧软骨板挛缩而产生手指末节屈曲畸形。

于近侧指间关节囊近端水平切除指浅屈肌腱，远侧端的残端不能过长，也不能太短。如残端过长，术后屈指位固定时，其残端与近节指骨粘连，影响近侧指间关节伸直，出现近侧指间关节屈曲畸形。如其残端太短，则容易出现近侧指间关节过伸畸形（图 2-3-5-44）。

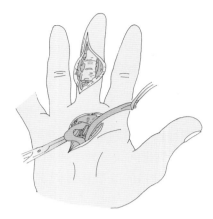

图 2-3-5-45 抽出指屈肌腱示意图

组织粘连，移植肌腱仍可有良好的滑动性，是良好的移植材料。掌长肌腱在用力屈腕时容易看出，但有人报道约有 10% 的人看不到，术前应注意检查。一般多取自同侧，若取对侧掌长肌腱则需加用局部麻醉。

切取掌长肌腱有下列两种方法。

① 于腕横纹近侧掌长肌腱止点处作一小横切口，分离出掌长肌腱，将其切断。近端用血管钳夹住，轻轻牵拉即可在前臂摸到掌长肌腱活动，沿掌长肌腱近段每相隔 5~7 cm 处，再作 2~3 个小横切口，于切口内深筋膜下找到掌长肌腱。从这些切口用血管钳或剪刀通过皮下，在掌长肌腱浅面和深面向远端分离，使肌腱与周围组织游离，易于从近端切口内抽出（图 2-3-5-46）。直到掌长肌腱全长被游离后，于肌腱与肌腹交界处切断。然后分别缝合前臂切口。游离肌腱时，注意保护腱周组织。切取的肌腱以湿盐水纱布包裹，用血管销夹住纱布放于弯盘内备用。

② 用一肌腱剥离器，从腕横纹处切口套入已切断的掌长肌腱远端后，向近侧剥离，方法与切取跖肌腱相同（图 2-3-5-47）。

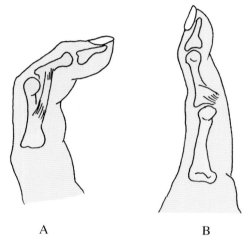

图 2-3-5-44 切除不当示意图（A、B）
A. 指浅屈肌腱残端过长；B. 指浅屈肌腱残端过短

（6）显露屈指肌腱近端　沿近侧掌横纹尺侧段作横切口，切开皮肤、皮下组织、掌腱膜。找到中指屈指肌腱及腱鞘起始部，注意保护肌腱两侧的指掌侧总动脉和神经。从手掌切口内，将肌腱近端抽出，指深屈肌腱近侧残端用止血钳夹住作牵引，待移植肌腱缝接时，从蚓状肌附着处远端切除残端。将指浅屈肌腱残端牵出切口后，尽量在靠近端切除。必要时切下的肌腱可留作滑车用（图 2-3-5-45）。

（7）切取移植肌腱　用作移植的肌腱可取自掌长肌腱或跖肌腱，有时亦可在足背切取趾长伸肌腱。一般以掌长肌腱最为常用，若同时需要移植多条肌腱时，以趾长伸肌腱为宜。

1）掌长肌腱切取法　掌长肌腱扁而薄，周围有腱周组织。移植后，若腱周组织与周围软

2）跖肌腱切取法　跖肌腱是全身最长的肌腱，位于跟腱内侧，其近端在腓肠肌内侧头的深面。切取时于内踝平面跟腱内侧作一小直切口，找到跖肌腱，将其切断，将近侧断端套入剥离器的管状刀叶内，用血管钳夹住向远侧牵引，同时将剥离器向近端推进。当剥离器穿

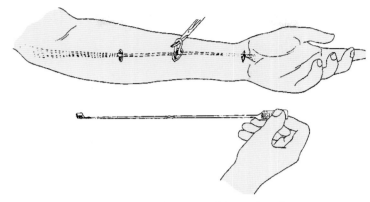

图 2-3-5-46　掌长肌肌腱切取法示意图

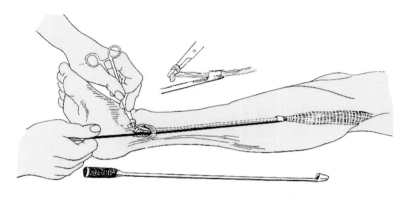

图 2-3-5-47　跖肌腱切取法示意图

破腓肠肌筋膜通过周围的腓肠肌时，可感到有点阻力。继续向近端剥离，当剥离器近端的筒部被肌腹充满时，牵拉并旋转剥离器，此时肌肉则被割断，跖肌腱即从踝部伤口滑出（见图 2-3-5-47）。手术过程中注意将膝关节保持在伸直位，避免剥离器损伤腘部血管、神经。然后缝合切口，切取的肌腱以湿盐水纱布包裹，用血管钳夹住纱布放于弯盘内备用。

3）趾长伸肌腱切取法　趾长伸肌腱切取后，可由趾短伸肌腱代替其伸趾功能。但小趾无趾短伸肌腱，所以一般只能切取第二至第四趾的 3 条趾长伸肌腱。因趾长伸肌腱与周围组织关联较密切，需作较长切口。

局部麻醉下于足背作 S 形切口，切开皮肤、皮下组织，将皮瓣向两侧牵开，但皮瓣不能游离太广，避免皮肤边缘坏死。游离第二至第四趾长伸肌腱后，分别将趾长伸肌腱远端与趾短

伸肌腱缝合在一起，然后在缝合处的近侧切断趾长伸肌腱，并将其向近端分离，按所需长度切取肌腱。切取的肌腱以湿盐水纱布包裹保护备用，缝合手术切口（图 2-3-5-48）。用小腿石膏托将踝关节于背伸约 90° 及足趾伸直位固定 3~4 周。

（8）固定移植肌腱远端　一般先固定移植肌腱的远端。劈开指深屈肌腱止点，在末节指骨基底部掌面凿一粗糙面，然后向背侧钻孔，用 Bunnell 钢丝抽出缝合法，将移植肌腱远端固定于远节指骨掌面。抽出钢丝经注射针头引出皮肤外。在指甲背面用纽扣纱布垫打结（图 2-3-5-49）。

（9）缝合切口

1）用导针将移植肌腱近端穿过滑车于手掌部切口中拉出（图 2-3-5-50）。缝合手指侧正中切口。

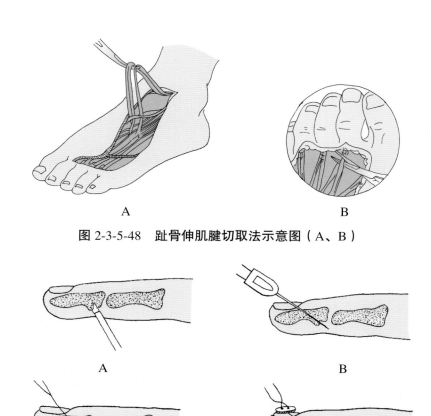

图 2-3-5-48　趾骨伸肌腱切取法示意图（A、B）

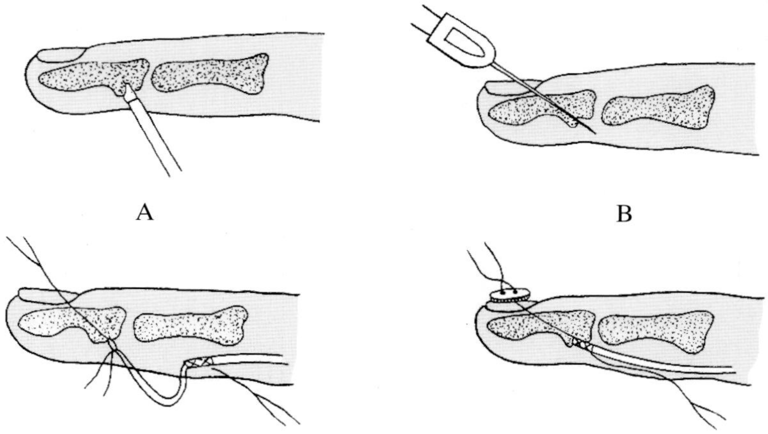

图 2-3-5-49　移植肌腱远端固定法示意图（A~D）

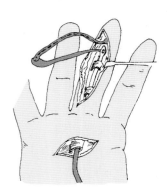

图 2-3-5-50　用导针将移植肌腱引入手掌切口内示意图

2）调整肌腱张力　一般情况下在手休息位使伤指略屈于其他手指。将移植肌腱与指深屈肌腱近端在蚓状肌附着处进行编织缝接。用蚓状肌覆盖肌腱缝接处，以减少粘连（图 2-3-5-51）。但若肌腱断裂时间长，近端肌腱回缩较多，缝接时张力可稍大些；若病程较短，肌腱回缩距离短，缝接时张力应稍小些。

3）缝合手掌部切口。

4. 术后处理

用前臂背侧石膏托将患手固定于腕关节屈曲和手指半屈位（图 2-3-5-52）。术后 10 d 拆除缝线，3~4 周后拆除石膏托和拆除缝合钢丝，进行功能锻炼，并辅以物理治疗和中药洗。一般术后需 3~6 个月功能锻炼，以恢复屈指功能。术后半年屈指功能恢复不满意者，应考虑行肌腱松解术，以改善手指的屈曲活动功能（见图 2-3-5-53）。

（六）屈指肌腱粘连松解术

1. 概述

屈指肌腱损伤，特别是 II 区的屈指肌腱

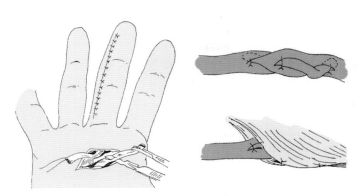

图 2-3-5-51　移植肌腱近端缝合法示意图

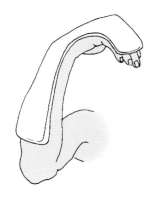

图 2-3-5-52
游离肌腱移植术后固定法示意图

损伤，肌腱直接缝合或肌腱移植术后，极易与周围组织发生粘连，而严重影响患指的屈曲功能。有相当一部分患者需要进行肌腱粘连松解术。据文献报道，肌腱端端缝合后肌腱松解率为 30%，游离肌腱移植的肌腱松解率则高达 40%。即使采用控制下的早期活动以减少粘连，其肌腱松解率仍有 14%~17%。

2. 松解术

（1）适应证　屈指肌腱损伤，特别是Ⅱ区的屈指肌腱损伤修复术后，经过一段时间功能锻炼，手指屈曲仍明显受限者，可根据具体情况在 3~6 个月后行肌腱粘连松解术。

（2）麻醉和体位　臂丛神经阻滞麻醉。仰卧位，患肢外展置于手术台旁的手术桌上。

（3）操作步骤（图 2-3-5-53）

1）切口　原则上应按原来的手术切口切开，如手指侧正中切口或指掌侧锯齿状切口。

2）松解局部　切开皮肤及皮下组织，显露屈指肌腱，仔细将屈指肌腱从周围的瘢痕组织中分离出来，尽量采用锐性分离。注意保留原已保留的滑车，并注意分离滑车下的粘连肌腱，以保证其粘连完全松解。

3）检测效果　待肌腱粘连完全松解后，手指可完全伸直。此时应检查松解的效果，即手指是否能完全屈曲。可在前臂作一小切口，找到相应的肌腱，向近端予以牵拉时，手指可完

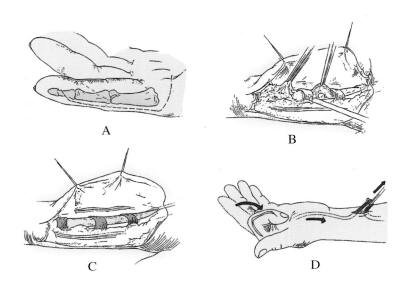

图 2-3-5-53　屈指肌腱粘连松解术示意图（A~D）
A. 手术切口；B. 松解肌腱与周围组织及腱鞘的粘连；C. 保留滑车；D. 检查粘连是否完全松解

全屈曲，则表明粘连已完全松解。

4）闭合切口　仔细止血，缝合切口。

（4）术后处理　用石膏托将患手临时固定，第二天起在医生指导下进行手指屈伸功能锻炼。术中止血一定要彻底，以免功能锻炼时因伤口出血而影响手术效果。

（七）伸指肌腱 5 区分区法

Ⅰ区　末节指骨背侧基底部至中央腱束止点。

Ⅱ区　中央腱束止点至近节指骨中点伸肌腱帽远端。

Ⅲ区　伸肌腱帽至腕背伸肌支持带远侧缘。

Ⅳ区　腕背伸肌支持带下。

Ⅴ区　伸肌支持带近侧缘至伸肌腱起始部。

（八）伸指肌腱损伤处理原则

手部伸肌腱结构比较复杂，损伤后手部产生各种畸形，严重影响手的活动功能。手背皮肤薄，弹性大，与伸肌腱之间有一层疏松结缔组织，伸肌腱有腱周组织，无腱鞘，术后不易发生严重粘连。只要皮肤覆盖良好，在条件许可的情况下，伸肌腱损伤均应争取一期修复，效果良好。伸肌腱损伤的晚期修复按其病程和部位不同方法较多，其中有些方法疗效不很满意，因此必须特别强调一期修复的重要性，以提高伸肌腱损伤的手术治疗效果。

（九）锤状指的手术治疗

1. 概述

锤状指是由于近侧指间关节远端伸肌腱损伤所致的手指末节屈曲畸形，伸肌腱止点连同末节指骨背侧骨片撕脱亦出现锤状指畸形。多由于手指伸直位突然受到撞击伤所致，由于所受外力的大小不同，所造成的损伤程度不同。若为不重要的手指（如小指），患者又无明显疼痛和功能方面的需要，可不予以治疗，否则应根据情况酌情处理。

锤状指伴有末节指骨背侧骨片撕脱者，可采用 Bunell 钢丝抽出缝合法或用铆钉、克氏针将其固定，并用一根克氏针将远侧指间关节临时固定。

2. 肌腱修补术

（1）适应证　伸肌腱损伤所致的锤状指，病程短，远侧指间关节被动活动功能良好，虽然疼痛不显，但对工作和外形有影响者，可行肌腱修补术。

（2）麻醉和体位　指总神经阻滞或臂丛神经阻滞麻醉。仰卧位，患肢外展置于手术台旁的手术桌上。

（3）操作步骤

1）切口　于远侧指间关节背侧作 S 形或 Y 形切口。

2）牵开切口即可见被瘢痕连接的损伤的指伸肌腱，将其于近止点 0.5 cm 处切断。自近端连同瘢痕组织一起向近侧稍加游离，切勿切除瘢痕，否则将因肌腱缺损而不能缝合。

3）固定　于手指末节伸直位，将两肌腱断端重叠缝合。可用一克氏针暂时将远侧指间关节固定在过伸位和近侧指间关节屈曲 100°位，或用一夹板作外固定（图 2-3-5-54）。

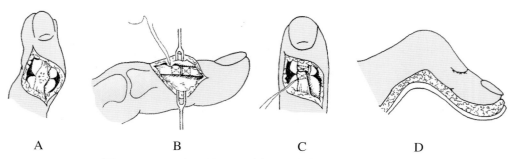

图 2-3-5-54　陈旧性锤状指肌腱修复法示意图（A~D）

除直接肌腱缝合修补外，还可用肌腱移植法修复陈旧性锤状指。

（4）术后处理　术后两周拆除伤口缝线。单纯肌腱修补术或肌腱移植修复术后，固定4~5周后拆除固定，积极进行手指主动活动功能锻炼。有小骨片撕脱而用锚钉或用克氏针固定者，至骨折愈合。

（十）远侧指间关节融合术

1. 适应证

陈旧性锤状指，病程长，疼痛明显的体力劳动者，可行远侧指间关节融合术。

2. 麻醉和体位

指总神经阻滞或臂丛神经阻滞麻醉。仰卧位，患肢外展置于手术台旁的手术桌上。

3. 操作步骤（图2-3-5-55）

（1）切口　于远侧指间关节背侧作"S"或Y形切口。切开皮肤，皮下组织，牵开切口，即可见已被瘢痕连接的指伸肌腱远端止点处。

（2）于远侧指间关节背侧切断指伸肌腱，两端分别游离一段各缝牵引线拉开，切开关节囊，显露两指骨关节面。

（3）用小截骨刀分别切除两指骨的关节软骨面。切除中节指骨头关节面时，截骨刀应稍斜向掌面近端，将掌面切除稍多一些，以便固定时使末节手指呈屈曲10°~15°位。将切除的

关节面骨质部分用小咬骨钳咬成碎骨片，移植于融合的关节间隙及其周围。

（4）用一细克氏针从远节指骨近端穿入，向远端即指尖部穿出。然后对好两指骨面，将克氏针从远端钻入中节指骨，保持远侧指间关节处于屈曲10°~15°位。有美观要求的患者，可将远侧指间关节固定于平伸位。

（5）将碎骨片植入融合的关节间隙及其周围。

（6）防止末节指骨旋转，可再斜行穿入一根细克氏钢针，并加压使两骨端紧密接触。亦可从中节指骨远端直接向末节指骨钻入两根克氏针，将其残段埋于皮下。

（7）缝合指伸肌腱的两断端和切口。

4. 术后处理

术后两周拆除伤口缝线。可于术后6周左右或X线片显示关节融合后拔除克氏针。积极进行手指主动活动功能锻炼。

5. 注意事项

切除关节面时亦可用微型摆动锯。如从手指外观考虑，可将远侧指间关节固定于直伸位。

（十一）中央腱束损伤的修复

1. 概述

手部掌指关节与近侧指间关节之间伸肌腱损伤，致中央腱束断裂，早期应立即修复，其

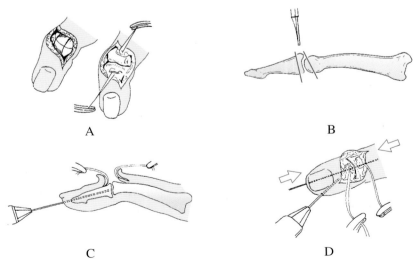

A

B

C

D

图2-3-5-55　远侧指间关节融合术示意图（A~D）

手术方法简单，疗效也较好。如果早期未能及时修复，随着屈指活动，两个侧腱束即逐渐从关节背侧向两旁滑向掌侧。因此，伸指时通过指伸肌腱收缩，两侧腱束不仅不能伸近侧指间关节，反而能屈曲近侧指间关节并伸远侧指间关节，致使手指出现近侧指间关节屈曲、远侧指间关节过伸畸形，又称为扣眼畸形。

中央腱束损伤早期可采用各种方法进行直接缝合（图2-3-5-56）。

中央腱束损伤的晚期修复方法，视近侧指间关节功能而定。如近侧指间关节被动活动功能正常，可利用侧腱束或行肌腱移植来进行修复。若病程长，近侧指间关节关节囊严重挛缩，关节被动活动受限，并处于非功能位，除可考虑行近侧指间关节功能位融合外，亦可试行先作近侧指间关节关节囊松解，如近侧指间关节被动活动能恢复正常，亦可采用下列方法予以修复。

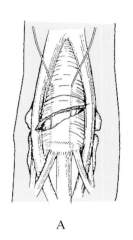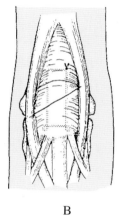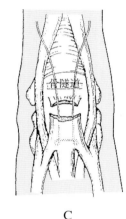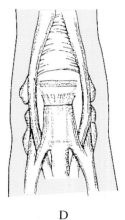

A   B   C   D

图 2-3-5-56　中央腱束断裂缝合法示意图（A~D）
A.B. 远离止点处断裂；C.D. 近止点处断裂

2. 利用侧腱束修复法

（1）适应证　中央腱束断裂而两个侧腱束完好者，可利用侧腱束移位于近侧指间关节背侧进行修复。

（2）麻醉和体位　指总神经或臂丛神经阻滞麻醉。仰卧位，患肢外展置于手术台旁的手术桌上。

（3）操作步骤

1）切口　于手指背侧，以近侧指间关节为中心作弧形切口，从中节指骨中部至近节指骨中部。

2）逐层切开　向一侧掀起牵开皮瓣，显露指背的伸肌结构，可发现断裂的中央腱束为瘢痕组织所连接。探查两侧腱束，如两侧腱束完整，可将其向近、远两端游离，使之能向近侧指间关节背侧靠拢。

3）缝合侧腱束　在近侧指间关节伸直位，

于近侧指间关节背面，将两侧腱束缝在一起，固定2针。或将两侧腱束于近侧指间关节近端切断，将其远侧段于近侧指间关节背面交叉，在近侧指间关节伸直位，再分别与对侧的侧腱束近端缝合（图2-3-5-57）。

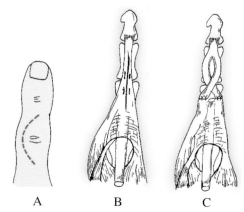

A   B   C

图 2-3-5-57　中央腱束损伤侧腱束修复法示意图（A~C）
A. 切口；B. 直接缝合侧腱束；C. 切断侧腱束交叉缝合

亦可将两侧腱束于靠远侧切断，一侧近端移位直接用于修复中央腱束，将中央腱束两断端连接。另一侧腱束近端与之交叉缝合，从此保留一侧腱束行使伸远侧指间关节的功能（图2-3-5-58）。

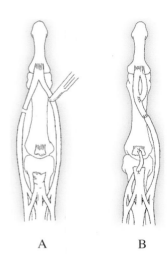

A   B

图 2-3-5-58 中央腱束损伤侧腱束修复法示意图（A、B）

4）试验缝合张力 局麻下，可让患者轻轻地主动伸屈手指，试验缝合的张力是否适合。张力过大，近侧指间关节不能完全屈曲；张力太小，近侧指间关节仍不能完全伸直。

5）缝合伤口。

3. 肌腱移植修补术

（1）适应证、麻醉和体位 中央腱束损伤同时侧腱束亦有损伤者，可行肌腱移植修补术。一般选择臂丛神经阻滞麻醉。取仰卧位，患肢外展置于手术台旁的手术桌上。

（2）操作步骤 手术切口及显露伸肌结构与侧腱束修复法相同。取长约 8 cm 的掌长肌腱，将其于中节指骨近侧穿过指伸肌腱的深面，两断端在近侧指间关节背面交叉，然后于近侧指间关节伸直位，分别缝到近节指骨近端伸肌腱两侧的侧腱束上（图 2-3-5-59）。缝合时注意适当的张力。最后缝合切口。

（3）术后处理 用克氏针或铝板或石膏托将患指固定于掌指关节屈曲，近、远指间关节伸直位。3~4 周后拆除外固定，进行近侧指间

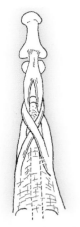

图 2-3-5-59 中央腱束损伤肌腱移植修复法示意图

关节屈伸功能锻炼。

（十二）伸肌腱帽损伤

1. 概述

指伸肌腱于掌指关节背侧向近节指骨伸延时，分出横形和斜形纤维向两侧扩展变薄，成为指背腱膜的扩张部，称腱帽。它与两侧的骨间肌和蚓状肌相连，协同完成伸指功能。腱帽近端与掌指关节关节囊和侧副韧带紧密相连，保持指伸肌腱位于掌指关节背侧的中央，保证掌指关节的正常屈伸功能。若腱帽近端一侧横形纤维损伤，则指伸肌腱将向掌指关节的另一侧滑脱。此时除非将伸指肌腱复位，掌指关节将不能伸直，即使用手法使指伸肌腱复位使手指伸直后，一旦屈曲手指，指伸肌腱又将立即再次滑向一侧，严重影响手的功能。新鲜损伤只要将断裂的腱帽相对直接缝合（图 2-3-5-60），伤指于掌指关节伸直位固定 3 周后进行功能锻炼，疗效良好。陈旧性腱帽损伤，其修复方法很多，可根据损伤的情况适当加以选择。

2. 修复术

（1）适应证 伸肌腱帽损伤，若时间不久，腱帽组织尚完整，仍可直接缝合。病程较长的陈旧性损伤，因断裂的腱帽组织已瘢痕化，不能直接缝合，可用多种方法予以修复。

（2）麻醉和体位 臂丛神经阻滞麻醉。仰卧位，患肢外展置于手术台旁的手术桌上。

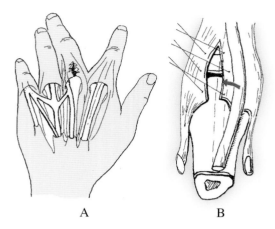

图 2-3-5-60　伸肌腱帽损伤修复法示意图（A、B）
A. 伸肌腱帽损伤所致手指畸形；B. 伸肌腱帽直接缝合法

（3）操作步骤　伸指肌腱瓣翻转修复腱帽纠正指伸肌腱的滑脱，手术方法如下。

1）切口　于伤指掌指关节背面偏患侧作弧形切口。皮瓣向一侧翻起，皮下即为指伸肌腱。

可见指伸肌腱向掌指关节健侧滑脱，将其牵拉即可复位。

2）切取肌腱瓣　于伤侧从指伸肌腱由近端向远端切取一条宽 3 mm、长 3 cm 的肌腱瓣，肌腱瓣的蒂部刚好在指伸肌腱的腱帽组织近端起始部。为防止肌腱瓣沿肌腱纤维方向继续劈开，在蒂部作一固定缝合。

3）缝合固定肌腱瓣　分出伤侧掌指关节的侧副韧带，部分游离其近端，然后将指伸肌腱的肌腱瓣向远端翻转，绕过已游离的侧副韧带，再与肌腱瓣蒂部用 4/0 或 5/0 的尼龙线作间断缝合，使其成为一个肌腱环，将指伸肌腱重新固定于掌指关节背面中心（Carroll 法）（图 2-3-5-61）。缝合固定肌腱瓣时，应注意适当的张力，应使伤指能在腕关节充分伸展和屈曲时被动活动自如。或让患者试验手指的活动，使掌指关节活动在正常范围。

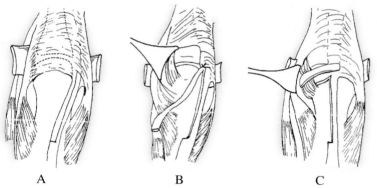

图 2-3-5-61　伸指肌腱瓣翻转伸指肌腱帽修复法示意图（A~C）
A. 显露伸肌腱帽；B. 切取伸指肌腱瓣；C. 肌腱瓣绕过侧副韧带后缝合

4）闭合切口　腱帽损伤的修复方法很多，除上述方法外，还可采用伸肌腱帽自身进行修复（图 2-3-5-62），或从中央腱束切取指伸肌腱瓣，将其向近端翻转绕过患侧的蚓状肌后，自身缝合成一腱环（McCoy 法）（图 2-3-5-63）。陈旧性伸肌腱帽损伤，还可利用伸肌腱的腱联合进行修复（Wheeldon 法），方法为将腱联合于健侧的邻指伸肌腱处切断，然后将其向损伤侧翻转，使伸肌腱保持在掌指关节背侧正中位，将腱联合的断端与损伤的腱帽缝合固定（图 2-3-5-64）。

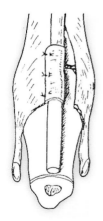

图 2-3-5-62　伸肌腱帽自身修复法示意图

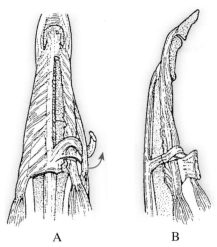

A   B

图 2-3-5-63　McCoy 伸指肌腱帽
修复法示意图（A、B）

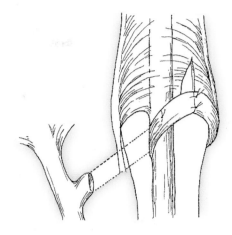

图 2-3-5-64　伸指肌腱帽联合腱修复法示意图

（4）术后处理　术后用石膏托将腕关节置于功能位、掌指关节中度屈曲位固定 3~4 周，然后拆除石膏固定及伤口缝线，进行掌指关节屈伸活动功能锻炼。

（十三）手、腕及前臂伸肌腱损伤的修复

掌指关节近端的伸指肌腱损伤，产生伤指的掌指关节屈曲畸形及掌指关节主动伸展功能障碍。新鲜损伤，只要皮肤覆盖条件良好，伸肌腱一期直接缝合，术后效果良好。陈旧性伸肌腱损伤，如伤后时间较短，无肌腱缺损，二期仍可行肌腱直接缝合。若有肌腱缺损，可行游离肌腱移植修复。或行肌腱移位术，即将示指或小指的指固有伸肌腱从远端切断，然后将其近端移位与伤指伸肌腱远侧断端编织缝合，或将损伤的肌腱与附近未损伤的肌腱缝合固定在一起（图 2-3-5-65）。

位于腕背侧韧带下的伸肌腱损伤进行肌腱修复术后，应将损伤处附近的腕背侧韧带部分切除，以防在其狭窄的通道粘连，影响术后伸指功能恢复。

（十四）拇长伸肌腱损伤的修复

1. 概述

拇长伸肌腱损伤，致拇指指间关节不能伸直，拇指末节呈屈曲畸形。新鲜损伤可在清创

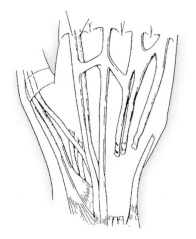

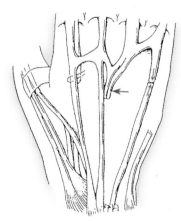

A   B

图 2-3-5-65　手部伸指肌腱损伤的修复示意图（A、B）

时立即直接缝合，陈旧性损伤的晚期修复根据其损伤平面不同而异。拇指掌指关节以远的拇长伸肌腱损伤，其近端回缩不远，二期仍可对端缝合。掌指关节近侧的拇长伸肌腱损伤，如近端因粘连而回缩少，亦可行端端缝合。一般情况下，常因肌腱近端回缩较远，不能直接缝合，通常采用示指固有伸肌腱转位进行修复。

2. 修复术

（1）适应证、麻醉和体位 对陈旧性拇长伸肌腱损伤，无法进行直接缝合者，可采用示指固有伸肌腱转位进行修复。多选用臂丛神经阻滞麻醉。取仰卧位，患肢外展置于手术台旁的手术桌上。

（2）操作步骤（图 2-3-5-66）

1）示指背侧切口 于示指掌指关节背面作一小横切口，找到示指固有伸肌腱止点处。示指固有伸肌腱位于示指指总伸肌腱的尺侧和深面，可让患者主动活动手指加以辨认。确定后，在其近止点处切断，远端缝于示指指总伸肌腱上。

2）腕背切口 于腕背部偏桡侧作一小横切口，将示指固有伸肌腱近侧断端用止血钳夹住轻轻牵拉，观其肌腱活动，分离出其近端，将示指固有伸肌腱从腕部切口中抽出。

3）拇指背侧切口 在拇长伸肌腱损伤处附近作一弧形切口，分离出拇长伸肌腱远侧断端。在此切口与腕部切口间打一皮下隧道，将示指固有伸肌腱通过皮下隧道从此切口内拉出。

4）缝合肌腱 放松止血带止血后，在腕背伸、拇指外展、指间关节伸直位，将示指固有伸肌腱近端与拇长伸肌腱远端作编织缝合。

5）缝合切口 止血后，依序缝合诸切口。

（3）术后处理 用前臂掌侧石膏托将患肢固定于腕背伸、拇指外展伸直位。术后 3~4 周拆除缝线及石膏托，进行拇指伸屈活动功能锻炼。

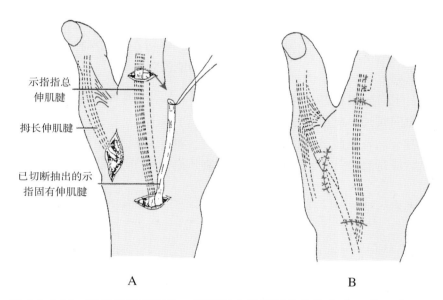

示指指总伸肌腱

拇长伸肌腱

已切断抽出的示指固有伸肌腱

A   B

图 2-3-5-66 拇长伸肌腱损伤，示指固有伸肌腱移位修复法示意图（A、B）
A. 显露损伤的拇长伸肌腱及切断示指固有伸肌腱；
B. 将切断之示指固有伸肌腱通过皮下隧道与损伤之拇长伸肌腱缝合

四、手部皮肤损伤的手术

手部皮肤损伤常见，其损伤的程度不同，所采取的处理方法亦不同。单纯的皮肤损伤，仅修复皮肤即可，伴有深部重要组织损伤者，皮肤损伤的修复是深部组织修复的必要条件，也是皮肤损伤修复方法选择的依据。修复方法种类繁多，本节仅就选择原则和常用方法列举一些例子，供临床使用时参考。

（一）皮肤直接缝合术

1.适应证、麻醉和体位

对手部皮肤裂伤无皮肤缺损者，可直接缝合。对小范围的皮肤裂伤可行局部麻醉。范围较大者则采用臂丛神经阻滞麻醉。术中患肢外展置于手术台旁的手术桌上。

2.操作步骤

（1）常规消毒、清创，切除创缘的皮肤　手掌部皮瓣弹性和伸缩性小，切除创缘时，应尽可能少，以免缝合时皮肤紧张。

（2）直接缝合皮肤裂伤　应当注意以下部位手部皮肤的裂伤不能直接缝合，而应采用Z字成形术予以修复，以免日后瘢痕挛缩影响其功能。如手指掌侧跨过关节的直切口、与指蹼平行的切口和大小鱼际之间的横切口等。

3.术后处理

一般情况下，仅包扎伤口即可。术后10~14 d拆除缝线。

（二）游离皮肤移植术

1.适应证

皮肤损伤伴有皮肤缺损，不能直接缝合，但皮下组织良好，无重要深部组织结构（如肌腱、神经、大血管和骨关节）外露者，可行游离皮肤移植修复。

2.麻醉和体位

手指小面积的皮肤缺损，可行指神经阻滞麻醉。手部较大面积的皮肤缺损，可采用臂丛神经阻滞麻醉。患肢外展置于手术台旁的手术桌上。

3.操作步骤

（1）清创、选择供区

1）伤口清创　清洁创面，尽可能保留创面深部的软组织。测量创面所缺损的皮肤面积大小。

2）选择适当的供皮区　如取中厚皮片，可用取皮刀在大腿内侧取皮；如取全厚皮片，在下腹部，特别是腹股沟部取皮为宜。

3）手部皮肤缺损的修复　以全厚皮片为宜，可在下腹部或腹股沟部根据受皮区的大小，设计所需皮肤的大小。

（2）细心切取　沿所设计的切口线切开所需皮片的周围皮肤，将其一端的皮片全层掀起，用缝合牵引线或用血管钳牵引。边切割边将皮片向上翻转，直至将皮片全部切下。再用剪刀去除皮片的皮下脂肪组织，注意修剪脂肪组织时不要将皮片剪破，并应使其厚薄一致（图2-3-5-67）。

（3）皮片置于创面上、缝合包扎　在适当的张力下将皮片与创面边缘的皮肤行间断缝合。皮片上用一层凡士林纱布覆盖，其上加细纱布均匀加压，再用绷带加压包扎。如植皮在上肢或手部关节附近，为避免植皮区随关节活动而移动，可加用石膏托固定。难以用加压包扎固定的部位，可在皮片上用一层凡士林纱布覆盖，

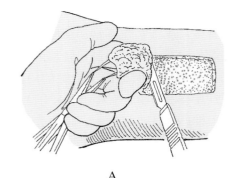 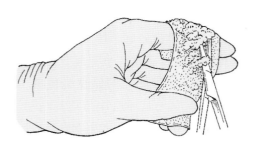

A B

图2-3-5-67　全厚皮片切取示意图（A、B）
A.皮片切取；B.皮片修剪

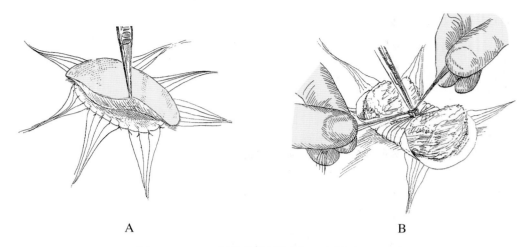

A   B

图 2-3-5-68　皮肤移植及固定示意图（A、B）
A. 皮片与创缘缝合、凡士林纱布覆盖；B. 细纱布填塞、打包固定

其上加细纱布团均匀加压，再用缝合时预留的长线，以对角方向在纱布团打结加压包扎（图 2-3-5-68）。

4. 术后处理

（1）一般处理

1）适当抬高患肢，应用抗生素预防感染。

2）密切观察全身情况的变化，如有发热、局部疼痛加重、白细胞计数增高，则有感染的可能，应及时更换敷料，观察创面情况，并做分泌物细菌培养，及时调整抗生素。

3）保持良好的固定　皮片与受皮区紧密接触，以利皮片血液循环的建立，这是移植皮片存活的重要条件。应注意保持术中的良好固定，如有松动应及时调整。

（2）敷料更换　皮片移植后要经过早期的血清吸收期（即血浆营养期）和血管重建期，后者从术后第 2 天开始，4~5 d 皮片与其基底已初步愈合，7 d 皮片血供已较好，皮片与其基底已愈合。12 d 皮片的血管重建初步完成。因此，在新鲜创面植皮时，术后如无明显感染迹象，不要过早更换敷料，以免破坏皮片与其基底刚建立的血液循环，而导致移植皮片坏死。一般在术后 12~14 d，移植皮片已存活后，仔细打开包扎的敷料，拆除缝线，然后再加压包扎两周后，去除敷料进行患肢功能锻炼。

（三）皮瓣移植术基本概况

1. 概述

皮肤损伤伴有皮肤缺损，不能直接缝合，而有重要深部组织结构如肌腱、神经、大血管或骨与关节外露，不能用游离皮肤移植修复者，则需行皮瓣移植予以修复。皮瓣的种类很多，应根据皮肤损伤的部位、缺损的形状和面积大小、受区对皮瓣的要求来进行适当的选择。

2. 皮瓣移植方法选择原则

皮瓣移植方法的选择应根据创面的具体情况由简到繁，首选局部转移皮瓣，其次为带血管蒂的岛状皮瓣，特别是肢体非主要血管供血的岛状皮瓣。在以上两种方法均不能应用的病例，具有一定技术和设备条件者，可选用吻合血管的皮瓣移植，否则则选用传统的带蒂皮瓣移植。带血管蒂的岛状皮瓣，包含有动、静脉血管蒂，皮瓣血供丰富，所能切取的范围不受皮瓣长、宽比例的限制，转移的范围和距离以及其灵活性均明显优于传统的局部转移皮瓣。而且具有不需吻合血管、手术方法简单、安全、易于推广等优点。因此，带血管蒂的岛状皮瓣临床应用日趋广泛。

皮瓣移植的方法很多，以下几段阐述几种常用的皮瓣移植类型和方法。

（四）局部转移皮瓣

1. 概述、病例选择及麻醉等

（1）概述　局部转移皮瓣即将缺损创面附近的皮肤形成皮瓣，旋转覆盖缺损创面，皮瓣切取处形成的新的创面，用周围皮肤游离后直接缝合或用游离皮片移植将其覆盖。

（2）适应证、麻醉和体位　主用于皮肤缺损的面积较小、创面周围的皮肤较为健康、可用来行转移皮瓣者。一般采用臂丛神经阻滞麻醉。术中患肢外展置于手术台旁的手术桌上。

2. 操作步骤

（1）皮瓣设计　为保证设计的皮瓣旋转后能在无张力的情况下覆盖创面，皮瓣弧形切口的长度一般应为皮肤缺损宽度的4倍，皮瓣旋转点至皮瓣最远点的长度应等于或稍大于旋转点至创面最远点的长度。按以上原则，根据创面的具体情况设计所需的皮瓣。

（2）具体操作

1）按照设计，切开皮瓣的边缘，分离掀起皮瓣。

2）将形成的皮瓣旋转，覆盖皮肤缺损的创面。

3）皮瓣供区剩余的创面较小者，可将周围的皮肤适当游离，直接缝合；皮瓣供区剩余的创面较大者，可另取游离皮片移植覆盖，打包加压包扎；亦可选用局部推进皮瓣（图2-3-5-69）。

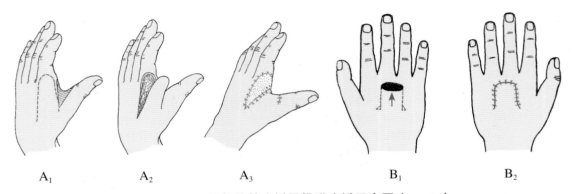

| A₁ | A₂ | A₃ | B₁ | B₂ |

图 2-3-5-69　局部旋转皮瓣及推进皮瓣示意图（A、B）

A. 局部旋转皮瓣；A₁. 皮瓣设计；A₂. 皮瓣切取；A₃. 皮瓣转移；B. 局部推进皮瓣；B₁. 皮瓣设计；B₂. 皮瓣转移

3. 术后处理

注意观察皮瓣的血液循环。伤口直接缝合者，术后10~14 d拆线。游离皮片移植覆盖创面者，术后14 d拆开打包，观察植皮存活情况，并拆除缝线。

（五）邻指皮瓣转移术

1. 适应证、麻醉和体位

用于指端、指腹部或手指掌侧皮肤缺损，伴肌腱或指骨外露者。可采用臂丛神经阻滞麻醉。患肢外展置于手术台旁的手术桌上。

2. 操作步骤

以手指掌侧皮肤缺损的修复为例（图2-3-5-70、71）。

（1）在邻近手指中节指骨背侧，根据皮肤缺损的大小，设计一个蒂位于伤指侧侧方的皮瓣；

（2）将皮瓣翻转，覆盖于伤指掌侧清创后的创面，与创缘皮肤缝合；

（3）供区创面用游离植皮覆盖，打包加压固定；

（4）术毕将邻近两指一起固定，避免皮瓣的张力，保证皮瓣蒂部来的血液供应。

3. 术后处理

注意观察皮瓣的血液循环。游离皮片移植覆盖创面者，术后14 d拆开、打包，观察植皮存活情况，并拆除缝线。3周后断蒂，闭合两指的伤口。

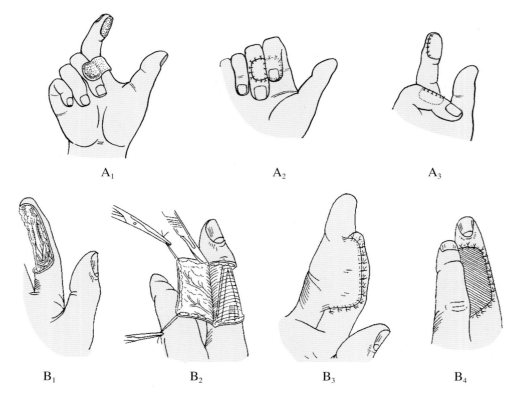

图 2-3-5-70　邻指皮瓣设计示意图（A、B）

A. 手指掌侧小面积缺损可利用邻节手指背侧皮瓣修复：A₁. 食指皮肤缺损及中指皮瓣切取；
A₂. 皮瓣移植及供区游离皮片缝合；A₃. 移植完成；B. 示指较大范围皮肤缺损的修复：
B₁. 食指掌侧创面；B₂. 中指背侧皮瓣设计并掀起皮瓣；B₃. 皮瓣覆盖创面；B₄. 皮瓣供区游离皮片移植

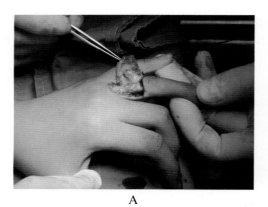

图 2-3-5-71　小指掌侧皮肤缺损，环指背侧皮瓣修复（A、B）

（六）手部带血管蒂的岛状皮瓣

手部可形成多种岛状皮瓣，用于修复手指部的皮肤缺损。如示指背侧岛状皮瓣、指固有动脉蒂的手指逆行岛状皮瓣、掌背动脉蒂的手背逆行岛状皮瓣等。可根据具体情况予以选择应用。

1. 示指背侧岛状皮瓣

（1）适应证　多用于拇指指端、指腹部或拇指掌侧皮肤缺损，伴肌腱或指骨外露者。

（2）麻醉和体位　可采用臂丛神经阻滞麻醉。患肢外展置于手术台旁的手术桌上。

（3）操作步骤

1）皮瓣可包括整个示指近节背侧的皮肤，两侧不能超过示指的侧正中线，皮瓣远端不超过近侧指间关节，如有必要，皮瓣向近端可达示指掌指关节背侧。示指掌指关节桡背侧交界处与鼻烟窝中点连线为第一掌背动脉的体表投影，以此作为血管蒂的标示。

2）切开皮瓣蒂部的切口，可见位于第二掌骨背桡侧的浅静脉，以此静脉为中心，于其两侧保留 1.5~2.0 cm 筋膜，可不显露第一掌背动脉，而形成包含有第一掌背动脉、掌背静脉的筋膜血管蒂。

3）切开皮瓣的切口，于深筋膜下分离，逐渐由远端向近端掀起皮瓣，将示指伸肌腱膜完整地保留在深肌腱上。使皮瓣与其血管蒂相连。向近端游离至近鼻烟窝处。经过皮下隧道或切开的伤口内，将皮瓣带血管蒂转移至经过清创的拇指皮肤缺损的创面，与创缘缝合，修复拇指的皮肤缺损（图 2-3-5-72）。

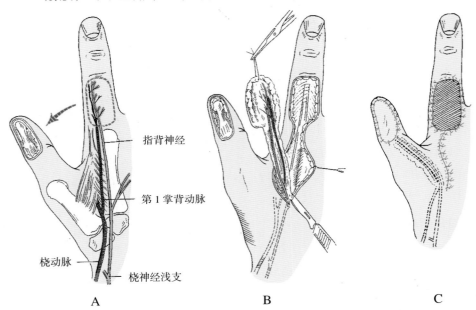

图 2-3-5-72　食指背侧岛状皮瓣示意图（A~C）
A. 皮瓣设计；B. 皮瓣游离；C. 皮瓣移植

4）示指背侧的供区皮肤缺损创面用游离植皮覆盖，打包加压固定。

（4）术后处理　注意观察皮瓣的血液循环。游离皮片移植覆盖创面者，术后 14 天拆开打包，观察植皮存活情况，并拆除缝线。

2. 掌背动脉蒂的手背逆行岛状皮瓣

（1）适应证　用于手指指端、指腹部或拇指掌侧皮肤缺损，伴肌腱或指骨外露者。

（2）麻醉和体位　可采用臂丛神经阻滞麻醉。患肢外展置于手术台旁的手术桌上。

（3）操作步骤（图 2-3-5-73）

1）皮瓣设计　以指蹼游离缘中点向手背的垂直线为纵轴，于其两侧在手背根据受区的要求，画出所需皮瓣的形状和大小。皮瓣的旋转点为距指蹼游离缘 1.5 cm 处，即掌背动脉与指掌侧总动脉的吻合处。

2）切开皮瓣蒂部的切口，可见掌背动静脉，于其周围保留 1.0 cm 宽的深筋膜蒂，形成深筋膜血管蒂，以便更好地保证皮瓣的血液供应。将其向远端分离至距指蹼游离缘 1.5 cm 处的皮瓣的旋转点。

3）按照设计，切开皮瓣的切口，于深筋膜与伸肌腱腱周组织、背侧骨间肌之间行锐性分离。将皮瓣从近端向远端逐渐掀起，使其除血管蒂外完全游离。

4）将已游离的皮瓣向远端翻转，覆盖于手

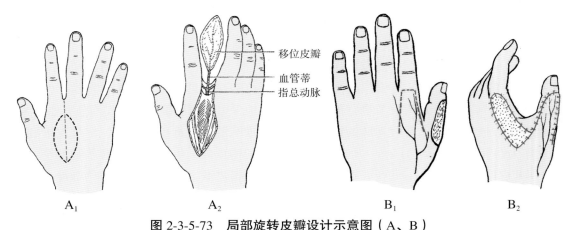

图 2-3-5-73　局部旋转皮瓣设计示意图（A、B）
A. 掌背部皮瓣设计与皮瓣切取（A₁、A₂）；B. 近虎口处背侧皮瓣切取与转移（B₁、B₂）

指掌侧的创面上，与创缘的皮肤缝合。此时应防止血管蒂扭曲，以免影响皮瓣的血供。

5）手背供区如能缝合者，则直接缝合。否则，应行游离植皮覆盖，打包加压固定。

（4）术后处理　注意观察皮瓣的血液循环。游离皮片移植覆盖创面者，术后 14 天拆开打包，观察植皮存活情况，并拆除缝线。

（七）骨间背侧动脉逆行岛状皮瓣

1. 概述

前臂逆行岛状皮瓣，如桡动脉逆行岛状皮瓣、尺动脉逆行岛状皮瓣、骨间背侧动脉逆行岛状皮瓣等，均可选择用来修复手掌或手背部皮肤和软组织缺损。其中以骨间背侧动脉逆行岛状皮瓣应用较多，因为该皮瓣由非主要血管供血，可切取的皮瓣范围足以修复手部大多数创面，手术方法简单，已在临床上广泛应用。

2. 适应证、麻醉和体位

主用于手部皮肤缺损伴有肌腱、骨与关节等重要深部组织外露者。亦可用于手部创伤所致的感染创面的修复。多采用臂丛神经阻滞麻醉。术中患肢外展置于手术台旁的手术桌上。

3. 操作步骤

见图 2-3-5-74。

（1）皮瓣设计　以尺骨茎突近端约 2.5 cm 处为皮瓣的旋转点，以尺骨小头桡侧缘与肱骨外上髁之间的连线为纵轴，于其两侧根据手部

创面的需要，设计所需的皮瓣。注意皮瓣的形状和大小及逆行移植所需的血管蒂的长度，应在创面大小的基础上适当放大 1~2 cm，血管蒂应保证在皮瓣旋转时没有张力。

（2）具体操作

1）按照设计的皮瓣，于一侧先切开皮肤及皮下组织，直达深筋膜。于小指伸肌腱与尺侧腕伸肌腱之间可见骨间背侧动脉及其靠远端的骨间背侧动脉与骨间掌侧动脉之间的吻合支。将小指伸肌腱与尺侧腕伸肌腱之间的软组织尽量保留在血管蒂上，并将小指伸肌腱与尺侧腕伸肌腱之间的筋膜组织亦保留在血管蒂上。

2）切开皮瓣的另一侧切口，于骨间背侧动脉深面游离，将皮瓣连同骨间背侧动脉一起掀起，完成皮瓣的解剖游离。

3）用血管夹夹住皮瓣近端的血管蒂，观察皮瓣的血液循环状况，如皮瓣的血液循环状况良好，则可将皮瓣近端的血管蒂切断。

4）将皮瓣向前臂远端旋转，经过皮下隧道或切开的切口，将皮瓣覆盖手部创面。与创缘的皮肤缝合，皮瓣下放置引流。

（3）前臂供区的缺损　面积较小者可直接缝合，面积较大不能直接缝合时，行游离植皮覆盖，打包加压固定。

4. 术后处理

注意观察皮瓣的血液循环。游离皮片移植

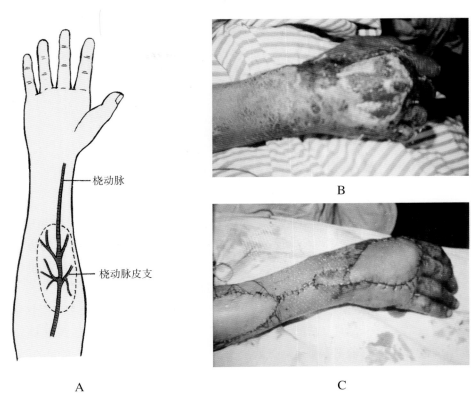

橈动脉

橈动脉皮支

A

B

C

图 2-3-5-74　前臂逆形岛状皮瓣设计（A）示意图及骨间背侧动脉逆行岛状皮瓣修复手背皮肤缺损（B、C）

覆盖创面者，术后 14 d 拆开打包，观察植皮存活情况，并拆除缝线。

（八）远位交叉皮瓣

1. 概述

根据手指或手部皮肤缺损的部位、形状和大小，以及皮瓣移植后固定的位置，选择伤手对侧的前臂（图 2-3-5-75）、上臂、上胸部锁骨下区、胸腹部和腹部（图 2-3-5-76）作为皮瓣供区，设计一合适的带蒂皮瓣，移植覆盖伤手或伤指的创面，并用适当的方法将伤肢与皮瓣供区以最舒适的位置固定，以保持皮瓣蒂部处

于松弛状态，保证皮瓣来自蒂部的血供。术后 3~4 周断蒂，如皮瓣的面积较大，断蒂前还需作蒂部缺血试验。

2. 手术方法

主要用于手部皮肤缺损伴有肌腱、骨与关节等重要深部组织外露者。亦可用于手部创伤所致的感染创面的修复。多采用臂丛神经阻滞麻醉。术中患肢外展置于手术台旁的手术桌上。

3. 操作步骤

（1）皮瓣的设计原则

1）根据受区的部位、组织缺损的大小和性

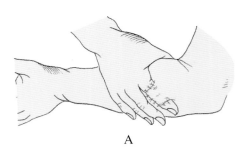
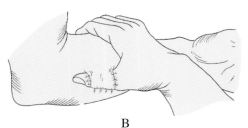

A　　　　　　　　　　　　　B

图 2-3-5-75　前臂皮瓣示意图（A、B）

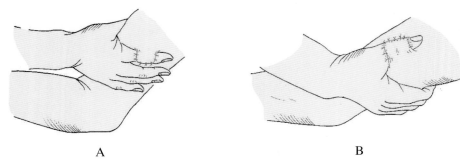

图 2-3-5-76　上臂皮瓣示意图（A、B）

质（如皮瓣的厚薄、颜色）等，选择合适的供区。由于皮瓣切取后的收缩，其供皮区一般要比受区的缺损面积大 20% 左右，以满足受区的需要，避免皮瓣移植后与受区缝合的张力。

2）皮瓣的长宽比例　一般情况下，皮瓣的长宽比例以 2∶1 为宜。在手部血供丰富的部位，其长宽比可适当增大；而在下肢和逆血管供应方向切取的皮瓣，其长宽比可适当减小，以 1∶1 及 1∶1.5 更为安全。

3）皮瓣的设计应尽可能与皮瓣的血供方向一致，如躯干应按肋间血管的方向，肢体则应按由近端向远端的方向，以尽量保证皮瓣有良好的血供。

4）所取皮瓣不仅要考虑受区组织修复的需要，还要考虑皮瓣移植后患肢固定时体位的舒适，以便患者能耐受较长时间的固定。

（2）手术方法　以下腹部皮瓣修复手背部软组织缺损为例（图 2-3-5-77）介绍如下。

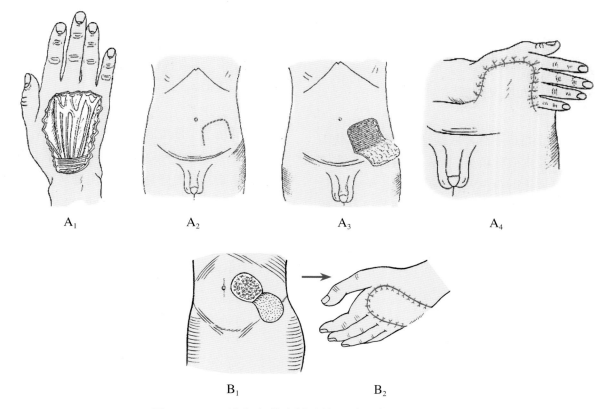

图 2-3-5-77　腹部各种皮瓣移植设计示意图（A、B）
A.下腹部方形皮瓣设计：A₁.手背部皮肤缺损；A₂.皮瓣设计；A₃.腹部皮瓣游离；A₄.皮瓣移植；
B.下腹部弧形皮瓣：B₁.皮瓣设计；B₂.皮瓣移植

1）于伤手对侧下腹部按受区所需设计蒂位于外下方的皮瓣，沿设计的皮瓣切口线，切开皮肤及皮下组织，根据所需皮瓣的厚度确定分离皮下组织的层次和厚度。并在同一厚度的层次进行游离，不能深浅不一，更不能使皮瓣的远端厚，近端靠近蒂部薄，而影响皮瓣远端的血液供应。大多数情况下，于深筋膜深面掀起皮瓣。

2）切开皮瓣远端的切口，缝两针牵引线进行牵引，从远端向近端逐渐分离直至蒂部，完成皮瓣的形成。

3）待受区准备完毕，将伤手移至皮瓣区，使伤肢处于舒适的位置。将已形成的皮瓣移至受区，调整好皮瓣的位置。将皮瓣的边缘与受区皮肤的边缘予以缝合，皮瓣下放置引流条。

4）供区的缺损面积较小者可直接缝合，面积较大不能直接缝合时，行游离植皮覆盖，打包加压固定。

5）患肢于适当的位置予以固定，以保证皮瓣有良好的血供。

4. 术后处理

（1）注意观察皮瓣的血液循环。游离皮片移植覆盖创面者，术后 14 d 拆开打包，观察植皮存活情况，并拆除缝线。

（2）根据皮瓣面积的大小和血供情况，于术后 3 周断蒂。

（九）吻合血管的游离皮瓣

1. 概述

如用游离足背肌腱 - 皮瓣一期修复腕部皮肤、肌腱软组织缺损；游离拇甲瓣修复拇指皮肤脱套伤；其他各种游离皮瓣，如肩胛皮瓣、股前外侧皮瓣、小腿内侧皮瓣、胸脐皮瓣、背阔肌皮瓣等，均可用来修复手掌或手背大面积皮肤、软组织缺损，且均能取得良好的效果。还可根据所修复组织的需要，采用复合组织瓣和多个组织瓣联合应用的组合组织瓣，如肌瓣、骨皮瓣移植同时修复多种组织缺损；足趾与足背皮瓣或其他皮瓣组合，同时修复组织缺

损和拇、手指再造等。

2. 手术方法

（1）适应证

1）手部皮肤缺损伴有肌腱、骨与关节等重要深部组织外露者，亦可用于手部创伤所致的感染创面的修复。

2）手部及腕部皮肤及肌腱缺损，可采用足背肌腱皮瓣移植，一次修复肌腱和皮肤缺损。

（2）麻醉和体位　可采用臂丛神经阻滞麻醉。患肢外展置于手术台旁的手术桌上。

（3）操作步骤　以足背皮瓣为例（图 2-3-5-78）介绍如下。

1）皮瓣设计　足背皮瓣的最大范围为皮瓣远端可达趾蹼近端，近端可至伸肌支持带，内侧于第一跖骨内侧缘，外侧可至第五跖骨外侧缘。可根据手部创面的大小和形状于此范围内设计所需的皮瓣，术前在足部予以标记。

2）具体操作

① 首先切开皮瓣远端近趾蹼的切口，直至腱膜表面。切断跖背静脉，分别予以结扎。

② 切开两侧的皮瓣切口，于伸肌腱膜表面，将皮瓣从远端逐渐向近端游离掀起。在第一趾蹼间隙，如将第一跖背动脉，可从其深面解剖，将其保留于皮瓣内。

③ 于踇趾短伸肌腱与踇趾长伸肌腱交叉处切断踇趾短伸肌腱，在第一趾蹼间隙，于踇趾短伸肌与骨间肌之间解剖，于其基底部切断结扎足背动脉的足底深支。可将踇趾短伸肌包含在皮瓣内。

④ 于皮瓣近端显露足背动脉，于足背动脉深面与跗骨表面进行分离，保持足背动脉及其分支与皮瓣的联系，将皮瓣完全游离。向近端分离足背动脉和大、小隐静脉，至其有足够的长度，以便能与受区相应的血管吻合。

⑤ 如需行肌腱皮瓣移植者，则在切开的皮瓣远端近趾蹼切口内，将趾长伸肌腱切断并向近端翻转。其远端的趾长伸肌腱断端与趾短伸肌腱缝合。然后在趾长伸肌腱深面向近端解剖游离，其他方法与上述相同。根据所需肌腱的

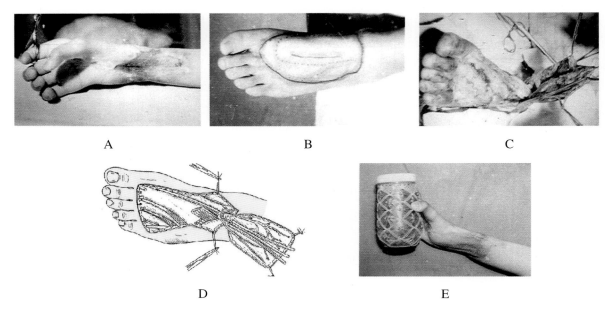

A   B   C

D   E

图 2-3-5-78　临床举例（A~E）

吻合血管的足背肌腱皮瓣，修复腕部肌腱皮肤缺损　A.右腕掌侧皮肤、肌腱缺损；B.足背皮瓣设计；
C.切取足背肌腱皮瓣；D.示意图；E.右腕部皮肤、肌腱一期修复术后

长度，于近踝部将趾长伸肌腱切断。

⑥ 手部创面清创，并于创面附近解剖出接受的动静脉。将皮瓣的血管蒂切断取下皮瓣，移植于手部。将皮瓣的皮肤与创缘皮肤缝合固定，将皮瓣的动静脉分别与创面的接受动静脉予以吻合，重建皮瓣的血液供应。

3）闭合创面　皮瓣下放置引流，闭合创面。足部创面另取游离皮片移植覆盖，加压包扎固定。

3. 术后处理

（1）患者卧床 10 d 左右。室温应保持在 20~25 ℃，并给予适当的抗凝、解痉药物，以防血管痉挛或栓塞。

（2）注意观察皮瓣的颜色、温度、毛细血管充盈状况和皮瓣是否肿胀等，以判断皮瓣的血液循环状况。如遇有皮瓣血液循环危象出现，应及时予以处理，甚至再次手术探查。

（3）给予抗感染的药物，防止发生感染。

（4）根据引流情况，术后 24~48 h 拔除引流。术后 10~14 d 拆除皮瓣缝线。

（5）游离皮片移植覆盖创面者，术后 14 d 拆开打包，观察植皮存活情况，并拆除缝线。

（十）其他修复创面的术式

除前述各种修复创面的术式外，临床上主要视创伤情况而定，尤其是创面的大小、污染程度及周边组织状态等。对于创面较小的病例，尽可能在指神经麻醉下（图 2-3-5-79）利用局部组织修复，尤其是指端皮肤缺损等（图 2-3-5-80~82）。当然对于创面过于复杂甚至全手掌皮肤剥（撕）脱者，亦可在彻底清创后将伤手埋至腹部（或胸部）皮下，俟病情稳定后再酌情作进一步处理，笔者既往曾处理多例（图 2-3-5-83）。

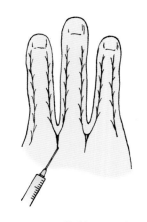

图 2-3-5-79　指神经麻醉示意图

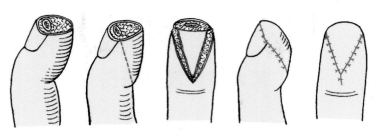

图 2-3-5-80　手指掌侧推移皮瓣示意图

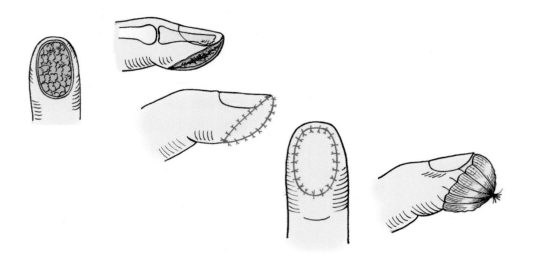

图 2-3-5-81　指端缺损游离植皮示意图

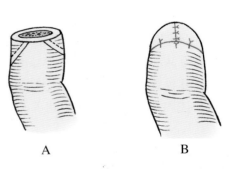

A　　　　　　　　B

图 2-3-5-82　指端缺损 V 形皮瓣转移术
示意图（A、B）

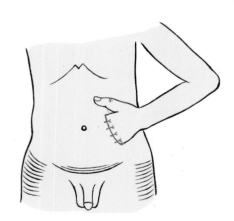

图 2-3-5-83　手部套脱伤时将患手先埋入腹部
（或胸部）皮下示意图

（钱海平　斯清庆）

第六节　髋部损伤

一、解剖复习

（一）髋部骨骼解剖特点

1. 髋臼

由髂骨、耻骨、坐骨构成杯状髋臼，呈倒置状，面向外、下、前方。髋臼上、后方有显著的骨性隆起，以抵抗在髋屈曲和伸展时股骨头相对于髋臼的压力。髋臼被马蹄形软骨覆盖，在无软骨覆盖的髋臼底部，有脂肪垫和韧带附着，并被滑膜覆盖。髋臼边缘有关节盂唇，可加深髋臼而增加髋关节的稳定性，其下方则有横韧带加强。由于髋关节有很大的稳定性，引起髋关节脱位的暴力往往很大，且常伴有髋臼或股骨头骨折。从临床角度还将髋臼划分为前柱和后柱。前柱由髂骨翼前部、整个骨盆上口、髋臼的前壁和耻骨上支构成。后柱则由大、小坐骨切迹的坐骨部分、髋臼的后壁和坐骨结节构成（图 2-3-6-1）。充分了解前、后柱解剖对理解髋臼骨折的诊断和处理有重要意义。

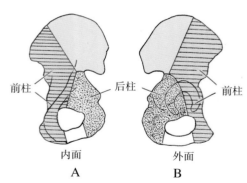

图 2-3-6-1　髋臼前柱与后柱示意图（A、B）
A. 内面观；B. 外面观

2. 股骨上端

股骨上端由股骨头、股骨颈、大小转子和转子间区组成。股骨头的 2/3 部分由关节软骨覆盖，股骨头凹处有股骨头圆韧带附着，此处没有软骨覆盖。从结构上看股骨颈是股骨干近端的延续，颈干之间有 110°~140°颈干角。与股骨内外髁后方相切的平面和颈的纵轴构成了股骨颈的前倾角，一般为 12°~15°。股骨颈远端与大、小转子及前侧的转子间线、后侧的转子间嵴融合在一起。股骨颈的近端截面为圆形，而中、远段截面呈椭圆形，矢状径小于冠状径。平均颈径约为头径的 65%。头径与颈径的差异和关节盂唇的存在，保证了髋关节的活动范围和稳定性。突出的大转子增加了附着于其上的髋外展肌杠杆臂长度，从而加强其外展作用。股骨颈前侧皮质较厚，外侧与大转子相连。后侧骨皮质较薄，有很多短的旋转肌附着，股骨颈骨折时会产生典型的侧向旋转畸形。

股骨头负重时，由于颈干角的存在，使股骨偏心受载。股骨近段内部的应力较大部位相应形成了较坚强的松质骨结构。骨小梁沿主应力方向排列，形成抗压和抗张两个小梁系统，两者在股骨颈部交叉，并留下一段薄弱的三角形区域，称为 Ward 三角。老年人 Ward 三角内的骨小梁只有骨髓充填。股骨上段骨折的内固定位置与上述内部结构特征密切相关（图 2-3-6-2）。

在股骨颈干连接部后内方的松质骨中，有多层致密纵行骨板构成的股骨距，股骨距所在的位置，是直立负重时压应力最大的部位。股骨距的存在减少了颈干连接部所受的弯矩，增强了该部对压应力和扭转应力的承受能力。此外，股骨颈内侧骨皮质，特别是近基底部，也有一增厚区，以加强股骨颈内侧压应力最大部位的承载能力，称为股骨颈内侧支柱。骨折时如股骨颈干部的内侧支柱和股骨距的完整性受

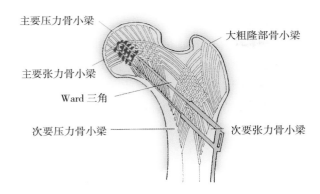

图 2-3-6-2　骨小梁结构特点示意图
股骨近端的骨小梁分布及理想的内固定钉位置

主要压力骨小梁
大粗隆部骨小梁
主要张力骨小梁
Ward 三角
次要压力骨小梁
次要张力骨小梁

到严重破坏，将明显影响复位后的稳定性，骨折部有明显内翻倾向，内固定器可因受到较大内翻弯矩而松动或折断。

（二）髋关节囊

　　髋关节囊由致密的纤维组织构成，并有髂股韧带、耻股韧带和坐股韧带加强。关节囊的后下方较薄弱，此处仅有闭孔外肌和滑膜覆盖其上，股骨头可从此处脱出。关节囊和韧带不但提供了血供和关节的稳定性，而且有神经末梢纤维分布，可以感受伤害性刺激并可调节肌肉活动。髋部的完全伸展可使关节囊和韧带紧张而迫使股骨头压向髋臼，并限制关节的伸展（图 2-3-6-3）。在伸展时股骨头可出现在坐股和耻股韧带之间，此处关节腔和腰大肌下滑囊相

连。在完全屈曲位，股骨头处于外侧盂唇的后下方。

　　内侧关节囊牢固附着于髋臼边缘，髂股韧带起源于髂前下棘。从侧面看，前方关节囊及其滑膜衬里止于股骨结节和转子间线。而颈的后方上 2/3 被关节囊和滑膜覆盖。坐股韧带呈螺旋样经股骨颈下后方止于转子窝。关节囊滑膜皱襞在股骨颈关节囊远侧缘向上反折，形成上、后下、前三组支持带，内含血管，并与头下的血管环相连。

（三）髋部肌肉

　　髋部肌肉从各个方向包绕髋关节。腰大肌是髋部的主要屈肌，股直肌和缝匠肌也有屈髋作用。伸肌为腘绳肌和臀大肌，由坐骨神经分支支配。内收肌群由闭孔神经支配。主要的外展肌是臀中肌和臀小肌，由臀上神经支配，在屈曲位，这两块肌肉可变成有效的内旋肌（图 2-3-6-4）。屈肌和伸肌、外展肌和内收肌对髋关节形成的力矩是相互平衡的，6 块外旋肌与内旋肌的肌力之比是 3：1，但髋外展肌可加强内旋的力量。

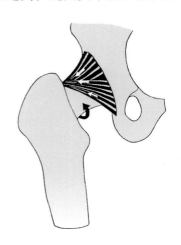

图 2-3-6-3　髋关节后面观示意图
伸髋时韧带被拧紧而紧张，
可限制过度伸屈和增强股骨头稳定性

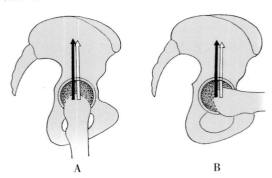

A　　　　　　　B

图 2-3-6-4　臀中肌和臀小肌作用力示意图
A. 在髋伸直位，两者都产生外展作用（以箭头表示，下同）B. 在髋屈曲位，二者起内旋作用

　　臀大肌对坐骨神经和关节后方形成保护。臀大肌掀起后可见较多脂肪组织和血管丛，推开或移去脂肪和血管丛后可显露自梨状肌的下缘穿出的坐骨神经，后者经大转子和坐骨结节连线中点处下行。髋部伸展时神经松弛，但在屈曲时紧张，易受到后方关节囊和股骨头的压迫。

（四）髋部血液供应

股骨颈和头部的血液供应比较复杂。股骨头的血供主要来自支持带动脉、股骨滋养动脉和圆韧带动脉，其中以支持带动脉最为重要。支持带动脉由旋股内、外侧动脉等组成的股骨颈基底部血管环发出，分为前、后上、后下三组。

股骨颈后部的支持带是一层较厚的滑膜皱襞，后上和后下支持带血管通过其内通向骨折头部。当股骨颈骨折时，骨骼内的血管断裂，支持带血管也受压扭曲和痉挛，因此股骨颈骨折后应尽早复位和固定，使未断裂的支持带血管解除压迫，以恢复对股骨头部的血液供应（图 2-3-6-5）。

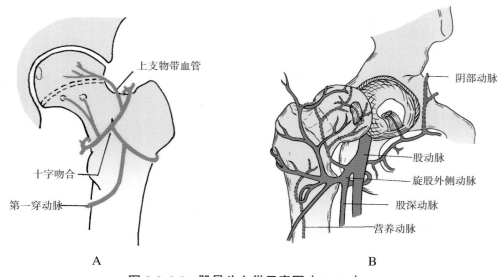

图 2-3-6-5　股骨头血供示意图（A、B）
A.前方观；B.脱位（出）后观

二、髋关节脱位

髋关节的结构相当稳定，只有强大的暴力才可引起脱位。髋关节脱位常合并髋臼、股骨头或股骨颈骨折，以及其他部位骨骼或重要器官损伤。

1. 损伤机制、诊断及分类

（1）损伤机制　造成髋关节脱位的损伤暴力可作用于大转子部、屈曲的膝关节前方、膝关节伸直时的足部或骨盆后部，而传导至髋关节。当髋关节处于屈曲内收位时，股骨头顶位于髋臼后上缘，上述暴力使股骨头向后，或使骨盆由后向前而造成股骨头向后脱位，并可合并髋臼后缘或股骨头骨折。当髋关节处于过度外展位时，大转子顶端与髋臼上缘相撞形成支点，股骨头便冲破前方关节囊至闭孔或耻骨前方，形成前脱位。当下肢处于轻度外展位，膝部伸直足跟着地时，股骨头直接撞击髋臼底部，引起髋臼底部骨折，使股骨头内陷而向盆腔内移位，形成中心性脱位。

（2）诊断　有典型的外伤史，伤肢剧烈疼痛，活动严重受限。后脱位的患者患髋弹性固定在内收、内旋、屈曲位。前脱位的患者下肢处于外旋、外展、屈曲位。中心脱位的患者无特殊体位畸形，股骨头移位严重者下肢轻度短缩，并注意观测 Bryant 三角及 Nelaton 线有无变位（形）（图 2-3-6-6、7）。

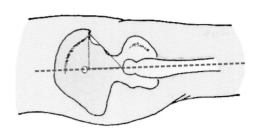

图 2-3-6-6 Bryant 三角示意图

平卧位，设髂前上棘为 A 点，大粗隆顶点为 B 点。自 A 点向下画一垂直线，再自 B 点向头侧做一延长线，当其与 A 点之垂直线相交处，即为 C 点。ABC 点构成一直角三角形，即 Bryant 三角。再按同法做对侧之 Bryant 三角。如一侧底边（BC）变短，则表示大粗隆上移。常见于髋关节脱位、髋内翻或股骨颈骨折等

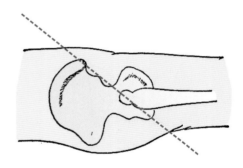

图 2-3-6-7 Nelton 线示意图

检查时患者仰卧，由髂前上棘到坐骨结节画一线，正常者此线能通过大粗隆顶点，如大粗隆上移而位于此线上方，表示股骨头、颈缩短、上移或内翻、记录大粗隆移位的距离

有时由于并发其他部位如骨盆、脊柱、膝部损伤，可改变脱位后肢体的位置，因此需要详细观察 X 线片的表现，包括股骨头、髋臼的形状、Shenton 线、股骨干的位置、股骨头的大小等，以明确脱位类型和是否并发骨折。应注意检查排除坐骨神经损伤和同侧膝部损伤。复位后应再次摄片，以了解复位情况并再次明确是否合并骨折，必要时应加做 CT 检查。

（3）分类

1）髋关节后脱位（图 2-3-6-8） 根据 Thompson 的分类法，又可以分为 5 型（图 2-3-6-9）：

Ⅰ型 单纯髋关节后脱位或伴有髋臼缘裂纹骨折；

Ⅱ型 后脱位伴有髋臼后唇单处骨折；

Ⅲ型 后脱位伴有髋臼后唇粉碎骨折；

Ⅳ型 后脱位伴有髋臼后唇和髋臼底骨折。

Ⅴ型 后脱位伴股骨头骨折。

2）髋关节前脱位（图 2-3-6-10）较少见。

Ⅰ型 耻骨部脱位

Ⅰ A 单纯脱位，不伴有骨折

Ⅰ B 伴有股骨头骨折

Ⅰ C 伴有髋臼骨折

Ⅱ型 闭孔部脱位

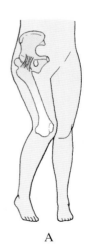
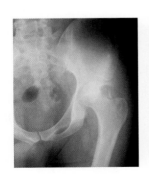
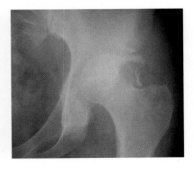

A   B₁   B₂

图 2-3-6-8 髋关节后脱位示意图及临床举例

A. 示意图；B. 临床举例；B₁ 正位 X 线片显示髋关节后脱位及髋臼后上唇粉碎骨折；B₂ 同前，局部点片

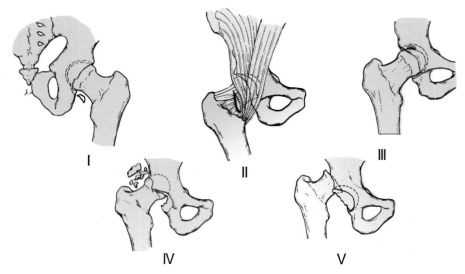

图 2-3-6-9　髋关节后脱位（Thompson 法）分型示意图（Ⅰ~Ⅴ）

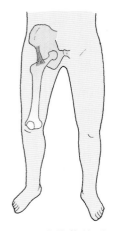

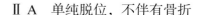

图 2-3-6-10　髋关节前脱位示意图

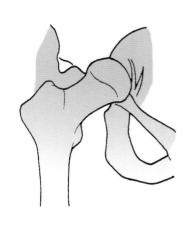

图 2-3-6-11　髋关节中心脱位伴臼底骨折示意图

ⅡA　单纯脱位，不伴有骨折

ⅡB　伴有股骨头骨折

ⅡC　伴有髋臼骨折

3）髋关节中心脱位合并髋臼底部骨折（图 2-3-6-11）Carnesale 根据髋臼的分离和移位程度分为 3 型。

Ⅰ型　中央型脱位，但未影响髋臼的负重穹隆部；

Ⅱ型　中央型脱位伴骨折，影响负重的穹隆部；

Ⅲ型　髋臼有分离伴髋关节向后脱位。

（七）髋关节脱位治疗

1.闭合复位

髋关节脱位后应争取在 6 h 内急诊复位。延迟复位将加重股骨头部血供障碍，增加股骨头缺血性坏死的可能。

闭合复位应在使髋部肌肉有效松弛的麻醉下进行。常用 Allis 法，即屈髋 90°拔伸法。后脱位的患者，宜仰卧于地面或矮床上，助手双手固定骨盆，术者一手握住患者踝部，另一前臂屈肘套住腘窝，徐徐将患髋和膝屈曲至 90°，并顺股骨干纵轴向上方拔伸牵引，同时用握踝部的手下压患者小腿，以保持膝关节 90° 屈曲位以有利于拔伸髋部。在牵引的同时，轻轻将股骨头旋转摇晃，听到弹响声后伸直患肢，即可复位（图 2-3-6-12）。如在保持拔伸的同时，先使伤髋内收、内旋、极度屈曲，然后外展、外旋、伸直，亦有利于复位，称为 Bigelow 法（图 2-3-6-13）。赤松功背提法可能更为方便，主要用于常见的后脱位病例（图 2-3-6-14）。

对于无多发伤的患者亦可采用 Stimson 重力复位法（图 2-3-6-15）。

前脱位的患者亦取仰卧位，助手固定骨盆，另一助手在屈髋屈膝 90° 时作患肢外旋外展拔伸牵引，术者双手抱住大腿根部向外扳拉，同时在牵引下内收患肢，感到股骨头弹入髋臼时即已复位。

髋关节中心脱位的患者需作股骨髁上牵引，牵引重量 12 kg 左右。另于大腿根部缚以帆布带，向外侧牵引，重量 2~4 kg。

2. 切开复位和骨折固定

（1）后脱位　手法复位失败、合并髋臼骨折的 Ⅱ、Ⅲ、Ⅳ 型患者以及合并坐骨神经损伤的患者，可行切开复位。合并股骨头骨折的患者，参照本章第五节进行处理。

（2）前脱位　髋关节前脱位通常可用手法整复，当有软组织或碎骨片嵌入时可行切开复位。合并骨折的患者亦需切开复位和骨折内固定。

（3）中心性脱位　用闭合方法常不能达到良好的复位，但切开整复创伤较大，且较困难，应由有经验的医师施行。伴有同侧股骨干骨折者亦应作切开复位。合并髋臼骨折的手术方法见后节。

（八）髋关节损伤并发症

1. 坐骨神经损伤

坐骨神经从坐骨大孔处出骨盆并经过髋关

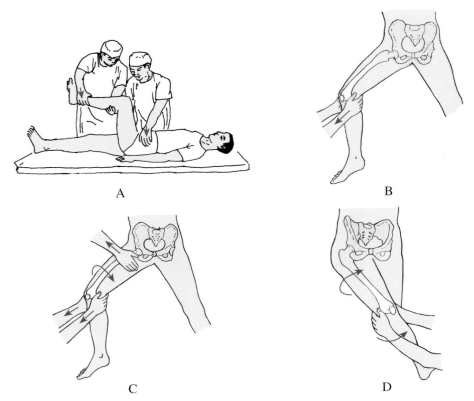

图 2-3-6-12　髋关节脱位 Allis 复位法示意图（A~D）
A. 固定骨盆，在牵引下操作；B. 牵引下轻轻内外旋转髋关节；C. 髋关节屈曲位牵引，开始内旋；
D. 牵引下内旋、内收有助复位

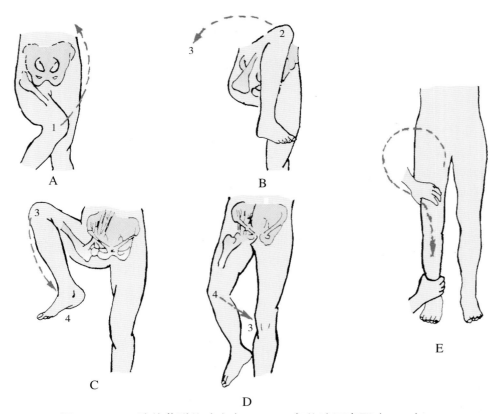

图 2-3-6-13 髋关节脱位（左）Bigelow 复位法示意图（A~E）
A. 牵引下内收内屈；B. 牵引下屈髋外旋及外展；C. 牵引下伸直；D. 内旋内收；E. 操作全程示意问号或反问号

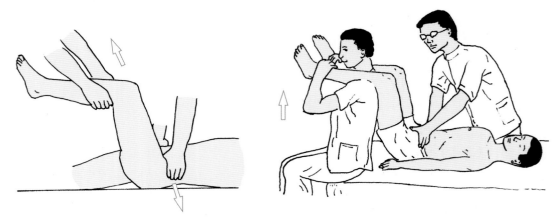

图 2-3-6-14 赤松功也背提复位法示意图（A、B）
A. 固定骨盆下牵引患肢；B. 背提双下肢复位

节后方下行，髋关节后脱位或大块的髋臼后唇骨折时，容易牵拉或压迫坐骨神经。坐骨神经损伤多影响其腓侧部分，可出现足下垂、趾背伸无力和足背外侧感觉障碍等征象。脱位和骨折整复后，即解除对坐骨神经的牵拉或压迫，神经功能有可能逐渐回复。伴有坐骨神经损伤

的脱位必须急诊复位，对神经的持久拉伸或压迫将影响神经功能恢复的程度。

2. 股骨头缺血性坏死

髋关节脱位可损害股骨头血供，延迟复位更会加重血循障碍，而导致股骨头缺血性坏死。股骨头坏死的发生率文献报道不一致，一般为

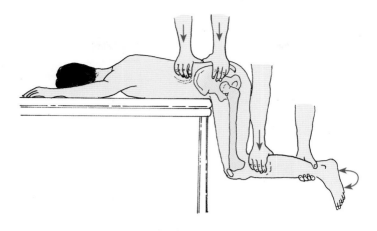

图 2-3-6-15 Stimson 重力复位法示意图（该法不适用于重症及多发伤患者）

10%~20%。股骨头坏死塌陷，并引起明显疼痛和功能障碍时，可行全髋关节置换术。

3. 创伤性关节炎

创伤性关节炎是髋关节脱位最常见的晚期并发症。并发股骨头或髋臼骨折的病例发生率更高，症状严重的患者可作全髋关节置换。

三、髋臼骨折

（一）概述

既往因高处坠落引起的髋臼骨折好发于年轻人；但随着高速公路的延长，因交通意外所引发的髋臼骨折可见于各年龄段。髋臼骨折外科治疗目的是重建髋臼的正常外形、接触面、负重面和关节内正常压力分布。

（二）损伤机制

骨臼上 1/3 和后 1/3 较厚，需相当暴力才能引起骨折。髋臼下 1/3 即内壁则稍薄，造成骨折所需的暴力也较小。髋关节脱位时常可并发髋臼骨折。

（三）诊断

借助骨盆正位片发现有骨折后，可再摄骨盆的 45°斜位片、CT 扫描以及三维重建，以明确骨折的范围和骨折片的移位情况。

骨盆平片上髂耻线和髂坐线分别是前、后

柱的放射学标志（图 2-3-6-16）。45°闭孔斜位是将损伤侧髋臼旋向 X 线球管，可更好地显示髋臼的前柱和后缘。髂骨斜位是骨折的髋臼旋离 X 线球管，能显示大、小坐骨切迹和髋臼的前缘（图 2-3-6-17）。

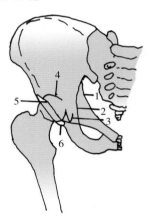

图 2-3-6-16 骨盆标志示意图

骨盆正位 X 线片上所见髋臼的正常标志 注解：1.髂耻线；2.髂坐线；3.U 形线或泪滴线；4.臼顶；5.前缘；6.后缘

CT 扫描对平片上难以观察到的某些骨折的判定特别有帮助。如通过四边形表面的骨折、髋臼顶骨折等。CT 扫描后三维影像重建则可以展示骨折部的全景和精确的移位方向。

（四）髋臼骨折的分类

一般按 Letournel 分类，将髋臼骨折分为 5 种单纯骨折和复合骨折（图 2-3-6-18）。

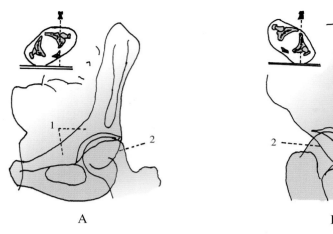

图 2-3-6-17　髋臼标志示意图（A、B）

髋臼斜位 X 线片投照方法及正常放射学标志　A.髋臼闭孔斜位：1. 前柱；2. 后柱；B.髋臼髂骨斜位：1. 后柱；2. 前柱

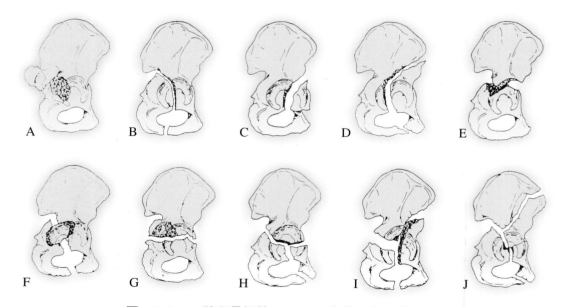

图 2-3-6-18　髋臼骨折的 Letournel 分类示意图（A~J）

A. 后壁骨折；B. 后柱骨折；C. 前壁骨折；D. 前柱骨折；E. 横向骨折；F. 后壁后柱联合骨折；
G. 横向后壁联合骨折；H. "T" 形骨折；I. 前柱和后半横形骨折；J. 两柱骨折

1. 髋臼单纯骨折

指髋臼后壁、后柱、前壁、前柱和横向骨折。

2. 髋臼复合骨折

主指：后壁和后柱、横向和后壁、T 形、前柱和后半横形、两柱骨折。其中 T 形骨折类似于横向骨折，只是沿着四方表面和髋臼窝有一垂直的劈裂，将前、后柱分开。有时会伴发耻骨下支骨折。所谓后半横形骨折是指后柱的横形骨折。

（五）髋臼骨折的非手术治疗

1. 病例选择

无移位或移位 2 mm 以内的髋臼骨折可采用保守疗法，下列两种情况也可考虑采用。

（1）髋臼大部完整且仍与股骨头匹配。

（2）两柱骨折轻度移位后形成继发性匹配　两柱骨折后所有软骨部分与远骨折片一起与髂骨脱离，股骨头周围的骨折块仍保持一致的外形。

2.目的及方法

非手术治疗的目的是局部稳定和防止移位加剧，可采用胫骨结节或股骨髁部牵引。牵引重量为体重的 $\frac{1}{18} \sim \frac{1}{15}$，不可过大，以免股骨头从髋臼脱出。

（六）髋臼骨折的手术治疗

1.病例选择

因髋臼骨折属关节内骨折，因此凡是移位的髋臼骨折，均需手术，以求获得较满意的复位和固定，降低创伤后关节炎发生率，并有利于早期功能锻炼。术前需予以胫骨结节牵引，既有利于病情观察，又可骨折脱位复位及固定。

2.时机

手术宜在骨折第2至第7天内进行。这时局部出血已停止，骨折线仍清晰可见。3周后由于已有骨痂形成，复位将十分困难。

3.术式

可根据骨折类型选择合适的手术入路。一般来说应争取通过一个入路达到完全的复位和固定。采用的入路中，Kocher-Langenbeck 入路适于进入后柱，髂腹股沟入路则适于进入前柱和内侧部分，延伸的髂腹股沟入路适于同时进入前、后柱，但后入路恢复时间长，异位骨化发生率也高。骨折复位后使用钛质接骨板、螺钉或钛缆作内固定（图 2-3-6-19、20）。

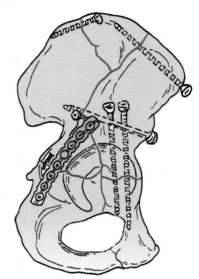

图 2-3-6-19 内固定示意图
根据骨折走向选用不同类型螺丝钉、接骨板或钛缆作内固定

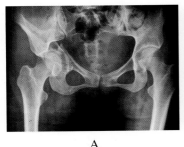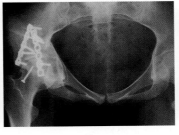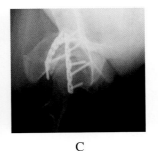

A   B   C

图 2-3-6-20 临床举例（A~C）
女性，24岁，车祸致右髋关节中心性脱位，伴髋臼骨折：A.受伤后X线正位片；
B.C.经抗休克及患肢骨牵引等措施，俟病情稳定后予以开放复位及钛板、螺钉固定，X线正侧位片所见

（七）髋臼骨折的并发症

1.休克

如骨折涉及骨盆其他部位，或髋臼骨折仅为全身多发性骨折的一部分，则可能因疼痛和大量失血导致休克。

2.感染

多数髋臼骨折伴有局部严重的软组织损伤或腹部和盆腔内脏器伤，这都会增加感染机会。此外，手术时为了保持骨折片的血供，常尽量保留虽已严重挫伤但仍与骨折相连的软组织蒂，一旦发生感染，这些不健康组织常成为细菌繁殖的温床。

3.神经血管损伤

髋关节后面与坐骨神经相邻，此部骨折移位或手术复位时，神经易遭受损伤。采用 Kocher-Langenbeck 入路时主要可能影响坐骨神

经的腓侧支。采用延伸的髂腹股沟入路时也有可能发生坐骨神经的牵拉伤。术时应保持伤侧膝关节屈曲至少 60°，而髋关节伸展，这有利于减少坐骨神经牵拉。发生神经瘫痪后应使用踝 – 足支具，有望部分或全部恢复，但需时较长。骨折涉及坐骨大切迹时，术中可能伤及坐骨神经、臀上神经和臀上血管。后者如在坐骨切迹处断裂，可回缩至盆腔内而难以止血。术时显露与整复骨折时应十分谨慎。

4. 异位骨化

Kocher-Langenbeck 入路的发生率最高，其次是延伸的髂股入路，而髂腹股沟入路则几乎不发生。手术应尽可能减少肌肉创伤，术前及术后几月内可给予非甾体类抗炎药物，以预防异位骨化的发生和加重。

5. 创伤性关节炎

髋臼骨折后虽经复位，仍可导致股骨头和髋臼面的不完全吻合，降低股骨头和髋臼的接触面积，负重时局部应力增大，最终导致关节软骨的磨损和创伤性关节炎。

四、股骨颈骨折

（一）概述

各种年龄段均可能发生股骨颈骨折，但以 50 岁以上的老年人最为多见，女性多于男性。由于常在骨质疏松症的基础上发生，外伤暴力可以较轻。而中青年股骨颈骨折常由较大暴力引起，中青年股骨颈骨折由于暴力较大，软组织损伤重，血供破坏较多，因此其不因年轻而使股骨头坏率发生率减少。

股骨颈位于股骨头与股骨粗隆部之间，为人体承受剪力最大的解剖段（图 2-3-6-21）。

（二）损伤机制

1. 外伤因素

引起股骨颈骨折最常见的外伤机理有二：一是外力从侧面对大转子的直接撞击，二是躯

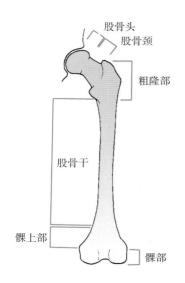

图 2-3-6-21　股骨各解剖段区分示意图

干于倒地时相对于持重下肢旋转，而股骨头则卡在髋臼窝内不能随同旋转，加上股骨颈前方强大的髂腰韧带和后方的髂股韧带挤压股骨颈。正常股骨颈部骨小梁的走向呈狭长卵圆形分布，长轴线与股骨头、颈的轴心线一致，有利于在正常生理情况下承受垂直载荷，但难以对抗上述横向水平应力而易于发生断裂。

2. 年龄因素

绝经后和老年性骨质疏松症可造成骨量下降和松质骨结构异常，最终导致骨的力学强度下降，骨折危险性增加。股骨颈为骨质疏松性骨折的好发部位之一。

3. 超负荷因素

股骨颈如在一段时间内受到反复超负荷外力作用，股骨颈部骨小梁可不断发生显微骨折而未及修复，即使是中青年也可能最终导致疲劳骨折。

（三）诊断

股骨颈骨折检查时可发现大转子上移至髂前上棘与坐骨结节连线以上，腹股沟韧带中点下方有压痛，患肢轻度屈曲、内收并有外旋、短缩畸形，但肿胀可不明显，叩击患者足跟时可致髋部疼痛加重。多数患者伤后即不能站立和行走，部分骨折端嵌插的患者症状很轻，甚

至可以步行赴医院就诊，下肢畸形也不明显，极易漏诊。正侧位摄片可明确诊断骨折及其类型。疑有骨折而急诊 X 线检查不能确诊的患者，应嘱卧床休息，两周后再次摄片复查。

（四）分类

股骨颈骨折分类方法甚多，常用的有以下几种。

1. 按骨折部位分类

分以下 4 型（图 2-3-6-22）：

（1）头下型　骨折线完全在股骨头下；

（2）头颈型　骨折线的一部分在股骨头下，另一部分则经过股骨颈；

（3）经颈型　全部骨折线均通过股骨颈中部；

（4）基底型　骨折线位于股骨颈基底部，其后部已在关节囊外。

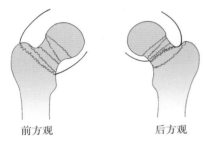

前方观　　　　后方观

图 2-3-6-22　股骨颈骨折按骨折显部位之分型示意图
Ⅰ. 头下型；Ⅱ. 头颈型；Ⅲ. 经颈型；Ⅳ. 基底型

2. 按骨折移位程度分类（Garden 分型）

分以下 4 型（图 2-3-6-23）：

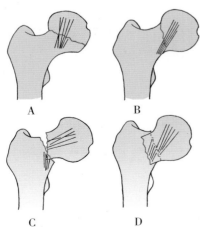

图 2-3-6-23　股骨颈骨折 Garden 分型示意图（A~D）
A. Ⅰ型；B. Ⅱ型；C. Ⅲ型；D. Ⅳ型

Ⅰ 型　不全骨折或外翻嵌插骨折；

Ⅱ 型　完全骨折无移位；

Ⅲ 型　完全骨折部分移位，远侧端轻度上移并外旋；

Ⅳ 型　骨折完全错位，远侧端明显上移并外旋。

Garden 分类法目前使用较广，但也有不少学者认为在临床实践中实际上很难完全区分这 4 种类型。因此，可以更简单地按移位情况将股骨颈骨折分为无移位骨折（Garden Ⅰ 型，Garden Ⅱ 型）和有移位骨折（Garden Ⅲ 型，Garden Ⅳ 型），同样能起指导治疗的作用。

3. 按骨折线走向分型（按 Linton 角分型）

按骨折线与股骨干纵轴垂线交角（Linton 角）可分为以下 3 型（图 2-3-6-24）：

（1）外展型　最稳定，Linton 角小于 30°；

（2）中间型　尚稳定，Linton 角 30°~50°；

（3）内收型　不稳定，Linton 角大于 50°，骨折部所受剪力最大。

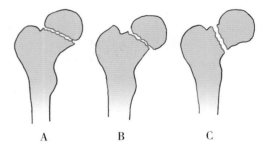

A　　　　B　　　　C

图 2-3-6-24　按 Linton 角分型示意图（A~C）
按骨折线走向所形成的 Linton 角分型
A. 外展型；B. 中间型；C. 内收型

（五）非手术疗法

1. 稳定型者

稳定的嵌插型骨折即 Garden Ⅰ、Garden Ⅱ 型骨折及 Linton 角小于 30°者，可根据情况给予非手术疗法，如外展位牵引或穿用"⊥"形鞋保持伤肢于外展、旋转中立位等。由于患者多为老年人，为避免长期卧床所引起的各种并发症，也可考虑作闭合复位内固定。

2. 移位型者

移位型股骨颈骨折的治疗可采用牵引复位，一般多采用胫骨结节骨牵引（1/7 体重），在 1~2 日内使骨折复位。牵引的方向一般为屈曲、外展各 30°，如骨折有向后成角，可在髋伸直位作外展牵引。同时应作全身检查排除严重的伴发病和伴发损伤。

经床边摄片证实骨折已复位后可逐渐减轻重量持续牵引 8~12 周，但一般多选择作内固定术。

（六）闭合复位内固定

术前已通过牵引使骨折复位的患者，可在麻醉后以骨科牵引手术床保持伤肢于外展、内旋位，在透视或摄片指导下作内固定。股骨颈骨折的内固定方法大致分以下几类。

1. 单钉固定

以三翼钉为代表。三翼钉内固定曾是治疗股骨颈骨折最为常用且历史悠久的术式，但由于安放过程中损失骨量较大，且单钉固定较难同时对抗股骨颈内侧的压应力和外侧的张应力，目前虽较少用，但因方法简便、实用，且十分经济，基层单位亦可酌情选用（图 2-3-6-25）。

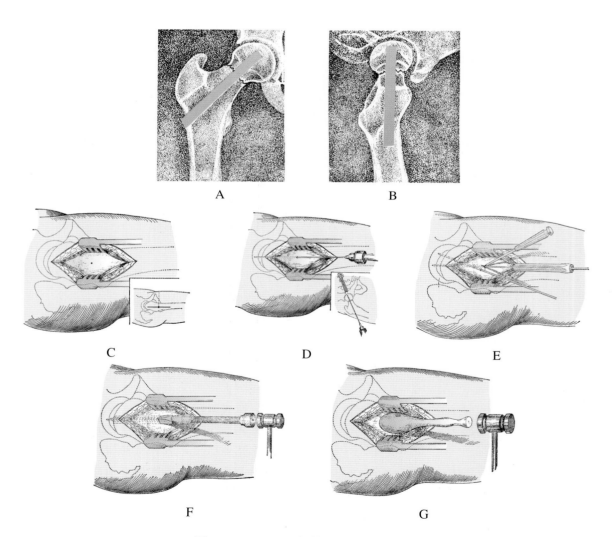

图 2-3-6-25　三翼钉技术示意图（A~G）
股骨颈三翼钉固定示意图及操作步骤　A. B. 股骨颈骨折三翼钉固定后正侧位 X 线片投影图；C. 切口及显露大粗隆和下方股骨外侧；D. 按预定位置钻入导针；E. 在导针尾部呈三角形凿除骨质；F. 打入三翼钉；G. 用嵌顿器嵌紧

2.滑动式钉板固定

由固定钉与侧方的带套筒钢板组成（图2-3-6-26）。优点是有利于保持骨折端的紧密接触，更常用于股骨转子间骨折。

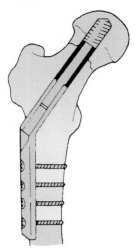

图2-3-6-26　股骨颈骨折滑动式钉板固定示意图

（七）多钉固定

一般采用3枚，针径较细，总体积小于单钉，故对骨的损伤较小。多钉固定可以通过合理布局，分别承担不同应力和防止旋转。在大粗隆下略3cm处为进针点，向股骨头顶点方向钻入导针，直至股骨头表面0.5cm，注意导针尽可能贴近股骨距边缘。第2枚与第3枚导针则在近大粗隆约1cm进针，致3枚螺钉呈侧品字形，构成等腰三角形固定。手术在X线监视下进行，置入导针后，按技术要求作空心丝锤扩大再置入加压螺钉。目前采用空心加压螺纹钉技术，因操作简易，固定牢靠，效果更佳。

（八）其他术式

1.肌蒂或血管蒂骨瓣移植

对中青年新鲜股骨颈骨折、陈旧性股骨颈骨折不愈合但骨折部尚无明显吸收的患者可选用各种类型的肌骨瓣移植加内固定，常用的如股方肌骨瓣移植、带旋髂血管的髂骨瓣移植等。由于此手术为择期手术，在舰船环境不宜采用此种手术。

2.人工股骨头及全髋关节置换术

（1）人工股骨头置换术的病例选择

1）老年人不稳定的头下型股骨颈骨折；

2）闭合复位内固定失败；

3）股骨颈病理骨折；

4）陈旧性股骨颈骨折不连或股骨头缺血性坏死；

5）股骨颈和股骨头明显骨质疏松，内固定难以保持稳定。

（2）全髋置换术的病例选择

1）年龄在65岁以上的患者，全身状态良好，原可步行者；

2）如髋臼侧也有病损，如原发或继发性骨关节炎、患者年龄小于65岁且活动度较大者。

股骨颈骨折的治疗采用固定治疗，大多能取得理想效果。一般在舰船环境，或者壮年患者不主张实施关节置换术。

五、股骨粗隆（转子）间骨折

（一）概述

股骨粗隆（转子）间骨折是指股骨颈基底以下、小转子下缘水平以上部位的骨折，是老年人的常见损伤，患者平均年龄较股骨颈骨折高。青壮年亦有发生。转子部血运丰富，骨折时出血多，但愈合好，很少有骨不连发生。

（二）损伤机制

当身体失去平衡而跌倒时，负重侧下肢将承受过度外旋、内旋或内翻的传导暴力，或跌地时大转子直接受力而导致股骨转子间骨折。转子部受到内翻及向前成角的复合应力时，往往在小转子部形成高应力区，导致小转子或包括股骨距的蝶形骨折，或该部的压缩骨折（骨折近端嵌入远端），而将远骨折片内侧松质骨压缩，复位后可在远骨折端留下三角形骨缺损。小转子区的蝶形或嵌插骨折，均可显著减弱股骨后内侧支柱的稳定性，复位后有明显的髋内翻倾向。

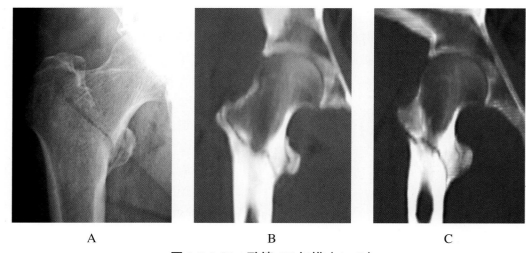

A   B   C

图 2-3-6-27　酌情 CT 扫描（A~C）

股骨粗隆间骨折 X 线片欠清晰者，可辅以 CT 扫描：A. X 线片所见骨折线与短裤伪影相连接，判定困难；
B.C. CT 正、斜位扫描，骨折线清晰可见

（三）诊断

外伤跌倒后髋部疼痛，不能站立或行走。局部肿胀压痛，伤肢外旋一般较股骨颈骨折明显，可伴短缩内收畸形。由于系囊外骨折且局部血供较丰富，伤后出血较多，应注意发生创伤性休克的可能。

对股骨粗隆间骨折的诊断一般拍摄正侧位 X 线片即可，个别情况下，骨折线欠清晰者则需辅加 CT 扫描技术（图 2-3-6-27）。

（四）分类

1. Evans 分类法

可分两大类（图 2-3-6-28）。

（1）第一大类　指骨折线从股骨大粗隆的外上方斜向内下方者（小粗隆）。该类又分为以下 4 型。

第 Ⅰ 型　系通过大小粗隆之间的裂缝骨折，

或骨折间移位不超过 3 mm 者。此型不仅稳定，且愈合快、预后好。

第 Ⅱ 型　指大粗隆上方开口，而小粗隆处无嵌顿或稍许嵌顿（不超过 5 mm）者，伴有轻度髋内翻畸形。此型经牵引后易达到解剖对位，且骨折端稳定，预后亦好。

第 Ⅲ 型　于小粗隆部有明显嵌顿，多为近侧断端内侧缘嵌插至远侧端松质骨内。不仅髋内翻畸形明显，牵出后，被嵌顿处残留骨缺损，以致甚易再次髋内翻，甚至持续牵引达 4 个月以上，也仍然无法消除这一缺损。因此，属于不稳定型。此种特点在临床上常不被初学者所注意。

第 Ⅳ 型　指粉碎型骨折，与前者同样属于不稳定型骨折，主要问题是因小粗隆部骨皮质碎裂、缺损或嵌入等而易继发髋内翻畸形。因此，

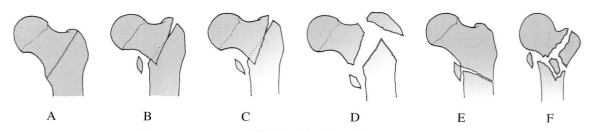

A   B   C   D   E   F

图 2-3-6-28　Evans 股骨粗隆间骨折分类示意图（A~F）

A~D 第一大类：A. Ⅰ型；B. Ⅱ型；C. Ⅲ型；D. Ⅳ型；E.F 第二大类：E. Ⅰ型；F. Ⅱ型

在治疗上问题较多。

（2）第二大类　指骨折线由内上方（小粗隆处）斜向外下方（股骨干上端），此实际上系粗隆下骨折，易引起移位。主要是近侧端外展、外旋及前屈，而远侧端短缩及内收，此型多需手术治疗。本型又可分为两型，即单纯型与粉碎骨折型。

2. 改良 Boyd 分类法（kyle-Gustilo 分类法）又分 4 型（图 2-3-6-29）

Ⅰ型　无移位骨折，稳定。

Ⅱ型　有移位，伴小转子小块骨折，近骨折段内翻，稳定，

Ⅲ型　有移位，伴后内侧粉碎骨折和大转子骨折，近骨折段内翻，不稳定。

Ⅳ型　转子间及后内侧皮质粉碎骨折，伴转子下骨折，不稳定。

Ⅰ、Ⅱ型骨折的后内侧支柱和股骨距保持较好的整体性，骨折面整复对合后能够支撑股骨上端的偏心载荷而不易发生塌陷。Ⅲ、Ⅳ型骨折后，转子部后内侧支持结构失去完整性，受载时骨折端内后侧易塌陷而内翻。

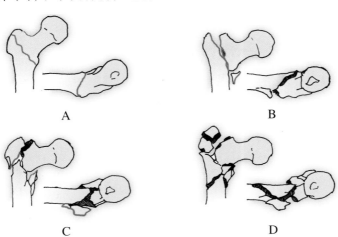

图 2-3-6-29　Kyle-Gustilo（改良 Boyd）分类示意图（A~D）
A. Ⅰ型占 21%；B. Ⅱ型占 36%；C. Ⅲ型占 28%；D. Ⅳ型占 15%

（五）Evans 第一类型骨折的治疗

1. 基本原则

治疗的基本要求是充分纠正和防止内翻移位。稳定的转子间骨折可采用牵引治疗。老年患者可因长期卧床引起较多并发症，甚至导致死亡。因此许多学者建议即使骨折稳定也应采用内固定，使患者能早期坐起和离床活动。不稳定的转子间骨折特别是后内侧支撑结构有严重损伤时，牵引治疗常难以防止髋内翻畸形，应选用较可靠的内固定治疗。

2. 稳定型者

稳定的 Evan Ⅰ型骨折或 Boyd Ⅰ、Boyd Ⅱ型骨折，如作内固定治疗可考虑较简单的经皮三枚螺纹钉内固定。方法详见本章第四节股骨颈骨折，但螺纹钉应更加强斜度，最下一枚

螺纹钉仍应紧靠股骨距（股骨颈内侧皮质，图 2-3-6-30），或采用 V 型钉强斜度固定术（图 2-3-6-31），其为风行多年的传统术式，经济、

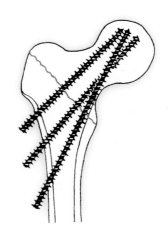

图 2-3-6-30　强斜度固定示意图
股骨转子间骨折时内固定位置，应加强斜度

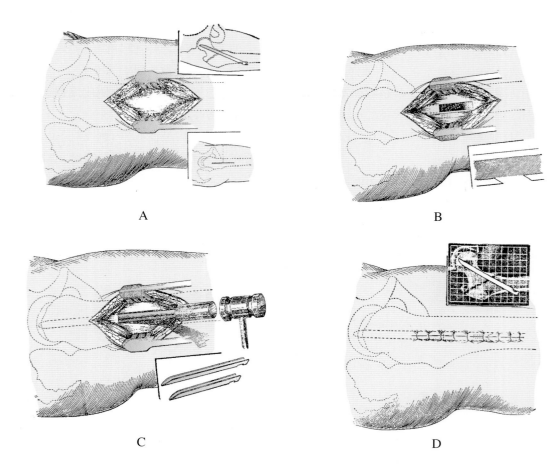

图 2-3-6-31　V 型钉内固定技术示意图（A~D）
股骨粗隆部骨折第一大类可用 V 型钉强斜度固定：A. 切口；B. 斜形凿骨开窗；C. 打入 V 型钉；D. 闭合切口

实用、术式简便，且手术创伤很小，尤以前者，进钉的钻入孔无需缝合，手术次日患者可坐起，2~3 周后可用双拐下床做不负重活动。

3. 不稳定型者

不稳定的 Evan Ⅰ 型骨折，或 Boyd Ⅲ、Boyd Ⅳ 型骨折，应选用更加坚强的内固定，主要有以下两类。

（1）钉—板类　以动力性髁、髋关节螺钉（DCS、DHS）为代表。动力性髁、髋关节螺钉是专门为股骨转子间骨折设计的内固定装置。贯穿骨折段的螺钉与安放在股骨上段外侧的钢板及套筒相连，加于股骨头上的载荷可分解为促使近骨折段内翻和沿螺钉轴线下压的两个分力，钉—板的特殊连接方式可有效的抵抗内翻分力而保留使骨折线加压的轴向分力，从而保持骨折部的稳定性（图 2-3-6-32）。理想的螺钉位置应在张力骨小梁和压力骨小梁的交界处，并偏向股骨颈的内侧。如局部有严重骨质疏松，螺钉易于失稳而导致内固定失败。

（2）髓内固定装置　如 Ender 钉、Gamma 钉等。髓内固定装置的主要优点是降低了弯曲力臂的长度，因而降低了作用于固定装置上的弯矩（图 2-3-6-33），提高了装置的稳定性。

1）Ender 钉及梅花型髓内钉　Ender 钉需在 X 线透视指引下，将数枚（一般为 3 枚）可弯曲成弧形的钢针从股骨内髁打入髓腔，穿过骨折线到达股骨头部。优点为不需切开骨折部、创伤小、操作比较简便、手术时间短。但 Ender 钉控制旋转的能力不完全可靠。梅花钉亦可用于粗隆下骨折，一般取长短两根呈嵌合状从大粗隆内侧打入股骨上端，其中长的一根可抵股骨中下段（图 2-3-6-34）。

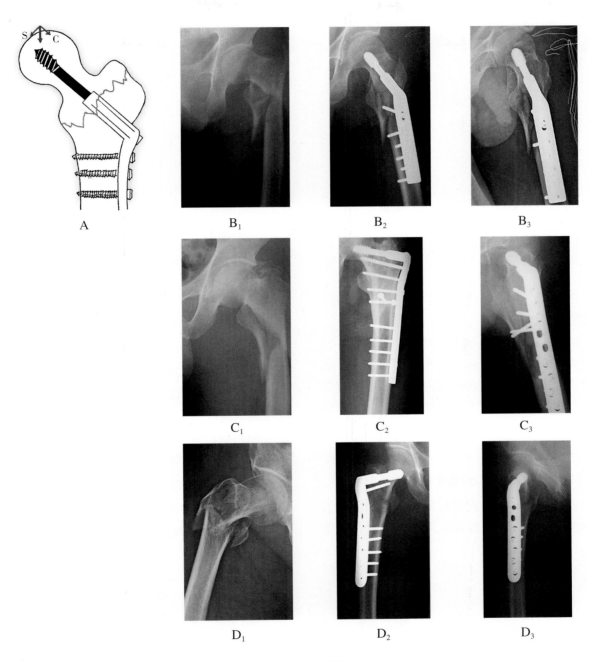

A

B_1 B_2 B_3

C_1 C_2 C_3

D_1 D_2 D_3

图 2-3-6-32　坚强内固定之一（A~D）

动力性髁、髋关节螺钉治疗股骨粗隆间骨折：A. 示意图：示意螺钉可在套管内轴向移动，作用于股骨头的力可分解为使骨折移位和内翻的剪切力（S）和使骨折相嵌稳定的压缩力（C），动力性髋螺钉可有效地对抗前者而保留后者；B~D 为临床病例：例 1：B_1. 术前正位 X 线片；B_2. DHS 术后正位 X 线片；B_3. 同前，侧位 X 线片；例 2：C_1. 术前正位 X 线片；C_2. DCS 术后正位 X 线片；C_3. 同前，侧位 X 线片；例 3：D_1. 术前正位 X 线片；D_2. DCS 术后正位 X 线片；D_3. 同前，侧位 X 线片

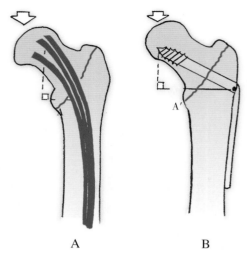
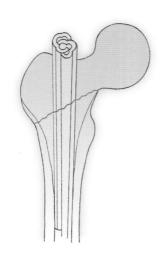

図 2-3-6-33　坚强内固定之二（A、B）
A. 用于髓内固定的 Ender 钉所受的弯曲力臂明显小于钉 – 板内固定装置所受的弯曲力臂；B. 钉板固定装置

図 2-3-6-34　坚强内固定之三示意图
长短两枚梅花型髓内钉治疗 Evans
第二大类粗隆间骨折示意图

Ender 钉及梅花钉由于具有一定局限性，目前较少采用。

2）PFN 及 Gamma 钉　PFN 及 Gamma 钉是由 Zickel 钉演化而来。它由一根近侧粗、远侧细的髓内针和一枚通过髓内针插入股骨颈部的拉力螺钉组成。髓内针远端交锁钉，又可分为动力型和静力型，该钉控制旋转的能力比较强（图 2-3-6-35~37）。

（六）Evans 第二类型粗隆部骨折的治疗

远骨折片有向上内移位的强烈倾向，牵引或一般的钢钉固定均较难控制。如患者全身情况允许，以切开复位内固定为好。

术前可先作胫骨结节牵引，全身情况稳定后尽早手术。内固定可选择钉 – 板固定（包括各种角钢板）、Zickel 钉固定或长短两枚相对重叠的梅花型髓内钉固定。后者安放较简易，可在显露骨折线后先向近骨折段逆行击入一枚较长的梅花型髓内针，然后整复骨折，将上述髓内针向远骨折段顺行击入。再用一较短的梅花型髓内针与第一枚髓内针对合后击入，以充满股骨近段髓腔。术后可作皮肤牵引或穿用丁字形鞋，以防止肢体旋转。3~6 周后持双拐下地

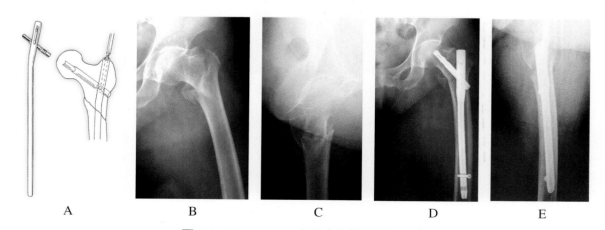

図 2-3-6-35　Zickel 在髓内钉固定（A~E）
A.示意图；B~E.临床举例：B.C. 女性，77 岁，左侧股骨粗隆间粉碎骨折入院时正侧位 X 线片；
D.E. Zickel 钉内固定后正侧位 X 线片

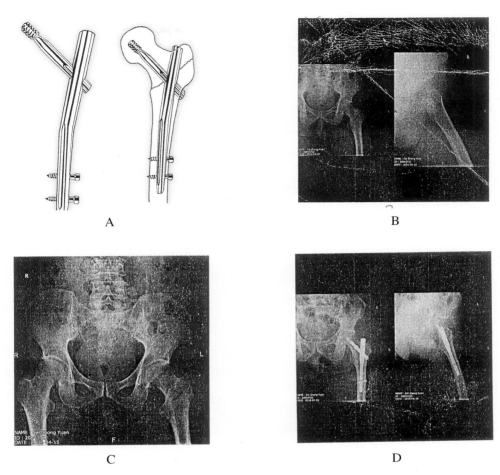

A

B

C

D

图 2-3-6-36 Gamma 钉固定（A~C）

A. 示意图；B.C. 临床举例

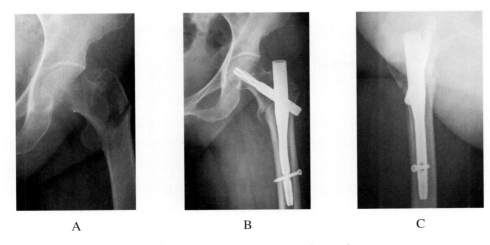

A

B

C

图 2-3-6-37 临床举例（A~C）

PFNA 钉及膨胀钉内固定治疗股骨粗隆间骨折

做不负重活动。

（七）股骨粗隆部骨折常见并发症

1. 股骨粗隆部骨折全身并发症

伤后应注意防治创伤性休克，老年患者加强预防肺炎、褥疮、尿路感染等因长期卧床所致的并发症。如做手术治疗，术后应尽早坐起和下床做不负重锻炼。

2. 股骨粗隆部骨折局部并发症

（1）髋内翻畸形 转子间骨折很少发生股骨骨不连，但髋内翻畸形的发生率很高，尤其是头颈部钉滑出时可同时出现骨不连及股骨头头坏死。如内固定欠坚强，不稳定型转子间骨折再移位的可能性较大，故应重视内固定的选择。一旦发生较严重的髋内翻畸形且明显影响行走功能者，需考虑截骨矫正手术。

（2）术中及术后骨折 术中发生骨折的机会亦非罕见，操作时应引起注意，主要是植入物型号不可过大，更不可用暴力打入。术后骨折大多因患者骨质疏松、用力不当及植入物型号匹配不当所致。还应注意术后引发的假体周围骨折。

六、粗隆（转子）下骨折及大小粗隆骨折

（一）粗隆（转子）下骨折损伤机制

粗隆下骨折一般指小粗隆下缘以下5 cm范围内的骨折。既可单独发生，也可与粗隆间骨折伴发。在各种股骨上段骨折中，粗隆下骨折的发病率最低。

单纯粗隆下骨折多见于年轻人，多由较大的直接暴力引起，不少病例骨折为粉碎性。而与粗隆间骨折伴发的粗隆下骨折可发生在骨质疏松的老年人，可因平地摔跌等较轻外伤引起。

粗隆下骨折后，近端受臀肌、髂腰肌和外旋肌群的牵拉而呈屈曲、外展、外旋移位，远端则受内收肌群和下肢重力的影响而向上、向内、向后移位。

（二）粗隆下骨折分类（型）

有多种分类。Schilden将粗隆下骨折分为3型：

Ⅰ型 横形或短斜形骨折，多由弯曲扭转暴力引起，亦可称为两部分骨折，骨折线与股骨干纵轴接近垂直；

Ⅱ型 长斜形或螺旋骨折，伴有或不伴有蝶形骨片，多由扭转暴力引起，亦可称为三部分骨折；

Ⅲ型 4块或4块以上的粉碎骨折，骨折线延伸到粗隆间部，多由扭转与直接暴力联合引起。

上述分类法较简单易记，能反映骨折机理、部位和稳定性，并对治疗有指导意义。

（三）粗隆下骨折诊断

伤后局部明显疼痛肿胀，伴伤肢内收、短缩畸形。骨折部出血较多，需防止失血性休克。外伤暴力较大者，应注意检查有无多发性创伤。

（四）粗隆下骨折治疗

1. 牵引治疗

粗隆下骨折可牵引治疗，在屈髋90°、屈膝90°位作骨牵引，但发生畸形愈合或延迟愈合的机会较多。

2. 切开复位内固定

股骨粗隆下部承受的应力较大、且较复杂，因此对内固定的要求较高。通常可选用钉—板或髓内固定。钉—板固定的效果取决于股骨内侧皮质连续性的恢复程度。如果内侧骨皮质粉碎，失去良好的支撑作用，内固定可因承受较大的弯曲力而逐渐疲劳失效。

适合于粗隆下骨折的髓内固定形式有各种类型的交锁髓内针。当粗隆下骨折粉碎不严重时，可选用近侧交锁的动力性交锁髓内针。若骨折严重粉碎并伴有缩短时，可在髓内针的近、远侧均插入交锁螺钉，作静力性固定。

Zickel钉是一种特殊的专为粗隆下骨折设计的髓内固定装置（图2-3-6-38），它由一个特

殊形状的髓内钉和其他附件组成。其近端有一孔道，用一枚栓钉通过该孔道插入股骨颈和股骨头，再用一锁定螺钉将栓钉固定在髓内钉上。这样可牢固地固定近侧和远侧骨折端，允许早期下床活动。Zickel钉于1966年用于临床后不断进行改进，随后又出现了多种同一原理的改良装置如Russell-Taylor钉等，均有固定可靠、允许早期下床锻炼的优点（图2-3-6-39）。

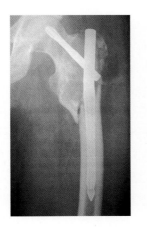
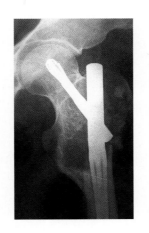

图 2-3-6-38　Zickel 钉临床应用

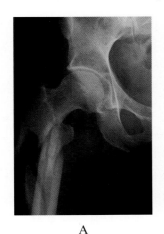
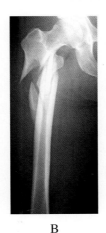
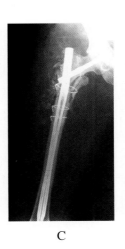

A　　　　　　　　　　B　　　　　　　　　　C

图 2-3-6-39　临床举例之一　左股骨粗隆下粉碎性骨折（A~C）
A.B. 术前正斜位 X 线片；C. 股骨膨胀髓内钉术后正位 X 线片

（五）粗隆下骨折并发症

1. 延迟愈合

粗隆下骨折片多数为皮质骨，因此较松质骨愈合慢。如有过度牵引则更易并发延迟愈合。

2. 内固定失败

粗隆下部承受的应力较大，特别是作钉—板固定时，钛板可由于承受循环弯曲载荷而疲劳断裂。而坚强的钉—板固定可能导致板下骨质疏松，去除钉—板后应注意防止再次骨折。

3. 其他并发症

视骨折类型及治疗措施不同，尚可出现其他各种并发症，包括关节脱位，尤其半髋置换术后，由于骨折部位较股骨颈骨折线为低，剪力更大，即使有钛缆（钢丝）结扎，亦难以避免。

（罗旭耀　宫　峰）

第七节　股骨干骨折

一、股骨干骨折的应用解剖、致伤机制、临床表现及诊断

（一）股骨干之应用解剖特点

1.解剖定位

股骨干的解剖范围为股骨小粗隆下缘至股骨髁上部的解剖段。

2.外形结构特点

股骨干为人体中最坚强和最长的管状骨，当人体直立时，其向内向下倾斜；女性的骨盆相对较宽，其倾斜度更大一些。股骨干本身还有一个向前的凸度，其外形上部呈圆柱形，下部逐渐移行呈三棱柱形，在其后面有一条纵行骨嵴，称为股骨嵴或股骨粗线。向近端逐渐分为两唇，外侧唇终于臀肌粗隆，为臀大肌之附丽部；内侧唇一部分终于耻骨线，为耻骨肌附丽部，另一部分止于转子间线。股骨嵴向远端亦分为两唇，分别移行至股骨内、外上髁。股骨干远端逐渐变扁增宽，在横切面上呈卵圆形。股骨干骨皮质的厚薄不一，一般中间厚，两端逐渐变薄，向远端至髁部仅为一薄层。前后面对

应点的皮质厚度除股骨嵴最厚外基本一致。股骨骨髓腔横断面呈圆形，长度自小粗隆底部起至股骨下端关节面上一手掌处止，骨髓腔狭窄不一。一般自股骨大粗隆至外上髁连线上 1/4 处开始狭窄，最狭窄处约在此连线中点近端 2~3 cm 处。如以此连线中点远近端 4 cm 连线代表股骨干髓腔的中线，并沿髓内钉进入方向引线，两线的交点在近端 4~5 cm 处，其夹角为 5°~7°，进行股骨髓内钉固定时应注意这些解剖特点（图 2-3-7-1）。

3.血液供应特点

股骨干滋养孔一般有 1~3 个，大部分为双孔，多位于股骨的中段及中上段。一般开口于股骨嵴上或股骨嵴的内外侧，上滋养孔大多位于股骨干中、上 1/3 交界处稍下方，下孔则位于上、下 1/2 交界处稍上方。滋养孔道多斜向近侧端，与股骨轴线成 45°角（图 2-3-7-2）。股骨滋养孔亦有单孔的，多集中于股骨中 1/3 处。双滋养动脉的上滋养动脉一般发自第一穿动脉，而下滋养动脉则发自其余穿动脉。滋养动脉进入皮质后其行程可长可短，入髓腔后再向上、

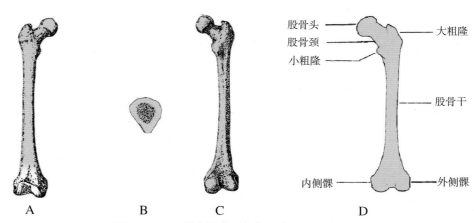

图 2-3-7-1　股骨解剖特点示意图（A~D）

A.前面观；B.横断面（中部）；C.后面观；D.各主要解剖部位名称

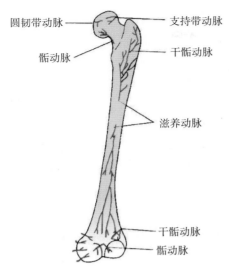

图 2-3-7-2　股骨滋养血管示意图

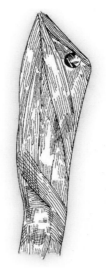

图 2-3-7-3　股骨周围肌肉示意图

股骨周围肌肉丰富，不易触及深部

下作树枝状分支，血流为离心方向，供应皮质内侧 2/3~3/4。骨膜动脉为众多横行细支，来自周围肌支，呈阶梯状，只供应皮质外侧 1/4~1/3 处血供，平时作用不大。股骨干骨折后，如其主要滋养动脉、骨骺动脉和骨膜动脉不能代偿股骨干远侧断端的血供，新骨形成将受到影响。如骨折发生在中、上 1/3 交界处，远骨折段近侧将缺乏血供。如骨折发生在中、下 1/3 交界处，同时该股骨只有一个滋养动脉，在皮质内行程又较长，则近断段远端的血供将发生障碍影响愈合。

股骨干骨折后采用髓内钉固定，将有可能损伤滋养动脉的髓支；另一方面，由于滋养动脉在股骨嵴处进入的较多，手术时应尽量不要剥离此处；采用钢板固定时，钢板不宜放在前面，因为螺丝钉可能穿入后部股骨嵴，从而损伤滋养动脉而影响骨折的愈合。

4. 周围相关结构的解剖特点

围绕股骨有较多的肌肉，特别集中于上部及后部，因而通常从体表不易摸到股骨（图 2-3-7-3）。由于股骨外侧无重要血管及神经等结构，且肌肉较薄，显露股骨以外侧最为适宜。股骨中段 1/3 的全部、上 1/3 的大部以及下 1/3 的一部分全为股内侧肌、股外侧肌及股中间肌所包围，股骨干任何部分的骨折都或多或少地引起股四头肌的损伤。由于出血、水肿、渗液进而机化，如果再给予较长时间的固定，缺少必要的肌肉功能锻炼，时间一长，必然引起挛缩或纤维增生，造成粘连，特别是骨折位于股骨下部或由于渗液向下流注更易引起肌肉及膝关节囊的粘连，严重影响膝关节的活动，使得屈曲范围大受限制。

（二）致伤机制

1. 概述

股骨干骨折的发生率略低于粗隆部骨折和股骨颈骨折，约占全身骨折的 3% 左右，但其伤情严重，且其好发年龄为 20~40 岁之青壮年，对社会影响较大；当然 10 岁以下的儿童及老年人也时有发生。

2. 致伤机制

由于股骨被丰富的大腿肌肉包绕，健康成人股骨骨折通常由高强度的直接暴力所致，例如机动车辆的直接碾压或撞击（图 2-3-7-4）、机械挤压、重物打击及火器伤等均可引起。高处坠落到不平地面所产生的杠杆及扭曲传导暴力亦可导致股骨干骨折。儿童股骨干骨折通常为直接暴力引起，且多为闭合性损伤，也包括产伤。暴力不大而出现的股骨干骨折者除老年骨质疏松外，应警惕病理性因素。

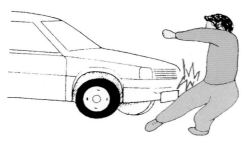

图 2-3-7-4　股骨干骨折致伤机制示意图

3. 骨折移位

股骨周围肌群丰富,且大多较厚,力量强大,以致股骨干完全骨折时断端移位距离较大,尤其是横行骨折更明显。骨折后断端移位的方向部分取决于肌肉收缩的合力方向,另外则根据外力的强度与方向以及骨折线所处的位置而定。整个股骨干可以被看成一个坚强的弓背,正常情况下受内收肌群、伸膝肌群及股后肌群强力牵引固定。股骨干骨折后该三组肌肉强力牵引使弓弦两端接近,使得骨折端向上、向后移位,结果造成重叠畸形或成角畸形,其顶端常朝前方或前外方。按照骨折不同部位,其移位的规律如下:

(1)股骨干上 1/3 骨折　近侧断端因髂腰肌及耻骨肌的收缩向前屈曲,同时因受附着于股骨大转子的肌肉,如阔筋膜张肌、臀中肌及臀小肌的影响而外展外旋。近侧骨折断端越短,移位越明显。远侧断端因股后肌及内收肌群的收缩向上,并在近侧断端的后侧。由于远侧断端将近侧断端推向前,使后者更朝前移位(图2-3-7-5)。

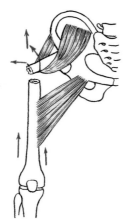

图 2-3-7-5　股骨干上 1/3 骨折移位情况示意图

(2)股骨干中 1/3 骨折　骨折断端移位情况大致与上部骨折相似,唯重叠现象较轻。远侧断端受内收肌及股后肌收缩的作用向上向后内移位,在骨折断端之间形成向外的成角畸形(图 2-3-7-6A)。但如骨折位于内收肌下方,则成角畸形较轻(图 2-3-7-6B)。除此而外,成角或移位的方向尚取决于暴力的作用方向。这一部位骨折还常常由于起自髋部止于小腿的长肌的作用而将股骨远断端和小腿一起牵向上方,导致肢体短缩,Nelaton 线变形,大粗隆的最高点比股骨颈骨折更位于髂前上嵴与坐骨结节连线的上方。其另一个特点是足的位置由于重力的作用成外旋位。

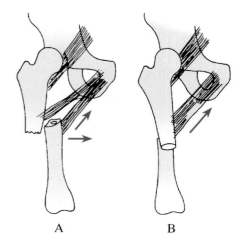

图 2-3-7-6　股骨干中 1/3 骨折内收肌处移位情况示意图(A、B)
A. 内收肌处；B. 内收肌下方

(3)股骨干下 1/3 骨折　除纵向短缩移位外,腓肠肌的作用可使骨折远端向后移位,其危险是锐利的骨折端易伤及腘后部的血管和神经。

(三)临床表现

股骨干骨折多因强暴力所致,因此应注意全身情况及相邻部位的损伤。

1. 全身表现

股骨干骨折多由于严重的外伤引起,出血量可达 1000~1500 mL。如系开放性或粉碎性骨折,出血量可能更大,患者可伴有血压下降,面色苍白等出血性休克的表现；如合并其他部位脏器的损伤，休克的表现可能更明显。因此，对于此类情况，应首先测量血压并严密动态观察，并注意末梢血液循环。

2. 局部表现

可具有一般骨折的共性症状，包括疼痛、局部肿胀、成角畸形、异常活动、肢体功能受限及纵向叩击痛或骨擦音。除此而外，应根据肢体的外部畸形情况初步判断骨折的部位，特别是下肢远端外旋位时，注意勿与粗隆间骨折等髋部损伤的表现相混淆，有时可能是两种损伤同时存在。如合并有神经血管损伤，足背动脉可无搏动或搏动轻微，伤肢有循环异常的表现，可有浅感觉异常或远端被支配肌肉肌力异常。

3. 影像学表现

临床上主要选择 X 线片检查，在正侧位 X 线片上能够显示骨折的类型、特点及骨折移位方向，值得注意的是如果导致骨折的力量不是十分剧烈，而骨折情况严重，应注意骨质有无病理改变的 X 线征象。对细微的骨折线或涉及软组织损伤与疾患可选用 CT、CTM、MR 检查。

（四）诊断

根据受伤史再结合临床表现及 X 线所示，诊断一般并不复杂。但对于股骨干骨折诊断的第一步，应是有无休克或休克趋势的判断；其次还应注意对合并伤的诊断。对于股骨干骨折本身的诊断应作出对临床处理有意义的分类。传统的分类包括开放性或闭合性骨折、稳定型或不稳定型骨折，其中横形、嵌入型及不全骨折属于稳定骨折。

二、股骨干骨折的治疗

（一）概述

在临床上用于治疗股骨干骨折的方法很多，尤其是当前随着现代生物医用材料学、生物力学及医疗工程学的发展，为股骨干骨折的治疗

提供了许多方便和选择，在作出合适的治疗决策前，必须综合考虑到骨折的类型、部位、粉碎程度，患者的年龄、职业要求、经济状况以及其他因素后，再酌情选择最佳疗法。保守治疗的方法包括闭合复位及髋人字石膏固定、骨骼持续牵引、股骨石膏支架等。而手术疗法近十年来随着内交锁髓内钉的发展和应用，取得了令人鼓舞的进步，但总的来说，不外乎以下方法，首先是内固定装置系统，包括传统髓内钉（又可分为开放性插钉和闭合性插钉）内交锁髓内钉和加压钢板固定等。其次是在不断改进的骨外固定装置系统。现从临床治疗角度分述于后。

（二）股骨干骨折的非手术治疗

13~18 岁的患儿及成人，多采用胫骨结节持续骨牵引（图 2-3-7-7），初期（1~3 天）牵引重量可采用体重的 1/7~1/8，摄片显示骨折复位后可改用体重的 1/9~1/10；在牵引过程中应训练患者每日 3 次引体向上活动，每次不少于 50 下。牵引维持 4~6 周，保持屈髋、屈膝位再换髋人字石膏固定 3 个月，摄片证明骨折牢固愈合后方能下地负重。

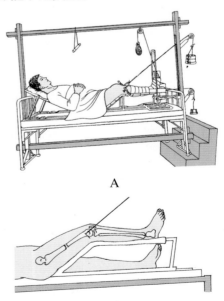

A

B

图 2-3-7-7　股骨干骨折骨牵引示意图（A、B）
A. 牵引状态；B. 注意牵引力线应与股骨轴线一致，或按骨折移位方向加以调整

（三）股骨干骨折的手术治疗手术

成人股骨干骨折极少能被手法整复和石膏维持对位的。持续牵引由于需要长期卧床易导致严重的并发症，加重经济负担，目前已成为不切实际的做法。现代骨科对股骨干骨折的治疗，在排除禁忌证的情况下，多主张积极手术处理，多采取开放复位＋内固定之治疗方式。

（四）髓内钉固定术

1. 概述

1940 年，Küntscher 介绍髓内钉内固定用于股骨干骨折，创立了髓内夹板的生物力学原则（图 2-3-7-8）。目前，关于股骨髓内钉的设计和改进的种类很多，但最主要集中在以下几方面：

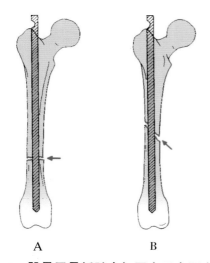

A　　　　B

图 2-3-7-8　股骨干骨折髓内钉固定示意图（A、B）

① 开放复位髓内钉固定还是闭合插钉髓内钉固定；② 扩大髓腔或不扩髓穿钉；③ 是否应用交锁；④ 动力或静力型交锁髓内钉。

为了便于权衡考虑和适当选择，有必要对这几方面进行阐述。

2. 开放插钉的优点

（1）与闭合插钉比较，不需要特殊的设备和手术器械；

（2）不需要骨科专用手术床及影像增强透视机；

（3）不需早期牵引使断端初步分离对位；

（4）直视下复位，易发现影像上所不能显示的骨折块及无移位的粉碎骨折，更易于达到解剖复位及改善旋转的稳定性；

（5）易于观察处理陈旧性骨折及可能的病理因素。

3. 内交锁髓内钉技术

（1）概述　其是通过交锁的螺钉横行穿过髓内钉而固定于两侧皮质上，其目的是防止骨折旋转、短缩及成角畸形等的发生。但是髓内钉上的内锁孔是应力集中且薄弱的部分，易因强度减弱而发生折断，为此，应采用直径较大的髓内钉，螺钉尽可能远离骨折部位，螺钉充满螺孔，延迟负重时间。不带锁髓内钉以 Ender 钉及 Rush 钉为代表，临床上亦有一定的适应证。交锁髓内钉通过安置锁钉防止了骨折的短缩和旋转，分为静力固定和动力固定两种。由于静力型固定的髓内钉可使远、近端均用栓钉锁住，适宜于粉碎、有短缩倾向及旋转移位的骨折（图 2-3-7-9），静力型固定要求术后不宜早期负重，以免引起髓内钉或锁钉的折断导致内固定失败。动力型固定是将髓内钉的远端或近端一端用锁钉锁住，适用于横行、短斜形骨折及骨折不愈合者，一端锁定，骨折沿髓内钉纵向移动使骨折端产生压力，因之称动力固定（图 2-3-7-10）。

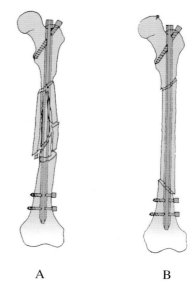

A　　　　B

图 2-3-7-9　股骨干骨折静力型固定示意图（A、B）

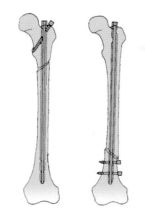

图 2-3-7-10　临床举例（A、B）
股骨干骨折动力型固定示意图

静力固定可在术后 6~8 周短缩及旋转趋势消除后拔除一端的锁钉，改为动力型固定，利于骨折愈合。总之，由于影像增强设备、弹性扩髓器等的应用，扩大了内交锁髓内钉的应用范围。股骨内交锁髓内钉的设计较多，比较多见的有 Grosse-Kempf 交锁髓内钉、Russell-Taylor 交锁髓内钉及 AO 通用股骨交锁髓内钉，其基本原理及手术应用是相似的。

现就交锁髓内钉在股骨干骨折的应用作一介绍。

（2）手术适应证

1）一般病例　股骨干部小粗隆以下距膝关节间隙 9 cm 以上之间的各种类型的骨折，包括单纯骨折、粉碎骨折、多段骨折及含有骨缺损的骨折。16 岁以下儿童的股骨干骨折原则上不宜施术。

2）同侧损伤　包含有股骨干骨折的同侧肢体的多段骨折，如浮膝（股骨骨折合并同侧胫骨骨折）。

3）多发骨折　包括单侧或双侧股骨干骨折或合并其他部位骨折，在纠正休克，俟呼吸循环稳定后应积极创造条件手术，可减少并发症，便于护理及早期的康复治疗。

4）多发损伤　指股骨干骨折合并其他脏器损伤，在积极治疗危及生命的器官损伤的同时，尽早选用手术创伤小、失血少的髓内钉固定。

5）开放骨折　对一般类型损伤，大多勿需选择髓内钉固定；粉碎型者，可酌情延期施行髓内钉固定或采用骨外固定方法。

6）其他　对病理骨折、骨折不愈合、畸形愈合及股骨延长等情况亦可采用髓内钉固定。

（3）术前准备

1）摄片　摄股骨全长正侧位 X 线照片（包括上下关节），必要时拍摄髋关节及膝关节的 X 线照片，以免遗漏相关部位的骨折。

2）判定　仔细研究 X 线照片，分析骨折类型，初步判断骨折片再移位及复位的可能性和趋势，估计髓内钉固定后的稳定程度，决定采用静力型固定或动力型固定。同时应了解患者患侧髋关节及膝关节的活动度，有无影响手术操作的骨性关节病变，尤其是髋关节的僵硬会影响手术的进行。

3）选钉　根据术前患肢 X 线照片，必要时拍摄健侧照片，初步选择长度及直径合适的髓内钉及螺钉，一般国人男性成人常用钉的长度为 38~42 cm，直径 11~13 mm；女性钉的常用长度为 36~38 cm，直径 10~12 mm。在预备不同规格的髓内钉及锁钉的同时，尚需准备拔钉器械及不同规格的髓腔锉等。此外，骨科手术床及 X 线影像增强设备必须具备。

4）术前预防性抗生素　术前一天开始应用，并于手术当日再给一次剂量。

（4）麻醉方法　常用连续硬膜外麻醉，亦可采用气管插管全身麻醉。

（5）手术体位　一般采取患侧略垫高的仰卧位，或将其固定于"铁马"（骨科手术床）上（图 2-3-7-11），后者的优点为：① 为麻醉师提供合适的位置，特别是对严重损伤的患者，巡回护士、器械护士及 X 线技术员亦满意用此位置；② 对患者呼吸及循环系统的影响较小；③ 复位对线便于掌握，特别是易于纠正旋转移位及侧方成角畸形；④ 便于导针的插入及髓内钉的打入，尤其适用于股骨中下段骨折。

仰卧位的缺点是对于近端股骨要取得正确进路比较困难，尤其是对一些肥胖患者。此时为使大粗隆的突出易于显露，需将患肢尽量内

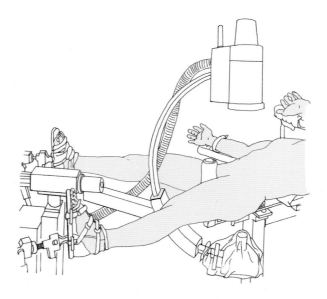

图 2-3-7-11　髓内钉固定常用仰卧位示意图

收，健髋外展。

侧卧位的优点是容易取得手术进路，多用于肥胖患者及股骨近端骨折，但放置体位比较困难，对麻醉师、巡回护士、器械护士及 X 线技术员都不适用，术中骨折对线不易控制，远端锁钉的置入也比较困难。

无论是采用哪种体位，均应将患者妥善安置在骨科专用手术床上，应防止会阴部压伤及坐骨神经等的牵拉伤等。

（6）手术操作步骤

1）手术切口及导针入点　在大粗隆顶点近侧作一 2 cm 长的切口，再沿此切口向近侧、内侧延长 8~10 cm，按皮肤切口切开臀大肌筋膜，再沿肌纤维方向作钝性分离。识别臀大肌筋膜下组织，触诊确定大粗隆顶点，在其稍偏内后侧为梨状窝，此即进针点，选好后用骨锥钻透骨皮质（图 2-3-7-12）。

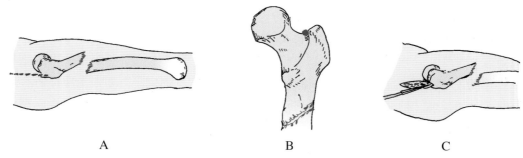

　　A　　　　　　　　　　B　　　　　　　　　　C

图 2-3-7-12　闭合髓内钉固定入路示意图（A~C）
A. 切口；B. 进针点；C. 钻透骨皮质

正确选择进针点非常重要，太靠内侧易导致医源性股骨颈骨折或股骨头坏死。并可造成髓内钉打入困难，引起骨折近端外侧皮质骨折。同样，进针点太靠外，则可能导致髓内钉打入受阻或引起股骨内侧骨皮质粉碎骨折。

2）骨折的复位　骨折初步满意的复位是手术顺利完成的重要步骤，手术开始前即通过牵引手法复位。一般多采用轻度过牵的方法，便于复位和导针的插入。应根据不同节段骨折移位成角的机理来行闭合复位，特别是近端骨折仰卧位复位困难时，可采取在近端先插入一细钢钉作杠杆复位，复位后再打入导针。非不得已，一般不应作骨折部位切开复位。

对于粉碎性骨折无需强求粉碎性骨块的复位，只要通过牵引，恢复肢体长度，纠正旋转及成角，采用静力型固定是可以取得骨折的功能愈合的。

3）放置导针、扩大髓腔（图 2-3-7-13） 通过进针点插入圆头导针，不断旋转进入，并保持导针位于髓腔之中央部分，确信其已达骨折远端后，以直径 8 mm 弹性髓腔锉开始扩髓，每次增加 1 mm，扩大好的髓腔直径应比插入的髓内钉粗 1 mm。扩髓过程中遇到阻力可能是将通过髓腔的狭窄部，通过困难时可改用小一号的髓腔锉，直到满意顺利完成为止。要防止扩髓过程中对一侧皮质锉得过多引起骨皮质劈裂造成骨折。

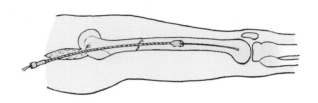

图 2-3-7-13　插入导针、扩大髓腔示意图

4）髓内钉的选择和置入 合适的髓内钉的长度应是钉的近端与大粗隆顶点平齐远端距股骨髁 2~4 cm，直径应比最终用的髓腔锉直径小 1 mm。此时，将选择好的髓内钉与打入器牢固连接，钉的弧度向前，沿导针打入髓腔。当钉尾距大粗隆 5 cm 时，需更换导向器，继续打入直至与大粗隆顶平齐。打入过程中应注意不能旋转髓内钉以免此后锁钉放置困难，遇打入困难不能强行打入，必要时重新扩髓或改小一号髓内钉。

5）锁钉的置入 近端锁钉在导向器的引导下一般比较容易，只要按照操作步骤进行即可，所要注意的是导向器与髓内钉的连接必须牢固，松动将会影响近端钉的置入位置（图 2-3-7-14）。远端锁钉的置入亦可采用定位器，临床实际中

依靠定位器往往并不能如愿，这可能由于髓内钉在打入后的轻微变形影响了其准确性，一般采用影像增强透视结合徒手技术置入远端锁钉（图 2-3-7-15），为减少放射线的照射，需要训练熟练的操作技巧。

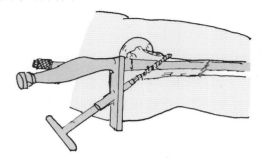

图 2-3-7-14　放置近端锁钉示意图

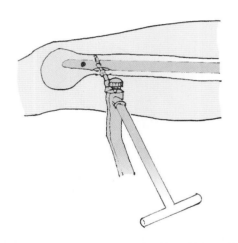

图 2-3-7-15　远端锁钉透视下徒手置入示意图

4. Küntscher 钉

（1）概述 其为标准的动力髓内钉，其稳定性取决于骨折的完整程度及髓内钉和骨内膜间的阻力，但适应证有所限制，一般只适宜于股骨干中 1/3、中上 1/3 及中下 1/3 的横断或短斜形骨折。此项技术在半个世纪以来，经数以万计的病例证实其有效性和实用性，且具有动力压缩作用而有利于骨折早日愈合。另一方面，由于交锁髓内钉需要在 C- 臂 X 线机透视下进行，此项设备对为数不少的医院来说仍不具备，加之锁定孔处易引起金属疲劳断裂及操作复杂等问题，因此传统的 Küntscher 钉技术仍为大众所乐意选用。现将此项技术简述如下：

（2）适应证　适用于成年人，骨折线位于中 1/3、中上 1/3 及中下 1/3 的横断形、闭合性骨折。对微斜形、螺旋形者属相对适应证。开放性者只要能控制感染亦可考虑。此种术式之优点是操作简便、疗效确实，患者可以早日下地。

（3）操作步骤

1）先行胫骨结节史氏钉骨牵引　持续 3~5 天，以缓解及消除早期的创伤反应，并使骨折复位。

2）选择长短、粗细相适合的髓内钉　以梅花形者为最好，一般在术前根据 X 线平片所显示股骨的长度及髓内腔直径选择相应长短与粗细的髓内钉，将其用胶布固定于大腿中部再摄 X 线平片，以观察其实际直径与长度是否合适，并及时加以修正。

3）闭合插钉　骨折端复位良好者，可在大粗隆顶部将皮肤切一 2 cm 长的切口，使髓内钉由大粗隆内侧凹处直接打入，并在 C- 臂 X 摄机透视下进行，其操作要领与前者相似。

4）开放复位及引导逆行插钉　牵引后未获理想对位者，可自大腿外侧切口暴露骨折端（图 2-3-7-16），在直视下开放复位及酌情扩大髓腔（图 2-3-7-17），然后将导针自近折端髓腔逆行插入，直达大粗隆内侧穿出骨皮质、皮下及皮肤，再扩大开口，将所选髓内钉顺着导针尾部引入髓腔（图 2-3-7-18、19）并穿过两处断端（图 2-3-7-20~22），使钉头部达股骨干的下 1/3

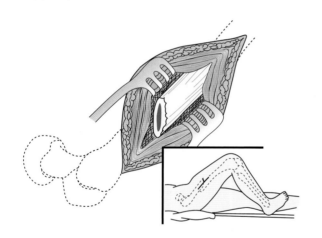

图 2-3-7-16　切口、显露骨折断端示意图

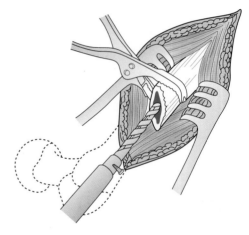

图 2-3-7-17　酌情扩大髓腔示意图

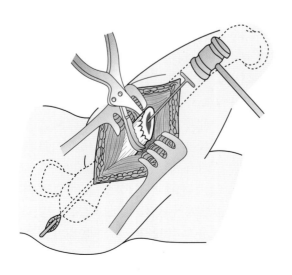

图 2-3-7-18　将导针逆行打入示意图

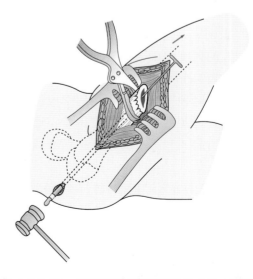

图 2-3-7-19　再将髓内钉顺着导针打入示意图

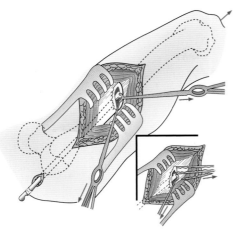

图 2-3-7-20 髓内钉先自股骨近端打出示意图

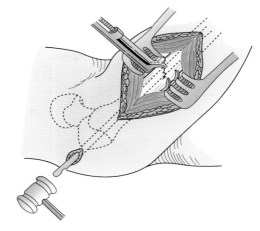

图 2-3-7-21
髓内钉穿过已复位的股骨骨折断端示意图

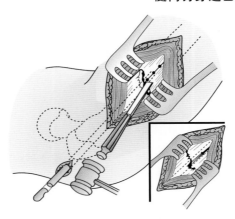

图 2-3-7-22 进钉困难示意图

遇到进钉困难，在不得已情况下可将远端钻孔，凿除部分骨质，使髓内钉可顺利通过狭窄区

处为止。如系中下 1/3 骨折者，应超过骨折线 10 cm。钉尾部留置于大粗隆外方不可太长，一般为 1.5 cm 左右，否则易使髋关节外展活动受阻。一般于一年后将钉子拔出，一般多无困难，原则上由施术打钉者负责拔钉为妥。

（4）术后处理 可以下肢石膏托保护 2~3 周，并鼓励早期下地负重，尤以中 1/3 的横形骨折。中、下 1/3 者或是斜度较大者则不宜过早下地，以防变位。

（五）接骨板螺钉内固定术

既往认为接骨板螺钉固定术的适应证为手术复位髓内钉固定不适合的患者，如股骨上 1/3 或下 1/3 骨折者，最近对股骨干骨折切开复位接骨板螺钉固定的观点已有所不同。由于传统

髓内钉满意的疗效，以及当前闭合性髓内钉手术、特别是交锁髓内钉技术的发展，人们更多看到的是接骨板螺钉内固定的缺点。没有经验的骨科医生可能会造成一些力学上的错误，如钢板选择不当，太薄或太短，操作中螺钉仅穿过一层皮质，骨片的分离等，尤其是当固定失败，发生感染，重建就成了大问题。而且接骨板的强度不足以允许患者早期活动，此外由于钢板的应力遮挡导致的骨质疏松，使得在拆除内固定后仍应注意保护骨组织，逐步增加应力才能避免再骨折。这些严重地影响了接骨板螺钉内固定术在股骨干骨折中的应用和推广，而对股骨下 1/3 段骨折者，仍为一种有效而理想的方法。

（钮心刚 李 国）

第八节　膝部创伤

一、股骨髁部骨折

（一）概述

膝关节创伤是运动医学、战伤外科和平时的骨科临床中最常见的关节损伤之一。由于膝关节在功能解剖和生物力学方面的复杂性，使膝关节在二维运动中其关节内、外诸结构在各种不同应力作用下造成的损伤具有其特殊性。对膝关节创伤的全面、准确的诊断与合理、完善的处理是提高膝关节创伤治疗水平、降低膝关节伤残率的关键。

随着交通及高速公路的发展，股骨远端髁部骨折已非少见，约占大腿骨折的 8% 左右，在治疗方面的复杂性仅次于股骨颈骨折，易引起病废，在处理上仍以小心谨慎为要。本节主要依据治疗上的特点不同而分为股骨髁上骨折和股骨髁部骨折两大类加以讨论。

（二）股骨髁上骨折

1. 概述

该骨折较为多见，且因易引起腘动脉的刺伤而为大家所重视和警惕。如果该血管一旦受损，肢体的坏死率在全身大血管损伤中占首位，因此在处理时务必小心谨慎。

2. 致伤机制

（1）直接暴力　来自横向的外力直接作用于股骨髁上部，即可引起髁上骨折。

（2）间接暴力　多在高处坠下时，膝关节处于屈曲位，可引起髁上骨折，但此种暴力更易引起髁部骨折。

该处骨折以横形或短斜形为多，螺旋形及长斜形少见，亦可为粉碎型，或与髁部骨折伴发。因骨折远侧端受强而有力的腓肠肌作用而向后

方屈曲移位，易引起腘动脉损伤（图 2-3-8-1）。

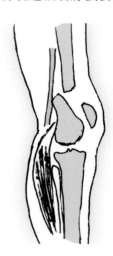

图 2-3-8-1　股骨髁上骨折移位特点，易损伤腘动脉示意图

3. 诊断

此处骨折在诊断上多无困难，除外伤史及症状外，要特别注意足背动脉有无搏动及其强度，并与健侧对比。同时注意足趾的活动与感觉，以确定腘部的血管及神经是否受累。X 线平片即可显示骨折的类型及移位情况。

4. 治疗

（1）股骨髁上骨折非手术疗法　一般采用骨牵引及石膏固定。

1）骨牵引　与股骨干骨折牵引方法相似，唯牵引力线偏低，以放松腓肠肌而有利于复位。

2）下肢石膏固定　牵引 2~3 周后改用下肢石膏固定，膝关节屈曲 120°~150° 为宜；两周后换功能位石膏固定。拆石膏后加强膝关节功能锻炼，并可辅以理疗。

（2）股骨髁上骨折手术疗法

1）股骨髁上骨折手术适应证　凡有下列情况之一者，即考虑尽早手术探查与复位：

① 对位未达功能要求；

② 骨折端有软组织嵌顿者；

③ 有血管神经遭受刺激、压迫损伤症状者。

2）开放复位　视手术目的的不同，可采取侧方或其他入路显示骨折断端，并对需要处理及观察的问题加以解决，包括血管神经伤的处理、嵌顿肌肉的松解等，而后将骨折断端在直视下予以对位及内固定。

3）固定　内固定可酌情选用 L 型钢板螺丝钉、Ender 钉或其他内固定物（图 2-3-8-2），然后外加石膏托保护 2~3 周。

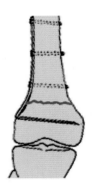

图 2-3-8-2　股骨髁上骨折内固定示意图

（三）股骨髁部骨折

1. 概述

股骨髁部骨折包括股骨髁间、内髁或外髁骨折、内外髁双骨折及粉碎型骨折等，在处理上视骨折部位及类型不同而难易不一，预后亦相差较大。

2. 致伤机制

与股骨髁上骨折基本相似。其中直接暴力多引起髁部的粉碎型骨折，而间接暴力则易招致 V 形、Y 形或 T 形骨折，亦易合并膝关节内韧带及半月板损伤。

3. 诊断

依据外伤史、临床特点及 X 线平片，髁部骨折的诊断均无困难，但应注意有无血管神经损伤伴发。

4. 分型

临床上一般将其分为以下 4 型。

（1）股骨单髁骨折　指内髁或外髁仅一侧骨折者，其又可分为以下 2 型（图 2-3-8-3）。

1）无移位型　指无移位的裂缝骨折或纵向移位不超过 3 mm、旋转不超过 5°者。

2）移位型　指超过前述标准的移位。

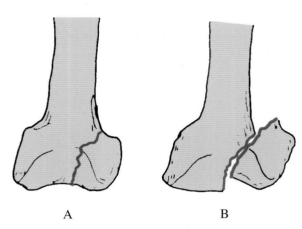

A   B

图 2-3-8-3　股骨内髁骨折示意图（A、B）

A. 无移位型；B. 移位型

（2）股骨双髁骨折　指内外髁同时骨折其形状似 V 型或 Y 型者，亦可称之为 V 型骨折或 Y 型骨折。一般多伴有程度不同的移位（图 2-3-8-4）。

（3）粉碎型　一般除股骨髁间骨折外，多伴有髁上或邻近部位骨折，其中似 T 形者，称之为 T 型骨折（图 2-3-8-5）。粉碎型骨折端移位多较明显，治疗上亦较复杂（图 2-3-8-6）。

（4）复杂型　指伴有血管神经损伤之髁部骨折，各型有移位的骨折均有可能发生。

5. 治疗

视骨折类型、移位程度、可否复位及医师的临床经验等不同，在处理上差别较大，但仍以采取较为稳妥的方式为要。

（1）对位满意者　包括无移位的骨折及虽有移位但通过手法复位已还纳原位、基本上达解剖对位者。患肢以下肢石膏固定，但应注意避免内外翻及旋转移位。

（2）对位不佳者　应尽早行开放复位＋内固定术，其内固定方式视骨折类型不同而具体掌握。常用的方式包括以下数种：

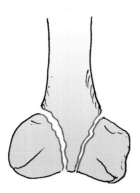

图 2-3-8-4　股骨双髁（V 型）骨折示意图

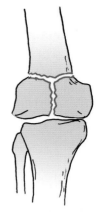

图 2-3-8-5　股骨髁部 T 型骨折示意图

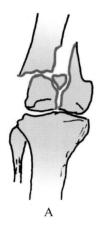

A

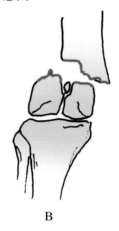

B

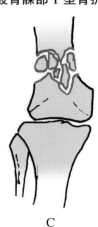

C

图 2-3-8-6　股骨髁部粉碎型骨折常见类型示意图（A~C）

1）拉力螺钉固定　用于单髁骨折（图 2-3-8-7）；

2）单纯骨栓固定　适用于单髁骨折；

3）骨栓 + 钢板螺丝钉固定　多用于 T 型、Y 型、V 型及粉碎型骨折（图 2-3-8-8、9）；

4）L 型（Moore 式）钛板　使用范围同前，但固定牢度不如前者，可加用拉力螺钉（图 2-3-8-10）；

5）其他内固定　视骨折之类型、移位情况、手术条件及个人习惯等不同尚可酌情选用较长之螺钉、钢丝及其他内固定物，以求恢复关节面完整而有利于下肢功能的康复，包括髁上骨折等（图 2-3-8-11）。

（3）合并伤处理　应酌情加以处理。

1）血管伤者　多因骨折端刺激腘动脉引起血管痉挛所致，破裂者较少见，先予以牵引下手法复位，如足背动脉恢复或好转，可继续观察，

择期行探查术（可与开放复位及内固定同时进行）。如复位后足背动脉仍未改善，且疑有动脉损伤者，则应立即手术探查。

2）神经损伤　以观察为主，除非完全断裂者，一般多留待后期处理。

3）合并膝关节韧带伤　原则上早期处理，尤其是侧副韧带及交叉韧带完全断裂者。对半月板破裂，不宜过多切除，仅将破裂之边缘或前角、后角部分切除即可。

二、创伤性膝关节脱位、骨折脱位及上胫腓关节脱位

（一）膝关节脱位的致伤机制

由于膝关节周围及关节内的特殊韧带结构维持着关节的稳定性，因此，膝关节创伤性脱位并不多见。而在胫骨上端遭受强大的直接暴

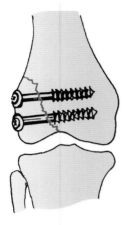

图 2-3-8-7 股骨单髁骨折拉力螺钉固定示意图

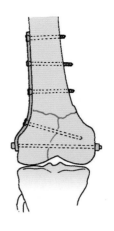

图 2-3-8-8 股骨髁部 T 型骨折钛板 + 骨栓内固定示意图

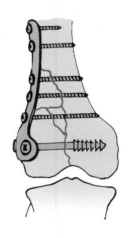

图 2-3-8-9 股骨髁部粉碎性骨折内固定示意图

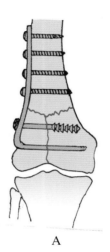

A　　　　　　　　B

图 2-3-8-10 L 型钛板示意图（A、B）

股骨髁部骨折 L 形钛板或动力髁钛板螺钉

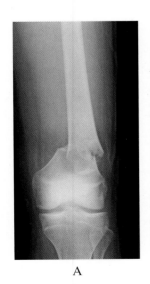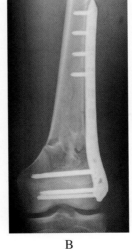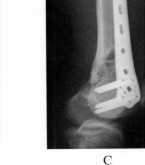

A　　　　　　　B　　　　　　　C

图 2-3-8-11 临床举例（A~C）

男性，19 岁，右股骨髁上骨折钉板固定：A. 术前 X 线正位片；B. C. 开放复位、钉板系统固定后正侧位 X 线片

力下，如车祸、剧烈对抗的运动等，可造成某些韧带结构的严重撕裂伤，当暴力超出稳定结构提供的保护力量时，膝关节将发生脱位。因此，可以认为膝关节脱位一定伴有膝关节稳定结构的创伤。在某些情况下，暴力在造成韧带结构损伤的同时，还可能造成胫骨髁的骨折，导致膝关节骨折—脱位。但膝关节稳定损伤尚不至引起膝关节完全脱位时，可发生股骨在胫骨上的异常移动而导致所谓半脱位。而胫股关节半脱位严格说来只是膝关节不稳的表现。

（二）膝关节脱位的分类

按照是否伴有骨折将膝关节脱位分为两种。

1. 膝关节脱位

（1）分型　按照脱位时胫骨髁的相对位置分为：

①前脱位；②后脱位；③外侧脱位；④内侧脱位。

（2）发生频率　膝关节脱位的移位方向发生频率以下列次序排列，即前脱位、后脱位、向外侧脱位、旋转脱位和向内侧脱位。前脱位的发生率是后脱位的两倍，但后脱位更易伤及腘动脉。向内侧脱位发生率约是前脱位的1/8（图2-3-8-12、13）。

2. 膝关节骨折脱位

通常是脱位过程中股骨髁对胫骨髁的撞击导致胫骨髁的骨折。韧带附着点的骨块撕脱也

可看作是伴有关节骨折的脱位（一过性）。膝关节半脱位通常是膝关节相应的韧带结构断裂导致的胫骨前移、后移或旋转。有些学者不主张将半脱位作为膝关节脱位的分类而归为膝关节不稳分类。

（三）膝关节脱位的治疗

1. 立即复位

关节脱位虽较少见，但脱位一旦发生，则是一种极为严重和需要紧急治疗的损伤，应高度重视。不仅要尽早立即复位，还必须对损伤的韧带进行修复。因膝关节脱位对韧带损伤是严重的，多伴有交叉韧带和内、外侧副韧带损伤。交叉韧带损伤可以是胫骨棘部的撕脱或单纯的前交叉韧带撕裂、单纯的后交叉韧带撕裂和后关节囊撕裂。

2. 血管损伤概率高达50%

膝关节脱位往往还并发血管神经损伤。其发生率可高达50%。血管损伤在后脱位中更为多见。足背动脉的扪触和对足趾远端血运的观察可以获得对血管损伤的印象。必要时应进一步探查，包括动脉造影或手术探查。血管的栓塞可能导致肢体的坏死，必须提高警惕。神经损伤占16%~43%，以坐骨神经损伤最为常见。

3. 下肢石膏固定

膝关节脱位后常可用手法闭合复位取得满意的整复。对关节内的血肿应以无菌操作给

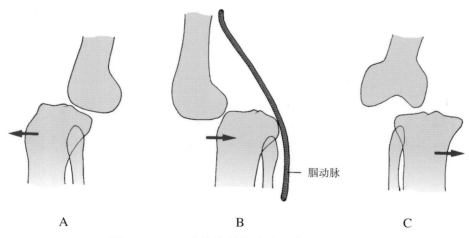

A   B   C

图2-3-8-12　膝关节脱位分类示意图（A~C）
A.前方脱位；B.后方脱位；C.内侧脱位

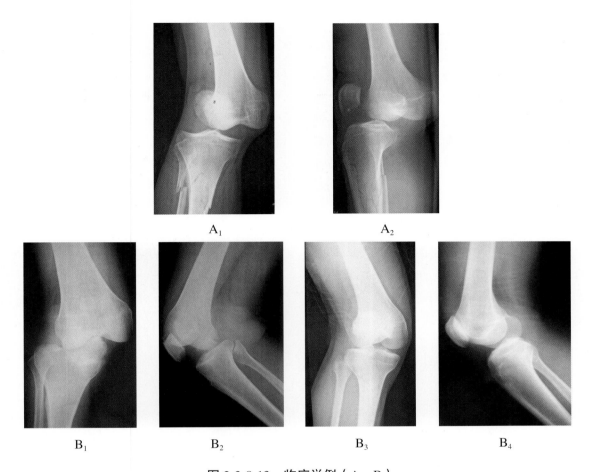

图 2-3-8-13　临床举例（A、B）
A. 例 1　膝关节脱位伴胫腓骨上 1/3 骨折　A₁. 伤后正位 X 线片；A₂. 侧位 X 线片；
B. 例 2　B₁. B₂. 伤后正侧位 X 线片；B₃. B₄. 复位后正侧位 X 线片

予吸出。然后，用大腿石膏固定于膝关节屈曲 15°~20°位。这是一种临时的良好治疗措施，可避免膝关节不再受到其他损伤。大腿石膏临时固定 5~7 天。在这段时间内，为利于组织肿胀消退，观察血运情况，并针对韧带损伤情况选择合适的韧带修复或重建手术方案。如手法复位后膝关节不稳定，特别是膝关节向后外侧脱位，则可能是有其他组织嵌入关节中间。被撕裂的侧副韧带和鹅足肌腱亦可以阻挡膝关节的整复。

4. 酌情开放复位及损伤修复

如遇到难以整复的膝关节脱位，通常可作一前内侧切口进行切开整复。手术进路的选择决定于膝关节脱位的移位方向类型。在手术过程中，对某些损伤的组织是修复还是切除后重建，仍然是有争议的。有些病例虽经手术修复，但以后仍有关节不稳等类似韧带损伤的表现。对于韧带损伤，要尽可能早期修复。据 Sisk 和 King 报道，早期行韧带修复的病例，经长期随访，满意结果达 88%，而单纯作石膏固定的仅占 64%。因此，要尽可能做手术修复，因手术效果远比非手术方法好。非手术方法是先作一长腿石膏观察 5~7 d，如无特殊情况发生，则维持 6 周。总之，若选用手术疗法治疗膝关节脱位，手术时必须修复因脱位后造成的膝关节内、外侧结构和前、后侧结构损伤的各种撕裂组织。

5. 骨折固定

对膝关节骨折—脱位，必须在对脱位复位的同时，对骨折进行相应的内固定或外固定。

（四）上胫腓关节脱位与半脱位

1.创伤机制与分类

（1）受损机制　上胫腓关节常因扭转暴力引起脱位，并常合并其他损伤，虽然少见，但常可漏诊。据 Ogden 分类，胫腓上关节存在两种基本类型，即倾斜型和水平型。大多数的胫腓上关节是水平位活动，因此倾斜型的关节面水平活动相对受到限制。所以大多数的损伤是倾斜型的上胫腓关节，约占 70%。

（2）分类　Ogden 把胫腓上关节损伤引起的半脱位和脱位分为 4 类（图 2-3-8-14），即①半脱位；②前外脱位；③后内脱位；④向近端（上）脱位。

2.治疗

半脱位的患者常感到局部疼痛，后期可出现腓总神经麻痹症状。如症状始终无改善，则需要用石膏制动，后期需作腓骨头切除术。但不主张作关节融合术，因可影响膝关节活动，并产生膝关节疼痛。

脱位类型中以前外脱位最常见，可用手法整复。后内脱位较少见，如发生，手法整复困难，因常同时伴有胫腓上关节囊和腓侧副韧带损伤。对急性脱位，可采用手术切开整复，并同时修补损伤的关节韧带，并在关节间要用克氏针固定。

向上脱位亦少见，常合并腓骨骨折或伴胫腓上关节的侧向脱位，可行切开整复，术后应

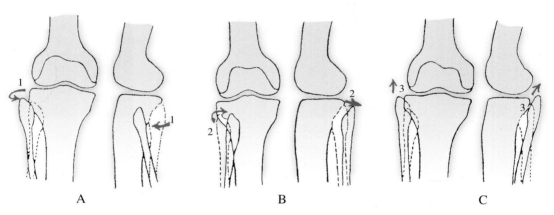

图 2-3-8-14　上胫腓骨关节脱位方向示意图（A~C）
A. 前外脱位；B. 后内脱位；C. 向近端脱位

用下肢石膏固定，防止膝关节及胫腓上关节活动，或采取螺钉内固定，再以石膏固定 3 周，6 周后去除内固定。

三、髌骨脱位

（一）致伤机制

髌骨脱位和半脱位在成人和青少年中有较高的发生率，特别是女性青少年。髌骨脱位的绝大多数是向外侧脱位，极少数有因髌骨手术导致的医源性内侧脱位的报道。真正的创伤性髌骨脱位并不常见，发生脱位或半脱位的病例多数伴有股骨髁的发育不良、髌骨位置不对称

或存在异常的股四头肌角（Q 角）。临床上测量从髂前上棘到胫骨结节的连线与髌骨－髌腱正中线的交角。造成脱位的暴力往往是伸直位的胫骨突然的外旋，导致不稳定的髌骨向髌骨外侧移位。由内向外的直接暴力也可造成髌骨脱位（图 2-3-8-15）。髌骨脱位时髌骨关节面和股骨外髁关节面的撞击可能导致骨软骨骨折。

（二）分类

髌骨脱位通常可分为急性创伤性髌骨脱位、复发性髌骨脱位和髌骨半脱位。复发性髌骨脱位可由于急性髌骨脱位后未获得正确处理和没有纠正先天性的髌骨不稳定因素造成。而髌骨

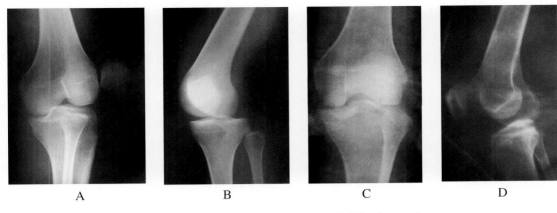

图 2-3-8-15　髌骨完全性脱位临床举例（A~D）
A. 伤后正位 X 线片；B. 伤后侧位 X 线片；C. 复位后正位 X 线片；D. 复位后侧位 X 线片

半脱位可以是创伤性脱位的结果，也可能并无创伤因素，而仅仅是发育异常导致。

（三）急性髌骨脱位的治疗

1. 非手术处理

髌骨脱位常用手法整复，在膝关节过伸位时，在髌骨外侧边缘挤压即能把脱位的髌骨复位。然后给予下肢石膏固定 4~6 周。并需经 X 线摄片仔细地检查排除有无骨软骨碎片残留在关节内。尽可能避免以后发生复发性髌骨半脱位或全脱位。应注意的是，保守治疗方法往往忽视了髌骨内侧支持带的损伤，也无法纠正发育性的髌骨位置不对称或髌股对线不良。

2. 手术处理

（1）基本原则　如果在膝关节内有骨软骨碎片时，则应该手术切除或修复，并对被撕裂的膝内侧软组织，包括股四头肌内侧扩张部，均需在手术时给予修复。必要时可以作外侧支持带松解和内侧支持带紧缩，以降低对髌骨向外侧的牵张力。如果髌骨脱位未能用手法整复，也应施行手术切开整复，同时修复被撕裂的软组织。对创伤后复发性髌股脱位，只有手术才可能有效。通过外侧松解、内侧紧缩以及髌骨重排手术可纠正髌股关节的关系。

（2）手术指征

1）急性脱位合并内侧支持带撕裂或股骨和髌骨骨软骨骨折。

2）复发性脱位或半脱位或合并关节内损伤，包括半月板损伤及骨软骨骨折。

（3）手术方法　如患者的膝关节骨性结构及 Q 角发育正常，通过简单的内侧修复或紧缩，加上外侧支持带切开松解即可获得理想的效果。而对于有先天性 Q 角异常等情况的病例，应按照复发性髌骨脱位处理，以避免术后髌骨再发脱位。

（四）复发性髌骨脱位的成因与表现

1. 原因与发生机制

髌骨复发性脱位常因急性脱位后由一个或几个因素共同导致。这些因素包括髌骨内侧支持带松弛或无力，髌骨外侧支持带挛缩，膝外翻畸形，膝反屈畸形，股骨颈前倾增大或股骨内旋，胫骨外旋，髌腱在胫骨结节部向外嵌入以及翼状髌骨或高位——骑跨式髌骨。附加因素包括股内侧肌萎缩及全关节松弛等。

2. 临床和 X 线表现

患者常有膝关节不稳定症状，偶然膝关节可呈摇摆步态。临床体检可有下述现象，即髌后内侧疼痛、髌骨有摩擦音、膝关节肿胀。患者在运动时很容易发现髌骨有半脱位现象发生，在膝关节部能触及渗液感及摩擦音，还可发现膝关节内其他损伤的症状。

股四头肌角（Q 角）的测量对复发性髌骨脱位的评价具有重要意义。理论上是股四头肌的轴线和髌骨中心到髌腱中线的交角。临床上测量这个角度是从髂前上棘到胫骨结节的连线与髌骨—髌腱正中线的交角。

男性 Q 角正常是 8°~10°，女性是 15±5°。InsalI 等认为超过 20° 为不正常。胫骨结节内移可使 Q 角缩小，因此，利用移位胫骨结节，可调整 Q 角的大小。另外还需摄双膝关节的正、侧位片和 30° 位髌骨轴位 X 线照片，这有利于显露髌骨和股骨滑车之间的半脱位倾向。

（五）复发性髌骨脱位的治疗

1. 基本原则

手术方法分为软组织手术与胫骨结节移位手术两大类。软组织手术的目的是改变对髌骨两侧牵拉力的平衡，而胫骨结节移位则是力线的重排手术，但胫骨结节移位术要在胫骨近端骨骺完全停止生长后才能进行。选择手术方案的原则应根据术前对髌股对应关系的准确评价作出。软组织手术虽可纠正髌骨外侧倾斜或外侧移位，但不能真正改变髌骨的对线。因此，对于有明显 Q 角异常的病例，可能需要采取髌骨的重排手术。

2. 手术方式

（1）髌骨内侧紧缩术及外侧松解术　前内侧入路，向外侧掀开皮瓣，切开髌骨内/外侧支持带，外侧松解的范围应包括上、中、下三部分。对关节内无特殊病变的病例，可仅切开支持带和关节囊，不必切开滑膜进入关节腔，以减少对关节的干扰。内侧支持带紧缩缝合，外侧不予缝合。

（2）Campbell 髌骨内侧紧缩术　沿股四头肌、髌骨和髌腱的前内侧作一长 12 cm 切口，分别向内、外侧牵开皮肤，至深部组织，显露关节囊。由胫骨近端前内侧起向上，在关节囊上切一条与切口等长、宽 13 mm 的关节囊组织条，并在其远端切断，将关节囊游离向近端翻上。然后切开滑膜，检查膝关节各个部位，关节软骨面有磨损者，用手术刀修平，如有游离体，将其摘除，缝合滑膜，内侧关节囊紧缩缝

合。在髌骨上方用手术刀将股四头肌腱由额状面一侧刺破到对面，用止血钳将肌腱张开，随后将准备好的关节囊条束的游离端经股四头肌腱的通道自外侧切口拉出，再由股四头肌腱前面返折到内侧，在适当的紧张度情况下，将其缝合在内收肌腱止点处。分层缝合伤口。术后石膏托固定，两周后去除石膏托。锻炼股四头肌，3~4 周可作伸屈活动，并可开始负重，但需扶拐。6~8 周可去拐充分活动。

（3）半髌腱移位术　作从髌骨下缘到胫骨结节下 2.5 cm 的正中切口，纵向切开髌腱，分成两半，于胫骨结节处的外侧一半切断，将其从内侧一半的后方拉紧，与内侧软组织及缝匠肌止点拉紧缝合。

（4）胫骨结节移位手术　胫骨结节移位手术不同的学者曾经报道了不同的方法。

1）Hauser 手术　在较年轻的成人，当他们的股四头肌起外翻作用时，Hauser 或改良的 Hauser 手术是合适的选择，特别在还未有明显退行性变化的病例。

① 手术方法（改良 Hauser）：膝关节前内侧切口，起于髌骨近侧，止于胫骨结节中线的远侧 13 mm。游离髌腱内外侧，自胫骨结节髌腱附着处，切除一片正方形骨片，其边长 13 mm，然后切开髌骨外侧关节囊深达滑膜，解剖分离股四头肌肌腱外侧及股直肌外侧。切开滑膜，探查关节，特别是髌骨和股骨关节面。缝合滑膜，将髌腱向下向内移位，使髌骨位于股骨髁间的正常位置，并使伸膝装置与股骨长轴一致。注意避免髌腱移位太远，造成股四头肌紧张，否则可导致严重的髌骨软化症。髌骨向下移位的最合适水平是当膝关节伸直和股四头肌放松时，髌骨下极位于胫骨棘尖端水平。选择一个新的位置作 H 形切开，向胫骨内外掀起筋膜和骨膜，将髌腱缝至该处，然后将股内侧肌止点移向外侧及远侧，并缝合。把膝关节屈曲到 90°，核实伸膝装置的排列，此时屈曲应不损坏髌腱和内侧肌之缝合部。如果发生缝线断裂，说明移植太远。如已确定韧带的附着点，

用 U 钉固定，用筋膜和骨膜瓣覆盖 U 形钉，并缝合之。

如果需要，可把与髌腱止点相连的胫骨结节骨片一起移位。

② 术后治疗：长腿石膏固定，自腹股沟至足趾。术后 4 周开始轻微活动，作股四头肌锻炼，膝关节伸直位行走，术后 6 周去除石膏并开始允许膝关节自由活动。加强股四头肌和腘绳肌操练，有助于功能恢复。

2）Hughston 手术

① 手术方法：屈膝位时作平行于髌骨的外侧切口，伸直膝关节拉开皮瓣，显露髌前囊，解剖内侧皮瓣，注意不要损伤髌前腱性组织。保持伸膝位，用测角仪测定 Q 角。如 Q 角在 10° 以内，髌腱不必移位，假使 Q 角异常，通常大于 20°，则常需移位髌腱。

屈曲膝关节，松解髌骨外侧、髌腱外侧和股四头肌腱外侧的支持组织。应避免损伤髂胫束。一般松解到髌骨上端近侧 3.5~5 cm。外侧支持组织不应修补。翻转内侧皮瓣，在髌骨内侧，切开关节囊，沿髌骨内侧缘和髌腱内侧解剖，直至髌腱在胫骨结节止点。彻底探查膝关节，摘除骨软骨游离体，若有指征时，摘除破裂的半月软骨，修复髌骨关节面的软骨软化部分。如果髌骨和股骨髁的软骨下骨暴露，可钻数个小孔，直达软骨下骨。用锐利的骨凿掀起一条胫骨，并连同髌腱止点，操作时最好把骨凿置于胫骨结节近端，髌腱深面，由近向远侧撬起胫骨结节，再剥离在结节内侧的胫骨内髁骨膜，内移胫骨结节。附着于扁平的骨面，用粗缝线固定胫骨结节在新的位置上。屈伸膝关节，估计新附着点是否适当，然后用 U 形钉固定。被动屈伸膝关节，确定髌骨是否在股骨滑车内，且无向外侧移位。假使髌骨滑动轨迹未纠正，拔出 U 形钉，重新选择位置固定胫骨结节。一般新的止点位置极少向内移位超过 1 cm。偶然需同时向近侧移位，但极少需要向远侧移位。再次屈伸膝关节，观察髌骨和股骨外髁的关系，髌骨外侧缘应与股骨外髁的外缘一致。假

使股骨外髁关节面暴露，说明髌腱止点过分向内，应修改固定位置。如果髌骨向外倾斜，应纠正股内侧肌止点。屈曲膝关节，核实髌骨向远侧移位程度，髌骨下极此时至少距胫骨平台 2~3 cm。将股内侧肌下端缝回髌骨，屈伸膝关节，核实缝线张力。将股内侧肌缝到髌骨和股四头肌肌腱处，不一定缝合内侧支持组织。放松空气止血带，彻底止血。

② 术后治疗：术后用后侧石膏或金属夹板固定 5~7 天，以后改用长腿石膏。术后第 1 天即可开始股四头肌操练，并可持拐行走。6 周去除石膏。拐杖使用到患者有控制力量为止。

3）改良 Elmslie-Trillat 手术

Elmslie-Trillat 手术也是一种经典的胫骨结节移位手术。与其他手术有以下几点区别，即近侧为外侧切口，远端为内侧切口，在髌骨远端两切口相连。Cox 改良切口为外侧切口，不常规切开滑膜；移位的胫骨结节的远侧有骨膜骨桥相连，而且移植骨片用螺钉固定。

四、髌骨骨折与伸膝装置损伤

（一）概述

伸膝装置由股四头肌、髌骨、髌腱构成。当股四头肌突然的收缩力的峰值超出伸膝装置的某一薄弱部分的力学负荷极限时，将会导致伸膝装置的断裂，包括髌骨骨折。伸膝装置的断裂可以是不完全的断裂，即部分胶原纤维的撕裂，使伸膝装置的张力减小，长度增加。直接的切割伤也同样可以造成股四头肌或髌腱的断裂。伸膝装置的断裂多数发生在 4 个部位。即① 股四头肌腱在髌骨上极的附着处；② 经髌骨（髌骨骨折）；③ 髌腱在髌骨下极的附着处；④ 髌腱在胫骨结节的附着处。

由于伸膝装置的损伤通常是在膝关节突然的屈曲而股四头肌突然猛烈的收缩时造成，而此时髌骨恰是整个伸膝装置的在股骨髁上的支点，因此，伸膝装置的损伤以髌骨骨折为多，而股四头肌腱与髌腱的断裂则相对少见。髌骨

骨折其分型亦较多，以横折及粉碎型（星状）为多见（图 2-3-8-16）。

此外，在直接暴力作用下尚可能出现罕见的纵形骨折，除临床检查外，还需摄髌骨切位片判定（图 2-3-8-17）。

（二）髌骨骨折

1. 创伤机制与分类

（1）致伤机制　髌骨骨折是膝部最常见的骨折。髌骨位于膝前皮下，易受直接或间接暴力损伤。直接暴力如膝前着地的摔伤、膝部撞

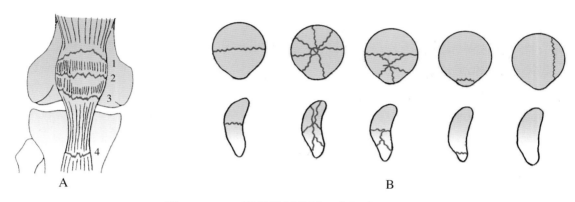

图 2-3-8-16　髌骨骨折分型示意图（A、B）

伸膝装置损伤好发部位及髌骨骨折形状和部位　A.好发部位：1.股四头肌腱在髌骨上极附着处；2.经髌骨（髌骨骨折）；3.髌腱在髌骨下极附着处；4.髌腱在胫骨结节附着处；B.髌骨骨折形状和好发部位

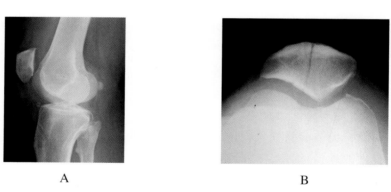

图 2-3-8-17　髌骨纵形骨折（A、B）

A.膝关节侧位片未见骨折征；B.髌骨切位片可清晰显示骨折线

击伤等；间接暴力如股四头肌剧烈收缩在髌骨上的瞬时应力集中所造成的骨折并伴有内侧和外侧关节囊扩张部广泛撕裂。大多数因间接暴力而致的是横形骨折，直接暴力所致的为粉碎骨折。髌骨骨折的最大影响是膝关节伸膝装置失去连续性和髌股关节的动作不协调。

（2）分类　髌骨骨折分为无移位骨折或移位骨折，或再进一步分类为横形骨折（包括上极、下极骨折）、斜形骨折、垂直骨折和粉碎骨折，以横形骨折为多见。

2. 髌骨骨折的治疗及原则

如骨折无移位，关节面无严重破坏，内、外侧支持带无撕裂可用非手术治疗。骨片分离或关节面不整齐均需行手术治疗。一般认为，骨片分离小于 3~4 mm，关节面不一致少于 2~3 mm，可接受非手术治疗。如果分离或关节面不一致较大，则需手术治疗。

3. 非手术疗法

经长期随访，非手术治疗具有良好的疗效。髌骨骨折的治疗有各种不同的观点，特别是对

髌骨切除术，因为髌骨切除后，股四头肌的作用范围，牵拉膝关节的旋转中心被缩短，需要较大的股四头肌收缩力来完成同样程度的膝关节伸直。髌骨的存在增加了膝关节旋转中心的范围，也增加了髌骨股四头肌的力学优势，使膝关节伸直作用更为有效。非手术处理主要用于经 X 片证实髌骨骨折线无明显移位者，可以通过伸直位的长腿石膏固定，使其自然愈合。此外，祖国医学采取的髌骨正骨方法与工具对髌骨骨折的保守治疗也有较好的效果。但 X 线摄片随访对及早发现再移位是非常重要的。通常固定 6 周可获得较牢固的骨愈合。期间的股四头肌训练和去除固定后的 ROM 训练对功能恢复具有积极的作用。

4. 手术治疗

临床经验证明，即使是髌骨复位并不十分理想，但经适当的功能训练后，其关节功能仍能达到较好的水平，因此，保留髌骨应是髌骨骨折处理中的重要原则。

若关节面整复完成，可用各种方法作内固定，如环形钢丝结扎、骨片间钢丝结扎、螺丝钉或克氏针或 AO 张力带钢丝固定技术。国内的记忆合金抓髌器技术经大量临床病例证实在掌握合适的适应证和操作技术的基础上是十分有效的。骨科医师对内固定方法的选择可有所不同，但都希望有足够坚强的固定以能早期活动。髌骨骨折处理后的早期活动对预防关节粘连所致的关节活动度损失是至关重要的环节。

（1）张力带钢丝钛缆固定

1）基本方式　AO 推荐应用髌骨骨折张力带钢丝固定的原则治疗横形髌骨骨折。其固定原理是以钢丝的适当位置，将造成骨片分离的分力或剪力转化成为经过骨折处的压缩力，可使骨折早期愈合及早期进行膝关节功能锻炼。通常用两根钢丝，一根作惯例的方法环扎，另一根贴近髌骨上极横行穿过股四头肌的止点，然后经过髌骨前面到髌腱，再横行穿过髌腱到髌骨前面（即张力面），最后修复撕裂的关节囊。如此，膝关节早期屈曲活动可在骨折断面间产

生压缩力，使髌骨关节面边缘压缩在一起（图 2-3-8-18）。或用钢丝 8 字形交叉于髌骨前面。粉碎骨折可再用拉力螺钉或克氏针作补充固定。

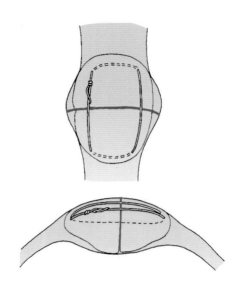

图 2-3-8-18　髌骨骨折张力带固定示意图

2）改良张力带　这是目前对横形骨折较多使用的方法。显露髌骨后，仔细清除骨折表面的凝血块和小骨片，检查支持带撕裂的范围和股骨滑车沟，冲洗关节腔。如果主要的近侧和远侧骨片较大，则将骨片整复，特别要注意恢复光滑的关节面。将整复的骨片用巾钳牢固夹持，用两根 2.4 mm 的克氏针从下而上穿过两端骨片钻孔，两枚克氏针应尽可能平行，连接上下两端骨片，并保留克氏针的末端使其略为突出于髌骨和股四头肌腱附着处。将一根 18 号钢丝横行穿过股四头肌肌腱附着处，尽可能使骨片密合，深度应在克氏针突出处，然后经过已整复的髌骨前面，再将钢丝横行穿过下端骨片的髌腱附着处，深度也须在克氏针突出处，钢丝再返回到髌骨前面，将钢丝的两个末端拧紧。必要时另外再用第二根 18 号钢丝作 8 字形结扎。将两枚克氏针的上端弯转并切断。克氏针截短后，再将其已弯曲的末端嵌入钢丝环扎处后面的髌骨上缘。间断缝合修复撕裂的支持带。术后不作外固定。2~3 d 后，允许患者扶腋拐行走。如果支持带没有受到广泛撕裂，5~7 d 后膝关

节可做轻柔的活动，如已作广泛的支持带重建，活动需延迟 2~3 周。

2.钛缆或钢丝（或肋骨缝线）环形结扎固定

用钛缆钢丝或缝线环扎法是一种传统的髌骨骨折治疗方法。目前已被坚强的固定并使关节能早期活动的方法如张力带法等替代。钢丝穿过髌骨周围的软组织，不能取得坚强的固定，如果应用这个方法，须在 3~4 周后才能进行膝关节活动。但对于一些粉碎的髌骨无法以克氏针固定的情况下，钢丝环扎仍是可取的。

1）手术方法　先在髌骨外上缘穿入钛缆或 18 号不锈钢丝，于髌骨上极横行经过股四头肌膜。可用硬膜外针头在以上部位穿过，然后将 18 号钢丝穿入针芯内，再将针头从组织中退出，18 号钢丝就在针头径路上引出。再在两个骨片内侧缘的中部，相当于髌骨的前、后面之间，以同样方法将钢丝内侧端穿过。接着将钢丝的内侧端由内向外沿着髌骨远端横行穿过髌腱，并再使钢丝沿着髌骨到髌骨外上缘，这样就可使髌骨缝合。如果钢丝只通过肌腱而不经过骨片，固定就不牢固，因为在张力下钢丝可使软组织切断，造成骨片分离，尤其是缝合位于后方基底处，更易造成前方分离（图 2-3-8-19）。将钢丝的位置处于髌骨前、后面之间的中心位，可阻止骨片向前、后张开，相近的骨片可用巾钳或髌骨持骨钳将它们保持在正确位置，然后将钢丝收紧后再将两端拧紧。骨片整复后，要特别注意关节面的关系，并在关节囊缝合前直接观察和触诊。最后切断残余钢丝，将残端埋入股四头肌腱内。钢丝两端拧紧之前，先在钢丝插入处将其前面一部分拧紧，再把缝合后露在外面的钢丝两端拧紧，使钢丝两端都产生压力并通过骨折部位起固定作用。髌韧带与股四头肌腱宜重叠缝合，以加强其稳定性（图 2-3-8-20）。

2）术后治疗　术后用石膏托固定，鼓励患者作股四头肌训练，几天后可使患者在床上作抬腿锻炼。10~14 天拆线，用石膏筒将膝关节置于伸直位。如果小腿肌肉有控制力，可允许患者用拐杖行走。横形骨折在 3 周拆除石膏，可作轻度活动锻炼。6~8 周肌肉力量恢复时即可不用腋杖。骨折愈合后在大多数情况下应拔除钢丝，否则它会逐渐断裂而致疼痛且取出困难。

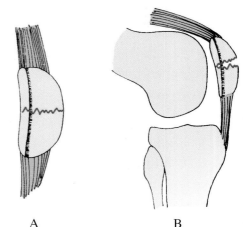

图 2-3-8-19　固定编后易造成前方分离示意图（A、B）

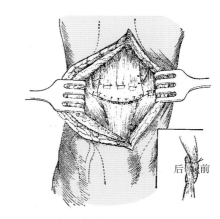

图 2-3-8-20　膝关节伸展位，重叠缝合股四头肌腱与髌韧带示意图

3.记忆合金聚髌器

记忆合金聚髌器是利用记忆合金在常温下的记忆原理设计的爪形髌骨固定装置。将髌骨整复后，将聚髌器置于冰水中使其软化，将其固定钩稍拉开并安装于髌骨前面，使其设计的钩状爪固定髌骨的上下极，待恢复体温后，记忆合金硬化并回复原状，从而获得牢固固定（图 2-3-8-21~23）。

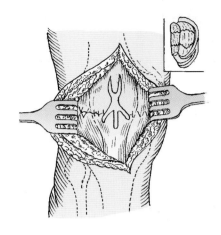

图 2-3-8-21　聚（抱）髌器临床应用示意图

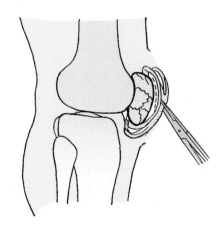

图 2-3-8-22　同前，侧方观示意图

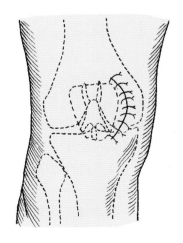

图 2-3-8-23　同前，切口避开髌骨前方示意图

4. 髌骨下极粉碎骨折的处理

髌骨下极撕脱是髌骨骨折中常见的类型（图2-3-8-24）。表现为髌骨远端小骨块的粉碎骨折，留下了较为正常的近侧骨片。这个骨片是伸膝装置的重要部分，应该保留。由于后期发生髌股关节炎的情况很多，因此要仔细地将髌腱缝合于骨片上，注意避免骨片翘起和尖锐的骨片边缘磨损股骨滑车沟。

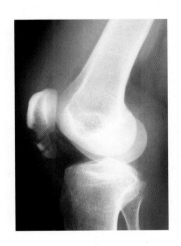

图 2-3-8-24　髌骨下极粉碎性骨折 X 线侧位片

手术方法是横形切口显露骨折，清除关节内的小骨片和软骨碎片，如果近侧骨片较大应将其保留，修整关节囊和肌腱的边缘，切除粉碎骨片，保留一小片髌骨远极的小骨片，深埋于肌腱中以便于定位。修整近侧骨片的关节缘并用骨挫挫平。在近侧骨片的关节面正好位于关节软骨前面向近端钻两个孔，用一个针头穿过附着于髌腱上的小骨片远侧，引入 18 号钢丝，再将钢丝两端穿过已钻孔的近侧骨片，将钢丝拉紧，这样可使髌韧带内的小骨片翘起，成直角方向连接于相对的骨折面。如果缝合钢丝位于骨折处后面，髌腱可与骨片的关节缘基本相连，因此可阻止小骨片翘起，使它的粗糙面不会接触股骨。也可以粗缝线代替钢丝结扎。

偶尔也有髌骨近端粉碎骨折，留下远侧骨片大半，若这个骨片具有光滑的关节面亦应保留，并按已叙述过的方法处理，但应考虑到大部分髌骨下极没有关节软骨覆盖。如果残余的髌骨小于 1/2，应把残余髌骨完全切除，尽可能保留大部分髌骨和髌腱，清除关节内的骨片并冲洗清创，用 18 号不锈钢丝穿过髌骨边缘和髌腱缝合，并将内、外侧关节囊及股四头肌扩张部重叠缝合，钢丝收紧，将肌腱末端完全外翻于关节外面。缝紧时，钢丝能形成直径约 2 cm 的环形，咬断拧紧后的钢丝残端并埋入股四头肌腱内，间断缝合关节囊，并将股四头肌腱和髌腱末端重叠缝合，将伸膝装置稍缩短，术后将膝关节保持伸直位，以维持伸膝装置张力。

（三）股四头肌腱断裂

1. 创伤机制和诊断

股四头肌腱完全断裂并不十分常见。典型的创伤机制是在膝关节无准备的屈曲（如跪跌状态）时股四头肌突然强力的保护性收缩导致退变或薄弱的股四头肌腱断裂。因此，较多地发生于 40 岁以上的人群，断裂位置多在髌骨上缘附近。创伤后患者出现典型的伸膝障碍、髌上压痛、髌上囊积血以及股四头肌腱不连续而出现空虚。

2. 新鲜股四头肌腱断裂的处理

为获得满意的修复效果，应争取在损伤后 48 h 之内完成修补手术。一般可选择两种手术方案，即腱对腱的缝合和腱对骨的缝合。由于断裂几乎总是发生在退行性改变的区域，手术修补要用筋膜条或其他方式加强，也可采用三角形倒转的舌状股四头肌腱膜瓣进行修补手术（图 2-3-8-25）。

（1）腱对腱修复的手术方法　作前方纵形正中切口，长约 20 cm，显露断裂肌腱。清除血肿，伸直膝关节使两断端靠近，同时用巾钳将近侧断端向远侧牵引。肌腱断端修整后以 10 号丝线或高强度尼龙线缝合。从肌腱的近侧部分，自前方作一三角形瓣，厚 2~3 mm，每边长 7.5 cm，基底宽 5 cm，保留它的基部在近侧断端上。将此三角瓣的顶端翻转向远侧经过断裂处，于适当位置上缝合。为减少缝合部的张力，在肌腱和髌骨的两侧，自断端的近侧向远侧分别用抽出

钢丝缝合法缝合，恰好在髌骨的远端平面，钢丝穿出皮肤固定。抽出的钢丝可以固定在皮肤外面的纽扣上。

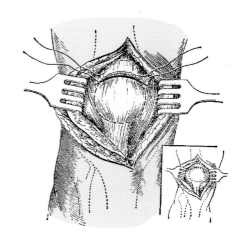

图 2-3-8-25　贯穿缝合股四头肌腱示意图

（2）腱对骨修复的手术方法　暴露方法同上。清创后在髌骨上纵向钻出两个平行的细骨隧道，以高强度的尼龙线将股四头肌腱断端缝合于髌骨上极。修复周围软组织。此法适合于远侧断端已无腱性组织残留的病例。

3. 陈旧性股四头肌腱断裂

股四头肌腱断裂数月或数年，修补比较困难。若两断端能够对合，则可按新鲜股四头肌结节断裂方式修补。但往往发现两断端之间存在较大缺损，需用阔筋膜修补。

股四头肌严重缩短不能对合者，也可采用 V-Y 肌腱延长术。在股四头肌断端的近侧部分作一倒 V 字形的筋膜瓣，从冠状面将此三角瓣前后剖开，前方瓣为全层厚度的 1/3，后方瓣为 2/3。将倒 V 形瓣向下牵引使股四头肌腱两断端对合，用丝线间断缝合。然后将前方瓣向远端翻转、缝合。再缝合后方瓣及 V 形顶端股四头肌腱的张开部。为减少缝合处的张力，用减张钢丝缝合是有益的。

陈旧性股四头肌腱断裂的手术治疗结果不如急性损伤那样满意，虽然膝关节的稳定性和活动度有一定的恢复，但伸膝力量极少完全恢复。因此，强调术后的康复训练包括股四头肌

的电脉冲刺激治疗等均有一定的意义。

（四）髌腱断裂

髌腱断裂通常是髌骨下缘撕脱（断裂），亦可见髌腱远端的胫骨结节撕脱。由于股四头肌的收缩，髌骨可以随股四头肌肌腱向上回缩约3~10 cm。因此，对髌腱断裂，应该强调早期修复。晚期由于髌腱失张力后挛缩和瘢痕化，往往不得不施行重建手术。

1. 髌腱在髌骨下极的断裂

新鲜髌腱在髌骨上的撕裂的修补，方法与上面介绍的股四头肌腱断裂修补相同，可用10号粗丝线从裂口的一端沿髌骨内、上、外缘贯穿缝合，直到裂口的另一端穿出。另用一根粗丝线从裂口的一端横行（弧形）穿过髌韧带，然后将两线的两端同时拉紧打结，将断端固定，再用中号丝线间断缝合髌韧带裂口，亦可用钛缆缝合（图2-3-8-26）。

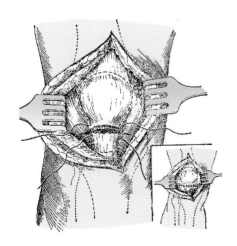

图 2-3-8-26　髌韧带下极断裂缝合示意图

2. 胫骨结节撕脱（断裂）

髌腱在胫骨结节上的撕脱可以是不带骨块的韧带撕脱，但更多的是胫骨结节的撕脱骨折。典型的体征是髌骨上移和胫骨结节"浮起"并有压痛。髌腱在胫骨结节的撕脱的手术处理较简单，以U形钉或螺钉固定胫骨结节并将髌腱缝合于胫骨结节上。根据固定的牢固情况确定术后的训练活动范围（图2-3-8-27、28）。

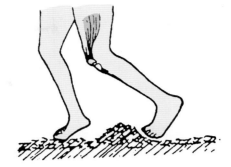

图 2-3-8-27　胫骨结节撕脱致伤机制示意图

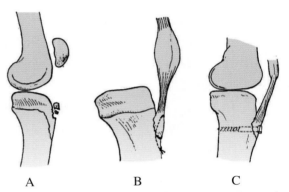

A　　　　　　B　　　　　　C

图 2-3-8-28　胫骨结节撕脱治疗示意图（A~C）
A. 胫骨结节撕脱；B.C. 开放复位及螺钉内固定

3. 陈旧性髌腱断裂的手术处理

（1）阔筋膜修补陈旧性髌腱断裂

1）髌骨牵引　在手术修补之前，先行髌骨牵引。即用一枚克氏针横行贯穿髌骨的近侧部分，不要误入关节腔。通过克氏针牵引1~4周，使股四头肌伸展至足够长度，以便手术修补。若皮肤针眼没有感染迹象，克氏针可保留到手术结束再取出。

2）手术缝合　作膝前方U形切口，尽量避开克氏针，显露髌腱，切除所有瘢痕组织，游离髌腱并将其断端作适当修整。在髌骨中1/3横行钻直径6 mm的骨隧道，不要误入关节腔。利用保留在髌骨上的克氏针或用巾钳把髌骨向下牵拉，缩小髌腱两断端之间的距离。然后从健侧大腿取20 cm长的阔筋膜条，穿过髌骨横行的骨隧道。阔筋膜收紧后两端缝合到髌腱的远侧断端上。余下的筋膜条编织起来重建髌腱，修补缺损处，并将其游离端缝于新建的韧带上。

在髌腱愈合之前，为减少缝合处的张力，用钢丝绕过髌骨上缘，钢丝两端固定在横贯胫骨结节的螺栓两侧。

3）术后处理　使用上述减张方法，减张钢丝保留8周。一旦可能即开始股四头肌的操练。允许膝关节在30°以内活动。

（2）半腱肌重建髌腱　这是利用半腱肌代髌腱治疗陈旧性髌腱断裂。手术分两步进行。

1）术前准备　游离髌骨和股四头肌腱。作膝关节前外侧小切口，直达关节，用锐利骨刀直接在髌骨下方，沿股骨前缘向内侧和近侧方向剥离松解粘连着的髌骨和股四头肌腱，关闭切口。经髌骨近侧部分横穿一克氏针，在克氏针牵引之下，鼓励患者在对抗牵引下作股四头肌操练。牵引一直持续到股四头肌挛缩克服。X线检查显示髌骨已下降到正常平面为止。

2）手术方法　在半腱肌的肌腱与肌腹交界处作一横行小切口，在该平面切断半腱肌腱。在半腱肌附着点作第二个小切口，将已切断的半腱肌从此切口中牵出。再从胫骨结节至髌骨上极作一前内侧切口。在髌骨的远端1/3平面钻一横行骨隧道，以穿越半腱肌肌腱。经胫骨结节钻第二个横行骨隧道。将半腱肌肌腱的游离端由内向外穿过胫骨结节骨隧道，再由外向内穿过髌骨隧道，牵向远端与半腱肌肌膜自身或缝匠肌、股薄肌止点相缝合，关闭切口，然后再把牵引弓放回克氏针上，利用牵引弓牵引，膝关节伸直位长腿管型石膏固定，克氏针封在石膏上，石膏干硬后去除牵引弓。6周去除石膏和克氏针，开始股四头肌操练。

为加强重建髌腱的强度，也可以采用半腱肌与股薄肌腱联合重建髌腱。此技术由Ecker等描述。方法与上述单纯半腱肌重建髌骨相似，只是在髌骨上建立第二个骨隧道，以穿过股薄肌腱。其减张方法是通过髌骨和胫骨结节的两个骨隧道，用钢丝拉紧以达到减张目的。

五、膝部韧带、软骨及半月板损伤

（一）膝关节韧带损伤

1. 膝关节韧带的大体解剖及生理功能

除依赖于膝关节的骨性结构及周围的强大肌群外，膝关节的稳定与运动尚取决于关节内、外韧带的完整和半月板的协调作用。现将有关韧带的大体解剖及其功能分述如下。

（1）膝内侧副韧带　又称为胫内侧副韧带，分深浅两层。深层系关节囊韧带，与关节囊紧密相连，并可分为前、中、后三部，后1/3部又称为后斜韧带。浅层扁而宽，较坚韧，起自股骨内上髁，止于胫骨内髁及其下方。该韧带的主要功能是阻止膝关节异常的外翻活动及维持膝关节的前内旋转稳定。

（2）膝外侧副韧带　又名腓外侧副韧带。起自股骨外上髁，呈条状止于腓骨小头外侧面。其浅层较浅表，深层属关节囊韧带，后1/3则为弓形走向，故名弓形韧带。该韧带主要阻止膝关节过度内翻及维持膝关节的前外旋转稳定。

（3）前十字韧带　起于股骨外髁内侧面之上部，止于胫骨髁间前窝内侧，并有纤维与内侧半月板前角相连，属关节内韧带。其主要功能是构成股胫之间的内在铰链，并限制胫骨向前的过度移位及小腿的外翻与内旋。

（4）后十字韧带　起于股骨内髁外侧面，斜向外下止于胫骨髁间后窝及外侧半月板后部，亦属于关节内韧带，构成股胫之间的内在铰链，对小腿的过度后移、内翻及外旋活动起限制作用。

以上4组韧带的完整与协调完成了膝关节的正常活动与稳定，并对膝关节的正常活动起"制导"作用。一旦遇到暴力，旋转暴力及直接暴力则可引起其中一个或两个以上的损伤。多韧带的复合性损伤常见于活动量大的运动员，如足球、冰球及滑雪运动员。

2. 膝内侧副韧带损伤

（1）致伤机制　各种暴力主要来自膝关节外侧，常见于交通事故（各种车辆对行人侧方撞击多出现此种后果）及运动伤。尤指参加滑冰及足球运动受伤的患者，由于该处所受的张应力较大，易引起断裂。

（2）诊断

1）外伤史　多较明确，以下肢旋转及外翻应力为多。

2）临床表现　除创伤一般症状外，局部的定位症状主要有以下表现：

① 痛及压痛：局限于受损韧带局部，并与该韧带解剖部位相一致；

② 肿胀：亦较局限，此与关节内积血及一过性膝关节脱位所引起的弥漫性改变明显不同，如同时有关节囊壁撕裂，则难以区分；

③ 膝关节的侧方张力试验：显示内侧副韧带阳性结果；

④ 膝关节松动试验：即将痛点局麻封闭后，再次行侧方应力试验，如膝关节外翻超过健侧10°以上，则表示该韧带完全断裂，反之属不全性韧带损伤。

3）X线摄片　常规X线平片可排除关节部骨骼损伤。膝关节外侧间隙加压摄片，主要观察内侧关节间隙是否增宽，以确定有无内侧副韧带完全断裂（图2-3-8-29）。

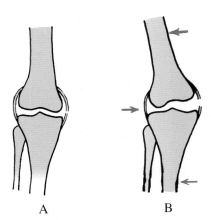

图 2-3-8-29　膝关节加压摄片示意图（A、B）

（3）治疗

1）完全断裂者　尽早行修补缝合术，术后用下肢石膏管型固定于伸直及内翻4~5周。晚期病例可酌情行韧带移位术或韧带重建术（后者多用阔筋膜）。在石膏固定期间应加强功能锻炼。

2）不全损伤者　早期以内翻伸直位下肢石膏管型固定4周左右，并辅以药物及理疗等。仍应强调下肢的功能锻炼，以防股四头肌等萎缩而引起不良后果。

3.膝外侧副韧带损伤

此种损伤明显少见，是由于来自膝内侧方向的暴力机会太少之故。

4.膝关节前十字韧带损伤

（1）致伤机制　前十字韧带损伤是因过度的外翻及外旋暴力所致，多见于运动场上和交通事故中。断裂部位以胫骨附着点处连同骨块撕脱最为多见，股骨外髁起点处撕脱次之，再次为韧带中部断裂。

（2）诊断依据

1）外伤史　多位旋转及外翻暴力。

2）临床症状　不同于侧副韧带伤，主要有以下表现。

① 关节肿胀：呈弥漫状，多因关节腔内积血及创伤反应所致。

② 浮髌试验：因关节内积血，故浮髌试验阳性。

③ 抽屉试验：前抽屉试验为阳性。在急性期为避免加重损伤，尤其是骨折块位移的加剧，一般不宜频繁检查。如能从X线平片上显示隆突（髁间窝骨块）撕脱，并推断有前十字韧带断裂者，无需再做此检查。

④ X线平片：可于正侧位片上显示胫骨前方隆突（髁间窝处有骨片）撕脱，并沿前十字韧带的走向移位。

（3）治疗

1）无明显移位者　指胫骨髁部骨折片位移在3 mm以内者，原则上采取下肢功能位石膏管型固定6周左右。并加强下肢的肌力锻炼。

2）有移位者　凡骨片撕脱距原位4 mm以上者，应先试以手法复位，即在外旋、内翻及伸直位石膏固定后拍片。复位满意后，则继续固定6周左右，并辅以功能锻炼。如对位仍不佳，则需行开放复位＋缝合固定。一般用细钢丝作 8 字形缝合，并将钢丝引至皮外，用纽扣固定。3~4 周后当纤维愈合，即可先将钢丝抽出（图 2-3-8-30~33）。但在股骨髁起点处撕裂者，其缝合多较困难，操作时应注意。具体操作如下：患者仰卧位，大腿扎气囊止血带，从胫骨结节、髌骨内侧到大腿下部正中线作 S 形或直线切口；切开股内侧肌与股直肌腱结合部和关节囊，将髌骨向外翻开脱位，屈膝关节，即可显露十字韧带，检查其断裂情况；将前十字韧带两断端用细医用不锈钢丝（或钛镍）缝合。先用 8 字缝法缝合近端，钢丝从韧带断面穿出，继用细钻头沿前十字韧带的走向，在胫骨上端内侧钻两个平行骨孔；将不锈钢丝两端分到穿入前十字韧带远端断面，经骨孔到胫骨前内侧穿出骨外，使韧带两断面紧密接触，扭紧钢丝，断面用细丝线缝合数针，使断端对合牢固。

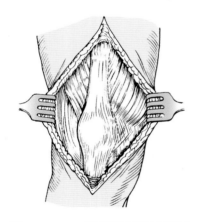

图 2-3-8-30　髌韧带切口示意图

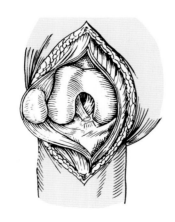

图 2-3-8-31　翻开髌骨示意图
显示前十字韧带断裂

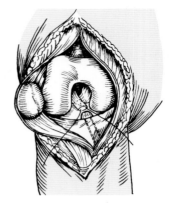

图 2-3-8-32　缝合前十字韧带示意图

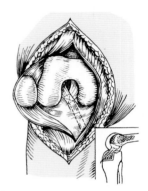

图 2-3-8-33　缝合完毕将钢丝穿出骨外示意图

3）陈旧性损伤　在治疗上伸缩性较大，对完全断裂者，影响膝关节的稳定性及制动作用，需行重建性手术或肌腱移位术等。不完全断裂者则尽量利用保守法治疗，其中尤应注意和强调加强股四头肌的肌力锻炼。

5. 膝关节后十字韧带损伤

后十字韧带损伤较为少见，但完全断裂时手术修复较为困难，尤其晚期病例，在诊治上应加以重视，争取尽早处理。

（1）致伤机制　当膝关节处于伸直或屈曲 90°时，突然来自前方的暴力，使处于紧张状态的后十字韧带撕裂。后者多见于高速行驶车辆的急刹车，前者则好发于行走或站立时来自前方的撞击（以车辆为多）。

（2）诊断　诊断依据与前者相似，后抽屉试验显示阳性结果。

（3）治疗　基本原则及具体方法与前者类

同，应力争早期治疗，尤其是需手术缝合者。不仅解剖清晰，易于识别，且疗效肯定，晚期不易继发稳定，对前后十字韧带同时断裂者可一并施术（图 2-3-8-34、35）。术式如下：当前后十字韧带同时断裂时，应先缝合修复后十字韧带，即用细不锈钢丝按 8 字形缝法缝合远端，钢丝从远端断面穿出，沿后十字韧带近侧断端的走向，用细钻头在股骨骨髁钻两个骨孔，将不锈钢丝的两端从后十字韧带近端断面穿入，通过骨孔从股骨内髁的内侧穿出，使韧带断端紧密对合，扭紧钢丝，并将韧带带断端对合处间断缝合数针，之后再依前法缝合前十字韧带。

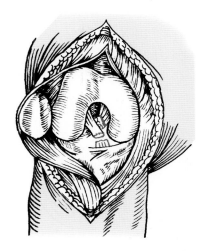

图 2-3-8-34　术中检查后十字韧带，如同时损伤可一并修复示意图

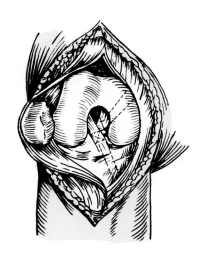

图 2-3-8-35　前、后十字韬带修复后示意图

6. 膝关节三联症

膝关节三联症指内侧副韧带及前十字韧带同时断裂，并伴有内侧半月板损伤，又称谓 O'Donghe 三联症。

（1）致伤机制　是由引起小腿外翻及外旋的暴力所致，以交通事故及足球场上为多见。此种复合性损伤，一般先引起内侧副韧带断裂，接着前十字韧带张应力升高而受损，在此基础上，内侧半月板甚易随之被撕裂，从而形成膝关节三联症（图 2-3-8-36）。

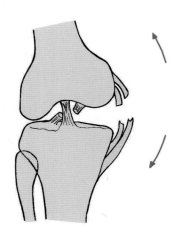

图 2-3-8-36　膝关节三联症示意图

（2）诊断主要依据

1）外伤史　多较明确。

2）临床症状　有以下表现。

① 肿胀：在全膝弥漫性肿胀的基础上，膝关节内侧伴有局限性皮下瘀血或血肿征象；

② 痛及压痛：为内侧副韧带断裂处的局部症状，内侧膝关节间隙亦多有明显压痛；

③ 特殊试验：即前抽屉试验及内侧副韧带张力试验等均为阳性；

④ X 线平片：可显示内侧关节间隙增宽（局麻后加压）及胫前髁间窝有撕脱性骨片可见。

（3）治疗　除有手术禁忌证外，原则上应尽早行韧带修补缝合术，半月板的处理应持保留态度，尽量以部分切除及缝合来代替半月板切除术，以求最大限度地保留其功能。

（二）半月板与盘状软骨损伤

半月板损伤是非常多见的膝关节损伤，尤其是在膝关节的运动损伤中半月板撕裂占据了相当的比例。随着对半月板功能及损伤与修复机制研究的深入，尤其是关节镜技术在半月板外科领域的发展，以及对传统方法切除半月板出现的膝关节晚期退变等一系列问题的重新审视，使得半月板外科成为膝关节外科中的重要内容。

1. 半月板损伤的分类

半月板撕裂的分类对医生在检查过程中作出半月板损伤的文字性诊断和对选择合理的半月板手术治疗方法，包括全切除、次全切除、部分切除以及清创缝合等具有指导意义。首先确定其分区定位（图 2-3-8-37），再确定其受损特点，尽管半月板撕裂有许多不同的分类方法，但半月板撕裂的类型基本上如图 2-3-8-38 所示。

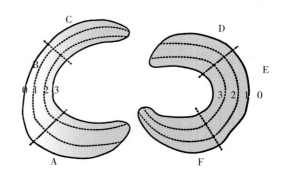

图 2-3-8-37　半月板解剖分区示意图

2. 半月板损伤的诊断

对半月板撕裂引起的膝关节内紊乱的诊断并非简单。仔细地询问病史，详尽准确的物理检查，结合站立位 X 线摄片，特别 MR 和关节镜检查，使半月板撕裂的误诊率可能保持在 5% 以下。

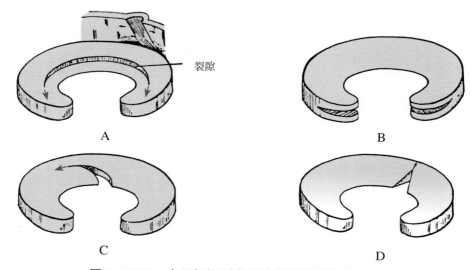

图 2-3-8-38　半月板撕裂常见的类型示意图（A~D）
A. 裂隙型；B. 水平型；C. 纵向型；D. 横裂型

（1）病史与临床表现　年轻患者较正常的半月板产生撕裂通常伴有有明显的创伤，屈膝时半月板嵌入股骨和胫骨髁之间，膝关节伸直后发生撕裂。而本身已有退变的半月板撕裂，则可能完全无法获得外伤史的主述，此类患者总是因为关节交锁或疼痛就诊。交锁通常仅发生在纵形撕裂，在内侧半月板的桶柄状撕裂中也较常见。关节内游离体和其他的一些原因也可能引起交锁。当患者无交锁症状时，诊断半月板撕裂可能是困难的。

半月板损伤后的常见临床表现包括局限性的疼痛、关节肿胀、弹响和交锁、股四头肌萎缩、打软腿以及在关节间隙或半月板部位有明确的压痛。

弹响、交锁和关节间隙的压痛是半月板损伤的重要体征，关于膝关节周围肌肉的萎缩，特别是股内侧肌萎缩，提示膝关节有复发的病废，但不能提示是何原因。

（2）物理检查

1）压痛 最重要的物理检查是沿关节的内侧、外侧间隙或半月板周围有局限性压痛。除了边缘部分，半月板本身没有神经纤维，所以压痛或疼痛是与邻近关节囊和滑膜组织的牵拉痛或局部的创伤反应。

2）操作检查 McMurray 试验和 Apley 研磨试验是最常用的操作检查方法。在做 McMurray 试验时，患者处于仰卧位，使膝关节剧烈、强有力的屈曲，检查者用一手摸到关节的内侧缘，控制内侧半月板，另一手握足，保持膝关节完全屈曲，小腿外旋内翻，缓慢地伸展膝关节，可能听到或感觉到弹响或弹跳。再用手摸到关节的外侧缘，控制外侧半月板，小腿内旋外翻，缓慢伸展膝关节，听到或感觉弹响或弹跳。McMurray 试验产生的弹响或患者在检查时主述的突然疼痛，常对半月板撕裂的定位有一定意义。膝关节完全屈曲到 90° 之间弹响，常见的原因是半月板后面边缘撕裂。当膝关节在较大的伸直位时，关节间隙有明确的弹响提示半月板中部或前部撕裂，但 McMurray 试验阴性，不能排除半月板撕裂。做 Apley 的研磨试验时，患者俯卧位，屈膝 90°，大腿前面固定在检查台上，足和小腿向上提，使关节分离并做旋转动作，旋转时拉紧的力量在韧带上，当韧带撕裂，试验时有显著的疼痛。此后，膝关节在同样位置，足和小腿向下压并旋转关节，缓慢屈曲和伸展，当半月板撕裂时，膝关节间隙可能有明显的弹响和疼痛。其他有用的试验，包括"下蹲试验"，即以重复完全的下蹲动作，同时足和小腿交替地充分内旋和外旋诱发弹响和疼痛，疼痛局限于关节内侧或外侧间隙，内旋位疼痛提示外侧半月板损伤，外旋位疼痛提

示内侧半月板损伤。此外，侧卧位利用小腿的重力挤压关节间隙，反复伸屈膝关节动作的"重力实验"对判断膝关节盘状软骨也有一定帮助。

膝关节的操作检查必须是双膝关节对照检查，以避免将膝关节生理性的弹响误作半月板损伤。

（3）X 线摄片检查 前后位、侧位以及髌骨切线位的 X 线摄片，应作为常规检查。摄片不是为了诊断半月板撕裂，而是排除骨软骨游离体、剥脱性骨软骨炎和可能类似于半月板撕裂的其他膝关节紊乱。站立位的膝关节前后位片可提示关节间隙情况，在层次清晰的 X 线片上有时能反应盘状软骨的轮廓。关节造影术是提供分析膝关节疾病的有价值的辅助措施。常用气碘双重造影技术，对有经验的医生来说，在各种应力位拍摄的造影片可以获得半月板撕裂、交叉韧带断裂等较准确的信息。由于现代 MR 等非侵入性和高准确性的检查手段，造影技术目前已较少应用。

（4）MR 和其他影像学诊断 MR 是迄今为止阳性敏感率和准确率最高的影像学检查手段。在使用 1.5 T 的 MR 机并使用肢体线圈的条件下，适当地控制检查条件，可使其对半月板、交叉韧带等结构病损的诊断准确率达 98%。对半月板撕裂的 MR 诊断根据 Lotysch-Crues 分级的 Ⅲ 度标准，即低信号的半月板内线状或复杂形状的高信号贯穿半月板的表面。其他的影像学诊断方法如膝关节高分辨率超声、高分辨率 CT 等对膝关节内紊乱的诊断也有一定帮助。

（5）关节镜术 关节镜术已被公认为是最理想的半月板损伤的诊断与外科处理手段。对半月板撕裂诊断不明的膝关节紊乱，关节镜是最后的确诊方法，但关节镜不应成为半月板撕裂的常规检查手段。只有在临床得出半月板撕裂的初步诊断之后，关节镜检查作为证实诊断并同时进行关节镜手术处理时，关节镜术才能显示其优越性。

3. 半月板撕裂的处理

（1）非手术治疗 在半月板的周围血供区

（红区）发生急性撕裂是非手术治疗的指征。对于急性损伤同时伴有慢性或反复出现的症状，以及既往有半月板损伤体征者，非手术治疗往往无效。在血管供应区内一个小的无移位或不完全撕裂，在损伤初期适当处理是能够愈合的。通过MR或应用关节镜观察到血管区内小的而稳定的急性撕裂，石膏固定3~6周后，大多数在这个固定期内能够愈合。慢性撕裂即使在血管区，不应用手术清创缝合也将不能愈合。非手术治疗对于桶柄状半月板撕裂引起的膝关节交锁的患者是不适当的。因为这种撕裂是发生在半月板的无血管部位，将不可能愈合，必须手术治疗。

临床上医生多数无法对半月板是在"红区"或"白区"的撕裂作出定位诊断，因此，即使是急性撕裂，保守治疗是否能获得愈合仍然是不可知的，但不应放弃愈合的机会。

非手术治疗的措施包括长腿石膏固定4~8周，允许患者用拐杖带石膏负重。在石膏固定中，进行股四头肌的等长训练，并在石膏去除后继续膝关节康复训练。假如非手术治疗症状复发，则说明半月板未获得愈合。非手术治疗最重要的是治疗过程中的康复训练，避免膝关节肌群的萎缩。

鉴于半月板在膝关节中的重要功能和半月板切除后对关节退变进程的显著影响，对半月板损伤的处理原则应该是尽可能地保留正常、稳定的半月板组织。因此针对半月板损伤的类型，采用个体化的手术方案包括半月板缝合、半月板部分切除、半月板次全切除和半月板全切除。此外，近年来，半月板移植术也已在临床开展并取得了短期随访的成功。

（2）关节镜下半月板手术 为了用尽可能小的创伤对半月板损伤进行有效的治疗，关节镜技术无疑是最好的选择。

由于严重半月板损伤临床上采用关节镜治疗，一般不主张采用传统的切开手术，尤其在舰船环境下，一般采用下肢外固定加功能锻炼进行治疗，待任务结束后回后方医院进行治疗。半月板切除术传统术式不再本书介绍。

六、胫骨平台骨折

胫骨平台骨折是膝关节创伤中最常见的骨折之一。膝关节遭受内、外翻暴力的撞击或坠落造成的压缩暴力等均可导致胫骨髁骨折。由于胫骨平台骨折是典型的关节内骨折，其处理与预后将对膝关节功能产生很大的影响。同时，胫骨平台骨折常常伴有关节软骨、膝关节韧带或半月板的损伤，遗漏诊断和处理不当都可能造成膝关节畸形、力线或稳定问题，导致关节功能的障碍。因而，对于胫骨平台骨折的诊断与处理是膝关节创伤外科中的重要课题。

（一）胫骨平台骨折的分类（型）

胫骨平台骨折的分类方法很多。最简单的分类方法是将平台骨折分为无移位骨折、压缩骨折及劈裂—压缩骨折，即Roberts分类（图2-3-5-39）。更详细的分类方法较多被接受的是Hohl分类法。其将胫骨髁部骨折按照骨折部位和程度分为6种类型（图2-3-8-40）。

第Ⅰ型 单纯外侧平台劈裂骨折 典型的楔形非粉碎性骨片被劈裂，向外向下移位。这种骨折常见于较年轻的没有骨质疏松患者。如果有移位，可用两枚横向的松质骨螺钉固定。

第Ⅱ型 外侧平台劈裂、塌陷骨折 平台外侧楔形劈裂骨折并伴有关节面塌陷，塌陷骨片进入关节线平面以下。这类骨折常见于老年人，如塌陷大于7~8 mm或有不稳定，大多数需要作切开复位，抬高塌陷的平台，在下方进行骨移植，骨折用松质骨螺丝钉固定，外侧皮质用

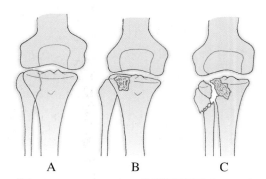

图2-3-8-39 Roberts分型示意图（A~C）
胫骨平台骨折Roberts分型：A. Ⅰ型；B. Ⅱ型；C. Ⅲ型

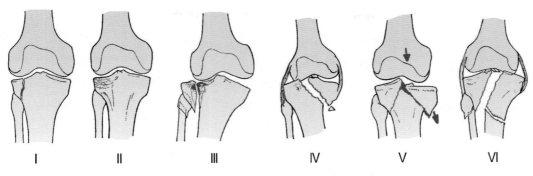

图 2-3-8-40　胫骨平台骨折 Hohl 分型示意图

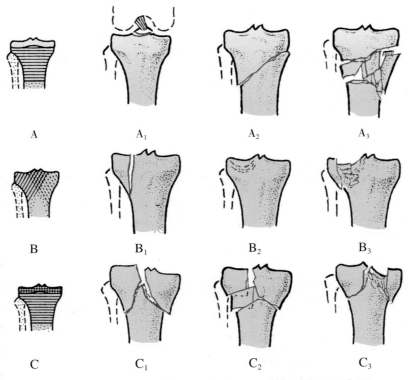

图 2-3-8-41　AO 胫骨上端平台骨折之分离及分型示意图

支持接骨板固定。

　　第Ⅲ型　单纯中央塌陷骨折　此型为单纯中央塌陷骨折，其关节面被冲击进入平台，外侧皮质骨仍保持完整，常见于遭受垂直暴力者。如果塌陷严重或在应力下显示不稳，关节骨片应抬高，并作骨移植术，然后用外侧皮质支持接骨板作支撑。

　　第Ⅳ型　内侧平台骨折　这类骨折可以是单纯楔形劈裂，也可为粉碎或塌陷骨折。胫骨棘通常也能受到影响，骨折有成角内翻倾向，需作切开复位，并用内侧支持接骨板和松质骨螺丝钉固定。

　　第Ⅴ型　双平台骨折　两侧胫骨平台劈裂，其特征是胫骨骺端和骨干仍保持连续性。两髁部可用支持接骨板和松质骨螺丝钉固定。

　　第Ⅵ型　伴有干骺端和骨干分离的平台骨折　胫骨髁部的第Ⅵ型骨折是指胫骨近端楔形或斜形骨折并伴有一侧或两侧胫骨髁部和关节面骨折，干骺部和骨干分离标志着这是一种不稳定骨折，可采用牵引治疗。如果有双髁骨折，任何一侧均可作支持接骨板和松质骨螺丝钉固定。

　　但 AO 之分类可能更为复杂，将其分为三大类，九型，即：① 关节外骨折；② 部分关节骨折；③ 完全关节内骨折，详见图 2-3-8-41。

（二）胫骨平台骨折治疗前的评价

准确地判断关节面骨折塌陷的形状和程度是非常必要的。正位、侧位及双侧斜位 X 线摄片及断层摄片对这些骨折的评价是很需要的，关节面塌陷的形状和程度用断层摄片可以较好地显示。必要时通过 CT 扫描包括三维重建技术可以获得更确切的诊断信息。胫骨平台关节面通常向后倾斜 10°~15°，正位 X 线摄片时使射线球管向足部倾斜 10°~15°能较好地显示胫骨平台（图 2-3-8-42）。

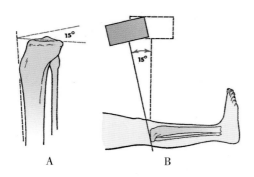

图 2-3-8-42　摄片角度要求示意图（A、B）
A. 胫骨平台的后倾角；B. 摄片投射角

要了解侧副韧带损伤的情况，可作应力下 X 线摄片。髁部骨折整复以后，韧带周围的局部反应和持续的不稳定即提示有损伤或撕裂。应力位摄片与正常膝关节作比较，可以检查韧带的完整性。不稳定常由韧带破裂、关节面塌陷或骨折片的移位所导致。据目前报道，在胫骨平台骨折中约有 10%~30%伴有韧带损伤。不管何种损伤，关节受损的情况都可能比 X 线摄片所示为广泛。一或两个交叉韧带附着的骨组织可能被撕脱，成为关节内游离骨片。半月板边缘可被撕裂，其一部或全部都可嵌入于粉碎骨片之间。因此，对平台骨折的诊断应包括完整而全面的检查。

（三）胫骨平台骨折处理的基本要求

对胫骨平台骨折处理的关键是恢复胫骨关节面和关节的稳定性。根据具体情况采用手术重建及坚强的内固定、闭合牵引下的手法整复和石膏固定等措施。仔细的术前评价和慎重地

选择治疗方案，对胫骨平台骨折处理的预后将产生直接的影响。

对无法通过保守治疗措施获得良好复位和固定的胫骨平台骨折，或伴有严重韧带损伤的病例，应考虑手术治疗方案。手术时机一般应在受伤后的 12 h 内或延迟 5~7 d 在水肿及软组织反应消失后进行。

（四）非手术疗法

对无明显移位的劈裂骨折或单纯外侧平台的轻微压缩骨折通过保守治疗可以获得良好的效果。处理步骤如下。

1. 先行复位

（1）复位前摄片　根据阅片结果决定是否需要麻醉下手法复位。

（2）复位（图 2-3-8-43）　牵引下施加内翻应力可通过外侧副韧带的牵张力使轻度压缩的外侧平台复位，通常可在膝关节腔内局麻或腰麻下进行；必要时可施行经皮的撬拨复位及使用压缩器。

2. 制动与康复

（1）制动　平台骨折复位后避免纵向压缩力是至关重要的。使用长腿石膏或使用可调节的膝关节支具在限制 ROM 的条件下避免负重 6~8 周。

（2）康复训练　康复训练应该是从受伤后就开始的训练过程。包括股四头肌的训练和晚期的 ROM 训练。

（五）手术疗法

1. 胫骨外侧平台骨折

（1）概况　胫骨外髁骨折通常由膝关节外翻而损伤，膝内侧的肌肉、韧带阻止胫骨髁和股骨髁分离，股骨外髁向下撞击于胫骨外髁负重关节面，关节面中央部塌陷进入海绵状的干骺端骨内，胫骨关节面外侧边缘向外裂开成一个或多个骨片，或纵行延伸入胫骨干骺部，形成一个较大的外侧骨片，从侧向观呈三角形，其基底部向远侧。通常此骨片由腓骨连接保持在关节平面，偶尔外髁骨折还可伴有腓骨颈部

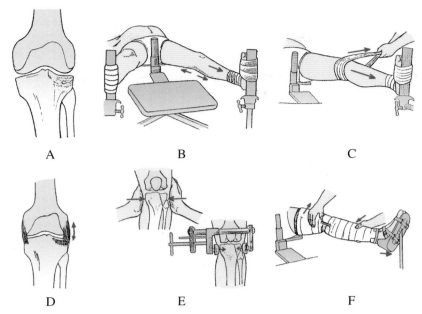

图 2-3-8-43　复位示意图（A~F）

外侧胫骨平台轻度塌陷骨折复位法　A. 外侧平台骨折；B. 双下肢外展状固定于铁马上；
C. 患膝牵拉复位；D. 骨折复位后状态；E. 用加压复位器加压复位；F. 立即用下肢石膏固定

骨折。

（2）手术方法

1）切口　起自髌骨上缘外侧 2.5 cm，S 形或弧形向后外侧到胫骨结节外侧关节线远端大约 10 cm 处（图 2-3-8-44）。

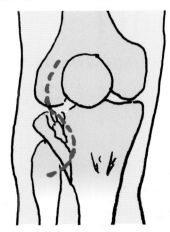

图 2-3-8-44　S 形切口示意图

2）显露腓骨头　在腓骨头前面，将外侧部皮瓣和皮下组织一起翻开，直到腓骨头和整个外侧关节面被显露。在 Gerby 结节相当于髂胫束的止点凿去一小片骨片，将髂胫束向近侧翻起，切开关节囊，如半月板没有损伤或仅有周围分离应予保留。切开半月板冠状韧带，充分显露髁部，将此韧带向股骨髁部翻转，用内翻应力显露外髁关节面。如半月板已撕裂，需作半月板切除或缝合术。为了显露外侧平台纵形骨折，在前外侧作一个倒 L 形切口，剥离伸肌起点。

3）显露骨折线　切口水平部从胫骨结节向外侧延伸约 2.5 cm，其垂直部向远侧延伸 5~7.5 cm 到胫骨嵴外侧，翻转外侧肌群，直到显露骨折（图 2-3-8-45）。

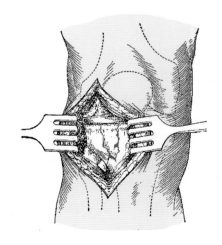

图 2-3-8-45　显露骨折线示意图

4）复位及植骨　拉开外侧骨片可看到胫骨嵴的中央部，外侧骨片可像书页一样翻开，显露塌陷的关节面及中央塌陷的松质骨，在塌陷的骨片下插入骨膜剥离器，慢慢地抬起关节面，再挤压松质骨使其复位（图 2-3-8-46）。这样就形成一个大空腔，必须填入松质骨。不同类型的植骨都可采用，全层髂骨移植具有横向皮质支持作用。用刮匙或骨膜剥离器将移植骨紧密填塞，然后再使胫骨外髁骨片与关节面骨片互相咬合，关节面外侧缘必须整复，以能支持股骨髁部。

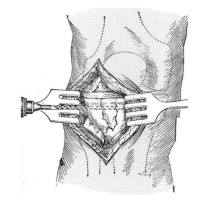

图 2-3-8-47　螺钉钻孔示意图

螺钉从外侧骨片的外方进入，钻孔方向和胫骨长轴垂直，旋向后内侧

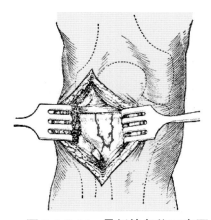

图 2-3-8-46　骨折块复位示意图

5）骨折块固定　骨片抬高整复后，用几枚小的克氏针作暂时性的固定。T 形钛板可用于胫骨髁部前外侧，其轮廓与髁部和近侧骨髁部相适合。若对合恰当，用合适长度的松质骨螺丝钉将接骨板固定于髁部并与对侧皮质相接合。

6）骨栓（加压）固定　如果骨折是由 1~2 块大骨片伴有少量粉碎或没有粉碎骨折和中央部塌陷所组成，可用螺栓、松质骨螺钉在骨片整复后作固定。如外侧皮质骨脆弱及骨质疏松，使用垫圈可防止螺钉头或钉陷入骨组织以致失去固定作用。使用具有拉力作用的螺钉非常重要，为使定位准确，使用中空螺钉固定是很好的选择。螺钉的长度必须足够，以能与对侧髁部确实衔接。螺钉从外侧骨片的外侧进入，方向和胫骨长轴相垂直，拧向后内侧（图 2-3-8-47、48）。

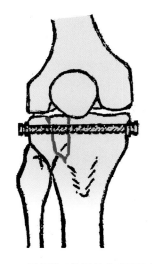

图 2-3-8-48　用螺钉或骨栓加压固定示意图

7）粉碎性骨折或平台后方骨折的处理　对于粉碎骨折或骨质疏松，应加用 T 形支持接骨板，并用松质骨螺丝钉穿过，以保证取得坚强的固定。若半月板周围有分离，应小心地与冠状韧带相缝合，然后将髂胫束复位，并用 U 形钉将它固定。如果骨折周围边缘有轻度移位及髁部中央塌陷，则在关节面远侧大约 1.3 cm 处的髁部皮质上开窗，然后在该处插入一个小骨刀或骨膜剥离器，进入髁下的松质骨区，将塌陷的关节面撬到正常平面，再用移植的松质骨或骨水泥填充缺损。亦可采用骨栓将平台加压固定（图 2-3-8-49）。

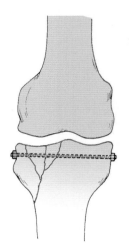

图 2-3-8-49　胫骨平台骨折骨栓钉加压固定示意图

（3）术后处理　根据固定的稳定情况，必要时将膝关节置于屈曲45°的石膏托或支具中，3~4 d 后，如创口愈合良好，可去除石膏托，作理疗和股四头肌操练，并逐步进行主动或被动活动。患者可扶杖活动，但3个月内应避免完全负重。如果半月板周围已作广泛的缝合，则需制动3周，然后再开始作功能锻炼。

2.胫骨内侧平台骨折

胫骨内髁劈裂骨折如需切开复位，撬起髁部行内固定，方法同外侧平台骨折一样，对劈裂压缩骨折和内髁蹋陷骨折应撬起骨片，填充骨缺损处，并用钛板固定。接骨板可弯曲形成胫骨干骺部和内髁的弧度，在接骨板近侧部用松质骨螺丝钉固定，远侧部用皮质骨螺丝钉固定。内髁平台粉碎性骨折少见，一旦发生多伴有内侧损伤，可选用钛板＋骨栓＋植骨等处理，详见后文。

3.胫骨髁部骨折手术中的韧带修复

因胫骨髁部骨折伴有侧副韧带和交叉韧带损伤较单纯损伤为多见，如果不治疗会造成膝关节不稳定，即使髁部骨折愈合，也会遗留晚期的关节不稳。在胫骨平台骨折的病例中，以内侧副韧带损伤最为多见，常伴有无移位的胫骨外髁骨折或部分压缩的胫骨外髁骨折。应力位X线摄片对作出诊断非常重要。如果胫骨髁间嵴骨折并有移位，应该及时手术，作复位及

内固定。内侧副韧带修复需另作切口。若韧带已修复，髁部骨折已固定，将膝关节用长腿（下肢）石膏固定，屈膝45°，直到拆线（约两周），再改用膝关节支具，允许膝关节屈曲，防止完全伸直。支具保持6周，以后再进行全范围的功能锻炼。

4.胫骨平台粉碎性骨折

胫骨近端粉碎骨折影响两侧髁部必须做手术整复。骨折通常呈Y形，伴有两侧髁部移位，骨折中间部可进入关节内髁间嵴区。

（1）手术方法

1）切口　可选用前外侧切口，起自髌骨外上方3 cm处，沿髌骨外侧及髌腱呈弧形向远侧。经过胫骨结节再向远侧延伸，其长度足以显露近侧胫骨骨干。

2）显露骨折端　鉴别髌前滑囊间隙，在其下形成皮瓣并向内、外两侧翻开，显露整个髌腱及胫骨近端，再将髌腱连同胫骨结节骨片一起向近侧翻转，显露关节内侧和外侧两个间隔。

3）复位内固定　整复关节面，用几枚克氏针作临时性固定，然后将T形钛板置于胫骨干骺部内侧，接骨板的下端置于胫骨干内侧，接骨板要有足够长度，以能达到固定的目的。在T形接骨板近侧部用几枚松质骨螺丝钉固定，远侧部用皮质骨螺丝钉固定。必要时再以一个较小的T形接骨板置于外侧，去除作临时固定的克氏针。如果半月板被保留，可将其缝合于冠状韧带。将髌腱置回原处，并使连接在韧带上的骨片塞入胫骨结节，用螺丝钉或U形钉将其固定。对严重塌陷的高龄患者，除自体髂骨、同种异体骨块外，亦可以骨水泥填充，另加拉力螺钉或骨栓钉加压固定（图2-3-8-50、51）。胫骨平台后角塌陷性骨折十分少见，主因强烈屈膝压缩暴力所致，易漏诊。对其治疗主要通过膝侧后方入路施以开放复位及内固定（图2-3-8-52）。

4）闭合切口　间断缝合关节囊，缝合皮下组织及皮肤。

（2）术后处理　将肢体置于大腿石膏托，

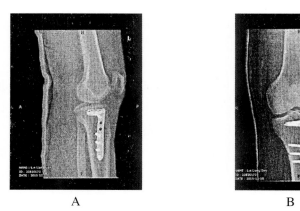

A B

图 2-3-8-50　胫骨平台粉碎性骨折开放复位 + 内固定术后（A、B）
A. 正位 X 线片显示骨折已复位，关节对位可；B. 侧位 X 线片显示平台平整

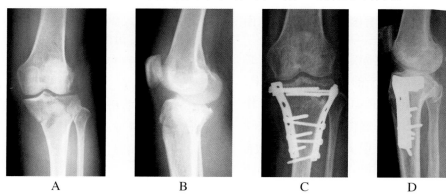

A B C D

图 2-3-8-51　胫骨平台粉碎性骨折双侧钛板螺钉固定技术（A~D）
A. B. 术前正侧位 X 线片；C. D. 开放复位 + 双侧钛板螺钉固定术后 X 线正侧位观

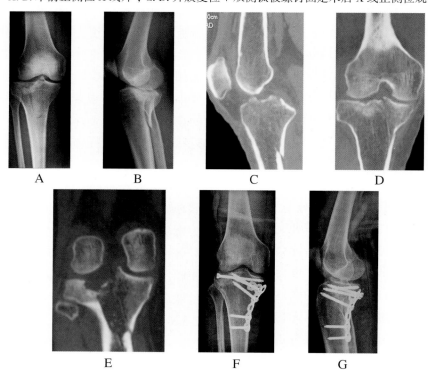

A B C D

E F G

图 2-3-8-52　临床举例（A~G）
胫骨外后方平台塌陷性骨折：A. B. 术前 X 线正侧位片；C.~E. 术前 CT 扫描；F. G. 术后正侧位 X 线片

屈膝30°，3~4d后如创口愈合良好，将膝关节置于伸直位，可开始做轻度活动。3周后如膝关节活动逐渐改善，可改用长腿支具，10~12周后才可负重活动。

5.髌骨及髂骨移植重建胫骨平台关节面

Wilson和Jacob采取髌骨切除用作胫骨平台关节面重建治疗胫骨外髁粉碎骨折，Jacob报道了13例手术经验，其结果均满意，在一般情况下膝关节不痛、稳定、伸展完全，从屈曲50°到正常。这个方法主要用于严重的髁部塌陷和粉碎骨折，但不能作为常规。

6.人工膝关节置换术

对重度且难以手术整复的关节面粉碎骨折，可预计到其关节功能丧失的病例，可视为人工膝关节置换术的相对适应证。但应根据胫骨平台骨质的缺失程度选择合适类型的假体。

7.关节镜下胫骨平台骨折的整复与固定

对于非粉碎型胫骨平台骨折，关节镜监视下的整复与固定手术可以获得理想的效果。因其创伤小、干扰轻、手术精确和良好的功能恢复，受到关节镜专业医师的推崇。通常在常规关节镜入路下观察骨折面，通过挤压、撬拨及经辅助措施，包括植骨等操作使关节面复位，经皮行克氏针固定，再以中空拉力螺钉沿克氏针固定骨块。

8.胫骨平台骨折的经皮内固定

胫骨髁部骨折如能取得满意的闭合复位，经皮插入Knowles钉或松质骨螺钉，可获得足够的固定并早期进行主动性锻炼。这个方法尤其适用于不能进行广泛手术复位内固定者，特别是老年患者，或是局部皮肤条件不好不适宜作手术治疗者。患者麻醉后经C臂X线机监视下进行手法复位，如果取得整复，再在X线电视机监视下，于骨折髁部的皮下作两个小切口，插入Knowles钉或拉力螺钉，并使之到达对侧皮质。

（鲍宏伟　钱海平）

第九节　胫腓骨骨干骨折

一、小腿应用解剖及胫腓骨骨折致伤机制、分型和诊断

（一）小腿应用解剖

1.大体解剖

小腿主由2根长管骨——胫骨和腓骨组合而成（图2-3-9-1），于两者之间有骨间膜，四周有较为丰富的肌肉组织，在肌肉与双骨之间有由筋膜组织构成的筋膜间室，内有血管、神经及肌腱等组织通过，并在症状学及诊治方面具有重要意义。此外，胫骨中下段血供易在骨折时受累而引起骨愈合延迟，应引起重视，并需采取相应措施。

（1）胫骨　胫骨是两根构成小腿骨中的主干骨。其上端为胫骨平台，与股骨下端及髌骨等形成膝关节，下端与腓骨小头一起参与踝关节的构成，胫骨体呈三棱柱形，分三缘及三面。前缘上部锐薄，中下部逐步钝圆，内外两面被前缘分隔。前缘（或称前峭）的上端为胫骨结节。胫骨内侧面、胫骨结节及胫骨前峭均位于皮下。胫骨中、下交界处较细弱，是骨折的好发部位。正常胫骨干并非完全平直，而是有一向前向外形成10°左右的生理弧度。

胫骨的营养血管，由胫骨干上1/3后外侧穿入，在致密骨内行一段距离后进入骨髓腔。胫骨干中、下段骨折时，营养血管易受伤，导

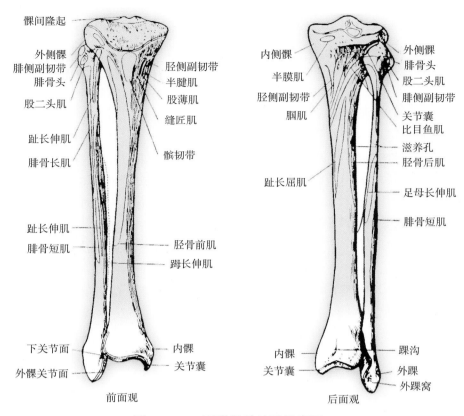

髁间隆起
外侧髁
腓侧副韧带
腓骨头
股二头肌
趾长伸肌
腓骨长肌
趾长伸肌
腓骨短肌
下关节面
外踝关节面
前面观

胫侧副韧带
半腱肌
股薄肌
缝匠肌
髌韧带
胫骨前肌
踇长伸肌
内踝
关节囊

内侧髁
半膜肌
胫侧副韧带
腘肌
趾长屈肌
内踝
关节囊
后面观

外侧髁
腓骨头
股二头肌
腓侧副韧带
关节囊
比目鱼肌
滋养孔
胫骨后肌
足踇长伸肌
腓骨短肌
踝沟
外踝
外踝窝

图 2-3-9-1　胫腓骨的外形示意图

致下骨折段供血不足，发生迟缓愈合或骨不连。腘动脉在进入比目鱼肌腱弓后，分胫前、胫后动脉，两者都贴近胫骨下行，胫骨上端骨折移位时易损伤血管，引起缺血性挛缩。

（2）腓骨　腓骨也呈三棱柱形，腓骨上中段四周均有肌肉保护，虽不负重，但有支持胫骨的作用和增强踝关节的稳定性。骨折后移位不大，易愈合。腓骨头上端外侧有腓总神经绕过，如该处骨折，要注意腓总神经有无损伤。腓骨体有支持胫骨的作用，但无明显负重作用。其下端与胫骨下端一起参与构成踝关节，为踝关节的重要组成部分。一般认为，腓骨的上、中部切除后对小腿的负重无明显影响，但下端必须保留，以保持踝关节的稳定。腓骨的滋养血管多在腓骨中、上 1/3 的后内侧及内侧，大多数只有一条。临床上常用带血管的腓骨作移植骨用。

（3）骨间膜　骨间膜为胫腓骨间的连接，骨间膜纤维行走方向由胫骨向下外至腓骨，这种纤维行走方向可以防止腓骨因过多肌肉收缩

牵引向下。踝关节背伸时，可以允许腓骨稍向上外移动，这样对踝关节的活动给予一定便利。

（4）肌肉组织　小腿共有十二块肌肉，分前侧群、外侧群和后侧群。前侧群包括四块肌肉：胫骨前肌、趾长伸肌、踇长伸肌及第三腓骨肌。外侧群包括两块，即腓骨长肌和腓骨短肌。后侧群分为深、浅两组 6 块肌肉，即浅组为腓长肌、跖肌及比目鱼肌，深组为腘肌、趾长屈肌及踇长屈肌。

2. 小腿筋膜间室（隙）

在横切面上，小腿由胫、腓骨、胫腓骨骨间膜、小腿深筋膜、小腿前外侧肌间隔及小腿后外侧肌间隔分为 4 个筋膜间室，即胫前筋膜间室、外侧筋膜间室、胫后浅筋膜间室与胫后深筋膜间室等四个筋膜间室组成（图 2-3-9-2）。其中胫前筋膜间室最为重要，室内有胫骨前肌、踇长伸肌、趾长伸肌、第三腓骨肌、胫前动、静脉及腓神经等。该间室为一四面分别被骨和筋膜所包围的锥形近乎密闭腔室，前为小腿深

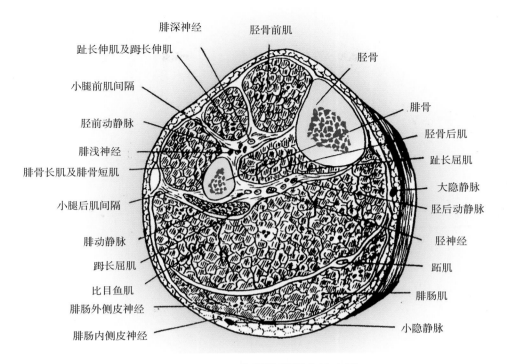

腓深神经　　　　　　　　　　　胫骨前肌
趾长伸肌及踇长伸肌　　　　　　　　　　　　胫骨
小腿前肌间隔　　　　　　　　　　　　　　　腓骨
胫前动静脉　　　　　　　　　　　　　　　胫骨后肌
腓浅神经　　　　　　　　　　　　　　　趾长屈肌
腓骨长肌及腓骨短肌　　　　　　　　　　　大隐静脉
小腿后肌间隔　　　　　　　　　　　　　胫后动静脉
腓动静脉　　　　　　　　　　　　　　　胫神经
踇长屈肌　　　　　　　　　　　　　　　跖肌
比目鱼肌　　　　　　　　　　　　　　腓肠肌
腓肠外侧皮神经
腓肠内侧皮神经　　　　　　　　　　　小隐静脉

图 2-3-9-2　小腿筋膜间室示意图

筋膜，后为骨间膜及腓骨前面，内为胫骨嵴及其外侧面，外为小腿前肌间隔，顶为上胫腓关节，下为小腿横韧带。当小腿外伤后，如骨折出血，形成的血肿，肌肉挫裂伤后肿胀，使间室内压力增高，但其周围组织不能相应扩大，类似颅骨腔及其内容物。当受到一定压力时，可造成血循环和神经机能障碍，严重者甚至发生缺血性坏死。在小腿骨折治疗中，尤其闭合性骨折的发生率较开放性者为高，必须注意防止。

3. 血管

股动脉到达腘窝后移行为腘动脉。腘动脉进入比目鱼肌腱弓后，在腘肌的下缘，分为胫前、后动脉。胫前动脉由骨间膜近侧的裂孔进入胫前间隙，沿途进入胫前各肌肉并继续向下行走，经过小腿横韧带，在踝关节和两踝之间易名为足背动脉。胫后动脉由小腿后部下行，至内踝与跟结节内侧突之间，分为足底内、外侧动脉以终。这两支血管因其行路贴近骨干，骨折时容易引起损伤。当胫骨上 1/3 骨折时，由于骨折远端向上向后移位，使腘动脉及其分叉处可能受压，可造成小腿严重缺血、坏死。此处血管的损伤，也可能造成小腿筋膜间室压力的增高，引起小腿筋膜间室综合征。

（二）致伤机制

胫腓骨不仅是长管状骨中最常发生骨折的部位，且以开放性多和并发症多而为大家所重视。约占全身骨折发生率的 13.7%，其中以胫腓骨双骨折最多，胫骨骨折次之，单纯腓骨骨折最少。胫腓骨由于部位的关系，遭受直接暴力打击、压轧的机会较大，所以开放性骨折多见。其常见的致伤机制主要有以两方面。

1. 直接暴力

指外力直接撞击所致者，多见于交通、工矿事故、地震及战伤情况下。一般多属开放性及粉碎性骨折，在治疗上问题较多。暴力多来自小腿的前外侧。骨折线呈横断型、短斜形或粉碎形，可有典型的三角形骨片出现（图 2-3-9-3）。两骨折线多在同一平面，骨折端多有重叠、成角、旋转移位。因胫骨位于皮下，如果暴力较大，可造成大面积皮肤剥脱，肌肉、骨折端裸露。如发生在胫骨中下 1/3 处骨折时，由于骨的滋养血管损伤，血运较差，加上覆盖少，以致感染率高。所以，该处骨折易发生骨的延

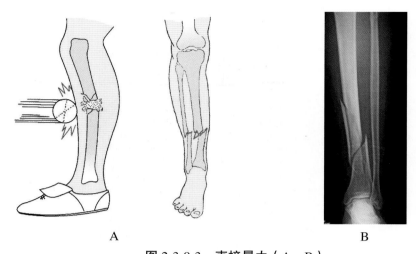

图 2-3-9-3 直接暴力（A、B）
A.示意图；B.临床举例：来自小腿内侧的直接暴力，内侧骨片大多呈三角形

迟愈合及不愈合。

2.间接暴力

主要是扭曲暴力，多见于生活及运动伤，骨折多为螺旋形或斜形，以闭合性为常见（图2-3-9-4）。如从高处坠落、强力旋转扭伤或滑倒等所致的骨折，骨折线多为长斜形或螺旋形。骨折移位取决于外力作用的大小、方向、肌肉收缩和伤肢远端的重量等因素。

（三）分型

1.依据骨折后局部是否稳定分型

一般分为以下两型：

（1）稳定型 指不伴有胫腓关节脱位的胫骨单骨折或腓骨单骨折。在胫腓骨双骨折中，至少胫骨为横形或微斜形，表明骨折复位后，断面相对稳定者，如选择手术疗法，是髓内钉内固定的最佳适应证。胫骨或腓骨横形或单折伴有胫腓关节脱位者，以及16岁以下的幼、少年骨折，甚至胫腓骨双骨折，其骨折线呈斜形、螺旋形及粉碎形者，或伴有胫腓关节脱位的胫骨非横形骨折。由于儿童肌力较弱，加之骨膜较厚，骨折后大多保持一定联系，复位后不易再移位，应视为稳定型骨折，因此在处理上与成年人有所差别（图2-3-9-5）。

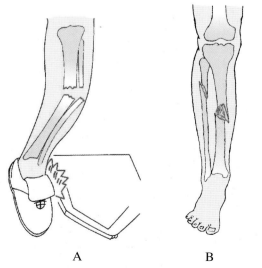

图 2-3-9-4 间接暴力示意图（A、B）
间接暴力及所致胫腓骨骨折 A.致伤时瞬间；B.骨折特点

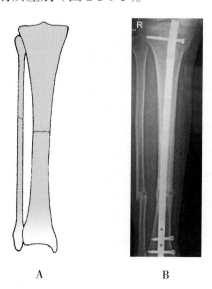

图 2-3-9-5 稳定型胫腓骨骨折（A、B）
A.示意图；B.临床举例：胫腓骨中下1/3横形骨折，为髓内钉最佳手术适应证

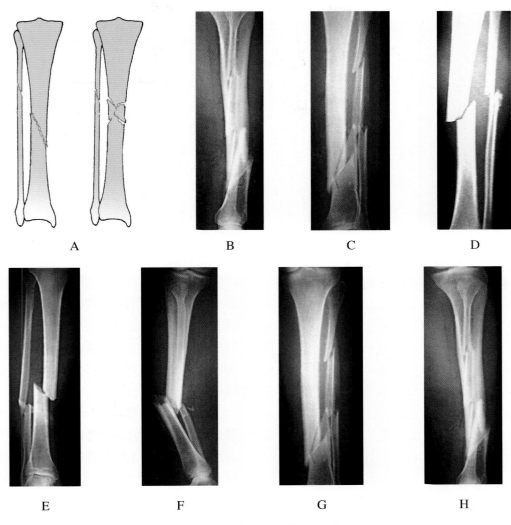

图 2-3-9-6　不稳定型胫腓骨骨折（A~H）
A. 示意图；B ~I. 临床举例（X 线平片）

（2）不稳定型　指胫腓骨双骨折，其骨折线呈斜形、螺旋形及粉碎形者，或伴有胫腓关节脱位的胫骨非横形骨折（图 2-3-9-6）。此型骨折为胫腓骨损伤治疗中的难点，其不仅暴力较重，且骨折情况多较复杂，尤其是粉碎性骨折，不仅治疗上难度较大，且易引起延迟愈合或不愈合，甚至假关节形成，从而直接影响预后。

2. 其他分型

此外，尚有依据有无创口分为开放性与闭合性。依据有无神经血管伤分为单纯型及复合型及按照骨折损伤程度分为轻度、中度和重度等，临床上均可酌情并用。Muller 的分类为内固定的使用提供依据。

3. 应力骨折

随着运动热潮的来临及军队的强化训练，特别是"魔鬼式"特种兵集训，致使此种病例逐渐增多，除足跖骨多发外，胫骨亦可发现一定比例的病例，其中以长跑、行军及舞蹈演员为多发，除 X 线上显示骨痂反应外（图 2-3-9-7~9）。

（四）诊断

诊断多无困难，但必须注意有无神经血管伴发伤，尤其是是否伴有肌间隔症候群，创口的详细情况和污染程度的估计等均应全面加以考虑。

1. 外伤史

胫腓骨骨折多为外伤所致，如撞伤、压伤、

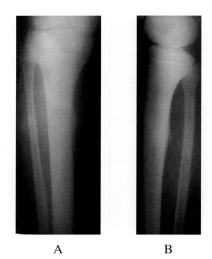

A   B

图 2-3-9-7　应力骨折之一（A、B）
行军后出现的胫骨应力骨折正侧位 X 线片

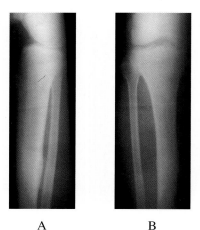

A   B

图 2-3-9-8　应力骨折之二（A、B）
中长跑运动员的胫骨应力骨折正侧位 X 线片

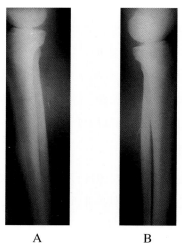

A   B

图 2-3-9-9　应力骨折之三（A、B）
双侧胫骨应力骨折侧位 X 线片

扭伤或高处坠落伤等，应全面加以了解，包括致伤机制等，以判定有无伴发小腿以外的损伤，并询问有关小腿以外的损伤，尤其应尽早发现头颅胸腹伤。对小腿局部应了解有无被挤压或重物压砸情况，以判定小腿肌群受损情况，此对早期发现肌间隔症候群至关重要。

2. 临床表现

（1）临床症状　胫骨的位置浅表，局部症状明显，包括伤肢疼痛并出现肿胀，局部有压痛并出现畸形等。一般情况下诊断并不困难。在诊断骨折的同时，要重视软组织的损伤程度。胫腓骨骨折引起的局部和全身并发症较多，所产生的后果也往往比骨折本身更严重。尤应注意有无重要血管神经的损伤，当胫骨上端骨折时，特别要注意有无胫前、后动脉及腓总神经的损伤。并要注意小腿软组织的肿胀程度，有无剧烈疼痛，以判定有无小腿筋膜间隙综合征的可能。

（2）肢体局部体征　小腿肢体的外形、长度、周径及整个小腿软组织的张力，小腿皮肤的皮温、颜色，足背动脉的搏动，足趾的活动、有无疼痛等。此外，还要注意有无足下垂等。正常情况下，足踇趾内缘、内踝和髌骨内缘应在同一直线上，并与健肢对比，胫腓骨折如发生移位，则此正常关系丧失。

（3）特殊检查　疑及血管损伤时，可作下肢血管造影、CTM、MRA 或数字减影血管造影（digital subtraction angiography）检查，以明确诊断。此外，超声血管诊断仪也是一种较为简便的无创伤性检查项目，可用于临床。

凡疑及腓总神经损伤，均应作肌电图或其他无损伤性电生理检查。

3. 影像学检查

小腿骨折要常规作小腿的正侧位 X 线摄片，如发现在胫骨下 1/3 有长斜形或螺旋形骨折或胫骨骨折有明显移位时，一定要注意腓骨上端有无骨折。为防止漏诊，一定要加拍全长的胫腓骨 X 线片。对单纯小腿骨折，一般无需 CT 或 MR 检查。

二、胫腓骨骨干骨折的治疗

（一）基本要求

对小腿骨折的治疗目的主要是恢复小腿的承重机能，因此、除了需要恢复小腿的长度，对骨折断端的成角与旋转移位应同时予以完全纠正，以免影响日后膝、踝关节的负重功能和发生创伤性关节炎。对成年病例，应注意患肢的短缩不能超过 1 cm，成角畸形的角度不宜超过 15°，上下两骨折端对位至少应在 2/3 以上。并根据骨折类型的不同而采取相应的治疗方法。与此同时，尚应遵循骨折总论中所提出的要求，并注意双侧下肢的对称与美观。

（二）稳定型骨折的治疗

为使临床医师易于掌握，在治疗方法选择上一般按分以下 3 种类型进行操作。

1. 胫骨或腓骨单骨折、不伴有胫腓关节脱位

此种骨折由于另一根未骨折的骨骼起内固定作用，较为稳定；因此在治疗上可采用下肢石膏固定。视部位不同固定的时间不相同，胫骨上 1/3 时间较短，6~8 周即可。中、下 1/3 处则较长，以防不愈合，一般多在 10 周以上。对有侧方移位者，可通过手法矫正。一般侧方移位均较轻，移位明显者，应仔细检查有无胫腓关节脱位。仅个别病例因各种原因有强烈要求施术时方可行手术疗法。

2. 16 岁以下儿童骨折

大多系青枝骨折者亦有双侧完全骨折，包括斜形及粉碎性骨折，但其肌力较弱，周围骨膜较厚，将其复位后不易再移位。可于伤后早期麻醉下行手技复位，再以下肢石膏功能位固定。在石膏成形时，予以加压塑形，并注意小腿骨骼的向外及向前的生理弯曲。视年龄及骨折情况不同，石膏固定时间 4~8 周不等。

3. 胫骨呈横形或微斜形的胫腓骨双骨折或伴有胫腓关节脱位

复位后，由于胫骨双侧断端相嵌呈稳定状，故早期麻醉下手技复位后可立即行下肢石膏固定。5~7 天肿胀消退后更换石膏，并注意向移位相反方向加压塑形及维持正常的小腿曲度。于石膏固定期间应定期拍片观察，当发现有成角移位时（主要由于重力作用易向后成角），应及时行石膏楔形切开矫正之。此种情况大多发生于石膏固定后 5~10 天左右。但由于当前高效社会的出现，人们对时间观念的加强，因此不少患者要求早日下地并参与工作等，在此情况下亦可选用内固定术。

单纯上胫腓关节脱位者亦属于稳定性骨折，在处理上仍应强调解剖对位。

（三）不稳定型骨折的治疗

主指胫腓骨斜形、螺旋形或粉碎性双骨折，或合并有胫腓关节脱位之胫骨斜形、螺旋形及粉碎性单骨折者，其治疗方法较多，但归纳下来不外乎以下 3 类。

1. 非手术疗法

（1）病例选择　随着开放复位及内固定技术所引起的诸多并发症与后遗症等问题；近年来非手术疗法又被人们所注意，一般选用骨牵引复位及石膏固定。

（2）具体操作步骤

1）骨牵引　麻醉下先行跟骨牵引术，在操作时应注意史氏钉位置不可偏斜，以防因牵引力的不平衡而影响复位。

2）手技复位　可在下肢螺旋牵引架上，利用骨牵引的同时行手法复位，并以小腿石膏托固定，维持对位。

3）持续骨牵引　将患肢置于勃朗氏架上持续牵引 3~4 周，重量为体重之 1/14，一周后测量肢体长度、或 C 臂 X 线透视或拍片，如短缩移位已矫正，可将重量递减。一般病例牵引 3 周，开放性及粉碎性者则牵引 4 周，以使骨折断端纤维粘连。

4）再次复位及更换下肢石膏　对位满意者可直接换下肢石膏固定，并再次塑形。有移位者，需在麻醉下再次手技复位，主要纠正侧方及成角移位，并换下肢石膏制动。术毕立即

拍片,有成角或旋转移位者,24 h后将石膏切开矫正之。

5)摄片复查　两周后再次摄片,如有向后成角时,应酌情更换下肢石膏或作楔形切开(图2-3-9-10、11)。石膏持续固定8~12周,达临床愈合后,方可拆除。

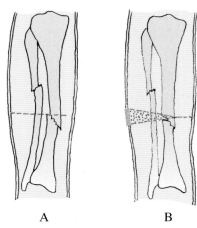

图 2-3-9-10　小腿石膏正位楔形切开示意图(A、B)
A. 正位楔形切开前 ; B. 同前,切开复位后

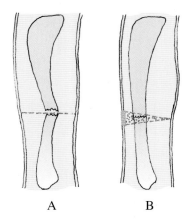

图 2-3-9-11　小腿石膏侧位楔形切开示意图(A、B)
A. 侧位楔形切开前 ; B. 同前,楔形切开后

(3)功能锻炼　于石膏固定期间,应嘱患者做股四头肌静止运动及下肢抬高活动,每日3次,每次不少于50下,并不断活动未固定的足趾。拆石膏后应加强膝、踝关节的功能锻炼,以促使其功能恢复。必要时,可辅以理疗、水疗或蜡疗等。

于跟骨牵引过程中亦可以夹板代替小腿石膏,有利于踝关节的功能活动,但需每日定期检查,并随时加以调整,否则易引起意外,应予注意。

2.手术疗法

指切开复位以及内固定术。

(1)病例选择　主要包括以下情况 :

1)多段骨折　难以利用牵引达到复位目的 ;

2)手法复位失败　多因骨折端软组织嵌顿而难以达到理想对位目的 ;

3)合并血管神经损伤　需行探查术,可同时施术将断端复位及内固定 ;

4)同侧肢体多处骨折　为避免相互牵制及影响,以开放复位 + 内固定为多选 ;

5)开放性骨折　于清创术同时证明创口局部干净、条件较好、感染机会少者,亦可酌情行内固定术。

(2)术式选择　主要有以下 3 类。

1)髓内钉固定　较为多用,包括 Ender 钉、V 形钉、矩形钉及交锁髓内钉(图 2-3-9-12)等均可选用。目前大多学者采用交锁髓内钉。

2)钢丝结扎　因环状结扎易引起血供障碍,故仅用于长斜形或螺旋形骨折者。钢丝以新型锁丝为宜,由于其结扎后易松动,应有配套的锁定装置。

3)钛板螺钉固定技术　由于胫骨表浅,血供欠佳,因此早年的钢板螺钉技术大多由于各种并发症而遭人反对,目前由于钛板较薄,加之采取小切口经皮插入技术,亦可酌情选择(图 2-3-9-13)。

4)其他　尚可酌情选用长螺钉及骨搭钉等,视骨折块具体形态及对位情况而定。加压钢板曾风行一时,但其所暴露出来的问题已使大家兴趣锐减,以不用、少用为好。对骨缺损者,除术时采用自体植骨技术外,亦可采用 Osteoset 等生物骨材料。

(3)注意事项

1)尽量少破坏血供　胫腓骨血供较差,尤其是中、下 1/3 段,在施行开放复位及内固定过程中,应尽少对周围骨膜或附着的肌肉剥离,以求更多地保留血供。

2)碎骨片不可随意摘除　特别是开放性

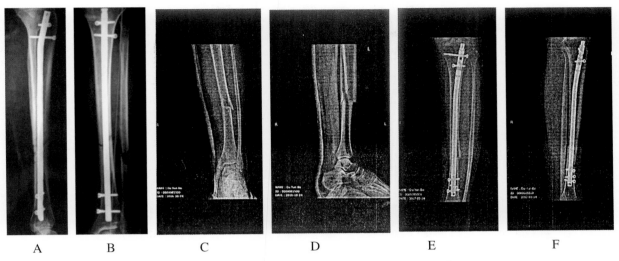

A B C D E F

图 2-3-9-12 胫腓骨折静力髓内定固定术（A~F）

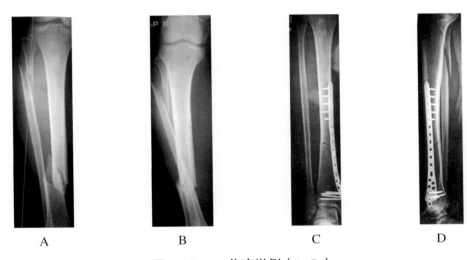

A B C D

图 2-3-9-13 临床举例（A~D）

旋转暴力所致胫腓骨不稳定型骨折钛板螺钉技术临床病例 （A~D）例 1 A.B. 胫腓骨骨折（胫骨骨折位于中下 1/3，腓骨在上 1/3），术前 X 线正斜位片；C.D. 术后 X 线正侧位片，下肢力线恢复

损伤，应在预防感染情况下，尽可能多地保留碎骨片，尤其是与软组织相连时，应尽量保留，否则易因骨缺损而形成骨不连后果。

3）附加必要的外固定 此不仅有利于创伤的修复，且对不确实的内固定也起到辅助固定作用。除非是坚强内固定，外固定一般多需持续到临床愈合阶段，切勿大意。

4）关节尽早进行功能活动 除股四头肌静力运动及直腿抬高锻炼外，如内固定较确实，可早日，或间断除去外固定（可改用石膏托等）进行关节活动。

3. 框架式外固定架

前几年开展较多，但并发症明显高于前两种疗法，故适用范围多局限于胫腓骨粉碎性骨折及伴有创面的开放性骨折，尤其是皮肤状态不佳需进一步处理者。此种方式有利于对创面的换药、观察及对皮肤缺损的修复等（图 2-3-9-14、15）。

（四）开放性胫腓骨骨折的处理

开放性骨折时，尤其是自外向内的外源型，其伤口污染多较严重、伴有软组织损伤或缺损、骨折端外露甚至缺失，感染和骨不连的发生率

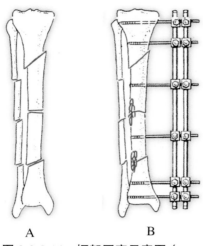

图 2-3-9-14　框架固定示意图（A、B）
小腿多段骨折框架固定　A.固定前；B.固定后

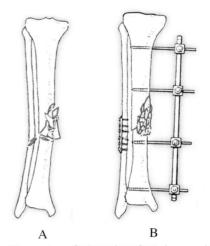

图 2-3-9-15　框架固定示意图（A、B）
腓骨钛板螺钉技术+胫骨框架固定　A.固定前；B.固定后

高。严重的小腿开放性骨折，发生深部感染可达 33.33%，骨不连接者为 45.10%，二期截肢率达 27.45%。因此，处理开放性胫腓骨骨折时，软组织的处理十分重要。其基本处理方法是通过清创术，将开放性骨折变成闭合性骨折，然后按闭合性骨折处理，但清创术一定要到位。具体应注意以下几点。

1. 严格清创术的基本原则与要求

由于胫腓骨表浅，污染多较明显，加之血供较差等而使感染率增高。因此更应遵照清创术的基本原则与操作程序进行，切忌简单行事，更不可单纯包扎处理。

2. 闭合创口

应尽可能一期闭合创口，尤以胫前部开放性骨折。对局部皮肤缺损或张力较大者，尽可能利用减张切开、皮瓣转移、交叉皮瓣或皮瓣转移+植皮等措施来消灭骨端外露。对已超过 8 h、或污染严重者，则只好留待二期处理。

3. 大剂量应用广谱抗生素

自术前即开始使用，一般多为青霉素钠盐，每天 400~800×10⁴ 单位分 2 次或 4 次肌注或静脉滴入，同时肌注链霉素 0.5 g，每天 2 次。有感染可能者应加大用量，或使用第二代、甚至第三代抗生素。总之应尽全力避免骨折处感染的发生与发展。当然，最为重要的仍是合乎要求的清创术与引流。

4. 对内源性开放骨折亦应重视

自内向外的内源型小腿开放性骨折，在发生骨折断端由内向外戳出时的一刹那间，如果直接与泥土、污染河水等相接触，而后骨端又缩回皮下，外观上裂口不大，但可引起与外源性损伤相类同的伤情。需对骨端彻底清创后方可作进一步的处理。

三、复杂性胫腓骨骨干骨折的手术技术

（一）非锁定接骨板固定技术

有移位的不稳定胫骨干近端和远端 1/3 骨折，采用传统非锁定接骨板固定治疗是比较好的选择，特别当难于插入髓内钉或者要求精确的解剖复位时（图 2-3-9-16、17）。

然而，对于软组织严重受损或者有缺损的患者，接骨板固定是禁忌的。因此接骨板表面应该有健康的软组织覆盖；建立稳定的骨—接骨板结构，允许有效愈合，使用接骨板时不要过多剥离骨膜和软组织。

1. 外科解剖复习

胫骨很适合于接骨板固定，特别是沿着其内侧皮下组织表面，接骨板不会有干扰骨血供的危险。此外，内侧的平整表面使接骨板容易塑形。

胫骨外侧表面亦可使用接骨板，但是需要

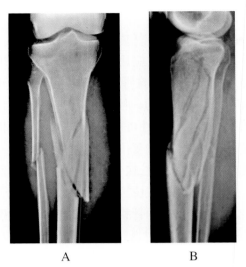

图 2-3-9-16　不稳定型之一（A、B）
有移位的不稳定型胫骨干近端骨折X线片
A. 正位X线片；B. 侧位片

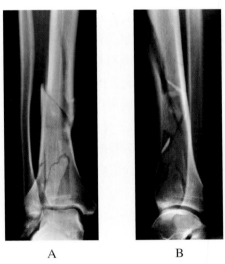

图 2-3-9-17　不稳定型之二（A、B）
有移位的不稳定胫骨干远端1/3骨折X线片
A. 正位X线片；B. 侧位片

分离肌肉和当心血管神经损伤，且要求接骨板更好地塑形。

2. 术前准备和切口

胫骨非锁定接骨板包括窄的DCP4.5接骨板和LC-DCP4.5接骨板。患者仰卧在普通的适合透射X线的手术床上。标准切口为沿胫骨嵴外侧1~2 cm（特殊情况下可沿内侧，图2-3-9-18）。

胫骨近端和骨干中间区域切口是直的，而

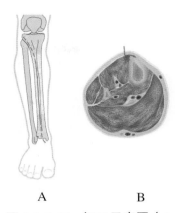

图 2-3-9-18　切口示意图（A、B）
A. 标准切口为沿胫骨嵴外侧1~2 cm（特殊情况下可沿内侧）；B. 局部解剖横断面观

向远端呈轻微弧形转向内踝。切口将直达深筋膜而无需分离皮下组织。必须避开胫骨前方的腱旁组织。骨折间隙水平的骨膜要被剥离，但仅限于清理骨折端和判断骨折复位所必须的范围之内。此外接骨板将被置于未剥离的骨膜的表面，例如窄的LC-DCP4.5与骨的微小接触是被设计用来保存骨膜血供的。

胫骨外侧入路和内侧入路是相同的。覆盖在肌肉上的筋膜可在远离胫骨嵴数毫米处切开，留下边缘，以便于以后再缝合。为了放置接骨板，可将肌肉从胫骨上轻柔地剥离。

3. 复位技术

正确复位技术的选择可能是固定手术中最重要的部分。无论通过直接还是间接的方式，目的是得到小腿轴线在各个平面的良好对合，包括旋转，为了不危及骨折碎片的自身血供，整复的操作必须轻柔而微创。

对于一个简单的骨折形式，例如螺旋形、斜形、弯曲或带螺旋楔形骨片，直接的解剖整复后应该按照传统的AO原则，采用碎片骨间拉力螺钉加压的接骨板固定方法（图2-3-9-19）。

在复杂的粉碎骨折（C型），不要求精确的复位，用最小显露和间接复位技术（生物型或桥式接骨板，图2-3-9-20），接骨板仅仅桥接骨折区域，但目前建议C型骨折使用LCP（locking compression plate）固定（见锁定接骨板）。必须恢复肢体的长度，纠正旋转和对线不良。

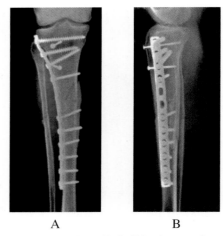

图 2-3-9-19 临床举例（A、B）
采用碎片骨间拉力螺钉加压的接骨板固定方法：
A. 正位 X 线片；B. 侧位 X 线片

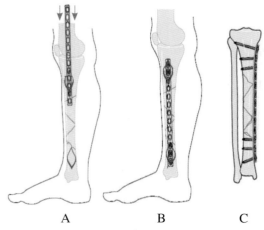

图 2-3-9-20 小显露技术示意图（A~C）
复杂的粉碎骨折，选用小显露和间接复位内
固定技术具有损伤小等特点

4. 内植物的选择

胫骨干骨折最常使用窄的 DCP4.5 或者 LC—DCP4.5 接骨板。标准的接骨板固定要求在骨折的任何一边至少有 6 层皮质的固定。不应使用阔接骨板，因为它们太硬而且体积太大。小接骨板（DCP3.5）偶尔适用于胫骨远端，但是作为单个内植物使用不够坚强，6 层皮质原则仍然适用。

目前趋向使用长接骨板（8~10 孔），但不必固定每一个钉孔。如果能够保证螺钉间隙分开，且固定在质量好的骨上，骨折线两端各用两到三枚螺钉就足够了。使用更多的螺钉没有

错，但可能不必要。

5. 外科治疗技巧和提示

经皮接骨板的应用是近期被认为传统的 0 RIF 技术的另一种选择。接骨板放置前，正确的轴向对线是必须的。胫骨远端骨折的，间接复位和进一步的稳定性可能通过腓骨的接骨板固定来完成。必须精确复位，否则将导致胫骨对线不良。一旦骨折复位，接骨板塑形后放置在胫骨，引入接骨板的切口或位于骨折近端，或位于骨折远端。用一个锋利的骨膜剥离子，准备一个引入接骨板的隧道，通过透视控制他们的正确位置，随后螺钉通过小切口打入（见图 2-3-9-20）。

6. 术后处理

肢体抬高，踝关节置于 90°，维持 5~7 天，或者直到恢复主动的背屈活动。在理疗师的帮助下，鼓励踝关节和膝关节的主动活动。当水肿消退后，即可允许起床足尖负重（0~15 kg），否则肢体需要用短腿支具或石膏保护。4~6 周可逐步增加负重，根据原来的骨折类型、影像学和临床的随访，术后 10~12 周可以达到完全负重。6 周和 12 周应复查 X 线片。骨痂是骨折修复的标志，采用桥式接骨板，术后骨痂常见，而以绝对稳定为目的的切开复位内固定病例，骨痂不会出现。

7. 失误和并发症

胫骨骨折的治疗中，接骨板固定术后最为重要的是获得一个愈合良好的软组织覆盖，特别是对不良处理最为敏感的皮肤。为避免皮肤问题，需要手术的正确时机、微创的软组织处理技术和伤口的无张力缝合。无创的缝合技术同样是必须的。

（二）锁定接骨板固定

1. 概述

锁定接骨板的出现是一次内固定材料学的革命。锁定螺钉的螺帽有螺纹，而接骨板上螺孔亦有螺纹（图 2-3-9-21），通过螺帽可使螺钉锁定在接骨板上，使接骨板和螺钉形成一个角稳定的系统，接骨板不必和骨皮质接触，不需切开和剥离骨膜，故锁定接骨板又可称之为内固定支架。而传统的接骨板是螺钉将接骨板压

在骨皮质上，依靠接骨板和骨皮质之间的摩擦力来固定（图2-3-9-22），一旦螺钉松动，内固定就容易失败。另外，锁定接骨板可以单皮质固定，可自攻或自钻自攻，使操作简便，创伤减少，手术时间缩短。除LISS（limited invasive stability system）外，大部分的锁定接骨板LCP（locking compression plate）具有锁定螺钉和加压螺钉联合孔，可根据术中情况选择使用锁定螺钉或普通螺钉。

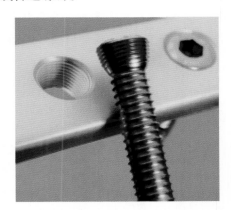

图2-3-9-21　锁定螺钉模型图

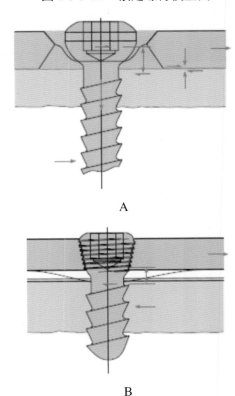

A

B

图2-3-9-22　传统螺钉与锁定螺钉示意图（A、B）
A. 传统螺钉；B. 锁定螺钉

锁定接骨板经胫骨外侧入路和内侧入路是相同的，无需切开和剥离骨膜。外侧可经肌下入路，如LISS可在胫骨外髁作小切口，后经肌下插至骨折远端，内侧可经皮下插入，如普通LCP或干骺端LCP或胫骨远端解剖型LCP都可经小切口皮下插入至骨折另一端。

2. 复位技术

复位一般通过间接的方式闭合复位或行有限切开直接复位，使小腿轴线在各个平面得到良好对合，并纠正旋转，尽可能避免骨折碎片的自身血供。目前趋向使用长接骨板（8~13孔），但不必固定每一个钉孔。如果能够保证螺钉间隙分开，且固定在质量好的骨上，骨折线两端各用2~3枚锁定螺钉就足够了。

对于一个简单的骨折，例如螺旋形、斜形、弯曲或者带螺旋楔形骨片的，要求按照传统的AO原则直接的解剖整复后，两侧各使用2~3枚锁定钉固定，但紧靠骨折两端的螺钉孔应使用普通皮质骨螺钉固定或空缺，以免应力过于集中而导致接骨板断裂（图2-3-9-23）。

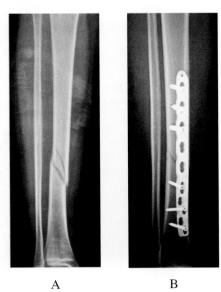

A　　　　　　B

图2-3-9-23　临床举例（A、B）
对于一个简单的骨折，要求解剖复位，两侧各使用2或3枚锁定钉固定，紧靠骨折两端的螺钉孔应使用普通皮质骨螺钉固定或空缺，以免应力过于集中而导致接骨板断裂：A. 术前；B. 术后

复杂的粉碎骨折不要求精确的复位，用最小显露和间接复位技术，接骨板仅仅桥接骨折

区域，两侧各使用 2~3 枚锁定钉固定。必须恢复肢体的长度，纠正旋转和对线（图 2-3-9-24）。

3. 内植物的选择

胫骨近 1/3 骨折，累及或不累及关节面，最常使用 LISS 固定。胫骨近 1/3 的简单骨折（A 型和 B 型），亦可使用 L 型 LCP 或干骺端 LCP（图 2-3-9-25）。胫骨中 1/3 的骨折，可使用普通 LCP。胫骨远 1/3 的骨折，累及或不累及干骺端，可使用胫骨远端解剖型 LCP（图 2-3-9-26）。不累及干骺端的胫骨远 1/3 的骨折，亦可使用干骺端 LCP。

4. 外科治疗技巧和提示

经皮接骨板的应用需要术者有在间接复位技术方面的实践和经验（用大的牵引器或外固定支架）。接骨板放置前，正确的轴向对线。胫骨远端骨折间接复位和进一步的稳定性可能通过腓骨的接骨板固定来完成。胫骨锁定接骨板一般不需塑形，引入接骨板的切口或位于骨折近端，或位于骨折远端，准备一个引入接骨板的隧道，将锁定接骨板沿隧道插入，可先用一枚或两枚皮质骨螺钉将锁定接骨板临时固定于胫骨，通过透视确认锁定接骨板处于正确位置，

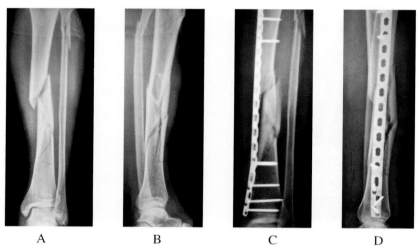

A　　　　　B　　　　　C　　　　　D

图 2-3-9-24　临床举例（A~D）

在复杂的粉碎骨折，不要求精确的复位，用最小显露和间接复位技术，接骨板仅仅桥接骨折区域，两侧各使用 2 或 3 枚锁定钉固定。必须恢复肢体的长度，纠正旋转和对线：A.B. 术前正侧位 X 线片；C.D. 同前，术后 X 线片

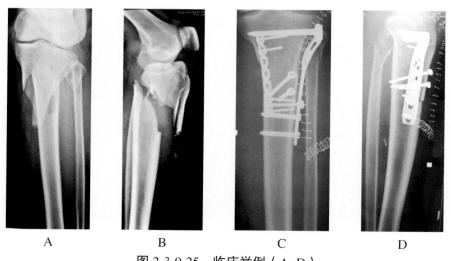

A　　　　　B　　　　　C　　　　　D

图 2-3-9-25　临床举例（A~D）

胫骨近 1/3 的简单骨折（A 型和 B 型），亦可使用 L 型 LCP 或干骺端 LCP：A.B. 术前正侧位 X 线片；
C.D. 同前，术后 X 线片

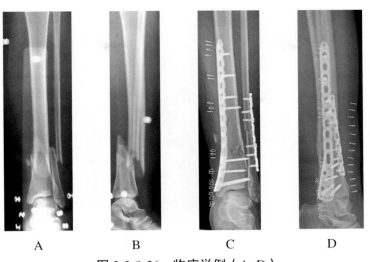

图 2-3-9-26　临床举例（A~D）
胫骨远端解剖型 LCP 临床应用：A.B. 术前正侧位 X 线片；C.D. 术后正侧位 X 线片

随后锁定螺钉通过小切口打入。

5. 术后处理

术后第二天即可开始膝关节和踝关节主动的伸屈活动。与使用非锁定接骨板相同，当水肿消退后，即可允许起床足尖负重（0~15 kg）。4~6 周可逐步增加负重，根据原来的骨折类型、影像学和临床的随访，术后 10~12 周可以达到完全负重。6 周和 12 周应复查 X 线片。

（三）髓内钉固定

1. 指征

大部分闭合性的胫骨中段骨干骨折（图 2-3-9-27），髓内钉治疗是有指征的，是较好的选择。它同样适用于有足够的软组织覆盖的开放性骨折。在干骺端骨折，髓内钉很难控制和维持小骨片的正确对线，所以在这种情况下更多地选择接骨板，但如果软组织条件较差，使用接骨板可能导致灾难性的后果。此时可应用髓内钉辅以阻挡钉（blocking screw）进行治疗（后述）。

扩髓的髓内钉适合于闭合性骨折，允许采用大直径、坚强的髓内钉，提供更多机会的无干扰愈合。实心钉被称为"非扩髓髓内钉"，目前其使用比外固定支架更普及，常作为许多开放性胫骨骨折首选的内植物。

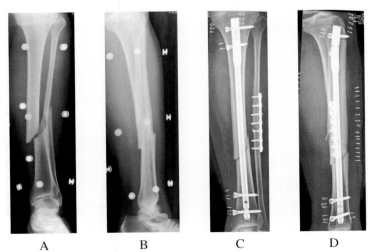

图 2-3-9-27　临床举例（A~D）
髓内钉用于治疗小腿骨折典型病例：A.B. 术前正侧位 X 线片；C.D. 同前，术后正侧位片

265

2. 术前计划

根据外科医生的爱好和经验，患者可放置在骨折床上或透 X 光的手术床上。腿部铺巾使

之能自由活动。大腿下放置一个支架，或者完全屈曲膝关节（图 2-3-9-28）。踝关节处远端横锁钉的手术切口部位应很好显露。

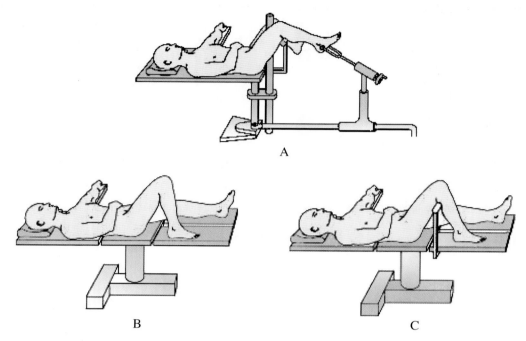

A

B   C

图 2-3-9-28　骨折床上或透 X 光的手术床上示意图（A~C）

对于不扩髓的带锁髓内钉，为了选择一个正确的直径，必须仔细测量髓腔的尺寸，仔细测量实心钉长度。如果没有可用于直接测量的导引钢丝，可以用标尺代替。

3. 外科解剖和入路

因为近端进钉点在矢状面上与髓腔不在一条直线上，精确的位置可根据钉的设计和硬度而变化。因此必须仔细研究并采用所推荐的不同种类髓内钉的进钉点。通常在额状面上关节外的进钉点必须与髓腔中心轴一致，特别是当髓内钉近端臂较短的时候。偏心性插入将导致近端骨片的内翻或外翻倾斜。

最安全的切口应是在髌韧带轴线上的直切口，中间劈开，并小心向两侧牵开。一些学者为不影响髌韧带而选择髌韧带内侧切口（图 2-3-9-29）。如果不在透视控制下，可能会导致错误的进钉点。当胫骨向外侧移位时，为保证正确插入近端骨折，可选择髌韧带旁的外侧切口。

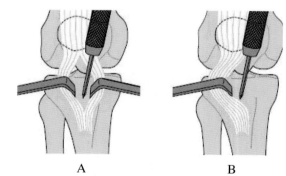

A   B

图 2-3-9-29　安全切口示意图（A、B）
A. 分开髌韧带；B. 牵开髌韧带

横锁螺钉通常被从内侧面或从前后向插入。在远端横锁时容易损伤隐静脉和神经。

4. 复位技术

胫骨骨干骨折可以用多种方式达到整复，包括卧于骨折床上，徒手，用一个经皮钳、一个大的牵引器或一个很宽的止血带协助整复。骨折床提供了非常好的肢体控制和 X 线机球管

的接近。往往在徒手牵引下，扩髓钻或髓内钉能够顺利通过骨折断端，使骨折达到满意复位（图2-3-9-30）。有时可不需要牵引，经皮放置尖的复位钳，或用很宽的止血带协助钉的插入复位或维持骨折块位置。在充气的止血带下可以不扩髓。使用不扩髓的实心钉时，钉子插入时预先良好的轴线对位是十分重要的，因为相对较细的髓内钉不能像使用通用胫骨髓内钉的病例那样自动完成骨折复位。有些短缩，特别是在不新鲜的骨折病例中，用牵引器来恢复长度最为有用（图2-3-9-31）。此外，要注意防止膝内翻或膝外翻。

最困难的是决定正确的旋转。其关键在于

在X线片上使两端皮质厚度相匹配。正确位置上骨折尖端的放置，确保皮肤张力线没有"扭曲"。在严重的粉碎骨折病例中，可准备对侧肢体的使之在术中能够比较长度和旋转情况。

5. 阻挡钉的使用

干骺端骨折，髓腔较大，髓内钉和髓腔壁缺乏有效的接触，髓内钉可能很难控制和维持小骨片的正确对线，在开放性骨折使用"非扩髓髓内钉"时，髓内钉的直径较小，同样髓内钉和髓腔壁缺乏有效的接触，从而可能使骨折的固定缺乏足够的稳定性。1999年krettek等提出了阻挡钉的概念，采用髓内钉治疗辅以阻挡钉技术，以促进骨折复位和维持复位（图2-3-9-32），主要应用于干骺端骨折、髓腔和髓内钉不匹配的骨折；例如：胫骨干骺端骨折或髓腔和髓内钉不匹配，髓内钉固定后仍然缺乏足够的稳定性，容易发生畸形，阻挡钉的应用能纠正畸形，并维持钉－骨界面的稳定性。阻挡钉使髓内钉避免沿横锁钉侧滑，使钉－骨形成三点接触界面，明显加强了骨折端的稳定性，从而有利于骨愈合。

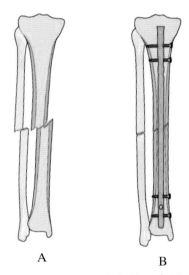

图 2-3-9-30　髓内钉固定复位示意图（A、B）
A. 术前；B. 术后

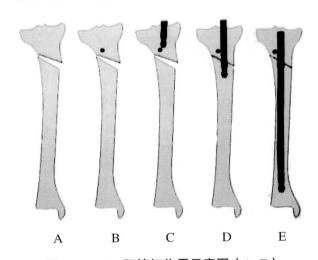

图 2-3-9-32　阻挡钉作用示意图（A~E）

6. 内植物的选择

髓内钉可以是空心的，也可以是实心的。扩髓和不扩髓的髓内钉在本质上都是从内部达到骨的稳定，区别在于植入技术。扩髓钉是管状的，往往要用较大直径。它们有一个较长的已被证明的成功记录，对于闭合性骨折及骨不连接效

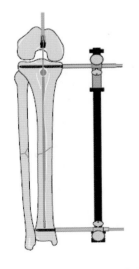

图 2-3-9-31　骨折牵引器示意图

果很好。不扩髓钉有实心的，也有空心的，直径比较小，更多应用在开放性骨折，伴有相当严重的软组织损害的闭合性骨折病例也有应用。

对髓内钉进行交锁对于小直径髓内钉是必要的，它可增加在宽大的髓腔内的稳定性。除非稳定的中段骨干骨折，髓内钉的上下两端均已取得非常好的髓腔壁接触，否则在其他任何情况下均推荐交锁。扩髓的次数应该控制在确保髓内钉能够轻易地通过最狭窄的部位，并允许有足够大的髓内钉来提供稳定性。在大部分病例，这意味着在急性骨折使用直径 9~11 mm 的钉子。在延迟连接和不连接，甚至要求使用直径更大的髓内钉来得到良好的稳定性。

因为交锁可以抑制或阻挡有益的骨折负荷，建议根据骨折类型采用动力型交锁。很少需要静止性带锁髓内钉动力化，除非是 4~6 个月后的肥大型延迟连接。如果存在萎缩型的延迟愈合或者缺乏血管化愈合反应，其他刺激骨折愈合的方法是必要的。

胫骨远端同时伴腓骨的骨折，可用一块 1/3 的管状接骨板或重建接骨板或其他解剖型接骨板固定腓骨以增加稳定性和保证复位。

7. 术后处理

术后的最初几天肢体抬高直到肿胀消退，患者能够舒适地进行踝关节和膝关节的活动。负重的时间根据 X 线片复查而定，一般在 8~10 周。

8. 失误和并发症

大约 30% 的患者通常因为进钉点不适当而有膝关节疼痛。临床上仍然存在断钉，骨不连，畸形愈合，感染等病例。

交锁螺钉的断裂很常见，特别是使用小直径髓内钉病例或愈合时间很长的开放骨折病例。闭合插钉的一个特点就是高愈合率和低感染率。

胫骨干骺端骨折由于软组织条件的原因而使用髓内钉治疗，如不加用阻挡钉，即使髓内钉固定后骨折对位对线良好，在康复过程中也很有可能发生复位丢失，导致畸形愈合或延迟愈合甚或骨不愈合。而髓腔和髓内钉不匹配，可能因缺乏固定的稳定性而导致骨折延迟愈合甚或骨不连。

（四）外固定支架

外固定支架常被使用在严重的开放性骨折（Gustillo 分级 3b，3c）、有骨缺损的开放性骨折以及同时伴有其他内植物如接骨板和髓内钉外露的病例。此外，外固定支架适用于危及生命的复合创伤。其中骨折必须简便快速地固定，且不对患者造成额补的伤害。外固定支架还可以被用于内固定的辅助治疗（外侧桥式接骨板，内侧外固定支架）或者作为一个桥接装置。所有这些情况下，外固定支架可作为一个临时的固定装置，随后再用其他形式的内固定。

1. 外科解剖

胫骨外固定支架的相关解剖涉及所谓"安全区"，即各种器械包括半钉、贯穿钉或 Schanz 螺钉。在这一区域操作不影响肌肉、肌腱、神经或血管。半钉的安全区域在胫骨近端约 220° 幅度范围内，在骨干为 140°，在远端为 120°。为了贯穿，只能使用细钢针（直径 1.8~2.0 mm）。

2. 术前计划

运用外固定支架的主要意图在于提供软组织安全修复的稳定状态，达到临时的伤口控制。因此，框架结构应该尽可能简单，允许伤口的后续处理，包括二期软组织处理的可能性，例如植皮、皮瓣、游离组织转移，同样也包括必要的最后内固定。

为了节省时间，在应用前预先装配框架的不同组合。

3. 复位技术

外固定支架可以在骨折复位后使用。就像应用接骨板或髓内钉固定那样。外固定支架也可以作为一个复位工具，特别是运用管对管原则时（图 2-3-9-33）。

4. 内植物的选择

在大部分情况下，单侧半钉支架对于骨干骨折是最好的选择（图 2-3-9-34）。环形支架带张力细钢丝，包括混合支架，适合于近端或远端胫骨骨折（图 2-3-9-35）。它们允许近关节部位的骨折达到稳定而不影响关节活动。如果最

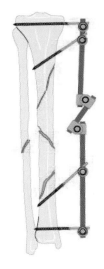

图 2-3-9-33　外固定支架示意图

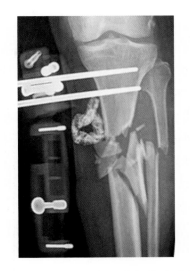

图 2-3-9-34　单侧半钉支架临床病例

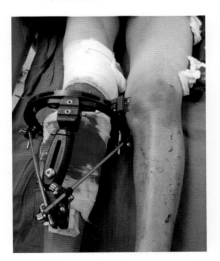

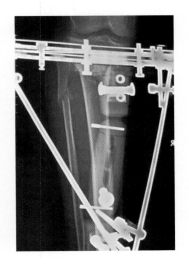

图 2-3-9-35　带张力细钢丝环形支架的临床应用

后治疗阶段是计划使用髓内钉，那么早期应该尽可能使用一个无钉的支架来作为临时支架。

　　作为外固定方式，医生可以根据病情需要定制一个支架。为了增加稳定性，下列选择可供考虑，例如：螺钉固定尽可能远离骨折部位；增加钉的数量；减少杆和骨之间的距离；增加第二根杆；增加第二个支架来建立"V"形结构。

　　太坚强的固定可能会由于骨折区域的负荷减小而延迟骨折愈合。

　　5. 术后处理

　　根据治疗计划和软组织情况，术后处理变化相当大。如果外固定支架考虑作为最终的固定，应该早期鼓励从 10~15 kg 开始的负重，像接骨板固定一样，一旦骨痂明显形成且同时没有不稳定的临床征象，患者可以开始逐渐负重。在移除外固定支架后，应该谨慎地用夹板或支具临时保护肢体。

　　当最终计划是用内固定来替代外固定时，第二次手术的时间是非常重要的，尤其当考虑使用髓内钉时。最初支架的运用和髓内钉固定的时间间隔不能超过 14 天，因为钉道感染的危险在那个时间后似乎增加得相当明显。一旦出现钉道刺激的任何迹象，就应放弃髓内钉，或是选用接骨板来替代支架。应该给患者示范怎样通过经常的清洁和消毒敷料的运用来护理钉道伤口。

6. 失误和并发症

正像前文提到的那样，钉道的感染和固定钉的松动是外固定支架最为经常遇到的问题。两者通常相关而且一方可以引起另一方的病情加重。几乎总是它们导致整个支架的不稳定。因此必须重新放置感染或松动的固定钉，有时需要口服抗生素。使用有羟基磷灰石涂层的固定钉可明显减少钉道感染和松动的概率。

太坚强的外固定支架会导致延迟连接。因为丧失了骨折所必须的负荷。因此，相当于髓内钉的动力化概念，有序减弱支架强度是明智的。

四、胫骨下端Pilon骨折的治疗

（一）概述

Pilon 骨折是指累及胫骨下关节面的胫骨下端骨折。法国放射学家 Etienne Destot 于 1911 年首次提出，Pilon 在法语中是药师用来粉碎和碾磨的钵杵，胫骨远端与之非常相像。这一骨折的特点是胫骨远端具有典型不同程度的压缩粉碎性骨折的表现，累及关节面关节软骨的原发性损伤以及因永久性关节面不平整而导致不良的预后。

（二）致伤机制

两种不同的损伤机制导致 Pilon 骨折，其预后亦不同。一种为低能量损伤由于从低处跌落或运动，特别是滑雪致胫骨远端以旋转剪切性损伤为主，这种损伤关节面破坏较轻，预后较好。另一种为高能量损伤，是从高处摔下或机动车交通事故所致，距骨像锤子一样以极高速度撞击胫骨远端而造成关节面内陷、破碎，干骺端骨质粉碎。由于受伤时足的位置不同，胫骨远端关节面损伤最重的部位也不同，可能偏前、后或居中。

（三）创伤分类

对 Pilon 骨折的损伤程度评估包括 3 个方面，即胫骨干骺端、踝关节面以及周围的软组织，这有助于在临床上指导治疗和判断预后。至今尚没有一种满意的分类和分型将三者完全结合起来考虑。

1. 骨折分型

目前，Pilon 骨折的临床分型方法多种，其中最常用的是 Rüedi-Allgöwer 和 AO 分型。Rüedi 和 Allgöwer 将 Pilon 骨折分为 3 型（图 2-3-9-36）：

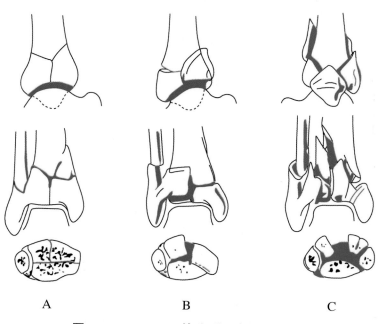

A   B   C

图 2-3-9-36 Rüedi 等分型示意图（A~C）
A. Ⅰ型；B. Ⅱ型；C. Ⅲ型

Ⅰ型　为累及关节面的无移位的裂缝骨折；

Ⅱ型　为关节面有移位但无粉碎的骨折；

Ⅲ型　为累及干骺端和关节面的粉碎性骨折。

Ⅰ型为低能量、非直接损伤的结果，Ⅲ型为高能量、直接轴向压缩损伤的结果。

1990 年，德国 Müller 基金会提出 Pilon 骨折的 AO/ASIF 分型。1996 年，创伤骨科学会（Orthopaedic trauma association，OTA）的编码和分类委员会将长骨骨折的 AO 分型进行编码，"4"代表胫骨，"3"代表远端，43b 及 43c 为 Pilon 骨折，根据骨折严重程度分为各种亚型（图 2-3-9-37）。

其他分型方法包括 Ovadia 和 Beals 根据骨折移位和粉碎程度将 Pilon 骨折细分为五型；

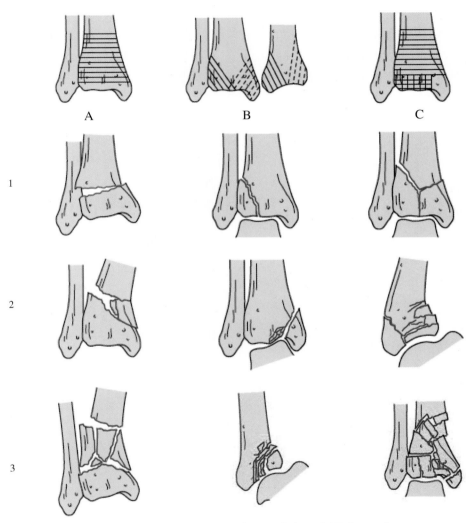

图 2-3-9-37　胫骨下端的 AO 分类示意图（A~C）
以 A、B、C 三型为主，再分 1、2、3 度共 9 个亚型

Maale 和 Seligson 与 Kellam 和 Waddell 根据预后将 Pilon 骨折分为旋转型和压缩型；Mast、Spiegel 和 Pappas 将 Pilon 骨折分为三型，即垂直负重的旋转损伤、螺旋损伤、垂直压缩损伤。2001 年，Letts 等提出了儿童 Pilon 骨折的分类标准；2005 年，Topliss 等提出了新的分类标准，即矢状面骨折（包括"T"形骨折、单纯矢状劈裂骨折、倒"V"形骨折）和冠状面骨折（包括"V"形骨折、"T"形骨折、前方劈裂骨折、后方劈裂骨折、单纯冠状劈裂骨折）。

2. 软组织损伤分类

在 Pilon 骨折软组织损伤评分系统中，目前欧洲广泛采用的是 Tscherne-Gotzen 分度。闭合性损伤被分为 4 度：

0 度　为几乎无软组织损伤；

1 度　为非直接损伤，有表皮剥脱伴局部皮肤或肌肉的挫伤；

2 度　为直接损伤，有深部组织污染性挫伤或非直接损伤伴严重张力性水疱和肿胀，即将发生骨筋膜室综合征；

3 度　为直接损伤，有皮肤广泛挫伤、挤压伤或肌肉毁损伤、血管损伤或骨筋膜室综合征。

开放性损伤 4 度为：另一广泛使用的开放性软组织损伤评分系统，即 Gustilo-Anderson 分类。目前使用的改良 Gustilo-Anderson 分类系统可根据创口大小、骨折周围是否有软组织损伤、骨膜剥脱、血管损伤来判断预后。

AO/ASIF 仿照 Tscherne-Gotzen 评分系统提出了自己的评分系统，较为复杂。

（四）治疗原则

治疗原则和其他关节内骨折基本相同，最终目标是关节解剖复位、恢复力学轴线、保持关节稳定，达到骨折愈合和重获一个有功能、无疼痛、能负重、可运动的关节，同时避免感染和创伤并发症。

（五）非手术治疗

1. 适应证

（1）骨折移位不明显或关节囊保持完整；

（2）关节面解剖形态正常的严重粉碎骨折；

（3）全身情况不允许手术治疗的患者。

2. 方法

（1）石膏或支具固定；

（2）跟骨牵引。

（六）手术治疗

1. 适应证

Pilon 骨折的手术指征包括以下情况。

（1）开放性骨折；

（2）骨折伴有神经血管损伤；

（3）骨折移位超过 5 mm，或关节面台阶超过 2 mm；

（4）不能接受的下肢力线改变。

2. 禁忌证

（1）出现软组织肿胀或张力性水疱；

（2）有周围血管疾病；

（3）出现或可能出现局部感染。

3. 术前评估

术前认真评估是 Pilon 骨折有效治疗的基础。

（1）骨折评估

1）术前应摄前后位、侧位、斜位胫骨全长 X 线片和足前后位、侧位、斜位、踝穴位 X 线片。

2）CT　扫描和三维重建能够显示 X 线片所不能显示的骨折块。以了解几个重要骨折块的移位情况，即前外侧骨折块（Tillaux-Chaput）为下胫腓韧带在胫骨干骺端的附着处，后踝三角骨折块（Volkmann triangle），下胫腓韧带在腓骨附着处骨折块（Wagstaffe），胫骨远端中间"冲床样"骨折块（Die-punch）。

3）评估骨折类型以了解胫骨远端和腓骨的骨折移位、粉碎和压缩程度，了解高能量或低能量损伤。

（2）软组织评估　注意检查是否伴有血管损伤、骨折张力性水疱、软组织挤压伤、皮下潜行剥脱伤和骨筋膜室综合征。

4. 手术时机

避免手术并发症的关键是选择适当的手术时机。

（1）对于低能量损伤，因软组织损伤较轻，伤后 6~8 h 内可行急诊手术治疗。多数情况下，软组织损伤的临床表现具有滞后性，谨慎的做法是创伤后 7~10 天再行手术治疗。

（2）对于高能量损伤，因软组织损伤较重，一般适于 10~21 天后行延期切开复位内固定。

（3）老年人由于置入物常固定于骨质疏松的骨组织上，软组织特别是皮肤的活力降低，易于受损伤和坏死。

常因合并有其他的疾病如糖尿病、周围血管疾病等，致下肢循环功能不全，影响骨折愈合和功能恢复；难以配合进行远端肢体康复训练。因此，常需要延期至软组织肿胀完全消退时再手术，一般需要两周时间。

（4）对于开放性骨折的手术时机选择原则是，于伤后6~8 h为清创的黄金时间，大部分可一期缝合创口，进行重要组织修复和骨折固定。伤后8~12 h，如污染轻，损伤不重，根据创口感染可能性的大小，骨折固定可以选择外固定架或钢板固定，清创缝合或部分缝合创口。伤后12~24 h酌情是否清创，骨折可选择骨牵引或外固定架固定，创口缝或不缝。遇骨外露情况，选择合适的时机，尽早采用皮瓣移植消灭创口。

5. 手术的实施

（1）手术入路的选择　入路的选择应根据骨折类型、固定方法和置入物来决定。

1）后外侧和前内侧双入路　最为常用（图2-3-9-38），后外侧直切口是暴露腓骨骨折的最佳切口。一般位于腓肌腱的前方，腓骨的后缘。注意不要损伤腓浅神经，其穿出肌间隔后走行于切口的前方。同时，后外侧直切口可以保留前方足够的软组织，以便用前内侧切口来暴露胫骨。前内侧切口与后外侧直切口之间软组织的宽度至少保留7~8 cm。

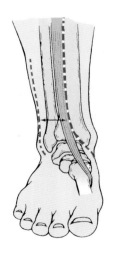

图2-3-9-38　双切口示意图
前内侧切口与后外侧直切口之间的间隔至少7~8 cm

2）前内侧切口　沿内踝的前缘距胫骨嵴外侧5~10 mm由远端向近端做前内侧切口。目前流行改良的前内侧切口更直，近端位于胫前肌腱的内缘，远端位于距舟关节（图2-3-9-39）。沿切口分离软组织时必须保证全厚皮瓣，牵拉时尽量避免损伤皮缘，仔细保护胫前肌腱腱旁组织。在切块远端切开伸肌支持带和骨膜，沿关节囊水平向外分离至Chaput结节。

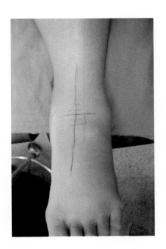

图2-3-9-39　改良的前内侧切口

3）单一的前外侧入路切口　见图2-3-9-40，沿趾总伸肌腱和第三腓骨肌之间进入，对Chaput结节的暴露很清晰，Chaput结节可作为胫骨远端骨折复位的标志。绝大多数C3型Pilon骨折的粉碎骨折片位于胫骨干骺端的前外侧，可取前外侧切口以利于骨折的复位和固定，但该入路不适合有腓骨骨折需要固定的患者。

4）后外侧和后内前侧双入路　后外侧入路固定腓骨，后内前侧入路固定胫骨。后内前侧入路为J形（图2-3-9-41），自胫骨内缘取纵向切口沿内踝边缘弯向前到达胫前肌腱前外侧

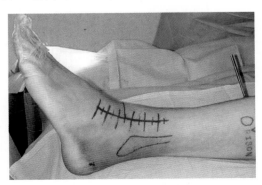

图2-3-9-40　前外侧入路

缘止。这一入路能够清晰地暴露整个踝穴，软组织的并发症发生率低，但对胫骨前唇的暴露较差。

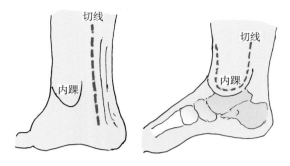

图 2-3-9-41　后、内、前侧入路示意图

（2）切开复位内固定

1）基本要求　Ruëdi 和 Allgöwer 提出重建 Pilon 骨折的 4 条顺序原则是恢复下肢长度、重建干骺端的外形轮廓、植骨支撑和骨干干骺端复位固定。在严格按照上述原则处理后，在维持对线对位的情况下早期功能锻炼被视为第 5 条原则。

2）实施

① 恢复下肢长度　先恢复腓骨长度。当腓骨骨折解剖复位后，能维持踝关节的稳定性，防止距骨倾斜，间接使距骨和内踝复位。后外侧直切口可以暴露腓骨骨折，内固定物常用 1/3 管型接骨板，骨折线两端各用 2~3 枚螺钉固定（图 2-3-9-42）。如果胫骨严重短缩，完整的腓骨使骨折趋于内翻，跟胫或胫距撑开适用于干骺端粉碎性骨折、节段性腓骨骨折或粉碎性腓骨骨折。撑开支架有 AO 撑开器及跨关节外固定支架等（图 2-3-9-43、44）。

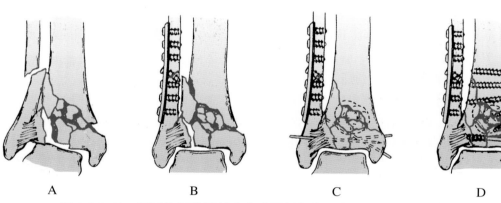

　　　A　　　　　　　　B　　　　　　　　C　　　　　　　　D

图 2-3-9-42　通过恢复腓骨长度完成骨折复位及内固定示意图（A~D）

A.复位前；B.复位后腓骨钛板螺钉固定后；C.胫骨下端骨折块复位；D.胫骨端内固定

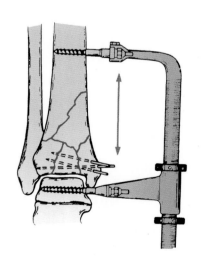

图 2-3-9-43　利用踝关节固定支架复位及固定示意图

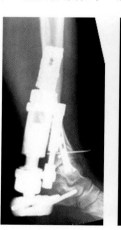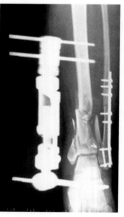

　　　　A　　　　　　　　　　B

图 2-3-9-44　临床举例

用跨关节外固定支架复位、固定后 X 线片所见：

A.侧位观；B.正位观

② 重建干骺端的外形轮廓：腓骨复位后，应重建胫骨干骺端骨块和胫骨远端关节面。虽然骨折类型复杂多样，但术前仔细阅片（X线平片，CT平扫检查），周密准备，术中辨认和固定主要骨块，可使胫骨远端关节面得以恢复。主要骨块包括：内踝、前外侧骨块（Chaput结节）、后外侧骨块（Wagsaffe fragment）以及中央受压骨块（Die-punch）（图2-3-9-45）。

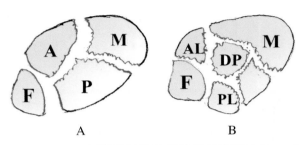

图2-3-9-45　干骺端骨块排列概况示意图（A、B）
A.前侧骨块、P.后侧、M.内侧，AL.前外侧、PL.后外侧
DP.中央受挤压骨块、F.腓骨

前外侧骨块通过胫腓前韧带与腓骨相连，如果此韧带保持完整，可将该骨块作为关节面解剖复位的参考点。后外侧骨块通过胫腓后下韧带和横韧带与腓骨相连，常被作为重建的起始基点。腓骨和这些外侧骨块复位使得胫骨远端外侧柱得到恢复，而较大的内侧骨块有助于内侧柱的复位。

经前内侧入路暴露胫骨远端，尽可能保留骨膜，将骨折块翻转后显露被压缩的关节骨块，使其复位后组成胫骨外侧柱的一部分。胫骨远端前外侧关节面复位困难，特别是选用前内侧入路延期治疗骨折时。处理此类患者时，可在腓骨前内侧进行有限切开，较大的前外侧骨块用拉力螺钉进行固定。对于干骺端和关节面小骨块用直径1.6~2.0 mm克氏针临时固定，关节周围较大的骨块用螺丝钉进行精确固定非常重要（图2-3-9-46）。

一旦骨折复位良好，克氏针就被小的骨块螺钉替代（直径4.0 mm或3.0 mm半螺纹空心拉力钉或3.5 mm皮质骨螺钉），或用钢板固定（图2-3-9-47）。

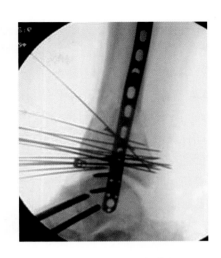

图2-3-9-46　临床举例
先用细克氏针临时固定干骺端碎裂骨块，再以螺钉精确固定

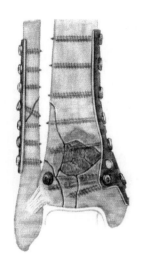

图2-3-9-47　钢板螺钉固定后示意图

③ 植骨支撑：由于关节面骨块常被压入干骺端的松质骨内，进行关节面重建后，骨干和关节移行区出现骨缺损，必须在这些缺损区内进行松质骨移植，既可以稳定复位的关节面骨块，又可以帮助骨的愈合。通常在第一次手术时进行植骨，尤其是切开复位内固定时。污染的开放性骨折植骨是禁忌证。

髂骨是最佳的移植骨供应区。植骨块也可从胫骨近侧的干骺端，股骨远侧干骺端取得。其他的植入材料包括同种异体松质骨块或骨替代物（如珊瑚羟基磷灰石）。如果出现干骺端骨愈合延迟，必须进行植骨。

④ 连接骨干和干骺端：胫骨远端重建的最后一步是连接骨干和干骺端，通常使用接骨钢板和（或）螺丝钉，外固定支架，内外固定联合运用就能达到这一目的。由于骨与软组织的损伤类型，损伤程度各不相同，没有一种单一方法可以治疗所有的 Pilon 骨折。不论采用哪种技术都必须达到稳定的目的。因此，对于每一例 Pilon 骨折，都必须做好术前评估，充分准备。

A. 接骨板固定

对于 AO 分类为 A 型、B1 和 B2 型、部分 B3 型、C1 和 C2 型的 Pilon 骨折，在软组织条件许可的情况下都可以使用接骨板来固定，可取得良好效果。接骨板的类型钢板的选择一般采用小轮廓（low-profile）钢板。

a. 胫骨远端解剖钢板（anatomic fracture plate，AFP）：分前侧（T 型、L 型）、内侧（三叶草型、蛇型）、前内侧（扭转钢板）钢板 3 种类型，钢板较薄，可无张力缝合切口。如骨折线主要位于矢状位，可采用内侧钢板；骨折线位于冠状位，可采用前侧钢板；前内侧扭转钢板适用于严重 Pilon 骨折患者。

b. 锁定加压接骨板（locking compression plate，LCP）：AO/ASIF 锁定加压接骨板是在总结标准接骨板、螺钉及内固定支架的临床疗效基础上，结合微创技术发展而来的全新接骨板螺钉系统。对于粉碎型 Pilon 骨折，LCP 具有良好固定和修复的特点。

如果主要骨折块为前外侧，可采用前外侧手术入路，使用 L 型钢板作为胫骨远端主要内固定钢板（图 2-3-9-48）。

如果软组织无水疱，轻度肿胀，干骺端骨折经牵引后基本复位，可使用 LCP 钢板，在胫骨内侧采用微创（MIPPO）技术固定胫骨内侧柱（图 2-3-9-49）。在内踝尖近端 2~3 cm 处纵行切开皮肤至骨膜浅层，注意保护大隐静脉，沿胫骨内侧骨膜浅层用骨膜剥离器向近端作皮下隧道，用长度合适的 LCP 钢板经塑型后经皮下隧道插入，钢板近端用手术刀切开皮肤暴露，骨折经手法复位后，于钢板两端用克氏针固定，

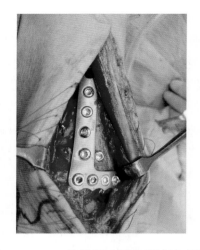

图 2-3-9-48　前外侧 L 形钢板螺钉固定

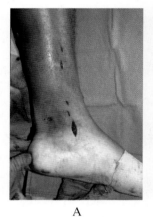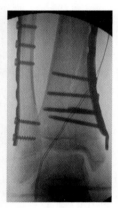

| A | B |

图 2-3-9-49　LCP 钢板（A、B）
A. 经皮切口；B. 插入骨折端间接复位

C- 臂透视检查骨折复位满意，即于骨折远、近端各用 3 或 4 枚螺钉固定。

如果骨折伴有严重的内侧软组织损伤，可尝试使用"木梳"技术。"木梳"技术系指腓骨用接骨板固定，螺丝钉从外向内穿过接骨板钉孔固定胫骨。

B. 干骺端骨干的外固定支架固定结合有限内固定　如有严重的软组织损伤或严重粉碎性骨折不能进行切开复位内固定，必须使用外固定支架固定或结合腓骨切开钢板内固定。外固定支架操作简单，能够提供足够的稳定性，并可使骨折间接复位，而且不会过多剥离软组织，有利于伤口的观测，处理。外固定支架有 3 种，即跨关节静态支架、跨关节铰链式支架和非跨

关节支架。造型可分为单边（图 2-3-9-50）、三角形（图 2-3-9-51）、环形和半环形（图 2-3-9-52），固定钉或针可完全穿透或不穿透骨皮质。固定时必须注意小腿长度的恢复，但不能过度牵引。

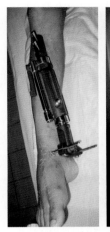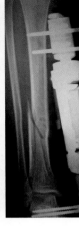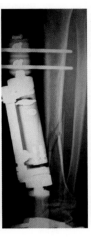

图 2-3-9-50　单边外固定架

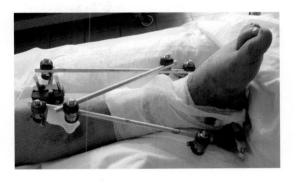

图 2-3-9-51　三角形外固定架

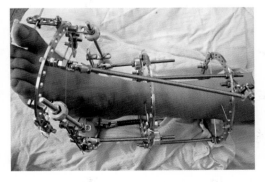

图 2-3-9-52　半环形外固定架

⑤ 关闭伤口：仔细处理软组织可以减少发生并发症。使用小的负压吸引能避免死腔和积液。修复关解囊后，仔细分层关闭胫前侧的切口。不要使用皮钉，因其不能调整创口张力，容易引起皮肤坏死。如前方的创口关闭后张力不大，可用同样方法关闭后外侧切口。如果不能关闭，可将腓肠肌膜和腱旁组织与深筋膜和前后两侧的皮下组织缝在一起，这样可以覆盖骨与内固定物，同时减少内侧皮瓣坏死的可能。随后可进行植皮或延迟关闭切口，通常最早在术后 3~5 天进行，特殊情况下最长可达 10 天。

关闭切口后，外敷松软的无菌敷料。采用切开复位内固定的患者，术后使用 U 型石膏或支架固定，保持踝关节 90°，以防止马蹄畸形。如果患者行外固定支架固定，而距骨没有相应固定，可在外固定支架上附加一个足垫。离开手术室前必须留有术后全长正侧位图像。

6. 术后护理

术后 2~3 天患肢抬高。根据伤口情况，术后连续运用抗生素 24~72 h，另外可使用抗血栓药物。如果使用外固定支架，建议每天至少 2~3 次用中等强度的过氧化氢溶液或 75% 医用酒精对针孔进行清洗消毒。早期鼓励患者进行踝关节活动，6~8 周内非负重活动。12 周以后根据 X 线片证实已经骨愈合，可完全负重行走。对于严重的粉碎性骨折和伴有严重的软骨破坏的患者，需要较长时间的非负重活动（14~26 周）。

7. 并发症——早期并发症和晚期并发症

（1）早期并发症　主要是血肿形成、伤口裂开、皮肤坏死、慢性水肿、瘀滞溃疡和感染等，应尽早发现，及时处理，以免创口恶化。

（2）晚期并发症　临床上可出现骨不连、畸形愈合、创伤性关节炎和慢性骨髓炎等，应注意尽早预防。

五、小腿筋膜间隙（室）综合征

（一）概况

小腿部由胫骨、腓骨、骨间膜、肌间隔及深筋膜组成骨筋膜间隙，内有肌肉及血管神经通过。当局部骨折或肌肉等软组织损伤后，由于创伤局部的渗出、出血、血肿及反应性水肿等病理生理改变而使筋膜间隙内压力增高、血循环受阻,渐至出现血循障碍,并逐渐形成筋膜间隙综合征。其中以胫前间隙综合征的发生率最高,症状也最为典型。

除胫前筋膜间隙外,胫后3个间隙亦可发生综合征。其中以胫后深间隙综合征的发生率较胫后浅间隙及外侧间隙高,特点为后侧间隙高压时所引起的肢体疼痛、跖底麻木、足趾屈曲力减弱,被动伸趾时疼痛加剧,小腿三头肌远端内侧筋膜张力增加及局部压痛更加剧烈等。如未及时处理,症状持续发展,由于动脉血供障碍,引起支配区的肌肉及神经的灌流量减少,尤其是神经组织对缺血最为敏感,最后招致小腿肌肉及神经组织坏死,并造成间隙内肌群缺血性挛缩。其后果是呈现为爪形足。

(二)诊断

此种综合征的诊断主要依据以下特点。

1. 外伤概况　除了解骨折受损概况外,应对软组织受累情况作全面了解,尤其是小腿是否被挤压或重物压砸等。

2. 临床表现　如前所述,主要表现为小腿明显肿胀,并呈进行性。早期由于主干动脉尚通畅,足背动脉搏动仍可触及,但随着间隙内压升高而逐渐消失。神经缺血所引起的皮肤感觉障碍可最早出现,应注意,包括小腿剧痛、皮肤过敏、感觉迟钝、甚至消失等,均属其临床表现。

3. 压力测定　组织内压测定可显示肌间隙内压力从正常的零度骤升到 1.33~2.67 kPa(10~20 mmHg)、甚至 4 kPa(30 mmHg)以上(图 2-3-9-53)。此种压力表明需尽早切开减压,否则将有可能出现不可逆转的改变。

4. 其他　MR 及神经电生理检查亦有助于判定。并应注意与小腿动脉及神经损伤相鉴别。在某些情况下,两者又构成其发病因素之一,并可相互影响形成恶势循环。

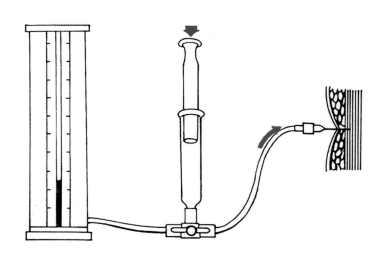

图 2-3-9-53　Whitessides 测定组织压法示意图

(三)手术

行小腿纵向切开,并切开深层筋膜,必要时也可将肌外膜切开,可以达到彻底减压目的。创口早期一般以敞开为宜,外加无菌敷料松散包扎,俟局部水肿消退,压力回复正常再对创口作进一步处理。

此外应予全身用药,一般用 20% 甘露醇 2510 mL 静脉快速注入,每天两次,以减轻水肿。

(梁　伟　施水潮)

第十节　踝关节损伤

一、踝关节损伤的检查

（一）概述

对踝关节损伤而言，物理检查更为重要，表现为局部肿胀、变形、皮下瘀血、瘀斑，甚至出现水泡。损伤部压痛明显，有时可扪及骨折线，或在触摸损伤部位时闻及骨擦音（切勿刻意检查）。因肌痉挛可使足背屈跖屈活动受限。X 线片能提供正确的骨折部位和类型，有助于决定相应的治疗措施。常规 X 线片所见与临床不符时，应摄特殊位 X 线片，或作应力摄片及 CT、CTM 或 MR 检查。

（二）常规摄片

1. 标准前后（正）位片　其方法为踝关节置于 90°（足与小腿垂直），足外侧缘或第五跖骨与摄片台垂直，下肢不能向外旋转。此片能清楚地显示距骨滑车面和胫骨远端关节面。观察两者的关节面是否平行，距骨关节面有否倾斜，如果倾斜大于 5°，即表示踝关节韧带损伤或松弛。注意内踝与距骨内侧面的间隙有否扩大，其可能是三角韧带撕裂的线索。外踝比内踝长 1 cm，胫骨远端与腓骨远端在胫腓下关节重叠，距骨亦与外踝重叠。胫骨前结节和腓骨重叠不应小于 8 mm，如果小于 8 mm，则表示胫腓下联合分离（图 2-3-10-1）。

2. 侧位摄片　在摄片时内踝或外踝对着片盒。应包括踝关节、跟骨和足中部。X 线片中心线应垂直于内踝。踝关节保持 90°，不能有任何内旋或外旋。本片主要观察胫骨远端关节面及距骨滑车面是否平行。距骨如有向前移位，可能是距腓前韧带损伤。胫骨前唇或后唇有无骨折。有时外踝螺旋形骨折，因重叠，可

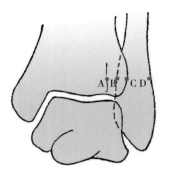

图 2-3-10-1　正常踝关节示意图
图注：A–B 胫腓下联合间隙正常小于 3 mm；
C–D 胫骨前结节应大于 8 mm

在正位片上显示不清，而侧位片可见到外踝自后上方向前下方的斜行骨折线，且有向后、向上移位（图 2-3-10-2），此乃旋后外旋型骨折的特征。胫骨和腓骨不显重叠，或重叠明显减少，腓骨在胫骨后侧，即是腓骨向后脱位，又称 Bosworth 损伤，此种损伤常易漏诊（图 2-3-10-3）。

（三）特殊位摄片

1. 踝穴摄片　摄片时患者仰卧位，足跟与片盒接触，踝关节置于零位，足及小腿内旋 20°，至内外踝于同一平面，正常外踝偏于内踝后侧，正常外踝约成 15°外翻，因而在踝关节平面，外踝成向内的凸形，而凹面向外。内踝关

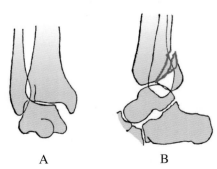

　　　A　　　　　　　　　B
图 2-3-10-2　旋后外旋骨折示意图示意图（A、B）
A.正位未见外踝骨折；B.侧位示外踝骨折，并向后上移位

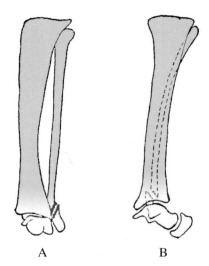

图 2-3-10-3　腓骨向后脱位（Bosworth 骨折）
示意图（A、B）

节面则向内下倾斜，并与胫骨长轴有一定内翻
角。本片能清楚地显示距骨与外踝之间的关节
间隙，并显示胫腓下联合。如发现胫腓下联合
有小骨片，称为 Tillaux 骨折，代表胫腓下联合
前韧带损伤。

2. 斜位摄片　当踝关节有横形和斜形骨折
线，或对骨折片位置判定时，以斜位片上更清楚。
摄片时患者仰卧，下肢及足内旋或外旋45°。踝
关节置零度位，球管中心对准踝关节中点。本
片主要显示踝穴，特别是胫腓下联合、距骨、
腓骨远端，尤其是外踝，包括跟骨及距骨，能
清楚地看到距骨颈、后距下关节及载距突。

3. 旋转位

（1）内旋 30°斜位摄片　最适用于观察踝
关节外侧间隙和胫腓联合，特别是距骨向外
半脱位；

（2）外旋 45°~55°摄片　有助于辨别一些
难以诊断的胫骨远端关节面骨折、胫骨后唇及
胫腓联合前部分的损伤。

（四）应力位摄片

指踝关节在内翻或外翻应力下摄片。其可
显示在一般 X 线片上的假阴性。摄片时应在受
伤部位注射 Procaine 或 Xylocaine 止痛，必要时
与健侧对比（图 2-3-10-4）。

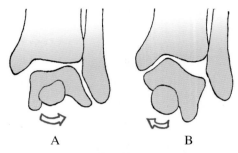

图 2-3-10-4　外翻或内翻应力位摄片示意图(A、B)

1. 外翻应力位摄片　正常踝关节，在外翻
或内翻应力下，距骨倾斜度极小，一般小于 5°，
若大于 5°以上应视为异常。胫骨内踝关节面与
距骨间隙大于 3 mm 亦为不正常表现。如果外
翻应力位摄片距骨倾斜大于 10°，则认为有三
角韧带损伤。距骨倾斜同时伴有距骨向外移位，
说明伴有胫腓下联合分离。

2. 内翻应力摄片　目的是检查踝关节外侧
韧带有无损伤。距骨在踝穴内正常倾斜不超过
5°。距骨倾斜若超过 5°，即提示踝关节外侧韧
带损伤。如果距骨倾斜达到 15°，提示外侧韧带
完全断裂。

3. 抽屉试验　即在向前的应力位下摄片（图
2-3-10-5 ），判定距腓前韧带是否损伤。摄片时
医师一手把胫骨推向后方，另一手握住跟骨将
距骨拉向前，通常距骨滑车关节面最高点与胫
骨远端关节面最凹处间距约 3 mm。

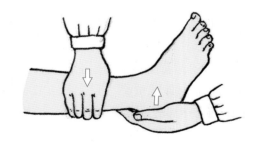

图 2-3-10-5　抽屉试验（前应力位摄片）示意图

（五）关节造影

1. 病例选择　踝关节造影在诊断踝关节韧
带损伤中颇有价值，特别是在平片及应力位摄
片不能确诊而临床症状又怀疑有关节韧带损伤

时，造影是有效的辅助诊断手段。主要用于以下损伤。

（1）急性踝关节韧带损伤；

（2）陈旧性韧带损伤，踝关节不稳定者；

（3）关节内游离体和关节面缺损者；

（4）关节存在交锁症状。

2. 方法　造影前常规作踝关节正、侧位和斜位摄片及碘过敏试验，按手术常规消毒准备。一般使用较粗针头（18~22号），先抽吸关节内积液（或积血和血凝块）。进针部位应避开损伤部位。正常踝关节容量不超过6 mL，造影剂应慢慢地注入，逐步扩张关节腔。

3. 判定　当胫腓下联合前韧带破裂时，造影剂充填在胫腓下联合，并超过正常宽度4 mm及高度10 mm。当造影剂向前、向上越过胫腓下联合达到骨间隙，说明胫腓下联合分离。如造影剂在胫腓下联合前，并在踝关节筋膜下，证明是胫腓下联合韧带断裂，但必须注意踝关节外侧韧带断裂时溢出的造影剂，亦可流到胫骨前及胫腓下联合前方，但其造影剂不会进入胫腓下联合。造影剂漏到关节前筋膜下和外踝下，提示距腓前韧带损伤。如造影剂进入腓骨肌腱鞘，则应怀疑跟腓韧带撕裂。三角韧带很少发生孤立性损伤，若有损伤，可见造影剂在胫骨内下方及内侧出现，在正位片最清楚。

二、踝关节骨折及胫腓下关节脱位

（一）旋后（内翻）内收损伤

1. 损伤类型及诊断

（1）损伤类型

1）内翻内收损伤　距骨向内移位，内踝产生典型的垂直和向内上的斜形骨折，伴距骨向内半脱位（见图2-3-10-9）。

2）距骨内翻旋转半脱位　内侧产生撕脱性损伤，内踝撕脱骨折或三角韧带撕裂，替代内踝斜形或垂直骨折，距骨不产生向内半脱位。

（2）诊断　旋后（内翻）内收型骨折，诊断的关键是外踝典型的横形骨折，骨折线在关

节面或以下，而内踝骨折线为斜形或垂直型。如外踝孤立性骨折，则距骨无移位和半脱位，或极少移位。

2. 损伤的治疗

（1）非手术治疗　在全身麻醉、硬膜外或局部浸润麻醉下进行。膝关节屈曲90°，放松腓肠肌，胫骨远端向内推挤。另一手握住后侧足跟，把足向前拉，并外展，背屈踝关节到90°。小腿石膏固定。因有时外踝骨折可伴有胫腓下联合前韧带及后韧带断裂。石膏固定踝关节，背屈不应超过90°，不然踝穴会增宽。

（2）手术治疗　闭合复位不满意、关节面对合不佳及陈旧性损伤者，均应切开复位内固定。如皮肤状态不佳或有水疱形成时，应择期施术。

1）外踝横形骨折手术：

① "8" 字形张力带钢丝内固定：外踝横形骨折适宜张力带钛缆固定。先在骨折线近侧1 cm处，由前向后钻孔，将外踝复位，平行穿入两根克氏针，克氏针自外踝尖端经骨折线进入近端腓骨髓腔。用另一根钛缆穿过腓骨之孔，钛缆两端在骨折线之外侧面交叉，再绕经外踝尖端之克氏针，然后在腓骨后面，两钛缆端扭紧固定。克氏针尖端弯成L形（图2-3-10-6）。

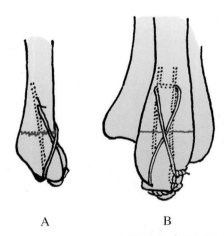

A　　　　　　　　　B

图 2-3-10-6　外踝骨折张力带固定示意图（A、B）
A. 正位观；B. 侧位观

② 髓内固定：可以用三角针或Rush杆或螺钉作髓内固定，主要维持骨折对线，但不能克服旋转及缩短。术中注意外踝具有向外倾斜

的弧度，平均 15°。

③纵向螺钉固定：直视下将骨折复位，自外踝尖端向外面钻孔，经骨折线后，由腓骨近端向内穿出，螺钉长 5~8 cm。螺钉末端固定于腓骨的皮质骨，骨折片间有一定压力，但抗旋转作用小（图 2-3-10-7）。

④钛板螺钉固定：多数用于骨干骨折，可使用半管状钛板或普通钛板螺钉固定。远端螺钉应避免穿透关节面，在外踝部位螺钉宜用粗螺纹钉（见图 2-3-10-7）。

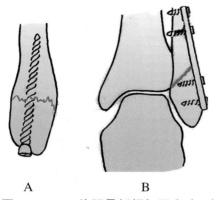

图 2-3-10-7 外踝骨折螺钉固定（A）
或钛板螺钉内固定（B）示意图

2）内踝固定

①粗纹螺钉固定：内踝骨折片较大时，用 2~3 枚粗纹螺钉固定。如固定垂直型和斜形骨折，使用加压螺钉固定，防止骨片向近端移位，手术中小心从事。亦可将一枚螺钉垂直于骨折面，到对侧皮质，另一枚螺钉在内踝尖端骨片斜向外上固定（图 2-3-10-8）。

②"8"字形张力带钛缆固定：适用于内踝横形撕脱骨折，不宜用斜形或垂直型的内踝骨折。内踝横形骨折也可用螺钉固定（见图 2-3-10-8）。

（二）旋后（内翻）外旋损伤

1. 分类（度）

Ⅰ度 足处在内翻位时，三角韧带松弛，距骨则外旋推挤外踝，迫使腓骨外旋，至胫腓下联合前韧带撕裂（Ⅰ度）。胫腓下联合前部分增宽 2~3 mm。若伤力停止，腓骨可自行恢复到正常位置。胫骨前结节撕脱占 15%，腓骨前附着点撕脱占 20%，韧带断裂占 65%。

Ⅱ度 如伤力继续作用，因有坚强的骨间

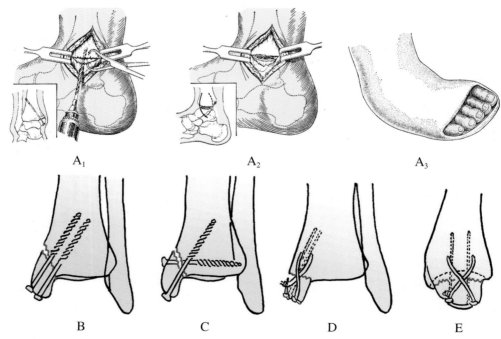

图 2-3-10-8 内踝骨折内固定术式示意图（A~E）

A. 单枚螺钉固定术；A₁. 切口及显露；A₂. 骨折端复位、制动后钻孔、并旋入螺钉；A₃. 术后小腿内翻石膏位固定；
B~E. 其他术式：B.C. 两枚螺钉固定；D.E. "8"字形张力带固定

韧带和胫腓下关节后韧带的抵抗，外踝即产生螺旋形骨折或斜形骨折。骨折线非常特殊，起自胫腓下联合前韧带附着点或其上面，然后向后向上延伸至不同距离。

Ⅲ度　外旋伤力如仍继续，外踝不仅外旋，而且同时向外向后及近侧移位。此时胫腓下联合遭牵拉，产生胫腓下联合后韧带撕裂或胫骨后唇骨折，即Ⅲ度损伤。胫骨后唇骨折片及胫腓下联合后韧带牢固地与腓骨相连。

Ⅳ度　常伴有一定程度的前关节囊或前内关节囊撕裂，如伤力继续作用，则三角韧带紧张。紧张的三角韧带牵拉内踝，使其旋转和受半脱位距骨的后内部分撞击，产生内踝骨折，亦可有三角韧带损伤。由于三角韧带浅层起自内踝前丘部，深层起自内踝后丘部，可出现三角韧带深层断裂或内踝基底部骨折；或是前丘部骨折和三角韧带深层断裂。

2. 治疗

原则上先行闭合复位，复位失败或严重型不适用闭合复位者，则需开放复位。

（1）非手术治疗　力争伤后麻醉下立即复位。患肢膝关节屈曲90°，放松小腿三头肌，按骨折移位相反方向使用外力。首先将患足内翻外旋，解脱骨折面嵌插，患足跖屈位牵引，恢复腓骨长度。再将足牵向前方，纠正距骨向后移位及胫骨后唇的移位。另一助手同时将外踝推向前，然后患足内旋纠正距骨及外踝外旋，并有助手向内推挤外踝。最后患足置90°并内旋位，石膏固定。足后部置于内翻位。

（2）手术疗法

1）固定外踝　在治疗Ⅳ度内翻外旋损伤中，先修复外侧损伤，然后治疗内侧的内踝或三角韧带损伤。将外踝解剖复位并牢固地固定，往往内踝也随之被整复。

2）修复三角韧带　内踝与距骨间隙增宽，常表示软组织被嵌顿在其间，应切开复位。在内固定前，先暴露内外侧组织，不可完成一侧手术后，再暴露另侧。如内踝近基底部骨折，注意清除软组织碎片，清除嵌入骨折端之间的

软组织。如系三角韧带损伤，可先将缝线穿过韧带深层，暂不打结扎紧，待外踝骨折固定、距骨复位后，才将三角韧带深层缝线扎紧。如三角韧带自内踝丘部撕裂，则在内踝钻孔后，修补韧带将缝线穿过内踝孔道。而当三角韧带在距骨附着点撕裂，缝线可穿过距骨的孔道结扎固定（图2-3-10-9）。

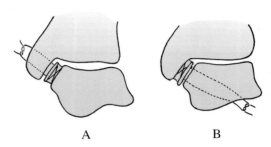

图 2-3-10-9　三角韧带深层修补示意图（A、B）
A. 内踝附着点撕裂修补；B. 距骨附着点撕裂修补

3）治疗胫腓下联合失稳　在腓骨固定后，需测试胫腓下联合的稳定性，用巾钳夹住外踝向外牵拉，如外踝过度移动，则表示胫腓下联合分离，需行固定术。

4）治疗胫腓下联合后韧带损伤　在胫骨后唇发生撕脱骨折时，胫骨后唇骨片与距骨仅有关节囊相连，而腓骨与胫骨后唇有胫腓下联合后韧带牢固地连接。如腓骨外踝复位良好，胫骨后唇也随之复位。如后唇骨片大于关节面的1/3、经闭合复位失败者，则必须切开整复并作内固定，应在腓骨固定前先固定胫骨后唇。

5）腓骨远端长螺旋形骨折

① 骨片间压缩固定：骨折线长度是该骨直径的两倍时可以单用螺钉固定，用2~3枚粗纹螺钉（拉力钉最好），收紧螺钉时骨折片间能产生压力。若采用皮质骨螺钉固定，螺钉远端仍能抓住另一骨折片，并可产生压缩力。固定时螺钉与骨折面垂直，可以产生最大的骨折间压力，但纵向稳定性不足，骨折片仍可纵向移位，因此需用另一枚螺钉垂直于骨片之长轴，以抵消骨片间纵向移位。如要用一枚螺钉固定，在骨片间保持压力的同时，又要防止骨片纵向移位，则螺钉固定的方向，应在垂直骨折面与垂

直长轴的两个方向之间（图 2-3-10-10）。

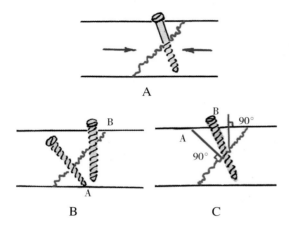

图 2-3-10-10　骨折螺钉内固定示意图（A~D）
A. 粗纹螺钉固定，骨片间产生压力；B. 螺钉 A 垂直骨折线，螺钉 B 垂直骨片长轴；C. 螺钉方向，应在垂直骨折线与长轴方向之间

②骨折端（片）间压缩和非压缩钛板：如果术后不用外固定，在按骨片间压缩固定方法用螺钉固定后，附加 5~6 孔的非压缩钛板，此钛板起支持作用，消除骨片间扭转应力，保护骨片间的固定。此钛板称为中和钛板，也可用 1/3 管型钛板固定。

③钛缆固定：以钛缆环扎固定。先暴露腓骨骨折端予以复位，钛缆在骨膜外穿过，于骨折线的范围将腓骨扎紧（图 2-3-10-11）。但骨折线长度至少是该骨直径的两倍，才能应用钛缆环扎。钛缆环扎可用 1~3 根。此法固定强度大于螺钉固定，且手术时软组织解剖少，钛缆环扎同时可与髓内针固定联合应用。

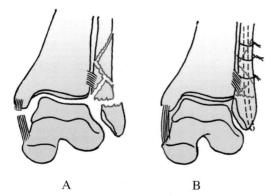

图 2-3-10-11　内翻外旋骨折 Ⅳ° 示意图（A、B）
A. 术前；B. 术后

6）内踝骨折固定

①粗螺纹（拉力）螺钉固定：直视下复位，特别要注意在关节内侧角。用巾钳暂时固定后自内踝尖向骨折线钻孔，螺钉也不必穿过胫骨对侧皮质。但是若胫骨骨质疏松时，应固定到对侧皮质。为了使断端间产生压力，防止内踝旋转，可采用两枚平行螺钉固定（图 2-3-10-12）。假使骨片较小，则可用一枚粗螺纹钉，另一枚用较细的螺钉或克氏钢针。螺钉的方向非常重要，切忌进入关节腔或螺钉穿出胫骨后面骨皮质损伤胫后血管神经。

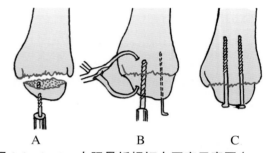

图 2-3-10-12　内踝骨折螺钉内固定示意图（A~C）

②"8"字形张力带固定

如果内踝骨折片较小或者骨折部骨质疏松，则用两根平行克氏针维持骨片复位。在距离骨折线近侧 1 cm 的胫骨钻孔，其直径为 2 mm，钛缆穿过该孔，两端在骨折线外面及内踝表面交叉，然后绕过克氏针深面，将两端钛缆扭紧，使两骨片间产生压缩力（见图 2-3-10-9）。

（三）旋前（外翻）外旋损伤

1. 分类（度）及诊断要点

（1）分类（度）

Ⅰ度　足在外翻（旋前）位置，三角韧带处于紧张状态，同时因距骨外旋，三角韧带遭受牵拉的力更增加了，导致三角韧带撕裂或内踝撕脱骨折（Ⅰ度）。

Ⅱ度　伤力继续作用，则同时可引起胫腓下联合的前韧带、骨间膜和骨间韧带撕裂，胫腓骨下端分离（图 2-3-10-13）。损伤时腓骨向外移位。若伤力到此停止作用，腓骨即能回复到正常解剖位。

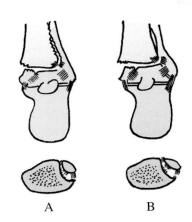

图 2-3-10-13　Ⅱ°旋前（外翻）外旋损伤示意图（A、B）
A. 旋前外旋损伤；B. 伴胫腓下联合前后韧带均撕裂

Ⅲ度　如果伤力仍继续，则距骨可进一步外旋，腓骨按其纵轴旋转，腓骨在胫腓下联合近侧产生螺旋形骨折（Ⅲ度），骨折发生在距外踝尖端 8~9 cm 处，骨间膜也向上撕裂至该处。腓骨和距骨向后移位，因此骨折的腓骨向前成角畸形。

Ⅳ度　持续的伤力，使足继续外旋和向外移位，距骨撞击胫骨后外角，同时胫腓下关节后韧带受到牵拉，张力可增加，直到胫腓下关节后韧带撕裂或胫骨后唇骨折。

（2）诊断要点

1）区别旋前外旋损伤及旋前外展损伤　前者占踝关节损伤的 7%~19%。外翻（旋前）外旋损伤为胫腓下联合前韧带及骨间膜撕裂，而外翻（旋前）外展损伤则伴有胫腓下联合后韧带损伤（见前图）。

2）Ⅱ度损伤　占外翻外旋损伤中的 60%。在Ⅱ度损伤的病例中，当伤力停止作用后，外踝及距骨即恢复到原位，X 线片上不能显示Ⅱ度损伤，因此在临床上胫腓下联合肿胀存在时，需在外翻应力下摄片，才可显示踝关节内侧间隙增宽和胫腓下联合分离。

3）Ⅲ度损伤　占 20%~25%。腓骨有螺旋形或斜形骨折，骨折线多在胫腓下联合的近侧，当腓骨较近侧骨折伴有内踝损伤，应怀疑是Ⅲ

度外翻外旋损伤。因此当发现有内踝损伤时，要检查整个小腿。

4）Ⅳ度损伤　占 14%，X 线片上移位可能不明显，关键是胫骨后唇骨折。如果外翻外旋型骨折伴有胫骨后唇骨折，即是Ⅳ度损伤，表示踝关节极度不稳定。

2. 治疗

（1）非手术治疗　麻醉下膝关节屈曲 90°，以便腓肠肌松弛。方法类似内翻外旋型损伤的治疗，只是旋转方向不同，首先使足外翻，分离骨折面，跖屈纵向牵引，恢复腓骨长度和胫骨后唇向近侧移位，然后患足牵向前，纠正距骨向后半脱位，纠正外踝和胫骨后唇移位。内旋患足，纠正距骨和腓骨的外旋，最后将患足内翻背屈，石膏固定。患足后部分也应在内翻位，防止距骨向外移位和倾斜。短斜形骨折比长斜形骨折复位容易，维持复位也相对容易。复位后为了防止石膏固定后小腿的旋转，石膏应微屈并超过膝关节，3 周后更换小腿石膏。

（2）手术疗法

1）基本手术处理　治疗前要区别是旋前外旋型还是旋后外旋型损伤，在旋前外旋型损伤做手术时应同时显露踝关节的内、外侧，在内侧的内踝骨折部位，清除嵌入间隙内的软组织，如三角韧带断裂，应将缝线贯穿两端，但暂不能结扎拉紧，待外侧固定后，再拉紧内侧缝线并结扎（见图 2-3-10-9）。对内踝骨折，也可以先处理外侧的骨折，并固定后再选用妥当的方法作内踝固定。

2）外踝或腓骨的治疗　这是治疗踝关节损伤中的关键部位。短斜形骨折可用髓内钉固定。外踝有向外成 15° 的弧度，故不能用逆行插钉方法，应先在外踝外侧钻一 15° 的通道，将固定腓骨之髓内钉远端弯成约 15° 的弧度，然后自腓骨远端插入，至髓内针尖端触及腓骨对侧皮质后，旋转髓内针避开对侧皮质，继续插入髓内针直至跨过骨折面。长斜形骨折可用 2~3 枚螺钉固定，或用钛缆环扎固定之（见图 2-3-10-11）。短斜形骨折也可用钛板螺钉固定。

3）胫腓下联合分离的治疗

① 腓骨远端 1/2 处骨折，经正确复位和有效内固定后，胫腓下联合即能正确地复位。

② 在腓骨固定及胫腓下联合复位后，应在直视下试验胫腓下联合的稳定性，如不稳定，应考虑作胫腓下关节固定术。

③ 当骨折在腓骨近 1/2 时，因胫腓下联合韧带、骨间韧带及骨间膜广泛损伤，腓骨即使固定后，胫腓下联合仍极不稳定。在Ⅳ度的外翻外旋损伤中，胫腓下联合韧带完全撕裂，腓骨固定后，有时胫腓下联合仍存在明显活动，常要考虑用螺钉固定胫腓下联合。且不应早期活动，以防止螺钉断裂。

④ 内踝骨折，切开复位后内固定方法同内翻外旋骨折，一般使用粗螺钉固定，骨片较小或骨质疏松用"8"字形张力带钛缆固定（见图2-3-10-8）。

（四）旋前（外翻）外展损伤

1. 分类（度）及诊断要点

（1）分类（度）

Ⅰ度　当足外翻时三角韧带紧张，继之造成三角韧带撕裂或内踝撕脱骨折，即为Ⅰ度损伤。

Ⅱ度　如伤力继续外展，距骨可向外推挤腓骨，胫腓下联合前韧带及后韧带撕裂，即为Ⅱ度损伤（见图2-3-10-13）。

Ⅲ度　如果外展伤力仍起作用，腓骨骨折，骨折线在踝关节近侧 0.5~1 cm 处，骨折线呈斜形或短斜形，外侧伴有一块三角形骨片（图2-3-10-14）。由于骨间韧带及骨间膜完整，近端腓骨与胫骨保持正常解剖关系。

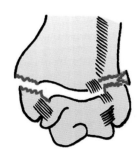

图 2-3-10-14　外翻外展型损伤Ⅲ°示意图

（2）诊断要点

1）一般性外翻外展型损伤

占踝关节损伤的 5%~21%。Ⅱ度损伤的外翻外展损伤与外翻外旋Ⅱ度损伤程度不尽相同。前者胫腓下联合前韧带及后韧带均损伤，而后者仅为胫腓下联合前韧带损伤、骨间韧带和部分骨间膜损伤（见图2-3-10-13）。但在临床上，此两损伤类型的Ⅱ度损伤难以区别。

2）Ⅲ度外翻外展损伤　主要特征是外踝具有横形骨折线，腓骨外侧皮质粉碎，有三角形小骨片，骨折线可以恰巧在胫腓骨关节平面或在其近侧或在胫腓下联合之近侧。

3）腓骨骨折部位与胫腓下联合的关系　很重要，依腓骨骨折平面分为 4 种。

① 外踝骨折位于胫骨关节面：当腓骨骨折在胫骨关节面或在其上，可推测骨间膜完整，或大部分骨间膜完整，因此胫腓下联合未完全破裂。治疗时应使外踝完全复位，并予以内固定（图2-3-10-15），为胫腓下联合前韧带和后韧带愈合创造条件。

② 腓骨骨折在胫腓下联合近侧 6 cm 或更近的腓骨：此时骨间韧带及部分骨间膜受损，胫腓下联合可分离（图2-3-10-16）。因此当腓骨骨折满意固定后，仅有近侧骨间膜维持，胫腓下联合可有活动。如腓骨复位固定后仍不能保持胫腓下联合复位，则需用螺钉横形固定胫腓下联合。

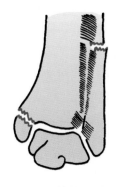

图 2-3-10-15　旋前外展骨折示意图

③ 腓骨骨折位于上述两类之间：外翻外展骨折在踝关节平面与近侧 6 cm 之间，胫腓下联

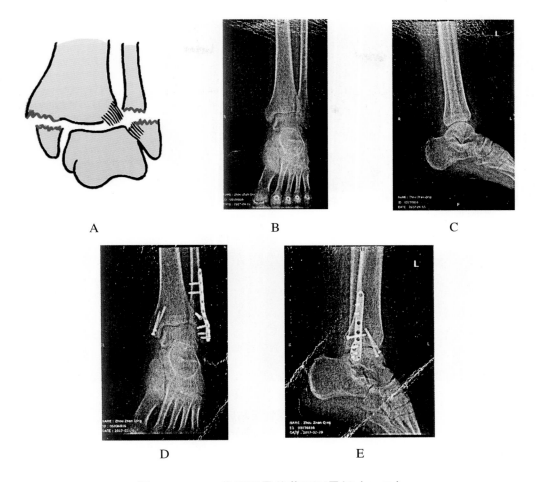

图 2-3-10-16　位于胫骨关节平面骨折（A~E）
A. 示意图；B~E. 临床病例：B.C. 术前 X 线正侧位片；D.E. 内固定术后正侧位片

合因骨折平面高低而损伤程度不同，需手术时明确。腓骨固定后，如不能确定胫腓下联合的稳定性，可用巾钳向外牵拉外踝来测定。此组患者不一定要固定胫腓下联合，应视腓骨骨折平面而定。

④ 外旋和外展联合伤力造成的损伤：如果伤足外旋同时外展，产生下部骨折发生在胫腓下韧带近侧，联合损伤的病理类似外翻外旋损伤Ⅳ度，因此时韧带完全撕裂。

2. 治疗

复位时即与骨折移位方向相反加压，术者一手将胫骨远端向外推，另手将患足向内推，并使足跟内翻，以小腿石膏固定。如复位常失败，应考虑手术复位。根据腓骨骨折情况，选用钛板螺钉、半管型钛板螺钉、髓内钉、螺钉等。

内踝骨折一般使用粗纹螺钉固定或"8"字形张力带钛缆固定。胫腓下联合是否固定取决于腓骨固定后的稳定性。

（五）胫骨后唇骨折

1. 概述

可以发生在任何类型的踝关节损伤，极少单独发生，大多与内踝、外踝同时骨折，即三踝骨折（图 2-3-10-17）。胫骨后唇如有较大的骨片，则损害关节负重面，影响踝关节稳定性。

后唇骨折，常同时伴有踝关节的其他损伤，仅 0.8%~2.5% 是单纯的后唇骨折（图 2-3-10-18）。如果诊断胫骨后唇骨折而未发现内踝或外踝损伤，应注意伴随的软组织损伤，例如，胫腓下联合前韧带撕裂及三角韧带损伤，并检查腓骨

287

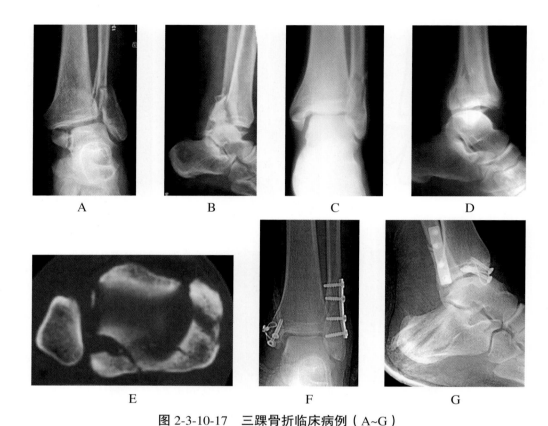

图 2-3-10-17　三踝骨折临床病例（A~G）

例1：A.B. 踝关节三踝骨折正侧位 X 线片；

例2：C.D. 术前踝关节正侧位 X 线片；E.CT 扫描；F.G. 立即复位 + 内固定术后 X 线正侧位片

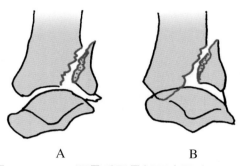

图 2-3-10-18　胫骨后唇骨折示意图（A、B）

A. 一般移位；B. 踝关节背屈时距骨向后移位

近端是否有骨折。

2. 治疗

（1）基本原则　未涉及关节负重面，不影响关节稳定性时，一般在腓骨骨折复位时，胫骨后唇小骨片随之同时复位。因而对该种类型的后唇骨折的治疗，取决于其他组织的创伤。但累及关节面时，骨折片向上移位。如骨片波及胫骨关节面达 25%~35% 时，应作切开复位并

内固定。

（2）手术入路　若腓骨无骨折时，可作后外侧纵向切口，长约 10 cm（图 2-3-10-19）。

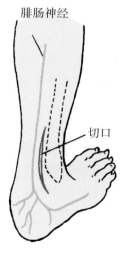

腓肠神经

切口

图 2-3-10-19　胫骨后唇骨折手术入路示意图

（3）骨折复位及固定　注意不可剥离骨片之韧带附着点，借用骨膜剥离器使骨片复位。

先插入两枚克氏针作暂时固定，并透视或摄片确定骨片复位后，再用两枚螺钉固定（图2-3-10-20）。因胫骨后唇甚易碎裂，在旋螺钉时应以缓慢动作旋紧，或在螺钉固定部位可放置垫圈，以增加固定作用。

（4）伴腓骨干骨折时胫骨后唇的手术治疗

1）如果伴有腓骨干骨折，经后路暴露腓骨，分离远端腓骨片后，先将后唇骨折片复位及固定，然后作腓骨复位，并用1/3管型钢板及皮质骨螺钉固定，必要时固定胫腓下联合。

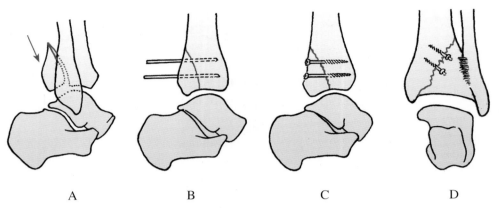

图2-3-10-20　胫骨后唇骨折螺钉内固定实施示意图（A~D）
A.骨折复位；B.克氏针固定；C.螺钉固定；D.骨折片后侧观

2）有时腓骨严重粉碎骨折，且位于胫腓下联合处，其后胫腓下联合会自行融合。为此，手术时去除胫骨的腓骨切迹的皮质，将腓骨置于其内，并用螺钉固定胫腓下联合。

（六）胫骨前唇骨折

1. 概述

胫骨前唇很少产生撕脱骨折。而常见的是压缩损伤，骨片被挤入近端骨质。偶然胫骨前唇在其额状面产生剪切骨折。前唇骨折片有时很大，可包括内踝和部分胫骨关节面，常被距骨推向前上，并可伴内踝骨折。

2. 治疗

麻醉下复位时要患足跖屈。因前关节囊附着点甚薄弱，不能将移位的骨片拉向下，故需切开复位内固定。可经前内侧切口，直视下复位，用"U"钉或骨折片间以加压螺钉（公制螺钉）固定（图2-3-10-21）。胫骨前唇粉碎骨折比单纯前唇骨折多见，且常包含相当部分负重面，最佳方法是闭合复位，双钉牵引及石膏固定，即在胫骨近端和跟骨各穿入斯氏钉，牵引复位后立即石膏固定，将2根斯氏钉包在石膏筒内（图2-3-10-22），一般固定6周，拔除斯氏钉，改用小腿石膏固定4周。

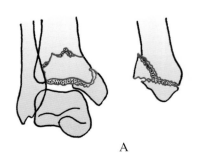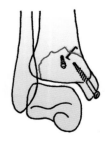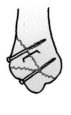

图2-3-10-21　胫骨前唇骨折术前及螺钉内固定术后示意图（A、B）
A.术前；B.术后

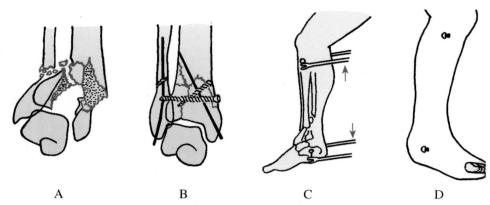

图 2-3-10-22 胫骨远端爆裂骨折示意图（A~D）
A. 骨折后状；B. 切开复位内固定后；C.D. 或采用骨外固定 + 石膏

（七）胫腓下联合前部分离

1. 损伤机制

胫腓下联合前部分离为外旋伤力所致。距骨体的前部分推挤外踝，使其向外向后扭转，常见胫骨前结节撕脱。但多数病例为胫腓前韧带本身撕裂。以后是韧带后方的滑膜盲管被撕裂及骨间韧带部分纤维断裂，腓骨在外旋时，胫腓后韧带也承受应力，可发生胫骨后唇撕脱骨折，此点被学者认为是外旋损伤的特征，并暗示前胫腓联合亦分离。撕脱骨片很小，极少超过关节面的 1/4（图 2-3-10-23）。视外旋力的强度不同，胫腓联合自前向后的破裂深度亦各异，如伤力持续，腓骨必然发生螺旋形骨折，其平面各不相同，极少数可出现解剖颈骨折（称

之为 Maisonneuve 骨折）。大多为腓骨远端骨折，称之为经胫腓联合腓骨斜形或螺旋形骨折（图 2-3-10-24）。此类病例可有三角韧带浅层的前部撕裂，或内踝前丘部骨折，或内踝骨折，或三角韧带深层和浅层都断裂。

2. 诊断

在诊断胫腓前联合分离时应明确是否伴有以下骨折，即腓骨颈骨折、经胫腓联合骨折、胫骨前结节撕脱骨折、胫骨后唇撕脱骨折、内踝前丘部骨折伴踝关节内侧间隙增宽。

小腿内旋位，踝关节摄片如果踝关节及小腿内旋 30°~40° 时，在踝关节正位片上，外踝呈现凹陷，说明腓骨处于外旋位，应该检查腓骨，排除腓骨骨折。此外可作患足跖屈位时踝关节

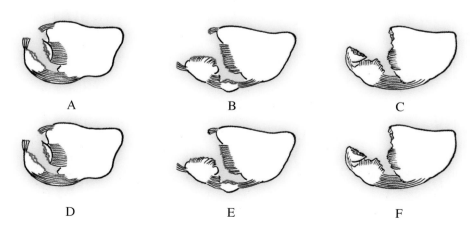

图 2-3-10-23 胫腓下联合前方损伤，不同程度解剖改变示意图（A~F）
A. 正常韧带；B. 胫腓前韧带、滑膜盲管及部分骨间韧带撕裂；C. 骨间韧带完全撕裂；
D. 近端腓骨与骨间韧带相连；E. 胫骨后缘撕脱；F. 胫骨前结节撕脱

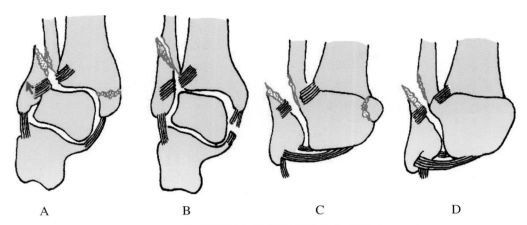

图 2-3-10-24　胫腓下联合前部韧带损伤示意图（A~D）
A.腓骨螺旋骨折；B.同前、跖面观；C.三角韧带同时撕裂；D.同前、跖面观

侧位摄片，如发现踝关节前部间隙不平行且增宽，应怀疑胫腓下联合前韧带撕裂。

踝穴片是诊断胫腓下联合分离的重要手段。正常腓骨与胫骨前结节的重叠阴影不小于 8 mm，或不小于腓骨宽度的 1/3。正常胫腓骨联合间隙 A~B 应不超过 3 mm。如摄片时足外旋，此间隙缩小，足内旋时间隙清晰可见。摄踝穴位片，踝关节内侧间隙最清楚，并有增宽。说明胫腓联合前部撕裂及内侧三角韧带损伤。

踝关节侧位片显示在应力下胫骨向前拉，患足向后推，胫骨向前移而距骨腓骨向后外移。因此，在侧位片显示踝关节前间隙增宽。

3.治疗

（1）非手术治疗　单纯胫腓联合韧带损伤只需闭合复位和小腿石膏固定 6 周。胫骨后唇撕脱骨折，骨折片不超过 1/4 关节面，且对关节无影响者，亦可用石膏固定。在伴腓骨骨折的病例如能复位，仍可用石膏固定。骨折复位不满意者，即应作腓骨切开复位及内固定，腓骨牢固地固定后，用小腿石膏固定 6 周。

（2）手术治疗　在伴有胫腓下联合分离的腓骨骨折者，腓骨的复位治疗甚重要。要根据不同骨折类型，采用相应方法。

1）如腓骨远端螺旋形骨折，则用两枚螺钉固定，螺钉应从后外方向前内方，从远端向近端。

2）腓骨下段横形或短斜形骨折，可采用髓内钉固定，以确保腓骨稳定，保持胫腓下联合复位。为避免螺钉断裂和保护踝关节及腓骨生理功能，笔者主张术后 8 周取出胫腓下关节处的螺钉。

胫腓下联合分离，一般不作内固定，但在下列情况下应固定胫腓下联合，即腓骨高位骨折单纯固定腓骨不能保持下联合复位，外踝固定后或修补三角韧带并固定外踝后仍不能维持下联合稳定者。

胫腓下联合可用螺钉固定，也可用 U 形钉固定。在胫腓下联合前作 6 cm 长切口，内旋腓骨复位，然后用 1~2 枚胫腓联合 U 形钉，短臂插入腓骨，长臂插入胫骨，U 形钉应与胫腓前韧带平行。

伴有三角韧带撕裂者可以闭合复位并用石膏固定 8 周。固定期必须经常随访，一旦发现内侧间隙增宽，即应手术治疗。

（八）胫腓下联合完全分离

1.概述及损伤机制

此种损伤较为常见，有 4 条韧带受损，并波及骨间膜，其范围可达腓骨骨折的平面。胫腓下联合完全分离是一种复杂的损伤，包括胫腓联合近端高位的腓骨骨折、胫腓联合近侧骨间膜破裂直至骨折平面、4 条韧带完全断裂以及内踝撕脱骨折或三角韧带断裂等（见图 2-3-10-17）。

此种损伤多因外展或外旋暴力所造成，亦可由两种暴力联合引发。以外展伤力为主的病例，胫腓联合的韧带均断裂，并伴随骨间膜破裂，伤力使距骨及腓骨远端向外，腓骨产生横形、短斜形或蝶形骨折。以外旋伤力为主的损伤，腓骨产生螺旋形或长斜形骨折，胫腓联合韧带也同时损伤。

2. 治疗

大多需手术切开复位及内固定。腓骨干需解剖对位及坚强内固定，恢复腓骨长度，确保胫腓下联合的解剖关系。横形、短斜形的骨折，可用髓内钉固定。横形、短斜形及粉碎性骨折也可用半管型钢板螺钉固定，或1/3管型钢板螺钉固定。长斜形或螺旋形腓骨骨折，可用钢丝环扎，或结合小螺钉固定。在螺钉固定胫腓下联合时，踝关节应置于90°位。三角韧带撕裂伤需同时进行修复。经三角韧带修补和腓骨牢固地固定的踝关节，也可不固定胫腓下联合。若骨折固定后不稳定，腓骨处于外旋位，此时应固定胫腓下联合。

三、踝关节脱位

踝关节骨折脱位在临床上较为常见，在脱位或半脱位的同时，常伴有内踝、外踝、双踝甚至三踝骨折，其处理原则与其他负重关节的原则一样，要求尽早解剖复位，以防止继发性骨性关节炎的发生。但是，单纯的踝关节脱位比较罕见，临床上只有少数个案报道，其损伤机制多由踝关节放松时在跖屈位受到轴向和扭转暴力所致。这种损伤大多可以闭合复位，少数开放脱位需手术修复损伤的踝关节稳定装置。

（一）应用解剖

踝关节的稳定性来自于其骨性结构和复杂的韧带结构，踝穴由胫骨和腓骨通过骨间膜、骨间韧带、下胫腓前韧带和下胫腓后韧带构成，距骨容纳其中与其相关节。下胫腓联合在正常情况下只有轻微的运动，而内外侧副韧带和关节囊也增加了踝关节的稳定性。

踝关节内侧的稳定结构主要是三角韧带，它由深浅两层结构组成，而其深层又分为两部分，包括前方的胫距前韧带和后方的胫距后韧带，前者起于内踝前方，后者起于内踝后方，均止于距骨内侧面。三角韧带的浅层起于内踝，止于距骨、跟骨和舟骨，形成一个连续的扇形结构。胫后肌与趾总屈肌的腱鞘也与三角韧带相延续（图2-3-10-25）。

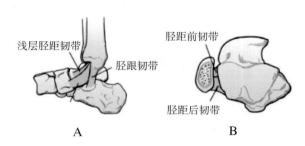

浅层胫距韧带　胫距前韧带　胫跟韧带　胫距后韧带

A　　　　　B

图 2-3-10-25　踝关节内侧稳定装置示意图（A、B）
A. 三角韧带浅层；B. 三角韧带深层

踝关节外侧的稳定结构主要由外侧复合体来维持，它由距腓前韧带、跟腓韧带和距腓后韧带3部分组成。距腓前韧带连接腓骨前侧和距骨结节，防止距骨向前移位。跟腓韧带起于腓骨止于跟骨，主要防止踝关节内翻。距腓后韧带沿水平和内侧方向走行，防止距骨向后移位并限制踝关节过度背伸（图2-3-10-26）。

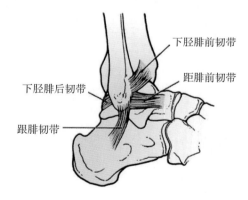

下胫腓前韧带　距腓前韧带　下胫腓后韧带　跟腓韧带

图 2-3-10-26　踝关节外侧稳定装置示意图

（二）损伤机制和分型

在负重时踝关节不论是跖屈还是背伸，距骨和踝穴都能保持紧密接触，所以能维持内在的稳定性。但是这种内在的稳定性在不负重时就不存在了，踝关节的稳定此时全靠内侧和外侧的韧带复合体来维持，因而大多踝关节单纯脱位都发生在踝关节韧带松弛的时候。

目前大多数学者按照脱位的方向不同将踝关节脱位分为5型，包括前脱位、后脱位（图2-3-10-27）、外侧脱位（图2-3-10-28）、内侧脱位和向上脱位。其中，后内侧脱位相对于其他几种脱位更为常见（图2-3-10-29），这是因为当从高处坠落时踝关节自然放松，容易位于跖

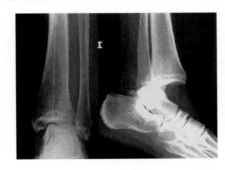

图 2-3-10-27 单纯踝关节后脱位 X 线正侧位平片

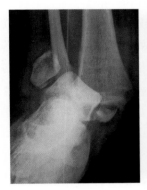 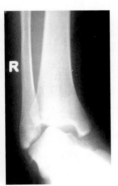

　　　　A　　　　　　　　B
图 2-3-10-28 临床举例（A、B）
A. 踝关节外侧脱位；
B. 踝关节内侧脱位

其他类型的脱位更为罕见，踝关节前脱位常发生在暴力直接作用于小腿胫前，使胫骨相对于距骨向后脱位。内外侧脱位常为跖屈时受到内翻和外翻暴力所致。向上脱位最为罕见，多为轴向暴力使距骨顶入踝穴，此种损伤常合并下胫腓联合的分离。

需要指出的是，单纯踝关节脱位中大概有1/3是开放性损伤，因为踝关节处软组织菲薄，在暴力的冲击下很容易破裂，并常合并胫前、

屈内翻位，而踝关节在跖屈位时是相对不稳定的状态，这是因为在这个位置时距骨相对较为狭窄的部分进入踝穴，此时除了距腓后韧带，其他所有的韧带和关节囊都相对松弛。此时突然的内翻暴力容易导致距腓前韧带、跟腓韧带和前外侧关节囊的附着处的撕裂，加上落地时踝关节还受到从前向后的轴向暴力，从而导致距骨相对于胫骨向后内侧脱位。同理，当踝关节处于跖屈外翻位时，外翻应力可以导致内侧关节囊和三角韧带的撕裂，加上从前向后的轴向暴力，导致距骨相对于胫骨向后外侧脱位。Fernandes 等在尸体标本上的试验证实了这种损伤机制，他发现在踝关节极度跖曲的情况下，施以内翻或外翻暴力可以使距骨向内侧或外侧脱位，而胫骨和腓骨却没有骨折。同时他还指出，当踝关节脱位后，在跟腱的牵拉作用下，距骨常向后移位。

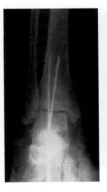 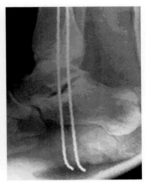

　　　　A　　　　　　　　B
图 2-3-10-29 临床举例（A、B）
手法复位后克氏针和小腿石膏托辅助固定
A. X 线正位片；B. X 线侧位片

胫后血管神经束的损伤，需要仔细探查。而在青少年患者，还常合并有骺板的损伤。

有文献报道，单纯的踝关节脱位最常见于车祸，其次是运动损伤，在排球和篮球这种需要经常弹跳的运动中更为常见。当然，单纯的踝关节脱位还有一些先天和后天的易致伤因素，包括韧带松弛、内踝发育不全、既往有踝关节扭伤史和腓骨肌无力等，需要临床上仔细甄别。

（三）术前准备

对于单纯的踝关节脱位的患者需要急诊处理，延迟复位会加大并发症的发生概率，包括加重血管神经损伤、引起踝关节周围的皮肤受压坏死、加重软骨损伤继发软骨溶解或使距骨坏死的概率大大增加。

术前要对患足进行全面的检查和评估，仔细询问病史，以了解踝关节脱位的受伤机制，判断血管神经有无损伤，复位前需拍摄踝关节正侧位和 Mortise 位片，以了解脱位的程度、方向，有无伴发骨折和下胫腓联合有无损伤。

（四）手术治疗

1. 手法复位

（1）病例选择

1）手术适应证　对于新鲜的单纯踝关节脱位，不论是否开放都应首选手法复位；

2）手术禁忌证　陈旧性踝关节脱位合并关节僵硬，踝关节周围软组织挛缩。

（2）手术体位和麻醉　患者取仰卧位，在全身麻醉下进行复位，以保证肌肉完全松弛，利于复位。若条件限制或是有全麻禁忌也可以选用局部阻滞麻醉。

（3）手术方法　术者应握紧患者的后足，同时应屈膝使腓肠肌松弛。首先沿小腿纵轴轴向牵引患足，如果距骨向外侧移位则同时将患足旋后使之复位；反之，若距骨向内侧脱位则将患足旋前。对后脱位的患者，应在轴向牵引后背屈患足来使距骨复位。对前脱位患者，同样在充分的轴向牵引后，让助手固定踝穴，术者向后方推挤患足，使之复位。复位后立即以石膏固定踝关节。若踝关节严重不稳定者，亦可从足底交叉穿入两枚克氏针固定距下关节和胫距关节辅助固定（见图 2-3-10-29），待关节囊等软组织稳定结构修复后拔除。

对于开放性单纯踝关节脱位的患者，在手法复位后允许进行扩创并对损伤的踝关节周围韧带和关节囊进行修复，但是这尚存在争议，有长期的临床随访研究显示，开放性脱位行韧带修复的患者与闭合脱位未行韧带修复的患者相比，其远期功能并没有明显差异。在踝关节复位后，应彻底清创、冲洗，尽可能一期关闭伤口，并留置负压引流。

2. 切开复位

（1）病例选择

1）手术适应证　陈旧性踝关节脱位手法复位失败者，伴有踝部骨折者大多需开放复位＋内固定术。

2）手术禁忌证　新鲜脱位可以手法整复者，局部软组织条件不能满足手术需要或合并其他全身疾病不能耐受手术者。

（2）手术体位和麻醉　根据需要松解的软组织选择切口和体位，建议在全麻下或椎管阻滞下进行。

（3）手术方法　对伴有骨折者应采取切开复位＋内固定，两者多同时获得复位效果（图 2-3-10-30）。对不伴骨折的陈旧性踝关节脱位临床上极其罕见，目前只有关于陈旧性踝关节前脱位的临床报道，其原因可能是后脱位的临床症状和体征明显，不易漏诊，而前脱位的临床表现相对隐匿，若患者合并其他严重损伤时常被忽视，形成及其罕见的陈旧性脱位（图 2-3-10-31）。

治疗陈旧性踝关节前脱位，临床上常取后内侧切口，暴露踝管，松解踝关节周围软组织和关节囊，探查踝穴，若踝管卡压其中且伴组织增生，需切除增生组织，并分离踝管，此时距骨往往可以还纳。若张力仍然过高可以 Z 形延长跟腱、胫后肌腱、踇长屈肌腱和趾长屈肌腱，用不可吸收的肌腱缝合线缝合。在距骨还纳后，需用克氏针临时固定踝关节，并辅以石膏外固定。另外如果术中探查见胫距关节面磨损严重，软骨下骨外露，可一期行踝关节融合术。

（五）术后处理

手法复位后摄片判断复位情况，并辅以小腿石膏管型或石膏托或小腿支具固定 4~6 周，外固定期间禁负重，且需抬高患肢，以促进肿

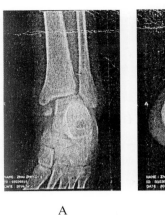 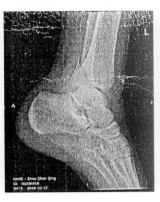 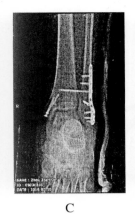 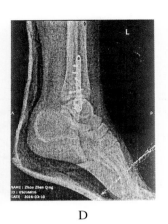

A   B   C   D

图 2-3-10-30 踝关节骨折脱位（A~D）

A.B. 术前正侧位 X 线片；C.D. 术后正侧位 X 线片

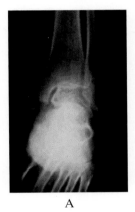 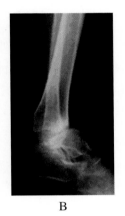

A   B

图 2-3-10-31 陈旧性踝关节前脱位

正侧位 X 线片（A、B）

胀消退。去除外固定后可以在理疗师的指导下进行踝关节功能的功能锻炼，12 周后可以完全负重活动。

（六）术后评估

在复位成功后还应对复位后的踝关节 X 线摄片进行测量，以明确病因并判断复位质量。在踝关节正位片上可以根据 Elise 等设计的方法，为取内踝和外踝尖为顶点，向和踝关节线垂直方向分别作垂线，测量垂线与踝关节线相交处跟内踝和外踝尖的距离来确定内外踝的长度（图 2-3-10-32）。内外踝长度之比正常值为 0.58~0.62，若小于 0.58 则可认为有内踝发育不全。在踝关节侧位片上可以通过距骨覆盖率的检测来判断复位的情况，具体方法为从距骨中心分别向胫骨关节面的前后缘作射线，其夹角

记为 α ，再从距骨中心向距骨关节面的前后缘作射线，其夹角记为 β ， α 与 β 的比值应大于 0.58，小于此数值则提示关节对合不佳（图

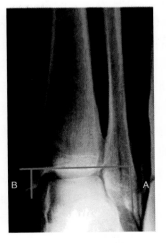

图 2-3-10-32 测量内外踝长度

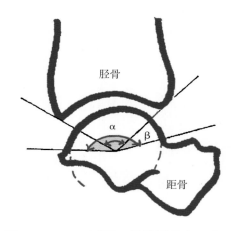

图 2-3-10-33　测量距骨的覆盖率示意图

2-3-10-33）。

另外，除了复拍 X 片来核实复位情况外，还必要行 MR 检查，以明确韧带和软组织损伤程度，判断踝关节的稳定性，用于指导后续治疗。

（七）并发症及处理

单纯的踝关节脱位总体预后较好，其并发症的多少主要取决于患者的年龄、韧带损伤程度，是否合并血管神经损伤和复位的时机。

踝关节活动受限是最常见的术后并发症，通常为踝关节背伸较健侧减少 5°~10°，严重者可出现关节僵硬、胫距关节不稳定，晚期可出现退行性骨关节炎或关节囊钙化等。血管神经损伤较为少见，包括足背动脉、胫神经、腓浅神经和腓肠神经损伤等，造成足部感觉麻木、功能障碍甚至缺血坏死。

对于单纯的踝关节活动轻度受限无需特殊处理，患者日常生活并不受其影响。关节僵硬较为明显者可行软组织手术进行松解。若晚期出现创伤性胫距关节炎，可建议患者行踝关节融合术。而对合并血管神经损伤的患者可一期进行显微外科的修复，若损伤严重保肢治疗失败，可二期行截肢术。

踝关节单纯脱位继发距骨缺血坏死较为少见，既使在陈旧性脱位的病例中，也罕见有距骨坏死的报道。这可能是因为距骨下方来自跗骨管动脉的血供未受损伤的缘故。

四、踝关节三角韧带及外侧韧带损伤

（一）三角韧带损伤机制

常见于旋前外展或旋前外旋型损伤。在该两类型的 I 度，即可能有三角韧带损伤。此种损伤往往伴有腓骨骨折或胫腓下联合损伤。故三角韧带损伤必是上述两种类型的 II 度以上损伤组成部分。在旋后外旋损伤中，也可有三角韧带损伤。在此类型损伤中，先产生胫腓下联合前韧带损伤，其后腓骨骨折，再次是胫腓下联合后韧带撕裂，最后是三角韧带损伤。因此在 X 线片上显示外踝在胫腓下联合附近的螺旋形骨折时，即应怀疑有三角韧带损伤。但必须指出，踝关节外侧韧带断裂，即胫腓前韧带及跟腓韧带断裂后，如果伤力继续，距骨发生极度倾斜时，可以损伤三角韧带（图 2-3-10-34），临床上经常误诊、漏诊。

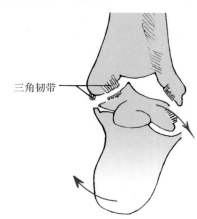

图 2-3-10-34　致伤机制示意图
距骨极度倾斜（外旋并向外脱位）致三角韧带撕裂

（二）三角韧带损伤的临床表现

踝关节内侧有明显肿胀，其中心在内踝尖端，而在肿胀的下方跟骨内侧，有明显的凹陷。压痛位于内踝尖端或其下，但因单纯的三角韧带损伤非常少，故三角韧带损伤者常伴有并发其他损伤的体征。常规正位侧位片及踝穴摄片，注意距骨向外移位，内侧间隙增宽。如距骨明显向外移位，踝关节内侧间隙大于 3 mm，可能三角韧带断裂，如果内侧间隙大于 4 mm，可确定三角韧带断裂。

（三）三角韧带损伤的治疗方法

1. 非手术疗法

对三角韧带断裂，经闭合复位多较满意，当踝关节内侧间隙恢复正常后，以小腿石膏固定 3~4 周。

2. 手术疗法

对腓骨或外踝需手术者，可同时修补三角韧带。手术时先内、外侧分别作切口，显露损伤组织，但要先将缝线贯穿好三角韧带两断端，暂不打结扎紧。注意：三角韧带可以从内踝撕裂，也可以从距骨上撕脱，或韧带本身断裂。修补时内踝或距骨钻孔，缝线穿过骨隧道，以便修复韧带。然后经外侧切口固定腓骨或外踝，根据骨折类型选用不同内固定，最后再结扎修复三角韧带的缝线。如固定腓骨后再缝三角韧带，因距骨已复位，缝合相当困难，如先穿好内侧韧带两断端缝线，则操作容易。因距骨尚未复位，操作区域较大，当然在外踝未固定前不宜结扎缝线，不然容易撕脱，亦不能收紧韧带断端。

在治疗内踝前丘部骨折伴距骨移位病例，要注意伴有三角韧带深层断裂。应在螺钉固定内踝前丘部时，同时修补三角韧带深层。

（四）外侧韧带损伤机制

由于距骨内收、内旋，或同时伴有跖屈造成的损伤机理。已被拉紧的距腓前韧带，损伤后，如伤力继续，则造成跟腓韧带断裂。通常外侧跟距韧带及相邻距下关节囊亦破裂，可促成外侧韧带撕裂。内翻和跖屈是踝关节外侧韧带损伤的主要原因，跟骨内翻畸形更易产生。笔者发现习惯使用右手的人，右踝关节的肌力强于左侧，反之亦然，右力者众多，故左踝关节外侧韧带扭伤居多数。

（五）外侧副韧带损伤的诊断

主要依据影像学及临床检查：

1. 影像学检查

（1）内翻应力拍片 局部麻醉后检查者一手握住患足的小腿远端，另手使足跖屈内翻位，摄正位片。在胫骨远端关节面及距骨体上关节面分别划条线，两线相交处形成的角度，即距骨倾斜度，此角称距骨倾斜角（talar tilt angle）。必须注意有些患者的生理性距骨倾斜角比较大，儿童一般大于成人，习惯使用右手的人，左踝关节生理性距骨倾斜度大于右踝。患侧距骨倾斜角大于对侧9°时，才有诊断价值。健侧踝关节内翻应力试验，腓骨产生外旋。正位 X 线片见外踝有泪滴状隐影。在外侧韧带断裂的人，外踝无泪滴状隐影存在（图 2-3-10-35）。

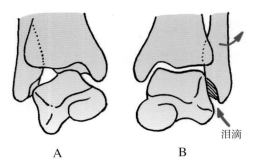

泪滴

A   B

图 2-3-10-35　内翻应力试验示意图（A、B）
A. 外侧韧带撕裂；B. 外踝旋转，且有泪滴状阴影

（2）关节造影 伤后尽早进行，以免血凝块堵塞关节囊裂口。多用 19 号针头，在胫前肌外侧进针，穿透关节囊后注射少量利多卡因，然后注入造影剂 5 cm。在正常踝关节注射造影剂时，就感到抵抗力，尤其在最后 1~2 mL 时，而韧带断裂者无此感觉，即可注射较多造影剂。拔出针头，反复跖屈背伸踝关节，以便于造影剂扩散。随后正侧位摄片。6%~10% 的踝关节可与距下关节交通，或与𧿹屈长肌腱交通。造影剂进入上述组织内无诊断意义。当距腓前韧带断裂时，伴关节囊破裂者，造影剂进入筋膜下。X 线片上显示造影剂扩散到腓骨远端周围。表示有跟腓韧带断裂。内翻应力试验、矢状应力试验结合关节造影，有助于正确诊断踝关节韧带损伤，特别有助于诊断陈旧性损伤。

（3）腓骨肌腱鞘造影 跟腓韧带损伤者，

腓骨肌腱鞘内层常有纵行劈裂，可裂缝较小。踝关节造影时，其造影剂不能经裂缝孔进入腓骨肌腱鞘。而当造影剂注入腓骨肌腱时，造影剂可经内侧壁之裂孔漏出，并可进入踝关节。如造影剂保持在肌腱鞘内，即认为阴性，无跟腓韧带损伤。

2. 矢状应力试验或前抽屉试验

距腓前韧带撕裂后，造成踝关节前后不稳定，距骨向前移位。正常作矢状应力试验时，也有一定生理活动范围。在检查时局部或关节腔内注射 0.5% 普鲁卡因后嘱伤员屈曲膝关节45°，放松腓肠肌，以利跟骨距骨向前移动。术者一手将患者的胫骨推向后，另一手将跟骨向前拉。在距腓前韧带断裂的患者，术者可感到患足及距骨向前移动。

（六）外侧副韧带损伤的分类（度）

按外侧韧带损伤部位和程度分为 4 度。

Ⅰ度 轻度损伤，距腓前韧带部分纤维撕裂，韧带仍连续；

Ⅱ度 该韧带有较多纤维撕裂，但韧带仍连续；

Ⅲ度 严重损伤，韧带完全断裂；

Ⅳ度 最严重损伤，距腓前韧带和跟腓韧带、距腓后韧带完全断裂。

（七）外侧副韧带损伤的治疗

1. 非手术疗法

距腓前韧带与关节囊相连，血供丰富，且关节囊部分破裂，置患足与伤力相反位置，撕裂组织可靠近，小腿石膏固定 3~4 周，距腓前韧带可愈合。如伴有跟腓韧带断裂，应将踝关节固定于 90°位，轻度外翻，固定时间要延长。拆除石膏后应用弹力绷带包扎，直至肿胀消退。此后患足鞋跟外侧垫高。

2. 手术治疗

对年轻的运动员，尤其是新鲜的距腓前韧带和跟腓韧带损伤应立即手术修补，越早越好。如果延迟，断裂之韧带已收缩，且周围组织粘连，又要修剪韧带断端，以致缝合困难。有软骨碎片者应摘除。

（1）距腓韧带 断裂部位常位于距骨体外侧的骨隆起部，甚易修补缝合。

（2）跟腓韧带 可从外踝附着点撕脱，或附有外踝尖端发生撕脱骨折，可将韧带断端固定于外踝，并作 8 字形缝合。有时在距下关节处断裂，远端韧带隐藏在腓骨肌腱下，术者必须切开支持带，并牵开腓骨肌腱缝合韧带。一般采用弧形切口，并避免损伤趾伸短肌的运动支神经及腓肠神经感觉支。

（3）陈旧性外侧韧带损伤 对反复扭伤、距骨倾斜，在矢状向不稳者需重建韧带。可用游离的筋膜条或游离肌腱，一端仍保持附着点的肌腱，也可用劈开一半的腓骨短肌腱作肌腱固定术。

（4）用跖肌腱重建距腓前韧带及跟腓韧带 腓骨肌是重要的足外翻肌肉，牺牲了不免可惜，不如采用跖肌腱为好，因跖肌腱细长，呈圆形，非常牢固，长度足够。手术时先在小腿中部腓肠肌内侧作一小切口，找到跖肌腱，并切断之，然后在跟骨结节处做纵向切口将肌腱抽出，再在跟骨钻孔道，自跟骨内侧至跟骨外侧壁之隆起，相当跟腓韧带附着点。跖肌腱经此孔道穿至跟骨外侧。把腓骨肌腱牵向前，再在外踝钻一水平孔，此时把腓骨肌腱牵向后下。在距骨颈外侧钻垂直孔，跖肌腱末端缝至跟骨外侧。后期已产生损伤性关节炎者，宜作踝关节融合术。

（八）跟腱断裂

临床上较为多见的跟腱断裂多发生于运动场上，在缺乏热身运动前突然进入剧烈弹跳、奔跑或屈踝状态，以致引起跟腱断裂，而因锐物直接作用者较少。

临床检查易于判定，除局部疼痛、压痛及肿胀外，主要有以下表现。

（1）足跖屈受限 如图 2-3-10-36 所示，患者无法使伤足向足底方向跖屈。

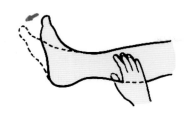

图 2-3-10-36　跟腱断裂跖屈受限示意图

（2）跟腱处有凹陷征　即在跟腱局部触之有一凹陷，伴压痛及剧烈活动痛（图 2-3-10-37）。

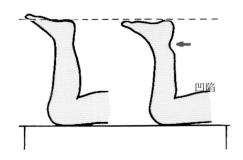

图 2-3-10-37　跟腱断裂后局部凹陷征示意图

（3）局部肿胀及广泛压痛　对于肌腹处不全性撕裂者，跟腱处凹陷征虽不一定能触及，但局部肿胀多较明显，且压痛范围较广。

跟腱断裂后应及早手术缝合修复，术后以足踝跖屈 120° 位及膝关节屈曲 90° 状下肢石膏固定 3~6 周。

五、陈旧性踝关节骨折脱位及其治疗

超过 3 周以上的踝关节骨折脱位，属于陈旧性损伤。因已失去了闭合复位的最佳时间，多采取手术切开复位。病情过久、伤情复杂者，多需关节融合术或成形术，现分述于后。

（一）陈旧性踝关节骨折脱位

1. 手术指征

损伤超过 3 周、关节软骨无明显破坏者均可作切开复位及内固定术。

2. 各种损伤的术式选择

（1）双踝骨折　内、外侧切口，分离骨折线、清除断端间及踝关节内的疤痕组织。直视下复位。先固定外踝，距骨及内踝移位往往随之纠正。

外踝及内踝分别用螺钉或张力带钛镟固定。

（2）三踝骨折　先恢复胫腓联合的解剖关系，外踝亦需解剖复位。对伴有胫骨后唇骨折者，宜采取后外侧手术进路。术中暴露内踝、胫骨后唇及外踝骨片后，清除各骨折断间及胫腓下联合间疤痕组织，清晰地显示胫骨之腓骨切迹。再清除距骨体与胫骨下关节面间的疤痕，以便恢复容纳距骨体的踝穴。在新鲜三踝骨折中，首先固定胫骨后唇骨折，而在陈旧性损伤时，因胫骨后唇骨片与胫腓后韧带与外踝相连，外踝未复位前，胫骨后唇无从复位，需先将外踝置于胫骨之腓骨切迹内，用钛板螺钉先固定腓骨，由于腓骨受周围挛缩软组织的牵拉，此时胫腓下联合必须仍分离。因此用螺钉固定胫腓下联合成为陈旧性踝关节脱位手术的重要步骤。用两枚螺钉固定胫腓下联合，再复位固定胫骨后唇则比较容易。如胫骨后唇骨片与距骨间存在疤痕妨碍复位时，则需将其切除。

（3）外翻外旋型损伤　在内侧为内踝骨折或三角韧带断裂，外侧为腓骨中、下 1/3 骨折，胫腓下联合分离及腓骨骨折线以下的骨间膜破裂。

内侧进路暴露内踝骨折，外侧则暴露腓骨干及胫腓联合。切除骨端疤痕，显露胫骨远端的腓骨切迹，然后将腓骨用钛板螺钉固定，胫腓下联合亦用螺钉固定，即将外踝及腓骨远端固定于胫骨之腓骨切迹内。此时距骨及内踝即已复位，内踝可用螺钉固定。固定内踝时，踝关节置于 90° 位，固定胫腓下联合时，踝背屈 20° 位，防止下联合狭窄及踝穴缩小。

内踝无骨折，而踝关节内侧间隙增宽大于 3 mm 时，先切除内踝与距骨关节面间的疤痕，再以钛板螺钉固定胫腓联合。同时探查三角韧带深层。如发现三角韧带断裂，应先缝合三角韧带，但陈旧性病例三角韧带断端常挛缩，难以直接修补，多需胫后肌腱替代。

（4）内踝及外踝骨折畸形愈合　视畸形不同，可行外踝斜形截骨（图 2-3-10-38），纠正外踝与距骨向外脱位。用两枚克氏针暂行固定胫骨和腓骨。切除距骨与内踝间疤痕酌情行内踝截骨，同时修补三角韧带。然后固定内踝及外踝。如果胫腓下联合不稳定，则螺钉经外踝穿过胫腓下联合至胫骨，以固定胫腓联合。

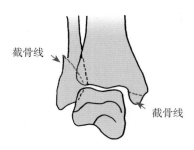

图 2-3-10-38　内外踝畸形愈合时截骨线示意图

（5）内踝骨折不连接　如果内踝假关节伴有疼痛和压痛，则需手术治疗。在伴有外踝骨折时，则应先固定外踝。如果内踝骨折骨片较大，可以修整两骨面，去除硬化骨，螺钉固定即可。植骨有利于内踝的愈合。考虑到内踝部位皮肤及软组织菲薄，植骨片绝对不可置于骨折之表面，而应用骨栓植入骨皮质深面。

（二）踝关节融合术

见图 2-3-10-39。

1. 腓骨截骨融合术

采用经腓骨切口，切除胫骨及距骨软骨，切除胫骨外侧皮质骨及距骨外侧面，切除腓骨远端之内侧面，然后切取腓骨置于踝关节外侧，胫腓骨间用两枚螺钉固定，外踝与距骨用一枚螺钉固定。

2. 腓骨截骨加压融合术

位于胫腓下联合前纵向切口，切开皮下组织及深筋膜，游离腓浅神经的外侧支。切断并结扎腓动脉穿支。距外踝尖端 6 cm 处切断腓骨。游离腓骨软组织附着，自近侧向远侧，腓骨远端内侧皮质及外踝关节面切除，切除胫骨远端关节面，切除距骨之关节面，用粗纹螺钉固定胫距关节。然后切除距骨外侧关节面及胫骨的腓骨切迹，远端腓骨复位后用螺钉固定胫腓骨，另一枚螺钉固定外踝及距骨，此融合术方法简便，融合接触面广，骨片间有一定压力，有利骨愈合。

3. 前滑槽植骨踝关节融合术

采用踝关节前路，暴露关节囊，进入踝关节。自胫骨远端前面，截取 2 cm×6 cm 长方形骨片。切除胫距间软骨，同时纠正踝关节畸形，用粗克氏针或斯氏钉暂时固定踝关节，然后于距骨颈及体部开槽，以接纳胫骨骨块。将胫骨

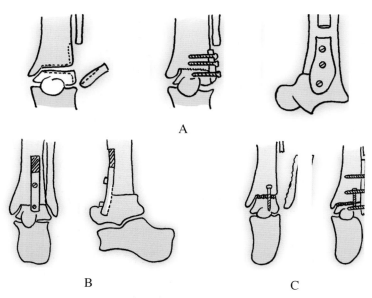

图 2-3-10-39　踝关节融合术常用术式举例示意图（A~C）
A. 腓骨截骨融合术；B. 腓骨截骨加压融合术；C. 前方滑槽植骨踝关节融合术

片下端插入距骨槽内，近端骨片嵌于胫骨槽内。骨块与胫骨和距骨分别用螺钉固定。自胫骨槽内取松质骨，填塞在踝关节前间隙，缝合伤口，石膏固定。

（三）踝关节成形术

1.病例选择

（1）手术指征

1）踝关节骨关节炎关节周围韧带完整，距骨无明显内翻或外翻畸形；

2）类风湿踝关节炎未长期用激素，无明显骨破坏。

（2）禁忌证

1）踝关节损伤性关节炎伴韧带损伤，距骨有 20°以上内外翻畸形，解剖结构破坏，近期感染等；

2）类风湿踝关节炎，经长期激素治疗及骨明显破坏；

3）踝关节融合失败；

4）距骨无菌性坏死。

2.踝关节手术效果评定标准

（1）轻度或无疼痛；

（2）假体无移动及位置不良；

（3）不需要进一步手术。

3.踝关节成形术

由于踝关节不仅是活动关节，而且负重功能更大，因此对器械的要求更高。目前治疗方法虽有各种设计，但大多处于临床试用阶段，尚未完全成熟，需待今后作出结论。

（罗旭耀　梁志民）

第十一节　足部损伤

一、足部损伤概述及距骨骨折脱位

（一）概述

随着人口密集、高层建筑的增多及运动项目的增加，足部骨折的发生率逐年增高，并与手部骨折相近似，占全身骨折的 10% 左右，其中以跖骨、趾骨及跟骨为多见，三者相加达足部骨折的 90% 以上。足部的重要性在于它为人体站立及行走提供必要的接触面。在各种复杂的地面情况下，通过足部肌肉及 26 个骨骼之间的协调完成步行、跳跃和跑步等各种动作及单足站立和双足站立的平衡与稳定。现将临床上常见的足部损伤，由近及远按节分述于后。本节主要阐述距骨骨折脱位。

（二）距骨骨折

全身诸骨骼中距骨是唯一一块无肌肉起止的骨骼，仅有滑膜、关节囊和韧带相连，因此血供较差，不愈合及无菌性坏死者多见。此种损伤的发生率在足部骨折中约占 1% 左右，虽十分少见，但所引起的问题较多，属临床上为大家所重视的难题之一。

1.解剖特点、致伤机制、分型及诊断

（1）距骨的解剖特点　距骨分为头部、颈部及体部；头部与舟骨构成距舟关节，后方为较窄的距骨颈。距骨体位于后方，不仅体积最大，上方以滑车状与胫骨下端构成踝关节，此处为力量传导最为集中的部位，易引起损伤。距骨表面有 60% 左右部位为软骨面所覆盖，上关节面边缘部分亦有软骨延续，距骨可在"榫眼"内向前后滑动之同时，亦可向左右倾斜及旋转活动。距骨体的后方有一突起的后结节，如在发育中未与体部融合，则形成游离的三角形骨块，周边部光滑，常可见于 X 线平片上，易与撕脱骨折相混淆。距骨无肌肉附着，但与关节囊及滑膜相连，并有血管伴随进入，如在外伤时发生撕裂，则易因血供中断而引起缺血性坏死。

（2）致伤机转及分型 大多系高处坠下时的压缩或挤压暴力所致，尤以足背伸时更易引起。此时以距骨颈部骨折为多发，次为距骨体骨折。足处于中间位时，多导致距骨体骨折，而足跖曲时则距骨后突骨折多见。类同的暴力尚可引起距骨的脱位。距骨骨折一般分为以下5型：

1）距骨头骨折 多呈粉碎状，较少见（图2-3-11-1）。

2）距骨颈骨折 较多发，视骨折情况不同又可分为两种（图2-3-11-2），即① 单纯距骨颈骨折，不伴有脱位症；② 伴距骨体后脱位之距骨颈骨折，此型较复杂，后期问题亦多。

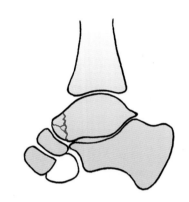

图 2-3-11-1　距骨头骨折示意图

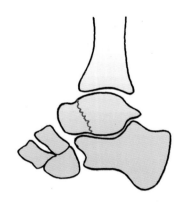

图 2-3-11-2　距骨颈骨折示意图

3）距骨体骨折 亦可分为3型（图2-3-11-3），即① 无移位之距骨体骨折；② 有移位之距骨体骨折；③ 粉碎性距骨体骨折。

4）距骨后突骨折 易与三角骨块相混淆（图2-3-11-4）。

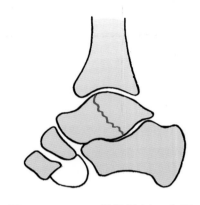

图 2-3-11-3　距骨体骨折示意图

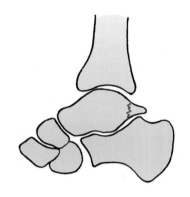

图 2-3-11-4　距骨后突骨折示意图

5）距骨软骨骨折 多为较轻暴力所致，尤以扭曲情况下受到撞击暴力时易发生。

分型属人为操作，临床上常有无法归类的病例，包括距骨粉碎性骨折伴距下关节脱位等（图2-3-11-5）。

（3）诊断 一般多无困难，可依据患者的外伤史、临床症状及X线平片（正位、侧位及斜位）加以确诊。其主要临床症状表现为踝关节的肿胀、疼痛及活动受限，压痛点多局限于踝关节下方，且与骨折分型的部位与骨折线的走行相一致。除距骨后突骨折者外，下肢负重功能多有障碍。

2. 距骨骨折的治疗

应根据骨折的类型及具体情况不同，酌情采取相应的治疗措施。

（1）无移位之骨折 一般选用小腿石膏功

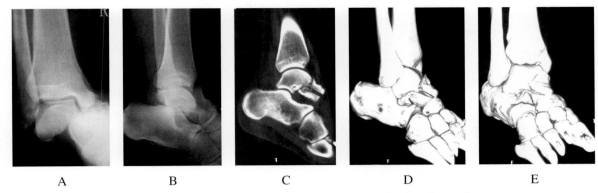

图 2-3-11-5 距骨颈粉碎性骨折伴距下关节脱位（A~E）
A. 踝关节前后（正）位 X 线片；B. 同前，侧位片；C. CT 扫描；D.E. CT 三维重建

能位固定 6~10 周。在固定期间，如局部肿胀消退致石膏松动，可更换石膏。

（2）可复位的骨折　原则上是在手技复位后以小腿石膏制动，并按以下不同骨折类型处理。

1）距骨颈骨折　牵引下将足跖屈，并稍许内翻，再向后推进以使骨折复位，但跖屈位不宜超过 120°，以小腿石膏固定 2~3 周，换功能位，小腿石膏继续制动 6~8 周。

2）伴有距骨体后脱位的距骨颈骨折　徒手牵引下（必要时跟骨史氏钉牵引），使足部仰伸及外翻，以使胫距间隙增宽及松解跟骨载距突与距骨之间的交锁，从而有利于距骨体的还纳。与此同时，术者用拇指将距骨向前推移，当感到已还纳原位后，即逐渐将足跖屈，并在此位置上行小腿或大腿石膏（后者用于移位明显者，膝关节亦维持于微屈位）固定，3~4 周后更换功能位石膏，再持续 6~8 周。

3）轻度距骨体压缩性骨折　持续牵引3~5 min，而后以小腿石膏功能位固定。

（3）无法闭合复位的骨折　指手技复位失败及粉碎性骨折等多需开放复位，并酌情行内固定术（图 2-3-11-6、7）。其术式分为两种。

1）单纯开放复位术　对因关节囊等软组织嵌挟所致者，可利用长螺钉、克氏针等予以固定。内固定物尾部应避开关节面，或将其埋于软骨下方。

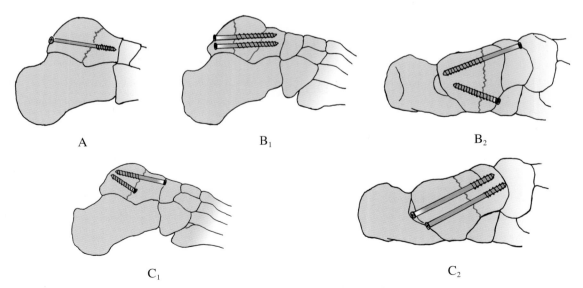

图 2-3-11-6 距骨体骨折螺钉内固定示意图（A~C）
A. 单钉固定；B₁. 双钉固定侧方观；B₂. 同前，水平位观；C₁. 从前方进钉侧方观；C₂. 同前，水平位观

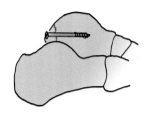

图 2-3-11-7　距骨后突骨折内固定示意图

2）关节融合术　新鲜骨折亦可选用。

手术适应证　凡估计骨折损伤严重、局部已失去血供、易引起距骨（尤其距骨体部）无菌性坏死者，应考虑尽早融合。在临床上常见的类型有以下 3 种：

① 距骨体粉碎性骨折：此种类型不仅易引起距骨体的缺血性坏死，且更易造成创伤性关节炎，因此可早期行融合术；

② 开放性骨折者：如发现周围韧带及关节囊大部或全部撕裂，提示无菌性坏死概率高，亦应行融合术；

③ 手法复位失败者：多系错位严重之骨折，此时软组织的损伤亦多较严重，易引起距骨的缺血性坏死。

术式选择　目前常用的术式包括以下 3 种：

① Blair 手术：即将距骨体切除，而后使胫骨下端与残留的距骨颈及前方的骨头部一并融合，并取松质骨（多为髂骨）置于原距骨体处，再用克氏针自足跟部向上插至胫骨内固定。术毕以下肢石膏制动 12 周左右，俟骨性融合后开始负重（多在 4 个月左右）。

② 胫跟融合术：即将距骨体取出后，使胫骨下端直接插嵌于跟骨上方。此为较古老之手术，由于缩短了肢体的长度及使踝关节完全骨性融合等不良的后果，已不再受人欢迎。

③ 跟距关节融合术：即于早期就将跟骨与骨折的距骨体融合，以便于通过跟骨向距骨增加血供来源而改善距骨的供血状态，从而降低距骨头的无菌性坏死率。适用于复位满意而血供较差的距骨体及距骨颈骨折者。

（4）陈旧性距骨骨折的治疗　凡超过 3 周以上者，原则上行开放复位＋内固定术，或采

取关节融合术。后者适用于移位明显的骨折。

（三）距骨脱位

距骨脱位在临床上并不罕见，因易引起无菌性坏死，成为临床上治疗的难题之一。距骨脱位分为距骨全脱位及距骨周围脱位两种类型，前者指距骨完全脱离周围关节而单独滑出，后者则指在胫距关系正常情况下出现距舟或距跟关节的咬合变位。

1. 距骨全脱位

（1）致伤机制与诊断

1）致伤机制　除开放性损伤外，大多数病例发生于足部高度内旋及内收位，以致距骨内侧承受强大的压应力，并将其挤向外侧。此时距下关节的骨间韧带首先断裂，随之跗骨与距骨分离，并向内位移。渐而距骨脱离胫距关节及跟距关节等而从踝穴中游离至踝关节前外方皮下。如压力继续增大，亦可穿过皮肤至体外（图 2-3-11-8）。

2）诊断　根据外伤史、临床表现及 X 线片所见进行诊断。

（2）治疗　视具体情况不同而酌情处理，基本原则如下。

1）早期病例　应按急诊立即闭合复位。麻醉后先行徒手或跟骨牵引数分钟，将足部充分内翻及跖屈，以使踝关节外侧间隙加宽。之后术者用手将脱出之距骨送回原位，并逐渐将足置于功能位，再以小腿石膏外翻位固定，两周后，将小腿石膏改为功能位继续固定 6~8 周。拆除石膏后可早期活动，但下地负重至少要在伤后 4 月以后，以免增加距骨的无菌性坏死率。

2）晚期病例　如未距骨已无菌性坏死，则可将其切除后行胫跟关节融合术，或人工距骨置入术。如距骨尚未形成坏死，应予以开放复位，并以克氏针将距跟关节固定，2~3 周后拔除克氏针继续石膏固定 3 月。

3）开放性脱位　清创后将距骨放归原处，并注意切勿伤及血供。

（3）预后　此种极为少见的损伤由于易引

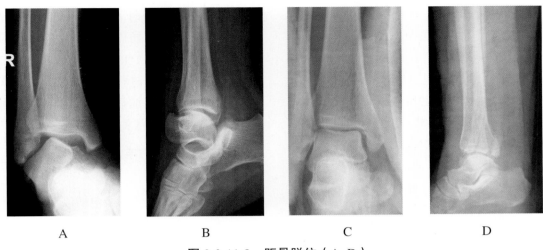

图 2-3-11-8　距骨脱位（A~D）

A. 正位 X 线片；B. 侧位 X 线片；C. 闭合复位后正位片；D. 同前，侧位 X 线片

起距骨无菌性坏死，故后期问题较多，以致严重影响足部的负重及活动。

2. 距骨周围脱位

较前者多见，主要表现为距下关节脱位，即胫距关节保持正常，而距骨以下的跟骨或舟骨及以远诸骨与关节可同时向内侧或外侧脱位，其中以向内脱位者居多（图 2-3-11-9）。

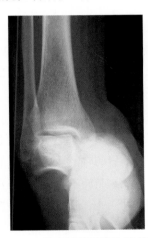

图 2-3-11-9　距骨周围脱位正位 X 线片

（1）致伤机制与诊断

1）致伤机制　因足的强烈内翻或外翻所致，以高处坠下及交通事故为多见。

2）诊断　依据病史、临床所见及 X 线平片等诊断均无困难。

（2）治疗　原则上采用手法复位，麻醉后利用徒手牵引，并按脱位方向不同予以加压，一般多无困难。复位后以小腿石膏固定 6~8 周。如距骨头或距骨颈被踝背侧支持带等软组织嵌顿，致使复位困难时，可行切开复位。术中对距、舟骨处的软组织应尽量少剥离，以免影响血供而造成不良后果。

（3）预后　多数病例预后较好，个别病例有可能因距下关节损伤性关节炎而需行关节融合术。

（四）距骨骨折、脱位的并发症及其治疗

1. 距骨缺血性坏死

由于距骨的血供特点，此种并发症较为多见，尤以距骨骨折及距骨全脱位发生率更高，应重视。

（1）早期

以非手术疗法为主，可采取避免负重、局部制动及活血药物治疗，必要时亦可采取距骨钻孔术以求导入血供。

（2）后期

需将坏死骨部分或全部切除，而后植入人工距骨，或行 Blair 手术，或胫跟融合术。

2. 创伤性关节炎

亦较为常见，尤以复位不佳者易发。亦可继发于距骨缺血性坏死之后。

（1）早期

减少或不负重，踝关节可使用锌氧膏或护踝制动。

（2）后期

多需关节融合术，酌情施以跟距关节、或三关节、或四关节融合术。后者尽可能少用，或作为最后一次的手术选择。

3.距骨假关节形成

多见于距骨体骨折，此时如胫距关节正常或近于正常，可行跟距关节或三关节融合术。如胫距关节有咬合变异或伴有损伤性关节炎时，则需行四关节融合术。

二、距下关节脱位及距骨全脱位

（一）距下关节应用解剖

距下关节包括跟距关节和距舟关节，故距下关节应包括前、中、后三部分，其中后关节面占距下关节总面积的2/3。距下关节外在稳定性取决于关节周围的韧带、肌腱、关节囊等组织，其中韧带的作用最为重要。关节周围韧带主要包括距舟韧带、前距腓韧带、后距腓韧带、跟腓韧带和三角韧带等。其中前距腓韧带对维持跟骨位置和限制距骨前移起关键作用。

（二）距下关节脱位概况与致伤机制

距下关节脱位是指距跟关节和距舟关节同时脱位，但踝关节和跟骰关节保持正常。其发生率较低，约占全身关节脱位的1%~2%。近年来，随着工业和交通运输业的发展，距下关节脱位的发生率有增高的趋势。

距下关节脱位75%因高能暴力所致，故单纯脱位者相对少见，半数以上伴有骨折发生，如载距突、距骨头、足后部跗骨、第五跖骨基底部或双踝的骨折。且大约有10%的内侧脱位（图2-3-11-10）和20%的外侧脱位（图2-3-11-11）不能闭合复位，主因解剖结构的限制使闭合复位十分困难，其中影响内侧复位的主要原因是腓深神经血管束的缠绕，距骨头锁扣在周围

伸肌支持带、跟舟韧带或关节囊中，腓骨嵌插或舟状骨阻挡。而妨碍外侧复位的常见因素是胫后肌腱（图2-3-11-12）和距骨的骨软骨骨折。闭合复位不宜反复进行，以免加重关节软骨的损伤及骨折移位更加显著。切开复位内固定或小骨折块切除会降低关节退变的发生。

（三）距下关节手术疗法

1.病例选择

切开复位的病例选择包括以下伤情。

（1）开放性脱位；

（2）闭合复位失败；

（3）并发明显骨折闭合复位困难者；

（4）肿胀明显，脱位的距骨头压迫皮肤，可能导致皮肤坏死；

（5）伴随其他部位损伤。

由于严重的脱位进行闭合复位不能成功，且非手术治疗后会带来严重的功能障碍，因此很少有手术治疗的禁忌症。因该类损伤多由高能创伤引发，在入院时患者可能因全身状况不稳定而难以耐受手术，一旦患者病情稳定，应尽快手术治疗，尽可能减少发生并发症的风险。

2.术前准备

（1）一般准备　术前准备包括询问病史、足局部检查、全身情况评价、X线等影像学检查和对手术预后的判定。

（2）局部情况判定　术前应该详细的询问病史，了解足踝部损伤的作用机制。对受伤的距下关节进行仔细的体检。对于本病的诊断一般并不困难。40%左右有开放性伤口，临床上常表现为后足肿胀、压痛、畸形明显、弹性固定、距下关节空虚，主动活动消失，被动活动时疼痛。若闭合性脱位距骨头位于皮下，可压迫皮肤。外侧脱位的距骨可压迫足背血管及损伤神经、肌腱等，注意检查是否有足背动脉搏动减弱，足趾、足底皮肤感觉及足趾运动减退等症状。检查受损关节背屈和跖屈的活动度及稳定性时应与健侧对比。除仔细检查距下关节外，还应注意有无邻近部位的骨折。应记录足的神经血

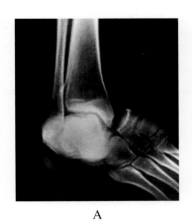 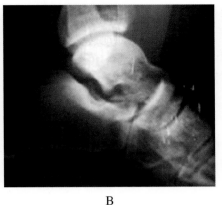

A   B

图 2-3-11-10　距下关节内侧脱位（A、B）
A. 正侧位 X 线片；B. 侧位片

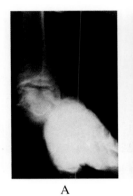 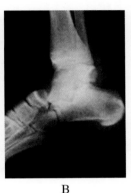 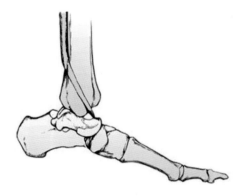

A   B

图 2-3-11-11　距下关节外侧脱位（A、B）
A. 正位 X 线片；B. 侧位片

图 2-3-11-12　胫后肌腱示意图
距下关节外翻脱位后胫后肌腱阻止闭合复位

管状态，认真检查手术切口，保证良好的血液循环、感觉和完整的皮肤。

（3）全身情况判定　术前应综合的评估患者的全身情况，特别需要注意的是糖尿病、周围血管病变和周围神经疾病等。

（4）认真的影像学检查　尽管有时 X 线片很难对距下关节脱位作出确切诊断，但它可以清楚地观察踝关节是否受到损伤以及是否伴有邻近部位的明显骨折。故获得标准位全套足部 X 线片对于损伤的诊断和治疗都很重要。当距下关节的脱位和周围是否伴发骨折不能确诊时应行 CT 扫描。因为 CT 对于检测距下关节脱位及关节周围骨折有独特的优势。通过术前检查对患者作出明确的诊断，利于具体手术方案的

制订和手术预后的评估。

3. 手术方法

（1）体位及麻醉　根据术前评估选择合适的麻醉方法，如脊椎麻醉或全麻。患者取侧卧位，患肢侧朝上，也可仰卧位。

（2）上止血带及消毒　驱血后大腿上止血带，有经验者亦可不上止血带，以防意外。下肢按正常的消毒和铺巾，露出膝关节。对侧肢体垫上棉垫加以保护，垫高手术肢体以便手术时免受对侧肢体影响，也便于术中摄片。

（3）切口及显露距骨和距下关节　可自踝关节近端向骰骨做长 7.5 cm 的前外侧纵向切口（图 2-3-11-13），锐性切开皮肤，注意保护腓浅神经的内、外背侧皮支。将长伸肌腱和趾长伸

第二部分
舰船环境的创伤与救治

307

肌腱牵向内侧，第三腓骨肌腱牵向外侧，显露距骨和距下关节（图 2-3-11-14）。可将两根直径 1.6 mm 的克氏针固定于距骨上维持皮瓣拉开，且没有过度的张力。一根克氏针固定于距骨外侧突，另一克氏针固定于腓骨和腓骨肌腱后侧的距骨体。这两根克氏针无需过度的张力即可拉开皮瓣，显露距下关节以便直视下复位。切开跨越距骨头、颈部的关节囊，将切口向距骨中部延伸。

（4）复位　在距下关节插入骨膜剥离子，通过杠杆作用和牵引复位已脱位的距下关节。如内侧脱位，助手外展、外翻足以帮助复位。如外侧脱位，助手内收、内翻足以复位。外侧脱位时，复位前先将胫后肌腱牵出距舟关节，也可提起背侧的神经血管束及妨碍的肌腱或切开距舟背侧关节囊以利复位。内侧脱位也可采用前内侧切口，起于距骨头远端并延伸至近端。这样的切口可以解决所有可能遇到的障碍，包括任何交锁的压缩骨折。必须小心避开跟距关节，因该处有重要的血管供应距骨，除非有小骨块嵌入影响复位。

（5）开放性损伤者　应在急诊下进行冲洗、清创。正确的判断受损皮肤的活性，恰当的处理骨折碎片，如有可能，创口延迟一期闭合。如皮肤在最初检查时明显不能存活，应及时采取处理措施。

（6）内固定　如确定有大块的骨软骨骨折，或不稳定，或闭合复位后关节不匹配，应进行适当的切开复位内固定。如小骨块嵌入关节内，不管骨块本身是否稳定，均应切除。显露距下关节后，血凝块和小的骨折块可通过吸引器冲洗或血管钳去除。如撕脱的骨折块较大，应给予解剖复位，观察关节面平整后用螺钉固定（图 2-3-11-15）。切开复位内固定和修复韧带与关节囊后仍不稳定者，可用克氏针从足跟穿过距骨到踝部以确保牢固，有时也可用克氏针固定距舟关节。这些克氏针一般于 6 周左右取出，在此期间患肢不能负重。

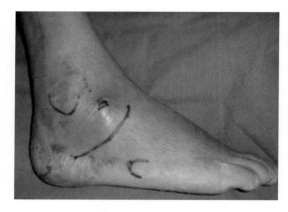

图 2-3-11-13　距下关节脱位的手术入路（切口）

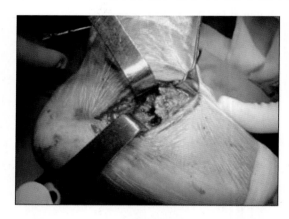

图 2-3-11-14　术中暴露距骨和距下关节

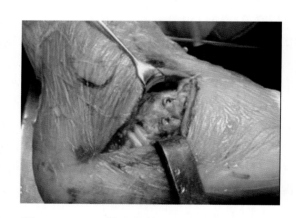

图 2-3-11-15　较大骨块复位后可用螺钉固定

（7）术中 X 线拍片　术中拍摄足的正侧位 X 线片，确定关节复位的位置、排列和骨的对位。

（8）闭合切口　筋膜用 2/0 的可吸收缝合线缝合，皮下组织用 2/0 的可吸收缝合线间断缝合，皮肤用 3/0 的尼龙缝合线或订书钉间断缝合。

4. 术后处理

术后应拍摄 X 线片并进行活动范围检查，以证实其稳定性、匹配性及有无骨片或软组织嵌顿。术后 48 h 内应用敷料加压包扎并用石膏夹板固定。48 h 后去除敷料检查切口，再用一个非常合适的非负重短腿石膏管型固定。术后 3 周更换石膏并拆除缝线。非负重石膏固定约 6 周左右，6 周后换行走型短腿石膏或行走型支具，要根据术后 X 线片检查决定下地负重时间。若手术时对距下关节进行了克氏针固定，应在术后 6 周时将克氏针取出。

去掉石膏后，可以鼓励患者开始足踝的康复训练，在术后康复中应循序渐进。逐步递增地进行一系列的动作运动。通常，患者在拆掉石膏后患处会出现肿痛，这都是康复的正常过程，所以应告诉患者预期的康复过程。距下关节长期活动范围减少是可能的，但几个月后功能性活动可达正常。

5. 并发症

距下关节脱位的尽早诊断和治疗对预后至关重要。距下关节脱位手术治疗的并发症主要包括感染、伤口愈合不良、创伤性关节炎、关节的顽固性疼痛与不稳及步态改变等。

距下关节脱位存在感染的风险，特别是开放性脱位。当伴有关节内骨折时，更要注意感染的防治。主要治疗包括严格仔细地清创和抗生素应用。大多数感染为浅层感染，一般只需应用抗生素即可治愈。

伤口愈合不良可能与应激、吸烟、周围血管疾病、糖尿病或免疫抑制有关。也与局部皮肤条件差及切口皮肤过度牵拉有关。仔细微创的手术操作和随后的治疗对减少伤口愈合的不良反应是必需的。一旦发生后，应对伤口逐渐进行清创，并早期予以软组织覆盖。

严重的距下关节脱位特别是伴有关节内骨折的患者术后易出现距下关节的排列异常及创伤性关节炎。严重者应行距下关节融合术，因距下关节融合术的主要手术适应证就是由于关节炎或关节不稳导致的疼痛。

对于距下关节的顽固性疼痛、不稳及步态改变的患者，轻度的可穿矫形鞋，垫合适的衬垫。严重者也要行距下关节融合术。

（四）距骨全脱位的手术治疗

距骨全脱位是指距骨遭受的暴力超过局部软组织的限制，从而导致其从某一方向完全脱位。不伴有距骨骨折的全脱位较为罕见，大多数为开放性损伤，合并距骨骨折愈合较差。

1. 手术病例选择

（1）手术适应证　距骨全脱位由高能量损伤所致，需紧急复位。由于解剖结构的限制，常使闭合复位不能成功。影响复位的主要因素有周围的肌腱、骨折碎块及关节囊等软组织。闭合复位不宜反复进行，以免加重关节软骨的损伤及骨折移位更加显著。切开复位会降低距骨缺血性坏死、关节退变及感染等并发症的发生率。故闭合复位一旦失败，应立即行切开复位。

（2）手术禁忌证　由于距骨全脱位闭合复位常不能成功，且非手术治疗后会带来严重的功能障碍，因此很少有手术治疗的禁忌症。因该类损伤多由高能创伤所致，在入院时患者可能因全身状况不稳定而难以耐受手术，一旦患者病情稳定，应尽快手术治疗，以尽可能减少并发症的发生。

2. 术前准备

术前准备包括询问病史、足部检查、全身一般情况评价、X 线等影像学检查和手术预后的估计。

术前应该详细询问病史，了解足踝部损伤的作用机制。对受伤的部位进行仔细体检，本病的诊断一般并不困难。多数有开放性伤口，临床上常表现为后足肿胀、压痛、畸形明显、主动及被动活动消失。查体时不能忽视血管、神经、肌腱的情况，注意检查是否有足背动脉搏动减弱，足趾、足底皮肤感觉及足趾运动减退等症状。检查受损及邻近关节背屈和跖屈的活动度及稳定性，应与健侧对比，并应记录足的神经血管状态，认真检查手术切口，保证良好的血液循环、感觉和完整的皮肤。

术前应综合评估患者的全身情况，特别需要注意的是糖尿病、周围血管病变和周围神经疾病等。

对于距骨全脱位，X线片即能作出确切诊断，可以明确距骨脱位的位置和方向（图2-3-11-16），且可以同时观察踝关节是否受到损伤以及是否伴有邻近部位的明显骨折。故获得标准位全套足部X线片对于损伤的诊断和治疗都很重要。当距骨脱位后不能确诊是否伴发周围骨折时应行CT扫描。因为CT对于检测关节周围骨折有独特的优势。通过术前检查对患者作出明确的诊断，利于具体手术方案的制订和手术预后的评估。MR检查可帮助对关节囊、肌腱、韧带等的撕裂和关节软骨损伤及骨坏死进行确诊。通过术前检查对患者作出明确的诊断，利于具体手术方案的制订和手术预后的评估。

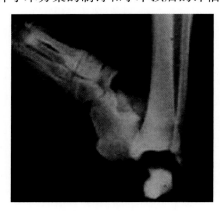

图2-3-11-16　距骨全脱位X线正位片

3.手术方法

根据术前评估选择合适的麻醉方法，如脊椎麻醉或全麻。患者取侧卧位，患肢侧朝上，也可仰卧位。大腿上止血带。下肢按正常的消毒和铺巾。对侧肢体垫上棉垫加以保护，垫高手术肢体以便手术时免受对侧肢体影响，也便于术中摄片。

根据距骨脱位的方向，从距骨前内侧自踝关节近端至骰骨的纵向切口约8 cm（图2-3-11-17），原则上应将围绕距骨的前、后侧间隔内的肌腱暴露并松解，才能根据脱位的方向将距

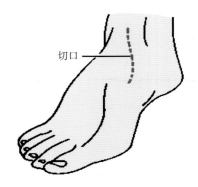

图2-3-11-17　距骨全脱位手术入路示意图

骨进行复位。首先锐性切开皮肤至筋膜。将踇长伸肌腱和趾长伸肌腱牵向内侧，第三腓骨肌腱牵向外侧，显露距骨和距下关节，注意保护腓深神经及胫前动静脉。可采用骨撬或骨膜剥离器的杠杆原理进行撬拨复位。复位时，助手维持足部牵引并向脱位的反方向推压，最好先在跟骨上横穿一根粗的骨圆针，安装牵引器，在强力向远端牵引跟骨及足背伸的同时，将距骨挤入踝穴复位。虽然有少数学者指出，为减少距骨全脱位引起的缺血性坏死或创伤性关节炎的发生，建议早期行距骨切除，行胫跟融合术。但如能对骨及软组织床进行有效的清创，并极为谨慎地将距骨重新放入其软组织床内以维持其长度，并修复其解剖关系，有利于距骨周围组织的愈合（图2-3-11-18）。如果距骨复位后仍然不稳定，可将一根克氏针从跟骨穿过距下关节进行固定，也可将一根克氏针穿入距舟关节，或两者并用，来有效的维持距骨复位后的位置。

如伴有开放性损伤，应在急诊下进行冲洗、清创。正确的判断受损皮肤的活性，早期彻底清除污染而无活力的组织，恰当处理骨折碎片，如有可能，创口延迟一期闭合。如皮肤在最初检查时明显不能存活，应及时采取处理措施。如确定有大块的骨软骨骨折，或不稳定，或闭合复位后关节不匹配，应进行适当地切开复位内固定。有小骨块嵌入关节内，不管骨块本身是否稳定，均应切除。如骨折块较大，应给予解剖复位，观察关节面平整后用螺钉固定。

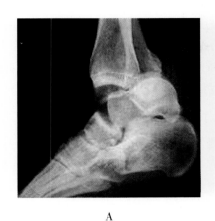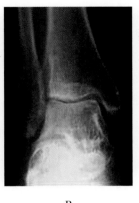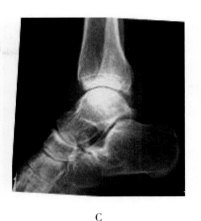

A   B   C

图 2-3-11-18 胫距全脱位的临床举例（A~C）
A. 术前 X 线片；B.C. 复位术后 22 个月正侧位 X 线片

切开复位内固定和修复韧带与关节囊后仍不稳定者，可用克氏针从足跟穿过距骨到踝部以确保牢固，有时也可用克氏针固定距舟关节。这些克氏针一般 6 周左右取出，在此期间患肢不能负重。当距骨全脱位为开放性且伴有严重的距骨骨折（特别是距骨颈骨折）时，术后感染、缺血性坏死、创伤性关节炎等并发症的发生率很高，应早期行距骨切除，行胫跟关节融合术（图 2-3-11-19）。

4. 术后处理

术后应拍摄 X 线片并进行活动范围检查，以证实其稳定性、匹配性及有无骨片或软组织嵌顿。术后非负重短腿石膏托固定。术后 3 周更换为短腿石膏管型。非负重石膏固定至少 6 周，以满足软组织的愈合来获得距骨周围的稳定。6 周后换行走型短腿石膏或行走型支具，要根据术后 X 线片检查决定下地负重时间。若手术时对距下或距舟关节进行了克氏针固定，应在术后 6 周时将克氏针取出。

去掉石膏后，康复训练应循序渐进地进行一系列的动作运动。术后积极随访，密切检视距骨的愈合情况，应行 MR 检查，以了解距骨是否出现缺血性坏死以及创伤性关节炎，以便尽早的采取治疗措施。

5. 并发症

距骨全脱位是高能量所致的一种灾难性的损伤。通常预后较差，术后的并发症主要包括感染、距骨缺血性坏死、创伤性关节炎等。

距骨全脱位常为开放性脱位，故存在感染的风险。当伴有关节内骨折时，更要注意感染

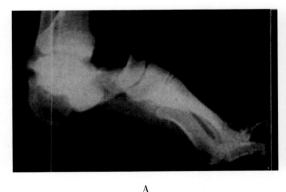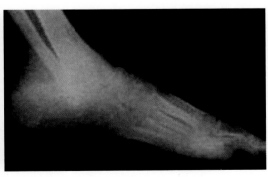

A   B

图 2-3-11-19 距骨全脱位临床病例（A、B）
A. 术前 X 线片；B. 距骨切除、胫跟关节融合术后侧位 X 线片

的防治。主要治疗包括严格仔细清创和抗生素的应用。

距骨缺血性坏死（图 2-3-11-20）也是距骨全脱位后常见的并发症，由于距骨解剖及血运的特殊性，距骨全脱位后，距骨的血供遭到严重破坏，故距骨缺血性坏死较常发生。早期可非负重石膏固定，并密切观察距骨坏死的进展情况。在距骨缺血性坏死早期，距骨塌陷之前，也可行核心减压术。小范围的坏死可行带血供的骨瓣移植术。严重的较大范围的距骨缺血性坏死，应行关节融合术，必要时行距骨切除术。根据受累关节具体情况，采用不同的关节融合术。

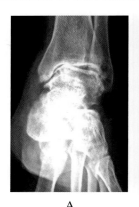 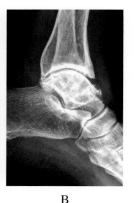

图 2-3-11-20　距骨无菌性坏死（A、B）

A. 正位 X 线片；B. 侧位 X 线片

距骨全脱位特别是伴有关节内骨折的患者，术后易出现创伤性关节炎。早期先行保守治疗，如非甾体类抗炎药、营养关节软骨的药物及石膏或支具固定等；严重者应行距下、距舟或踝关节关节融合术。

三、跟骨骨折

（一）概述

跟骨骨折在临床上较为多见，约占全身骨折的 1.5% 左右；不仅从事高空作业的青壮年多发，且随着人口老龄化，年迈者亦非少见，此与骨质疏松有关。跟骨骨折后主要是波及跟距关节，当其咬合变异，并由此而引起负重力线异常，这是构成创伤性距下关节炎的病理解剖

学基础。其发生率不仅取决于损伤的程度，且与治疗方法的选择及个体差别等关系甚为密切，因此选择最佳治疗方案，对跟骨骨折患者的康复及并发症的防治具有直接作用。

（二）跟骨的解剖特点复习

跟骨呈不规则之长方形，为人体最大的跗骨。前方为跟骰关节面，上方为跟距关节面，后方系跟腱附着的跟骨结节。其内侧面呈中凹状，与一宽厚的突起相连，此即载距突，系跖腱膜和足底小肌肉的起点。于跟骨中偏后，有向上隆起的跟骨角（Böhler 角），大约 38° 左右（图 2-3-11-21）。其下方骨较疏松，当骨折时易被压缩、断裂而导致此角角度的缩小，甚至为负角，此不仅易引起跟距关节炎，且使跟腱松弛而影响小腿的肌力及步态。

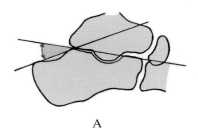

A

B

图 2-3-11-21　跟骨 Böhler 氏角（A、B）

A. 示意图；B. X 线侧位片

跟骨对足部的整体功能具有重要作用，其不仅承受来自距骨传导的载荷，且因其突向踝关节的后方，从而为小腿三头肌延长力臂，以满足人体向前推进的需要。同时它亦是足弓构成的主要成分，使足部富有弹性，以缓解震荡。因此，当跟骨发生骨折后，应充分恢复其本身的正常位置和距下关节的关系，以免影响上述功能。

（三）致伤机制

主要有以下 3 种方式。

1. 垂直压力

约有 80% 的病例系因自高处跌下或滑下所致。视坠落时足部的位置不同，其作用力方向亦不一致，并显示不同的骨折类型，但基本上以压缩性骨折为主。此外尚依据作用力的强度及持续时间不同，其压缩的程度成不一致性改变。

2. 直接撞击

为跟骨后结节处骨折，其多系外力直接撞击所致。

3. 肌肉拉力

腓肠肌突然收缩可促使跟腱将跟骨结节撕脱，如足内翻应力过猛，则引起跟骨前结节撕脱，而外翻应力则造成载距突骨折或跟骨结节的纵向骨折，但后者罕见。

（四）诊断

跟骨骨折的诊断一般多无困难，除依据外伤史及临床症状外，主要从 X 线平片，包括正位、侧位及轴线位予以确诊（图 2-3-11-22），并依此进行分型。仅个别病例需 CT 扫描或 MR 检查。

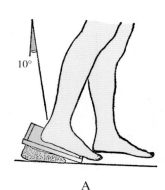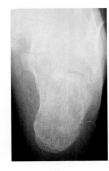

A　　　　　　　　　　B

图 2-3-11-22　跟骨轴位拍片位置（A、B）

A. 示意图；B. X 线轴位片

（五）分型

一般分为以下两型。

1. 关节外型

指不波及跟距关节的骨折，包括：

（1）跟骨（后）结节骨折（图 2-3-11-23）又有纵形、横形骨折及撕脱性骨折之分；

（2）跟骨前结节骨折（见图 2-3-11-23）；

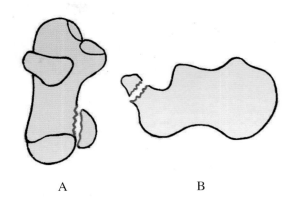

A　　　　　　　　　　B

图 2-3-11-23　跟骨后结节（粗隆）（A）及前结节（B）骨折示意图

（3）载距突骨折（图 2-3-11-24）；

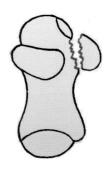

图 2-3-11-24　跟骨载距突骨折示意图

（4）结节前方近跟距关节之骨折。

2. 关节型骨折

视其形态及受损程度等又可分为以下 4 型（图 2-3-11-25）。

（1）舌型（Tongue type）骨折　多系垂直暴力所致；

（2）压缩型（Depression type）骨折　亦由纵向垂直外力所引起；

（3）残株型（Stump type）骨折　即波及距骰及跟距关节的纵（斜）向骨折；

（4）粉碎型（Crush type）骨折　多由强烈的压缩暴力所致。

（六）跟骨骨折的治疗概况

不波及跟距关节和跟骰关节的骨折在治疗

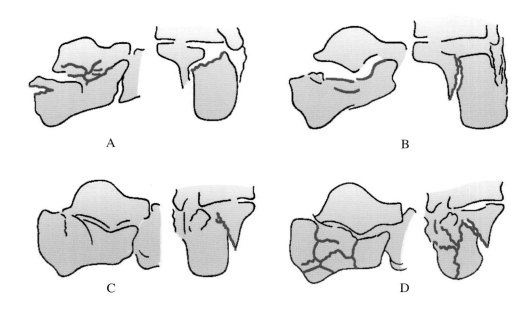

图 2-3-11-25　跟骨关节型骨折分类示意图（A~D）
A. 舌型；B. 压缩型；C. 残株型；D. 粉碎型

上较易处理，但波及关节面，尤其是 Böhler 角明显缩小及压缩严重者，不仅治疗难度较大，且治疗意见亦不一致。当前主要有两种观点，一是通过一切手段，包括开放复位 + 植骨术以争取尽可能恢复跟骨的原解剖结构，尤其是关节面的外形与咬合角度（包括将塌陷之关节面撬起、关节下植骨等），虽较一般病例疗效为佳，但操作复杂。反对者认为与其早期开放复位 + 植骨，不如后期出现创伤性关节炎时再行跟距关节融合术。还有一种观点是强调功能锻炼，即对骨折的复位要求不严，而是主张早期功能活动，包括足跟前方放置弹性垫后即早日下地负重功能锻炼等，亦能普遍获得中等水平的疗效。究竟采用何种疗法，尚需依据患者的具体情况而定。一般将其分为以下 3 种类型进行处理。

（七）不波及跟骨关节面骨折的治疗

1. 无移位者

以小腿石膏固定 4 周左右，临床愈合后拆除石膏进行功能锻炼，但下地负重不宜过早。

2. 有移位者

分为以下两种情况处理：

（1）一般移位　包括跟骨纵形骨折、跟骨结节撕脱及载距突骨折等，均应在麻醉下先行手技复位，而后行小腿固定 4~6 周。因跟腱撕脱所致者，应先行跖屈、屈膝的下肢石膏固定 3 周，而后再换小腿石膏。

（2）难以复位或难以固定者　可采取以下方式。

1）手技复位 + 石膏固定　对跟骨后结节骨折、跟骨后方接近跟距关节骨折及载距突骨折等均可在麻醉下以手技多可获得理想复位，而后用小腿石膏固定于功能位 4~6 周，8 周后下地负重活动。

2）开放复位 + 内固定术　对移位明显、手法复位失败者，例如后结节撕脱骨折骨折片移位超过 1 cm 者、跟骨后方的鸟嘴状骨折等，均可通过开放复位 + 钢丝，或螺钉，或骨搭钉等内固定。术后以小腿石膏保护（图 2-3-11-26、27）。

（八）波及关节面跟骨骨折的治疗

分下面不同情况进行处理。

1. Böhler 角变小的横形骨折

可用史氏钉自跟骨结节插入达骨折线处，

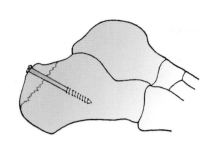

图 2-3-11-26　跟骨后方骨折内固定示意图

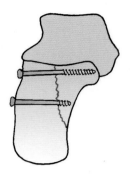

图 2-3-11-27　跟骨纵行骨折双螺钉内固定示意图

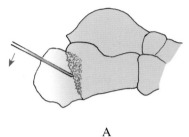

| A | B | C |

图 2-3-11-28　跟骨 Böhler 氏角变小骨折复位示意图（A~C）
A. 插钉；B. 复位；C. 将钉打入前方

而后将史氏钉向下方压之以使骨折复位，并将史氏钉向深部打入，使其穿过骨折线抵达跟骨前方直至距跟骰关节面 0.5 cm 处。全部操作过程宜在 C- 臂 X 光机透视下进行（或拍片）。然后小腿石膏固定 4~6 周，史氏钉可于 3 周后拔除（图 2-3-11-28）。

2. 跟距关节塌陷的骨折

视患者年龄及全身状态不同而采取相应措施。

（1）青壮年者　可行开放复位 + 植骨 + 内固定术，以求恢复关节面之角度及跟骨的大致形态。术中注意从跟骨两侧对跟骨同时加压以纠正骨块的侧方移位（图 2-3-11-29、30）。

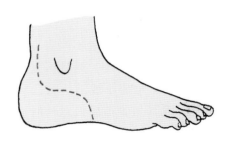

图 2-3-11-29　跟骨手术常用切口示意图

（2）老年患者　对 60 岁以上或身体条件不宜施术者，应以恢复功能为主。可用弹性绷带加压包扎，然后按足弓形态进行功能锻炼。一般是让足底在直径 10~15 cm 的圆木棍上滑动，以促进足的纵弓及 Böhler 角的恢复。

3. 粉碎性骨折

亦根据年龄及具体情况而酌情掌握。

（1）青壮年者　腰麻或硬膜外麻醉后，按下述步骤予以复位及固定。

1）跟骨结节处史氏钉打入　一般在透视下进行。

2）牵引及手法复位　在将跟骨结节史氏钉向下牵引之同时，亦将足趾跖屈位，足心向上加压，以达到恢复 Böhler 角之目的。

3）挤压跟骨两侧　用跟骨复位器自跟骨的两侧迅速加压，持续时间不超过 1 s，而后立即放松（加压标准以健侧宽度为准）。

4）史氏钉固定　复位满意者，另取史氏钉 1 或 2 根，从跟骨结节后方，沿跟骨长轴打入，并穿过骨折线，以达固定目的。

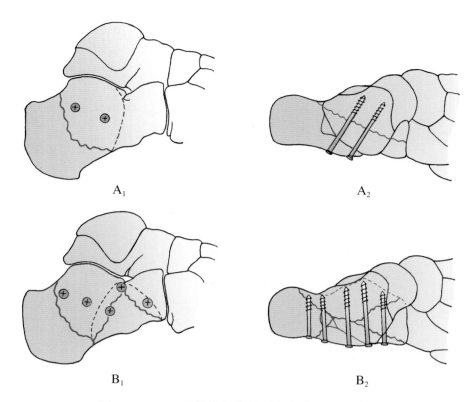

A_1 A_2

B_1 B_2

图 2-3-11-30　跟骨骨折复位后螺钉内固定示意图
A_1. 双钉固定侧方观；A_2. 同前，水平位观；B_1. 多钉固定侧方观；B_2. 同前，水平位观

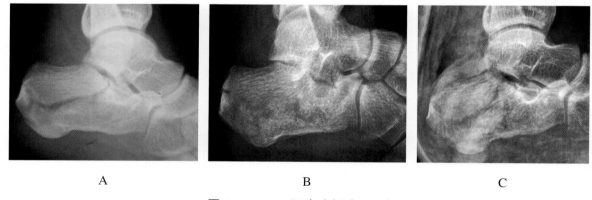

A   B   C

图 2-3-11-31　迟来病例（A~C）
迟来跟骨横行骨折保守治疗侧位 X 线片　A.正位 X 线片示 Böhler 角变小；B.未予以手法复位仅石膏固定及持拐行走，两周后拍片显示恢复欠佳，Böhler 角更小；C.患者拒绝手术，随采取足底踩木棍功能锻炼疗法，半月后 Böhler 角有所恢复

　　5）石膏　术毕以小腿石膏固定，并再次对跟骨内、外两侧加压塑形，之后即拔除跟骨结节史氏钉，2~3 周后再拔除跟骨纵向史氏钉。石膏制动 4~6 周后开始功能活动，下地负重应在伤后 10~12 周以后开始。

　　（2）60 岁以上者　麻醉下用跟骨复位器复位后，按塌陷性骨折处理，以关节功能恢复为主。

　　4. 迟来病例

　　指伤后未经治疗或处置不当者，需视病情而定，并按上述原则处理，遇骨折复位后、或过早下地、Böhler 角变小或消失者，应及时采取补救措施，尤其是骨折尚未愈合时，包括手法复位、足底在木棍上功能锻炼等均有疗效（图 2-3-11-31）。

（九）跟骨骨折并发症的处理

1. 跟距关节创伤性关节炎

发生率甚高，约占20%左右，多系波及距骨面之塌陷性或粉碎性骨折者。

轻者以非手术疗法为主，包括理疗、药物及弹性绷带固定等，亦可采用跟骨钻孔减压术，均有疗效。重者（指影响工作生活者）可行跟距关节融合术，最为简易的术式是局部旋转植骨术（图2-3-11-32）。

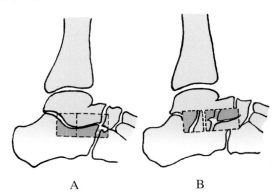

图 2-3-11-32　旋转植骨示意图（A、B）
跟距、距舟和跟骰三关节旋转植骨融合术
A. 切骨；B. 旋转变位植入

2. 足跟增宽

因影响穿鞋而求医居多，一般让其放松鞋的宽度，对有骨质明显增生或骨刺形成者，可将其切除。

3. 足底痛

由外伤后跟骨内组织压力增高所致。严重时可通过足跟外侧多方向钻孔减压，疗效颇佳，且操作简便，勿需切开。

4. 腓骨肌腱粘连（炎）

常可遇到，轻者可行理疗，重者则需行腓骨肌腱松解术。

5. 平底足

主要因 Böhler 角变小所致，以功能锻炼为主，严重者可行跟骨体楔形截骨矫正术。

四、跖跗关节脱位

跖跗关节（Lisfranc 关节）是中足的复杂结构，在步行过程中，完成重力由中足向前足的传导，并在各期支持人的自身负荷。跖跗关节脱位可导致患者足底疼痛、足弓塌陷及步态周期的失调。该损伤比较少见，发生率约 1/55 000。

（一）解剖学和生物力学特点

跖跗关节是由前方 5 块跖骨和后方 4 块跗骨（3 块楔骨和 1 块骰骨）共同组成的联合关节。跖跗关节有 3 个功能单位，也可描述为 3 个柱：内侧柱即第一楔骨和第一跖骨，第一跖楔关节矢状面上的功能性的活动范围为背屈 3°~4°，其保持关节完整时的最大背屈范围是 10°，第一跖楔关节 3 个平面上的运动常同时发生，其运动方向和范围是由关节的外形、轮廓、内外韧带及周围肌肉肌腱的共同作用所决定；中柱为第二、三楔骨及第二、三跖骨，其中第二跖骨基底与周围楔骨构成关节稳定的支柱，外侧柱由骰骨和第四、五跖骨构成。第四跖跗关节矢状面极限活动度约为 18°，水平面为 2.8°；第五关节跖跗关节矢状面极限活动度为 20.2°，水平面为 7.4°；固定第四五跖骨后，两者矢状面的极限活动度约为 14.8°，水平面约为 2.4°。跖跗关节软组织结构包括跖跗关节关节囊、加强关节稳定的韧带（背侧韧带、跖侧韧带和骨间韧带），及其他结构如筋膜、肌腱和内在肌。其中跖侧软组织结构较坚强，背侧韧带相对薄弱。此外，外侧 4 跖骨基底由横韧带相连，形成一个稳定单元。而第一、二跖骨基底间无横韧带加强，取而代之的是 Lisfranc 韧带，即连接第一楔骨至第二跖骨基底的骨间韧带。还有其他两个较为重要的结构是穿过第一和第二跖骨基底部之间的足背动脉和与动脉伴行的腓深神经。

（二）分型

由 Myerson 等提出将跖跗关节骨折脱位分为以下 3 型（图 2-3-11-33）。

A 型（total incongruity）　A 型损伤包括全部 5 块跖骨的移位伴有或不伴有第二跖骨基底骨折。常见的移位是外侧或背外侧，跖骨作为一个整体移位。这类损伤常称为同侧性损伤。

B 型（partial incongruity）　在 B 型损伤中，

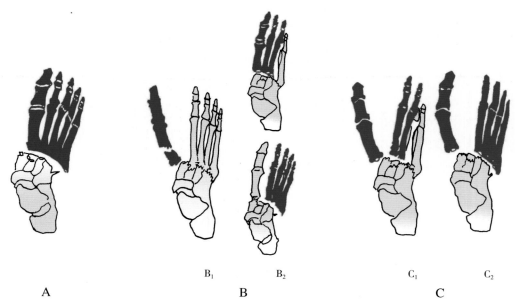

图 2-3-11-33　跖跗关节骨折脱位 Myerson 分型（A~C）

一个或多个关节仍然保持完整。B₁ 型损伤的为内侧移位，有时累及楔间或舟楔关节。B₂ 型损伤为外侧移位，可累及第一跖楔关节。

C 型损伤（divergent）　C 型为裂开性损伤，可以是部分（C₁）或全部（C₂）。

此类损伤通常是高能量损伤，伴有明显的肿胀，易于发生并发症，特别是骨筋膜间室综合征。

（三）诊断

跖跗关节脱位在急诊室很容易被漏诊，第一周内 40% 的病例没有采取治疗，治疗延迟，尤其超过 6 个月者，将导致足部严重的功能障碍。其诊断依据以下检查。

1. 常规 X 线平片

首先要提高对跖跗关节脱位的认识，任何引起中足压痛和肿胀的损伤都应进行仔细的物理和 X 线检查。X 线平片包括前后正位，侧位片和 30°斜位片（图 2-3-11-34~36），但是 X 线平片很难发现轻微的损伤，因为轻微的半脱位会自行复位。

2. 负重或应力位片

在常规片基础上加拍负重位和应力位 X 线片，并与健侧对比，更容易发现跖跗关节不稳。对于急诊患者拍摄负重位和应力位 X 线片比较困难，可短腿石膏固定两周后再拍负重 X 线片。

评价时要注意如下特点。① 前后位 X 线片显示第一跖骨外侧面应与内侧楔骨的外侧面在一条直线上；② 斜位 X 线片显示第三跖骨外侧缘应与外侧楔骨的外侧缘在一条直线上；③ 第一跖楔关节外形应规则；④ 在第一跖骨和第二跖骨基底部的"斑点征"，提示有 Lisfranc 韧带的撕脱，有 90% 的病例有此特征；⑤ 评价舟楔关节有无半脱位；⑥ 寻找有无骰骨的压缩性骨折。如果存在跖趾关节脱位或者跖骨颈骨折，应提高警惕性。

3. CT 和 MR 检查

对于疑似病例，应该进一步进行 CT 扫描或者 MR 检查，对于多发伤患者或者不能拍负重位 X 线片者，行 CT 横断面扫描可以避免 X 线平片的结构重叠现象，三维重建可以观察关节的稳定性（图 2-3-11-37）；MR 可以清楚的显示跖跗关节的 3 个平面以及所有跖骨内外缘和所有跗骨边缘，所以容易判断关节的对位对线和韧带损伤情况。核素骨扫描可早期检出损伤。

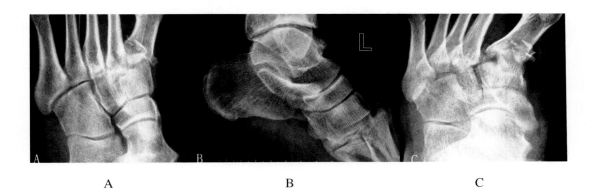

A   B   C

图 2-3-11-34　跖跗脱位 X 线片（A~C）
A. 前后位；B. 侧位；C. 斜位

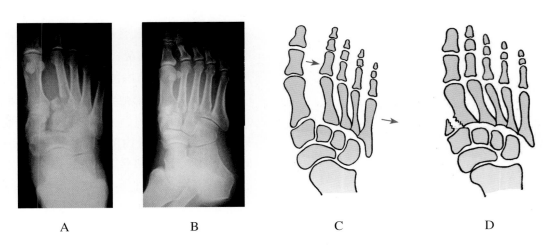

A   B   C   D

图 2-3-11-35　Lisfranc 骨折移位（A~D）
A. Lisfranc 骨折 X 线正位片；B. 同前，斜位片；C.D. 示意图

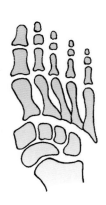

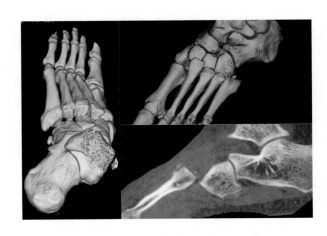

图 2-3-11-36　同向性跖跗关节脱位示意图　　**图 2-3-11-37　跖跗关节脱位 CT 三维重建**

第二部分

舰船环境的创伤与救治

4.其他检查

（1）除外伴发伤　跗跖关节脱位常伴有其他多发伤，有的医生满足于发现了其他部位的骨折而忽略了跗跖关节脱位。检查时应注意仔细触诊每一关节的压痛和肿胀，以发现微小损伤，特别是楔骨–第一跖骨关节内侧，其在X线上通常不显示出移位。

（2）诱发试验　采用"旋转试验"，即对第一跖骨头提、压，从而对第二跗跖关节施加应力，以此来诱发Lisfranc关节疼痛为阳性者。

（四）手术疗法

1.手术病例选择

（1）手术适应证　跗跖关节脱位具有一定的致残率，需要及时明确诊断，跗跖关节脱位大多数具有手术指征。大于2 mm的脱位和距跗角大于15°的跗跖关节脱位均应采用手术治疗，以获得解剖复位和稳定固定，否则当软组织肿胀减轻时，石膏固定所获得的复位可能会丧失，满意的临床结果是与准确的解剖复位以及在整个愈合过程中成功地维持复位直接相关。陈旧性跗跖关节脱位未复位者亦应手术治疗。

（2）手术禁忌证　严重血管疾病、病理性跗跖关节损伤、全身情况差难以耐受手术者。

2.手术的时机

伤后4~6 h内很容易复位。避免手术并发症的关键是选择适当的手术时机，伴随的软组织损伤或并发骨筋膜间室综合征是影响手术时间的主要因素。没有明显软组织肿胀的轻微损伤，可以急诊手术。未并发骨筋膜间隔综合征者，在软组织肿胀基本消退后行手术内固定（一般在伤后7~10 d）。并发骨筋膜间隔综合征者，在筋膜切开减压后，若软组织能充分覆盖内置物，内固定是理想的，若不能充分覆盖，可选择克氏针或外固定临时固定。未能及时治疗的跗跖关节损伤，伤后6周内手术也能获得满意的效果。

3.术前准备

术前常规全身体格检查，积极治疗各种慢性病，以适应手术的需要。全身情况欠佳者，术前应予以改善，并应在指导下进行功能锻炼，以改善心、肺机能，增强对手术的耐力。对明显肿胀者，宜采取药物和抬高患者等措施，可用注射器抽干张力性水疱。

4.闭合复位及经皮内固定

（1）麻醉和体位　连续性硬膜外麻醉或全麻，采取仰卧位。

（2）具体操作　如果跗跖关节脱位不严重，可在麻醉下行闭合复位术，方法包括单纯闭合复位及经皮螺钉固定。复位时，可使用大的骨复位钳闭合复位第二跖骨的移位，第二跖骨基底部解剖复位后，握住踇趾，外侧推第一趾骨，当踇趾在内翻位时，可插入一导针或克氏针以稳定内侧结构，第二趾骨可复位到第一楔骨上，术中摄片检测复位情况，复位的关键在于必须恢复第二跖骨基底与内侧楔骨的解剖关系，以使Lisfranc韧带在无松弛状态下愈合。如果复位满意，可做两个小切口，一个在第二跖骨背侧上方，另一个在第一楔骨内侧，用1枚螺钉斜行从内侧楔骨进入第二跖骨基底部，固定第二跖骨。此过程可在X线监控下操作。如果外侧结构不稳定，可经皮用克氏针或螺钉打入骰骨。

5.切开复位内固定

（1）切口　做足背第一、第二跖骨基底间纵向切口，注意保护神经血管束，显露第一、二跖楔关节及内、中楔骨间隙，检查有无关节不稳定，清除血肿及骨软骨碎块，如果需要，可在四、五跖骨基底背侧另做一纵向切口（如图2-3-11-38）。

（2）复位　复位时，至少应达到第第二跖骨基底间隙和内、中楔骨间隙应在2 mm以内，跗跖骨轴线不应超过15°，跖骨在跖及背侧无移位。但对功能要求高者，应尽可能达到解剖复位。足正位片，正常可见第一跖骨基底外缘和内侧楔骨外缘连续成一直线，第二跖骨基底内缘和中间楔骨内缘连续成一条直线，这是所有跖骨基底与其相关跗骨对线关系中最恒定可靠的。正常内斜30°位片可见第三跖骨基底外缘和外侧楔骨外缘成一直线，第四跖骨基底内缘和骰骨内缘连续成一条直线，第四跖骨基底内缘较骰骨内缘有向内侧约1~2 mm移位的正常变异；第五跖骨基底切迹距骰骨外缘约1~2 mm。正常侧位片可见楔骨较相对应跖骨略偏向背侧，

但跖骨不应超过相对应楔骨背侧。距骨长轴和第一跖骨长轴所形成的侧位距跖角为0°。

（3）螺钉固定的顺序　一般按以下的固定顺序进行。

1）克氏针逐次临时固定第二跖骨与内侧楔骨间关节和第一跖跗关节、内侧与中间楔骨间关节（图2-3-11-39、40）；

2）空心螺钉逐次替代上述克氏针；

3）克氏针依次固定第四至第五跖跗关节；

4）空心螺钉替代临时固定第三跖跗关节的克氏针（图2-3-11-41、42）。

由于第二跖骨基底与周围诸骨构成的榫卯样结构和Lisfranc韧带是稳定跖跗关节的主要骨性和软组织因素，故宜首先固定第二跖跗关节。先复位并固定第四跖跗关节，第五个也复位。

（4）螺钉的放置　第一跖跗关节内固定物的放置（见图2-3-11-41、42）：在距离第一跖跗

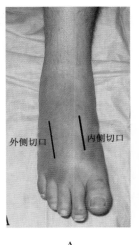
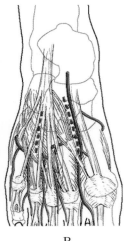

外侧切口　内侧切口

图 2-3-11-38　手术入路及局部解剖（A、B）
A. 双切口外观；B. 局部解剖概况及切口示意图

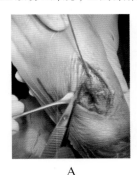
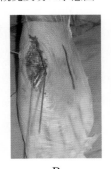

A　　　　　　　　B

图 2-3-11-39　用克氏针固定第一和第二跖跗关节
（A、B）

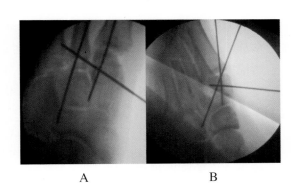

A　　　　　　　　B

图 2-3-11-40　术中透视（A、B）
A.B. 观查克氏针临时固定情况

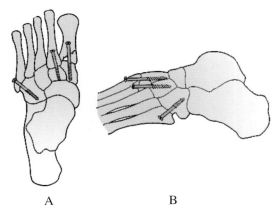

A　　　　　　　　B

图 2-3-11-41　跖跗关节脱位内固定示意图（A、B）
A. 正位观；B. 侧位观

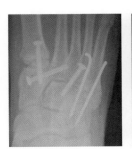
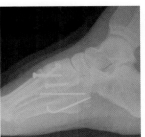

A　　　　　　　　B

图 2-3-11-42　克氏针固定后X线正侧位片（A、B）

关节面至少 2 cm 远的第一跖骨背侧皮质做一沟槽，其作用是供螺钉钉头埋入和避免钉头劈裂近端背侧皮质。通过沟槽的上 1/2 钻孔。跖骨内为滑动孔，内侧楔骨内为攻丝孔，之后小心拧入相应大小的皮质骨螺钉。第二跖跗关节内固定物的放置可类似于第一跖跗关节。为有利于 Lisfranc 韧带愈合，螺钉可如下放置（Lisfranc 螺钉），自内侧楔骨内侧向着第二跖骨基底并与跖骨干约成 45°斜行钻孔，楔骨内为滑动孔，跖骨基底为攻丝孔，螺钉应穿透第二跖骨对侧皮质。为获得更大的稳定性，更长的螺钉可以钻入第三跖骨基底。由于第三至第五跖跗关节的横弓向跖侧、外侧倾斜，中间和外侧楔骨较内侧楔骨更靠背侧，所以经过第三至第五跖骨基底外侧进入跗骨的内固定物，其方向应偏向背内侧，以确保进入跗骨中。

6. 术后处理

足肿胀是跖跗关节骨折脱位术后恢复过程中的主要问题，采用足底静脉泵可减轻深静脉血栓形成。石膏固定 8~12 周。如果固定稳定，术后两周可开始功能锻炼，4~6 周部分负重，6 周后完全负重。术后 6~8 周可拔去克氏针，术后 3~4 个月可取出螺钉。

（五）陈旧性跖跗关节脱位的治疗

晚至 6 周的陈旧损伤，如条件许可，仍可切开复位、内固定，取得较好疗效。但更晚的损伤多遗留明显的外翻平足畸形，足内侧有明显的骨性突起，前足僵硬并伴有疼痛。由于足底软组织挛缩及骨关节本身的改变，再行复位已不可能。为减轻疼痛及足内侧骨性突起的压迫及摩擦，可考虑采取以下措施。

1. 跖跗关节融合术

陈旧损伤时，如跖跗关节仍处在脱位状态下，在行走过程中跖跗关节可引起疼痛。行跖跗关节融合术是消除疼痛的重要措施。可在足背内外侧分别做两个纵切口，充分显露跖跗关节，清除其间的瘢痕组织及切除关节软骨，对合相应的骨结构，即 1、2 和 3 跖骨和相应楔骨

对合，4、5 跖骨与骰骨对合，用克氏针或螺钉固定，术后用石膏制动 3 个月。

跖跗关节融合后，足弓的生理性改变受到极大限制，从而就失去了在人体行走过程中，足所发挥的"弹性跳板"作用。这是在融合术后仍可能有疼痛的原因之一。此外，由于技术操作方面的原因，跖跗关节的融合可能由于融合范围内不够而使其他未融合关节仍处于脱位及纤维粘连状态下，无疑，这也是术后仍有疼痛的原因。

2. 足内侧骨性突起切除术

在全部 5 个跖骨向外侧脱位后，足弓则变平，内侧楔骨突出于足内侧缘及跖侧，致使在穿鞋时引起局部压迫及疼痛，将第一楔骨内侧突出部及舟骨内侧半切除，可部分解除局部压迫症状，但不能解除全足症状，严重者仍需行跖跗关节融合术。

3. 足弓垫的应用

跖跗关节脱位后可引起外翻平足畸形，脱位后的跖骨基底如果在矢状面上还存在跖及背侧活动，则可用足弓垫置于足底以恢复正常足弓高度，减轻足的疼痛症状。如仍有症状，可行跖跗关节融合术。

（六）并发症及其防治

1. 内固定物断裂

由于第三跖跗关节位于运动度最大的第四、第五跖跗关节和运动度最小的第二跖跗关节之间，以及在 5 个跖跗关节中承载最大的负荷，故最易发生螺钉断裂。为避免螺钉断裂发生，应避免采用直径 4.0 mm 松质骨螺钉，而应采用直径 3.5 mm 皮质骨螺钉。宜采用两枚螺钉固定第一跖跗关节，自第一跖骨向内侧楔骨放置第 1 枚螺钉，再在第一枚螺钉的外侧自内侧楔骨向第一跖骨放置第二枚螺钉。所有的内固定物应在完全恢复日常活动之前全部取出，通常在术后 4 个月。也有学者建议采用 2.7 mm 1/4 管型钢板固定跖跗关节，其依据是：①钛板或单纯螺钉固定跖跗关节脱位的生物力学结果显示

两者固定强度的差异无统计学意义；②钛板固定对关节软骨面无损伤；③钛板固定可以允许足踝关节早期活动和负重锻炼，不易并发螺钉断裂，即使断裂，也易于取出。

2. 关节炎

创伤性关节炎是跗跖关节损伤的常见并发症，高能量损伤常导致关节表面磨损或塌陷，手术复位后也可造成创伤性关节炎。开始可以保守治疗，包括非甾体类药物、矫形器和矫形鞋等，无效者往往需要行关节融合术。关节融合的程度和切口应根据关节疼痛位置和 X 线片表现决定。关节融合术原则是在残留最小畸形的情况下，可不完全恢复关节对线，进行关节固定术。但如果前足或中足存在畸形，则纵向和横向结构都需完全整复，如距舟和跟骰关节融合术。一般常进行内侧 3 个关节的融合，随着内侧关节的重新对线及稳定，外侧疼痛常会好转；若外侧 2 个关节存在顽固性疼痛，可对其行关节成形术。

五、跗中关节及跖趾关节脱位

（一）跗中关节脱位概述

跗中关节位于后、中足交界处，又称跗横关节或 Chopart 关节，由距舟关节和跟骰关节构成，是前后足活动的枢纽和维持足纵弓的关键部位。跗中关节脱位是指后方的距骨、跟骨与前方的舟骨、骰骨之间发生的分离移位。因有坚强韧带和关节囊附着，单纯中跗关节脱位很少见，只有暴力使前足强力急骤外展、外翻或内收、内翻时才可引起脱位。常合并关节囊附着处的撕脱骨折或血管、神经损伤。

损伤机制除强烈外力挤压外，多系来自足前部的旋转暴力所致。Main 和 Jowett 根据受力方向（损伤机制）不同，将跗中关节损伤分为内侧撞击伤（足前部内收）、纵向撞击伤（纵向受力）、外侧撞击伤（足前部外展）、跖底撞击伤和挤压伤。临床上常按传导暴力的途径分为

内收型和外展型。正常时胫骨轴线正对踇趾与第二趾之间，当强力使足部外展时，致固定中跗关节的韧带撕裂而发生外展型脱位。若外力强力使足部内收时，致固定跗中关节的韧带撕裂而引起内收型脱位（图 2-3-11-46）。

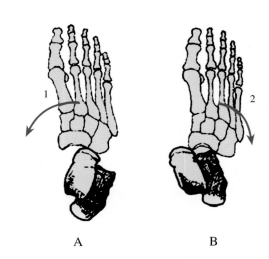

图 2-3-11-43　跗中关节脱位类型示意图（A、B）
A. 内收型脱位；B. 外展型脱位

（二）应用解剖

距舟关节位于足的内侧纵弓的顶部，由距骨头与舟骨后关节面组成，周围韧带包括距跟骨间韧带、跟舟跖侧韧带、分歧韧带和距舟背侧韧带等，在一定程度上使内侧纵弓更富于运动特征，具有相当大柔性，使整个足板可以发生灵活的扭曲变形运动。跟骰关节位于足的外侧纵弓，由跟骨的骰骨关节面与骰骨的后关节面构成，关节囊附着于关节软骨的边缘，关节腔有时与距跟舟关节相通，主要的韧带有分歧韧带的跟骰部、跟骰背侧韧带、跖长韧带及跟舟跖侧韧带（弹簧韧带），相对更为稳定。因外力大小致跗中关节周围韧带损伤程度的不同，可表现为完全脱位或半脱位，后者常自行复位而无 X 线表现，但可能存在不稳定，若怀疑有此情况，需进一步诊断措施来确诊。同其他部位脱位相同，跗中关节脱位常伴有关节周围的撕脱骨折（图 2-3-11-44、45）。

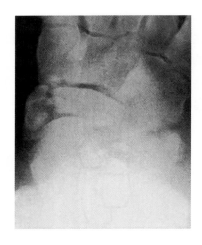

图 2-3-11-44　内收型 X 线片
内收型跗中关节脱位伴骰骨撕脱骨折正位 X 线片

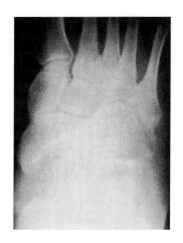

图 2-3-11-45　外展型 X 线片
外展型跗中关节脱位伴舟状骨和骰骨骨折正位 X 线片

跗中关节主要有内收和外展活动，并有轻微的跖屈及背伸和旋前及旋后活动。距舟关节在足的大多数运动中处于中心位置，前足的运动成分最主要发生在距舟关节，构成足自身运动的最主要因素。跟骰关节是足外侧柱重要组成部分及外侧纵弓力臂矩的中心，维持着足弓的正常高度，跟骰关节的滑动和旋转对距下关节和距舟关节产生内外翻运动起着重要协调作用。

（三）跗中关节手术疗法

1. 手术适应证和禁忌证

绝大部分跗中关节早期脱位可通过闭合复位石膏托固定获得满意效果。早期脱位手法复

位失败，复位后存在骨折移位及不稳定、跗中关节短缩畸形或关节面不平整等，是手术开放复位的适应证。只有这样才能重建关节解剖平面、恢复骨的形态（主要指长度和轴线），撕脱的骨片才能牢固固定。陈旧性中跗关节脱位病例如有疼痛等明显症状，也是手术治疗的适应证之一。但多需行关节融合术，恢复足的外形，特别是足的纵弓，以减少扁平足等后遗症的发生。

由于跗中关节在维持前后足功能中的重要作用，严重的脱位不能进行闭合复位，后期短缩或移位将会带来严重的功能障碍。因此，要特别注意跗中关节的解剖复位，不存在手术治疗的绝对禁忌证。相对禁忌证包括急性期患者不能耐受手术等。

2. 手术方法

（1）术前准备　术前应详细检查足部，包括软组织肿胀程度、伤口情况、血管神经功能状态，尤其应注意足背动脉是否受累及，必要时可行 CT 或 MR 对可能损伤的结构进行确诊。根据外伤史，足背部畸形及足部标准 X 线片（正、侧、斜位像）等资料，分析可能的损伤机制。先尝试闭合复位，以减少对皮肤和神经血管的损害，如果失败，综合评估患者的全身情况，尽早行手术治疗。对于确定手术治疗的陈旧性中跗关节脱位，术前 X 线片应包括非负重及负重应力位的足正位和侧位及斜位像，分析骨关节炎的程度、舟骨和距骨的几何形状、对线、骨的质量，以及需注意的异常情况。

（2）手术步骤

1）麻醉与体位　手术可选择全麻、脊髓或硬膜外麻醉，也可选择踝部阻滞麻醉。患者仰卧于手术台上，下肢消毒铺单，上止血带。

2）切口　距舟关节脱位手术采用标准的前内侧入路，取一长约 4 cm 的直切口，位于舟骨结节内侧面和胫后肌腱附着点上方距骨头的背侧。

3）显露术野　切开皮肤及皮下后，先将软组织自关节囊上牵开。自舟骨上剥离大约一半的胫后肌腱，及覆盖于距舟关节上的关节囊背

侧附着点。注意保护足背动脉和腓浅神经，显露距舟关节。

4）清理术野　显露距舟关节后先清除嵌顿的软组织和骨折块，根据骨折块的大小，可选择内固定术式或去除碎骨片。

5）手法复位　先持续牵引前足，此时前后足的关节对位可自然恢复原状，或以手法使距舟关节复位（图 2-3-11-46）。

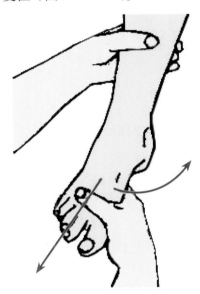

图 2-3-11-46　手法复位示意图

6）修复关节囊　以可吸收缝线修复损伤的关节囊及周围韧带，活动距舟关节，评估其稳定性。

7）跟骰关节脱位　其手术切口多采用背外侧入路，位于跟骰关节表面，切口与外侧缘平行，掀起背侧皮瓣，此处要注意保护背外侧皮神经。检查韧带、背侧关节囊的损伤情况，修复软组织结构，亦需检查跟骰关节稳定性。

8）酌情附加内固定　大多数跗中关节复位后存在潜在的关节不稳定，为防止术后脱位或伴脱位，可行交叉克氏针固定。若跗中关节脱位伴有舟骨或骰骨粉碎性骨折，术中需特别重视维持跗中关节的长度和轴线，以免后期出现前足的内外翻畸形。可在牵开器维持牵引下，对骨缺损区行植骨，恢复跗中关节的正常解剖形态，并以微型钢板跨关节固定。

陈旧性跗中关节脱位行关节融合术，手术入路同上。如距舟关节融合，显露距骨头后，撑开距舟关节，截除关节面，用刮匙清除残留的关节软骨及软骨下骨，根据骨缺损的程度，必要时可植骨，将 1~2 枚螺钉自跖底舟骨内侧皮质，通过距舟关节穿至距骨外侧皮质进行融合固定。

3. 术后处理

对伴有血管压迫症状者，复位后应密切观察，预防足部缺血性坏死。术后患足短腿石膏托外固定 4 周，6~8 周去除石膏开始活动，期间常规摄 X 片观察有无半脱位。对于跗中关节脱位，无论用哪种内固定方法，必须维持足够时间（8~12 周）之后才能去除，以利于韧带愈合。

4. 并发症

跗中关节不同程度的损伤决定着不同的预后。对不合并骨折的跗中关节脱位，经恰当治疗，预后较好。软组织损伤严重者，术后可能出现组织广泛粘连和关节僵硬，足纵弓塌陷畸形愈合等，预后并不理想。对于合并骨折脱位及严重损伤患者，术后常出现的并发症包括疼痛、足僵硬、骨关节炎和关节畸形等常发生，可二期行局限性关节融合，必要时行三关节融合术。

（四）跖趾关节脱位概述及应用解剖

1. 概述

跖趾关节脱位在足踝部创伤中较为少见，但跖趾关节在足的生物力学中起重要作用，是前足正常步态发挥的关键，它可将所受应力平稳分配于跖骨头及相应的趾骨。故跖跗关节或趾间关节的活动度如不造成明显的功能丧失可以牺牲，但对于跖趾关节的活动度应尽量保留，特别是外侧 4 个跖趾关节绝不能融合。

2. 应用解剖

第一跖趾关节最大、最为复杂。它由第一跖骨头、第一近节趾骨基底和两块籽骨借助韧带、肌腱连接而成（图 2-3-11-47）。第一跖趾关节周围有 6 条肌腱附着后通过。踇外展肌和踇短屈肌内侧头止于跖趾关节内侧；踇收肌和踇

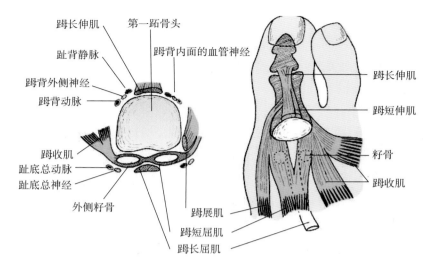

图 2-3-11-47　第一跖趾关节构造示意图

短屈肌外侧头止于跖趾关节外侧；姆长屈肌经过跖趾关节的跖面；姆长伸肌覆盖于姆短伸肌之上从跖趾关节背侧经过，姆短伸肌止于近节趾骨基底背面。姆短屈肌的两个头分别止于近节趾骨基底两侧，其内各容纳一枚籽骨，籽骨可辅助第一跖骨头负重。由于平衡及运动功能，第一跖趾关节作用重大。外侧 4 个跖趾关节解剖上基本一致。每个跖趾关节都有简单的侧副韧带、跖板装置和附着于背侧腱帽的内在肌来维持稳定（图 2-3-11-48）。内在和外来屈趾肌腱的作用在正常步态下相互补充。当其功能良好时，可使足趾屈曲，轻度抬高跖骨头，并在站立相与早期推进相由各个跖趾关节承担体重。外侧跖趾关节的脱位也很罕见，多因突然的轴向暴力使跖趾关节发生过度背屈或跖屈，常发生于背外侧方向。

（五）跖趾关节脱位手术疗法

1. 手术适应证和禁忌证

大部分跖趾关节脱位可通过闭合复位获得满意效果，但闭合复位失败、复位后关节钳闭或复位后不稳定、不匹配应切开复位。另外，跖趾关节脱位若同时伴有大块的撕脱骨折或关节内骨折应手术治疗。手术治疗的目的是重塑跖趾关节的稳定，重建跖趾关节的功能。跖趾关节脱位的治疗应注意两点，即复位的难易度和复位后的稳定性。

由于严重的脱位进行闭合复位不能成功，且非手术治疗后会带来严重的功能障碍，因此很少有手术治疗的禁忌证。在入院时患者可能因全身状况不稳定而难以耐受手术，一旦患者病情稳定，应尽快手术治疗，尽可能减少发生并发症的风险。

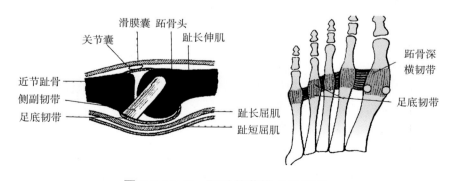

图 2-3-11-48　跖趾关节模式示意图

2. 手术方法

（1）术前准备 术前准备包括询问病史、足部检查、全身一般情况评价、X 线等影像学检查和手术预后的估计。

术前应该仔细询问病史，了解足部损伤的作用机制。对受损的跖趾关节进行严格的体检。受损跖趾关节处会有疼痛、肿胀，可有瘀斑出现，丧失正常形态，主动活动消失，被动活动时疼痛。检查受损关节背屈和跖屈的活动度及稳定性时应与健侧对比。跖趾关节稳定性试验有助于病情的诊断（图 2-3-11-49）。应记录足的神经血管状态，认真检查手术切口，保证良好的血液循环、感觉和皮肤的完整。

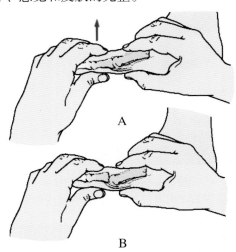

图 2-3-11-49　第一跖趾关节稳定性测试示意图（A、B）

术前应综合评估患者的全身情况，特别需要注意的是糖尿病、周围血管病变、周围神经疾病和使用某些药物如肾上腺素、激素等。

术前应拍摄非负重和负重正侧位 X 线片（图 2-3-11-50）及轴位片，其对判断跖趾关节的损伤程度和是否存在关节周围骨折及籽骨骨折很有帮助。骨扫描对难以判断的籽骨骨折有较高的特异性。MR 检查并非常规及首选，但它可帮助对关节囊、跖板、韧带等的撕裂及关节损伤进行确诊。通过术前检查对患者作出明确的诊断，利于具体手术方案的制订和手术预后的评估。

（2）手术步骤

1）麻醉与体位 患者仰卧位，根据术前评估选择合适的麻醉方法，如踝关节阻滞、脊椎麻醉或全麻。一般病例勿需上止血带。若选择在大腿部用止血带则只能用腰麻、持续硬膜外麻醉或全麻。

2）切口 手术入路的选择应以恢复关节结构的完整及稳定为目标。对于第一跖趾关节脱位，大多推荐以第一跖趾关节为中心，在跗趾内侧正中取纵向切口或"J"形切口（图 2-3-11-51）。锐性分离皮肤，避免损伤皮神经（图 2-3-11-52）。

3）显露跖趾关节 掀起背侧皮瓣，检查侧副韧带、跖板及其内的籽骨和背侧关节囊的损伤情况。跗趾过伸位牵引，用骨膜剥离子引导在第一跖骨头上的近侧趾骨基底部复位。然后用可吸收缝线修复侧副韧带（通常是内侧）和背侧关节囊（图 2-3-11-53），同时检查跖侧籽骨间韧带是否完整，若有破损应给予修复，以增加关节的稳定性，通过轻轻屈伸跖趾关节和踝关节屈伸对跗长屈肌腱产生的拉力，评价跖趾关节的稳定性（图 2-3-11-54）。复位后保持跖趾关节正常位置稳定并背伸 10°~15°；如果复位不稳定，可用细克氏针穿过关节维持复位。对伴有骨折的第一跖趾关节脱位，小的骨软骨碎片可予以切除，较大的骨片应行切开复位内固定，可选用小的加压螺钉或克氏针固定。当第一跖趾关节脱位同时伴有籽骨骨折，且籽骨不愈合或疼痛持续存在时，应行籽骨完全切除、部分切除或松质骨移植术。考虑到籽骨的生理作用及切除后可能造成严重的后遗症，应尽量保留籽骨。

外侧跖趾关节脱位的手术治疗目的是恢复关节的大部功能。某些不能整复的脱位大多是由于跖骨头嵌顿在跖板中，并嵌夹于内侧关节盂缘与外侧趾屈肌腱之间，故手术入路多采用受损跖趾关节的背侧纵向切口，这样可将跖板和跖间深横韧带分开，使其在复位到跖骨头下之前与跖骨对齐。若有骨折，可用小的螺钉或克氏针固定，以达解剖位置。若无骨折，复位后一般不必克氏针固定。

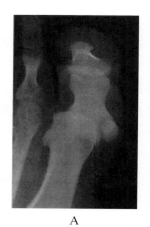 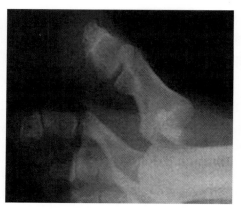

图 2-3-11-50　第一跖趾关节脱位 X 线片（A、B）
A.正位片；B.侧位片

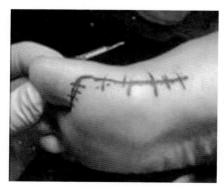

图 2-3-11-51　"J"形手术切口

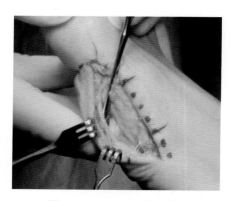

图 2-3-11-52　避免误伤
在显露术野时应避免损伤跖内侧皮神经

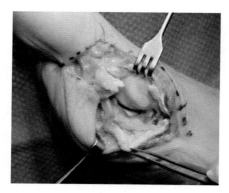

图 2-3-11-53　认真修复
尽可能一期修复关节囊，注意保护神经

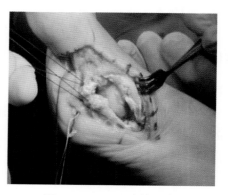

图 2-3-11-54　功能评估
认真评估跖侧关节损伤及姆长屈肌腱

3. 术后处理

术后应拍摄 X 线片并进行活动范围检查，以证实其稳定性、匹配性及有无骨片或软组织嵌顿。如复位稳定保持跖趾关节正常对位并背伸 10°~15°，以超过足趾短腿石膏固定跖趾关节 3~4 周。如果复位不稳定，用一枚细克氏针穿过关节维持复位，手术后 3~4 周拔除克氏针。在趾蹼间用间隔物维持 3 周。跖趾关节的关节面不承重，可通过解剖复位和早期功能锻炼恢复绝大多数的活动度。术后 2~3 天可使足部轻度被动活动，X线片证实关节正在愈合后，主动活动可在术后3~4周时开始。跖趾关节长期活动范围减少是可能的，但几个月后功能性活动可达正常。

4.并发症

跖趾关节脱位的尽早诊断和治疗对预后至关重要。陈旧性脱位未恢复或处理不当者可导致足趾畸形、僵硬、创伤性关节炎、关节的顽固性疼痛与不稳的发生。

对陈旧性脱位可采用切开复位交叉克氏针固定和石膏外固定。对于僵硬和已发生创伤性关节炎并影响生活者，应进行手术治疗，可采用跖趾关节融合术、关节唇切除术、关节成形术（Keller术式）或行人工跖趾关节置换术治疗。

对于足趾的畸形如锤状趾、爪形趾等。轻度畸形者可用各种衬垫或固定带来减轻畸形、缓解疼痛。每日手法活动足趾并捆扎以便阻止跖趾关节伸直。但多数有症状的患者最终都需手术治疗，常用的手术方法有近侧趾间关节切除、近节趾骨基底部切除、近节趾骨远1/3切除或完全切除及近侧趾间关节融合术等。

六、足部其他损伤

除以上几节内容中所涉及的足部损伤外，尚有以下较为多见的骨折脱位，亦应予以重视。

（一）足舟骨骨折

1.解剖特点、致伤机转、诊断与分型

位于跟骨前方的舟骨与距骨头相咬合，因形如舟状而故名。其将来自距骨的力量再传递至前方的三块楔骨，除因直接撞击暴力可引起骨折外，间接的传导暴力同样可造成舟骨的损伤。胫后肌的猛烈收缩，则引起内侧撕脱性骨折。诊断多无困难。根据骨折的部位不同，一般分为以下3型。

（1）舟骨体骨折　多因直接暴力或挤压应力所致，视外力的强度及作用方向不同而可出现不同形态的骨折类型，包括裂缝、压缩、粉碎或开放性等。

（2）舟骨结节撕脱骨折　胫后肌骤然收缩所致，骨折线呈齿状，显示骨小梁断裂症。此不同于舟蹠骨，后者为先天发育性，边缘光滑呈关节状，一般易与鉴别。

（3）舟骨背侧缘撕脱骨折　因足部强力跖屈扭伤时被距舟关节囊撕脱所致，一般骨片较小，且移位不大。

2.治疗

按不同类型进行处理。

（1）无移位者　以小腿石膏固定6周左右，未愈合者可适当延长。拆石膏后加强功能锻炼。

（2）有移位，但可达到满意对位者　复位后仍按前法处理，对复位后不稳定者则按后法处理。

（3）严重移位者　包括复位失败者，均需开放复位＋内固定术（图2-3-11-55），并辅以小腿石膏制动。

1）舟骨体骨折　复位后可行克氏针交叉固定；

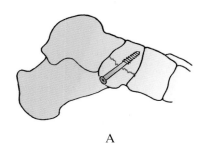 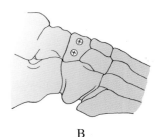 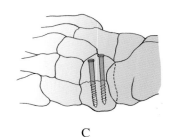

A　　　　　　　　　　B　　　　　　　　　　C

图2-3-11-55　足舟状骨骨折内固定示意图（A~C）
A.单钉固定；B.双钉固定侧方观；C.同前，水平位观

2）舟骨结节撕脱　骨片较小者，可用 10 号线连同胫后肌附着处一并缝合，对较大骨片可用小螺钉或克氏针固定；

3）舟骨背侧缘撕脱骨折　开放复位后固定困难者，可将其切除之。

（4）陈旧性损伤　基本原则与距骨骨折相类同，伴有损伤性关节炎或缺血性坏死者，可酌情行关节融合术。在操作时尽可能地保留距舟关节，而融合舟楔关节（图 2-3-11-56）。

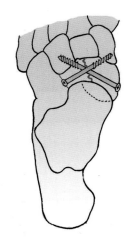

图 2-3-11-56　舟楔关节融合术示意图

（二）楔骨及骰骨骨折

1. 致伤机转及诊断

骰骨多于足部扭伤时由间接暴力所致，而楔状骨则以外力直接撞击为多见，亦可与舟、距及跟骨同时发生。后者多为粉碎型者。诊断依据外伤史、临床特点及 X 线平片所见（必要时加拍斜位），一般均无困难。骨折线在 X 线片上不明显者，应以临床诊断为主，3 周后可重复拍片确认，此时骨折线处骨质吸收，易于判定。

2. 治疗

基本原则与前者相似，无移位及不影响关节活动的移位以非手术疗法为主，仅个别波及跗中关节病例，考虑开放复位及内固定术，一般取足背 S 形或双切口，后者用于多发性骨折者（图 2-3-11-57）；一般作楔骰关节固定融合（图 2-3-11-58）。

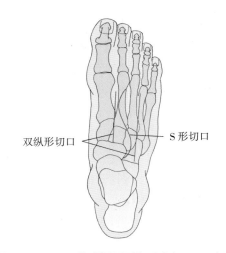

图 2-3-11-57　楔骨及骰骨手术切口示意图

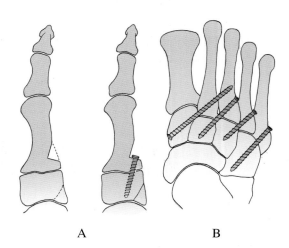

图 2-3-11-58　楔骰关节融合术示意图
A. 单骨（关节）固定可对楔骨作三角骨块切除；
B. 多骨固定方式

（三）跖、趾及籽骨骨折等

跖骨与趾骨骨折在临床上十分多见，约占全身骨折的 7% 左右，其中 2/3 为趾骨骨折，1/3 为跖骨骨折，籽骨骨折极为少见。此外，足趾间关节脱位临床上较为多见，处理上虽较为简单，但仍应重视。

1. 跖骨骨折

（1）解剖特点　跖骨居跗骨与趾骨之间，1~3 跖骨与跟、距、舟及楔骨组成足的内纵弓，4、5 跖骨、跟骨和骰骨构成外侧纵弓。5 块跖骨和楔骨在外形上显示背侧宽而腹侧窄，相互连接在一起组成了足的横弓（形似拱桥状）。诸骨之间相互有坚强的韧带连接，以维持足的形态和诸足弓的生理功能。基于这一特点，在对跖骨损伤的处理中，必须注意对足弓的维持与恢复。

（2）损伤机制　造成跖骨骨折的暴力可因扭伤或传导而来的间接外力，但更多的病例系重物的直接打击或撞击所致。因此，除第一跖骨外，少有单发。且其中不少病例与脱位伴发。

（3）诊断　跖骨骨折的诊断一般均较容易，其外伤史多较明确，且该骨骼表浅，易于检查，加之X线片显示一般较清晰，但跖骨基底部裂缝骨折，可因X线投照角度不当而难以辨认，此时应以临床诊断为主。

（4）分型　视骨折部位不同一般将其分为以下几种。

1）跖骨头骨折　多因直接暴力所致，前方关节面亦同时受累，临床上较为少见；

2）跖骨颈骨折　较前者为多，骨折后头部易向跖侧移位，需复位处理；

3）跖骨干骨折　亦多因外力撞击或挤压所致，多见，常有多根跖骨同时发生；

4）跖骨基底部骨折　可因直接暴力或足部扭伤所致，尤其是第五跖骨基底部骨折，90%以上是由于足内翻损伤时被腓骨短肌牵拉所引起，此时应注意与骨骺（儿童患者）及籽骨相鉴别（图2-3-11-59）。

5）跖骨行军骨折　又称为行军疲劳骨折，多见于第二及第三跖骨骨干处，以长途行军的军人为多见，故多称为行军骨折（图2-3-11-60）。由于重复的超负荷压应力作用于足的纵弓处形成骨折，第二及第三跖骨受力最大，而其骨骼强度却又不如第一跖骨坚韧，因此易在此处出

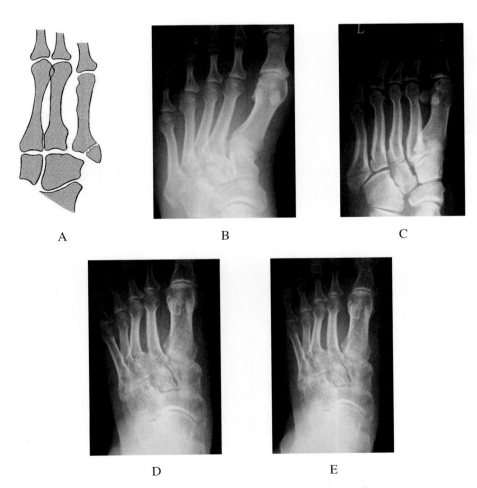

A　　　　　　　B　　　　　　　C

D　　　　　　　E

图 2-3-11-59　第五跖骨基底部骨折（A~E）
A. 示意图；B~E. 临床举例：病例1：B.C. 正斜位X线片所见；病例2：D.E. 正斜位X线片（正位上未发现明显骨折移位）

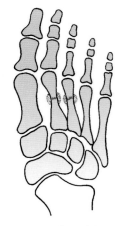

图 2-3-11-60　行军骨折示意图

现骨折。临床主要表现为局部痛、压痛、疲劳无力感及使继续行军受限等症状，X 线平片早期难以显示，2~3 周后方出现骨折线，后期则有骨膜增生反应改变。

（5）治疗　根据骨折有无移位及复位情况，酌情选择相应的治疗措施。

1）无移位及可获得满意复位者　伤后或复位后患肢以小腿石膏或短靴石膏固定 4~6 周。对无移位的跖骨基底部骨折亦可用制式夹板固定 2~3 周（图 2-3-11-61）。

2）有移位的骨折　需开放复位，大多同时行固定术（图 2-3-11-62）。

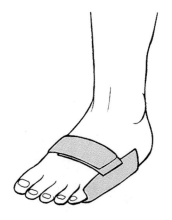

图 2-3-11-61　无移位之跖骨底部骨折可用
制式夹板固定 2~3 周示意图

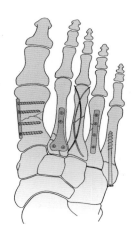

图 2-3-11-62　跖骨骨折不同内固定方式示意图

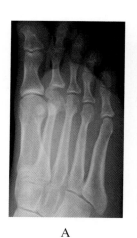
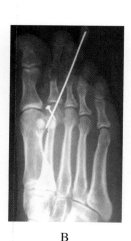
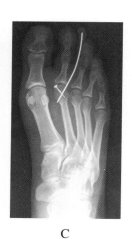

A　　　　　　　　　B　　　　　　　　　C

图 2-3-11-63　第二跖骨头骨折伴移位（A~C）
A.骨折后 X 线斜位片，显示明显移位；B.C.复位后螺钉 + 克氏针固定

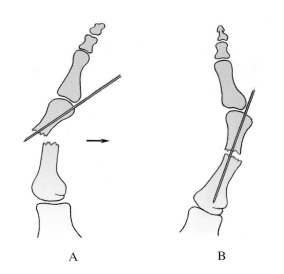

图 2-3-11-64 跖骨骨折克氏针固定示意图（A、B）
A.插针；B.复位固定

① 跖骨头跖曲移位：可行开放复位，如局部嵌插稳定，仅辅以石膏外固定，对合后仍不稳定者，则需用克氏针交叉固定（图 2-3-11-63），4~6周后拔除，再换小腿石膏制动。

② 跖骨干骨折：一般移位无需手术，严重错位尤其是影响足弓者则需切开复位，而后视骨折线形态选用钢丝、克氏针或螺钉固定（图 2-3-11-64）。

③ 第五跖骨基底部骨折：仅极个别患者需行切开复位 + 内固定术（小螺钉或克氏针等），术后仍需辅以石膏制动。

④ 行军骨折：症状较轻者可行弹性绷带固定及适当休息3~4周，骨折线明显者则需石膏固定。

2. 趾骨骨折

（1）概况与诊断　较跖骨骨折更为频发，多为重物砸伤或车辆挤压等，尤以踇趾为多见，且易与甲床损伤并存，诊断均无困难。

（2）治疗　趾骨骨折在治疗上亦较简单，予以夹板制动3~4周即可，或将其与健趾一并固定之，一般畸形愈合对足趾的功能亦多无影响。甲床破裂如为闭合性，可用消毒针头将甲下血肿内积血放出及引流。开放性者则需将趾甲拔除，应与清创术同时进行。对多发性近节趾骨骨折亦可予以开放复位及内固定治疗，多

选择主要趾骨以节省开支（图 2-3-11-65、66）。

3. 籽骨骨折

（1）概况与诊断　籽骨骨折相对较为少见，多因直接暴力所致，其中胫侧籽骨的频发率高于第一跖骨头跖侧籽骨。诊断主要依据跖骨头处肿、痛及活动受限等症状，X线平片可清晰显示，但应注意与表面光滑的双籽骨相区别。

（2）治疗　避免负重、让其自然愈合为主，如为剧痛、影响生活及工作的后期病例，亦可将该籽骨切除。

（四）趾间关节脱位

多属开放性损伤，以踇趾及小趾为多见，可在清创同时将其复位。如系闭合性损伤，局麻下牵引复位，并以铁丝夹板固定，或采用与邻趾一并固定之方式。对不稳定者，亦可用克氏针内固定。

（五）陈旧性损伤

临床上常可遇到足部复杂性骨折，尤其已被他院处理而又不尽如人意的病例，及对涉及力点的骨折忽视、漏诊（图 2-3-11-67），以致后期处理复杂化。

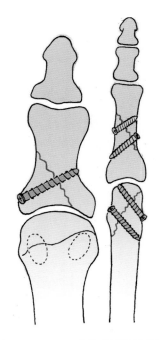

图 2-3-11-65 螺钉固定示意图
趾骨骨折螺钉固定（亦可用于跖骨头骨折）

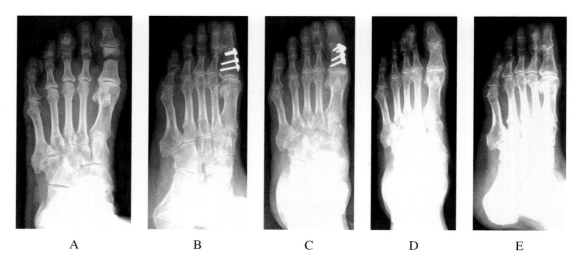

图 2-3-11-66　临床举例（A~E）
多发性近节趾骨骨折：A. 骨折后正位 X 线片；
B.C. 跖趾骨折开放复位及钛板螺钉固定术后正斜位 X 线片；D.E. 四月后骨折愈合拆除内固定

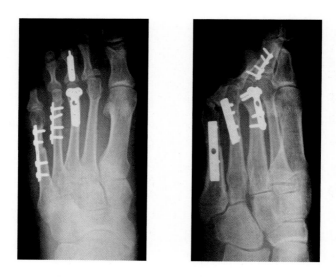

图 2-3-11-67　足跖骨、趾骨多发性骨折脱位正斜位 X 线平片
当地医院仅处理Ⅲ～Ⅳ跖骨和趾骨，而对于更为重要的第Ⅱ跖趾关节脱位和𬌗趾趾间关节骨折脱位却未处理，而成为今后处理上的难题

（梁　伟）

第十二节　四肢（周围）血管损伤

无论是战时或平时，血管伤均非少见，因其可引起致命后果，因此一直为临床学家所重视，尤其是在战争及特殊意外情况下，更具有不容忽视的临床意义。

一、周围血管伤概述

（一）发生率

周围血管伤在战争状态下为 1%~3%，在两次世界大战中约占 1%，但此后的历次战争中呈上升趋势，目前已超过 2%，随着武器杀伤力的增强，此类损伤将会逐渐增加。在平时，涉及四肢血管的损伤亦不低于 2%。全身各部位损伤发生率亦不相同，以股动脉及腘动脉发生率最高，占全身之半数，其次是锁骨下动脉至肱动脉段，占 30%。

（二）周围血管损伤的特点

1. 病情危重

除较小血管外，一般四肢血管的出血量均较大，尤其是距心脏较近的动脉干，一旦撕裂可在数分钟内因失血过多而死亡；即便是静脉，亦可造成严重后果。

2. 多伴有神经损伤

因四肢大血管一般都伴随神经走行，因此，无论是刀割伤，或是火器性损伤，在伤及血管的同时，1/3~1/2 的病例同时伴有周围神经干损伤，从而为其后的治疗增加麻烦。

3. 术前确诊不易

在患者创口大出血情况下，一线救治者几乎无法确认是否伤及大血管而应紧急予以止血带或创口加压包扎止血。来院后，由于患者多较危重，接诊医师亦不敢贸然放松止血带，以致一直到将患者推至手术室拟行手术检查时，方有可能获得确诊的机会。在此期间，当前的无损伤检测技术已显得无能为力，血管造影亦难以选择最佳时机，唯静脉造影可能有所帮助。

4. 修复技术要求高

除非刀割伤，一般四肢血管伤时的血管壁多有缺损，从而为其手术带来一定难度。

（三）周围血管伤院前急救

由于血管出血可直接使伤员死于现场，因此院前的急救显得更为重要，其目的是为了暂时止血，主要措施包括以下四点。

1. 手压止血法

现场急救最简捷的临时止血措施是手指、手掌或拳头压迫出血部位近端动脉干（静脉干则压迫于远端），暂时控制出血，以争取时间采取其他止血措施。

（1）上肢出血时　指压肱动脉，将其压紧在肱骨干上。

（2）下肢出血时　压迫股动脉，用拇指、手掌或拳头在腹股沟下方用力把股动脉向后挤压于股骨上。

（3）颌面部出血时　因颌面部血供十分丰富，一旦发生损伤，视致伤部位不同而在不同血供支配部位予以加压止血。

2. 包扎止血

适用于一般四肢出血，用急救包或厚敷料覆盖创口后，外加绷带缠绕，略加压力。此种方式较为安全、有效，但对大血管出血力度不够。

3. 止血带止血法

其适应证主要是四肢动脉干损伤及出血，

又不能用其他临时止血法控制者。在操作时应注意以下几点。

（1）使用气囊止血带　橡皮条（管）止血带目前已基本停用，除非十分紧急而途程又短者方可暂时使用。

（2）止血带压力　成年人上肢一般为39.9 kPa，下肢约66.5 kPa。现场急救使用其他类型止血带时，要做到既阻断动脉血流，又不损伤局部组织。

（3）缠扎部位　上肢一般为上臂上 1/3 处，下肢为大腿中下 1/3 处。在野战条件下，可扎在紧靠伤口上方的健康部位。

（4）止血带持续时间　愈短愈好，一般半小时左右放松一次。但在缺乏抗休克及彻底止血条件下，不能随便放松止血带。唯一安全的办法是加快后送，争取 2~3 h 内送达有条件的医疗单位，最长不超过 5 h。

（5）包扎方式　止血带不能直接扎在皮肤上，于其下方应有衬垫保护。

（6）标签　对扎止血带患者要有明确标记，并注明扎止血带时间。

（7）固定肢体　对扎止血带的伤肢宜用夹板固定，并注意保温。

4. 血管钳或血管夹止血

一般需在术中或有手术条件的前沿救治医疗中心进行，此法原则上应在输血、补液同时操作；估计为动脉干损伤时，应有血液保障，切忌贸然行事。

（四）周围血管伤的分类

一般是依据血管壁受损情况及病理解剖特点而将其分为以下五种。

1. 血管完全断裂

为最严重之一种，尤其是大动脉干断裂，可因喷射状出血而立即断命或出现失血性休克。如断端痉挛、回缩，则可使出血中止，从而保全了肢体和生命。

2. 血管不全性断裂

视血管壁撕裂之程度及状态不同其临床表现差别甚大。创口小伴有血管痉挛之不全性断裂失血量一般较少，而裂口持续开放状者，其出血量则明显多于前者，尤其是大动脉干受损者。

3. 血管壁挫伤

血管之外膜及中层均有弹性，因之受损机会相对为少，而内膜则易因牵拉、挤压或直接撞击而引起破裂以致出现血管痉挛及血栓形成，亦易继发动脉瘤（外伤性）及血栓脱落造成远端末梢血管受阻。

4. 血管痉挛

除血管壁损伤外，如在血管周围（主要动脉）有骨折片、锐性异物或各种物理因素等均可引起血管痉挛，此主要是由于血管壁上交感神经受刺激引起防御性与反射的结果。如痉挛持续数小时以上，则有可能引起血流中断及血栓形成，严重者可出现整个肢体动脉痉挛而招致肢体坏死。

5. 外伤性假性动脉瘤及外伤性动静脉瘘

此两者实际是血管损伤之并发症或后遗症，其可由此而引起一系列不良后果，并使治疗复杂化，尤其是手术操作上难度较大。

（五）周围血管伤的治疗原则

1. 手术探查适应证

有以下情况之一者均应实施手术探查。

（1）伤肢远端异常表现　如出现动脉搏动消失、肤色苍白、麻木、肌肉瘫痪或屈曲挛缩等缺血症状者，表明动脉受损，或动、静脉同时受损。如肢体出现进行性肿胀，并伴有远端动脉搏动较弱及血液回流障碍征象者，则应怀疑静脉受损，亦应酌情探查。

（2）创口反复出血　指创口不断有鲜血涌出者，表明有动脉受损。

（3）骨折已整复而缺血症状不消除　此在临床上亦较多见，应及早手术探查。

2. 手术中注意点

（1）探查血管，明确损伤性质　对开放血管伤在清创术的同时查明其受损程度、范围，并根据损伤范围和程度决定修补、吻合或血管移植。只有在条件十分困难或患者垂危无法施行血管修复时，才进行动脉结扎术，但不结扎伴行静脉。

（2）闭合动脉伤及内膜撕裂 最为常见，要与动脉痉挛鉴别，可用液压扩张法。已明确动脉腔内有梗阻时，应切开动脉探查并彻底清除血栓；病变范围超过 5 mm 者，宜切除损伤部分，重新吻合或做自体静脉移植。

（3）及早减压 对肢体肿胀压迫血管和肌肉时，表明筋膜间隔压力过高，要做筋膜切开减压术。

（4）缝合血管 在彻底清创前提下，对管腔凝块用 0.1% 肝素生理盐水冲洗干净，断端外膜剪除 2~5 mm。操作应细致，血管不要扭转，不应有张力。大口径血管吻合多用三定点（图2-3-12-1）连续缝合法，中小口径血管宜用两定点间断缝合法。之后，酌情进行血管端端吻合，或采取端侧吻合；亦可选用各种血管套管套接，有缺损时可行血管移植（图 2-3-12-2）。缝合的血管周围应有健康的软组织覆盖。

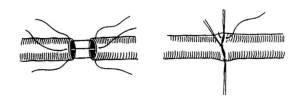

图 2-3-12-1　血管缝合三定点法示意图

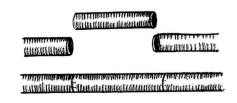

图 2-3-12-2　血管移植示意图

（5）必要的预防措施 对某些病例，为防止血管吻合后发生筋膜间隙综合征，亦可在术中酌情行肢体减张术或筋膜切开术。

3. 术后处理

（1）注意防治并发症 包括血容量不足、急性肾功能衰竭、血液循环障碍、感染和继发性出血等均应积极防治。

（2）肢体处理 为防止血管张力过大，应采用石膏固定伤肢，使与血管处于松弛位，并于 5~6 周后开始练习活动。

（3）术后用药 同断肢再植。

二、血管损伤的诊断与手术技术

（一）血管损伤的诊断

开放性损伤易于诊断，闭合性及损伤后已形成血管扩张（瘤）及动静脉瘘者，在诊断上需加以辨别。其诊断标准主要依据：

1. 外伤史

除锐性致伤物直接刺伤血管本身或邻近组织者外，尚应考虑到肢体骨折后，断端将伴行血管压迫刺伤及嵌顿之二次损伤（或称骨折后继发伤），此尤多见于肱骨干、肱骨髁上、股骨髁上及腘窝处；因之，这些部位的骨折更应注意检查及密切观察肢体远端的血管搏动状态及其变化。

2. 临床表现

视受损部位及伤情不同，其临床症状差异甚大，现仅选择共性表现列举于后。

【超常量出血】

任何开放性损伤，尤其是开放性骨关节损伤均有程度不同的出血，但如果有鲜血从创口内涌出，或是随肢体位置变动而出血量剧增，则表明血管干（支）损伤的可能性极大。

【肢体剧烈肿胀】

主指闭合性损伤，如损伤局部呈现进行性肿胀，则表明该处有血管破裂之可能，并做进一步检查，如发现伴有搏动性血肿则更加有利于诊断。

【肢体远端动脉搏动消失（或减弱）】

为动脉血管损伤最为主要症状，应常规放在首位检查，切不可遗漏。

【肢体动脉缺血症状】

急性期主要表现为疼痛（以肢体末端为剧）、皮肤苍白、发冷及动脉搏动消失或减弱。疼痛症状出现最早，主因末梢神经支对缺血的反应。皮肤苍白及发冷均为动脉缺血性改变的表现。肢体远端动脉搏动减弱或消失，前已说明应立即检查及随时观察，并应与健侧对比。上肢检查桡动脉，下肢则为足背动脉。此外肢体远端麻木，活动障碍及其他症状均相继出现。

【全身情况】

多较危重，尤其开放性损伤及肢体有搏动性血肿者。可出现程度不同之休克体征，应及时抢救和密切观察。

【血管造影】

主要用于对血管病理状态的判定，但在血管损伤情况下，其假阳性率及假阴性率几乎高达 40%~50%；加之其本身并发症亦高，因此在选择上应全面考虑。

（1）病例选择　主为以下情况者。

1）诊断明确者　即血管损伤已确诊，为判断损伤的确切部位、范围及其分支情况等。

2）诊断不明确者　即疑有血管损伤，但因血管部位深在伴有其他损伤或临床症状不典型而肢体远端动脉搏动消失或明显减弱者。

3）晚期病例　判定有无外伤性动脉瘤、动静脉瘘或其他继发性病理改变者。

4）术中造影　主要为进一步了解与明确血管受损的程度、范围及其分支情况。

5）医源性血管损伤　包括在邻近血管处的手术，血管插管意外（心导管、血管造影术等均可发生）及血管穿刺等引起的损伤都可行血管造影以求对损伤局部的具体情况作出判定。

（2）造影术的实施

1）动脉造影术　视部位不同而有所差异，但原则上要求与放射科合作进行，并需快速换片机等基本设施。操作时，先在静脉内推注少量造影剂，无反应后则穿刺损伤段上方动脉，并确认在动脉内时，推注 20~30 mL 造影剂即可获得清晰的影像。急性动脉损伤一般不宜行血管造影术。

2）静脉造影术　即在静脉的远端推注血管造影剂，摄片观察静脉的通畅情况。

（3）血管造影的并发症　较为多见，除假阳性和假阴性结果可以直接影响诊断与鉴别诊断外，亦有可能出现血栓形成、血肿、出血、过敏反应、感染以及严重的肢体栓塞等后果，因此，在选择此项技术时必须持慎重态度。

【其他检查】

项目较多，其多用于慢性病例，而急性血管损伤则难以进行，包括数字减影技术等。对损伤远端肢体正常者，不妨采用多普勒超声进行观测，此种无损伤技术有助于对进行性血管损害的转归进行判定。超声波检查主要用于假性动脉瘤的判定。

【手术探查】

对初步判定血管损伤而又无法最后确诊者，则需通过手术探查，即在手术显露受损之血管后加以确诊。此种情况多见于闭合性损伤。

（二）血管损伤的手术步骤及手术技术

对已损伤的血管在治疗上一般按下述步骤进行。

1. 清创术

根据致伤原因不同，创面的污染程度差别较大，严重污染者应先行较为彻底的清创术，清除异物、坏死组织及凝血块等。但对血管长度应尽量保留，待修补时再作进一步的判断。对锐性伤仅做稍许清创处理即可。

2. 检查血管状态

在血管床完好，或已处理过血管床后，应在控制血流的前提下（一般用无损伤性血管夹阻断血流）对受损血管进行仔细检查，除外膜外，重点是通过注水试验来判定血管内膜及弹力层状态。并较仔细、轻柔地取出血管腔内的凝血块（栓）。

3. 修剪血管断端

对已确认血管内膜及弹力层受损之残端原则上应行切除，并超过肉眼外观正常 2~3 mm 为宜。

4. 受损血管的修复与重建

根据全身与局部情况，尤其是血管状态、有无缺损、缺损长度及肢体可提供的血管舒张度，选择血管的应用），切勿任意结扎。

相应的血管重建与修复技术，常用的有：

（1）端端吻合 可有多种方式。主要用于清创术及血管修剪后缺损小于 1.5~2 cm 者，对肢体屈曲可使血管相对延长者，则缺损长度可达 4~6 cm。

（2）端侧吻合 亦较多用。

（3）补片吻合 对一端口径明显为小者，可切取相应大小之静脉壁纵向插至口径较小的一端，使其易于与口径较大之一侧作端端或端侧吻合。

（4）血管移植 对血管缺损较多之病例，可选用自体静脉（多用大隐静脉及头静脉）移植，但应注意静脉瓣之方向。

（5）其他 包括人造血管移植术、血管结扎术等均可酌情选用，但应以有利于救命及挽救肢体成活为前提。

三、上肢血管损伤

上肢血管指从锁骨下动脉起至指动脉止，但具有临床意义的则为前臂尺动脉和桡动脉的以上部分，并以动脉受累为主。

（一）锁骨下动脉损伤

1. 致伤机转

左锁骨下动脉起自主动脉弓，右侧则起自无名动脉，其经胸锁关节下方，至第一肋外侧缘移行至腋动脉。其分支主要有椎动脉、胸廓内动脉和甲状颈干支，在一般情况下，因受胸廓及胸锁关节的保护而不易受损，但一旦受伤均为强烈暴力或继发于肩锁部损伤之后，因邻

近心脏，易因大出血而危及生命，或是后期出现假性动脉瘤及锁骨下动、静脉瘘。

2. 临床表现

视具体伤情而定，锁骨下动脉断裂者大多死于现场；而一般刺伤或挫伤，则可因局部血管痉挛致使肢体远端出现缺血性症状及桡动脉搏动减弱或消失。

3. 诊断

主要依据：

（1）病史 较重之暴力作用于肩部。

（2）临床表现 患肢缺血症状及桡动脉搏动减弱或消失。

（3）X 线平片 可显示锁骨、肩锁关节或第一肋骨骨折征。

（4）动脉造影 可以确诊及决定手术的节段。

4. 治疗

保守疗法无效或危及生命安全时应设法及早手术，一般以直接缝合修复为主。如受损节段较长，可将其切除后做端端吻合，亦可取大隐静脉一段或是人造血管吻合之。个别病例情况紧急或具体情况不允许吻合时，亦可予以结扎，但结扎前务必用手压法将该动脉先行阻断，以观察侧支循环情况。对伴行之锁骨下静脉损伤，应力求恢复其通畅，以防引起上肢回流障碍。

5. 预后

一般良好，但伴有臂丛神经损伤者预后较差。

（二）腋动脉损伤

1. 致伤机转 腋动脉上接锁骨下动脉（在第一肋骨外侧缘），于大圆肌下缘与肱动脉相延续。多因上肢强烈外展，或肩关节脱位撞击腋动脉，或直接暴力损伤所致，包括肱骨上端骨折缘的刺伤等。因腋动脉与腋静脉全长伴行，易同时受累。

2. 临床表现 除局部刺伤所致症状外，肢体远端所见与前者基本一致。

3. 诊断　一般多无困难，必要时可经股动脉逆行插管造影，或采取静脉造影，以推断腋动脉情况。

4. 治疗　与前述之基本原则及方法相一致。对伴行之腋静脉亦应持积极态度。

5. 预后　除伴有神经损伤者外，一般预后较好。但对血管阻塞者，必须坚持尽可能地行腋动脉及腋静脉重建术，可使截肢率降至2%以下。而腋动脉结扎之截肢率高达40%左右，因此，对受累的腋动脉应尽全力修复或是血管移植（包括人造血管的应用），切勿任意结扎。

（三）肱动脉损伤

1. 致伤机转

肱动脉上接腋动脉（大圆肌下缘），下方止于肘窝下 2.5 cm 处；再向下则分成尺动脉及桡动脉 2 支。其损伤发生率高，除枪伤及弹片伤外，肱骨干及肱骨髁上骨折是平时造成其受损的常见原因。在肱骨中段易伴有桡神经及正中神经损伤，在髁上部则主要以正中神经受累为多见，总的伴发率可达60%~70%。

2. 临床表现

其具有血管损伤之基本症状，对各动脉段应注意以下特点。

（1）肱动脉下段损伤　临床上最为多见，好发于儿童，尤以肱骨髁上骨折时，主要引起前臂及手部肌群的缺血性挛缩，称之为Volkmann 缺血挛缩，以致造成残废后果。

（2）肱动脉中段损伤　除多见于肱骨干骨折外，经肱动脉穿入导管及经皮穿刺等亦可继发引起血栓形成，以致前臂及手部出现同样后果；在此情况下，正中神经亦易出现功能障碍。

（3）肱动脉上段损伤　较前两者少见，由于肩关节血管网的侧支较丰富，因之一旦阻塞，其对肢体血供的影响较前两者为轻。

3. 诊断

按照前述之诊断要点，肱动脉损伤的诊断一般多无困难，关键是要求尽早确诊，尤其肱骨髁上骨折合并血管损伤，或是肱动脉中段有损伤可疑者。一旦肱动脉完全受阻，由于肘关节网血供不足而无法逃脱前臂以远肌群缺血性坏死的厄运，为了避免这种永久性残废的后遗症，应运用各种检查手段，包括手术切开检查等，如此方可避免这一严重后果。

4. 治疗

主要要求：

【立即消除致伤原因】

在上肢，对有移位之肱骨髁上骨折或其他部位骨折立即复位，一般采取手法复位加克氏针骨牵引术，并对比操作前后桡动脉搏动改变情况。

【做好术前准备】

因肱动脉损伤后果严重，争取时间是获得最佳疗效的首要条件。在此前提下，临床医师在采取各种有效措施的同时应做好手术探查及治疗的准备工作，以将并发症降低到最低限度。

【手术应保持血流通畅】

由于肱动脉对远端血供的重要意义，手术一定要彻底，对受损的血管，尤其是内膜或弹力层受累者，不应采取姑息态度，需要移植大隐静脉或其他血管时应当机立断，并注意血管吻合技术力争完美，以保证血管的通畅。

【兼顾骨折的处理】

由于肱动脉损伤之原因大多为相应节段肱骨骨折所致，因此，为避免二次损伤，对骨折局部应同时予以处理。一般情况下，开放复位及内固定是首选的治疗方法。

【重视手术后处理】

由于该部位解剖关系较复杂，特别是肘关节的体位及上肢固定方式方法的选择较多，因此，在肱动脉恢复血流后，既应注意对血管通畅情况的观测，更应注意在术后处理上应尽力避免影响血管通畅的各种因素，尤其是肱骨髁上骨折复位后的位移将是造成肱动脉再次受损的常见原因。

5. 预后

经处理后，肱动脉通畅者预后较好。如肱动脉受阻或结扎，或肢体远端肌肉已出现缺血性改变时，则可引起 Volkmann 缺血性挛缩而呈现患肢的永久性病废。

（四）前臂动脉损伤

1. 致伤机转

前臂动脉主要有桡动脉、尺动脉和骨间总动脉，以及再分至手部形成的掌浅弓和掌深弓。掌浅弓和掌深弓所形成的手部动脉网具有较好的代偿作用，其侧支循环有利于前臂某个动脉干损伤后的代偿作用。其致伤原因大多为锐性物刺伤所致，除外来致伤物外，骨折的锐刺（缘）亦易引起邻近血管干的损伤，动静脉也有可能同时受累而引起动静脉瘘。同时也易引起伴行神经干（尺神经、桡神经及其分支）的损伤。在前臂诸动脉干中，桡动脉发生率高，且医源性占相当比例，主因桡动脉抽血行血气分析及动脉血压监测引起桡动脉壁损伤后血栓形成所致。

2. 临床表现

除局部损伤症状外，主要表现为手部血供部分受阻症状，包括尺动脉或桡动脉搏动减弱和消失、手指冷感、皮肤过敏及麻木等。如损伤波及掌浅动脉弓，手指可出现雷诺（Raynaud）征，亦可出现小鱼际萎缩征。

3. 诊断

根据外伤及临床表现不难以做出诊断，因其侧支循环代偿功能较好，除 10%~15% 掌动脉弓吻合不佳者外，治疗后果大多较好。因此，非十分必要，一般无须行动脉造影术。

4. 治疗

【修复为主】

对前臂动脉干断裂，原则上需行修复及功能重建术。从大多数病例来看，仅仅结扎 1 根动脉干对手部功能影响不大，但遇有掌

动脉弓缺损者则有可能影响手部功能，因此非十分必要和万不得已时，仍应争取修复术为妥。

【尺动脉与桡动脉同时断裂】

必要予以修复，否则将严重影响手部功能。尺动脉口径较粗，尤其位于骨间总动脉以上部位，端端吻合多无困难，必要时也可选用头静脉移植。

【对骨折及血管应同时处理】

在处理血管损伤时，视伤情缓急不同，酌情在修复血管的同时（或前、后）将骨折断端加以复位及内固定，并修复血管床。此种情况以肘部多见。

【注意肌间隔综合征】

对以挤压为主的致伤机转，前臂软组织多同时受累，以致易出现肌间隔综合征，从而加重伤情，尤以屈侧肌群间隔发生率较高。一旦有此情况，应及早将肌间隔充分切开减压，否则将丧失手部功能。

5. 预后

虽较肱动脉损伤预后较好，但如尺、桡 2 支同时受阻，亦直接影响手部功能。因此，受损血管的再通是获得良好预后的前提。

四、下肢血管损伤

下肢血管指股动脉以远部位的血管支，包括股动脉、腘动脉、小腿动脉、足部动脉、足底动脉弓及趾动脉。因足部以下动脉有着丰富的侧支循环，损伤后不致出现严重后果，故不再阐述。

（一）股动脉损伤

1. 致伤机转

股动脉起自髂外动脉，于腹股沟中点下方开始至下方内收肌裂孔处延至腘动脉；在其经过中，股深动脉主干又分出旋股外侧动脉、旋股内侧动脉和穿动脉。除战时穿通伤外，平时多因股骨干骨折时锐刺刺伤或其他锐器引起，以股（浅）动脉多见，亦可引起股动脉与股静

脉同时受损而引起动静脉瘘；刺伤引起股动脉管壁部分破裂，于后期有可能形成假性动脉瘤或是继发性血栓形成。股动脉受阻后侧支循环主要依靠股深动脉所形成的动脉网；因此，在此段或其上方受损，则所引起的肢体坏死率可高达 80%。

2. 临床表现

视伤情不同差异较大。

【开放性创伤】

无论何段股动脉出血，均可因喷射性或搏动性出血而立即出现休克，甚至死亡。此种类型在临床上属于最为严重之病例，应高度重视，全力救治，以免造成无法挽回之后果。

【闭合性动脉裂伤】

如管壁断裂或部分断裂则大腿迅速出现进行性肿胀，且有与脉搏相一致的搏动可见（后期则无），同时出现足背动脉搏动消失及其他肢体症状。其失血量大多在 1000~1500 mL 以上，因此亦多伴有休克征。

【股动脉壁挫伤或内膜撕裂伤】

此种类型临床上多见，管壁也可能被刺破而迅速闭合（裂口大多较小，且与血管走行相平行），除骨折症状外，早期血管受损症状多不明显，但于后期则出现假性动脉瘤。由于受损动脉多处于痉挛状态，下肢表现缺血症状及足背动脉搏动消失。

【股动脉造影术】

此种检查对损伤判定具有重要意义，但急诊病例易引起意外，且病情也不允许，因此在一般情况下不宜进行，只有在以下状态方可酌情选用。

（1）诊断目的　为判明受损动脉的部位，并与治疗方法选择密切相关的；对假性动脉瘤及动静脉瘘的判定。此时一般多采取从对侧股动脉穿刺插管，经腹主动脉进行造影。

（2）治疗目的　以术前定位为目的，确定股动脉受损的确切部位及分支；术中造影明确血管受损与否及其程度。此时多从伤侧股动脉远端逆行插管（可用指压法阻断近侧股动脉）

进行造影检查。

3. 诊断

根据外伤史、骨折类型及特点、临床表现及足背动脉搏动减弱或消失，一般不难以做出诊断。个别困难者可选择地采用血管造影术。

4. 治疗

因股动脉阻塞后肢体坏死率高，因此要求尽早采取有效措施，积极恢复股动脉的正常血供。

【股动脉再通为治疗之首要目的】

一旦确定或无法除外动脉损伤时，必须在处理骨折或其他损伤之同时，将探查股动脉列为首条，并在有利于股动脉修复前提下采取综合措施，以求达到恢复正常血流的主要目的。

【充分准备下进行探查术】

尤其是高位股动脉损伤，由于口径粗，出血量大，在探查前应在人力、血源及手术步骤安排上做好充分准备，原则上应首先控制股动脉上端血供来源，如病情需要，包括髂外动脉应酌情予以阻断，而后再逐层切开，由浅（股动脉上端较浅）及深（下端股动脉深在）进行检查。

【无张力下修复血管】

股动脉走行较为松弛，一般性损伤多可行端端吻合。如血管壁挫伤或内膜撕裂面积较大需将其切除时，则应以自体静脉移植修复之，尽可能地避免血管处于高张力状态，尤其是吻合口处。

【妥善处理骨折】

因大腿肌肉丰富，对股骨骨折在复位后，必须予以坚强内固定，多选用髓内钉，不仅其力学强度高，且操作上简便，较加压钢板节省手术时间；以防因骨折复位时间过久而影响血管吻合口的通畅和正常愈合。

【切勿随意结扎股动脉】

由于股动脉阻塞后的高截肢率，即便是股动脉全长受阻，也仍以静脉移植重建为主，除非在战争或大型灾害情况下为挽救生命采取的措施（也仍应先选择临时阻断处理）。

【对伴行的股静脉损伤】

应同时予以修复，其对减轻外周血流阻力及保证动脉通畅具有重要作用。同时对深部静脉亦应注意恢复其通畅。

5. 预后

股动脉再通后一般预后良好，对继发性动静脉瘘及假性动脉瘤如能早期诊断，及时治疗，预后亦佳。忽视伴行股静脉的通畅，将因血液回流受外周阻力的增加而影响肢体的正常功能。在治疗中如吻合口狭窄，将影响疗效，对此情况应再次手术矫正之。

（二）腘动脉损伤

亦为临床极为重视的损伤之一，该动脉一旦受阻，肢体截肢率亦高达 80%，因此在处理上必须力争功能重建。

1. 致伤机转

其起自内收肌管下缘，与股（浅）动脉相延续，下行至胫骨平面下 5~8 cm 处为止，并分为胫前动脉和胫腓动脉干。由于腘动脉之解剖部位与股骨髁上部骨面紧贴在一起，因此临床上常见的股骨髁上骨折时，由于腘后部腓肠肌收缩造成骨折远侧端向后位移以致引起腘动脉损伤成为众所关注的问题。此外，外伤性膝关节脱位及髁部粉碎性骨折及对腘窝部的钝器伤亦是临床上常见的另一组原因。对医源性因素亦应提高警惕，尤其是对股骨髁部骨折处理时的误伤临床上亦非鲜见。

2. 临床表现

与股动脉受累所表现的临床症状相似，以小腿以下缺血及足背动脉搏动减弱（或消失）为主；如系髁上骨折所致者，具有该骨折所特有的体征，包括大腿下端屈曲畸形、弹力性固定、剧痛及活动受限等。小腿严重血供不足时，可出现缺血性末梢神经炎而有疼痛、过敏及麻木等症状。

3. 诊断

愈快愈好，因诊断的早晚与其预后关系十分密切，容不得丝毫迟疑。腘动脉损伤一般诊断难度不大，尤其是当发现于股骨髁上骨折，或膝关节脱位，或胫骨上端骨折后，在腘窝处有进行性血肿，逐渐加剧，并与脉搏搏动同步，则表明系腘动脉损伤之故；当然于该动脉走行途径的创口有鲜血涌出（或喷出）则更易确诊。此外，亦可从足背动脉搏动消失（或减弱）及股骨髁上或髁部骨折移位的程度及方向等方面加以判定。对诊断确实困难或是为了对假性动脉瘤及动静脉瘘判定，亦可行动脉造影术，操作上较容易，可直接从鼠蹊部通过股动脉穿刺完成。

4. 治疗

视损伤情况酌情处理。

（1）诊断明确者　立即进行腘动脉修复重建术，包括经造影后证实之病例均应按急诊处理，争取将肢体缺血时间压缩至最低限度。

（2）可疑动脉损伤者　及早行手术探查，尤其是对骨折需手术治疗者，更应争取时间，在优先处理腘动脉探查及修复的前提下进行骨折复位及内固定术。

（3）消除致伤因素　主要指对因腘动脉走行部位的骨关节损伤，必须力争良好的复位及稳固而有效的内固定，其不仅是对已引起腘动脉损伤治疗上的要求，而且也是预防再次损伤的首要条件。

（4）伴有腘静脉损伤者　应同时予以修复，以防因外周阻力增加而继发肌间隔高压综合征。

（5）重视小腿肌间隔综合征的预防及治疗　从某种角度来看，小腿肌间隔综合征与腘动脉受累可互为因果，并易构成恶势循环。因此，必须将此反射弧消除，以防加剧病情。

（三）小腿动脉损伤

1. 致伤机转

小腿动脉指腘动脉以下分出之胫前动脉和胫腓动脉干 2 支，胫前动脉下行与足背动脉相接；胫腓动脉干长 3.5~4 cm，而后又分为胫后动脉和腓动脉，2支均沿深筋膜间隔下行。胫后动脉再分出足底内侧和足底外侧动脉两支。足背动脉和足底外侧动脉又构成了足底动脉弓，并再向远端分出趾动脉。小腿动脉致伤原因大多缘于胫腓骨骨折后（以胫骨上端为多发），其次为外来暴力所致，包括锐性刺伤、小腿挤压伤等。胫骨上端骨折所引起的胫腓动脉干损伤是造成小腿急性缺血性挛缩的好发部位。小腿粉碎性骨折所引起血管损伤范围较广，不仅动脉，且静脉系统亦多受累，并易同时出现小腿肌间隔高压综合征而加重血管损伤程度。

2. 临床表现

具有多样性，视受累血管的数量、部位及伴发伤不同而在临床上出现轻重不一的症状与体征。但以下表现具有普遍性。

【足背动脉搏动减弱或消失】

为小腿动脉损伤的好发症状，胫前动脉受阻足背动脉一般多消失；而另外两根动脉干受累，由于肢体的反射作用亦可引起胫前动脉的痉挛而出现足背动脉搏动的减弱或消失。

【小腿创伤反应严重】

除了锐器直接刺伤血管外，一般能造成小腿动脉干损伤的暴力多较强烈，因此所引起的骨折及软组织损伤亦较明显，创伤性反应也多严重，加之小腿的肌间隔较多，易因引流不畅而加重病情。

【易出现小腿肌间隔综合征】

除暴力因素外，动脉损伤后的痉挛及受阻不仅直接造成肌肉及神经支缺血性改变，而且亦加剧了肌间隔内的高压状态。因此小腿肌间隔综合征的发生率明显为高，并且两者可互为因果而形成恶势循环。

【其他症状】

小腿局部搏动性血肿及鲜血溢（喷）出则属动脉损伤特有的症状与体征，应仔细观察加以判定。

3. 诊断

主要依据外伤史及临床表现，约80%病例可获确诊。对临床症状明显无法确诊者，可行动脉造影术，危及肢体安全者应行手术探查。

4. 治疗

单纯性小腿动脉损伤在治疗上较易处理，而伴有骨关节损伤及小腿肌间隔综合征的复杂性动脉损伤，不仅治疗复杂，且疗效常不理想，因之在处理时应有充分准备，以争取最佳疗效。在治疗应注意以下几点。

【确定动脉损伤后立即施术】

从某种意义上讲，小腿动脉损伤较之大腿损伤在处理上更为复杂，尤其是延误诊治引起并发症后，则往往本末倒置、主次难分，因此，务必抢在并发症（尤其是小腿肌间隔综合征）出现之前明确诊断，立即施重建术。

【可疑动脉损伤】

难以确诊者应及早行探查术，在积极准备手术的同时，作好术中动脉造影的准备；一般在手术台上通过股动脉穿刺推注血管造影剂10~20 mL即可显示小腿动脉受损情况，并以此作为进一步处理的依据。

【复合性，尤其是毁灭性小腿损伤应全面考虑，包括截肢】

对恶性交通事故或工矿塌方等所引起的小腿损伤往往呈现毁灭性伤情，整个小腿可能被碾成扁平状。在此情况下血管损伤已处于次要地位，应根据患者全身情况，肢体有无存活可能来决定伤肢的去留。由于当代假肢技术的进步，一个良好的义肢比一条伤痕累累且需长期医疗的残肢更容易为患者所接受。

【处理血管损伤之同时应防治小腿肌间隔综合征】

两者在发病机制及病理解剖上截然不同，但如果两者并发，则可能互为因果而加剧病情。为此，在处理血管损伤同时，应兼顾及观察骨关节及软组织的处理，包括骨折的复位固定，对高压肌间隔的切开、引流，皮肤及皮下的减张切开等均应全面考虑，力争在发生不可逆转病理改变以前，尤其是神经及肌肉组织，以求防患于未然。

【晚期血管损伤并发症的处理】

一般先行动脉造影，而后依据造影结果对假性动脉瘤或动静脉瘘进行确诊及治疗方案的选择。凡影响肢体远端血供的病变均应将其切除，并重建动脉的正常解剖状态与生理功能。当前对假性动脉瘤及动静脉瘘的处理技术均较成熟，包括自体静脉移植和人造血管的应用，可酌情选择相应术式。

5. 预后

视小腿动脉通畅及小腿其他组织的损伤情况其预后差别甚大，胫腓动脉干或有2支动脉受阻者，小腿以远肢体坏死率可达15%~20%以上；3根小腿动脉均受阻时可高达50%。因此，对小腿动脉损伤应像腘动脉受累一样重视，力争在伤后6 h以内重建动脉血供功能。超过6~8 h，软组织将残留不可逆转之病理改变。其他组织损伤情况及其预后将在有关章节中阐述。

（四）足部动脉损伤

足部，包括足趾的动脉损伤在临床上十分多见，但由于足底动脉弓的存在，侧支循环良好，因而不致引起供血区的缺血性改变，因此在治疗上酌情处理。当血管完全离断且易予吻合者，当然以使其接通为好，但如果损伤严重，需较长时间操作者，也不宜强求吻合。总之，由于其对足部功能影响不大，在对局部创伤全面考虑时，选择对患者最为有利的治疗方式。

五、四肢静脉损伤

四肢静脉损伤并不少见，主要是其症状不如动脉明显和严重而在临床上难以诊断，目前的统计材料表明其在血管伤中占30%~40%，在处理上应按动脉损伤同等对待，尤其是主干静脉，其对肢体生理功能的保存具有重要意义。

（一）四肢静脉损伤的致伤机转

其致伤机转与动脉损伤基本一致，主为外源性暴力及骨折端刺伤所致。战时当然以火器伤居多，但近年来因各种原因所采用的静脉导管技术引起的医源性静脉损伤日益增多，这也是一个不可忽视的重要原因。由于静脉血流缓慢，因之在管壁损伤情况下血栓形成的比例远较动脉损伤为高，在治疗时应注意这一点。首先是预防其发生，一旦发生则力争尽早将其清除。

（二）四肢静脉损伤的临床表现

视伤情不同而症状轻重不一，伴有骨关节损伤甚至动脉同时受累者，则临床所见较为严重，此已在动脉损伤中阐述，现就较为单纯的静脉伤之临床表现介绍如下。

1. 静脉回流障碍

静脉损伤后由于血流受阻而表现为外周阻力增加，以致出现肢体肿胀、皮肤色泽变暗，严重者发绀，并有凹陷性水肿体征等。

2. 动脉血供受累

当静脉受阻到达一定程度后，由于组织内压力升高，不仅加剧了静脉回流障碍，当组织内压力一旦超过动脉压时，则可导致动脉血供受阻。此时如果动脉伴有损伤，则有可能由于动脉血流量下降而使动脉修复术失败，并因此而产生一系列不良后果。

3. 肢体病废

如果受损静脉因血栓形成长期处于高压状态下，其瓣膜的关闭功能亦遭破坏，并使回流血液向交通静脉及深静脉大量逆流，以致肢体肿胀加剧，静脉呈曲（怒）张状，皮肤营养障碍，并可出现慢性溃疡，以致患肢病废而失去正常功能。

4. 其他症状

包括局部肿胀、血肿形成等，开放性者则有静脉血涌出，并可出现休克体征，此外，视伴发伤不同而可出现其他相应症状。

（三）四肢静脉损伤的诊断

静脉损伤的诊断较之动脉损伤难度为大，主要是其症状不如动脉损伤时典型，因此在临床上应注意以下几点。

（1）外伤史　即与静脉干走行相一致的致伤暴力，或是骨折断端的锐刺等，为其多发因素。

（2）临床特点　主要表现为静脉回流受阻及局部的血肿形成该血肿形一般无搏动，此可与动脉性血肿相鉴别。

（3）静脉造影　对诊断不清又准备行手术治疗者，可采用自肢体远端穿刺静脉，呈顺行方向造影，其不仅简便易行，且阳性率高达85%以上。

（4）术中探查　因此类伤者大多伴有肢体的其他损伤，最常见的为骨折、软组织挤压伤及动脉损伤等。当这些创伤需要手术治疗时，应在术中同时予以探查，以明确静脉干受损情况。

（四）四肢静脉损伤的治疗

对静脉损伤的治疗应遵循以下原则与要求。

（1）按对待动脉伤的同等态度对待静脉损伤。

（2）当动脉与静脉两者同时受损时　原则上是处理危及生命最大的动脉，因为静脉系统在肢体生理功能上与动脉系统同等重要；但如果由于静脉回流受阻为主影响或继发造成动脉受损（阻）时，则应先修复静脉以保证其通畅。

（3）对静脉结扎应持慎之又慎态度　人体结构是受制约的，静脉与动脉有着同等重要性，尽管有些静脉有深支或代偿支，但一旦将其阻断，轻者增加其他静脉的负荷而易出现病变，重则引起肢体残废。因此，除非现场情况或患者病情危急不允许较长时间施术，不得将静脉随意结扎。

（4）静脉吻合技术　与动脉吻合技术相似，以吻合口无张力、无漏血为原则，缺损段可采用同体、大隐静脉或头静脉移植。

（5）术后处理　因静脉血流缓慢，在损伤处易形成血栓，应酌情采用抗凝措施，包括肠溶性阿司匹林口服、右旋糖酐40静脉滴注等，并酌情选用肝素化疗法。此外，在保证血管吻合口安全情况下，鼓励患者做肢体活动。

（五）四肢静脉损伤的预后

较动脉损伤预后为好；但术后如有血栓形成时则影响肢体的康复，如其代偿支能充分发挥作用，其受累情况可有所改善。

（李　国　宫　峰）

第十三节　周围神经损伤

一、臂丛神经损伤

（一）损伤类型

1. 臂丛神经根损伤

只有相邻两神经根同时损伤才可见临床与体征，我们把这种现象称为单根代偿现象与双根组合现象。为了叙述方便，将臂丛神经分为上臂丛及下臂丛。上臂丛包括 $C_5 \sim C_7$ 神经根；下臂丛包括 C_8 神经根与 T_1 神经根。

【上臂丛神经损伤】

上臂丛（$C_5 \sim C_7$）神经根受伤时，腋神经、肌皮神经、肩胛上下神经以及肩胛背神经发生麻痹，桡神经与正中神经发生部分麻痹，因此，部分肌肉如三角肌、肱二头肌、肱肌、肩胛下肌、大圆肌、冈上下肌、胸大肌锁骨头、桡侧腕屈肌、旋前圆肌、肱桡肌、旋后肌出现瘫痪，以及上述神经支配的某些肌肉如背阔肌、伸指总肌有部分瘫痪现象。

【下臂丛神经根损伤】

下臂丛（$C_8 \sim T_1$）神经根受伤时，尺神经、前臂及臂内侧皮神经、正中神经内侧根出现麻痹，正中神经外侧根与桡神经出现部分麻痹，因此，部分肌肉如尺侧腕屈肌、1~5指屈肌、大小鱼际肌群、全部蚓状肌与骨间肌出现瘫痪，而肱三头肌与指伸肌出现部分麻痹现象。

2.臂丛神经干损伤

【臂丛神经上干损伤】

C_5、C_6神经联合构成臂丛神经上干。当上干受伤时，腋神经、肌皮神经与肩胛上神经即出现麻痹，桡神经与正中神经出现部分麻痹，其临床症状与体征同上臂丛损伤相似。

【臂丛神经中干损伤】

臂丛神经中干由C_7神经单独构成，其独立损伤临床上极少见，单独损伤除短暂时期内（一般为2周）伸肌群肌力有影响外，无明显临床症状与体征。

【臂丛神经下干损伤】

C_8神经与T_1神经联合构成下干，当其受伤时，尺神经、正中神经内侧根，臂内侧皮神经与前臂内侧皮神经发生麻痹，正中神经外侧根与桡神经发生部分麻痹。

3.臂丛神经束损伤

臂丛神经束受伤后所产生的体征十分规则。

【臂丛神经外侧束损伤】

臂丛神经外侧束受伤后，肌皮神经、正中神经外侧根与胸前（外侧）神经发生麻痹，因此，下述主要肌肉如肱二头肌、桡侧腕屈肌、旋前圆肌与胸大肌（锁骨部）出现瘫痪。

临床主要表现为肘关节不能屈或能屈（肱桡肌代偿），但肱二头肌麻痹，前臂能旋转（旋前方肌的功能），但旋前圆肌麻痹；腕关节能屈（尺侧屈腕肌及掌长肌功能），但桡侧屈腕肌麻痹。前臂桡侧缘感觉缺失。肩关节与手部诸关节的活动尚属正常。

【臂丛神经内侧束损伤】

臂丛神经内侧束受伤后，尺神经、正中神经内侧根与胸前（内侧）神经发生麻痹，它们所支配的肌肉除正中神经支配的桡侧屈腕肌与旋前圆肌外均出现瘫痪。

临床主要表现为由手内部肌与指屈肌全部麻痹，致手指不能屈伸（掌指关节能伸直），拇指不能掌侧外展，不能对掌、对指，故手无功能。感觉缺失主要限于上肢内侧及手部尺侧。检查时可发现手内部肌与前臂屈肌明显萎缩，手呈扁平手和爪形手畸形。肩、肘关节功能正常。

内侧束损伤需与C8~T1神经根或下干损伤鉴别，后者有 Horner 征，胸大肌（胸肋部）、肱三头肌、腕伸肌与指总伸肌部分瘫痪，前者则无此现象。

【臂丛神经后束损伤】

臂丛神经后束受伤后，下述神经及其支配的主要肌肉，如肩胛下神经支配的肩胛下肌和大圆肌、胸背神经支配的背阔肌、腋神经支配的三角肌和小圆肌、桡神经支配的上臂与前臂背面的伸肌群发生瘫痪。

临床主要表现为肩关节不能外展，上臂不能内旋，肘与腕关节不能背伸，掌指关节不能伸直，拇指不能伸直和桡侧外展，肩外侧、前臂背面和手背桡侧半的感觉障碍或丧失。检查时可发现三角肌、背阔肌、肱三头肌与前臂伸肌群萎缩，无收缩功能，其他的关节活动正常。

4.全臂丛神经损伤

全臂丛神经损伤早期时，整个上肢呈缓慢性麻痹，各关节不能主动运动，但被动运动正常。由于斜方肌功能存在，耸肩运动依然存在。上肢感觉除臂内侧尚有部分区域存在外，其余全部丧失。上臂内侧皮肤感觉由臂内侧皮神经与肋间臂丛神经共同分布，后者来自第2肋间神经，故在全臂丛神经损伤时臂内侧皮肤感觉依然存在。上肢腱反射全部消失，温度略低，肢体远端肿胀，并出现 Horner 征。在晚期，上肢肌肉显著萎缩，各关节常因关节囊挛缩而致被动运动受限，尤以肩关节与指关节严重。

（二）诊断

1. 临床诊断

【有无臂丛神经损伤】

（1）上肢五大神经（腋、肌皮、正中、桡、尺）中任何两组的联合损伤（非同一平面的切割伤）。

（2）手部三大神经（正中、桡、尺）中任何一根合并肩关节或肘关节功能障碍（被动活动正常）。

（3）手部三大神经（正中、桡、尺）中任何一根合并前臂内侧皮神经损伤（非切割伤）。

【确定臂丛损伤的部位】

（1）目的　便于手术切口及进路的选择。

（2）方法　临床应检查胸大肌锁骨部代表 C_5、C_6 神经根，胸肋部代表 $C_8 \sim T_1$ 神经根，及背阔肌代表 C_7 神经根的功能。

1）胸大肌锁骨部功能存在的检查方法：肩关节处前屈 45° 位上臂作抗阻力内收。则表示臂丛外侧束起始部发出的胸前外侧神经功能良好，臂丛损伤的部位应在外侧束以下（即锁骨下部）。

2）背阔肌功能存在的检查方法：肩关节处外展位，上臂作抗阻力内收，检查者用手叩击肩胛骨下角以下部位有无肌肉收缩活动。肩胛骨下角以上的肌肉收缩常被大圆肌内收功能所干扰。则表示后侧束中段发出的胸背神经功能良好，若有臂丛损伤，其部位应在后侧束以下（即锁骨下部）。

背阔肌萎缩提示中干损伤或 C_7 神经根损伤。

【臂丛神经根干束支的定位诊断】

术前对臂丛损伤部位的定位，除了区分锁骨上下损伤外，应进一步明确锁骨上的根或干损伤，以及锁骨下的束或支损伤，具体方法应将临床检查所得的阳性体征，按上肢五大神经分类后进行组合诊断。具体方法如下。

（1）腋神经损伤

1）临床表现为三角肌萎缩，肩关节外展受限。

2）单纯腋神经损伤，其损伤平面在支以下。

3）腋神经合并桡神经损伤，其损伤平面在后侧束。

4）腋神经合并肌皮神经损伤，其损伤平面在上干。

5）腋神经合并正中神经损伤，其损伤平面在 C_5 根部。

（2）肌皮神经损伤

1）临床表现为肱二头肌萎缩，肘关节屈曲受限。

2）单纯肌皮神经损伤，其损伤平面在支以下。

3）肌皮神经合并腋神经损伤，其损伤平面在上干；肌皮神经合并正中神经损伤，其损伤平面在外侧束。

4）肌皮神经合并桡神经损伤，其损伤平面在 C_6 神经根。

（3）桡神经损伤

1）临床表现为肱三头肌、肱桡肌及伸腕、伸拇、伸指肌萎缩及功能受限。

2）单纯桡神经损伤，其损伤平面在支以下。

3）桡神经合并腋神经损伤，其损伤平面在后侧束；桡神经合并肌皮神经损伤，其损伤平面在 C_6 神经根。

4）桡神经合并正中神经损伤，其损伤平面在 C_5 神经根。

（4）正中神经损伤

1）临床表现为屈腕及屈指肌、大鱼际肌萎缩，拇指及手指屈曲及拇指对掌功能受限，1~3 指感觉障碍。

2）单纯正中神经损伤，损伤平面在支以下。

3）正中神经合并肌皮神经损伤，损伤平面在外侧束。

4）正中神经合并桡神经损伤，损伤平面在 C_5 神经根。

5）正中神经合并尺神经损伤，损伤平面在

下干或内侧束。

（5）尺神经损伤

1）临床表现为尺侧屈腕肌萎缩，小鱼际肌、手内部肌、骨间肌及蚓状肌及拇内收肌萎缩，手指内收外展受限，指间关节伸直受限，手精细功能受限，4~5 指感觉障碍。

2）单纯尺神经损伤，损伤平面在支以下；尺神经合并正中神经损伤，损伤平面在下干或内侧束。

3）尺神经合并桡神经损伤，损伤平面在 T1 神经根。

2. 电生理诊断

电生理诊断对臂丛损伤的范围、部位、性质与程度均有重要价值，其检查方法如下。

【肢体和肩胛带肌群的肌电图（EMG）及神经传导速度（NCV）检查】

所测肌肉的失神经肌电（静止期的纤颤波、重收缩期无动作电位）提示神经损伤的存在。而神经传导速度的测定对损伤程度的判断有参考价值。一般来说无法测出神经传导速度提示神经完全断伤，神经传导速度减慢在 50% 以上为神经大部损伤，运动神经传导速度减慢在 50% 以下提示部分损伤，神经传导速度在 30% 以下提示有粘连或压迫，神经传导速度正常提示为功能性障碍或运动神经元性病变。上述肌电检查，每隔 1~3 个月重复 1 次，常可在临床上恢复之前，肌电图上即可显示，故可作为监察臂丛损伤神经再生与功能恢复的重要手段。

【颈部椎旁肌群的肌电检查】

由于颈部椎旁肌群的神经支配在颈脊神经根离开椎间孔出口后立即发生（称后支，而脊神经的前支分别组成颈丛与臂丛），因此这些肌肉检查一旦出现异常，常提示为椎孔内节前损伤。但不少节前损伤的病例，相应节段的颈后肌群检查无明显异常，这是因为颈后肌群受不同部位的神经共同支配，如颈后肌群的最浅层为斜方肌，由副神经共同支配；第二层为颈长肌和提肩胛肌，由颈丛支配；第三层的颈棘肌

也由颈丛共同支配。只是最深层的横棘肌和横突间棘肌才由相应平面的脊神经根后支支配，但由于它们部位深、体积小，检测较困难，故临床使用价值受到限制。

【感觉神经活动电位和体感诱发电位测定】

由于主管的第一级神经元位于后根丝状结构远端的脊神经节内，当丝状结构断裂（节前损伤），则脊神经节内的感觉神经元仍然与周围的感觉神经纤维保持连续性，不断地为神经纤维提供轴浆流，保持周围感觉神经纤维髓鞘的正常结构与功能，因而仍然可以通过电生理仪器测到感觉神经活动电位（sensorynerveaCTionpoTenTial，SNAP），但连接脊髓的通路（丝状结构）被中断，故这些感觉冲动不能传到大脑皮质，因而不能在头皮处应用电生理仪器测到大脑皮质的体感诱发电位（somaTose evokedpoTenTial，SEP）。

3. 臂丛神经节前与节后损伤的鉴别要点（表 2-3-13-1）

在臂丛神经损伤的诊断中最重要也是最困难的是区别损伤部位是在节前或节后，对节前损伤的唯一方法是及早神经移位，而对节后损伤除证实为完全性断伤外，均应有 3 个月左右的保守治疗观察期，过早与过晚都不利于神经的再生。

（三）治疗

1. 一般治疗

对常见的牵拉性臂丛损伤，早期以保守治疗为主，观察时期一般在 3 个月左右。在观察期间应特别注意下列问题的处理。

【感觉丧失的保护】

对 C_5~C_7 根性损伤，虽然手的功能基本存在，但拇、示指感觉存在障碍，对手的精细功能也有一定的影响。C_8~T_1 根性损伤，虽然拇、示指感觉功能基本存在，但手的功能基本丧失，4~5 指感觉也消失，易受进一步损伤如碰伤或烫伤，在失神经支配的皮肤损伤后修复较困难，因此必须保护失去神经支配的皮肤，可穿戴防

表 2-3-13-1　臂丛节前与节后损伤的鉴别

鉴别要点	损伤部位	
	节前损伤	节后损伤
病史特点	有昏迷史 损伤往往严重 时伴骨折 伤后出现灼性痛	神志大多清醒 损伤较单纯 少见肢体疼痛
体格检查	斜方肌萎缩明显；耸肩功能受阻；提示为 C_5、C_6 根撕脱；Horner 征阳性，提示为 C_8、T_1 根性撕脱；脉搏减弱或消失	斜方肌萎缩不明显，耸肩受限较轻；Horner 征阴性
手术所见	锁骨上窝有巨大神经瘤 斜角肌间隙空虚 神经根在椎孔处可见神经节	无血管损伤表现，脉搏多数正常；锁骨上神经增粗或断裂；斜角肌间隙内可见损伤或正常神经根；神经根在椎孔处仅增粗或鞘膜增厚
肌电图	感觉神经传导速度正常，体表感觉诱发电位消失	感觉神经传导速度消失或减少体表感觉诱发电位消失
影像学	椎管碘水造影可见造影剂溢出椎间孔呈圆形小束，在 CT 上病变侧神经根鞘段束失去正常形态，为一充满造影剂的片状所取代，在 MR 上，病变呈水样信号，病侧神经根周围软组织结构紊乱	
特殊检查	1％磷酸组胺注入失神经支配区皮内呈阳性反应（三联反应）。遇冷皮肤血管扩张、温度升高、划痕试验呈阳性	组胺试验、神经轴突反射划痕试验均呈阴性

护手套，训练用健手试探接触物体温度的习惯，经常涂用油脂性护肤霜。

【疼痛的治疗】

虽然臂丛损伤患者较少发生严重的疼痛，但一旦发生疼痛，治疗也较困难，这种疼痛一般呈灼性痛，在枪弹伤及部分根性撕脱伤患者中较多见，取出神经中枪弹后，切断部分损伤的神经及神经瘤，重接神经是缓解这类疼痛的主要方法，臂丛神经封闭、颈交感神经节封闭及手术切除，以及针灸、各类止痛药物的应用仅短暂缓解疼痛。

【肿胀的防治】

臂丛损伤的患者肢体肌肉失去运动功能后，同时失去对肢体静脉的挤压回流作用，特别是肢体处于下垂位和关节极度屈曲位，以及腋部有瘢痕挛缩，可以加重肢体静脉回流障碍，因此用三角巾悬吊肢体，经常进行肌肉被动活动，及改变关节位置，解除腋部瘢痕挛缩

（理疗或手术方法），是防治肢体肿胀的主要方法。

【信心的树立】

大多数臂丛损伤后，对一个正处于青春活力追求理想的年轻患者是极其痛苦的。因此，应该给这类患者以高度的同情心，鼓励他们要有战胜病痛的决心；以高度的责任心在肉体上帮助他们战胜病痛；以高度的进取心去解决臂丛损伤后手功能恢复的世界难题，使他们重返劳动岗位，真正成为社会大家庭中幸福的成员。

【肌肉及关节囊挛缩的防治】

神经损伤后肌肉失去神经营养，发生肌肉萎缩，随着时间的推移，萎缩程度不断加重，最终将发生不可逆的肌肉变性，肌组织纤维化，即使神经再生进入终板也无法支配纤维化的肌肉，失去运动功能，故在神经损伤后防治肌萎是治疗中的一个重要环节。目前应用被动活动、

电刺激、理疗措施虽有一定延缓作用，但无法阻止肌萎缩的进程。由于动力肌的麻痹相应关节失去平衡，处于非功能位，长期必然发生关节囊挛缩给神经再生后功能恢复造成障碍，为此，应注意肢体关节的功能训练，在损伤未恢复前关节功能位的维持十分重要。

【神经营养药物应用的长期性】

神经损伤后发生一系列的变性及再生过程，其中关键的变化是神经元细胞在神经轴突再生过程中合成蛋白质、磷脂及能量供应的增加，为此需要供应大量的 B 族维生素（维生素 B_1、维生素 B_6、维生素 B_{12} 等）及扩张神经内微血管的药物（地巴唑）。中药的活血理气方剂也有较好的作用。由于神经再生是个缓慢过程，再生速度为 1 mm/d，这些药物均应长期应用。神经生长因子（NGF）类药物虽在实验中有一定的促进神经再生作用，但制剂生物性能的稳定性、应用方法的可靠性及临床应用的有效性均有待探讨。

2. 手术治疗

【手术指征】

（1）臂丛神经开放性损伤、切割伤、枪弹伤、手术伤及药物性损伤　应早期探查，手术修复。

（2）臂丛神经对撞伤、牵拉伤及压砸伤如已明确为节前损伤者应及早手术，对闭合性节后损伤者，可先经保守治疗 3 个月。在下述情况下可考虑手术探查：保守治疗后功能无明显恢复者；呈跳跃式功能恢复者如肩关节功能未恢复，而肘关节功能先恢复者；功能恢复过程中，中断 3 个月无任何进展者。

（3）产伤者　出生后 3~6 个月内无明显功能恢复或功能仅部分恢复，即可进行手术探查。

【术前准备】

除一般术前常规检查外，尚应作如下检查，包括 X 线胸透与胸片了解膈肌活动及抬高情况、肺功能测定及斜方肌功能状态测定等。

【手术方法】

（1）臂丛探查术　一般采用乙醚麻醉，仰卧、头斜向健侧体位。皮肤切口，从胸锁乳突肌后缘中点开始，沿该肌后缘垂直向下，再在锁骨上缘横形向外达锁骨中点。

1）锁骨上臂丛神经探查术　采用颈、锁皮肤切口。切开皮肤及颈阔肌，即遇颈外静脉，可将其切断或牵开。找到肩胛舌骨肌将其牵开或切断，肌肉断端各缝一牵引线，有利于暴露及防止肌肉回缩，再剖开组织和脂肪层，对颈横动静脉，分离足够长度后，结扎加缝扎处理。

臂丛神经根和神经干位于上述软组织和脂肪层的深部，此时可先找到前斜角肌，并将其向内上牵开或切断，臂丛神经根即能全部充分显露。膈神经在前斜角肌表面，由外向内通过，在切断前斜角肌前，应先将其保护。沿各神经根向远端解剖，即能找到各神经干；向近端解剖，可达椎孔附近。锁骨下动脉在术野下内方，常被下干遮盖。

2）锁骨下臂丛神经探查术　一般采用胸臂皮肤切口，切开皮肤及皮下组织，沿胸大肌外侧缘向外解剖分离覆于其上的脂肪组织，即可将胸大肌与三角肌分界线找到而不损伤位于其间的头静脉。将头静脉和三角肌之间的分支结扎后，头静脉和胸大肌一起牵向内侧。再沿胸大肌下缘横行剪开腋筋膜，用手指沿胸大肌深面进行分离。此时术野深部所见即为锁胸筋膜和胸小肌及覆盖于臂丛神经表面的脂肪层。为了充分暴露锁骨下臂丛，可沿锁骨剥离胸大肌起点直达胸锁关节处，在锁骨中点处注意保护胸前外侧神经及血管。并将锁骨下肌在中点处切断，以扩大锁骨下间隙，显露臂丛神经的各束部、上肢神经的近端，以及锁骨下的腋部血管。

3）锁骨部臂丛神经探查术　可采用锁、胸皮肤切口。切开皮肤及皮下组织沿锁骨方向向两侧分离。将锁骨周围软组织分离后，沿锁骨切开骨膜，做骨膜下分离。用线锯将锁骨锯断或截除一段。切断骨膜和锁骨下肌，此时可遇到一小静脉和小动脉，需先将其结扎和切断。

在锁骨内侧断段的下方有锁骨下动脉和静脉，将动脉向内牵开，可见臂丛神经的下干。这些组织必须严防损伤。锁骨锯断或截除后，臂丛神经的支部即能充分显露，此时可沿臂丛神经干向下解剖，或沿臂丛神经束部向上解剖。锯断的锁骨需用钢丝固定，截除的锁骨是否复回无重要意义，一般不予复回。

（2）术中处理　根据术中的发现，其处理原则如下。

1）臂丛神经连续性存在　如神经被周围组织粘连压迫者，应去除粘连压迫因素，如瘢痕化的斜角肌、血肿机化组织；增生的骨膜、骨痂及滑膜肌肉组织应予切除或松解。由于长期压迫致使神经组织内水肿及组织液渗出而形成神经内瘢痕，因此不仅作神经外减压，尚应在手术放大镜或手术显微镜下进行神经鞘切开神经内松解，使神经束充分显露后减压，神经内松解一定要严格止血，双极电凝器是必备的止血器械，否则将造成神经组织更大的创伤。松解彻底程度的判断，有时可通过神经减压前后神经损伤部位，近远端电刺激反应及电活动波进行判断。手术结束时应在神经周围放置 HCA（醋酸氢化泼尼松龙）5 mL，或在增厚的鞘膜内注射曲安奈德 2~3 mL。

2）臂丛神经断裂或神经瘤巨大　应将近远两个断端充分显露，并将断端瘢痕及神经瘤切除，使神经断面有神经束乳头清楚可见，两断端在无张力情况下可行鞘膜缝合，臂丛处神经束大部为混合束，因此无束膜缝合的必要，对于不能直接缝合的神经缺损，应采用多股神经移植术，移植材料可选用颈丛感觉支、臂或前臂内侧皮神经、腓肠神经。

3）椎孔部神经根断裂　由于神经根近端变性严重，神经断面无明显神经束乳突，加上神经损伤部位接近神经元，常造成神经元不可逆损害，因此对这类病变需进行神经移位术，其疗效较原位缝接或移植为佳，常用于神经移位的神经有膈神经、副神经、颈丛运动支、肋间神经，详细方法见下述。

【术后处理】

臂丛松解减压术后上肢固定 3 d，神经移植固定 3 周，神经修补固定 6 周，应用神经营养药物。拆除石膏后，患肢应进行功能锻炼，防止关节囊挛缩，神经缝合处进行理疗，防止神经缝合处瘢痕粘连压迫，并应用电刺激疗法刺激神经再生。每 3 个月进行肌电图检查，以了解神经再生情况。

3.臂丛神经根性撕脱损伤的显微外科治疗

【术中臂丛根性撕脱伤的判断】

臂丛根性撕脱伤的诊断在术前主要依据临床表现：C_5、C_6 神经根性撕脱，临床表现为斜方肌萎缩明显，耸肩功能严重受限。C_8~T_1 神经根性撕脱，临床表现为 Horner 征，以及肌电测定（SEP 消失而 SNAP 存在）。但临床及肌电诊断中均存在着假阳性及假阴性，占比 10%~15%，故术中仍然需作仔细探查，以明确诊断。

术中根性撕脱伤的表现有如下类型：① 斜角肌间隙内直到椎孔无神经组织，可见由瘢痕代替。② 锁骨上窝处有巨大神经呈团缩状。③ 神经根虽有连续性，但椎孔处神经根呈单瓣型、双瓣型或倒钩型。④ 神经根形态完全正常，无论质地、粗细、表面情况均无异常发现，对这类病例无肌电诊断的帮助有时很容易误诊为神经震荡、失功能或轴束中断，通常仅作神经松解而结束手术，术后无任何功能恢复。

这类根性撕脱的解剖学基础是神经根在椎孔内丝状结构处断裂，而神经根、脊神经节仍残留在椎孔内造成手术时判断错误。对这类损伤术中进行 SEP 及 SNAP 检查最有价值。

【神经移位手术方式的选择】

1）臂丛神经 C_5、C_6 根性撕脱伤移位方式　膈神经移位于肌皮神经或上干前股，副神经移位于肩胛上神经，颈丛运动支移位于上干后股或腋神经（常需做神经移植）。

2）臂丛神经 C_5~C_7 根性撕脱伤移位方式　膈神经移位于上干前股或肌皮神经，副神

经移位于肩胛上神经，颈丛运动支移位于上干后股或腋神经，肋间神经移位于胸背神经或桡神经。

3）臂丛神经 C_8~T_1 根性撕脱伤移位方式　膈神经移位于正中神经内侧根，第3至第6肋间神经感觉支移位于正中神经外侧根，运动支移位于尺神经，颈丛运动支、副神经移位于前臂内侧皮神经。

4）臂丛神经 C_7、C_8 和 T_1 根性撕脱伤移位方式　膈神经移位于正中神经内侧头，颈丛运动支、副神经移位于前臂内侧皮神经，第3至第6肋间神经感觉支移位于正中神经外侧头，运动支移位于尺神经，第7、第8肋间神经移位于胸背神经。

5）全臂丛神经根性撕脱伤移位方式　膈神经移位于肌皮神经，副神经移位于肩胛上神经，颈丛运动支移位于腋神经，第3至第6肋间神经移位于正中神经（感觉支→外侧头、运动支→内侧头），第7、第8肋间神经移位于胸背神经或桡神经，健侧 C_7 神经根移位于患侧尺神经（远端Ⅰ期），Ⅱ期将尺神经（近端）移位于所需要重建的神经。如膈、副、颈丛运动支若有损伤，均可用肋间神经或健侧 C_7 神经根替代。

二、神经的修复与移植

（一）神经外膜的修复

周围神经手术的先决条件是保证一个患者不会有骚动与无血的手术野。止血带对损伤神经的解剖是很重要的，包括神经断端的准备、神经束间的解剖、神经束的分离。不管是新鲜的一期神经修复还是陈旧神经断裂的二期修复，在神经吻合前其断端均需行适当的修整，以保证神经断端的良好对合。

1. 新鲜神经端

通常最常用的较理想而简单的修整方法是采用止血钳夹住要修去的已损伤的新鲜神经端，并将它固定在折叠无菌纱布上，或应用特制的

神经切割固定钳夹住神经断端。以后用新的剃须刀按神经纵轴垂直的方向修切神经，切割时，由断端向远侧或近侧，每次切割不要完全切断，一般可留下整个神经的 1/3~1/4 用作牵引。每次切割的间距为 2~4 mm，直至切割断面上有良好的神经束断端粒粒可见。

2. 陈旧神经端

对陈旧的神经断离作二期修复时，在断端处因轴浆外溢，神经膜细胞与纤维组织增生必然形成创伤性神经瘤，一般情况由于神经纤维的再生是由近侧向远侧生长，故近侧断端的神经瘤均大于远侧断端的神经瘤。这种损伤性的神经瘤必须予以彻底切除，不然神经正确对合就有困难，同时其间隔的纤维组织必然阻滞神经轴突的再生。

3. 连接性神经瘤的修整

有的神经二期修复时，由于神经虽然断裂但尚有部分神经外膜或神经纤维束没有断开，神经两断端没有回缩，当二期手术时，可见神经远近端之间有一个连接性的神经纤维瘤，它可以是梭形，亦可以是侧方神经瘤，对于这种神经损伤在显露后，从正常的神经外膜上向远侧做一纵向切口。

（二）神经束的修复

周围神经的最外面为神经外膜（epineurium），这是一层比较疏松的结缔组织，包裹为数不等的大小神经束或神经束组，以及周围神经的营养血管。而每一条神经束由束膜（perineurium）包裹，束膜是由周围神经中最坚强的纤维组织构成，这层膜包裹着其中的神经内膜管与管中的神经纤维。神经束膜不单对神经内膜与纤维起到机械性支撑作用，并有维持周围神经内压、神经内环境及其代谢能力的作用。

神经束缝合有三个主要缺点：① 手术时间延长；② 神经缝合处可能有纤维组织增生；③ 由于神经束的分离与解剖，有可能损伤血液循环，影响血供，而延缓神经纤维的再生。减少缝合口

张力的措施：神经的游离、神经的改道、屈曲肢体的关节，待神经愈合后逐渐分期地伸展肢体。神经缺损的极限长度一般达 2.5 cm，在张力下缝合则功能康复很差。

1. 神经束的定向

神经束缝合最困难的是每个近侧神经束与其相应的远侧神经束的准确对接。目前常用的导向标准是神经束断面的粗细、形状，在手术显微镜下医生可以较清晰地看到神经断端切面、神经内部结构的形态，有时还可借助涂上稀释的亚甲蓝溶液以观察有较强反差的神经束端。手术者一般都采用空气止血带，以避免解剖分离时的渗血污染手术野，使术者能更清晰地分辨神经断端的内部结构。

近年来，应用电生理与组织化学方法鉴别神经功能束的实验研究已有较快的进展，然而对多数处理神经创伤的临床医生来看尚不够简便实用。而手术显微镜在一般医院已经普及，所以可以说显微外科技术仍是目前唯一较实用的方法，通过放大，使神经内局部解剖、运动与感觉神经束的大小、部位与组成能够较好的对合。

2. 神经束缝合技术

各种显微外科方法用来改善神经束的对接，其一致目的是：引导近侧传出的运动神经束到达其相应的远侧束，使其轴突能顺利地再生至肌肉；远侧的感觉束与其合适的近侧束连接，使皮肤的感觉信号获得上传。

【束间与束间的导向缝合】

本法的特点是远近侧神经残端修切整齐后不需切除外膜，神经内部亦不做外科解剖或分出神经束与束组，缝线穿过外膜与神经束之间疏松结缔组织，缝线结扎后可以减少缝合口的张力，并使远近侧相应的神经束对合，不致扭转，但缝线不穿过束膜，实际上只做外膜修复。

【神经束间导向与束膜联合缝法】

本法的外膜边缘修去 1~2 mm，使神经束突出于切断面。以后在神经束间导向缝合的基础上，再应用 10 "0" 尼龙线加缝 2~3 针，穿过外膜与束膜的联合缝线。这样可使数条神经束远近侧断端对合并固定在一起，也可避免临近的神经束发生移位。这种方法神经内基本不解剖，所用的缝针数少，手术时间较短，远近侧神经束断端对合有一定保证，又可以减轻术后吻合口瘢痕增生，是比较实用、简便与高效的方法，为笔者所采用。

【神经束间导向缝合】

Hakstian 与 Brunnelli 则在神经断端修整后，将外膜修去 1~2 mm，分离出各神经束与其周围的结缔组织。在神经束间导向外膜缝合的基础上，将各条相应的远近侧神经束用一条 10 "0" 尼龙线贯穿束膜对合。尼龙线的一端留在皮外用消毒黏胶带固定，待皮肤切口愈合拆线时一并将尼龙线抽去。其优点是此法神经束内或束膜上不留任何缝线，可以减少因缝线而产生的瘢痕。外科医生亦普遍认为最好的缝线是没有缝线。

【神经束膜缝合】

标准的神经束膜缝合应在手术显微镜放大 10 倍下进行。首先细心地切除神经修切后断端的外膜，为 8~10 mm。以后增加放大的倍率至 20~30 倍，以观察神经内部解剖。绘制出神经远侧与近侧端断面的草图，这个在手术中画出的草图可作为各神经束对合的地图。绘制时，应把显微镜调至最高倍率使断面内各束结构看得更清楚。较大的神经束或形成束组的细神经束的近侧与远侧断端分出备用。一般以 10 "0" 尼龙含直针的无创伤缝线穿过远、近侧神经束的束膜。注意操作时，尽可能不要损伤神经束的内含。缝线穿过后以很少的张力进行结扎，使神经束两断端达到良好的对位。如果神经束向一侧突出对合不够理想，则可在其对侧的束膜上加缝 1 针。其余各束或束组依次同法处理。然而一般如缝合 1 针已能良好对合，决不增缝第 2 针。例如腕部的混合神经，正中或尺神经的整齐切断伤，

可以行一期束膜缝合者，当完成外膜切除后，先将每条运动束作束膜缝合，在该平面的运动束，可采用电刺激或向远侧解予以鉴别。其余的感觉束则用 1~2 针束膜缝合对接，缝线作结宜留在神经束的外周，以减轻修复中央部残留缝线的异物反应。理想的效果要求所有近端神经束与其相应远侧束成功地对接。当然神经束数量少的神经束膜缝合技术比较简单。对于神经束多的神经企图以 1~2 针束膜缝合来对接那是不可能的。如腕部的正中神经约有 30 条神经束组成，这就需要外科医生有良好的显微外科技术，足够的耐心与细心才能完成。此外还应考虑：① 广泛地进行神经束间的解剖可以导致明显的纤维化；② 大量缝合线作结所致的异物反应可产生更多的神经内瘢痕；③ 为数众多的神经束，定向紊乱，引起各神经束的准确对接困难。

总之，各种周围神经缝合方法的优缺点已陈述如上。神经外膜缝合不侵入神经内组织，所以减少神经内瘢痕形成。然而外膜缝合不易使各种神经束准确对合，从而导致轴突的错向生长与再生。束膜缝合技术可使各种神经束良好对接，可能导致较多的神经内瘢痕形成。所以进一步研究应是找到一种方法即最少瘢痕生长与获得准确的神经束对接。

（三）神经移植

1. 游离神经移植

这种移植方法适用于多种周围神经缺损，如指神经、指总神经的缺损，亦可以作为上、下肢各条神经缺损甚至臂丛神经断裂缺损的修复。但缺损的长度越长则疗效亦越差。一般缺损长度超过 10 cm 多者不宜采用游离神经移植，因游离神经移植，移植物本身没有血液循环，手术后开始几天其浅表细胞靠浸泡在血浆与组织中获得必要的营养赖以存活，以后如周围组织血供良好则有毛细血管长入获得营养。所以游离神经移植的先决条件是：首先必须有良好的血液供应的移植床，如神经移植床主要

血管断裂，或因创伤并发感染瘢痕增生必将影响移植神经的血供与神经再生。其次是移植的神经要细，这样就能较快地完成来自周围组织的血运重建。粗大的神经干不能作为神经移植物，不然移植后其中央部因血运来不及重建就会发生中心坏死，导致瘢痕机化，阻止轴突的再生。

2. 游离神经移植的缝合技术

与一般的神经手术相同，手术应在良好的麻醉下，足够的显露、显微外科技术下进行，以便对神经组织的创伤减至最低程度。空气止血带只在解剖游离神经断端与神经瘤时才应用，缝接时则不必在空气止血带下进行，这样反而有利于发现小动脉的喷血与止血，并观察神经残端的血运。在手术显微镜下，良好血运的神经残端往往可以清楚地看到神经外膜中的毛细血管网。只要无急性动脉出血，不必应用双极电凝或结扎止血，最好用温湿的生理盐水棉球轻压，无损伤地止住渗血方法。

游离神经移植均采用神经束或束组缝合法，所以缺损的远近神经残端的外膜应修去 0.5 cm，清楚显露该残端神经束或束组，准确对合远侧与近侧断端的相应神经束或束组，分出的各神经束或束组不必强求在一个平面上吻合，反之神经束的断端不在同一平面上只会有利于相应各束的对合，并减少瘢痕集中在同一平面上形成。各束或束组以 9"0" 或 10"0" 无损伤尼龙线，行束膜缝合 2 针即可，大的束组亦可对端缝合 3 针，因为神经移植不可在张力下进行。原则上缝线越少越好，如缝合 1 针已能良好对合就不应缝合 2 针，束或束组间的对端缝合，宜分别进行，不必将移植神经的断端先缝合在一起，再与两残端缝合，分别缝合反而有利于移植床的血运长入移植神经

3. 游离神经移植后的二期神经松解术

游离神经移植的长度较长，局部血液循环较差，神经近端的轴索虽能通过近侧吻合口，长入植入的神经，但当逐渐向远侧再生至远侧

吻合口时，该处已有瘢痕增生与瘢痕挛缩，阻止神经纤维通过第2个吻合口。临床上则表现为神经再生按每天1~2 mm速度向远侧生长一段时间，可以用神经叩击试验Hoffman Tinel征不断随访。一旦发现当再生至第2个吻合口时即停滞不前，连续观察1个月，如果还是停留在该平面不向远侧生长，即有指征行远侧吻合处的二期神经松解，其手术方法基本与神经部分断裂、连接性的神经瘤的松解相似。手术的要点是显露与切除远侧吻合口周围的瘢痕，而不伤及神经束与神经纤维，松解时应从远侧较正常的神经组织处进入，逐渐纵行向吻合处解剖分离，直至神经束连接处。必要时还可纵向切开部分束组与束膜以求彻底减压，但必须注意不能伤及神经纤维，这就是松解手术的关键，需要准确与精细。其疗效往往很明显，有的术后即时就有神经向远侧恢复的征象；有的压迫解除后神经即按一般生长速度由第二吻合口向远侧终末器官延伸。

（四）自体静脉套接修复神经缺损

AVNC技术的基本特点包括：① 全面衡量缺损的程度。② 修剪缺损边缘，测量神经的缺损长度。③ 如神经缺损小于3 cm，切除一段长度与口径合适的静脉（直径为缺损神经的2倍，长度大于神经缺损的50%）。④ 神经残端套入静脉管腔内。静脉套管的方向应倒置，以避免可能发生的再生神经纤维的生长受静脉瓣的阻碍。

三、周围神经缺损处理的基本原则和要求

（一）周围神经缺损的基本闭合方法

选择哪种方法闭合缺损，应根据缺损的范围、损伤的部位、损伤的机制、缺损的神经、合并损伤，如合并骨折与骨端缺损、广泛软组织损伤、多发神经组织缺损、肢体远侧的外伤性截肢或严重损伤、对侧肢体和伤前肢体情况、医生对神经弹性与张力的理解、神经

修复在无张力下进行等重要因素。先经过仔细的临床检查，包括运动的、知觉的丧失测定。损伤神经的手术显露是确定神经损伤的部位与大小的第一步。在术中确定神经缺损的长度，包括神经瘤做必要的切除后，各神经束断面粒粒可见。所残留的缺损，原则上克服神经缺损可分两大类，即增加神经的相对长度与缩短神经间所经过的那段间距。前者包括神经牵伸、神经游离、带蒂神经移植与游离神经移植，后者包括关节定位、神经改道、骨骼缩短（特别是存在骨折或骨不连者）、松解或切除有制约的软组织。这些方法需根据病理、病情、部位与术者技术水平选择某种或数种方法组合应用。选定最佳手术方案，先简后难。最理想的缺损闭合当然是断端修整后能直接缝合。实际上这仅在新鲜损伤很少的缺损中才有可能。

1. 神经牵伸

由于周围神经存在一定的不规则途径、自然的肢形起伏与一些正常的弹性，所以当牵伸后可以获得一定长度，然而其获得的长度是很有限的，只适用于数毫米的小缺损的闭合。

2. 神经游离

神经游离是获得长度最常用的方法。几乎每一个神经修复手术中都运用此操作。由于周围神经自然途径中存在一定的松弛度，故有利于获得此长度。神经游离应在手术显微镜放大下进行，并使用精细显微外科手术器械，除必要的神经外膜解剖，有时还包括神经内的松解。神经可以沿其正常途径的远近侧游离。

3. 关节的位置

一般认为肘与膝关节的屈度不可大于90°，腕关节不应大于40°，踝关节不宜大于10°。多数实践证明，神经松解后将神经自然地弯曲与松弛度牵伸，能获得的为神经游离松解段长度的5%~6%。超过此限必然影响修复的最后疗效。同样如作用力的时间延长，

则神经抗张力弹性较易适应。所以一定限度的关节屈位神经缝合后 3~4 周，断端已有愈合，关节还不允许一下伸直，而要在较长的一段时间中逐渐进行。一般其伸展的度数每周不能超过 10°。

4. 神经改道

有的神经位于关节的伸侧而该关节只有屈曲动作，例如肘部的尺神经，单纯屈肘并不能使神经松弛甚至使尺神经绷紧。然而若是将尺神经游离从伸侧改道前置至屈侧再加上适当地弯曲肘关节，就有可能获得较前的相对长度，以克服一定长度的尺神经缺损。神经改道不单可以应用于伸侧前置至屈侧，还可以从肌肉中改道，如将正中神经前置至旋前圆肌的浅侧；从骨路上改造，如把桡神经从屈指浅肌内外侧头间的腱弓下解放，将神经在上臂中段前移至肱骨的前方；以及从韧带组织部位改道，如尺神经的肌支内移腕管中，都能获得一定长度，有利于缺损的克服。

骨缩短或切除在有的解剖部位神经断裂常并发骨折特别是长骨干骨折，在做内骨端固定前适当切除骨折断端可以相对缩短神经缺损，尤以骨端并发骨不连必须是行骨端的修整或在断肢再植中清创时常需切除骨端再行内固定才能使各神经在无张力下缝合。骨端的缩短长度则应根据各病例的软组织创伤情况而定。一般神经组织缺损不严重者缩短不宜超过 5 cm。骨的缩短有时可能应与神经改道同时进行，如在肢体骨骨端内固定前先行桡神经前置。有的部位，骨质隆突或横跨神经的途径，如臂丛神经与锁骨、正中神经与肱骨的髁上突、腓总神经与腓骨近侧的骨软骨瘤，如将有关联的骨骼切除一段，切除病变段与病段可以只有缩短神经所通过的途径，增加神经的松弛，使断端易于端端缝合。

5. 软组织松解

周围神经的途径中常有韧带、肌肉或筋膜等软组织横跨其上，例如正中神经途经腕横韧带深侧与旋前圆肌的两个肌起头之间，在这些部位，如果将这些横跨其上的韧带肌肉切断松解则神经可以更松弛，有利于牵伸对合。

（二）正中神经

1. 概述

正中神经在臂丛包括 C6~C8 和 T1 神经根的纤维。于上臂与肱动脉伴行，一起进入肘窝，离开动脉后经过旋前圆肌二头之间下行，位于前臂正中，穿过指浅屈肌腱桥的深侧，位于指深屈肌的浅表。继向远侧正中神经逐渐向腕部浅侧在腕横韧带下进入腕管，以后分出肌支支配大鱼际肌与桡侧的 2 条蚓状肌，分出皮支供应手部桡侧三个半手指的知觉。正中神经在上臂部没有运动支，在肘窝与前臂则有肌支分出支配旋前圆肌、桡侧腕屈肌、掌长肌与指浅屈肌。拇长屈肌、旋前方肌及桡侧一半的指深屈肌则由前方间支支配。

2. 缺损闭合的方法

正中神经可能是上肢最重要的神经，它可以在不同部位伤断，然而最常见的是在腕部或肘部，肘部有时并发 Walkman 前臂屈肌缺血性挛缩亦可累及正中神经。神经一旦损伤，除桡侧三指半知觉丧失外，拇指重要的对指功能亦受累。所以必须尽一切可能恢复正中神经的连续性。

根据不同平面有将近侧段的侧支分离并做神经外与内的神经松解牵伸约能获得 2 cm 相对长度。置肘关节于屈曲位能获得外加的 4~5 cm，腕关节弯曲约能获 2 cm，正中神经从指浅屈肌腱桥下与旋前圆肌起点二头之间前置又可获 1~2 cm。

3. 不同平面的损伤

【上臂段缺损】

正中神经在胸小肌平面，由外侧束与内侧束各分出的外侧头与内侧头合并形成，紧靠肱动脉前壁下行，神经缺损常由严重的创伤引起，故易伴有肱动脉裂伤，应同时处理，特别

要注意勿用止血钳在血液中乱夹以致误伤神经。由于该神经在上臂段无分支，故比较易于分离与牵伸，如仍有缺损可适当地屈肘或将神经从旋前圆肌二头间游离前置，以减少缝合张力。后者在邻近肘关节的平面更为有效。有时因创伤还并发肱骨干骨折，还可采用骨骼缩短的固定方法以获得更多的相对长度以闭合神经缺损。

【肘部缺损】

在肘窝部由于神经分支较多，游离受一定限制，尤以前臂近侧的肌内支支配前臂与腕部屈肌不应受到损伤。必要时可做细心神经内游离肌肉分支并适当地屈曲关节。由于肱骨下段外形不规则，不宜在此平面行骨端缩短式内固定。

【前臂部缺损】

神经直行，游离时可自旋前圆肌二头间与指浅屈肌腱桥切断前移并适当地屈曲肘与（或）腕关节以获得长度。

【腕掌部缺损】

腕部可以说是正中神经最常见的断裂部位，又因未做及时早期修补而产生更大的神经缺损。首先同样做神经游离，加上屈腕可获 2 cm。但过度屈腕会影响静脉回流与手指屈曲功能，故仍需避免。如果缺损区在运动支或包括一段主干，宜行近侧神经内运动束的游离解剖，因为运动时比较固定，一般松解所得有限。

对较大的神经缺损，尤以正中神经与尺神经同时缺损可考虑行带蒂神经的移植，对难以恢复的尺神经，修复正中神经即 Strange 术式或进行其他神经移植。

（三）尺神经

1. 概述

尺神经是臂丛内侧束的延续，起于 C_7 和 T_1 神经根。在腋部腋动脉的内侧，进入上臂与肱动脉伴行于上臂中 1/3 神经穿过内侧肌间隔向下，达肱骨内上髁的后方。分出关节支进入肘关节，肌支供应尺侧腕屈肌。经过内上髁又

有肌支支配指深屈肌的尺侧一半与尺侧腕屈肌。在前臂其行程偏掌侧，开始在尺侧腕屈肌的二头之间，以后位于该肌深面，与尺动脉伴行，经尺（Guyon）管，进入掌部，分浅皮支与深运动支。浅皮支位于钩骨钩突的浅侧，深运动支绕过钩突与豌豆骨之间达掌心，分出肌肉支支配尺侧 2 条蚓状肌与拇收肌横部。

在内上髁后面先后有关节支分出进入肘关节与肌肉支分出支配尺侧腕屈肌，经过内上髁后又支配尺侧一半的指深屈肌与尺侧腕屈肌。

2. 缺损闭合的方法

尺神经可能是所有神经中比较容易克服长度缺损的神经。一般运动支的剥开使神经约能获得 2.5 cm，尺神经自内上髁后前置又能获 2.5~5 cm，前置后屈时又能获得 2.5~5 cm，屈曲腕关节又可加松 2.5 cm。但上述方法不应在某一患者中都用上，否则必然造成过度屈曲形成术后肢体伸展困难。

3. 不同平面的损伤

【上臂部缺损】

在上臂部尺神经无分支，它自臂丛分出下行，穿过内侧肌间隔，达肘部肱骨内上髁的后方，几乎与正中神经平行，只在严重创伤中断裂。该平面有缺损除游离松解后还可将其前置后，屈曲肘关节将尺神经牵向近侧以克服之。如同时存在肱骨骨折，可以考虑在内固定前适当切除骨端，以缩短肱骨克服缺损。

【肘部缺损】

尺神经在肘关节平面有肌支与关节支分出，故在前臂近侧，关节平面与上臂远侧的缺损，在游离时，需分出关节支与切开外膜分出肌支或将尺神经前置并在尺侧腕屈肌二头之间解剖，甚至切断其肱骨上的肌起点再加上轻度屈肘往往可以获得较长的相对长度，以克服缺损，使神经断端得以对接缝合，其中关节支可以牺牲切断。

【前臂部缺损】

在该平面的断裂单靠游离神经与屈曲肘或

腕关节常常觉长度不足。一般都需行肘部尺神经前置以获得足够的松弛度。如存在尺桡骨骨折亦可考虑适当地做骨端切除缩短内固定，以克服缺损。

【腕掌部缺损】

与正中神经一样，此平面亦是尺神经最常见的断裂部位。尺神经的游离松弛，可以通过轻度屈曲腕关节并切开尺（Guyon）管掌侧韧带将神经松解，如有必要还可切断尺侧腕屈肌的腱延伸部获得更多长度。经过尺管后尺神经的深支（肌支）自尺侧绕过钩骨钩突，转向桡侧，Boyes 将它经改道到腕管亦可获一小段长度以利于对接。

（四）桡神经

1. 概述

桡神经损伤是肱骨干骨折时最常见的并发症，因为该神经紧贴着肱骨的桡神经沟。单纯浅支或深支损伤则可能由前臂或腕部的裂伤或医源性损伤引起。桡神经是臂丛神经后束的延伸，由 $C_5 \sim C_8$（有时 T_1 参与）神经根纤维组成，桡神经的上臂段开始位于腋动脉与肱动脉的后面，二头肌、肩胛后肌与背阔肌前面，继之向后外在桡神经沟内与肱深动脉伴行向下。其下 1/3 段自外侧肌间隔处穿出位于肱二头肌与肱桡肌之间下行向前，于肘窝肱骨外上髁处分成浅感觉支与深运动支又称后骨间神经。浅支与其内侧的桡动脉伴行，位于肱桡肌深面，前臂在下中 1/3 处穿过深筋膜之肱桡肌膜的桡侧达皮下支配第 1、2 掌骨间皮肤。深支在旋后肌的上 1/3 处穿入该肌二头间绕过桡骨的前外侧斜向外至背侧该肌下 1/3 处穿出，分成数个肌支供应伸指诸肌。在腋部桡神经已有肌支分出支配三头肌的内侧头与长头。在肱骨桡神经平面亦有肌支分出供应三头肌的内、外侧三头与肘肌。

2. 缺损闭合方法

按以下三个部位进行处理。

【上臂部缺损】

桡神经在腋部与分出之三头肌支的近侧，一般的神经游离是很有限的。置上臂于内收与外旋位可以稍增加其长度。在肌肉分支远侧断裂游离后约可获得 2.5 cm 长度，将桡神经移位前置于肱骨再行吻合约可获得 2.5 cm。前置后加上屈曲肘关节又可获得 2.5 cm。在肱骨中段平面如存在骨折，适当缩短骨端后行内固定又可获一些长度以利神经对合。

【肘部缺损】

可以通过前置与屈肘以克服缺损。后骨间神经在进入旋后肌前或后均有一些肌支分出，游离时则需行神经内游离以保留肌支，使神经更松弛。

【前臂部缺损】

桡神经浅支均属感觉支，在前臂部无分支，所以比较易于游离，如果不能对接，其主要的病残会导致疼痛性神经瘤。

（五）股神经

股神经损伤最常见是下腹部或腹股沟部的穿刺伤，常伴有股动脉或髂动脉损伤。股神经是腰丛神经最大的分支，由 $L_2 \sim L_4$ 神经根的后支合成。伴行于髂动脉的外侧，向前下经腹股沟韧带深侧后伴行于股动脉外侧。在腹部肌支分出支配髂肌。经过腹股沟韧带后则分为皮肤支，主要为股神经的前内部支配股前部知觉与隐神经分布区，股神经的后外侧与肌支供应股四头肌。

缺损克服方法：股神经的缺损一般采用游离远近侧神经并适当屈髋，甚至可以克服 5 cm 长度的缺损。

（六）坐骨神经

坐骨神经损伤常由臀部或腹后部刺伤或创伤引起，亦有因髋关节向后骨折脱位所致。坐骨神经是人体中最粗大的神经，是大部分骶丛的延伸，由 $L_4 \sim L_5$、$S_1 \sim S_3$ 神经根组成，它自坐骨切迹下线穿出骨盆，向下位于坐骨粗隆

与股骨大粗隆之间，覆盖于臀大肌的深面。腘绳肌的肌支起于臀部，该神经在大腿中下 1/3 平面处分为腓总神经与胫神经。缺损闭合方法：坐骨神经的缺损亦可采用上述远近侧神经游离的方法，尤以肌内分支远侧的断裂。还可以同时采用近侧神经内的肌支松解，一般可以获 3 cm 松弛。此外伸髋与屈膝又可获得更多的松弛。如同时存在股骨骨折亦可考虑骨端缩短内固定。臀部平面：由于肌支自臀部分出，游离的松弛很有限，切断梨状肌、闭孔内肌与上、下籽肌皆可获得一定长度，伸髋总能获得长度但该位置患者感到很不舒适。大腿平面：由于股支自臀部分出，在其远侧的神经游离常可获得较多长度，对伴有股骨骨折者可缩短骨端 1~2 cm 内固定，一般不致引起明显跛行。

（七）胫后神经

胫后神经损伤可由小腿贯穿伤、胫骨上部骨折或缺血引起。该神经是坐骨神经 2 个终末支内侧较大的一个，始于大腿的下 1/3，向下经过腘窝的中央。沿中线下行至腘肌下缘，穿入比目鱼肌的深面，沿胫后肌的浅表直行向下，后经内踝后方穿屈肌支持带深面进入足底分成内、外神经支，支配足侧的肌肉与皮肤感觉。胫后神经的肌肉支在腘窝处先后支配腓肠肌、比目鱼肌与腘肌。再远侧一组分支支配比目鱼肌、胫后肌、趾长屈肌与踇展屈肌。

缺损闭合方法：胫后神经供应足底绝大部分皮肤知觉。通过神经游离与适当地屈曲膝关节，往往可克服数厘米缺损。如内外神经同时断裂，则可利用外侧神经 Strange 带蒂神经祥移植以克服内侧神经的缺损。

（八）腓总神经

腓总神经比胫后神经更易损伤，因为其两端在坐骨切迹与腓骨颈处比较固定，所以易引起牵拉伤。腓总神经是坐骨神经在大腿下 1/3 分成 2 个终末支中外侧较小的一支。沿股二头肌进入小腿前肌腔隙分为腓深、浅神经，支配前肌腔隙内诸肌与部分足背知觉。

神经缺损闭合方法：游离神经，切除腓骨头与屈膝可能获数厘米松弛，在腓骨颈以下，由于腓骨神经已分成很多分支，游离长度有限，可考虑肌支种入或以后行肌腱转移来代偿功能。

（李　国　鲍宏伟）

第十四节　四肢骨关节和软组织火器伤

一、火器性四肢骨折的救治

（一）火器性四肢骨折的临床表现及诊断

骨折的正确及时诊断，主要根据受伤史、特殊体征及 X 线检查等。

1. 受伤史

主要包括受伤时间、致伤因素、火器性能等。

2. 疼痛

骨折伤员均能指出明确的疼痛部位，当移动肢体时疼痛加剧，骨折部位有明显压痛及肢体轴向叩击痛。

3. 出血和肿胀

火器性骨折时，髓腔、骨膜及周围软组织损伤出血以及骨折断端对软组织等的刺激，致肢体肿胀。

4. 肢体功能障碍

火器性骨折，由于伤肢肿痛，可出现功能受限。如骨折发生在下肢，则不能站立和行走；

上肢骨折时其活动功能明显受限。

5.骨折特殊体征

（1）畸形　骨折部位因暴力作用，肌肉将收缩牵拉或因搬运不当，致骨折端移位、重叠，肢体短缩，成角或旋转等畸形。

（2）异常活动　肢体的异常活动是诊断骨折的重要根据。做此项检查时动作要轻稳，以免损伤血管和神经，增加伤员痛苦。

（3）骨擦感　此体征往往可从询问病史或在无意检查中获得，不宜常规来做此检查。

（4）检查伤口　可见到脂肪滴或骨折碎片。

（5）合并伤　如合并血管伤，则出血很多；合并神经伤，则肢体感觉和运动障碍。

6.X线检查

X线照片或透视是确定骨折的主要方法。如有条件对疑有骨折的部位应摄正、侧位片，以确定骨折部位、类型和移位情况；通过详细询问病史，认真体检也可做出正确的诊断。

（二）火器性四肢骨折特点

1.组织损伤严重

投射击物在撞击体表面的一瞬间（万分之十几秒），首先产生一种高达几千个大气压的冲击波压，前冲直接损伤接触组织，造成贯通或非贯通伤，并形成永久性伤道；另一个是侧方冲击力，在千分之几秒的一瞬间迅速地把周围组织压缩移位，迫使组织形成一个比投射物大数倍的暂时空腔。

2.粉碎骨折多

由于暂时空腔的作用及炸裂性子弹的应用，火器性骨折多为粉碎性，部分粉碎程度远远超过平时一般创伤之水平，所以有关X线诊断为"贯通捣碎型"。粉碎之骨片不一定飞散，常聚集在原处，大致保持原来的外形。

3.伤口污染重

火器伤由于暂时空腔形成之瞬间，局部形成负压，可以把伤口外的尘土、细菌吸入伤道。因此火器性开放骨折，污染严重，清创如不彻底，易造成感染。

4.合并伤多

据一组四肢火器性骨折统计，发生休克占28.9%，多发生于肢体严重伤和多处伤的伤员，以粉碎性股骨骨折多见。伴有其他部位伤占18.9%。合并血管伤占6.1%，合并神经伤占5.7%。

（三）常见四肢长骨火器伤的处理

1.肱骨火器伤

肱骨干火器伤约占火器性四肢骨折的10.13%。骨折易发生骨缺损及骨折的延迟愈合或不愈合。10%合并桡神经伤，也有合并尺神经、正中神经及肱动脉损伤的。

2.尺骨、桡骨火器伤

尺、桡骨火器伤占四肢骨折的11.1%，其中桡骨损伤多于尺骨，双骨同时受伤较少。单个骨折不易移位，双骨折则易成角畸形及交叉移位，处理不及时或复位不佳，易形成交叉愈合，影响前臂旋转功能。前臂骨折感染，瘢痕挛缩，肌腱粘连是影响上肢功能的主要因素，应引起重视。前臂骨折经包扎后多用夹板或石膏托功能位固定后送。初期外科处理：清创前应检查有无伸肌腱、屈肌腱或神经的损伤。查明肌腱及神经的损伤情况待二期处理。

3.股骨火器伤

战时股骨火器性骨折较常见，多为严重的粉碎性骨折。股骨是人体最大的骨骼，由于大腿肌肉丰富，粉碎性骨折及广泛的软组织损伤，容易引起创伤性和失血性休克，合并有大神经和血管伤者约占10%。因为股部肌力强大，力臂长，对位不佳，过大重量牵引易使骨折间发生分离，以及初期清创不彻底，异物存留而发生骨髓炎、骨缺损等，均可使骨折延迟愈合和不愈合或畸形愈合。股骨骨折诊断一般不困难。根据骨折的基本体征即可确诊。

【初期外科处理】

由于股骨火器性骨折常合并休克、感染及神经、血管的损伤，对这类伤员应做好包扎、止血、超关节固定，并尽量缩短负伤至初期外科处理的时间，做到迅速安全后送。

初期外科处理前应注意检查多发伤和合并伤，如头胸腹部伤，血管、神经合并伤，此时应以抗休克、抢救生命为主。

初期外科处理时不作骨折内固定。合并坐骨神经伤较常见，占 16.7%。不作游离、不缝合，也不要用粗黑线做记号，应留待骨折愈合后进行修复。

如合并股、腘动脉断裂，应在清创后认真修复，挽救肢体。术后用骨牵引，保持膝关节屈曲，使吻合处不紧张。牵引用较小重量，保持骨折对线对位，大重量牵引可造成血管破裂。如输送伤员应用单髋人字石膏固定使血管吻合处不紧张为宜。

【后送问题】

伤员伤情平稳后应先妥善衬垫，牵引保持骨折大体对位，外用单髋人字石膏固定，石膏变硬后及时从中线切开松解，必要时再撑开松解；伤口处开窗，便于检查伤口、换药。其次也可选用托马氏夹板或狄氏超关节固定夹板，但要妥善衬垫，防止压伤。输送伤员固定不可用短夹板，因其起不到固定作用，且影响血液循环，加重肢体肿胀，使伤口恶化。

【后方医院治疗】

应努力防止和控制感染，转化开放骨折为闭合骨折，取得和保持骨折良好复位直至骨愈合，恢复肢体功能，包括膝关节的良好活动度。

（1）延期缝合和二期缝合 初期外科处理后 5~7 d 内如伤口干净，渗出很少，无明显脓液或感染灶，此时肉芽组织尚少，皮缘回缩不多，应及时作延期缝合，引流 48 h，用较多敷料包扎，消除无效腔，绝大多数伤口可顺利愈合。如伤口脓性分泌物多，有感染灶，有坏死组织、弹片等，需再次手术清除，对较深的感染伤口宜用杆菌肽（主要作用于球菌）等湿敷换药，待肉芽组织新鲜，无明显脓液时，约在初期处理后 8~14 d 或稍后，采取二期缝合，切除肉芽、瘢痕组织及少许皮缘，必要是适当游离皮肤，然后缝合，引流 48 h。如预计缝合处紧张可作旁侧切口缝合主要伤口，旁侧切口处

植皮，多数可获得伤口愈合，完成开放骨折转化为闭合骨折。

（2）平衡悬吊牵引 用平衡悬吊牵引保持骨折良好对位与稳定，直至骨折愈合，也可在骨痂形成、骨折稳定后改用单髋人字石膏固定至骨折愈合。

（3）功能恢复 防止膝关节僵硬和屈曲挛缩是恢复下肢功能的重要环节。如骨折在 2~3 个月或稍长时间内愈合，通过锻炼膝关节可恢复一定活动度。牵引期间，可主动被动活动膝关节、踝关节并做股四头肌锻炼而不影响骨折稳定，有利于恢复关节功能。只要没有大的成角畸形和重叠，膝关节活动好，肢体即可恢复正常功能。反之，如发生较大成角畸形，尤其是股骨下 1/3 有较大向前开放的角度，将严重影响步态及膝关节活动度。如伤口长期感染，骨折延迟愈合或不愈合，必将发生膝关节僵硬或活动度严重受限，造成残废。上 1/3 骨折，如处理不当，可形成向内成角的角度，影响步态。

4. 胫骨、腓骨火器伤

【骨折的处理】

火器性小腿开放骨折，其伤口要进行比较彻底的清创。对骨片的处理原则是：一切软组织和骨膜相连的骨片都应保留，凡占原骨周围 3/4 大小的骨片无论如何不可全部摘除，以尽量保留骨片为原则。对骨片可以同时进行复位，但不要勉强，一般放在下一个阶梯进行较为合适。这种伤员在清创止血包扎之后，要用前后石膏托固定（不要用管型石膏）后送。在后方医院采用骨牵引或骨外固定架治疗。如骨折并软组织缺损或骨不愈合、骨缺损，酌情采用显微外科技术等进一步处理。

在平时，如果伤口干净，伤后 6~8 h 之内，可在清创后作内固定术。在战时则不然，即便是伤后时间很短，一般也只能清创而不能作内固定。在"两山"作战初期处理的伤员中，发现有些伤员做了髓内针固定术，都无例外地发生了感染，内固定失败，不得不拔出髓内针，炎症扩散到全骨髓腔内，从髓腔流出脓汁。

【合并伤的处理】

（1）血管损伤的处理　一般来说，小腿动脉损伤不作血管缝合或血管移植。如果小腿的3条知名动脉同时有损伤，其伤势是严重的，不存在进行血管缝合的条件。如果仅有1条动脉损伤，则不必做血管缝合，但应根据伤情做好伤道扩创术。如果血管损伤在腘动脉、腘静脉之下，即胫前、后动脉、静脉分叉处，则可以作血管缝合，重建小腿血液循环。但必须注意的是，若小腿组织缺血已超过6~8 h，经探查发现小腿肌肉广泛性缺血坏死或变性，则不应做血管缝合，而应作截肢处理。

（2）神经损伤的处理　在初期外科处理时，对离断的神经不做端对端的缝合。因为在初期火器性神经损伤的范围不易确定，术者不容易掌握应切长度，多切会增加缝合困难，少切也不能达到缝合的目的。另外，受伤的初期神经外膜非常脆弱，不易缝合。再者，火器伤容易发生感染，在感染情况下所做的缝合术很难成功。

二、四肢大关节火器伤

（一）火器性关节伤的临床表现及诊断

火器性关节伤是由枪弹、弹片等直接作用于关节及其附件引起的创伤。肩、肘、腕、髋、膝、踝六大关节火器伤占四肢火器伤的2.3%~3.8%。受伤关节部位肿胀、疼痛、畸形和功能障碍是关节损伤的主要特征。火器性关节损伤，从伤口中可见关节内有出血或混有滑液，合并骨折时，有骨擦感，关节不能自主活动。

火器性关节伤 X 线片检查很重要，除明确是否有骨折外，更重要的是了解关节腔内是否有金属异物存留。

（二）四肢大关节火器伤的分型

Ⅰ型　单纯关节囊贯通伤。

Ⅱ型　关节囊非贯通伤、关节腔内有金属异物存留。

Ⅲ型　关节囊损伤伴有骨折，关节软骨或半月板损伤。

Ⅳ型　指关节囊、骨、软骨及其他组织严重损伤无法修复或伴有其他严重并发症（脱位、神经伤、血管伤等）。

（三）四肢大关节火器伤的处理

1. 肩关节火器伤

肩关节火器伤约占大关节火器伤的8%。

肩关节火器伤，初期外科处理前，需认真检查有无血管伤及骨骼损伤。如为单纯性肩关节囊的贯通伤，彻底清创后尽量缝合关节囊，开放伤口，上臂贴胸包扎，用三角巾悬吊前臂。如关节面软骨有严重损伤，在清创时应取出碎骨片及软骨，必要时做肩关节常规切口，彻底清创并取出关节内金属异物，采用胸肱石膏固定后送。如有腋动脉损伤应积极创造条件修复，否则行结扎后，上肢坏死率约达40%。臂丛神经伤，应用邻近肌肉覆盖，待二期修复。

2. 肘关节火器伤

肘关节火器伤占四肢大关节火器伤的20%，是最常见的大关节伤之一。常合并附近的神经、血管损伤，开放性骨折也较多见。肘关节伸、屈运动丧失，对手功能不利。根据局部检查可以做出诊断。

初期清创前应检查有无尺神经、正中神经或桡神经伤，有无肱动脉损伤。清创时最好在气囊止血带下进行，清创后关节囊应尽量缝合，术后石膏托功能位固定。神经伤待二期处理。

对后期关节功能重建，如鱼尾式关节成形术、人工关节置换术，有重要作用。

3. 腕关节火器伤

腕关节火器伤占四肢大关节火器伤的7%。这个部位的损伤主要是合并伤，即骨质、神经和肌腱的问题。一般残废率较高，多由合并伤所造成。

清创前应检查手部的血液循环情况，以及有无正中神经或尺神经损伤的体征。清创时可将粉碎性骨折的腕骨摘除。争取用皮肤覆盖受

伤的神经和肌腱,否则容易发生坏死,不利于以后的创伤愈合及手部功能的恢复。在早期清创术中,一般不做神经和肌腱的缝合术,术后用石膏托固定手和腕关节于功能位。

4.髋关节火器伤

【概述】

髋关节火器伤是最严重的关节伤,约占大关节火器伤的7%。因其在解剖上的特殊性,手术处理比较困难,合并内脏伤时,伤情就会更加严重。

【髋关节火器伤的特点】

(1)出血多,休克重 髋关节附近大血管多,合并血管伤,因部位高,止血困难,出血甚多,另外,盆腔在骶前部有丰富的自主神经丛和骶神经根,伤后受刺激极易发生休克,而且休克严重。

(2)创伤弹道复杂,易导致严重感染 髋关节附近有大、小便的出口,伤口易被污染,加之肌肉软组织肥厚,伤道窄而深,伤口极易感染,厌氧性感染也较为多见。髋关节火器伤后骨伤部与腹腔内、外的伤道相通,可迅速形成坏死,并发炎症向周围迅速扩散,在伤道附近形成脓肿、蜂窝织炎、盆腔炎等。合并腹膜外膀胱、直肠伤的感染均很严重。

(3)合并伤和后遗症多,严重影响髋关节功能 如伤口感染并发化脓性髋关节炎,伤口形成长期不愈的瘘管和窦道;血管、神经损伤致肢体缺血和感觉、运动功能障碍;盆腔脏器伤后,可以遗留粪瘘、尿瘘,大小便失禁,尿道或肛门狭窄等。

【检查诊断要点】

除确诊髋关节内有无骨折,以及骨折的部位和移位情况外,应注意有无合并伤。如膀胱、尿道、直肠伤;伤在腹腔内或腹腔外;有无较大的血管、神经伤,及其对大小便功能的影响。同时判断伤情的严重程度是否有生命危险或将遗留功能障碍。检查时必须注意以下几点。

(1)致伤情况 伤员负伤时的身体姿势,致伤原因和致伤物的种类,伤道的位置和方向等,都可以对伤情程度提供一定线索。

(2)弹道特点 贯通伤可以根据伤道径路和局部解剖关系来判断。非贯通伤的诊断就比较困难,特别是伤口在骨盆以外的部位,例如腰部和大腿等,就需要详细检查,正确判断。

(3)临床与影像学检查 根据临床检查及髋关节X线照片,不难做出骨关节损伤的诊断,但盆腔合并伤的诊断却非常困难。为此伤后必须检查大小便情况、伤口中有无漏尿、漏粪或气体溢出,应常规进行肛门指诊,必要时作肛门直肠镜检查。怀疑有尿道或膀胱损伤时,应根据导尿管是否能顺利插入膀胱及导出尿液的多少和颜色来分析判断,必要时可作膀胱造影。

【急救处理】

(1)对髋关节火器伤的阵地急救 主要是做好伤口包扎、止血、固定,并迅速后送。

(2)积极抗休克,输液或输血 如有继发性出血倾向者,必须果断地作紧急髂内动脉结扎。

(3)优先处理严重的合并伤 膀胱、尿道、直肠肛门以及血管、神经等内脏伤直接威胁伤员的生命,必须优先进行处理,以后再进行髋关节伤的清创。

(4)清创与骨关节伤的处理 髋关节火器伤应于伤后24 h内尽早地清创。可通过扩大原伤口或另作标准的关节切口,显露关节腔,原则上是先对关节外伤口进行清创,然后进入关节内。彻底清除一切游离的软骨片和碎骨片,异物、血块等。特别是股骨头、颈的游离碎骨片,形成死骨的可能性很大,应一律摘除。如为单纯股骨头骨折,可尽量保留股骨颈。当股骨头、软骨面较完整,虽有骨折线,但仍有不少软组织附着时,切勿轻易摘除。最后,缝合关节囊,伤口引流,固定伤肢于功能位。

【早期功能位固定和晚期功能重建】

(1)功能位固定 髋关节火器伤必须早期固定在功能位,否则当关节出现活动障碍或强直在非功能位,肢体功能会受到严重影响。提倡适当的功能锻炼,但对关节有活动性感染,或关节腔有明显积液者,则应适当制动,待感

染控制，伤口基本愈合后，才可开始逐渐进行锻炼，切忌被动地强行锻炼。

（2）应用骨盆悬吊牵引治疗髋臀部损伤　采用骨盆悬吊牵引，即用托带悬吊腰部，双髋、膝屈曲90°，行胫骨结节牵引，使髋臀部创面离开床面，便于换药及防止受压，股骨颈基底部骨折经牵引后骨折稳定，伤口引流通畅，培养肉芽创面阴性后用刃厚片植皮迅速消灭创面，再改用单髋石膏功能位固定，功能恢复满意。该法对髋臀部广泛损伤的治疗有许多优越性，值得酌情采用。

（3）严格手术病例的选择　髋关节火器伤关节功能影响严重，可有一半发生不同程度的畸形，虽经矫形治疗有所改善，但功能恢复尚不能令人满意。人工关节置换重建髋关节功能，不能达到预期目的，术后瘢痕粘连更重，失去手术意义，故对此类手术指征应严格控制。

5. 膝关节火器伤

【概述】

膝关节是人体最大的关节，位置明显暴露，在四肢大关节火器伤中，膝关节火器伤发生率最高，占40%~60.1%。它的滑囊宽大，关节内还有半月板软骨，因此一直是关节伤研究的主要对象。关节伤后，一旦发生化脓性关节炎，引流比较困难，全身中毒症状也较重。

膝关节火器伤常波及腘动脉，因此在清创前应认真检查足背动脉及足部的血液循环情况，对有血管伤的伤员，应优先处理。根据局部伤口及X线片检查，可明确膝部骨与关节损伤情况及金属异物存留的部位、数量及大小等。

【初期外科处理原则】

尽早彻底清创，缝合关节囊，敞开伤口引流，固定伤部，予以有效的全身和关节腔内抗生素治疗。正确彻底地清创，不仅对加速创口愈合、减少伤员痛苦和残废具有重要意义，也是防止伤口感染、预防一系列全身严重并发症的最有效的措施。具体要求是：

（1）麻醉要完善　酌情选用硬膜外麻醉、腰麻或氯胺酮麻醉。

（2）彻底冲洗创面伤道及周围皮肤　通过冲洗，可以大大清除污物、血块、破碎游离的组织及附着在创面的细菌，减少术后感染的机会。所用清洗液，战时条件下可用生理盐水；条件许可时应用0.1%苯扎溴铵或灭菌肥皂乳则更好。用量可视创面和皮肤清洁程度而定。

（3）严格消毒　对皮肤先行严格消毒，然后在大腿中上部上气囊止血带，保持术野清晰。

（4）切口与显露　依手术需要可沿原伤口扩大进入关节，或采用髌骨旁内侧或外侧切口进入。

（5）各种组织的处理

1）清除一切碎骨片、凝血块和纤维素渗出物。

2）取除存留在关节和关节软骨以及滑膜内的异物。

3）摘除一切游离、松动的关节软骨和半月板。

4）修复断裂的交叉韧带及侧副韧带或待二期再处理。

5）整复骨折，保持关节面平滑完整股骨髁和胫骨髁骨折，必要时在关节外用骨圆针或螺丝钉固定。粉碎性髌骨骨折可切除碎骨块，但应保留股四头肌筋膜与髌韧带的连贯性。如骨折整复后软骨面仍然完整，可不予切除或部分切除。

（6）处理创口　放松止血带；经彻底止血，再用无菌生理盐水冲洗关节腔后注入抗生素，亦可在关节内放一根细硅胶管，术后定时灌注抗生素，直至伤口愈合。

（7）缝合关节囊　关节囊滑膜层对感染有一定抵抗力，因此应尽量缝合关节囊。如有缺损过大，直接缝合困难者，可取附近软组织或大腿阔筋膜覆盖关节腔。

（8）缝合创口　关节外筋膜、皮下组织、皮肤等软组织暂不缝合或疏松缝合数针，针距留大些，以便引流。

【术后处理】

（1）石膏固定　根据关节破坏程度，采用长腿管型石膏或髋人字石膏固定膝关节于功能位，注意伤肢的正常轴线，防止膝内、外翻。石膏干燥定型后，在膝前方开窗，以便观察伤

口和拆除缝线。

（2）穿刺抽血　第二天开始，每日进行关节穿刺或利用术中放置的细硅胶管吸出积血，直到浮髌试验阴性。

（3）功能锻炼　第三天开始，练习股四头肌功能：4~5周后（骨折临床愈合）练习膝关节伸屈活动；6~8周后逐渐下地练习负重。

【二期外科处理】

（1）单纯关节囊贯通伤或伴有裂纹骨折或其他关节软骨、半月板损伤，关节内无异物存留者　可采用关节穿刺法抽出积血，同时反复冲洗，并向关节内注入必要的抗生素。

（2）关节囊非贯穿伤、关节腔内金属异物存留或伴有移位性关节骨折，半月板损伤者　待炎症控制后及时手术取出异物，整复骨折，切除损伤的半月板，以利于早期功能锻炼。预后多有部分功能障碍。

（3）关节囊、骨、软骨及其他严重损伤无法修复，或伴有严重关节脱臼、神经与血管损伤者　必须从全身和局部积极控制感染，及时切开引流，必要时行关节切除融合术，个别伤情严重危及生命时亦可考虑截肢。

6. 踝关节火器伤

踝关节火器伤，在四肢大关节火器伤中占8.33%~18%，关节虽小，但伤后常发生感染，创伤愈合较慢。根据局部伤情及 X 线片检查，可确定踝关节、邻近各关节及骨骼的损伤情况。

初期清创时，应注意足部的循环情况，尤其是踝关节弹片伤，更应注意有无胫前动脉，或胫后动脉损伤，也要检查有无肌腱损伤。在清创时，不要姑息切除破坏的骨质，关节一经融合，则支撑体重的行走功能仍旧可以保留得很好。故清创术后，踝关节应在 90°位石膏托固定，并保持引流通畅。

三、手部火器伤

（一）手部火器伤的分类

根据火器伤的损伤程度，可分为以下三类：

1. 局部损伤

伤口小而浅，又无骨关节、神经及肌腱的损伤，治愈后手部功能可以完全恢复。如伤口局限而深，有神经及肌腱等损伤时，愈合 1~3 个月内行二期修复，如修复得法，也可获得较满意的效果。

2. 广泛损伤

多由炸伤引起，软组织大量缺损，肌腱、神经、骨关节受伤或部分丧失。要在初期处理后二期修复肌腱、神经及骨关节损伤，如处理正确，可得到较好的效果。

3. 毁损性损伤

手部组织大部毁损或丧失，已失去手的外形。在治疗中应尽量保留尚有生机的组织，如能保留手腕的一部分、手掌的一部分及 1~2 个完整或部分缺损的手指，尤其是拇指要特别重视，在伤愈后对生活上也能起不少作用。尽量避免截指。

（二）手部火器伤的诊断及处理

1. 概述

单纯手部伤较多，多半是炸伤所致；全身广泛伤合并手部伤较多，占 76.4%，这是现代战伤的特点之一。

2. 手部火器伤的初期处理

手部火器伤应彻底清除一切坏死组织和容易找到的异物，又要珍惜保留一切还有活力的组织。术前要清洗手术野，伤口用盐水或消毒溶液反复冲洗，以减少感染。手部的皮肤应尽量保留，争取用更多的皮肤来覆盖裸露的神经、肌腱和骨骼，不要常规地进行皮肤边缘的修剪，有活力的挫伤和污染的皮肤有时可以用来做延期缝合。有较大的皮肤缺损者不宜勉强缝合，以免造成挛缩。坏死的肌肉、组织、血块和容易找到的异物必须清除干净。严重损伤和无用的肌腱给予切除。去除小的游离骨块，大的骨块用克氏针加以固定。对广泛的手部损伤，应常规地做腕掌韧带切开，以使静脉和淋巴回流通畅，减轻手部水肿。除非手指已无存活希望，

一般不应截指，拇指截指更应慎重。看来无用的部分残指，或许对将来再造手术有用，也应保留。

3. 早期闭合伤口

手部火器伤常常有较多的软组织损伤，没有组织覆盖的肌腱终将坏死脱落，敞开的伤口易感染，影响骨折的复位和固定，影响软组织修复。但是对一些受伤时间短、损伤不重、病情许可的伤员应该争取作初期缝合。对多数伤员，不要求对手部火器伤作初期缝合，最好在初期清创后敞开引流，以后根据情况延期缝合、二期缝合或植皮术，以消灭伤口。如果初期清创是仔细彻底的，经 3~5 d 后即可作延期缝合或植皮术。如果初期清创不彻底，有炎症感染，这样的伤口要进行第二次清创，彻底切除坏死组织，去除异物，充分引流，应用抗生素，一旦炎症控制，创面新鲜，即行二期缝合或植皮术，以消灭伤口。

4. 早期骨折内固定

火器性掌指骨骨折与长骨骨折的处理原则不全相同，不宜石膏外固定。在没有感染的前提下，内固定最佳时间，应在创面通过延期缝合、二期缝合或植皮术闭合伤口的同时或伤口愈合后立即进行。

5. 肌腱损伤的处理

在手部火器伤中，肌腱损伤以部分损伤和震荡伤后发生炎性水肿并与周围软组织的瘢痕形成粘连为主要病理特点。发生断裂和部分断裂的肌腱两端，由于火器伤的特点，出现不同长度的变性、液化、瘢痕化，造成损伤段不能再利用。伸指肌腱表浅、扁平而薄，因而易受损伤。但手背部单一的伸指肌腱损伤，由于其侧腱束的作用，常不至造成明显的功能障碍。

6. 血管和神经伤的处理

手指的贯通、切线伤，伤及指动脉，只要有 1/3 的皮肤相连，手指尚能成活。所以在手部火器伤中很少行血管处理，常常给予结扎。手或指毁损伤无法保留者应予截除。

贯通伤、非贯通伤常造成指神经损伤。但由于损伤的局部性，如某一掌骨损伤，手指一侧损伤或由掌背进入的非贯通伤，因解剖关系常为某一侧感觉消失，另一侧正常或减退，但造成一指感觉全消失的不多。神经伤后两断端变性、瘢痕化，不宜早期处理，应待伤愈后行神经移植。尤其是拇指尺侧，示指、中指桡侧损伤应做治疗，否则手指萎缩影响功能。

7. 手的功能恢复

治疗的目的是为了最大限度地恢复手的功能。因此从开始治疗就应注重手的功能恢复，同时要强调早期功能锻炼。理疗对手的功能恢复有一定的作用。

四、足部火器伤

（一）足部火器伤的类型

可依据软组织损伤、有无骨折及足部结构破坏的程度而分为三类。

1. 单纯软组织损伤　常见于枪弹、弹片的贯通或非贯通伤，以及皮肤软组织的切线伤，足的结构未遭破坏。

2. 软组织伤合并骨折　除见于枪弹、弹片的贯通或非贯通伤，还有爆炸伤，造成软组织的挫灭、缺损及骨折，骨、关节的排列有不同程度的破坏使足弓塌陷。

3. 足部炸伤　常见于足部被地雷等炸伤，有广泛性、粉碎性骨折及软组织的撕裂和挫灭等。

（二）足部火器伤的特点

足部火器伤多数因炸伤引起，尤其是地雷炸伤多见，创面广泛、创口内污染严重，常有泥沙及弹片异物存留。由于足部循环障碍，创面易引起明显的感染，伤口愈合甚慢。

（三）初期外科处理

由于足部软组织少，创伤污染重，容易感染，应争取时间早作初期外科处理。切除失活组织，取出异物（特别是贯通伤的弹片）和完全游离的小骨片；清除血块，严密止血，防止在足底部形成血肿而继发感染；切除时应尽可能保留

皮肤，留待延期缝合或适时地应用皮片移植或皮瓣成形术予以修复。

对于骨折，应尽早可能用手法复位，恢复足部骨、关节的正常排列，维持足弓，使足能有弹力地着地，整个足既不内翻又不外翻，保持踝关节在90°的功能位置用石膏托固定，术后伤肢抬高。当感染被控制后即开始足趾的屈伸运动，在石膏拆除前一段时间，就应逐步作负重锻炼。

除足部损伤过于严重需作截肢外，一般应在清创后，充分引流，观察循环情况。初期截肢应避免作典型截肢，而应设法保留每一可以保留的部分，以后再作必要的修整。发生感染的足部火器伤，应经过细致的临床检查和X线检查，明确有无异物及死骨，是否有无效腔引流不畅等。一旦足部发生广泛感染，应及时切开，并保持引流通畅。根据细菌培养和药敏结果，选用抗生素。

如果距骨被广泛破坏，最好将其早期摘除，这样不但可使踝关节和距下关节引流通畅，而且能因此保留足部，一般功能较好。

五、四肢软组织火器伤

在四肢火器伤中，软组织火器伤最为多见，主要由弹片、弹丸或地雷炸伤引起，创面污染严重，软组织缺损多，如处理得当，对后期肢体功能康复及功能重建有重要意义。

（一）软组织火器伤分类

1. 非贯通伤

致伤的火器或物体击破四肢皮肤后，进入皮下组织，但无出口。此种损伤以破片致伤居多，枪弹伤较少。在相同条件下，由于致伤物将全部能量消耗在组织内，故比贯通伤严重。

2. 贯通伤

致伤物进入皮肤，穿通四肢软组织形成一伤道，称为创伤弹道，软组织内无金属异物存留。

3. 切线伤

入出口与体表成切线位，伤道表线，呈沟槽状，入出口在同一点上。由于高速投射物致伤，侧冲力较大，有时可引起深部组织损伤，应引起外科医生重视。

（二）软组织火器伤清创术

1. 概述

火器伤的初期外科处理主要是清创术，此外还包括对感染的伤口作切开引流，对不需要作清创的伤口进行换药以及术前的处理和复苏。清创术的目的就是要在细菌感染形成和在侵袭人体组织之前，彻底清除坏死或失去生机的组织、血块、异物等有害物质，控制伤口出血，尽可能地将已被污染的伤口变为清洁的伤口，为伤口的早期愈合创造良好条件。

2. 清创注意事项

【哪些火器伤可不进行清创】

火器伤清创（旧称初期外科处理）是火器伤处理的基本技术，也是军医的基本功。绝大多数火器伤应做清创术，仅下列少数情况可不进行清创。

（1）有开放性气胸，伴有少量血、气胸，并确诊无严重内脏伤的胸部小贯通伤。

（2）出入口都很小的软组织贯通伤，且无严重的深部组织伤。

（3）浅而小的的切线伤和无深部组织损伤的多处点状弹片伤。

对不需清创的伤口，也应将伤口及其四周皮肤清洗干净后消毒，并用无菌敷料包扎。

【严格无菌技术】

在清创过程中，应严格遵照外科无菌技术要求。虽然野战情况下往往不能具备理想条件进行清创手术，仍应利用或积极创造条件，达到无菌要求。

【伤后清创时间越早越好】

伤后应争取在最短时间内，感染尚未形成之前进行清创术。从受伤至伤口处理的时间越短，效果越好。一般应在伤后6~8 h内清创。但时间因素并不是绝对的。有许多因素影响伤口感染形成的时间。例如伤口污染严重，伤员

全身情况差，特别是局部循环障碍时，伤口感染形成时间可缩短至 3~4 h；伤口污染轻，伤员的全身情况好，局部的血液循环好，感染形成的时间可推迟到伤后 12 h 以上；炎热及湿度高的季节或地区，伤后感染形成时间较快；伤后早期使用广谱抗生素，可推迟感染发生等。因此应按伤员全身及局部等具体情况尽早决定清创术。

【全面掌握伤情】

对每个战伤伤员作全面检查，尤其是昏迷伤员更应重视，全面掌握伤情，特别注意防止漏诊，禁用血管钳或探针探查伤道。拍摄 X 线片，了解骨折情况及金属异物位置等。在全面了解伤情的基础上，做出清创处理的计划和先后次序及手术中注意事项等，这一点是重要的。因为现代战争中的火器伤，发生多发伤的机会较多，如处理的先后次序不当，轻则增加处理的困难，重则影响伤员的生命安全。

【抗生素的应用】

早期应用广谱抗生素可以推迟感染的发生，但经验证明，抗生素绝不能代替早期良好的清创术而只能是一项辅助疗法。抗生素必须在受伤后短时间内使用，方可发生效果。因此，应力求在伤后 3~4 h 内开始使用。

【备好止血带】

对四肢广泛软组织伤或可疑的血管伤，必须在近端准备好止血带（气囊止血带最好），以备急需时应用，这样既可防止与减少术中失血，又可使手术中视野清楚，有利于彻底清创。

【充分显露伤道深部】

清创时，应充分显露伤道的深部，检查伤道，准确估计组织损伤程度，才能进行正确而妥善的处理。为此，切口必须够大，特别要切开深筋膜，这样，既可利于解除深部组织张力，又可改善局部血液循环和充分引流，但对正常组织不宜过多的分离，以防污染扩散。

【严格手术操作】

手术中操作要熟练、细致，避免加重创伤，特别是重要的血管神经，要妥善加以保护。手术中必须彻底止血，但应避免钳夹大块组织以

减少组织坏死。要反复多次地用大量等渗盐水冲洗伤道以清除较小异物、组织碎片和细菌。

【不做初期缝合】

火器伤在清创后，除少数部位（如头面部、手部和外阴部）外，均不应作初期缝合。这与处理平时创伤不同，这是战伤处理的重要原则之一。经验证明，战时火器伤行初期缝合是有害的，即使应用了抗生素也不能改变这个原则。若进行初期缝合，感染的发生率就会大为增加。

3. 各类组织的处理原则

【皮肤】

必须珍惜皮肤，在清创时一般切除皮缘 2~3 mm 即可。对头、面颈、手和外阴部皮肤创缘以少切或不切为宜。

【皮下组织和筋膜】

所有失去生机的皮下组织和筋膜均应切除。在清理皮下脂肪时，其切面最好与皮肤表现垂直，因过多的脂肪易于阻塞引流。所有松散及碎裂的筋膜都应切除，横过腔隙的条状或片状的筋膜，均应切除，深筋膜要作十字或工字形切开，扩大伤口，彻底清创。

【肌肉】

判断肌肉是否失活是困难的，一般可根据其色泽、张力、有无收缩力与是否出血等进行判断。但其中以有无收缩力一项较为可靠。一般认为，凡遇肌肉组织的色泽有改变，不是肉红色，或失去张力，变软，刺激后不收缩，或切开时不出血等情况，都应切除。

【肌腱】

断离的肌腱不作初期缝合或移植。清创时对肌腱损伤只需修剪其不整齐的部分，作最低限度的清创，由于肌腱血液循环差，极易感染坏死，因此，清创后应利用附近软组织加以包埋，以备后期有选择地进行重建。

【其他】

战时火器伤一般不作初期缝合。但在下列情况需作初期缝合，如：颜面和眼睑伤；头皮伤；胸部穿透伤有开放气胸者，应封闭胸膜，但胸壁肌肉、皮肤仅做疏松缝合，如张力过大，可

用游离皮瓣术闭合伤口；关节伤，滑膜囊或关节囊必须缝合（滑膜囊和关节囊中留置细塑料管以便术后注入抗生素），但皮肤不缝合；腹部伤，腹膜及腹壁各层肌肉需缝合，皮肤和筋膜不缝合；外阴部可缝合或作定位缝合；作血管吻合术者需行软组织覆盖和皮肤缝合。

4. 感染伤口清创术

火器伤伤口因未能及时地得到处理而发生感染时，不再施行彻底清创术。只进行有限度的处理，其主要目的在于切开深筋膜以解除深部组织的张力，保证引流通畅。手术时只能是对皮肤和深筋膜作必要的切开，扩大伤口，清除明显而易于取出的异物、血块和坏死组织等，不作组织切除，只作充分引流，创面湿敷换药。

5. 引流

创腔内用纱布疏松地充填以利引流，最好是用大纱布，不用小块纱布，以免在后送分级救治中因情况不明而被遗留在创腔深部，造成久治不愈的感染灶。长纱布条填塞不可过紧，更不应使用凡士林油纱布条，以免妨碍引流。贯通伤的出口与入口均应引流。盲管伤必要时作对口引流。

6. 包扎和制动

伤口外要用厚吸水纱布垫覆盖，并用胶布按横轴方向贴附，但不可贴成环形，以免组织肿胀时形成绞窄，造成静脉回流和循环障碍。清创术后的制动，不但适用于有骨折的伤员，在广泛软组织伤时，制动也有助于防止感染的扩散和减轻伤员的疼痛，但石膏托不宜过紧，否则影响肢体末梢循环。

在战时，原则上不用管型石膏固定。如特别需用管型石膏，应在石膏成形之前，将石膏从前面剖开，外用绷带固定，以免在手术后肢体肿胀，如不剖开则可因压力增高而影响血液循环。即使剖开后，如肢体远端皮肤苍白、发绀或有剧痛，也要及时拆开，检查伤口。

（三）清创手术后处理

手术后将肢体抬高，以减轻伤部肿胀。注意保持有利于引流的体位和关节的功能位。继续采用抗休克和抗感染等措施。如伤员全身情况不见改善，应进一步检查，排除未被发现的创伤及并发症。

注意伤口引流情况，如出血过多，要及时检查伤口。如伤口有恶臭，全身情况突然恶化，要及时检查有无气性坏疽。根据伤口渗出情况适时更换敷料。

如早期清创不够彻底，手术后数日出现局部严重化脓感染或引流不畅，并有毒血症表现时，应及时扩大伤口，清除坏死组织和充分引流。根据创面分泌物的细菌学检查结果，应用有效的广谱抗生素以控制感染。清创后，也可能因止血不彻底，或因血管组织坏死和血栓脱落等原因而引起继发性出血，如发现有此种情况，应及时处理。护士夜间查房时应揭开被子检查伤口是否出血，否则可因大量渗血或出血及伤员昏迷，造成严重后果。

六、脊柱脊髓火器伤

（一）脊柱脊髓火器伤的分类

1. 苏联应用的分类

在第二次世界大战中苏联所采用分类：

（1）椎管贯通伤　脊髓多断离。

（2）椎管非贯通伤　子弹停留于椎管内，脊髓遭受挫伤或受压。

（3）椎管切线伤　一侧椎管壁受伤破裂，碎裂骨片进入椎管，脊髓受到不同程度的挫裂伤和受压。

（4）椎体伤　子弹进入椎体，使脊髓受到震荡。

2. 美国军队在第二次世界大战中的分类

（1）脊柱脊髓直接损伤　子弹或弹片直接击中脊髓或马尾，造成脊髓断裂或部分损伤，金属异物停留于椎管内者，可压迫脊髓。

（2）骨折、脊髓间接损伤　子弹或弹片击中脊椎，发生骨折，骨折片移位，损伤脊髓或压迫脊髓。

（3）震荡脊髓间接损伤　即子弹通过脊柱附近，但未穿过椎管本身，由于子弹通过时的压力波，传导损伤脊髓。

3. Guttman（1976）的分类

（1）子弹穿过脊髓。

（2）子弹停留于髓内。

（3）子弹停留于髓外硬膜内。

（4）子弹停留于硬膜外。

（5）脊髓跳弹伤　系子弹伤及脊椎的关节突或棘突发生骨折，截瘫。

（6）脊髓间接伤　子弹击伤椎旁而发生截瘫。

以上几种分类，有其相同点，也有不足，相同点是椎管伤子弹直接伤脊髓，子弹亦可停留于椎管内，压迫脊髓，椎管伤发生骨折，骨折片损伤或压迫脊髓，或是脊椎旁火器伤，震荡间接损伤脊髓。不足是除椎管伤外，只提到损伤脊髓，但缺乏脊髓损伤程度之关系，也缺乏脊椎伤的具体部位。切线伤在非贯通伤即不易确定，再者也与出口并不一定是直的，子弹遇到阻力可以改变方向。对损伤脊髓的机理尚不清楚，在椎旁伤中提到了子弹的压力波，分类的提出是根据众多临床病例观察做出的。

4. 改进的脊柱脊髓火器伤的分类

改进的分类，其要点是根据脊椎火器伤的部位进行脊椎脊髓火器伤的分类，再结合弹速成与临床检查，推知脊髓损伤程度，使分类对治疗具有指导性。我们提出的分类是：

【椎管贯通伤－脊髓断裂】

椎管非贯通伤子弹停留于椎管内，完全脊髓损伤。

【椎管壁伤】

椎板、关节突、棘突根部、椎体是椎管的4壁，弹丸伤及椎管壁，其冲击压力波损伤脊髓，在枪弹伤，100% 发生脊髓损伤，且77%以上是完全性脊髓损伤，甚至断裂，在弹片伤，由于穿透力轻弱，其致完全脊髓损伤率为64%，有14% 脊髓无伤。

附椎体贯通伤，20 世纪 80 年代后，多数

枪弹为高速弹，穿过椎体的弹速大都较快，脊髓断裂，完全脊髓损伤。

【脊椎周边和周围损伤】

脊椎周边系指棘突尖，棘突间隙，椎体前缘等部位，在高速枪弹贯通伤，60% 致完全脊髓损伤，17.7% 不完全脊髓损伤，22% 脊髓轻微损伤。而在中低速枪弹伤，则仅 20% 发生完全性脊髓损伤，36% 不完全脊髓损伤，44% 脊髓无伤，脊椎周边则指脊椎外软组织伤，则不一定致成脊髓损伤。

在二类、三类损伤，如由弹片所引起，则脊髓损伤更轻微。

以上分类合理之处，不但根据脊椎损伤部位，推测其脊髓损伤程度，并结合临床检查确定下来，作为治疗的指导。

脊椎脊髓火器伤的两个因素，脊椎损伤部位可由脊椎 X 线检查而确定，弹速如何确定呢？弹丸入口与出口可提供参考资料，枪弹穿透力强，其入口小而出口大，其弹道如正喇叭状，而弹片则相反，其穿透力较弱，因形状不整，故进入机体时，组织破坏力大，呈入口大，出口小，伤道呈倒喇叭状，不少没有出口，异物存留体内，枪弹留于体内说明是强弓之末，弹速已是慢的了，弹速与伤口大小关系如表 2-3-14-1。

根据脊髓火器伤的部位和伤口大小可以推知弹速，结合起来，根据前述分类，则可估价其脊髓损伤程度。

（二）脊柱脊髓火器伤分类的临床验证

根据观察的脊柱脊髓火器伤病例，去掉椎管贯通伤，因都是完全截瘫，主要观察椎管壁伤和脊椎周边伤，病例如下：

1. 枪弹伤

【椎管壁伤】

共有 8 例，其损伤的部位为:椎板骨折（弹丸并未进入椎管）6 例，椎体内异物 1 例，通过椎间盘 1 例，按脊柱损伤的部位分，颈椎板 2 例，胸椎板 2 例、腰椎板 2 例，胸椎间盘及 L1 椎体各 1 例。此 8 例早期脊髓损伤程度均表现为完

表 2-3-14-1　弹速与入口和出口面积比的关系

致伤情况	入口	出口
高速	1	15
中速	1	7
低速	1	1~3
高速	15	1
中速	7	1
低速	1~3	1

全性截瘫。8 例皆行椎板切除减压探查脊髓，6 例脊硬膜完整，2 例骨折片压迫硬膜。7 例脊髓连续完整，例圆锥中空，皆有粘连，分离粘连后 4 例部分恢复，3 例无恢复。1 例骨折片刺伤马尾，部分断裂、部分恢复。此 8 例枪弹致椎管周壁损伤（椎板、椎体、椎间盘），由枪弹冲击波致伤脊髓，相当于实验研究中的脊髓挫伤，较严重者为完全性脊髓损伤，较难恢复。稍轻者或治疗及时者则部分恢复。当然有的骨折片压迫脊髓，也是损伤的因素。总之椎管周壁枪伤所致的脊髓损伤程度为脊髓挫伤，而非横断伤。按其病理性质，有效的早期治疗，是有可能获得一些恢复的。因此，对此种损伤应早期行手术探查、减压等治疗。

【脊椎旁或周边损伤】

有 4 例，颈椎旁损伤 2 例，胸椎旁及腰椎旁损伤各 1 例。所谓椎旁伤者即子弹穿过脊椎近旁，在 X 线片上未发现脊柱骨折，但均致脊髓损伤，多发生不完全截瘫。介绍如下：

例 1　男性 21 岁，颈部枪伤，弹道经过颈椎后侧，X 线片未发现颈椎损伤，伤后双上肢肌力降为 3 级伴剧烈过敏性疼痛，下肢肌力及感觉尚正常，经用脱水药，激素，维生素等治疗，1 周后完全恢复。表示脊髓损伤程度为脊髓震荡。

例 2　男 19 岁，颈左侧枪伤，子弹滞于皮下，X 线片颈椎未见损伤，伤后左上下肢肌力 0 级，腱反射消失，双上肢疼痛感觉过敏，右下肢痛温觉丧失，位置觉存在，肌力亦尚好，腱反射存在，呈现脊髓半侧损伤 Brown sequard 征。经

用脱水药、激素及神经营养剂等治疗，4 周后完全恢复，其脊髓损伤程度亦为脊髓震荡。

例 3　男 10 岁，背部小口径步枪枪伤，距离约为 1.5 m，双下肢完全截瘫，并左侧血气胸，X 线片未发现胸椎骨折。伤后 28 d 手术探查，见子弹经 T9 棘突下部穿过，未发现棘突、椎板骨折，椎板切除后见脊硬膜水肿并粘连，无搏动，蛛网膜下腔亦粘连，呈紫黑色，松解粘连后，脑脊液溢出，搏动恢复，术后第 1 天浅感觉开始恢复。3 个月后，除肌力不及正常外，完全恢复。

例 4　男 18 岁，腰背部左旁枪伤，双下肢完全截瘫，X 线片见 L_1 左横突下有弹头 2.5 cm×1 cm。伤后 43 d 手术探查，子弹虽在 L_1 左侧，但 L_1 右侧椎板有线状骨折，但未移位与下陷。椎板切除后，脊髓无骨片压迫，但硬膜外粘连，无搏动，蛛网膜下腔亦粘连较重。松解后，脑脊液溢出甚少，软膜血管淤血。至术终。搏动未恢复，术后 3 个月，亦未恢复。

此 4 例子弹经脊椎旁，X 线片未见脊椎骨折，手术探查 4 例 L_1、右椎板骨折，脊髓遭受挫伤成为全瘫，且无恢复，实际应属于椎管周壁伤，脊髓挫伤。其他 3 例为真正之椎旁伤，并发脊髓震荡伤或脊髓轻度挫伤，因子弹冲击波被完整之椎管所阻挡，因而脊髓损伤较轻。

2. 弹片伤 7 例

【椎管壁伤】

6 例 7 处伤，即 C_6 椎板骨折，T_{11}，L_3，L_5，S_1 椎板伤各 1 例，均为椎板骨折。此 5 例均为不全瘫。6 例为 T_6 椎板骨折及 T_1 椎管内弹

片伤为全瘫，T_{11} 实际为椎管伤脊髓挫裂。前 5 例手术探查，椎板骨片压迫脊髓者 3 例，但硬膜均完整，脊髓无明显损伤，此 3 例及另 1 例术后恢复优良，1 例骨片刺伤马尾部分断裂，术后部分恢复。此组椎管壁遭受弹片伤发生骨折者，其脊髓多系轻挫伤或震荡伤，经减压治疗后，恢复较好。

【脊椎旁伤】

仅遇 1 例，男 49 岁，背部受手雷炸伤，距爆炸中心约 5 m，伤后当即双下肢不能活动，20 min 后双下肢渐可活动，但麻木疼痛，X 线片见 L_1、L_2 间右旁有弹片 > 0.5 cm，脊髓造影无梗阻，但双下肢麻木；疼痛无好转，下肢肌力 Ⅳ 级，反射正常，于伤后 47 d 手术，见弹片在 $L_1 \sim L_2$ 右关节突处，无骨折。椎板切除后，硬膜外为脂肪，上下通畅，但无搏动。切开硬膜及蛛网膜，脑脊液喷出，色清亮，脊髓正常、搏动恢复，术后 3 周症状消失。脊髓损伤程度为脊髓震荡。

从 7 例脊椎弹片炸伤可见，其脊髓损伤程度较子弹伤者为轻。椎管周壁伤即椎管壁损伤，在枪弹伤中，由于速度快，冲击波能量大，脊髓损伤程度为脊髓挫伤，重者为全瘫，轻者为不全瘫。在炸伤，弹片初速度虽可很快，但由于弹片形状不整，进入人体后，受软组织阻力，能量消耗迅速下降，故其椎管壁损伤所致的脊髓损伤，皆为不全瘫，为轻度挫伤或震荡。治疗后恢复较好。

在脊椎周围伤，椎管壁无骨折损伤者，无论子弹伤还是弹片伤，其脊髓损伤程度皆为震荡伤，预后更好。

七、脊柱脊髓火器伤的临床特点与检查

（一）脊柱火器损伤的特点

胸椎伤多见，但脊柱稳定性好。

1. 伤部与闭合脊柱损伤不同

伤部检查，即检查脊柱损伤的部位，通常依据弹道即入口与出口之连线所经过的脊柱水平，相当那一节段脊椎，如果无出口，则靠截瘫平面来推测脊椎损伤平面，确定损伤平面靠拍摄脊柱正侧位 X 线片和作 CT 检查，因脊椎损伤如为棘突骨折，椎板骨折，X 线片可显示，而椎体为松质骨，其贯通伤通常为洞穿而不是粉碎骨折，在 X 线片上常显示不出来，而 CT 则可显示脊椎弹道损伤的所在。

脊柱损伤在颈、胸、腰椎发生率有所不同，胸椎 12 节发生率最高，颈椎 7 节，腰椎 5 节，但颈椎体高度低，其总长度短于腰椎，故腰椎发生率高于颈椎，骶椎的发生率最低，Wannamaker（1954）报告 254 例脊柱火器伤，其中胸椎 135 例，腰椎 74 例，颈椎 36 例，骶椎 9 例，胸椎占 53%。农绍友等报告 45 例，胸椎 25 例，腰椎 11 例，颈椎 6 例，骶椎 3 例。李主一等（1993）一组报告有 170 例脊柱火器伤，胸椎 81 例，腰椎 53 例，颈椎 26 例，骶椎 10 例。Yoshida 等（1995）报告美国 ASIA1973~1981 782 例脊柱枪伤，其中胸椎 50%，腰椎 30%，颈椎 20%，Waters 等（1995）报告洛杉矶医疗中心收治 135 例脊柱枪伤，其中胸椎 70 例，胸腰段 39 例，颈椎 26 例。Levy 等（1996）报告该院 1980 年 3 月 – 1993 年 7 月收治 181 例脊柱枪伤，Aarahi 等同年报告 205 例脊柱火器伤，胸椎 102 例（50%），腰椎 63 例（31%），颈椎 40 例（19%），由此可见各部位发生率，大体上胸椎都占 50%，腰椎次之，颈椎再次，骶椎最少。

2. 脊椎损伤部位

李主一等报告的 170 例中，8 例为椎旁伤，无骨折，余 162 例发生 232 处骨折，即有 61 例为多处骨折，计有椎板骨折 86 例，椎弓骨折 37 例，椎体骨折 14 例，关节突骨折 32 例，棘突骨折 35 例，横突骨折 28 例。

3. 脊柱稳定性

脊柱火器伤，一般无脱位，椎体粉碎者也极少，因此脊柱是稳定的，李主一等报告的 170 例脊柱火器伤中，无不稳定者；waters 报告的 135 例，Wannamaker 报告的 254 例等均无脊柱不稳定者，Yoshida 与 Meyer 等报告的 2000 余

例脊柱火器伤中有 3 例不稳定，1 例为遭受横向射击，打断 1 个脊椎的双侧椎弓根，另 1 例发生后期不稳定，此 2 例均做脊柱融合，1 例颈椎体骨折，不稳定，行 Halo 架治疗并前融合恢复稳定。

（二）脊髓火器伤的特点

此类损伤主要特点是：完全截瘫多，而截瘫类型较少。

脊髓检查：通过感觉、运动、反射和肛门检查来确定损伤平面和损伤程度。

1. 脊髓火器伤中完全截瘫发生率高，截瘫类型较少，主要为完全截瘫和不完全截瘫。

脊髓火器伤中完全截瘫多，这与前述实验结果是一样的，在高速弹伤，不论弹道通过椎管壁或是脊椎周边部分，大多数都造成完全截瘫，而实际战伤中，不可能像实验一样近距离（10 m），故全瘫的发生率不像实验一样达 80%，但都超过 50% 以上，说明规律是一样的，只有在远距离，弹速减慢，才发生不全截瘫。

2. 弹丸质量与截瘫的关系

在实验观察，球弹质量分为 1.03 g 和 0.44 g，在高速弹中，1.03 g 者都是全瘫，0.44 g 者，仅半数稍多为全瘫，即弹丸质量高者，造成全截瘫比例高，临床也证实如此。Waters 等观察在 X 线片上子弹的直径大者 0.45 cm，中等 0.32~0.38 cm。小者 0.22~0.25 cm 例留在体内已经不是高速了，其全瘫发生率为大弹 61%，中弹 55.2%，小弹 47.1%。

（三）并发伤多

脊椎火器伤发生在胸椎与腰椎最多，而胸椎与腰椎则包围在胸腔或腹腔之中，火器伤损伤脊柱，很多病例是通过胸腔或腹腔才达到脊柱的，胸、腹脏器伤，颈及其他大血管伤的情况均较紧急，需尽快检查和紧急处理。

（四）伤口与伤道

1. 进口与出口

测量入口与出口的大小。形状。在枪伤者，通常入口小，可仅 1 cm 左右，而出口大数倍至十数倍，据此可推测弹丸速度，在几米以内者，入口处见皮肤有黑色烟熏的改变，弹片伤则相反，入口很大，组织撕裂伤，而出口则小，因其穿透力弱。

2. 通过伤口的方向

即入口和出口之关系来推测伤道，李主一报告的 170 例的伤道在冠状面水平向（横向）15 例，斜向 63 例，矢状面（前后）水平向 15 例，斜向 77 例。通过伤道的方向，可以测知其经过的组织如胸腔或腹腔。

3. 是贯通伤，还是非贯通伤

贯通伤有入口与出口，非贯通伤则无出口，异物存留于体内，通过拍摄 X 线片和 CT 来确定异物存留的位置。

4. 伤口有无脑脊液流出

在硬脊膜囊穿通伤，伤口中可以漏出脑脊液，当出血停止后，如流出较清亮之液体，即应怀疑，取该液体检查，如有葡萄糖，即为脑脊液，说明为脑脊液漏，在胸部前后还要看伤口有无气出来，有者为开放性气胸，需要紧急堵塞，并注意检查张力性气胸。

（五）检查

1. 临床检查

正如临床特点中所述，脊椎脊髓火器伤的并发伤较多，有些并发伤情况较紧急，例如张力性血气胸或气胸，腹部大血管损伤或空腔脏器损伤或实质脏器破裂出血等，需尽快处理，以挽救生命，因此强调要全面检查。

（1）颈部检查　颈内动脉、静脉、锁骨下动脉伤。

（2）胸部检查　伤口渗血，有无活塞状将外界空气吸入，张力性气胸，痰中带血，心界是否扩大或缩小等。

（3）腹部检查　肝、脾、肾等有无损伤出血，空腔脏器有无穿孔损伤，浊音界、肠蠕动等一般应穿刺检查。

（4）神经系统检查　在意识清楚头部无伤者，重点是脊髓神经系统检查。

1）截瘫平面　痛与触觉减低平面与消失平面，肛门周围痛觉触觉检查，足趾深感觉等。

2）运动瘫痪　上肢与下肢肌力Ⅲ级之肌为损伤平面，记录瘫痪肌，肛门括约肌收缩。

3）反射检查　包括上肢肱二、三头腱、桡腕、腹壁、提睾、下肢膝、跟腱、胫后腱、肛门反射、阴茎海绵体反射。病理反射包括Hoffman、Babinski、Clonus、髌阵挛等。

根据上述检查，以感觉减退，肌力Ⅲ为截瘫平面，肛门周围无感觉，肛门括约肌无主动收缩者为完全脊髓损伤，肛门括约肌有收缩或有感觉者为不全脊髓损伤。

2. X线检查

根据伤口位置，伤道走行，胸、腹腔症状，截瘫平面等确定X线检查的范围，由伤道可能曲折，或只有入口而无出口，不知异物存留何处等，照片应较大，以免漏掉损伤部位。

3. CT与MR检查

有条件者进行此项检查，CT可显示胸腔脏器伤，亦可显示椎体伤，MR更可显于脊髓损伤情况，对诊断有重要参考价值。

八、脊髓火器伤的处理

（一）早期处理

1. 急救

无脏器及大血管损伤的脊髓火器性损伤患者，一般无危及生命的急性问题存在，除包扎伤口外，无须特殊急救。高位颈椎脊髓火器伤，引起的呼吸麻痹，需要进行辅助呼吸，有脏器损伤者，根据脏器伤的需要，进行急救处理。

2. 搬运

需用担架搬运。

3. 对火器性脊髓损伤患者的输送

具体要求如下：

【迅速输送到医疗单位】

因为脊髓损伤的病理进展迅速，对之进行治疗黄金期较短；开放性损伤，需要在短时间内进行清刨；并发的脏器伤需要紧急处理等原因，要求迅速输送。

【途中监护】

途中应密切观察生命体征，如呼吸、心跳、意识的改变。在患者呼吸、心跳、意识、血压均较正常情况下，每2~3 h予以适当翻身。

（二）清创术

1. 概述

一般说来，火器性损伤，都是被细菌污染的，伤道中有挫灭坏死组织，易于感染，故均应清创。脊柱与脊髓的火器伤，也不例外，但脊髓位于椎管之中，椎管及椎体部位较深，伤道之方向也不相同，因之，不同的情况，对清创术的要求也不相同。

（1）背部脊椎有人口或出口者　伤道穿过脊椎或椎管的脊髓损伤患者，适于用背部切口，探查脊椎损伤情况，切口可经过伤口，并做创缘切除，如伤口离中线较远，则伤口行清创。正规正中切口探查脊椎。

（2）背部无伤口、但弹道通过椎管者　X线片上椎管内有骨折片或异物停留于椎管中者背部切口探查椎管，伤口另行清创。

（3）弹丸击伤椎体、背部无伤口、合并脏器损伤者　与胸脏或腹腔清创及脏器处理、同时清除椎体骨折碎块及异物。

（4）患者截瘫　从临床上伤口位置，弹道方向及X线片椎管、椎板。椎体有无骨折脱位等表现来判断，仅有棘突骨折，表明弹道未直接穿过椎管者，只作伤口清创，不作椎管内探查，因伤口内是污染的，而椎管内未被污染。

（5）弹道通过胸腔、再通过椎管外、以冲击波损伤脊髓、但胸腔损伤不需要清创与探查者　此种情况视伤口软组织情况而定。伤口在胸壁，有组织污染及撕伤者，予以胸壁软组织清创，如伤口很小，无组织撕毁裂者，可不清创。

2. 清创术的操作

软组织伤口的清创，同一般清创术要求无须赘述，以下仅介绍脊椎及脊髓的清创术。

【脊椎骨折的清创】

棘突、椎板、关节突的骨折，系通过后方切口清创。对于游离的碎骨片，可予除去，对与软组织相连的大骨片，如为关节突，应予保留。如系椎板，则可以切除，因复位后如有下陷恐压迫脊髓，如需探查脊髓，亦需做椎板切除。

椎体骨折块，一般不能通过后切口去除。有游离碎骨折块者，可于胸腹腔脏器的探查手术的切口之中，取出碎骨片。如脏器或胸腹腔不需探查，则椎体骨折块，可任其留于原位。

【是否切除椎板探查椎管】

原则是凡弹道累及椎管者，椎管内有碎骨片或异物者，表明椎管内已遭受污染，就应切除椎板，探查椎管并做椎管内清创。即除去出血块，碎骨片、异物及坏死组织。凡清创手术中见椎板、关节突、椎弓等完整无损者，则根据术前X线片所见，有椎体后缘骨折；骨折块进入椎管(CT或侧位断层)者，应切除椎板探查。凡术前CT或X线片无椎管内骨折可疑者，应做奎克氏试验，对梗阻者应行椎管探查，无梗阻者，不切除椎板探查。不全截瘫进行性加重或伴有神经根疼痛有受压症状者应予探查椎管。

【硬膜是否切开并探查脊髓】

应根据硬膜是否破裂而定。凡硬膜破裂者，应予清创，探查脊髓，然后缝合硬膜。有硬膜缺损者，取椎旁筋膜覆盖。凡硬膜未破裂者，不切开硬膜探查，以免将椎管内污染，带入蛛网膜下腔，发生脑脊膜炎，甚至脊髓炎。

脊髓处理硬膜内血块及出血应予除去，破碎的脊髓组织，液化的脊髓组织，应细心移除，可用镊子，小刮匙去除。不整齐的断端；可用小剪刀剪除已坏死的部分。总之对脊髓损伤的处理，应限于除去已液化、坏死、游离、脱落的脊髓组织，不需要清创到正常的脊髓组织。因脊髓的断端，予以新的切面时，切断脊髓组织的创伤，可能引起脊髓组织的进一步坏死。

【马尾损伤的处理】

清除血块及碎裂的马尾，缝合硬膜。马尾断裂的处理比较困难。在闭合性马尾断裂，应争取伤后早期予以缝合或马尾移植。但在火器性损伤，伤口是污染的，缝合或修复马尾有感染之可能，但如留待以后处理，又恐其粘连成一团块，难于处理。较安全而积极的办法是，清创缝合硬膜，用大量有效抗生素，伤口延期缝合，于7~10 d后，再次手术修复马尾，此时马尾粘连尚不严重，有修复之可能。

【异物的处理】

椎板外及椎管内异物，于清创同时予以取出。在椎体中的异物，手术进入将通过椎管者，可留置于椎体骨内，不予取出。

【脊髓锐器损伤】

临床治疗之病例多系刺刀、剑、匕首等直接刺伤脊髓。锐器可通过椎板间隙，偶尔椎体间隙，进入椎管，少有骨折。进口多在背后脊髓损伤的程度不等，可以完全断裂，部分断裂。亦有极个别病例，临床表现为截瘫，但脊髓并未见断裂损伤，则可能为该凶器的较不锐利的一面，对脊髓造成钝性损伤所致。

对脊髓锐器伤的清创，为切除软组织伤道及切除椎板探查脊髓，对脊髓完全断裂或部分断裂，可去除血块及游离的脊髓组织，缝合硬膜。对于马尾断裂。可清洁断端、初期进行缝合，如同闭合性马尾损伤之手术处理。因锐器损伤的污染程度，多较火器伤者为轻，又无弹丸损伤的弹道挫伤区组织损伤，坏死组织很少，早期（6~12 h内）彻底清创后，感染的机会较小，故可修复马尾，缝合硬膜。

脊椎无骨折及脱位，不需内固定。

各层软组织，依次缝合，硬膜外置负压引流。

3. 术后处理

（1）抗生素的应用　根据伤口污染细菌，应用有效抗生素，特别是硬脊膜破裂者、需应用有效的足够量的抗生素，以预防及控制脑脊膜及脊髓发生感染。

（2）卧床时间　因脊椎损伤情况不同而异。对于棘突骨折，关节突骨折，椎体骨折无脱位者，卧床4~8周，至骨折愈合。对椎体洞穿伤，椎板骨折已行椎板切除，无关节突骨折者，卧床

3周软组织愈合即可。

（3）伤口处理　除硬膜缝合外，伤口开放引流，于1~2周期间，视伤口干净程度，行延期缝合或二期缝合，消灭伤口。

（三）脊柱脊髓损伤的治疗

1. 火器性脊椎损伤的处理

凡未发生脱位者，一般无手术内固定的指征，双侧关节突骨折，但无移位者，可留置于原位，待其愈合。椎体粉碎、脊椎失去稳定性者，一般也不使用内固定器，而体位卧床治疗。

2. 火器性脊髓损伤的处理

经清创手术探查证明，脊髓已完全断裂者，主要进行康复治疗。对于探查证明脊髓尚完整者，或椎管未损伤，临床检查及CEP检查为完全性截瘫者，应针对脊髓损伤进行治疗。可选择的方法有：对无创面渗血及内出血者，可用东莨菪碱类药物注射，有条件及全身情况允许者，给予高压氧治疗及脱水治疗。局部冷疗与脊髓切开，虽是有效的治疗方法，但清创手术时，未探查椎管者，不便应用；探查椎管者，又为开放伤口，也不适于应用。伤口愈合后二次应用，时间可能已晚。故这些方法的应用，常受到条件的限制，激素的应用，需视伤口及全身情况，无感染可能者，则予以应用。

【对于不完全性脊髓损伤】

因其病理改变一般均不进行性加重，而是在脊柱稳定，无继续压迫的情况下开始恢复。此类脊髓损伤，多系冲击波震伤，一般不进行探查。对较重的不全截瘫，仍可考虑用完全截瘫使用之药物治疗。

【治疗药物】

如甲强龙（MP）的应用。

【关于外科治疗】

对全瘫椎板减压并无益，而对不全瘫则椎板减压与否均有恢复。

3. 椎板切除减压的指征

（1）X线片、CT有椎板骨折，或有骨片压迫脊髓。

（2）弹道通过椎管，硬膜可能有穿透伤需要探查修补，或椎管内有异物，则增加感染机会，于清创时，做椎板切除。

4. 不适于椎板减压者

（1）弹道并未通过椎管。

（2）弹道通过椎管，无异物存留，背部无伤口，完全截瘫且无脑脊液漏。

（四）异物存留于椎管

Yashida等对椎管内子弹或弹片异物存留是否取出，认为应当根据脊髓是否可恢复而定，在胸椎常为全瘫，取子弹也无益，而在胸腰段T12以下有大量神经根，不论全瘫或不全瘫，均可改善神经功能，有异物应取出，腰椎马尾部异物，取出后有更大的恢复力，一般说脊髓伤，恢复难，而神经根伤则可有恢复，脊髓火器伤后，在3~10 d中水肿最严重，在有指征取出子弹时，应选择48 h内或2周之后，如神经症状进行性加重则应及时手术探查叭异物之危害是压迫神经或引起感染，故有压迫症状或有感染时，均应取出，术前应给予抗生素数日，再取椎管内子弹，椎管内异物引起感染与污染有关，凡弹丸击中腹部致肠穿孔损伤，再进入椎管者，感染可能性增加，因此，取出前应先用抗生素。但Roff等和Kihtir等的报道，对椎管内异物仅用抗生素7~14 d，而未予取出，也未发生感染。

（五）并发伤的处理

并发伤的处理与髓损伤的处理，可能发生某些矛盾，但这些矛盾，都可以用适当的方法予以解决。

1. 处理时间上的矛盾　并发伤与脊髓伤，均需要早期处理，对生命危害较大的内出血、脏器出血或破裂等，需要紧急处理，而脊髓损伤的清创，则可在病情稍平稳，无休克状态下，早期进行。

2. 体位上的矛盾　脊髓损伤截瘫需要卧床，胸部伤或腹部伤，需要半坐位者，可以半坐位，因脊柱损伤多系稳定性的，允许半卧位或翻身等体位改变活动。

3. 处理方法 按各脏器损伤的特点,与脊髓损伤所需处理分别进行。

九、脊柱脊髓火器伤的并发症

(一)发生情况

第二次世界大战美军在欧洲战场 1260 例脊髓火器伤中,发生硬膜外脓肿 5.6%,脑脊髓膜炎 1.3%,农绍友报告的 54 例脊髓火器伤中脑脊液漏 4 例,椎管内感染 2 例,李主一等报告的 170 例中,脑脊液漏 8 例(4.7%),化脓性脑膜炎 5 例,Aarabi 等 145 例中发生脑脊液漏 17 例,脑膜炎 15 例,局部感染败血症 6 例,而在外科治疗组中,脑脊液漏 13 例,脑膜炎 13 例,败血症 4 例。

1. 感染与内脏伤关系

关于局部感染并发症与脏器损伤的关系,可见表 2-3-14-2。

从表中可以看出,大肠损伤者其感染率较高。

2. 脑脊液漏、脑膜炎、局部感染与不同投射物的关系

脊液漏、脑膜炎、局部感染与致伤物之间的关系见表 2-3-14-3。

经手术处理的脑脊液漏,发生脑膜炎较多。

(二)并发症的处理

1. 伤口感染

火器伤的伤口都是受到细菌污染的,发生

表 2-3-14-2 局部感染与内脏损伤的关系(205 例)

内脏损伤	手术 117		未手术 88		合 计
	未感染	感染	未感染	感染	
大 肠	5	5	6	0	16
肝、脾	8	1	3	0	12
泌尿道	6	0	5	0	11
小肠、食管	1	0	2	1	4
无确指征剖腹	4	0	1	1	6
合 计	24	6	17	2	49

表 2-3-14-3 脑脊液漏、脑膜炎局部感染与投射物关系

投射物	发生例数 / 病例数		
	脑膜炎	局部感染	脑脊液漏
炮弹破片 Shell	11/138	6/138	12/138
炸弹片 Missile	3/60	1/60	5/60
枪弹	1/7	1/7	
穿通伤	10/141	5/141	11/141
穿入伤	5/50	3/50	5/50
不明			1/14

感染的原因为：

（1）挫伤区的缺血组织，未被清除。伤口内残存坏死组织，为感染的基础。

（2）引流不畅。

（3）清创后不应缝合的伤口，给予缝合，对感染伤口的处理为充分引流，全身应用有效抗生素。

2. 脊椎感染

如背部伤口引流充分，则棘突、椎板、关节突的感染机会并不多。引流不畅，则增加脊椎骨感染的可能，棘突或椎板感染者，应予充分引流，形成死骨者，予以摘除。

椎体或椎间盘感染：此种感染之来源、多系椎体骨折或粉碎骨折，或异物存留于椎体或椎间盘内，由于椎体部位深、而未行清创或清创不彻底而发生感染。椎体骨髓炎或椎间盘炎之表现为：脊柱疼痛剧烈，不敢翻身活动，触动病人床铺亦可激发疼痛，疼痛呈痉挛样痛，可有神经根受炎症刺激之放射痛。发炎脊椎叩击痛明显，发热高低不定。白细胞总数及中性粒细胞均增加，血沉增快。治疗为卧床休息，如脊髓功能有恢复，臀骶部下腰恢复知觉者，可行石膏固定。应用抗生素治疗的时间，要比椎板骨髓炎为长，一般均需持续 3~4 周以上。发热并不是表明炎症是否消退可靠的指标。自觉疼痛症状的消失及血沉下降，表明炎症静止。常无脓肿发生，如发生椎旁脓肿，则应引流。

3. 椎管内感染

椎管内坏死组织或异物未清除者，有椎管内感染之可能，椎板及关节突骨髓炎亦可能将感染带入椎管内。椎管内感染可成为硬膜周围炎或脓肿，其特征表现为神经疼痛，在截瘫平面以上出现根痛，则应考虑椎管内硬膜外感染之可能，对其治疗为：椎板切除，充分引流及全身甩有效抗生素。

4. 硬膜内感染

农绍友（1982）报告 2 例脊髓火器伤并发硬膜下感染。1 例为硬膜下脓肿，经脓肿清除，椎管内用强力霉素注射等治疗而愈。另 1 例为贯通枪伤合并截瘫，伤后 6 d 行椎管探查，取出椎管内金属异物（铁丝），术后体温不断上升，麻痹平面亦逐渐上升，6 d 后上升到 0 节段，自主呼吸停止，人工呼吸机维持 54 d 而死亡，尸检发现 C2~T1 脊髓全部液化坏死，整个椎管为脓液所充满。因此，对脊髓火器伤。有体温升高，麻痹平面上升，脑脊液化验有炎症改变者，应积极行椎板切除探查，引流，有效抗生素治疗。

5. 脑脊液漏

脊髓火器伤致硬膜蛛网膜破损者，可发生脑脊液漏，常于伤后数小时或数日出现。早期流出液体常为血性，晚期则为透明清亮液体。临床上见从伤道中流出清液，即应怀疑此症，若该液中含有葡萄糖即可确诊。由于蛛网膜漏孔与体外相通，就有引起蛛网膜炎而加重截瘫的危险。由于脑脊液漏出，常引起头痛、恶心、呕吐、血压偏低等低颅压综合征。因此对脑脊液漏应早期探查修补，以切断对脑脊膜及脊髓的感染途径。漏孔较小者可直接缝合破口，漏孔较大无法直接缝合者，可用附近肌膜瓣修补。

总之，脊髓火器伤伤员，由于常并有胸腹脏器伤或其他损伤，伤情严重，其并发症也比闭合性脊髓损伤为多而严重。因此，对此种伤员的治疗再次强调以下几点。

（1）脊髓火器伤及并有内脏伤，均需早期治疗，应迅速后送治疗。

（2）战时伤员，身体疲劳，伤情严重，抵抗力低下，是伤口感染的重要原因，因此，抗休克，全身营养，支持治疗，非常重要。

（3）早期彻底清创，遵循火器脊髓伤的处理原则，应用适当抗生素，延期或二期缝合，是预防感染的主要措施。

（4）密切观察，及时发现并发症并及时处理。

做好以上各点，将进一步降低死亡率，在适当病例，闭合性脊髓损伤的治疗方法，亦可应用于脊髓火器伤。

（鲍宏伟　严力生）

第十五节　脊柱脊髓伤

一、脊柱脊髓伤概念

　　脊柱损伤指脊柱受到直接或间接暴力导致脊柱的骨、关节及相关韧带损伤，常伴有脊髓或脊神经损伤。脊髓损伤指直接或间接暴力导致脊髓损伤，受累的相应节段出现各种运动、感觉和括约肌功能障碍，肌张力异常及病理反射等的相应改变。

二、脊柱脊髓伤的临床表现

　　1. 症状特征

　　（1）一般特点

　　【疼痛】

　　具有骨折患者所特有的剧烈疼痛，除昏迷或重度休克病例者外，几乎每个病例均出现，尤其在搬动躯干时为甚，常感无法忍受。因此，患者多采取被动体位而不愿做任何活动。在检查与搬动时应设法减轻这一症状。

　　【压痛、叩痛及传导痛】

　　骨折局部均有明显之压痛及叩痛（后者一般不作检查以免增加患者痛苦），并与骨折的部位相一致。单纯椎体骨折者，压痛较深在，其主要通过棘突传导。椎板及棘突骨折，压痛较浅表。除单纯棘突、横突骨折外，一般均有间接叩痛，疼痛部位与损伤部位相一致。

　　【活动受限】

　　无论何型骨折，脊柱均出现明显的活动受限。在检查时，切忌让患者坐起或使身体扭曲，以防使椎管变形而引起或加重脊髓及脊神经根受损；亦不应让患者做各个方向的活动（包括主动与被动），以免加剧骨折移位及引起副损伤，甚至造成截瘫。

　　（2）神经症状

　　指脊髓、马尾或神经根受累症状。

　　【高位颈髓伤】

　　指 $C_1 \sim C_2$ 或枕颈段骨折脱位所引起的颈髓损伤，如该处的生命中枢直接受到压迫并超过其代偿限度时，患者多立即死亡。所幸该处椎管矢径较大，仍有一定数量的存活者。但也可引起四肢瘫痪及因并发症而发生意外。

　　【下位颈髓伤】

　　指颈 3 以下部位之颈髓伤。严重者，不仅四肢瘫痪，且胸部呼吸肌多受累而仅保留腹式呼吸。完全性瘫痪者，损伤平面以下呈痉挛性瘫痪。

　　【胸段或腰段脊髓伤】

　　以完全性损伤多见，尤以胸段。平面以下感觉、运动及膀胱直肠功能均出现障碍。

　　【马尾伤】

　　视受损之范围不同其症状差异较大，除下肢运动及感觉有程度不同的障碍外，直肠膀胱功能亦可波及。

　　【根性损害】

　　多与脊髓症状同时出现。常因神经根受压而引起剧烈疼痛，尤以完全性脊髓伤者多见，且常常成为该类患者要求手术的主要原因之一。

　　（3）脊髓损伤平面的临床判定

　　脊髓损伤平面一般与骨折平面相一致，但其顺序数按照成人脊髓末端止于 L_1 椎下端之解剖特点，脊髓损伤时其椎节平面应该是：颈椎+1，上胸椎+2，下胸椎+3，圆锥位于 T_{12} 与 L_1 之间处。此外，临床上尚可根据受累肌肉的部位来推断脊髓神经根受损平面。

　　（4）其他症状

　　根据骨折脱位的部位、损伤程度、脊髓受

累情况及其他多种因素，尚可出现某些其他症状与体征，其中包括：

【肌肉痉挛】

指受损椎节椎旁肌肉的防御性挛缩。实质上，它对骨折的椎节起固定与制动作用。

【腹肌痉挛或假性急腹症】

常见于胸腰段骨折。主要原因是由于椎体骨折所致的腹膜后血肿刺激局部神经丛，造成反射性腹肌紧张或痉挛。个别病例甚至可出现酷似急腹症样的症状与体征以致易被误诊而行手术探查，最后在术中才发现系腹膜后血肿所致。

【发热反应】

多见于高位脊髓伤者。主要因全身的散热反应失调所致，亦与中枢反射、代谢产物的刺激及炎性反应等有关。

【急性尿潴留】

除脊髓伤外，单纯胸腰段骨折亦可发生。后者主要由于腹膜后出血反射性反应所致。

【全身反应】

除全身创伤性反应外，其他如休克、创伤性炎症反应及其他各种并发症等均有可能发生，应全面观察。

三、脊柱脊髓伤的影像学检查

原则上以 X 线平片为主，再酌情辅以 CT 或 MR。

四、脊柱脊髓伤的定位诊断和分型

1.脊柱损伤的定位诊断

对每例脊柱损伤均应进行受损椎节的定位，尤应注意脊髓受累节段的判定。

（1）椎骨的一般定位

当对患者完成临床检查后，依据椎骨的特点及其体表标志，一般不难做出对受累椎节的定位。个别困难者可依据常规 X 线片或其他影像学检查。

（2）脊髓受累节段的定位

椎骨有外伤存在，与脊髓受累节段多相一致。但如波及脊髓的大动脉时，则脊髓受累的实际节段明显高于受伤平面。因此，临床判定脊髓受累平面时，切忌仅凭 X 线平片来决定，以防片面。现将脊髓受累不同平面的主要症状特点分述于后：

【上颈髓损伤】

上颈段主要指 C_1~C_2 节段者，为便于表达，现将颈髓分为 C_1~C_4 及 C_5~C_8 上下两段。C_1~C_4 受损时，病情多较危笃，且死亡率高，约半数死于现场或搬运途中。其主要表现为：

（1）呼吸障碍　多较明显，尤以损伤在最高位时，常死于现场。视膈神经受损之程度不同而表现为呃逆、呕吐、呼吸困难或呼吸肌完全麻痹等。

（2）运动障碍　指头、颈及提肩胛等运动受限，视脊髓受损程度不同而出现轻重不一的四肢瘫痪，肌张力多明显增高。

（3）感觉障碍　受损平面可出现根性痛，多表现在枕部、颈后部或肩部。在受损平面以下出现部分或完全性感觉异常，甚至消失。

（4）反射　深反射亢进；浅反射，如腹壁反射、提睾反射或肛门反射多受波及，并可有病理反射出现，如霍夫曼征、巴宾斯基征及掌颌反射等均有临床意义。

【下颈髓损伤】

指颈 5~8 段颈髓受累，在临床上较为多见，且病情较严重。其主要表现如下：

（1）呼吸障碍　较轻，因胸部肋间肌受累而膈神经正常之故。

（2）运动障碍　主要范围为肩部以下之躯干及四肢。受累局部呈下神经源性瘫痪，而其下方则为上神经源性。前臂及手部肌肉多呈萎缩状。

（3）感觉障碍　根性痛多见于上臂以下部位，其远端视脊髓受累程度不同而表现为感觉异常或完全消失。

（4）反射　肱二头肌、肱三头肌及桡反射多受波及而出现异常。

【胸髓损伤】

亦非少见，视其节段不同而表现受累范围

不同的运动及感觉障碍。在通常情况下，受累范围介于前者及后者之间。

【胸腰段或腰膨大部损伤】

主要表现为腰髓膨大部或稍上方处的脊髓受累。

（1）运动障碍　髋部以下多呈周围性瘫痪征，视脊髓损伤程度而表现为完全性或不全性瘫痪，轻者肌力减弱影响步态，重者双下肢呈软瘫状。

（2）感觉障碍　指臀、髋部以下温觉、痛觉等浅感觉障碍，脊髓完全性损伤者，则双下肢感觉丧失。

（3）排尿障碍　因该节段位于排尿中枢以上，因此表现为中枢性排尿障碍，即呈间歇性尿失禁。膀胱在尿潴留情况下出现不随意反射性排尿，此与周围性排尿障碍有所差异。

【圆锥部脊髓损伤】

该处位于脊髓之末端，呈锥状，故名。由于胸 T12~L1 处易引起骨折，故此处脊髓损伤临床上十分多见，在损伤时主要表现如下：

（1）运动　多无影响。

（2）感觉障碍　表现为马鞍区的麻木、过敏及感觉迟钝或消失。

（3）排尿障碍　因系排尿中枢所在地，如脊髓完全损伤，则因尿液无法在膀胱内滞留而出现小便失禁。如系不完全性损伤，括约肌尚保留部分作用，当膀胱充盈时出现尿液滴出现象，但在空虚时则无尿液滴出。

【马尾受损】

见于上腰椎骨折，临床上亦多见。其主要表现如下：

（1）运动障碍　指下肢周围性软瘫征，其程度视神经受累状况差异较大，从肌力减弱到该支配肌肉的完全瘫痪。

（2）感觉障碍　其范围及程度亦与运动障碍一致，除感觉异常外，常伴有难以忍受的根性痛。

（3）排尿障碍　亦属周围性排尿障碍。

五、脊髓损伤程度的判定

一般判定的标准，各家意见不一，国内曾按伤者的运动、感觉及两便功能，依据属部分障碍或完全障碍的程度，分为 6 级制。此种分法虽简单易行，但难以确切反映出患者的致伤程度，有待进一步改进与完善。国外多采用 Frank 分类标准，共分五级，即：

A 级　受损平面以下无感觉及运动功能。

B 级　受损平面以下有感觉，但无运动功能。

C 级　有肌肉运动，但无功能。

D 级　存在有用之运动功能，但不能对抗阻力。

E 级　运动与感觉基本正常。

亦有人主张将其分为脊髓完全性损伤，Brown-Sequard 症候群，急性脊髓前部损伤及急性颈髓中央症候群等四大类。

六、脊髓损伤的鉴别诊断

1. 完全性与不完全性脊髓损伤的鉴别

一般多无困难，见表 2-3-15-1。

2. 对严重的不完全性脊髓损伤与脊髓横断性损伤的鉴别

该鉴别在临床上为一大难题，核磁共振、脊髓造影等特殊检查亦难以区分。笔者建议在临床检查时，以下几点可能有助于两者之鉴别。

（1）足趾有自主性微动者　表明属不完全性脊髓伤。

（2）马鞍区有感觉者　属不完全性脊髓伤。

（3）缩肛反射存在者　急性期时多系不完全性脊髓伤。

（4）有尿道球海绵体反射者　多属不完全性脊髓伤。

（5）足趾残留位置感觉者　系不完全性脊髓伤。

（6）刺激足底、足趾有缓慢屈伸者　多系脊髓完全性损伤。

表 2-3-15-1　不完全性与完全性脊髓损伤鉴别表

项目 ＼ 瘫痪类型	不完全性	完全性
运动障碍	不完全、不对称	完全、对称
感觉障碍	可保留部分感觉	完全丧失
括约肌障碍	较轻	完全
脊髓休克期	短、不超过一周	多在 3 周以上
反射障碍	不对称、不完全	完全、对称
病理反射	可有可无	多有

表 2-3-15-2　上神经元与下神经元瘫痪之鉴别

鉴别项目	上神经元	下神经元
受累部位	大脑皮质运动区及椎体束	脊髓前角，脊神经根及周围神经干（支）
病理生理特点	脊髓呈现失大脑控制，脊髓节间反射增强，肌组织本身正常	肌肉失神经支配，呈现萎缩，脊髓节间反射消失
临床特点	痉挛性瘫痪（硬瘫） 肌张力增高 腱反射亢进 肛门反射存在 阴茎反射勃起 肌肉无萎缩 有病理反射 可有剧烈反射 反射性膀胱	弛缓性瘫痪（软瘫） 肌张力减低 腱反射降低 肛门反射消失 阴茎无勃起 肌肉萎缩 无病理反射 无剧烈反射 无张力性或自主膀胱
肌电图	无变性反应	变性反应

3. 上神经元与下神经元所致瘫痪的鉴别

此外，每位临床医师亦应对上神经元及下神经元受损所表现出的不同瘫痪特征有一明确认识，以便于鉴别（表 2-3-15-2）。

七、脊柱脊髓伤的治疗

对各种脊柱损伤的治疗均应遵循以下原则：

【单纯性脊柱骨折脱位】

按骨折脱位的一般原则予以复位、固定及功能活动。并注意避免引起脊髓损伤。

【伴有脊髓损伤的脊柱骨折脱位】

首先应以有利于脊髓功能的恢复与重建作为基本着眼点来进行处理。

【脊髓损伤的治疗原则】

（1）脊髓周围有致压物者　应通过手法或手术消除对脊髓的致压物。

（2）对脊髓休克　以非手术疗法为主，密切观察病情变化，切忌随意施术。

（3）脊髓完全横断者　减压术虽无效，但对不稳定骨折脱位者可在减压、消除局部坏死组织及减轻继发性损伤的同时，对受损椎节局部作内固定，将能获得早期翻身活动的机会，从而减少局部的再损伤。

（4）损伤早期应予以脱水疗法　包括地塞

米松及高渗葡萄糖静注等。但应注意胃肠道应激性溃疡等并发症。

（5）积极预防各种并发症　其中尤应注意呼吸道和尿道感染、褥疮及静脉血栓形成等并发症。

（6）对颈髓伤者　应注意保持呼吸道通畅，颈 5 以上损伤原则上均应作气管切开，其他椎节酌情处理。

（7）全身支持疗法　对高位脊髓伤者尤为重要。

（8）四肢的功能活动与功能重建　应采取积极态度及有效措施。

（9）其他非手术疗法　包括低温疗法，高压氧及各种促神经生长药物等均可酌情选用，但不可代替手术疗法。

（严力生）

第十六节　颈椎损伤

一、枕颈（寰）关节损伤

此种损伤在临床上十分罕见，几乎没有存活者，因其中大多数已在现场立即死亡，少数伤者于数天内死亡，存活者多属幸运者骨折（损伤）类型。治疗主要是轻重量（1~1.5 kg）骨牵引。目的是维持其位置，并警示大家小心，这是重型颈椎损伤。常伴随的神经损伤包括脑损伤、脑干损伤或高位颈髓损伤。上述神经损伤时常伴有意识丧失，自主呼吸消失，需要永久的人工呼吸。常与颅底骨折或上颈椎骨折伴发。常规 X 线片难以作出诊断，当发现硬膜外与枕下有血肿出现时，应考虑这种损伤的存在。MR 可以证实诊断。

（一）枕颈（寰）关节损伤的致伤机转

从解剖上看，枕颈关节呈水平状，易引起脱位，但其周围不仅有多条坚强的韧带组织，且周围肌群亦甚发达，因此，在一般情况下，造成此处骨折脱位的机会并不多见。相反，下一椎节的寰 – 枢关节却极易引起损伤。但如果作用于头颅部的横向暴力来得突然而迅猛，以致这股剪应力集中至枕颈关节处时，亦可引起这一对椭圆形关节的位移。以交通事故为多见。

（二）枕颈（寰）关节损伤的临床分型

1. 完全脱位型

主要引起四肢瘫及生命中枢危象，多伴有脑干损伤，并在受伤当时或短期内死亡。入院后死亡的原因主要是由于自主呼吸消失，以致引起呼吸及循环系统功能衰竭。而伤后立即死亡者则系伤及脑干或延髓，因生命中枢受累之故。此种病例亦可合并枕骨髁骨折。

2. 枕寰失稳型

即外伤仅仅引起部分韧带及肌群受损。此时主要表现为：颈痛、活动受限、被迫体位及枕颈交界处压痛等。严重者可能有四肢电击感（多在体位不正时出现）或突发性四肢瘫。此种类型亦可见于先天性颈椎融合病（Klippel-Feil syndrome）等因代偿作用而致应力增加所出现的枕颈不稳。

（三）枕颈（寰）关节损伤的诊断与鉴别诊断

1. 病史

均有较明确的外伤史。

2. 临床症状

主为枕颈段局部的损伤症状，并伴有颈髓以上的神经功能障碍，轻重不一。轻型表现脊髓刺激症状与体征；重型出现意识丧失和自主呼吸消失，并有永久性人工呼吸机依赖现象。

3. X 线平片

除显示椎前阴影增宽外，主要是用于除外其他类型之上颈段损伤及对枕齿间距的测量（图2-3-16-1）。在正常情况下，成年人的枕齿间距为4~5 mm，超过6 mm则表明枕寰关节半脱位或脱位。

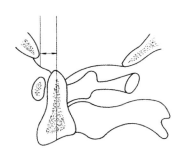

图 2-3-16-1　枕齿间距测量示意图

4. CT 或 MR

对诊断具有决定作用，并可显示枕骨髁骨折征。

（四）枕颈（寰）关节损伤的治疗

1. 头颅固定

一旦怀疑此种损伤，应立即采用最稳妥的办法将头颈部确实固定，其中以 Halo 颅骨牵引最为常用（图2-3-16-2）。

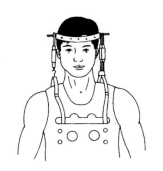

图 2-3-16-2　Halo 牵引装置示意图

2. 呼吸机应用

伴脊髓损伤者，多需立即用呼吸机控制呼吸，并对心脏、血压及全身状态进行监护。

3. 脱水剂

用量稍大于一般颈髓损伤，持续时间不应少于5 d，并注意胃肠道应激性溃疡等并发症。

4. 其他

包括气管切开、预防褥疮、尿路感染及坠积性肺炎等并发症。

5. 后期病例

指伤后3个月以上者，如寰枕不稳，可行后路植骨融合术。常用的术式有：枕骨骨瓣翻转枕颈融合术及枕颈钢板或螺钉内固定术等。对伴有神经压迫症状者，尚应切除寰椎后弓。

（五）枕颈（寰）关节损伤的常用手术

用于枕颈融合之手术种类较多，且大多需借助复杂之技术与设备，因此在选择时应注意。

1. 枕骨骨瓣翻转枕颈融合术

【手术适应证】

主要用于各种原因所引起、一般不伴有神经受压症状的枕颈不稳者，对同时有颈髓神经受压迫之病例，则应同时行寰椎后弓切除术。本术式因明显影响颈椎的旋转功能，因此一般情况下不宜用于寰枢椎不稳者。

【特种器械】

除一般颈后路器械外，应准备数把凿刃锋利之骨凿（凿刃宽度0.8~1.5 cm），每次使用后将凿刃磨锐。

【手术步骤】

现将临床上常用的术式操作程序介绍如下。

（1）体位及麻醉　一般取俯卧位，头部固定于特定的制式或自制式头颈固定架上。多选用局部浸润麻醉（分层注射）、气管插管麻醉或清醒插管加局麻。

（2）切取髂骨条　先切取髂骨块备用。一般以长条状为宜，其大小（宽 × 长）为（1~1.5）cm ×（7~12）cm，并将其自中央部劈开分成两片或选用人造骨取代。

（3）切口　按一般颈后路术式，但应偏上方。此处出血甚多，可采用皮肤夹止血，或使用梳式拉钩快速将其牵开止血。

（4）锐性剥离两侧椎旁肌　首先暴露 $C_{2~3}$ 棘突，并用纱布条充填止血。之后向上分离，显露枕骨粗隆部，达枕大孔后缘1 cm处。在此过程中应保留粗隆外层骨膜和部分肌纤维及其血供，尤其是在中部。

（5）凿取带骨膜瓣之枕骨骨片　先用尖刀片于枕骨粗隆部呈条状切开骨膜，其宽度为 2~2.5 cm，长 4~5 cm，而后按此大小用锋利骨凿由上而下将枕骨粗隆部外板呈片状凿下。操作时应边凿边将骨片向下翻转，并务必保持骨片之完整性与连续性；止于枕骨大孔后缘 1~1.5 cm 处，并与局部骨膜和肌瓣相连。翻下之骨片其粗糙面向外，顶端达 C_2 棘突处。

（6）C_2 棘突剪一缺口　用骨剪将第 2 颈椎棘突上方自基底部呈"V"形剪除，但保留其下方完整，并使其与下一椎节的棘间韧带相连（图 2-3-16-3）。

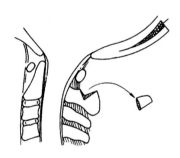

图 2-3-16-3　将第 2 颈椎棘突上缘骨质做楔形切除示意图

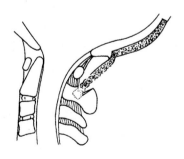

图 2-3-16-4　将枕骨骨瓣翻下插至枢棘突上方缺口处示意图

（7）翻转骨片　将枕骨片向下翻转，并嵌于 C_2 棘突上方之缺口处（图 2-3-16-4），之后再将髂骨片置于枕骨骨片外方，其顶端与枕骨缺损处相抵住，下方嵌在 C_2 棘突上方。植骨片左右各一，亦可用长骨条取代。

（8）固定植骨片　用钛丝线或一般之 10 号尼龙线将植骨片及翻转的枕骨粗隆骨片一并结扎，该线应穿过植骨片上方之圆孔以防滑脱。此后检查植骨块是否稳定，对不稳定者，可用同一材料线将骨块与 C_2 棘突下方的棘间韧带缝合（图 2-3-16-5）。

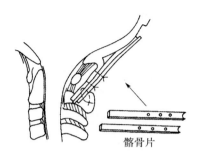

图 2-3-16-5　将髂骨片置于枫骨瓣之上，用粗丝线或钢丝结扎示意图

（9）手术注意要点　除一般问题外，主要是在对寰椎或枕寰关节显露或操作时，一定要避免伤及椎动脉（V-Ⅲ段），该动脉距寰椎后弓中线约 16~20 mm，切记！

【术后处理】

除按一般颈后路手术要求外，对此类患者翻身时必须十分小心，以防骨块滑动而通过第 1 颈椎上方或下方刺伤或压迫脊髓，或影响骨性融合。一般在术后 3~6 周内采用上、下石膏床翻身。3~6 周后可上头-颈-胸石膏起床活动（图 2-3-16-6）。

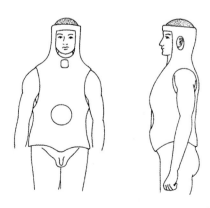

图 2-3-16-6　头-颈-胸石膏示意图

2. 枕颈鲁氏棒内固定术

如图 2-3-16-7 所示，即将预制成与枕颈部曲度相似的鲁氏棒固定至枕骨粗隆、第 1 颈椎及第 2 颈椎椎板处。在操作时应细心，尤其是贯穿钢丝时应特别小心，切勿伤及前方的神经及血管等组织。近年来已有多种制式枕颈融合器用于临床。

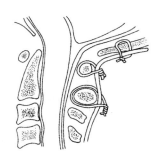

图 2-3-16-7　鲁氏棒技术枕颈融合固定术示意图

3. 寰椎后弓切除加枕颈融合术

【手术适应证】

寰椎后弓切除加枕颈融合术主要用于枕 – 颈（寰）或寰 – 枢脱位病例，尤其是寰椎后弓直接压迫脊髓引起症状，甚至瘫痪，并经保守疗法无效者，均可考虑选用此术式。

【手术特种器械】

除前者所需器械外，尚应包括分离、显露及切除寰椎后弓的各种器械（用于寰椎后弓前缘的松解及分离等）及四关节尖头咬骨钳（又名第 1 颈椎咬骨钳）等。

【手术步骤】

（1）显露局部　按前法依序切开、分离诸层组织，充分暴露枕骨粗隆至第 3 颈椎解剖段。

（2）游离后弓　先用尖刀于寰椎后弓中部横向切开骨膜，再用特种剥离子将其向上下两侧剥离，直达后弓前方。其宽度一般为 1.8~2.0 cm，操作时切勿过深过宽，以防误伤深部生命中枢所在的延髓及第三段椎动脉。

（3）切除后弓后部骨质　先用四关节尖头咬骨钳将后弓背侧骨质切除（后断面的 1/2~1/3），宽度在 1.5 cm 左右。操作不便时可用手巾钳将后弓轻轻提起（切勿突然松手，更

不可向前方加压），再行切除后弓外层骨质。

（4）切除后弓前部骨质　先用薄型寰椎后弓剥离器再次对后弓前方进行分离，确认与硬膜囊壁无粘连后用特种薄型椎板咬骨钳逐小块、逐小块地将其切除；每次咬骨之前仍需先行分离，总宽度达 1.5~2.0 cm 即可，不宜超过 2.2 cm，以防误伤椎动脉。之后将残端修平，切勿留有骨刺。

（5）切取枕骨骨瓣及植骨　按前法进行。切取前应将 C_1 后弓缺损处加以保护，一般多采用明胶海绵及带线脑棉覆盖其表面；操作时务必小心，防止各种器械突然坠落该处而发生意外。

【术后处理】

与前者基本相同。此外，尚须注意以下三点。

（1）术后使用脱水剂　一般持续 3~5 d。

（2）翻动身体时应小心　翻身时需用前后两片石膏床固定或在颅骨牵引下（Halo 装置亦可）进行。

（3）特别注意防止对手术处震动　切忌对上颈部引起震动的动作，亦应避免对头颈部的扭曲及侧向暴力（或较一般为重的外力），稍有不慎易引起死亡。笔者曾遇 1 例术后 15 d、其神经症状恢复良好的患者，其妻在替他洗下肢时两人发生口角，妻子用力将大腿向上（头侧）一推，患者当即呼吸心跳停止，经急救无效死亡。

（六）枕颈（寰）关节损伤的预后

此种损伤预后大多较差，尤以损伤严重及初期处理不当者，除现场或在急救中死亡者外，一般多伴有程度不同之残留症状，包括脊髓神经刺激症状及枕颈部症状等，其中最令人头痛的是永久性人工呼吸依赖。

二、寰椎骨折

寰椎骨折又名 Jefferson 骨折。环形的寰椎遭受轴向压缩和头部向后、下转伸，经枕骨髁作用于 C_1 侧块、并引起 C_1 骨环爆裂（散）骨折。C_1 之前弓与后弓双侧骨折，以致侧块被挤压而向四周分离。

（一）寰椎骨折的临床表现

（1）颈痛　较为局限，可通过枕大神经向后枕部放射，活动及加压时加剧，而在休息及牵引下则减轻。

（2）压痛　于枕颈部均有明显的压痛，颈后肌组亦多呈痉挛状。

（3）活动受限　因疼痛而使头颈部活动明显受限，尤以旋转动作为甚。

（4）枕大神经症状　约半数病例可有枕大神经放射痛及沿该神经的压痛，此主要是由于局部外伤性反应及血肿压迫与刺激所致。

（5）脊髓症状　在经过现场处理及分类送至医院治疗的患者中，约10%~15%伴有完全性脊髓损伤，不完全性脊髓伤占15%~20%，60%~70%可无脊髓症状，但常伴有颈椎不稳现象，患者喜双手托头。

（二）寰椎骨折的诊断

1. 外伤史

除直接从询问中获取外伤史外，对昏迷之病例尚可从头颈部有无皮肤挫裂伤或头部皮下血肿及颅脑损伤的特点等推断。

2. 临床特点

见前所述，除脊髓受损症状外，主要是后方枕颈处的颈椎局部症状。

3. 影像学检查

（1）X线平片　应包括正位、侧位及开口位，于侧位片上可显示寰椎前后径增宽；开口位亦可发现寰椎左右增宽，且与齿状突距离双侧常呈不对称状。如双侧侧方移位总和超过7 mm者，则表示寰椎横韧带断裂，易引起意外。

（2）CT检查　可清晰地显示骨折线的数量、走向及骨块位移等情况。

（3）MR检查　对骨折的观察不如前者清晰，主要用于伴有脊髓症状者，并有利于对寰椎横韧带断裂的判定。

（三）寰椎骨折的治疗

一旦拟诊寰椎骨折，应先将头颈部制动，并力求在牵引下对其进行各种检查与处置。

对诊断明确者，可按以下两型选择相应之治疗措施。

1. 单纯型

指不伴有颅脑损伤及脊髓神经症状者，一般用Glisson带，以维持重量（1.5~2.0 kg）牵引5~10 d，再以头颈胸石膏固定10~12周。

2. 复杂型

【伴有脊髓神经症状者】

需采用颅骨牵引，观察神经症状的恢复情况，并注意保持呼吸道通畅。对此类病例一般均需行气管切开，俟病情稳定、神经症状基本消失后再按前法治疗；卧床牵引时间一般不少于3周。

【伴有颅脑等其他损伤者】

优先处理危及生命等更为严重的损伤，但应注意对颈部的制动与固定，以防听之任之而引起意外。

【手术疗法应慎重】

此种损伤早期阶段一般不应采取手术疗法，以防由于过多的搬动而引起或加重颈髓损伤。但对晚期病例，尤其是当神经症状恢复到一定程度，即停滞不前的不全性脊髓损伤者，可行减压＋枕颈融合术。

（四）寰椎骨折的预后

单纯型者预后均较好，仅个别病例可继发枕大神经痛而需做进一步治疗。伴有颅脑等并发伤者，易漏诊而影响及时治疗，常有后遗症。伴有脊髓完全性损伤者，多于伤后早期死亡；而不全性损伤者，恢复率较高。

三、单纯性寰枢椎脱位及伴有齿状突骨折的寰枢椎脱位

寰枢关节除周围具有坚强的韧带外，于寰椎中部尚有同样坚强的寰椎横韧带连接于两侧块之间，并将前方的齿状突紧紧包绕，起约束寰椎向前滑动的作用。在此状态下，如果横韧带断裂，则引起寰枢椎前脱位；如齿状突骨折，则视暴力的方向不同，既可能出现寰椎前脱位，亦可引起寰椎后脱位。现分为以下三种类型阐

述于后。

（一）单纯性寰枢椎脱位

单纯性寰枢椎脱位属于旋转半脱位，曾先后为 Coutts（1908）、Coutts（1934）和 Fielding（1977）等所描述。其实质是第一颈椎的侧块在第二颈椎侧块上方发生位移；从动态上观察，表现为 C_1 围绕 C_2 的齿状突呈分离旋转半脱位。在临床上大多无明显症状，因而易被忽视而漏诊。

1. 致伤机转

【外伤型】

凡作用于头颈后部的外力均有可能致寰椎横韧带断裂而引起寰椎向前滑出的前脱位（且多伴有侧向及旋转），包括重手法推拿时用力过猛，其中以屈曲型损伤为多见。

【病理性】

亦非少见，尤以儿童，主因咽后部慢性炎症造成局部肌肉、韧带及关节囊的水肿、松弛及局部骨质脱钙而引起横韧带的松动、撕脱，并逐渐引起寰椎向前脱位。因其发生过程缓慢，神经症状一般较轻；但如附加外伤因素，则易招致意外。

2. 临床表现

视移位程度及致伤机转不同，临床症状悬殊甚大，轻者毫无异常主诉，重者可造成完全性瘫痪，应注意观察及鉴别。其临床特点如下。

【重型死亡率高】

外伤性者，如暴力较强，作用迅猛，易因颈髓高位损伤而死于现场或运送途中。即使不全性脊髓损伤者，亦易死于各种并发症，应注意及早防治，尤应注意在运送途中对头颈部的固定与制动。

【颈部不稳感】

即患者自觉头颈部有被一分为二、如折断似的不稳感，以致不敢坐起或站立（自发性者则较轻）。平时喜用双手托住头部。

【颈痛、斜颈、肌肉痉挛及活动受限】

外伤性者多较剧烈，尤以伤后数天以内头颈部呈歪斜状，并拒绝头颈部任何方位的活动，严重者开口亦感困难。而病理性者一般较轻，颈部活动受限亦多不明显。

【被迫体位】

如双侧关节均有脱位时，头颈呈向前倾斜体位；如系一侧性关节脱位，则头向健侧旋转并向患侧倾斜。此种体位加重了活动受限的程度，包括张口困难等动作。

【其他】

如后枕部压痛、吞咽困难及发音失常或带有鼻音等；脊髓神经受累时，则出现相应之定位症状及体征。

3. 诊断

主要依据以下三点。

【外伤史及病史】

如前所述，除头颈部外伤外，对儿童病例主要应了解咽喉部有无慢性炎症等病史。

【临床表现】

如前所述，以头颈部不稳为主，并应常规检查有无神经症状及其程度。

【影像学检查】

（1）X 线平片　除以 C_1，C_2 为中心的正、侧位片外，尚应摄开口位片（摄片时可让患者不停地作下颌开闭动作，即张口和闭口，如此可获得较为清晰的开口位片），以观察颈椎椎体前阴影是否增宽和关节脱位的程度和方向，并在读片的同时加以测量，以便于诊断及今后的对比观察。在正常情况下，寰齿关节间隙为 2~3 mm（儿童相似）。超过 4 mm 者则疑为寰椎横韧带断裂，超过 7 mm 者可能尚伴有翼状韧带、齿尖韧带及副韧带断裂（图 2-3-17-8）。必要时可加拍左右各 15° 的斜位开口位片，并加以对比观察。

（2）CT 及 MR 检查　普通 CT、CT 三维重建和矢状面 MR 检查将有助于对此种损伤的诊断，以及对脊髓受累情况的判定。

4. 治疗

【基本原则】

（1）按危重病例处理　无论是否伴有脊髓

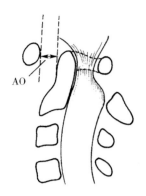

图 2-3-16-8　寰齿间距（AO）大于 4 mm 提示寰枢椎脱位示意图

损伤，均按危重患者处理，包括各项急救措施的准备（气管切开包或急诊气管插管的技术及物品的准备，以及心肺功能的监护等），同时向院方及家属发出病危通知。

（2）非手术疗法为主　由于该处椎管矢状径最大，脊髓仅占据矢径的 1/3，因此只要将头颅采用 Crutchfied 牵引弓或 Glisson 牵引带使颈椎处于牵引状态，其椎管形态易于复原（或部分复原），因此需急诊手术减压者相对为少。

（3）严格制动　因该处椎节多处于不稳状态，异常及过度的活动易引起颈髓受压，因此务必保持局部的稳定。但在牵引下应让患者作正常的定期翻身活动，以防引起后枕部及骶髂部等处压迫疮。

【非手术疗法】

（1）牵引与颈部制动　常用的方式为颅骨骨牵引及 Glisson 带牵引，后者主要用于小儿病例。此外亦可采用 Halo 牵引及头 – 颈 – 胸石膏，石膏固定适用于后期病例。

（2）保持呼吸道通畅　尤其是脊髓有受压或刺激症状者，应及早行气管切开术。

（3）脊髓脱水疗法　凡有脊髓刺激或受压症状者，均应予以脱水疗法。除限制钠盐及钾盐外，伤后当天即开始投予地塞米松 10~20 mg/d，分两次静滴。3 d 后递减，5~7 d 后停止；同时可用 50% 葡萄糖液 40~60 mL 静脉推注，6 h 1 次，两次间隔切勿超过 8 h，以防引起反跳而加剧脊髓水肿反应。静脉滴注之液体以 10% 葡萄糖液

为佳，并注意限制含钾、钠高的饮食、水果及饮料。

（4）预防并发症　长期卧床情况下，易引起褥疮、栓塞性静脉炎、坠积性肺炎及尿路感染等并发症，应注意预防。一般病例均应投予预防量抗生素（以广谱的青霉素及链霉素为多用）。

（5）功能锻炼　在治疗全过程中，均应鼓励患者做以四肢为主的功能锻炼。

【手术疗法】

急性期施术应持慎重态度，主要是由于颈髓受压征在早期多可通过牵引等而获得矫正；在此处手术十分危险，不仅术中易引起意外，在搬运过程中稍有疏忽即可出现严重后果。临床上可供选择的术式主要有：

（1）单纯性寰椎复位加内固定术　即从后路暴露术野，将寰椎向后方牵出，并用中粗之钢丝（最好是钛丝）将其固定至 C2 及 C3 之棘突上。钢丝采取穿过棘突根部的方式更为理想，并酌情于 C1，C2 之间放置植骨块（图 2-3-16-9，10）。但此种方法易失败，主因钢丝固定力度欠佳，且易断裂或引起骨折而失败。

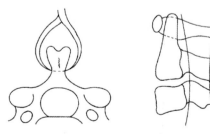

A. 棘突穿孔　　　　B. 钢丝将寰椎固定至棘突上

图 2-3-16-9　单纯性寰椎复位钢丝固定示意图

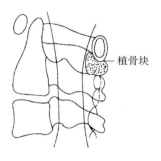

图 2-3-16-10　钢丝固定后在 C1 和 C2 之间放置植骨块示意图

（2）Brook 手术　多用于单纯性寰枢不稳者，因无需对寰椎进行复位，因此可将钢丝穿过植骨片，并使之与枢椎靠拢（植骨块下方中央有一缺口，可骑至枢椎棘突上），收紧钢丝即达固定融合目的，尤适合于年幼之患者。其具体操作如下。

1）准备植骨床　即将寰椎后弓及枢椎椎板分别加以暴露，并除去骨板外方之软组织。

2）准备骨块　从髂骨（或义骨）切取两块 1.25 cm×3.5 cm 左右之长方形骨块（视个体而决定骨块之大小）。

3）穿过钢丝　一般用双股 18 号钢丝穿过寰椎后弓和枢椎椎板，亦可选用带固定扣之钛丝（缆），不仅柔软、安全，且其固定强度高，抗疲劳性强。

4）结扎骨块　将备用之骨块修剪后，置于寰枢椎之间（两侧），并将其打结扎紧。在此过程中应防止颈椎过度仰伸及 C_1、C_2 之间的位移，除非需要借此复位者。

（3）Gallie 手术　多用于寰枢脱位明显者，先切取植骨块将其修成相应大小及所需之形状，之后将钢丝穿过寰椎后弓，再穿过枢椎两侧后弓下方，收紧钢丝，使骨块嵌于 C_1、C_2 棘突之间即达复位及融合目的。本法之骨融合成功率较前者为低，但对转颈活动影响较少。

近年来 Mah 及其同时提出改良之 Gallit 融合术技术。其特点是在 C_2 棘突基底部穿过一枚较粗且带螺纹之金属杆。在棘突两侧各留 1 cm 长度，使固定钢丝（或钛丝）向下绕过金属杆的两端后，在中线处拧紧。

（4）椎板夹复位固定法　为钛金属制成，对 MR 及 CT 等检查无影响。使用时系将椎板夹的一侧钩住第一颈椎后弓上方，另侧钩住第二颈椎下缘椎板，通过旋紧螺丝（或收紧钢索）达到复位及固定目的。目前对椎板夹有多种设计，可根据病情选择相应之型号及规格。

（5）前路融合术　从前路显露，侧方入路达 C_1、C_2 椎间关节侧方，以开槽植骨或旋转植骨等方式将其融合之（图 2-3-16-11）。此种入路手术难度较大，初学者不宜选用。

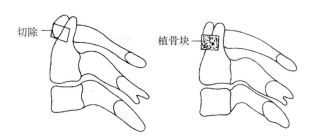

切除　　植骨块

图 2-3-16-11　寰枢椎前路植骨融合术示意图

（6）其他术式　包括前述用于枕颈不稳诸术式亦可酌情用于此类损伤病例。

5. 预后

不伴有脊髓受压症状及早期病例经治疗后神经症状恢复者，预后一般较好。而脱位明显、陈旧性（3 周以上）及伴有明显脊髓受压症状者，预后则较差。自发性脱位如治疗及时，预后亦多较佳。

（二）伴齿状突骨折的寰枢椎前脱位

临床上齿状突骨折较为多见，此处主要是讨论寰枢椎脱位伴有齿状突骨折之病例，并以脱位的临床诊断与治疗为主。

1. 致伤机转

从齿状突的解剖来看，其上方有附着至枕骨大粗隆前缘的齿突尖韧带，两侧有附向枕骨髁内侧缘的翼状韧带；此组韧带与寰椎横韧带相协调维持了枕颈及寰枢关节间的稳定与活动。但如果头颈向前极度屈曲或向后极度仰伸，或向左右剧烈旋转时，由于此组韧带处于高度紧张状态而可引起齿状突骨折；并随着暴力的惯性作用，以致继发寰枢关节脱位。

2. 临床表现

与单纯性寰枢关节脱位基本相似，唯其脊髓神经受压发生率相对为低，且程度较轻。但如暴力过猛，仍可造成颈髓完全性损伤而出现后果严重的四肢瘫痪，甚至引起呼吸肌麻痹而招致死亡。

3. 诊断

【外伤史】

多为促使头颈突然前屈的暴力，包括来自

头颈后方的打击、屈颈位自高处跌下及撞车时头颈部的突然前屈等。

【临床表现】

如前所述，以颈椎局部及神经症状为主，应注意检查。

【影像学检查】

主要依据 X 线平片所见，包括正位、侧位及开口位；但在急诊骨折情况下摄片，难以获得理想的开口位片。CT 及 MR 等亦可选用，主要用来对骨折类型、齿状突先天发育状态及脊髓受压情况的判定。

4. 治疗

其基本原则、要求及具体实施与前者相似，亦应注意早期的急救措施，包括维持呼吸道通畅等。此外，尚应注意以下几点。

【复位要求】

以使齿状突骨折及早解剖复位为原则，如此方可获得良好的功能及脊髓症状的缓解与恢复。尽量选用颅骨牵引（小儿用 Glisson 带）复位，除非有把握，一般不宜选用徒手复位，以防意外。

【固定方式】

对轻度移位、复位后对位稳定、或无移位的齿状突骨折者可采用颅骨牵引的方式，待局部纤维愈合后（4~6 周），再以头 – 颈 – 胸石膏固定 6~8 周。对移位明显、复位后仍不稳定及陈旧性者，多需采用开放复位及内固定术。除传统的后路融合术外，当前多主张自颈前路暴露颈 1~2 椎节、行齿状突骨折复位加螺丝钉 1~2 枚内固定术，或行双侧寰枢椎间关节植骨融合术（图 2-3-16-12），但齿状突螺钉内固定时，由于齿状突较细小，如操作不当，或是术后遇有头顶

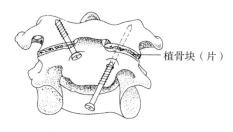

————植骨块（片）

图 2-3-16-12　双侧椎间关节植骨融合内固定示意图

部外伤或平地跌倒等，易引起齿状突粉碎骨折或螺钉断裂，以致导致手术失败，应注意避免。

【愈合时间】

由于齿状突的血供特殊，其愈合时间较长，除小儿骨骺分离可在 6~8 周内愈合外，一般病例多需 3~4 个月左右。因此，对其制动时间不宜过短，以防不愈合。如一旦出现此种后果，可行前路或后路植骨融合术。

5. 预后

除伴有颈髓损伤及齿状突愈合延迟或不愈合者外，一般预后较前者为好。

（三）伴齿状突骨折的寰枢椎后脱位

1. 致伤机转

其发生机制与前者相反，是属于颈椎过伸性损伤的一种。将随着交通工具的高速化，以致因猛刹车或撞车所造成者日渐增多；但与前者相比，其发生率仍明显为少。

由于齿状突骨折后多向后移位，以致脊髓后方的有效间隙明显减少而使位于其中的颈髓神经易遭受挤压损伤，因此病死率及四肢瘫痪率较高。

2. 临床表现

与前者颈部症状及体征基本相似，但患者头颈部体位与前者方向相反，呈仰面状外观。

3. 诊断

（1）外伤史　除从病史中追问外，亦可从额、面及颊部皮肤损伤情况推断之。

（2）临床表现　与前者基本相似。

（3）影像学检查　X 线正位、侧位及开口位片均可显示齿状突骨折及其移位情况，CT 及 MR 检查亦有助于诊断及对脊髓损伤的判定。

4. 治疗

与单纯性寰椎脱位之治疗要求一致。对骨折脱位应先试以非手术疗法，即在颅骨牵引下先使齿状突复位，而后在略向前屈状态下轻重量持续牵引 4~6 周，再改用头 – 颈 – 胸石膏（前屈位）固定 2~3 个月。少数闭合复位失败者，可行开放复位及寰枢椎内固定术，但在技术操

作上较为困难，必要时可行枕颈融合术。对陈旧性病例，如果因齿状突骨折移位造成颈髓受压时，可自前方、经口腔将齿状突复位，植骨融合。如将致压的齿状突切除，手术难度较大，一般多采取刮匙摘除致压骨。对陈旧性损伤，且椎节稳定者，亦可选择经上颈椎之侧前方入路切口行融合术；手术难度同样较大，在操作时应注意。

5. 预后

此种损伤预后较前者为差，尤以合并脊髓神经受压者，且治疗后后遗症亦相对为多，主要因为寰枢不稳定及齿状突愈合延迟。

四、枢椎齿状突骨折

（一）枢椎齿状突骨折的致伤机转及分型

齿突骨折为头颈遭受不同方向的外力所引起，其中因头颈部暴力性屈曲（多见）、仰伸及旋转所引起的枢椎齿状突骨折多伴有寰枢关节脱位，在此过程中由于暴力突然中止所引起的单纯性齿状突骨折则相对少见，约占颈椎骨折总数的 8%；因此，在临床上应注意观察，以防漏诊。本节主要讨论单纯齿状突骨折之病例。

单纯性齿状突骨折一般可分为以下三型。

1. Ⅰ型

Ⅰ型齿突尖部骨折并不常见，其可能是翼状韧带撕脱的结果。因为齿突尖韧带与两个斜行的翼状韧带附着于齿突的尖部，这一部位的骨折大多是稳定的。骨折线多呈斜形撕裂状，其发生率约为 5%，其稳定性可从伸屈动力性侧位 X 线片上得到证实；由于本型大多无移位，因而并发症少，预后较佳。

2. Ⅱ型

为齿状突腰部骨折，多见，占本型骨折中的 70% 左右，大多因头部侧屈暴力所致，此型骨折亦可因后伸力所致，而仰伸暴力甚少；因该处血供不佳，愈合率约为本型之 1/4，因此需要手术的比例较高。

3. Ⅲ型

骨折线位于齿状突基底部的 Ⅲ 型骨折，其发生率约为 25%；主要为头颈部遭受屈曲暴力所致；骨折线常延及枢椎椎体上部骨质及寰枢关节。但此处骨折较为稳定，如无愈合不良，预后一般较好。

近日亦有学者提出四型，即在第三型基础上，骨折线处出现粉碎性骨折时，则属此型；在治疗上难度较大，预后欠理想。

（二）枢椎齿状突骨折的临床表现

与前者轻型病例的临床症状及体征基本相似，以颈部疼痛、局部压痛、活动受限（尤其是旋颈活动）及双手托头被迫体位等为主。应注意有无伴发脑震荡及其他损伤。不伴有寰枢脱位之病例，一般无颈髓受压症状；但在搬动及诊治过程中，如操作不当亦可能引起不良后果，应注意。

（三）枢椎齿状突骨折的诊断与鉴别诊断

1. 诊断

主要根据：

（1）外伤史　应详细询问。

（2）临床表现　主要是颈部症状，并注意头颈被迫体位。

（3）影像学检查　对确诊及分型具有重要作用。常规的 X 线平片及断层摄影可获得清晰的图像（开口位尤为重要）；CT 及 MR 检查不仅有助于显示骨折线，且对寰椎横韧带的状态便于观察。读片时应注意骨折移位程度，位移超过 5 mm 者，愈合多延迟。

此外，尚可依据颈咽间隙增宽（即咽后壁与第三颈椎椎体之间的距离，正常为 4 mm 以内）。

根据 X 线平片、CT 扫描及 MR 等影像学检查，诊断上多无困难。

2. 齿状突不连

齿状突不连在临床上并非少见，其为齿状突骨折最易发生的并发症。尤好发于骨折线通过齿突腰部的 Ⅱ 型骨折，主要由于该型骨折易发生错位，主因齿突尖韧带与翼状韧带的牵拉使骨折分离所致。也可因后方的横韧带的推挤而位移。此外，附着于齿状突腰部之组织，还有来自前方的两个副韧带，其另一端附于 C_1 侧块。结果，当齿突骨折发生在齿突基部时，这些韧带可使骨折的头端与 C_2 椎体端之间呈现分离状态。另外，C_1~C_2 关节的伸屈旋转活动传至骨折部位也是不连的一个因素。

3. 鉴别诊断

除需与上颈段其他损伤相鉴别外，主要与先天性齿状突发育不全相鉴别（见后面章节）。

（四）枢椎齿状突骨折的治疗

1. 非手术疗法

【适应证】

对Ⅰ型、Ⅱ型及Ⅲ型中的无移位者，一般均可选用非手术疗法，不仅较为安全，且疗效稳定，方法简便。

【具体操作】

入院后即采用格氏带或颅骨牵引，重量以 1.5~2 kg 为宜，切勿过重，以防引起愈合延迟。牵引 1~2 周时，床边摄片观察骨折线对位情况。持续牵引 3~6 周后，可更换头颈胸石膏或 Halo 装置（后者国外采用较多，但国人尚不习惯，推广较困难），而后逐渐起床活动。

2. 手术疗法

约 1/3 的病例需要施术。

【适应证】

主要用于伴有移位之Ⅱ型骨折或假关节形成及骨折愈合延迟之Ⅲ型者，前者占绝大多数。

【具体操作】

可采用经口腔或经颈部的前路式型；对新鲜骨折者，多选择细长螺钉内固定（一根或两根）。陈旧性骨折不愈合者，可行寰枢椎融合术，前路或后路均可，亦可通过侧前方入路进行。

五、Hangman骨折或外伤性枢椎椎弓骨折

（一）Hangman 骨折的致伤机转及分型

此型骨折之暴力方向多来自下颌部，以致引起颈椎仰伸、颅骨可因直接撞击第一颈椎后弓，并传递至第二颈椎后弓而在第二颈椎椎弓根部形成强大的剪应力，当其超过局部骨质承载负荷时，则引起该处骨折。此时如果仰伸暴力继续作用下去，将会相继造成颈 2~3 椎节前纵韧带断裂、椎间隙前方分离，以致寰椎压应力增加并可出现骨折，最终引起高位颈髓损伤，并波及生命中枢而迅速死亡；此乃绞刑所引起的全过程。当然，套于颈部的绳索造成的窒息及颈动脉窦反射，是其死亡的另一主要原因。

本型骨折的分型，当前仍沿用 Levine & Edwards 于 1985 年所提出的以下三型。

1. Ⅰ型（度）

系双侧椎弓根骨折，骨折线位于关节突关节之前方，主要引起第二颈椎椎体与后方的关节突、椎板与棘突之间的分离；两者间距约 2 mm（1~3 mm）。此对椎管内的脊髓组织一般不形成压力，因而少有同时伴发脊髓损伤者。

2. Ⅱ型（度）

为在前者基础上暴力进一步加大，不仅骨折呈分离状，且多伴有成角畸形；前纵韧带或后纵韧带，或是两者同时断裂；C_2 椎体后下缘可被后纵韧带撕脱出现撕脱性骨折。且骨折端分离程度较前者为大，一般超过 3 mm，或成角大于 11°。

3. Ⅲ型（度）

较Ⅱ型损伤为重，不仅前纵韧带和后纵韧带可同时断裂，且双侧关节突前方骨折的错位程度更为明显，甚至呈现椎节脱位状。此时，一般伴有椎间盘及纤维环断裂，并在 C_2 有三个部位受损。

（1）椎弓根或椎板骨折。

（2）双侧关节突半脱位或脱位。

（3）前纵韧带及后纵韧带断裂，致使 C_2 椎体半脱位或脱位。

（二）临床表现

与一般颈椎骨折脱位的临床表现基本相似，包括颈部疼痛、压痛、活动受限、吞咽不便、

头颈不稳需用双手托扶以及颈肌痉挛等。除约有15%的病例伴颈髓完全性（多见）或不全性损伤外，大多数病例无脊髓刺激或受压症状。从临床的角度来看，一般是根据椎节的稳定与否将其分为稳定型及不稳定型。前述之Ⅰ型属于稳定型，Ⅲ型为不稳定型，Ⅱ型中除少数韧带损伤较轻者外，一般亦多属不稳定型一组。

（三）诊断

1. 外伤史

多为来自下颌部朝后上方的暴力，并可从局部皮肤擦、挫伤等情况推断。

2. 临床表现

以颈部症状为主，有头颈分离感，患者喜用手托头；并注意约有15%的病例可以有脊髓受压症状。

3. 影像学检查

于X线侧位及斜位片上可获得清晰的影像。对骨折线显示不清的无移位者，可加摄体层片或CT片。伴有脊髓神经症状者之病例，则应行MR检查。影像上显示骨折线在3 mm以内且无成角变形者，多属稳定型；超过3 mm且伴有向前或向后成角变形者，则为不稳定型。严重者，此时亦可出现成角畸形。

（四）治疗

1. 一般病例

指骨折无明显移位或易于复位者（多属稳定的Ⅰ型），可卧床牵引2~3周后行头－颈－胸石膏固定6~10周。牵引时头颈应取前屈位；但对已形成前屈成角者，则应先行水平位牵引，而后略加仰伸。亦可选用头环支具固定。

2. 骨折移位明显者

先行复位，而多取后路直视下开放复位，并行后路椎弓根钉内固定术。亦可先行颈前路开放复位及颈2~3椎体间植骨融合术，其术式包括：CHTF固定术，颈椎钢板螺钉固定术及植骨融合术等。术后视内固定物制动效果不同而采取颈后路椎板夹固定术（C_1~C_3）或其他相应的保护措施；但植骨术者，仍需颌－胸石膏

保护6~8周。

3. 过度牵引者

此种病例十分少见，实质上，此是脊髓牵拉性断裂前临界状态，在治疗上，早期病例可放松牵引使其恢复原位，超过3个月以上者，应采取减压＋原位固定融合术。

4. 伴有脊髓损伤者

多系合并脊髓中央综合征之病例，并按此种损伤处理；详见后面章节。

（五）预后

除伴有脊髓损伤者外，一般预后均较好，少有后遗症者。

六、一般类型的下颈椎骨折脱位

（一）颈椎椎体楔形压缩性骨折

临床上多见，症状轻，暴力主要波及椎节前柱，因此其多属稳定型。亦可能有少数伴有后方小关节脱位及椎节不稳定之病例（多伴有脊髓损伤），在处理上应注意。

1. 致伤机转

主要由纵向前屈压缩暴力所致，视椎体前缘压缩程度不同，所引起的局部病理解剖改变亦不一样。轻型者少有继发性改变，60%~70%之病例属于本型。此外，少数椎体严重压缩者，由于棘突间隙呈楔形增宽及椎体的楔形压缩可引起明显的椎节不稳定征，甚至继发椎节后方小关节咬合变异（半脱位）及脊髓受牵拉，并可出现脊髓前中央动脉综合征；此时已从单纯之前柱而波及中柱及后柱，属三柱损伤。多见于C_5、C_6椎节，其次是C_4及C_7节段。

2. 临床表现

除颈椎损伤一般症状外，主要为屈颈被迫体位，抬头困难；并于后方小关节处伴有压痛。如压缩严重或椎管狭窄，或颈椎椎节已有明显退行性变时，则可出现严重脊髓或脊神经根受累症状，应认真检查，以确定病情的程度。

3. 诊断

（1）外伤史　主为屈曲纵向暴力所致；侧

方楔形压缩者，多因颈椎处于侧弯状态之故。

（2）临床表现　如前所述，轻者以颈部症状为主，重者则因颈椎椎节不稳而出现一系列症状。此时应按神经系统检查要求详细检查以确认是否伴有脊髓受累症状。

（3）影像学检查　依据 X 线正位及侧位片多可确定诊断。在常规 X 线平片上所显示的棘突间隙呈楔形增宽，椎体亦呈楔形状，并于椎体下方可有三角形骨块。其中楔形变严重者，多伴有程度不同的脊髓症状。对此组病例应选用 MR 或 CT 检查。晚期病例亦可选择脊髓造影(伤后早期不宜选用，但可酌情行 CTM 检查)。

4.治疗

视损伤程度不同而有所区别。对大多数属于前柱受累之轻型病例治疗较为简单。但少数严重型者，由于为三柱同时受累，在决定治疗方法选择，包括手术疗法等均需全面考虑。

【单纯稳定型】

一般稳定型压缩性骨折是指椎体前缘纵向压缩小于 1/3 者（25%~30%），位移小于 3 mm 及成角小于 10°者。此种损伤少有累及中柱及后柱者，因此归属稳定型。

早期病例，应采用卧床牵引 2~3 周，而后行头 – 颈 – 胸石膏固定 4~6 周。牵引重量一般为 1.5~2 kg；牵引力线早期呈平行状，1~2 d 后改为略向后方仰伸（图 2-3-16-13），以有利于压缩性骨折的复位。

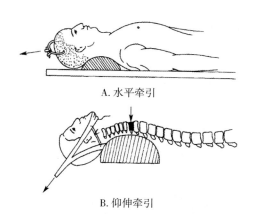

A. 水平牵引

B. 仰伸牵引

图 2-3-16-13　下颈椎压缩性骨折牵引体位示意图

【合并椎节不稳及脊髓损伤者】

先行颅骨牵引，如神经症状恢复，按前法处理。如症状加剧，或部分改善后脊髓受压症状即停滞不前不再恢复，且于椎体后缘显示有骨性致压物者，可从前路施术切除骨性致压物（多为椎体后缘之一部或大部），并行植骨融合或内固定术。近年来，大多数骨科临床医师都主张采用颈椎前路锁定钢板、人工椎体或界面固定术。

对需同时后路减压或椎管探查者，亦可选择后路术式。对于仅仅需要行融合术者，不妨采用 Dewar 技术或改良的 Dewar 技术，其术式分述于后。

（1）Dewar 技术

1）暴露术节　按常规暴露棘突、椎板及关节突之后，并用 C – 臂 X 线定位。

2）切取髂骨　自髂嵴取骨，修剪成相应大小，并将骨块的骨松质面修整为脊椎两侧各放置一块大小与脊椎相同形状、相符合的骨块。

3）棘突基底部钻孔、钢丝固定　在融合节段通过骨块与棘突基底部钻孔。与改良的 Gallie 手术相似，也可用带螺纹克氏针经皮穿刺通植骨块钻入棘突。剪短克氏针，使其在棘突两侧各外露 1 cm。然后用 18 号钢丝绕过克氏针，于中线处拧紧。经这种方式，植骨块被固定到位。棘突间得到稳定。

（2）改良的 Dewar 技术　所谓改良的 Dewar 技术，是采用 Wisconsin 垫纽结构代替带螺纹克氏针，此种用于脊柱侧弯节段性固定中所用之垫扭为 8 mm 直径的不锈钢圆盘，其与配套的 18 号不锈钢丝襻。在被融合节段的两侧旋转两对垫纽。再用钢丝通过两个植骨块和棘突基底部，同时也穿过对面的两个垫纽上的孔。切断所有钢丝襻后，一个钢丝襻在相邻的同侧拧紧，之后另一个与交叉穿至对侧的钢丝亦拧紧。

【合并钩椎关节损伤者】

主要见于侧方压缩楔形变之病例，绝大多数患者可通过牵引疗法获得矫正，并缓解对脊神经根或椎动脉的压迫；仅个别病例需行侧前方切骨减压术（术式见外伤性钩椎关节病一节）。

5. 预后

本型骨折预后大多良好，但伴有脊髓损伤则依据神经症状轻重不同而有所差异。

（二）椎体爆裂性骨折

椎体炸裂性骨折又称之爆裂性骨折，或称之垂直型压缩性骨折。其较前者少见，多属不稳定型，因骨折片易侵入椎管，故截瘫发生率高，应引起注意。

1. 致伤机转

由纵向垂直压缩暴力所致。好发于 C_5、C_6 椎体，其次为 C_4、C_7 椎体。此时后纵韧带多同时受损，以致骨折片常突至椎管而伤及脊髓或脊神经根。同时伴有强烈前屈者，其损伤更为严重（图 2-3-16-14）。部分病例椎弓同时受累并表现粉碎骨折状，由于前、中、后三柱连续性丧失，而明显不稳定。

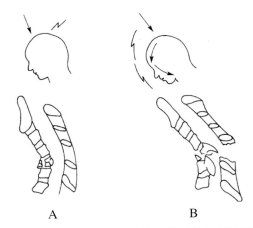

图 2-3-16-14　颈椎爆裂骨折的致伤机转示意图
A. 一般颈椎椎体爆裂骨折示意图；B. 伴过屈的垂直暴力性骨折，骨片多向后移位，椎节呈现完全性断裂

（1）前柱受累　椎体骨折、纤维环纤维及前纵韧带断裂。

（2）中柱缺失　椎体后部骨折，后部纤维环破裂及后纵韧带断裂。

（3）后柱断裂　后部结构双侧骨折。

2. 临床表现

除一般颈椎外伤症状外，其主要特征如下。

【伤情较重】

由于造成此种损伤的暴力较重，且直接作用于头顶部，因此颈椎受累严重，易合并有颅脑伤，并应注意寰枢椎有无伴发伤。

【瘫痪发生率高】

由于爆裂的骨片易向空虚的椎管方向位移而造成脊髓损伤，因此，其瘫痪发生率多在 70% 左右，有时可高达 90% 以上，应注意。

【颈部及上肢症状明显】

由于椎体爆裂后后方之小关节亦随之变位，从而造成颈椎椎节的严重不稳，以致脊神经根受压或受刺激而引起上肢及颈椎局部症状，且较一般损伤为重。

3. 诊断

（1）外伤史　主为纵向垂直暴力所致。

（2）临床表现　如前所述，其伤情一般较重，应全面检查。

（3）影像学检查　除常规正侧位 X 线平片可显示骨折及骨折片移位外，体层片、CT 或 MR 更有利于对损伤范围、骨折类型、骨折片移位方向、程度及对脊髓的影响等进行判定。个别病例可行 MRA 检查，以明确椎动脉之状态。

4. 治疗

除一般性急救及治疗措施外，应依据以下伤情进行处理。由于其属于不稳定型骨折，在前柱和中柱遭受破坏的情况下，后柱亦易同时受累。因此既往认为后路固定融合的认识已受到挑战。因为后路手术并不易获得有效的减压和固定而使治疗失败，多需附加另外的手术。因此，目前大多数学者主张采取前路减压、融合及钢板螺钉固定术。实际上，这种带有垂直的暴力所致的严重不稳性骨折更需要前路减压及固定术，而不是后路固定。后路固定失败的原因主要是：① 椎体前方骨折使前纵韧带及纤维环前部纤维与椎间盘断离（前柱）。② 椎体向后移位易引起后部纤维环纤维及后纵韧带破裂（中柱）。③ 如同时伴有双侧关节突关节松动、位移，或是椎弓根或双侧椎板骨折，后部稳定性则几乎完全丧失（后柱）。

反之，当颈椎出现这种 Denis 三柱损伤时，应当采用前路手术。后路固定仅作为加强，可靠的固定还是前路三个节段的钢板螺钉或是人工椎体植入，骨质缺损少者，也可选用 Cage 植入内固定术。此种手术可以从前方切除损伤的椎间盘，并完成椎体间植骨。术后支具固定 3~4 周。一般 3 个月可融合。此时，应拍摄屈伸位 X 线平片以证实融合的可信性。

【无脊髓损伤者】

宜选用颅骨持续牵引 3~5 周，而后更换头 - 颈 - 胸石膏固定 4~6 周。亦可采用 Halo 支具进行牵引与固定；为早日重返社会，也可选择手术疗法。

【伴不全性脊髓损伤者】

在综合疗法（脱水、保持呼吸道通畅等）实施下，先行牵引疗法；如神经症状明显减退或消失，按前法处理；如加重，无改善，或恢复到一定程度即停滞不前时，应采取前路手术切骨减压术，并辅以植骨融合或内固定术。在手术操作时务必小心，切勿使骨片进一步向椎管内移位，以防由不全性瘫痪转变成完全性瘫痪。

【伴完全性脊髓损伤者】

其多属颈椎完全性损伤，若无更为严重的并发伤，应待病情稳定后及早施术（前路为佳），切除碎骨片、减压及固定术，并恢复颈椎的稳定，以有利于患者的早期活动、护理及康复。

【晚期病例】

对椎节失稳者，宜行椎节融合术；其中伴有不全性脊髓伤的患者，多需行前路切骨减压及撑开植骨融合术。对完全性瘫痪病例，主要是通过根性减压及上肢手术重建手腕部功能。

此外尚应注意防治并发症，除一般并发症外，主要是肺部坠积性肺炎及褥疮等，应及早加以防治。

5. 预后

其预后较前者明显为差，尤以颈椎椎管狭窄合并严重脊髓损伤之病例，多难以获得完全恢复。脊髓横断性损伤者，主要是预防并发症、重建上肢功能及康复疗法。

（三）颈椎前方半脱位

此种不稳定性损伤实质上是在头颈过屈情况下，引起双侧小关节囊及棘间韧带断裂，上一椎体下方小关节在下一椎体上方小关节面上向前活动，但又未完全交锁，故称之为半脱位，亦可称之为颈椎前方半脱位。

此种损伤临床上不易诊断，因其不稳定，可随着头颈的仰伸而立即复位，以致被误诊为颈部扭伤等。除可根据外伤史、双侧小关节及棘间韧带处压痛和颈椎前屈受限外，MR 可显示小关节受损的肿胀、出血及渗出等特征。

此种损伤的临床症状及预后差别甚大，可以从颈后部局限性疼痛到完全瘫痪（后者多见于椎管严重狭窄病例），因此在治疗上应酌情采取相应的措施。对无神经症状者，采用仰颈位颌 - 胸石膏即可，个别病例亦可选择手术方式将受累椎节融合，以求早日恢复工作（多用 Cage 融合技术）。切忌采用手法操作，以防引起严重后果。合并脊髓损伤者，应酌情施以减压及内固定术。对后期不伴有脊髓症状之病例，可按颈椎不稳症处理；实际上其属于外伤性不稳症之一类。

（四）颈椎单侧及双侧小关节脱位

无论有或无骨折之关节突脱位均属严重损伤，由于其引起椎管骨纤维管道变形，势必构成对其中神经组织的压迫。脊髓受累引起瘫痪的发生率均超过 70% 以上，亦有 90% 之报道，尤以双侧关节同时脱位之病例。因此，对此组病例必须高度重视。

1. 致伤机转

在颈椎轻度屈曲情况下遭受来自后方的暴力易引起双侧颈椎小关节交锁（跳跃），其属于完全性损伤；而屈曲加旋转时则引起一侧性小关节脱位，此在临床上相对少见，亦属不稳定性损伤。视关节脱位后暴力是否继续而对脊髓神经产生程度不同的损伤，椎管宽大者亦可能不受累，此即所谓的"幸运关节脱位"。关节脱

位好发于 $C_4 \sim C_5$ 及 $C_5 \sim C_6$。其病理解剖所见除关节脱位（交锁）外，关节周围的韧带及其他软组织亦同时受累。其中尤以关节囊韧带损伤最重，大部或全部断裂，而前纵韧带及后纵韧带次之，棘间及棘上韧带等亦可有程度不同之损伤。脊髓受损发生率约在 80%，双侧脱位发生率比单侧者高 8 个百分点。前者 55% 为完全性颈髓损伤，后者有 40% 的病例。

2. 临床表现

【被迫体位】

由于小关节交锁，患者自感头颈被"折断"而呈被迫前屈位，需双手托头，并有弹力性固定征。一侧交锁者则头颈转向对侧伴前屈状体位（可从颌部中线偏向健侧判定之）。

【颈部剧痛】

由于关节处于脱位状态，局部拉应力及张应力骤升，以致引起难以忍受的疼痛。单侧者表现为一侧为重，另侧因关节咬合变异亦多有症状。

【颈肌痉挛】

多较明显，除因关节脱位所致外，与其本身在外伤时肌纤维同时遭受撕裂亦有直接关系。单侧者多表现为患侧颈旁肌痉挛，或是颈肌痉挛之程度重于健侧。

【其他】

包括颈部损伤的各种一般症状与体征，均易于发现。合并脊髓或（与）脊髓神经根损伤者，应注意定位及程度判定，并应保持颈部之稳定。

3. 诊断

（1）外伤史　了解有无促使颈椎强度前屈的暴力，在受伤瞬间头颈部有无旋转及其旋转方向。

（2）临床表现　如前所述，以颈部剧痛、椎旁肌痉挛及被迫体位为主。

（3）影像学检查　X 线平片（正位、侧位及斜位）、体层摄影及 CT 检查等均易于显示小关节脱位征，判定单侧或双侧亦无困难。伴有脊髓损伤者需做 MR 检查，以明确脊髓受损情况。

4. 治疗

【单纯性双侧脱位者】

除损伤早期可在急诊室内进行复位外，尤其是在 5 h 以内来诊者。伤后超过 8 h，因局部肿胀、肌肉痉挛及关节囊水肿等难以复位，因此需在病房或 ICU 病房进行。伤后 6~8 h 之间来诊者，可酌情决定在何处复位为佳。

为及早获得满意复位，应尽可能利用颅骨牵引，按脱位机制，先在略微前屈状态下持续牵引，并通过床边透视或摄片确定交锁的小关节是否已解除。当发现已经还纳时，则应将牵引改为仰伸位，以维持重量（1.5~2 kg）持续牵引 3~4 周；而后更换头－颈－胸石膏再固定 3~4 周（或采取手术内固定方式）。在复位过程中应按程序进行，并应注意以下几点。

（1）镇静、解痉、止痛　在操作前先给予止痛剂及肌肉松弛剂，以求消除反射性肌肉痉挛与疼痛。

（2）牵引方向　一开始切忌仰伸，应从略向前屈或中立位开始；否则易引起或加剧脊髓损伤。

（3）牵引方式　除儿童外，成人不宜选用 Glisson 带或徒手牵引，以颅骨骨牵引最为安全有效。

（4）牵引重量　一般从 1.5 kg 开始逐渐增加，原则上每 30 min 增加 0.5 kg，最多不宜超过 10 kg。每次增加重量均应摄片或透视验证，以防意外。

（5）牵引时间　作为小关节复位，一般牵引 5~8 h，不可操之过急而引起损伤。

（6）自行还纳　经上述处理，多数病例可逐渐自行还纳复位；此时应行 C－臂 X 线机透视证实，并将牵引重量减至 1~1.5 kg 维持即可。

（7）手法操作　在持续牵引过程中原则上无需另行手法操作，尤其是缺乏临床经验者。但在透视下或 X 线平片上显示上、下关节突尖部处于完全对顶位，或是接近此位时，不妨试以手法；其操作技术与单侧脱位者相似，可参阅之。

（8）手术疗法　大多数病例经上述正规牵

引后可获得解剖复位；少数未能复位者（约半数是伤后一周以上者）应行开放复位。术中复位仍困难时，可将上关节突切除而后行植骨融合术或内固定术。

【单侧脱位】

一般采用牵引复位，当脱位对牵引无反应时，亦可辅以手法复位，其仅仅作为一种辅助技术；只有当脱位的上、下关节突尖部处于接近或完全对顶位时，才可以施加手法。

有经验者可在全身麻醉下行手法复位，复位后以石膏固定。但此种操作甚易发生意外，不如在局麻＋肌肉松弛剂作用下操作，或是在直视下行开放复位加内固定为妥。开放复位时无法使关节突还纳者，可将上关节突切除，俟脱位还纳后再行内固定术。

每位外科医师在开始进行单侧关节突复位时必须清醒地认识到：脱位可能是一个完整的关节突，也可能伴有骨折的脱位。伴有骨折的脱位，复位失败率更高。因在骨折的情况下，复位需经过骨折，以致脱位难以还纳。这种情况应视为手术复位的指征。

手法复位的操作步骤　在麻醉生效后，术者双手持住牵引弓，首先观察患者面部朝向确定脱位的侧别。颏部总是朝向脱位的对侧。提醒患者并使之放松，在复位方向上、边牵引边轻轻旋动头部，并使头颈旋向健侧；其转动范围从小开始，逐渐加大，最后达最大角度（60°~80°），可闻及"砰"一下响声即达复位。此时患者突感疼痛消失，颈部活动自如。在此中间应不断询问患者有无神经症状，如有则应停止。复位后牵引重量 1~1.5 kg 即可。

【伴随脊髓损伤】

原则上行后路切开复位、减压、椎管探查及内固定术。内固定以椎板夹疗效为佳。无论是单侧关节或双侧关节脱位，复位后均可用其固定，疗效满意。自 C_1 至上胸段均可选用，且固定效果确实良好。其新型设计已将制动的螺钉改为钛金属钢丝索或是双向加压式，在操作上更易掌握。

【伴有小关节明显骨折者】

手法复位较为困难，主要是牵引力大部停留在骨折线处，难以超越骨折线抵达关节突。对此组病例原则上以手术疗法为首选。

【晚期病例】

伤后 3 周以上者，基本上以开放复位为主；勉强行牵引复位有加重损伤之虑，徒手复位更易发生意外。术式选择视病情而定，可后路，亦可前路。前者用于伤后时间不超过 8 周者，对 2 月以上复位十分困难病例，应以减压及椎节融合固定为主。

【注意要点】

（1）安全第一　无论是手法或手术复位，均不可加重损伤，以防意外。

（2）手法轻柔　在手法复位全程中各种动作一定要轻柔，切忌暴力。

（3）伴有呼吸机能不全者　应密切观察，并忌用具有呼吸抑制作用的西地黄等药物作为肌肉松弛剂。

5. 预后

除伴有脊髓损伤者外，一般预后尚好。对后期合并小关节损伤性关节炎者，可行融合术。

（五）颈椎后脱位

在临床上典型的颈椎后脱位十分少见，为严重过伸性损伤类型之一，属完全损伤；其多伴有脊髓受损及软组织的广泛性损伤，故预后欠佳。

1. 致伤机转

作用于面、额及颏部之暴力，如引起头颈部过度仰伸，当其强度超过前纵韧带之张应力时，则该韧带首先断裂。随着暴力的持续，可引起椎间隙破裂、后方小关节仰伸、关节囊撕裂，以致上节椎体下缘在下节椎体上缘向后滑动而出现典型的颈椎后脱位。由于局部各种组织中脊髓最为娇嫩，因此，当脊髓被嵌压于上节椎体后缘及硬膜囊前壁与下节椎板前缘及黄韧带之间时，甚易引起程度不同的损伤，一般表现为脊髓中央管综合征，亦可有脊髓前中央动脉综合征等。如该患者原本存在椎管狭窄时，则可加重损伤而引起脊髓横断性改变，以致出现脊髓完全性瘫痪。在此种情况下多伴有局部韧带及椎间盘等软组织严重损伤，因此稳定性差，伤后亦易自动复位。

2. 临床表现

（1）额面部或颏部损伤　应注意检查，多可发现表皮擦伤、挫伤及皮下血肿等。

（2）颈部损伤一般症状　均较明显。

（3）脊髓损伤症状　约80%以上病例伴有脊髓中央管综合征或脊髓前中央动脉受压综合征等临床症状，前者表现为上肢重于下肢的四肢瘫痪、感觉分离及反射异常；而后者则表现四肢痉挛性瘫痪等。

3. 诊断

此种脱位于损伤后大多立即自动复位，因此不像其他部位脱位易于判定。对其诊断主要根据以下特点。

（1）外伤史　多为过伸性损伤机制。

（2）临床表现　如前所述，以颈椎局部及脊髓受累症状为主。

（3）影像学检查　应仔细观察，以防漏诊。

1）X线平片　颈椎侧位片上可发现椎体前阴影增宽，受损椎节椎间隙前方开口增大及椎体边缘有撕脱性骨折等改变；颈椎侧位动力性片上则可显示颈椎椎节严重不稳征。

2）MR检查　除观察椎节骨质及椎间盘改变外，尚可显示脊髓及后方关节囊受损情况，并与X线平片对比观察综合判定之。

4. 治疗

（1）伴有中央管综合征者　先以非手术疗法为主，2~3周后视恢复情况及影像学检查结果再决定需否手术。

（2）对有明确致压物者　应视病情而定，有脊髓受压症状者应酌情及早施行手术切除致压物，或通过恢复椎管列线达到减压目的。对无脊髓受损症状者，可先行非手术疗法，俟病情稳定后再决定手术切除致压物及椎节融合。

（3）椎节严重不稳伴有发作性神经症状者　应先行牵引疗法，待病情稳定后，可酌情

行前路或后路植骨融合术或内固定术（钢板或Cage）。

（4）不伴有神经症状者　应卧床，略前屈位牵引2~3周，然后再以头颈胸石膏固定3~4周；亦可选择手术疗法。

5. 预后

有脊髓损伤者预后较差，尤以恢复不全者，主要影响手部功能。无神经症状之病例，少有残留后遗症者。

（六）颈椎骨折伴脱位的损伤

指椎体骨折与椎节脱位同时发生者，此种典型的完全性损伤在临床上并非少见，且多伴有脊髓损伤，好发于C_4~C_5、C_5~C_6及C_6~C_7三个椎节段，为颈椎损伤中之严重型。

1. 致伤机转

常见于以下三种情况。

（1）屈曲压缩暴力　即在引起椎体压缩性骨折之同时，后方小关节也出现脱位。当轴向屈曲与压缩相结合的载荷暴力作用于颈椎可导致颈椎多处结构损伤，主要表现为：

1）椎体垂直劈裂（正位X线骨折）　可能为轴向载荷作用于双侧Luschka关节所引起的骨折。

2）椎体前下缘撕脱骨折　主因屈曲暴力所致，此时椎体向后移位。

3）椎体压缩及前移　即骨折的椎体在下位椎体之上向后移位。

4）椎体压缩及向后移位　此时双侧椎弓根或椎板骨折；单侧骨折者不及3%~5%。

以上四种骨折是颈椎损伤中最不稳定的。其中椎体向后移位者表明三柱损伤，有椎间盘、椎间韧带及前、后纵韧带的断裂。后部结构外观上似正常，但并不可靠。

此种损伤可导致颈椎明显不稳定，几乎无例外地发生完全性脊髓损伤。此种屈曲－压缩损伤多因跳水或潜泳所致。

（2）后伸压缩暴力　与前者相反，其是后伸状态下的压缩损伤。在此情况下，有可能发

生多节段双侧椎板骨折，而且常常为连续的多节椎板骨折，引起"创伤性椎板切除"。由于其向后位移，因而极少出现脊髓损伤。此时，多伴有前柱断裂及椎间分离（多见于老年，常在坠落伤后，$C_6 \sim C_7$ 损伤）。

（3）垂直性暴力 在引起椎体炸（爆）裂性骨折的同时，由于椎体高度的迅速丢失，小关节出现半脱位或交锁征。

（4）垂直+屈曲暴力 在随着椎体楔形变的加剧，后方小关节亦随之变位，并可由半脱位发展到全脱位。

本组病例的伤情多较严重，其病理解剖亦较为复杂，且每个病例均有差异，需逐例分析、观察。

2. 临床表现

（1）颈椎损伤之一般症状 多较严重。

（2）脊髓损伤 除个别椎管矢状径较宽之幸运损伤外，一般均有程度不同的瘫痪征，且完全性脊髓损伤的比例较高。

（3）并发症多 因伤情严重，常因呼吸肌麻痹等而引起呼吸困难，并继发坠积性肺炎；亦易发生褥疮等，应注意检查。

3. 诊断

（1）外伤史 多系强烈外伤所致。

（2）临床表现 如前所述，其症状多较复杂危重，应全面检查。

（3）影像学检查 骨折及脱位的判定主要依据 X 线平片及 CT 扫描，但对软组织损伤情况及脊髓状态的判定，仍以 MR 为清晰，应设法及早进行。

4. 治疗

除一般非手术疗法及脱水疗法外，尚应注意如下问题。

【保持呼吸道通畅】

呼吸道的通畅具有重要意义，尤其是 C_5 椎节以上完全性脊髓损伤者更应注意，宜及早行气管切开。

【恢复椎管形态及椎节稳定】

通过非手术或手术方式首先恢复椎管之列线，如此方可消除对脊髓的压迫。与此同时尚应设法保证受损椎节的稳定，以防引起或加重脊髓损伤。除牵引疗法使颈椎制动外，可酌情采取前路或后路手术疗法。

【切除椎管内致压物】

凡经 CT 或 MR 等检查已明确位于椎管内之致压物应设法及早切除；并同时行内固定术。一般多选择颈前路。个别病情严重者，亦需同时予以颈后路固定术。对全身情况不佳者则可暂缓施术。

【促进脊髓功能的恢复】

在减压的基础上，尽快地消除脊髓水肿及创伤反应，投予神经营养剂及改善血循环药物。对脊髓完全性损伤者，应着眼于手部功能的恢复与重建，包括根性减压（伤者必须有腕部功能保存）及肌腱转移性手术等。

【后期病例】

对不全性瘫痪者，主要是切除妨碍脊髓功能进一步恢复的致压物及功能重建；而对完全性脊髓损伤者则以椎节稳定、预防并发症及康复为主。

5. 预后

此型骨折脱位为下颈椎损伤中最严重者，因脊髓损伤的发生率高，且较严重，因此预后亦差。但对不伴有脊髓损伤的"幸运性损伤"者例外。

七、颈椎过伸性损伤

此种病例又可称为"挥鞭性损伤"。伤情较重者大多残留后遗症，尤其是对手部功能的影响较大。其主要病理解剖改变位于脊髓中央管处，故又名"脊髓中央管综合征"。

（一）颈椎过伸性损伤的致伤机转

其发生机制大多见于高速行驶之车辆急刹车或撞车时。此时，由于惯性力的作用，面、颌、额等部遭受来自正前方的撞击（多为挡风玻璃或前方座椅的靠背），而使头颈向后过度仰伸；瞬间，头颈又向前屈，因此，亦易引起屈曲性损伤。此外，来自前方的其他暴力，仰颈位自高处跌下，以及颈部被向上向后方向的暴力牵拉等均可产生同样后果。

此种暴力视其着力点不同，除可造成前节所提及的颈椎后脱位、Hangman骨折、下颈椎椎弓根骨折、齿状突骨折伴寰枢后脱位等各种损伤外，其最严重的后果是对脊髓的损害。

在正常颈椎仰伸时，椎管内之脊髓及硬膜囊呈折叠样（手风琴式）被压缩变短；但如果前纵韧带断裂、椎间隙分离，则可使脊髓反被拉长。此时的硬膜囊具有一定的制约作用，在此情况下，如该伤者颈椎椎管较狭窄，则易使脊髓嵌夹于突然前凸、内陷的黄韧带与前方的骨性管壁之中；尤其是于椎管前方有髓核后突或骨刺形成的前提下，此种对冲性压力，最后易集中到脊髓中央管处，以致引起该处周围的充血、水肿或出血。如中央管周围受损程度较轻，则大部分病理过程有可能完全逆转痊愈；但如果脊髓实质损伤范围较大，伤情重，一般难以完全恢复，且易残留后遗症。

此外，此种损伤亦易见于类风湿性脊柱炎、强直性脊柱炎、弥漫性特发性骨肥大（DISH）综合征或Marie-Striimpell综合征这类患者。主要是此类患者由于病残使颈椎活动范围明显受限，甚易发生颈椎损伤，尤其是在饮酒之后，或因视力差或一过性脑缺血发作。当患者面部朝前跌跤，则可引起颈椎后伸损伤，多见于C_6、C_7水平。以致前纵韧带、纤维环及椎间盘断裂；后纵韧带亦多撕裂；偶尔有关节突关节的关节囊分离，亦可伴有程度不同的神经损伤。

此类损伤可出现以下三种结果。

（1）无神经损伤　由于后伸损伤，脊髓很少受挤压，特别当椎管较宽时。

（2）脊髓前动脉受损　引起动脉血栓形成与四肢麻痹。

（3）脊髓不完全性损伤　前髓直接损伤，或因挤压而中央型脊髓损伤。

脊柱越僵硬，损伤与不稳的程度也愈重，大多需要手术疗法。

（二）颈椎过伸性损伤的临床表现

1. 颈部症状

除颈后部疼痛外，因前纵韧带的受累，亦多伴有颈前部的疼痛，颈部活动明显受限，尤以仰伸（切勿重复检查），于颈部周围有明显之压痛。

2. 脊髓受损症状

因病理改变位于中央管周围，愈靠近中央管处病变愈严重，因此锥体束深部最先受累。临床上表现为上肢瘫痪症状重于下肢，手部功能障碍重于肩肘部。感觉功能受累，临床上表现为温觉与痛觉消失，而位置觉及深感觉存在，此种现象称之为感觉分离。严重者可伴有大便失禁及小便潴留等。

（三）颈椎过伸性损伤的诊断与鉴别诊断

1. 诊断

主要依据以下三点。

【外伤史】

其发生情况如前所述，多系来自面颌方向之暴力。如患者对事故当时情况记不清，可从患者面颌部有无表皮及皮下损伤判定之。

【临床表现】

主要是上肢重于下肢的四肢瘫、感觉分离及颈部症状。

【影像学特点】

（1）X线平片　外伤后早期X线侧位片对临床诊断的意义最大，应争取获得一张清晰的平片。典型病例在X线片上主要显示：

1）椎前阴影增宽　损伤平面较高时，主要表现为咽后软组织阴影增宽（正常在4 mm以内），而损伤平面在$C_4 \sim C_5$椎节以下时，则喉室后阴影明显增宽（正常不超过13 mm）。

2）椎间隙增宽　受损椎节椎间隙前缘之高度多显示较其他椎节为宽，且在受损椎节前上缘可有小骨片撕下（约占15%~20%）。

3）其他特点　大多数病例显示椎管矢状径小于正常值，约半数病例可伴有椎体后缘骨刺形成。

（2）MR 检查　对椎间盘突出及脊髓受累程度的判定意义较大，每个病例均应视为常规进行。

（3）其他　CT 检查对骨骼损伤及髓核脱出的判定亦有一定作用，可酌情选用；并注意有无椎板或其他部位骨折征。脊髓造影于急性期不宜选用。

2. 鉴别诊断

【脊髓前中央动脉综合征】

因两者可在完全相类似的外伤情况下例如在急刹车时发生，也均出现瘫痪，因而易混淆。对其鉴别诊断见表 2-3-16-1。

表 2-3-16-1　颈椎过伸性损伤与脊髓前中央动脉综合征鉴别诊断表

项目	颈椎过伸性损伤	脊髓前中央动脉综合征
外伤机制	脊髓中央管周围损伤	脊髓前中央动脉受阻
瘫痪特点	上肢瘫痪重于下肢	下肢瘫痪重于上肢
感觉障碍	感觉分离	较轻、一般无感觉分离
椎前阴影	明显增宽	一般正常
骨刺形成	可有、一般较轻	均较明显

【脊髓空洞症】

其病理解剖改变部位两者相似，症状类同，故易混淆。但本病一般无外伤史，且 X 线平片上椎体前阴影无增宽征，而 MR 检查时显示脊髓中央有空洞形成。

【急性椎间盘脱出症】

因本病发生突然，见于外伤后，且伴有脊髓症状，故需鉴别。但髓核脱出时其外伤并不一定严重，甚至一般的咳嗽即可引起；脊髓受累以锥体束为主，少有感觉分离现象，MR 检查有确诊意义。

【其他】

尚应注意与颈椎管狭窄症、脊髓型颈椎病及其他伤患鉴别。

（四）颈椎过伸性损伤的治疗

1. 急性期治疗

以非手术疗法为主，除一般治疗措施外，要求注意以下 4 点。

（1）颈部的制动与固定　应及早采用颅骨或 Glisson 带行持续牵引；牵引力线略向前屈，一般为 5°~10°，切勿仰伸。牵引重量不宜过重，1.0~1.5 kg 即可。

（2）保持呼吸道通畅　尤其是对损伤平面较高者，应酌情吸入氧气或气管切开。

（3）脊髓脱水疗法　按前述之方法及要求进行，在临床上多以地塞米松及高渗葡萄糖液为主。

（4）预防并发症及肢体功能锻炼　应注意预防坠积性肺炎、尿路结石及褥疮等并发症，加强以手部为主的双上肢功能锻炼与康复。

2. 手术疗法

不宜在早期进行，除非有明确的骨性致压物者；一般选择伤后 3 周左右，此时创伤反应已减退，且病情大多稳定。

【手术适应证】

（1）椎管明显狭窄者　此组病例中约 80% 的患者伴有椎管狭窄，但矢状径小于 10 mm 者并不多见。对这类病例如不及时减压，则势必影响脊髓功能的进一步恢复。

（2）椎管内有致压物　此种情况较少发生，偶见于合并伤者。如证实有骨片或髓核已陷入椎管并对脊髓形成压迫时，则需行手术切除。

（3）伴有黄韧带肥厚并内陷者　此种情况可从 CT 或 MR 检查中确定；如证实其已压迫脊髓时，则应将其切除，以促进脊髓功能的恢复。

【术式选择】

可分为前路及后路两种减压术式。椎管狭窄及黄韧带病变者应行颈椎后路减压、并扩大椎管矢径。而对椎管内有骨性致压物者，应视致压骨所在位置而决定前路或后路切除之。伴有椎体后缘骨刺形成者，则需选择前路术式；在切除致压骨，恢复椎节高度与椎管列线之同时，可选用颈椎前路锁定钢板或 Cage 内固定。对确认黄韧带内陷之病例，可在颈后路切除减压术后选用椎板固定夹、椎弓根钉或颈后路钢板固定之。

【手术注意事项】

（1）术中切勿仰伸　包括麻醉及施术过程中均不应使颈椎过伸，以防加重病情。

（2）避免牵拉硬膜囊　尤以后路施术时，对硬膜囊切勿牵拉，以防处于恢复阶段的脊髓再次损伤。

（3）冰水降温保护脊髓　术中，包括颈椎前路及后路减压术时，可用 5~10 ℃冰冷的等渗氯化钠注射液冲洗术野，以达到局部降温，起保护脊髓的作用。

3. 后期病例

指伤后 3 周 ~3 个月就诊者，主要是对颈椎的保护、制动及一般疗法，有手术适应证者，仍需施术切除致压物及扩大椎管矢状径。

4. 晚期病例

指伤后 3 个月以上之病例。除有致压物或椎管明显狭窄需行手术疗法外，一般以肢体（尤以手部）的功能重建及康复为主。

5. 颈椎过伸性损伤的预后

一般病例的脊髓神经功能大部分可恢复，尤以轻症者更为满意，康复后可不留后遗症。但中央管周围损伤较为严重的病例则手部功能难以完全恢复。伴有其他损伤、椎管内有骨块残留、椎管矢状径小于 10 mm 及延误治疗者，预后大多欠理想。

八、外伤性钩椎关节病（创伤性颈脑综合征）

所谓创伤后颈脑综合征是指在头颈部外伤后，由于钩椎关节创伤反应造成椎动脉痉挛、狭窄或折曲而引起颅脑症状（椎 – 基底动脉供血不全症状）者。由于此组病例发生于头颈部外伤后，以往多将此种情况归之到脑外伤后遗症之列，并按此治疗；实质上其各种症状主要系因椎动脉受累所致，因此本病亦称之谓外伤性椎动脉型颈椎病，故另列一节加以讨论。

（一）外伤性钩椎关节病的病因

因头颈部突然被撞击，其尤多发于交通事故时，因此在颅脑外伤之同时颈椎既可发生骨折、脱位而与脑外伤同时处理，又可单独引起钩椎关节受累而出现各种创伤性反应（即后期形成的创伤性关节炎）。但在受伤早期常规检查时（包括 X 线片），却难以发现阳性所见而漏诊。在此情况下，可因各种机械性因素（早期的水肿、渗出及充血，后期结缔组织增生、钙化与骨化）与动力性因素（钩椎关节的松动与移位），而使椎动脉受压、变细或折曲，并引起椎 – 基底动脉供血不全症状。

（二）外伤性钩椎关节病的临床与影像学表现

1. 临床表现

在临床上主要表现与椎动脉型颈椎病相似之各种症状；颈椎受伤椎节处可有压痛、间接叩痛及活动受限等局部症状；在受伤当时多伴有短暂的昏迷、逆行性健忘、恶心、呕吐等轻度脑外伤症状。

2. 影像学表现

常规的 X 线片上可显示颈椎生理曲线消失及椎节不稳症，应注意观察钩突有无骨折征；急性期椎前阴影有可能增宽。CT 及 MR 检查均有助于对局部损伤状态的判定，并可酌情行 MRA（椎动脉磁共振）检查。

（三）外伤性钩椎关节病的诊断

早期多较困难，主要依据以下两点进行诊断。

1.基底动脉供血不全症状

此组症状出现于头颈部外伤后，间隔期甚短。

2.除外脑外伤后遗症

因两者甚易伴存，应加以区别。主要根据：

（1）旋颈试验 多为阳性，单纯脑外伤者阴性。

（2）一侧性偏头痛 最为多见，而脑外伤者多呈放射状、弥漫性。

（3）颈痛 多伴有，脑外伤者则无。

（4）颈源性眼球震颤试验 多为阳性，脑外伤者则阴性。

（5）高渗（或低渗）液静脉内注射试验 均为阴性，脑外伤者则为阳性（诱发头痛）。

（6）脑电图 无特殊所见，脑外伤者则有相应之改变。

（7）其他检查 必要时可行椎动脉造影、MRA或采用数字减影技术确诊。

上述情况的归纳见表2-3-16-2。

表 2-3-16-2 创伤后颈脑综合征与脑外伤后遗症鉴别

鉴别要点	创伤后颈脑综合征	脑外伤后遗症
旋颈试验	阳性	阴性
头痛特点	偏头痛，多为一侧	放射状，弥漫性
颈痛	多存在	无
眼球震颤试验	颈源性阳性	阴性
不等渗液试验	阴性	阳性
脑电图	阴性	可有阳性所见
颈椎 X 线片	可有阳性发现	多阴性
MRA	阳性所见	阴性
椎动脉造影	阳性所见	阴性

（四）外伤性钩椎关节病的治疗

以保守疗法为主，多可好转或痊愈；经保守疗法无效，并经 MRA、数字减影技术或椎动脉造影证实者，可根据病情不同选择相应的手术，对合并有脑外伤后遗症者应一并处理，现分述于后。

1.非手术疗法

【病例选择】

主要为早期、轻型病例。

（1）轻型病例 疗效最为明显，尤以外伤后即获确诊者，大多可治愈。

（2）合并严重颅脑损伤者 需要优先处理颅脑损伤，而对颈部损伤可先行非手术疗法。

（3）诊断不明确者 对头、颈损伤判定不清时，可先试以非手术疗法。

【具体实施】

（1）颈部制动 视病情不同可选用一般颈围、颌－胸石膏、颈部支具或其他可以限制颈部活动范围的用具。

（2）牵引疗法 用于头颈部症状较为明显、并影响生活工作者，以格氏带轻重量持续牵引为简便有效。

（3）药物 可选用对血管有扩张作用的药物，笔者发现丹参片（或注射液）及凯时静脉注射疗效较佳。

（4）其他 根据其并发伤情况及病情的轻重和病程的长短而选择相应的疗法，包括理疗、针灸、中草药外用或口服等均可。

2.手术疗法

【手术病例选择】

主要有以下几类情况可选择手术疗法。

（1）诊断明确非手术疗法无效者 约占 30% 的病例属此种情况，应及早选择手术治疗。

（2）伴有外伤性颈椎病者 指同时伴有椎节髓核脱出及颈椎不稳且出现脊髓或脊神经根症状者。

（3）其他 视具体情况而定，包括病情虽轻，但影响正常工作及生活质量者，职业要求颈部活动较多者及常年外勤工作者等均可酌情决定施术。

【术式选择】

（1）椎节撑开融合术 最为多用，对诊断明确，以椎节松动、不稳及症状时好时坏为主者，可用 Cage 将椎节撑开融合之。此时不仅扩大了椎管及根管的矢状径，且可使折曲的椎动脉恢复原有曲度及张力，作者发现其有效率可达 95% 以上。

（2）椎动脉侧后方减压术 对单纯性椎动脉受压或刺激并经影像学证实者，可从前路行横突孔扩大术。

（3）复合手术 指对同时伴有椎节骨质增生，钩椎关节变形及椎动脉病变者，可根据病变的特点，同时施以椎节减压，撑开及融合术或颈椎侧前方减压术。

（五）外伤性钩椎关节病的预后

单纯型早期治疗及时者，预后大多较好；伴有脑外伤或其他并发伤以及治疗延误者，则影响预后。

（严力生 钮心刚）

第十七节 胸、腰段脊柱脊髓损伤

一、胸、腰椎损伤的分类

由于脊柱解剖结构及受伤机制的复杂性，使脊柱损伤的分类目前尚无统一的方法，过去多种不同的单一分类方法，各有其不同的侧重点，有的分类方法基于损伤的机制；有的基于脊髓损伤的程度；有的基于影像学表现；有的基于脊柱损伤后稳定性的改变。但单一的分类方法很难全面地反应脊柱损伤后客观表现，故近年来更多的作者主张胸腰椎损伤进行综合分类。自 20 世纪 80 年代初，Denis 等三柱结构学说，被广泛接受与应用。以此为基础，结合外伤机制及椎管情况进行综合分类可能更具有临床指导意义。

（一）根据损伤累及的范围分类

Denis 将脊柱理解成三条纵行的柱状结构，即：

（1）前柱 包括脊柱前纵韧带、椎体及椎间盘的前 1/2 部分。

（2）中柱 由椎体及椎间盘后 1/2 和后纵韧带组成。

（3）后柱 由椎弓、椎板、附件及黄韧带、棘间、棘上韧带组成。根据损伤累及的范围分为前、中、后柱损伤（图 2-3-17-1）。

（二）按脊柱损伤机制分类

过去脊柱损伤机制分类中分型繁多，但分型越细，其实用意义越差。笔者建议将胸腰椎损伤机制分类概括为四型：

1. 屈曲压缩型骨折

此型损伤主要是屈曲压缩暴力所致，根据压缩的方向可分为屈曲压缩和侧向压缩，前者多见，后者少见。前者表现为脊柱的前柱承受压应力，致椎体前部高度压缩，若压缩小于原椎体高

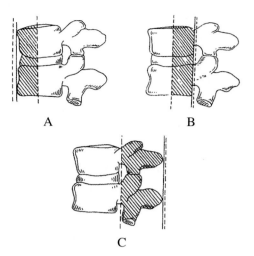

图 2-3-17-1　Denis 脊柱三柱楔型示意图

A：前柱；B：中柱；C：后柱

度的 50%，前纵韧带大多完整，X 线像显示椎体后侧皮质完整，其高度不变，椎弓根间距正常，棘突无分离。后柱承受张应力，后柱的棘上、棘间韧带在张力较大时可断裂，棘突有分离。中柱作为支点或枢纽，而未受累或少受累。该型骨折常见于胸椎，大部属稳定型，很少有神经或脊髓损伤。Denis 将该类骨折分为四型（图 2-3-17-2）。

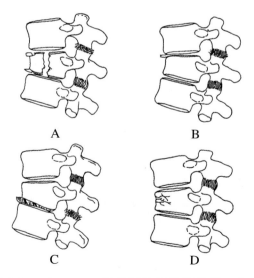

图 2-3-17-2　Denis 屈曲压缩性骨折分类示意图

A：上、下终板均破坏；B：上终板破坏；
C：下终板破坏；D：上、下终板均完整

2. 爆裂型骨折

在 CT 扫描应用前，常将此型骨折归属于

压缩型骨折。该型损伤的特点是脊柱中柱受累，在轴向应力或压缩暴力伴屈曲力的作用下，使椎体呈爆裂样裂开，椎体后侧骨折片常连同其椎间盘组织突入椎管，引起椎管狭窄，致脊髓或马尾神经损伤，该型骨折在普通正、侧位 X 线片，可见椎体前高、后高及侧高均有不同程度的减小，椎间盘高度可能减小或不变，两椎弓根间距增宽，CT 扫描对此类损伤诊断价值最大。该型骨折在外科治疗占有重要位置。Denis 根据暴力垂直程度及损伤部位不同，将爆裂骨折分为五个亚型。

【A 型】

是指在严重的完全纵向垂直暴力下，所致的上、下终板均呈破裂样的骨折。该型骨折一般不引起后凸成角，多见于下腰椎（图 2-3-17-3）。

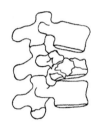

图 2-3-17-3　Denis 爆裂型骨折 A 型上、下终板均破坏示意图

【B 型】

为不完全纵向垂直或略带前屈暴力所致的上终板损伤，该型损伤可导致脊柱急性或晚期向后成角，为胸腰椎爆裂骨折中最常见的一型（图 2-3-17-4）。

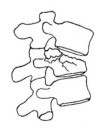

图 2-3-17-4　Denis 爆裂型骨折 B 型上终板破裂示意图

【C 型】

为下终板损伤，作用机制与 B 型相似，但

比 B 型少见（图 2-3-17-5）。

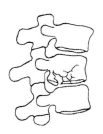

图 2-3-17-5　Denis 爆裂型骨折 C 型下终板破裂示意图

【D 型】

是轴向应力伴有旋转暴力所致，多见于腰椎。该型极不稳定，可造成骨折脱位，但与屈曲旋转型骨折脱位不同之处，在于该型椎体多为粉碎骨折，椎弓根间距增宽，椎体后壁可突入椎管，椎板可有纵向骨折（图 2-3-17-6）。

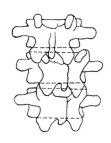

图 2-3-17-6　Denis 爆裂型骨折 D 型粉碎性骨折椎弓根间距增宽示意图

【E 型】

为轴向应力伴有侧向屈曲，该型除椎弓根间距增宽外，压缩侧可有骨块挤入椎管（图 2-3-17-7）。

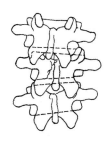

图 2-3-17-7　Denis 爆裂型骨折 E 型粉碎性骨折，椎弓根间距增宽，同时压缩侧有骨块突入椎管示意图

3. 安全带型损伤

此型常为屈曲分离暴力所致，即后柱、中柱承受牵张性剪力，前柱承受轴向前屈暴力。顾名思义该型损伤常见于车祸，高速行驶的机动车发生车祸时，由于安全带的作用，下肢和躯干下部保持不动，而由于高速行驶的惯性作用，安全带以上的躯干上部仍高速前移，造成安全带上方附近脊椎后部承受过大的张力，使棘上、棘间、黄韧带、甚至后纵韧带断裂、向前经椎间盘或经椎体产生横向切片样裂开，由于脊柱前柱呈轴向前屈，可使前柱发生压缩，也可呈铰链作用不受损伤。该型轻度损伤属稳定型，一般无椎管狭窄。严重者椎体可呈切片样裂开，椎弓根断裂，若伴有平移暴力可产生水平移位，骨折不稳定，脊髓损伤也较严重（图 2-3-17-8）。

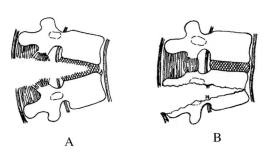

图 2-3-17-8　安全带型损伤示意图
A：经棘上、棘间韧带及椎间盘损伤；B：经椎体横向切片样裂开

4. 骨折脱位型

骨折脱位型损伤少有单一外力，往往为多种外力同时作用，是严重暴力所致，损伤机制比较复杂，可由屈曲、剪力、牵张或旋转等复合暴力造成，故过去依据暴力不同，将骨折脱位分为屈曲旋转型、剪力型或牵张型等。该型损伤均累及三柱，造成不同程度的脊髓或神经损伤（图 2-3-17-9）。

（三）根据椎管狭窄或受堵程度分类

Wolter 将椎管经 CT 扫描的横断面分成三等分，并用 0，1，2，3 表示其狭窄及受堵的指数。

（1）椎管无狭窄或无受堵者指数为 0。

（2）椎管受压或狭窄占椎管横断面的 1/3 者，指数为 1。

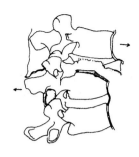

图 2-3-17-9　骨折脱位型示意图

（3）椎管受压或狭窄占横断面 2/3 者，指数为 2。

（4）椎管完全受压或完全受堵为 3。

（四）AO 推荐的综合分类法

AO 学派将胸、腰椎骨折依据抗压、抗拉及抗旋转能力的丧失程度，以 3-3-3 的模式具体分类如下。

1. 类型 A——椎体压缩骨折

【A1 型椎体压缩性骨折】

（1）椎体终板骨折

（2）椎体楔形压缩骨折

1）体上部楔形骨折。

2）椎体侧方楔形骨折。

3）椎体下部楔形骨折。

【A2 椎体劈裂性骨折】

（1）椎体矢状面劈裂骨折

（2）椎体冠状面劈裂骨折

（3）椎体钳形劈裂骨折

【A3 椎体爆裂性骨折】

（1）不完全性爆裂骨折

1）椎体上部爆裂骨折。

2）椎体侧方爆裂骨折。

3）椎体下部爆裂骨折。

（2）椎体爆劈裂性骨折

1）椎体上部爆裂劈裂性。

2）椎体侧方爆裂劈裂性骨折。

3）椎体下部爆裂劈裂骨折。

（3）完全爆裂性骨折

1）椎体钳形爆裂骨折。

2）完全屈曲爆裂骨折。

3）完全轴向爆裂骨折。

2. 类型 B——前后结构牵伸损伤

【屈曲性牵伸损伤（以后部韧带损坏为主）】

（1）合并有椎间盘水平撕裂

1）屈曲不稳。

2）前脱位。

3）合并关节突骨折屈曲不稳或前脱位。

（2）合并 A 类椎体骨折

1）屈曲不稳＋A 类椎体骨折。

2）前脱位＋A 类椎体骨折。

3）合并关节突骨折屈曲不稳或前脱位＋A 类椎体骨折。

【屈曲性牵伸损伤（以后部骨性结构损坏为主）】

（1）水平的二柱损伤

（2）合并椎间盘水平撕裂

1）撕裂通过椎弓根和椎间盘。

2）撕裂通过椎弓峡部和椎间盘。

（3）合并 A 类椎体骨折

1）骨折通过椎弓根＋A 类椎体骨折。

2）骨折通过椎弓峡部＋A 类椎体骨折。

【伸展性剪切损伤（通过椎间盘的前部结构）】

（1）伸展性不稳

1）不合并后部结构损伤。

2）合并后部结构损伤。

（2）后向过伸性滑脱

（3）后脱位

3. 类型 C——旋转暴力所致的前后结构损伤

【A 类骨折合并旋转暴力（屈曲旋转损伤）】

（1）旋转楔形骨折

（2）旋转劈裂性骨折

1）旋转矢状面劈裂骨折。

2）旋转冠状面劈裂骨折。

3）旋转钳形劈裂骨折。

4）椎体分离。

【B 类骨折合并旋转暴力损伤】

（1）B1 类损伤合并旋转暴力（屈曲分离损伤合并旋转）

1）旋转屈曲不稳。

2）旋转屈曲不稳合并单侧关节突骨折。

3）单侧关节突脱位。

4）旋转前脱位合并或不合并关节突骨折。

5）旋转屈曲不稳合并或不合并关节突骨折＋A类骨折。

6）单侧关节突脱位＋A类骨折。

7）旋转前脱位有/无关节突骨折＋A类骨折。

（2）B2类损伤合并旋转

1）旋转水平暴力所致的二柱骨折。

2）单侧屈曲滑脱合并椎间盘撕裂。

3）单侧屈曲滑脱＋A类骨折。

（3）B3类损伤合并旋转（伸展剪切损伤合并旋转）

1）旋转过伸性不稳有/无后部结构损伤。

2）单侧过伸性滑脱。

3）旋转后脱位。

【旋转剪切损伤】

（1）片状骨折

（2）斜形骨折

AO综合分类对骨折类型和损伤部位的判定更加具体，但比较繁琐不易记忆。

（六）脊柱骨折后稳定程度的判定

1. 依骨折稳定程度的分类

根据脊柱骨折后脊柱的稳定性可分为：稳定性骨折与非稳定性骨折。但更重要的是如何判定其稳定性，因它对脊柱骨折的治疗方式和方法的选择具有重要意义。

【稳定型骨折】

该型骨折较为单纯，常不合并附件骨折或韧带撕裂，脊柱排列无改变。如上述的单纯压缩型骨折，轻度的安全带型骨折或轻度爆裂骨折等，即骨折发生后，无论是搬运或脊柱活动无移位趋向者，故稳定性骨折一般均可采用保守治疗。

【不稳定型骨折】

脊柱遭受严重暴力后，除椎体骨折外，常伴有附件骨折和韧带断裂等联合损伤。由于脊柱稳定因素大部受到破坏，在搬运中或脊柱活动时，可发生骨折移位或脊髓神经损伤，如骨折脱位、爆裂骨折等。因而，不稳定骨折，常需要整复固定进行脊柱稳定性重建。

2. 决定脊柱骨折稳定性的因素

脊柱骨折后的稳定性取决于：

（1）骨折后椎体是否完整？

（2）后部结构是否受损？

（3）脊椎排列是否有改变？

以上三个因素中有两个因素受累被视为不稳定骨折。Denis认为含有椎体后壁的中柱骨折对脊椎骨折的不稳定及脊髓损伤有较大的意义。一般认为三柱结构中有两柱或两柱以上的结构受累判定为不稳定。

3. 不稳定型脊柱骨折的分度

脊椎骨折不稳定可分为三度。

（1）Ⅰ度　为机械性不稳定。如脊柱前柱与后柱受累，若处理不当脊柱可逐渐发生后凸畸形。

（2）Ⅱ度　为神经性不稳定。如前、中柱受累的爆裂骨折，若处理不当，椎体可进一步塌陷椎管狭窄，使原无神经症状者发生神经损害。

（3）Ⅲ度　为兼有机械性及神经性不稳定，常为三柱受累，如骨折脱位。

二、胸、腰段脊髓神经损伤的分类

（一）脊髓神经损伤的分类

1. 按脊髓神经损伤的解剖部位分类

【胸腰髓损伤】

损伤平面以下的运动、感觉、膀胱和直肠功能障碍，下肢迟缓性瘫痪，反射减弱或消失。由于圆锥未受影响，其原始反射如肛门反射、球海绵体反射存在。

【圆锥损伤】

单纯圆锥损伤，其损伤区为$S_2 \sim S_5$节段，可有骨盆肌的麻痹；鞍区、会阴部感觉障碍；

膀胱直肠功能失控；肛门反射及球海绵体反射阴性者，则为完全性圆锥损伤；否则为不完全性圆锥损伤。圆锥损伤者其步态基本正常。

【马尾神经损伤】

为椎管内的腰骶神经根受损，大腿、小腿、足部及会阴部、鞍区皮肤感觉减退或消失，两侧的皮肤感觉对称或不对称。股四头肌以下的肌肉及括约肌功能减弱或消失，患者行走正常或摇摆步态。

在临床上所见到的脊髓损伤可为单纯的脊髓、圆锥或马尾损伤，也可为脊髓圆锥损伤或圆锥马尾损伤。

2.按脊髓损伤的程度分类

【脊髓震荡】

脊髓震荡是脊髓轻微损伤后出现的一种暂时性功能抑制（其具体机制尚不十分清楚），伤后表现为不全瘫，且恢复较迅速、完全，在病理上无实质性改变。故脊髓震荡是一回顾性诊断。

【不完全性脊髓损伤】

脊髓连续性完好，脊髓损伤平面以下为程度不同的部分功能丧失，呈不完全性截瘫。此外，尚有以下4种不全瘫的类型。

（1）脊髓半侧损伤（Brown sequard syndrome） 损伤平面以下伤侧肢体本体感觉和运动丧失，对侧肢体痛、温觉丧失。

（2）前脊髓损伤（anterior spinal cord injury） 损伤后不同程度的运动和痛、温觉丧失，而本体觉存在。

（3）后脊髓损伤（posterior spinal cord injury） 损伤平面以下出现深感觉障碍，很少有锥体束体征。

（4）中央型脊髓损伤（central spinal cord injury） 该型多见于颈段，上肢运动功能障碍明显重于下肢。

【完全性脊髓损伤】

可以是脊髓横断，也可是损伤部位解剖学上连续，但其损伤平面以下运动、感觉、反射及括约肌功能完全障碍，即包括肛门皮肤黏膜

交界处的感觉及肛门深感觉与肛门指检时肛门括约肌自主收缩消失。但在损伤急性期伴有脊髓休克期，脊髓损伤程度难以辨明，脊髓休克的存在，既可预示脊髓功能永久性丧失，也可能是脊髓功能暂时丧失。脊髓休克结束后脊髓功能可有不同的预后。临床上常将以下三个原始反射中之一的出现作为脊髓休克结束的标志。

（1）球海绵体反射出现 即检查者用手指轻轻捏挤阴茎或阴蒂时，另一手戴手套的示指置于肛门内能同时感到肛门括约肌有收缩。

（2）肛门反射出现 即针刺肛门周围皮肤与黏膜交界处，有肛门括约肌收缩。

（3）足底反射出现 即针刺足底时，拇指伸屈。

因而在脊髓损伤早期应反复地仔细观察患者，脊髓休克结束后，足趾是否有微动，刺激足底时足趾有无缓慢地伸屈，足趾有无残留的位置觉，有无微弱的肛门反射，是否存在有球海绵体反射等特别是鞍区是否有感觉，肛门指诊括约肌是否有收缩。以上任何一项存在，均认为是不完全性瘫痪。

（二）脊髓损伤的神经功能分级

1. ASIA脊髓损伤分级

制定脊髓损伤的神经功能分级，对判断脊髓损伤程度、评估疗效、对临床和科研工作者进行正确的交流都具有十分重要意义。目前被公认和被广泛采用的为美国脊髓损伤学会（ASIA）根据Frankel分级经过多次修订的分级。

A级 完全性损害，在脊髓损伤平面以下，包括骶段（S4~S5）无任何感觉和运动的功能保留。

B级 不完全性损害，在损伤神经平面以下包括骶段（S4~S5）存在感觉功能，但无运动功能。

C级 不完全性损害，在损伤神经平面以下存在感觉和运动功能，但大部关键肌的肌力在3级以下。

D级 不完全性损害，损伤平面以下存在感觉和运动功能，且大部分关键肌的肌力等于或大于3级。

E 级　感觉和运动功能正常。

2. 功能独立性评定及分级

为了充分描述脊髓损伤对个体的影响及检测或评估治疗效果，必须有一评定生活能力的标准。1992 年 ASIA 根据 Barthel 指数修订的功能独立性测定（functional independence measure，FIM）标准已在美国广泛应用，并正在获得国际上的公认。

【生活能力分类】

FIM 测量包括 6 个方面的功能，即：

（1）自我料理　A. 进食；B. 梳洗；C. 洗澡；D. 穿衣；E. 穿裤；F. 上厕所。

（2）大小便控制　G. 膀胱控制；H. 直肠肛门控制。

（3）转移能力　I. 床 / 椅 / 轮椅；J. 上厕所；K. 移动至浴室（盆浴或淋浴）。

（4）运动能力　L. 步行/轮椅；M. 上下楼梯。

（5）交流　N. 理解；O. 表达。

（6）社交　P. 社会关系；Q. 问题解决。

【生活能力分级】

在每个方面要评价 2 个或 2 个以上活动或项目，总共 18 项，每项按功能的独立性评定，分为 7 级。

7 级　完全独立　活动能在规定的时间内安全、规范的完成且无需矫正，不用辅助设备和帮助。

6 级　独立性减弱　活动超过规定时间，活动不能安全地完成，活动需要辅助设施。

5 级　监护或示范　不需要体力帮助，但需要提示。

4 级　最低限度接受帮助　给患者的帮助限于扶助性，或患者在活动中主动用力程度大于 75%。

3 级　中等帮助　需要更多的扶助，患者在活动用力程度为 50% ~75%。

2 级　最大帮助　患者活动量的 25% ~50% 为主动用力。

1 级　完全依赖　患者在活动中主动用力仅在 25% 以下。

（三）下位脊髓、圆锥及马尾神经损伤的临床表现

在临床上，由于 T_{12}~L_2 处骨折多发，因此波及此段神经损伤视平面高低不同而有所差异，其直接影响预后及治疗方法选择。现将解剖分段示意图（图 2-3-17-10，11）及神经症状特点分列于后（表 2-3-17-1）。

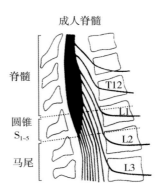

图 2-3-17-10　Wolter 椎管横断面 CT 扫描分度指数示意图

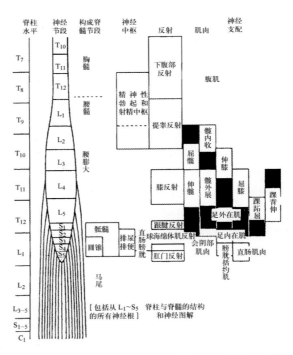

图 2-3-17-11　神经解剖图显示脊髓、圆锥、马尾与脊柱骨性解剖的立体关系示意图

相关图表可以较清晰地表明不同脊柱水平骨折脱位，可引起不同脊髓节段损伤，以致表现出不同之临床症状。当然脊髓损伤亦有可能不在一个平面，或是受损断面不同而有所差异。

表 2-3-17-1　胸腰段脊髓、圆锥和马尾损伤之神经症状

症状	胸腰段脊髓（圆锥上脊髓）	圆锥	马尾神经根
运动障碍	损伤平面以下痉挛瘫痪 损伤平面弛缓性瘫痪	神经根、固有肌对称丧失弛缓性瘫痪 会阴部肌肉对称丧失	非对称性，经根性分布区可能对称性弛缓性瘫痪
感觉障碍	损伤平面以下	S_{3-5} 分布区	鞍区或根性分布区膀胱感觉丧失
两便改变	肛门括约肌收缩 逼尿肌与括约肌协同失调性痉挛	肛门括约肌无收缩 充溢性尿失禁 弛缓性膀胱	肛门括约肌松弛 充溢性尿失禁 弛缓性膀胱
性功能	高位损伤，所有功能均正常，低位伤可无心源性勃起、排精及生育	反射性勃起丧失 心源性勃起丧失 无排精或射精 无生育、无性高潮	反射性勃起丧失 心源性勃起存在 可能排精、射精及生育 可能出现性高潮
反射改变	呈现亢进；球海绵体＋；肛门收缩＋；踝反射＋	无肛门收缩 无球海绵体反射	受损根分区以下无深反射或生理反射
病理反射	损伤在 L_5 以上，Babinski 征阳性	无病理反射	无病理反射

三、稳定性胸腰椎骨折

（一）胸腰椎椎体单纯性、楔形压缩性骨折

为临床上最为多见的类型，多由高处落下臀部或足跟部着地所致，故易伴发跟骨或胫腓骨骨折。此类骨折好发于 T_{11}~L_2，尤多见于 T_{12}~L_1。此外骨质疏松者轻度外伤亦可引起，以更年期女性多发，大多发生于平地跌倒之后，其部位常在第一腰椎以下，可能与负载强度大有关。破伤风或其他原因引起躯干肌群痉挛收缩者，亦可引起。

1. 致伤机转

主因屈曲纵向暴力所致，前柱压缩呈楔形，而中柱及后柱多无明显改变。老年患者大多属于生活或一般性交通意外，包括平地跌倒等并非少见。

2. 临床表现

主要表现为伤处局部的疼痛、压痛、棘突隆起及传导叩痛等。因局部出血及防御性反射作用，双侧腰肌多呈痉挛状，且伴有腰部活动受限等症状；但伴有局部血肿者十分少见。

3. 诊断

主要依据以下三点，一般多无困难。对老年患者应注意，尤其是更年期以后的妇女，稍许外伤即可引起胸腰段骨折。

（1）外伤史　可轻重不一，尤以更年期妇女及老龄患者，轻轻地一坐下即可引起此种类型之腰椎骨折。

（2）临床特点　棘突压痛及传导痛具有诊断意义，并具有定位作用。

（3）影像学检查　于 X 线平面上可清晰显示椎体压缩性改变及其压缩程度。多数病例椎体前缘压缩为 1/4 左右，一般不超过 2/4，因此，后方之小关节多无明显脱位。X 线平片上可显示关节咬合变异，但对脊柱的稳定性影响不大。如压缩超过椎体的 2/4，椎节后方小关节呈半脱位时，则应视为不稳定型中的另一分型。因为不波及椎管，非十分必要，一般无需行 CT 扫描或 MR 检查。

4.治疗

对一般病例原则上以非手术疗法为主，包括：卧木板床，腰下垫软枕，或悬吊牵引以促使骨折复位，并在牵引下行功能疗法（图2-3-17-12）。5~7 d后，骨折位于上腰椎者在悬吊状态下上石膏背心，骨折在下腰段，可用腰围固定8~10周，并按常规进行腰背肌锻炼（图2-3-17-13）。年龄60岁以上，尤其是伴有肺部功能不全及合并复合伤不适宜于石膏固定者，应在床上进行腰背肌锻炼（图2-3-17-14），并于骨折椎节处垫一软枕，以达到使其慢性复位目的。亦可选用预制式钢架简易石膏背心代替全石膏背心。对陈旧性损伤、骨折未行复位者，以功能锻炼及理疗为主，仅个别患者因后方小关节损伤性关节炎需行融合术治疗。

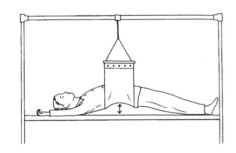

图 2-3-17-12　胸腰椎悬吊牵引示意图

（二）横突骨折

多见于腰椎，一般为一侧性，可单发或多发。胸椎由于两侧之肋骨所构成的胸廓起固定与制动作用而使其活动度明显减少，因而少有横突骨折者发生。

1.致伤机转

多因腰部突然侧屈致伤，自楼上滚下或跌下时常见。此时由于附着其上的肌肉强烈收缩而将横突撕裂。一般位移较轻，以第三腰椎横突为多发；因该横突较长，附着肌肉较多，受力面积及强度较大之故。

2.临床表现

主要为腰椎患侧局部压痛及向健侧弯腰活动受限。肿胀大多轻微，不仔细观察难以

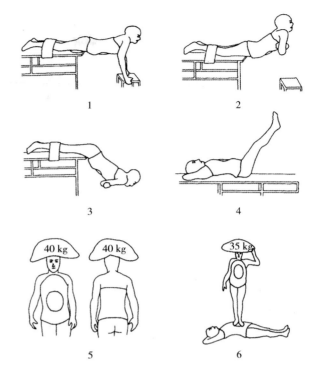

图 2-3-17-13　稳定胸腰椎骨折带石膏背心进行腰背肌功能锻炼示意图

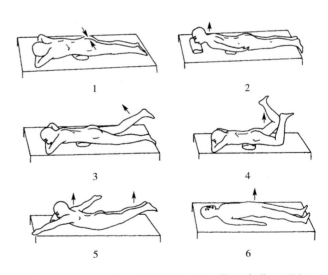

图 2-3-17-14　稳定胸腰椎骨折不带石膏背心进行腰背肌功能锻炼示意图

发现，且不易与对侧比较。传导叩痛大多阴性或轻度。

3.诊断

主要依据外伤病史及临床检查所见。清晰的X线正位片可显示骨折之部位及移位情况。

4. 治疗

卧木板床休息 3~4 周，或上石膏腰围逐渐下地活动；痛消后加强腰背肌锻炼。移位者多可自动复位，一般无需手术复位及内固定，除非伴有外伤性神经卡压需行松解术者。

（三）棘突骨折

多因直接暴力或腰椎过猛前屈或突然仰伸所致，后者大多伴有前纵韧带及椎间隙裂开征，多属强暴力所致。诊断主要依据为：

1. 外伤史

均较明确，一般多属强烈屈伸暴力所致。

2. 临床表现

患者多呈直立状体位，拒弯腰；棘突处显示肿胀，压痛明显，却少有传导叩痛。腰部前屈明显受限，但后伸尚可或轻度受限（仰伸状致伤者不应作此项检查，以防加剧损伤）。

3. 诊断

除病史、临床症状及体征外，于 X 线侧位片上可显示出骨折线，但很少有移位者；个别病例，可选择 CT 扫描判定。

4. 治疗

有多种选择，可卧木板床休息 3~4 周后上石膏腰围下床活动，并加强腰背肌锻炼；或佩戴支具逐渐下床活动。对骨折块移位明显者，可试以手法复位，或行开放复位及钢丝内固定术；亦可行棘突切除术，但应保留棘上韧带。

四、不稳定性胸腰椎骨折脱位

本型骨折在临床上虽较前者相对少见，但病情严重，且治疗较复杂，各型之间差异较大，易并发神经损伤，应引起重视。

（一）椎体爆裂性骨折

此种类型在胸腰椎骨折中并非少见，且其后果严重而为大众所重视；本型脊髓损伤伴发率最高，且完全性脊髓损伤之发生率更高。

（二）椎体严重楔形变并伴有小关节半脱位者

此型又名屈曲（旋转）型骨折脱位，亦为临床上较为严重之类型，易伴有脊髓损伤，但较前者为轻。但本型发生率较低，在屈曲暴力所致之楔形骨折病例中，约占 7%~9%。

1. 受伤机转

当椎体突然遭受压缩暴力，由于椎节前柱楔形变而使椎节的中部（柱）及后部（柱）受到牵张应力的作用而呈现分离状，此时三柱均遭破坏。如同时伴有旋转暴力，则椎节出现相应之轴向位移；前纵韧带及后纵韧带多相继断裂，并引起脊髓损伤。以 T_{11}~L_2 段为多发，因之圆锥及马尾损伤率特高。

2. 临床表现

与前者基本相似，局部症状多较明显，且疼痛剧烈常难以忍受。如圆锥或马尾损伤，则两便功能障碍，并伴有鞍区感觉丧失。

3. 诊断

主要依据外伤史，临床所见及影像学检查，包括 X 线平片及 CT 扫描，后者主要是判定骨块位移部位及方向。伴有神经症状者，应同时行 MR 检查，以确定脊髓或脊神经根受累情况。

4. 治疗

基本原则与前者一致。应尽早卧木床板、悬吊牵引及功能锻炼，3~5 d 后局麻下悬吊复位，拍片认为对位满意时，行石膏背心或石膏腰围固定。石膏固定 10~12 周，并加强腰背肌锻炼。对椎节明显不稳之病例，亦可在伤后 3~5 d 行开放复位内固定术，全脱位者以后路手术为主，多选用椎弓根钉技术；半脱位者，特别是伴有脊髓致压性改变者，亦可行前路手术；对青壮年体力活动量大者，亦可前后路同时施术。

（三）伸展型骨折

又名后伸骨折，此型虽较屈曲型明显为少见，但因其发生机转特殊，早期处理不当，或误将其作为屈曲型处理，则后果适得其反；此在临床上时有发生，必须引起注意。

1. 致伤机转

除跳水运动外，大多系高处跌下时中途遇有障碍物阻挡之故（图 2-3-17-15）。应详细追问病史，大多可获得致伤详情。

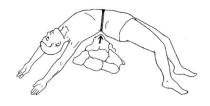

图 2-3-17-15　胸腰椎伸屈型骨折发生机制示意图

2. 临床表现

椎节局部疼痛及压痛十分明显，且多伴有脊髓刺激或受压症状，尤以感觉障碍为甚。局部肿胀清晰可见，有些病例可发现皮下血肿或皮肤擦伤、挫伤等应注意检查。

3. 诊断

主要依据仰伸状受伤机制、临床症状特点及影像学检查等均可作出判断。X 线片除正侧位片外，应加摄左、右斜位片及点片，以判定骨折之特征及类型。对有脊髓神经刺激症状者，应及早行 CT 扫描及 MR 检查。

4. 治疗

无神经症状者，卧木板床休息 5~7 d 后行石膏背心或腰围固定 10~12 周；一般无需开放复位及内固定。有脊髓或脊神经根受压或刺激症状者，可视其恢复情况再酌情决定需否手术及手术的种类；一般多选择后路减压及椎节固定术。

（四）Chance 骨折

又称之为屈曲牵张性骨折，多见于高速公路安全带遇急刹车时上身突然前屈所致。

1. 致伤机转

以高速公路上交通事故为多发，大多在撞车的瞬间乘员身体上部急剧向前位移及屈曲。此时以椎节的前方（柱）为枢纽，后柱韧带或棘突受牵张力作用而破裂，并延及中柱，亦可达前柱处。典型的 Chance 骨折时的骨折线是从后向前，由棘突开始，经椎板、椎弓根达椎体。非典型者，其损伤是通过棘突上韧带先破裂，而后棘间韧带、黄韧带、后纵韧带乃至椎间隙完全断裂（图 2-3-17-16）。

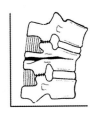

图 2-3-17-16　第一腰椎 Chance 骨折侧位示意图

2. 临床特点

与一般胸腰椎屈曲型骨折相似，椎节局部症状明显，可伴有脊髓受累症状，但发生率较低，且程度较轻。

3. 诊断

根据致伤场所及机转、临床特点及影像学所见不难作出诊断。一张清晰的 X 线侧位片即可明确受损部位及椎节分裂程度。合并脊髓症状者，应行 CT 扫描或（及）MR 检查。

4. 治疗

原则上按照椎体屈曲压缩性骨折处理，但手术率较一般屈曲性骨折明显为高，必要时可前后双向施术。

（五）椎节骨折脱位

又称剪力型脱位或小关节骨折伴椎节脱位。为强烈暴力所致的重型损伤。

1. 致伤机转

多为与脊柱纵轴垂直之强烈暴力所致，以矿山施工现场、高空作业及交通事故（碾压伤）为多见。以致椎节前后或侧向位移多在 20% 以上，亦有 100% 之错位者，此时脊髓或马尾神经多被撕断，甚至硬膜囊断裂（图 2-3-17-17）。

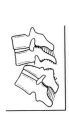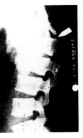

图 2-3-17-17　第 T_{12}/L_1 骨折脱位机转及 X 线片示意图

2. 临床特点

体检时可发现椎节位移，并于皮下可触及向浅部位移之椎节骨性突起，并多伴有较严重的脊髓或马尾损伤症状。胸腰或骨盆损伤之伴发率高，因此全身情况及创伤反应较重，应注意病情变化。

3. 诊断

一般多无困难，应注意全面检查，对伴发伤要及早发现。并应判定脊髓或马尾损伤的程度与部位。

4. 治疗

一般多需及早开放复位加内固定术，包括完全性脊髓损伤，为便于伤后的护理，亦应及早予以确实的内固定。此外尚应酌情对椎管施以减压术或椎管成形（重建）术。

（六）椎弓根峡部骨折

大多系慢性应力所致，亦有部分患者突发于举重、肩部负荷过重或在突然跳跃情况下。一般多为双侧性，以负荷最大的下腰椎为多发，尤其是在进行超限活动量之训练和竞赛中更容易发生。

1. 致伤机转

除先天性、退变性及慢性劳损性外，外伤所致者多在双手或上身负重情况下，腰部突然后伸所产生的应力而造成椎弓根崩裂。

2. 临床表现

主要见于下腰椎，以 L_5 及 L_4 为多发。急性期于棘突旁有压痛、叩痛及传导痛，且伴有明显的活动受限。合并有椎体滑脱者，则出现短腰畸形。

3. 诊断

除外伤史及临床特点外，主要依据 X 线平片确诊。并注意与非外伤性者鉴别。急性期在侧位片上显示骨折线，斜位片更为明显。后期则于斜位片上显示"狗颈部带项圈"征。椎体滑脱之程度则需依据侧位片而定。

4. 治疗

急性期时应卧床休息 2~4 周，而后上石膏裤固定 8~10 周。有椎体滑脱者（应属不稳定型），需行闭合复位（牵引或悬吊）+外固定或+内固定术。当前以界面固定+椎弓根钉两者并用最为理想。

五、合并脊髓损伤的胸腰椎骨折的治疗原则

合并截瘫损伤之病例全国约在 20 万人，且每年以万人之数递增。因此，每位矫形外科、神经外科及泌尿外科等临床医师均应重视这一现实问题。现就其治疗原则及各型病例处理要点分述于后。

（一）基本治疗原则

1. 尽早处理

对每例脊髓受损者均应尽早处理，以伤后不超过 6 h 以内施术最为理想；如此则可减轻脊髓的继发性损害；但在临床上，在此时间段就诊的病例甚为罕见，大多在 12 h 以后抵达。

2. 减压彻底、稳妥固定

对脊髓的任何轻微压迫均可引起严重的后果，应设法消除来自外方的压力。之后采取有效之内固定术制动。并酌情选用相应之术式，包括前路及后路。近二三年来，国际上大多主张选用椎弓根钉+Cage 技术；笔者曾施术多例，疗效令人满意。

3. 恢复椎管形态

早期通过闭合复位或手术疗法，晚期则多需以手术方式恢复与重建椎管的形态，如此既达到消除对脊髓压迫的目的，又符合解剖要求。前述之术式一般可以满足这一标准。

4. 预防并发症

无论是早期或晚期，均应设法积极预防由于脊髓受损而易发生的各种并发症，其中多见的有：坠积性肺炎、褥疮、血栓性静脉炎、深部血栓形成、尿路感染、膀胱结石、骨化性肌炎及关节畸形等。

（二）脊髓完全性损伤

预后不佳，目前尚无有效措施使脊髓获得有效的恢复。其处理要求如下。

1. 施行减压术

对早期病例应及早进行，可行后路椎板切除或前路减压术，手术中力求脊柱获得良好的对位（尤其是椎管）；而后酌情采用哈氏棒、椎弓根钉、鲁氏棒、钢板、钢丝等行内固定术。当然，采用兼具复位及内固定作用的界面固定技术或 A.F 技术或 Kaneda 技术亦具有良好的疗效。

2. 截瘫常规护理

较之手术更为重要，包括定期翻身，每次间隔不得超过 2 h，骨突出部按摩、关节被动活动及两便处理等。

3. 小便

应采取定期插导尿管排尿，并训练自动排尿。目前均反对导尿管持续引流，以减少尿路感染及膀胱结石的发生率。

4. 迟来病例

指伤后 2~4 周来诊者，一般无需按急诊施术，可观察一段时间后再酌情处理，尤其是全身情况不佳者。

5. 晚期病例

指伤后 3 个月后来诊者，原则上以保守疗法为主。由于脊髓的再生问题至今尚未解决，近二十年来，国内外曾开展过肋间神经 - 脊髓吻合术、肋间神经 - 脊神经吻合术、大网膜移植术及胎儿脑组织移植术等均未获得临床有效结果。因此，除非剧烈根性痛，需松解术者外，一般无必要行椎管内手术。应积极开展康复疗法，预防并发症。

（三）脊髓不全性损伤

1. 基本要求

视脊髓损伤的程度不同，在处理上亦差异较大。

【影像学检查】

判定椎管内骨性致压物的部位、大小与脊髓或脊神经根之关系等。对此种病例，一般需选用多种影像学技术进行全方位之检查，包括 X 线平片、CT 扫描及 MR，并酌情辅加 CTM、MRS（脊髓磁共振）及血管数字减影技术等，以便决定有无手术适应证及术式的选择等。

【以非手术疗法为主】

尤其是受伤椎节较为稳定，且以脊髓刺激症状为主者。具体操作与无脊髓损伤者相似。但不宜选择悬吊牵引，以防加重损伤及引起意外；对一般病例，仅平卧硬板床即可，给予预防脊髓水肿的药物及脱水剂，并预防其他并发症等。

【对椎节严重不稳者】

根据病情特点尽量及早行减压、椎管重建及椎节稳定术，并选用相应之内固定技术。患者在获得确实内固定之前应嘱其绝对卧床休息，切勿随意活动而加重病情或引起意外。

【晚期病例】

由于椎节的骨折脱位大多已形成骨性愈合连接，患节较为稳定，此时应以功能锻炼及康复为主。但如果该患者脊髓症状恢复到一定程度停滞不前，不再继续恢复，经 CT 扫描或核磁共振检查证明椎管内有骨性致压物者，则应行减压术。其中致压物 90% 以上位于椎管前方椎节处，故多需行"胸腰椎椎管次全环状减压术"。

2. 胸椎骨折合并不全性脊髓损伤处理特点

【易造成脊髓完全性损伤】

由于胸椎椎管狭小，有效空间有限，椎节的稍许位移就会加剧脊髓受损程度，并引起完全性瘫痪，尤其是严重的不全性脊髓损伤。因此无论何种疗法，在选择及操作上均应以维持椎节稳定为主。

【胸椎椎间盘后突者并不少见】

在胸椎外伤情况下，椎间盘后突及椎体后上缘骨折是引起脊髓损伤的主要原因之一。在诊断及手术疗法选择上应注意这一点。凡疑及此种损伤病例均应行 MR 检查，以防漏诊。

【不宜单纯选用后路减压术】

由于骨性或软骨性致压物大多来自椎管前方，因此，传统的、单纯的椎板切除减压术常常难以奏效。如前路减压施术困难，至少应采取通过椎管侧壁、以切除椎管前方骨性致压物为目的的次全环状减压术，并注意椎节的固定。

3.胸腰段骨折伴不全性脊髓损伤的处理特点

【维持椎节稳定为治疗的先决条件】

在正常情况下胸腰段的活动是脊柱生理功能的重要组成部分，但在合并脊髓不全性损伤情况下，椎节的稍许活动即可招致脊髓从不全性损伤变成完全损伤后果。因此在治疗上应首先考虑，并保证椎节的稳定。

【注意两便功能状态】

由于该处脊髓损伤，尤其是 L_1 段以下，对双下肢的功能影响较之圆锥以上明显为小，易忽视，以致连大便及小便功能亦被忽视而漏诊。因此，凡是胸腰段损伤均应常规检查两便功能及马鞍区的感觉状态。

【手术治疗时稳定与减压并重】

在强调椎节稳定、积极开展内固定手术的同时，应兼顾对局部骨性（或软骨性）致压物的处理，尤应注意摘除椎管前方的碎骨片。并尽可能在术中采用 C 臂 X 线透视或拍片来观察椎管的形态，在开放复位及内固定后，椎管内不应有任何骨性残留物，否则不仅要进行二次手术，且会加重脊髓损伤程度。

4.腰段骨折合并马尾损伤的处理特点

【重建椎节的稳定】

腰段椎节下方衔接骶椎及骨盆，上端承接胸腰段以上之负载，因此该段的稳定亦具有重要意义，而且也是马尾功能恢复的基本条件。为此，凡是不稳型骨折，非手术疗法无效者，应及早予以内固定（加植骨）术。

【酌情修复损伤之马尾神经】

在减压术中发现马尾断裂者，因其介于脊髓与周围神经之间，因此可酌情将其缝合，或交叉缝合，以求改善支配区功能。近年来有人采用肋间神经吻合术来修复马尾神经缺损之病例，但尚无明显之临床疗效。

（严力生　宫　峰）

第十八节　腰椎峡部崩裂和脊椎滑脱

一、腰椎峡部崩裂和脊椎滑脱的临床表现与诊断

（一）腰椎峡部崩裂和脊椎滑脱的临床表现

1.一般症状

早期椎弓崩裂和脊椎滑脱者不一定有症状，有不少人系因其他原因拍片时无意发现。但如认真了解，亦可有某些主诉，主要是下腰部酸痛，其程度大多较轻，往往在劳累以后加剧，也可因轻度外伤开始。适当休息或服止痛药以后多有好转，故病史多较长。腰痛初为间歇性，以后则可呈持续性，严重者影响正常生活，休息亦不能缓解。可同时向骶尾部、臀部或大腿后方放射。若合并腰椎间盘突出症，则可表现为坐骨神经痛症状。

腰痛的原因主要是由于峡部崩裂局部的异常活动或纤维组织增生刺激神经末梢所致的根性刺激症状。亦可因刺激脊神经后支的分支，通过前支出现反射痛（窦-椎反射）。若脊椎滑脱严重，可能压迫神经根或马尾神经，但相当少见。

2. 体征

通常体征不多，单纯峡部崩裂而无滑脱者可无任何异常发现。体检时仅在棘突、棘间或棘突旁略有压痛。腰部活动可无限制或略有受限，骶尾及臀部其他检查多无异常客观体征。

伴有脊椎滑脱者，可出现腰向前凸、臀向后凸、腹部下垂及腰部变短的特殊外观，此时病椎的棘突后突，而其上方的棘突移向前方，两者不在一个平面上。局部可有凹陷感，骶骨后突增加。腰骶棘突间压痛，背伸肌多呈紧张状态。腰部活动均有不同程度受限，下肢运动、感觉及腱反射多无异常。

3. 根性症状

大多数病例均有根性痛，主要由于局部椎节松动所致的根性刺激之故，或通过窦椎神经反射出现的假性根性症状。其特点是平卧后即消失或明显减轻。真正由于脊神经受挤压而引起严重的根性受压征，在临床上并不十分多见，马尾神经受压者更为少见。

（二）腰椎峡部崩裂和脊椎滑脱的影像学改变

1. X 线片表现

本病之诊断及程度判定主要依据 X 线平片检查。凡疑诊本病者均应常规拍摄正位、侧位及左右斜位片。对显示不良者，可重复拍摄，尤其是斜位片常因拍摄角度掌握不当而难以如实将病变反映出来。

【正位片】

按常规拍摄腰骶段正位片，一般难以显示椎弓崩裂或脊椎滑脱；但在滑脱明显时，可有滑脱椎体的重叠线，又称 Brailsford 弓形线。同时可以从正位片上观察有否椎间隙退行变及有否其他引起腰痛的因素，有助于临床诊断及鉴别诊断。

【侧位片】

（1）单纯崩裂者 于病节椎弓根后下方处显示一条由后上方斜向前下方的透明裂隙，或是峡部变得细长；先天性者则出现假关节样外观。

（2）伴滑脱者 除上述条状透明裂隙较宽

（其宽度与滑脱的程度成正比）外，尚可发现其他异常，主要是椎节的位移及松动等，并可加以对比。

1）分度判定 为 Meyerding 提出，即将下位椎体上缘分为 4 等份，并根据滑脱的程度不同，分为以下四度。

Ⅰ° 指椎体向前滑动不超过椎体中部矢状径 1/4 者。

Ⅱ° 超过 1/4，但不超过 2/4 者。

Ⅲ° 超过 2/4，但不超过 3/4 者。

Ⅳ° 超过椎体矢状径 3/4 以上者。

2）Newman 分级判定法 除常用的分度外，Newman 提出脊柱滑脱分级来判定滑脱之程度，如图 2-3-18-1 所示，将第一骶椎上缘划分十个等份，之后按同等尺寸再在骶骨前方划出同样分划。其评判分级是依据上方腰椎椎体前缘所处的位置，例如 Ⅰ =3+0，Ⅱ =8+6，Ⅲ =10+10。此种分级法定量较为精确。

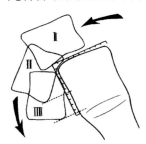

图 2-3-18-1　改良 Newman 脊柱滑脱分级，滑脱程度示意图

3）Garland 征 即沿骶骨上关节面前缘画一垂线，L5 椎体前下线应在此线之后 1~8 mm。如位于此线或其前方，则为阳性，表明有滑脱。该垂直线又可称为 Ullmann 线。

【斜位片】

对本病的判定临床意义最大。当将投照球管倾斜 40°~45°摄片，可获得一幅清晰的椎弓峡部图像，并巧合形成一似哈巴狗样影像（图2-3-18-2）。现将该狗样影像各部所代表脊椎骨性解剖标志列举如下：

狗嘴——代表同侧横突。

狗耳——上关节突。

眼睛——椎弓根纵断面。

狗颈——椎弓峡部或关节突间部。

身体——同侧椎板。

狗腿——前腿为同侧、后腿为对侧下关节突。

狗尾——对侧横突。

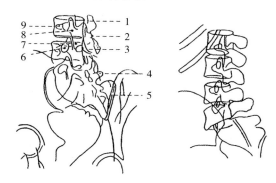

图 2-3-18-2　腰椎斜位片示意图

1.上关节突；2.棘突；3.对侧下关节突；4.对侧横突；
5.对侧骶髂关节；6.椎弓根；7.下关节突；8.峡部；
9.横突

于椎弓崩裂时，峡部可出现一带状裂隙，酷似在狗颈上戴了一根项链（圈），此"项链"愈宽，表示间距愈大，椎体滑脱的距离也愈多。甚至出现犹如狗头被"砍断"样外观（图 2-3-18-3）。先天性者，裂隙两端骨质密度增加，表面光滑，多出现典型的假关节征。外伤性者于早期则显示清晰的骨折线，但于后期亦有部分病例形成假关节样外观。

【动力性侧位片】

即摄侧位腰椎及腰骶椎过伸与过屈状态下平片，观察椎节的稳定性及椎节的松动度。

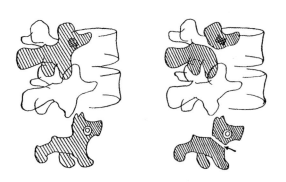

图 2-3-18-3　椎弓崩裂形象示意图

2.CT 扫描、磁共振成像及脊髓造影

此类检查一般并不需要，前述之正、侧、斜位 X 线平片已可以确诊。但在必须与其他疾病鉴别诊断或合并有神经症状时，仍是必不可少的诊断方法。

（三）腰椎峡部崩裂和脊椎滑脱的诊断

本病易于诊断，主要根据：

（1）临床症状及体征　如前所述。

（2）X 线片　应包括正、侧及左右斜位，必要时加摄动力片。

（3）CT、MR 等　除非合并严重神经症状，一般无需 MR、CT 扫描及脊髓造影检查。

（4）除外诊断　根据清晰的 X 线平片所见，足以与其他腰部疾患鉴别，但应注意伴发病。

二、腰椎与腰骶椎峡部崩裂和滑脱的治疗

（一）腰椎与腰骶椎峡部崩裂和滑脱的非手术治疗

适用于单纯崩裂、无明显滑脱、临床症状较轻微者。但事实上，大多数的椎弓崩裂、脊椎滑脱患者，尤其因为慢性劳损所致者，可以长期停留在轻度滑脱的程度，只有少数腰痛症状持续、反复发作或保守治疗无效者才适应外科手术治疗。非手术疗法主要措施包括：

（1）腰背肌锻炼　对增加腰椎的稳定性最为重要。

（2）腰部支架或皮腰围外用　除保护作用外，可增加腰部肌力。

（3）避免腰部外伤、重负荷及剧烈运动　有助于防止病变发展，尤其是伴有椎节滑脱者。

（4）对症处理　可采取腰部理疗、按摩（切勿推拿），投予解痉止痛类药物等。

（二）腰椎与腰骶椎峡部崩裂和滑脱的手术治疗

1.对手术疗法的基本认识

【概述】

外科手术治疗方法很多，随着人们认识

的深化，手术方法的不断改进，以往应用过的 Hibbs 椎板融合、大块"H"型植骨融合术、Watkins 后外侧融合术等，由于疗效欠佳，现已逐渐为其他术式所取代。

手术方法可分后路、前路及前后路联合手术三大类，种类繁多，但大同小异，基本原则一致，学者们对手术的基本原则已有较为一致的意见。

【手术的基本原则】

目前大多数学者认为手术的基本原则是：植骨融合加相应的内固定。随着各种脊椎内固定器的发展，使复位以后的稳定性增加，提高了植骨融合成功率，缩短了术后康复时间。因此，各种强而有力、新型内固定器的应用是近年来本症治疗的一大进展。

【脊椎滑脱者是否需要复位】

至今仍有争议，原则上应尽量争取复位，如不能完全复位，部分复位亦可。因为复位以后可以恢复腰骶部的生物力学性能，恢复脊柱的三柱结构连续性，解除椎管及椎间孔的狭窄，

改善外观。但由于病程已久，脊椎骨间的椎间盘组织及周围的韧带结构已适应滑脱状态，因而欲求完全复位实非易事。加之病程已久，原有之解剖结构已改观，并且产生新的排列组合关系，对此类病例则不必强求复位。否则，即使勉强复位，术后亦有可能再滑脱，尤其是内固定物欠确实及手术技术不到位者。

【滑脱复位的操作要领】

对滑脱椎节之复位应依序进行，切忌粗暴，与急性骨折脱位原则一致，其复位顺序与滑脱之轨迹正好相反，如图 2-3-18-4 所示：在操作时应先行牵引，当纵向牵引满意（恢复原来高度）后方可向上提升（即向椎节后方），因术中患者处于俯卧位，术语为"向上提升"，逐渐获得横断面之复位。切忌椎弓根钉旋入后立即提升之程序，不仅达不到目的，且增加失血量，并易引起螺钉之松动。对复位十分困难者，大多因病程过久，周围韧带及关节囊壁已纤维化、软骨化，甚至骨化者，则不必勉强，应另行设法。

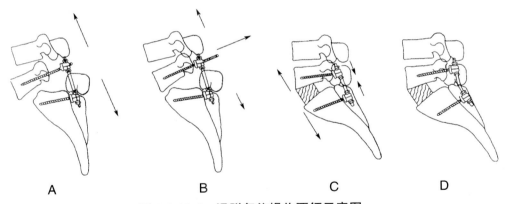

图 2-3-18-4　滑脱复位操作要领示意图
A：牵（撑）开；B：提升；C：前方植骨撑开，后方压缩；D：复位、植骨后观

【手术疗效评定标准】

一般分为以下 4 个级别。

（1）优　植骨融合良好，内固定或植入物确实；患者无腰腿痛和神经损害体征，腰部活动功能接近正常，并已恢复原来工作者。

（2）良　植骨融合良好，植入物满意，患者一般状态佳，唯自觉腰或腿痛轻微，但无神

经损害体征，腰部活动功能轻度受限，能从事一般劳动。

（3）中　植骨融合尚好，内固定尚可，平日有轻度腰痛或腿痛，有轻度神经损害体征，腰部活动略有受限，能坚持一般轻工作。

（4）差　植骨未融合，内固定欠满意，腰腿痛或神经损害体征未减轻，腰部活动明显受

限，不能从事一般性工作。

2. 后路单椎节植骨、融合固定术

此手术的最大优点是仅融合病椎，而不影响相邻的脊椎和椎间盘，手术创伤小，术后脊柱功能良好。

【手术适应证】

（1）外伤性椎弓崩裂　椎弓峡部断裂间隙不超过 3~4 mm，此时可选用骨松质螺钉进行复位固定，适用于间隙 10 mm 宽度者。

（2）轻度脊椎滑脱　滑脱不超过 25% 者可选用。

（3）年轻患者　40 岁以下者较佳，年老及骨质疏松者易松动。

【并发症】

主要为神经根损伤，与螺钉进入位置不当有关，其次为钢丝断裂。

【手术技术】

（1）Buck 技术　目前多选用 Buck 技术、Scott 技术及两者并用等术式。其手术步骤如下。

1）体位与麻醉　患者俯卧位，全麻或硬膜外麻醉。

2）显露病椎　做后正中切口，以病椎为中心，暴露病椎及上、下各一个椎板，侧方达关节突外缘。

3）切除硬化骨　根据后弓的异常活动较易确定病椎，仔细切除崩裂间隙的纤维软骨组织，凿去缺损两端间的硬化骨，直到有少量渗血。

4）钻孔　在该椎板下缘距棘突约 0.3~1.0 cm 处，咬去椎板下缘少量皮质骨，钻入 2 mm 直径克氏针至椎板的两层骨皮质之间。钻入方向与矢状面呈 30°角向前、上、外方，并经过缺损间隙达上关节突根部的椎弓根后部，克氏针在直视下通过峡部间隙。

5）钻入加压钉　拔出克氏针，换以 3.0 mm 直径钻头扩大以后，钻入骨松质加压螺钉，外径 4.5 mm，长度以 3.5~4.5 mm 为合适，螺纹部分应完全通过缺损间隙，以后旋转螺钉使之加压，则可使缺损间隙缩小。

6）植骨　从髂骨后上嵴取植骨材料，最好为 1.5 cm × 1.0 cm × 0.6 cm 大小者 2 块及碎块骨松质，将峡部及上关节突凿成粗糙面，以便植骨。

（2）Scott 技术　系 Scott（1977）报道节段性横突钢丝固定及缺损修正植骨之术式。主要手术步骤：

1）手术暴露　同上。

2）植骨　峡部缺损修正，切除纤维软骨组织，缺损边缘凿成新鲜骨创面，并取髂骨植骨。

3）钢丝结扎固定　用钢丝绕过崩裂脊椎两侧的横突根部，然后将两头在棘突下缘拧紧，做内固定，使崩裂的上、下部扎紧，同时用钢丝压紧植骨块。

（3）加压钩植骨内固定术　李承球（1992）最早报道，主要手术步骤：

1）后正中切口显露椎板及上下关节突。

2）切除峡部裂隙纤维结缔组织，修正断端硬化骨。

3）病椎上关节突基底钻孔，钻入骨松质螺钉至椎弓根部，钻入方向与椎板额状面呈 40°角，并于中线向外偏 20°角，再于病椎椎板下缘安放改进的哈氏钩，并套入螺钉杆内，尾侧再装上弹簧和螺帽固定。

4）对侧，同样安放骨松质螺钉和哈氏钩。

5）髂后上棘取植骨材料，碎骨植骨。

6）旋紧两侧螺帽达到加压目的。

（罗旭耀　严力生）

第十九节　椎旁肌肉韧带的急性损伤与慢性劳损

在脊柱诸节段周围不仅有强大的肌群附着，且韧带甚多，除坚韧的前纵韧带、后纵韧带及黄韧带外，尚有横突间韧带及关节囊周围的关节囊韧带等。诸韧带及周围肌群均有可能引起损伤。现选择临床上最为多见的，诸如颈部扭伤（落枕）、急性腰部扭伤、腰肌劳损、棘上韧带损伤和棘间韧带等损伤加以阐述。

一、急性颈部软组织损伤

颈部扭伤俗称"落枕"，临床上十分多见，且易与颈型颈椎病相混淆，以致在治疗上难以收效。

（一）急性颈部软组织损伤的致伤机转

此种损伤除在日常生活、运动及工作中因突然旋颈引起外，多发现于早晨起床时，或其他暴力等。主要有以下四类。

1. 急性扭伤

指在日常生活工作中，颈部突然向某一方向转动或屈伸时引起颈部软组织的撕裂、扭曲或变位而出现一系列病理改变，一般以椎旁肌肉附着点处为多发。在运动场上，如准备不充分即行颈部运动或体操等动作，亦可引起。

2. 高张力体位

夜晚睡觉或某种特殊工作，使头颈部某组肌肉长时间地持续处于紧张状态，以致该组肌群的肌纤维受损，并引起局部水肿、渗出，甚至肌纤维撕裂。

3. 直接暴力

即外力直接作用于颈部引起其下方各层软组织损伤，一般以肌肉挫伤为多见。锐性外力可引起开放性损伤，因颈部血管丰富，失血量较多，如处理不及时亦可引起休克或死亡。

4. 医源性

对颈椎推拿或推搬操作时，如手法过重，亦可引起此种不良后果。其中轻者仅仅出现软组织扭伤或挫伤；重者则可引起骨关节韧带受损，甚至脊髓损伤，其中高位者可引起死亡。

（二）急性颈部软组织损伤的分类与诊断

颈部急性软组织损伤主要分为以下三类，现分述之。

1. 颈部扭伤

十分多见，好发于晨起时，多因枕头位置不当所致，故又称为"落枕"；亦可见于在无准备情况下突然转动颈部，因用力过猛而引起肌肉附着点处的撕裂。对其诊断主要依据如下。

【病史与症状】

（1）病史　包括外伤史及晨起后发病史等。

（2）临床症状特点　主要表现为：

1）颈痛　较明显，尤以早期。

2）活动受限　因软组织损伤所引起的疼痛而使颈椎活动明显受限，尤其是向健侧弯曲时为甚（弯向患侧可减轻）。

3）压痛　多较局限，以棘突旁及肩胛内上角处为明显。

【局部封闭试验】

用 1% 普鲁卡因 5~10 mL 作局部封闭后疼痛消失或明显减轻者，则为阳性。表明系局部扭伤所致；反之，则多因椎管内病变引起。

【牵拉试验】

检查者双手分别持于下颌及后枕部向上牵拉患者颈椎，如诉疼痛，则为阳性；表明局部肌肉或韧带扭伤。如诉舒适感，则说明多系颈椎间盘突出症病变或颈椎不稳定所致。

【影像学检查】

常规 X 线平片检查，除颈椎生理弯曲受影响消失外，大多无其他特殊所见。一般无需 CT 扫描或 MR 检查。

2. 棘上及棘间韧带损伤

由于头颈部本身的重量较轻，加之局部的解剖生理特点，于颈部少有棘上韧带及棘间韧带单独损伤者。对其诊断一般多无困难，主要依据两个棘突之间疼痛、压痛及前屈受限等症状；亦可选用封闭试验或头颈牵拉试验等。必须注意除外颈椎间盘脱出症及小关节损伤（包括脱位）等疾患。

3. 开放性损伤

颈椎开放性损伤虽不多见，但大多发生于斗殴及各种意外场合，因之伤情多较复杂、严重。加之局部出血较多，应及时诊断，并判定伤情的范围及深度；尤应注意有无伤及脊髓、肺尖、大血管、气管、食管及其他重要组织，并决定何者危及生命而优先处理。因早期未能及时诊断及处理而引起意外者，临床上并非罕见。

（三）急性颈部软组织损伤的鉴别诊断

除开放性损伤外，本病主要与颈型颈椎病相鉴别，因两者发病相似，症状类同；但治疗时，颈型颈椎病者以牵引疗法为主，而颈部扭伤者牵引不仅无效，且反而加剧。为此两者应加以鉴别。主要依据以下四点进行鉴别。

1. 压痛点

颈型颈椎病者多见于棘突部，程度多较轻，用手压之患者可忍受。而落枕者则见于肌肉损伤局部，以两侧肩胛内上方肌肉附着处为多见，且于急性期疼痛剧烈，压之常难以忍受。

2. 肌肉痉挛

颈型颈椎病者一般不伴有颈部肌肉痉挛，而扭伤者则可触及伴有明显压痛之条索状肌束。

3. 对牵引试验反应

检查者用双手稍许用力将患者头颈部向上做提升牵引时，颈型颈椎病患者有症状消失或缓解感，落枕者则疼痛反而加剧。

4. 对封闭疗法反应

用 1% 普鲁卡因 5 mL 做痛点封闭，颈型颈椎病者多无显效，扭伤病例则症状立即消失或明显缓解。

（四）急性颈部软组织损伤的治疗

对颈部软组织损伤的治疗主要强调以下几点。

1. 局部制动

任何外伤局部的固定与制动是其康复的基本条件。颈部扭伤后无论是从减轻创伤反应，或是为了有利于损伤处的修复，均应将颈部加以制动。一般病例可选用颈围或卧床休息，严重者则需用颌胸石膏。

2. 消除疼痛

颈部制动的本身即可使疼痛得以缓解；此外，除止痛药物外，尚可采用局部封闭疗法。多选用 1% 普鲁卡因 10~15 mL 对痛点进行封闭，每 3~4 d 重复 1 次，4 次为 1 疗程，具有解痉止痛之疗效。

3. 手术疗法

一般病例无需施术，但对开放性损伤及诊断明确之棘间韧带断裂者，则需酌情选用相应之术式。

【开放性损伤】

单纯性者主要是清创缝合术，伴有附近脏器或血管神经等重要组织损伤者，则需慎重对待，并依据具体情况酌情处理，其中尤应注意肺尖或大血管受伤者，应在抢救状态下送手术室处理，以求减少意外的发生率。

【棘间及棘上韧带断裂】

不完全性断裂以仰颈位颌胸石膏固定即可，完全性者可酌情行韧带修补术，尤其是伴有其他损伤者。

4. 其他疗法

（1）冷敷或热敷　早期为减轻局部的创伤反应，一般多采用冷敷，尤以夏天；对后期病例，则选用热敷，以促进创伤性炎症消退。

（2）理疗　可酌情选用各种离子透入疗法

及超短波等。

（3）针灸　阿是穴具有暂时性止痛效果，可同时配合合谷、曲池及足三里穴等。

（4）风寒砂外用　对后期病例具有一定疗效，可选用之。但使用时应注意勿引起局部烫伤。

（五）急性颈部软组织损伤的预后

除伴有重要脏器损伤的开放性损伤外，其他病例预后均佳，少有后遗症残留者。

二、急性腰背部扭伤

急性腰背部扭伤，在民间俗称"闪腰"，其在临床上较为多见，尤以体力劳动者；或偶然参加运动或劳动而在事先又未作体力活动准备者发生尤多，此种情况则多见于常年坐办公室者。脊柱为承重支柱的结构，胸椎有肋骨与胸骨所构成的胸廓在其两侧及前方起保护作用；因此，胸椎不易发生扭伤。而在腰椎由于无其他骨骼支架支撑，前方为松弛的腹腔，腰椎的稳定性主要依靠韧带与肌肉。假如肩负重物，由于路滑、跳跃或跨沟等突发因素使身体失去平衡，沉重物体通过脊柱的杠杆作用产生强大的拉力或压力，使腰椎所附丽的韧带、筋膜、肌肉、关节囊遭受损伤。通常是在韧带、筋膜附丽的骨骼处引起撕裂伤；此时，大部或一部分纤维断裂，局部有出血、水肿及渗出等病理改变。

（一）急性腰背部扭伤的临床表现

本病的临床表现主要有以下几点。

1. 被迫体位

最为多见，且程度轻重不一，其中严重者可卧床不起，一般腰背部扭伤的病例虽可起床下地活动，但由于患侧肌纤维痉挛而使患者胸腰段及腰椎前凸消失，并呈现向患侧屈曲状的被迫体位。这实际上是机体的防卫性反射，以保护患侧肌群免受拉应力的继续作用。

2. 疼痛

由于大部为突然损伤，因此患者自觉局部疼痛多十分剧烈，并随着局部活动、振动而加剧，平卧后则可减轻。其痛点均较固定，并与肌肉撕裂的部位相一致，以髂后上棘及胸腰段棘突旁为多见，亦可见于椎旁横突处。压痛明显、局限，有时可向大腿后部放射，并随腹压增加而加剧。传导叩痛多为阴性，并与下肢抬举（卧床检查时）无明显关系。局封后疼痛可缓解。

3. 活动受限

由于腰背部活动可使损伤组织的拉应力增加及疼痛加剧而明显受限，尤其是向健侧的侧弯、旋转及前屈为甚。向患侧弯曲，由于可使损伤组织放松，故仍可作小范围活动。

4. 肌肉痉挛

受损肌肉由于疼痛及其他各种病理因素而反射地引起痉挛，用手触摸，呈条索状，一般均较明显。处于痉挛状态下的肌肉，由于肌肉纤维频繁地收缩，而使其代谢产物增加，从而可使疼痛加剧，并再度促使肌肉痉挛，以致形成恶性循环，应设法将其阻断。

5. 其他

除注意各阳性体征与症状外，因本病易与腰椎间盘突出症等相混淆，因此尚应注意本症不易出现的阴性体征，例如屈颈试验、下肢直腿抬高试验、坐骨神经放射痛、下肢反射异常等，均应进行检查。

（二）急性腰背部扭伤的诊断与鉴别诊断

1. 诊断

本病的诊断主要依据以下诸点。

【外伤史】

腰背肌扭伤当然应该具备"外伤史"这一基本条件。但除了明显的外伤而为患者所注意外，某些轻微外伤，例如床上翻转时的用力不当，由坐位或蹲位站立起来时用力过猛，自高处取物时姿势平衡失调等，则易被忽视或遗忘，因此应注意询问。

【临床表现】

包括前述之被迫体征、疼痛、压痛、活动受限及腰背肌痉挛等，均应认真检查，并加以判定。

【封闭试验】

即取 0.5%~1% 普鲁卡因 10~20 mL 对痛点进行封闭。注射后局部疼痛（包括大腿后方之放射痛）立即明显减轻或消失者，谓之阳性；无明显改变者属于阴性。此不仅可用于对腰痛部扭伤的诊断，也是与腰椎间盘突出症鉴别的要点之一。因腰椎间盘突出症所引起的下肢放射痛系沿坐骨神经放射，经封闭后多无改变。而腰背肌扭伤者，有部分病例亦可出现相类似

的下肢放射痛，但其属反射性，范围较小，无坐骨神经受牵拉之体征，且经封闭后即消失。

【影像学检查】

X 线平片上主要显示下胸及腰椎生理前凸消失及侧弯征，一般不伴有其他改变。MR 检查可显示肌组受损范围及程度，可酌情选用。CT 扫描仅用于伴有骨关节损伤者。

2. 鉴别诊断

本病主要与腰椎间盘突出症相鉴别，其要点见表 2-3-19-1。

表 2-3-19-1　腰背肌扭伤与腰椎间盘突出症鉴别诊断表

鉴别要点	腰背肌扭伤	腰椎间盘突出症
外伤史	明确	可有或无明显外伤史
压痛点	固定、明显	不固定，椎旁处较多
屈颈实验	阴性	阳性
直腿抬高实验	阴性或弱阳性	阳性
腰背肌痉挛	有	多无
痛点封闭	有效	多无效
传导叩痛	多无	明显

此外，本病尚应注意与胸腰部韧带断裂、横突骨折或其他损伤等进行鉴别。

（三）急性腰背部扭伤的治疗

1. 腰背部制动

局部制动是任何创伤组织修复的基本条件。腰背部肌腹或附着点处的撕裂范围一般较大，因此局部更需要制动，以有利于损伤组织获得正常愈合。否则，过多的活动，不仅延长病程、且易转入慢性腰痛（腰部慢性纤维组织炎）而使治疗复杂化。

严重损伤者，应嘱其绝对卧床休息 2~3 周，原则上不应少于 7~10 d，而后行石膏腰围（下背部扭伤石膏范围应上移）固定 3~4 周，并在不增加患侧拉力情况下适当活动。中度扭伤者除可采用卧床休息外亦可选用石膏制动的方式，这对需坚持工作而难以卧床休息的患者更容易

接受。石膏固定一般持续 3~4 周。

对病情较轻者，休息数天后，再戴一般腰围、胸背支架或简易腰围起床活动即可。

手法推拿及各种促使腰部活动的疗法，对早期及损伤严重者不适用，以免延长病程或转入慢性。

2. 活血化瘀

各种促进局部血循环及清除创伤代谢产物淤积的疗法均有一定疗效。临床上常用的有：

（1）理疗　可根据病情选用超声波、高频、离子透入、电动按摩及红外线照射等。

（2）药物　可口服复方丹参片、云南白药、活络丹、三七粉及红花等。亦可选用各种药物外敷，包括各种跌打损伤膏药，坎离砂（风寒砂）及药酒等，上述诸药均具有一定作用。

（3）针灸　以灸阿是穴方便易行，且有一

定疗效。此外，尚可选用肾俞、殷门、承山、足三里及合谷等。

（4）局部按摩　以轻手法为宜，重手法者可加重损伤，不宜选用；此种疗法主要用于后期病例。

（5）硬膜外药物注射　于腰骶段硬膜外注入少量皮质激素和适量麻醉剂，亦可改善受损局部肌肉组织痉挛状态，而有利于改善血循环。但实施时应注意安全，原则上由麻醉师操作；对椎管内有病变者，不宜采用。

3. 封闭疗法

对急性扭伤，疼痛剧烈伴有肌肉痉挛者，可采用 0.5% 普鲁卡因 20 mL 于痛点处行封闭。其深度视个体胖瘦、压痛点深浅及解剖特点而定，切勿过深，并按常规于推药前先行回抽，证明无血液回流时方可注射。每间隔 1~2 d 1 次，4~5 次为 1 疗程。一般无需另加其他药物。

4. 康复期功能锻炼

约 3~4 周后损伤处即逐渐愈合，可开始腰背肌功能锻炼，以求及早恢复肌力。早期锻炼不宜过多，先从静止状态下肌肉自主收缩开始，无明显疼痛后再增加活动量。

5. 对症处理

视病情需要可给予止痛、镇静及安眠药物等治疗。

<h3>三、腰（骶）部棘上韧带与棘间韧带损伤</h3>

<h3>（一）棘上韧带损伤</h3>

自枕外粗隆至腰部于棘突后方均有棘上韧带相连，其纤维长，在颈部一般表现为较粗厚的项韧带，对枕颈部的稳定起重要作用。在胸段棘上韧带较薄弱；而腰部之棘上韧带亦较强壮；但于 L_5~S_1 处常缺如或较为薄弱，以致易引起其深部的棘间韧带损伤。

1. 临床表现

主要表现为以下三大症状。

（1）疼痛　于断裂之局部多有剧烈疼痛，尤以前屈时更甚；后仰时则可减轻，故患者喜采取"仰首挺腹"样姿势。

（2）活动受限　腰部活动明显受限，尤以前侧弯及旋转受限之范围更为明显；但后期可减轻。

（3）压痛　于断裂之棘间韧带处有明显压痛；对体瘦患者检查时，如触及断裂之棘间隙处时，可发现有凹陷感。

2. 诊断

主要根据以下几点。

（1）外伤史　多于前屈状态下损伤或腰部强力旋转时。

（2）临床特点　见前，以三大症状为主。

（3）封闭试验　用 1% 普鲁卡因 5~15 mL 对痛点行封闭后，上述症状迅速消失者为阳性，但麻醉有效期过后又复现。

（4）X 线平片　除腰部生理弯曲消失外，别无特殊所见。

（5）MR　可清晰地显示韧带断裂的部位及程度。

3. 治疗

（1）轻者　可卧木板床休息 3~5 d 后，仰伸位用石膏腰围、背心固定 6~8 周，同时进行腰背肌锻炼。

（2）重者　可行手术探查及修补术，拆线后行石膏腰围固定 6~8 周，并逐渐下床活动。后期注意腰背肌功能锻炼。

<h3>（二）棘间韧带损伤</h3>

棘间韧带位于上下相邻两个棘突之间。其纤维较短而弱，易受损。自颈至腰骶部，该韧带位于棘上韧带深部，前方与黄韧带相连以维持棘突间之平衡。于 L_5~S_1 棘间因棘上韧带缺如，加之该处所受多种应力较集中，因此最易断裂。

1. 临床表现

亦与前者基本相似，唯其好发部位多在 L_5~S_1 段，其压痛点均在上下棘突之间正中处，且较深在。

2. 诊断

除根据外伤史、临床症状与体征特点、封

闭试验及阴性 X 线平片等进行诊断外，尚应注意以下两点。

（1）单纯棘间韧带断裂　主要见于 $L_5 \sim S_1$ 节段。

（2）痛点封闭后拍片　在前屈状态下摄腰椎侧位片时可显示棘突间的间隙增宽，尤以两组韧带同时断裂者间隙更宽。无麻醉情况下不应做此检查，以防加剧患者痛苦。

（3）MR　可有阳性所见。

3. 治疗

（1）单纯棘间韧带断裂　原则上按前述非手术疗法治疗。

（2）合并棘上韧带断裂　多需手术缝合，必要时可切取阔筋膜修补。陈旧性者如合并腰椎不稳时，亦可行脊柱融合术（指患节）。

（3）腰肌功能锻炼　各种疗法均应强调腰肌锻炼，这是功能恢复的基本要求。

四、运动员胸背与腰背痛

胸背与腰背痛是青壮年以上人群中的常见疾患，尤其是在工业高度发展的国家，其发生率可高达 20% 以上。在涉及胸、腰背痛的评估、预防和治疗之前，首要之重点是放在弄清楚造成症状的原因上。对运动员来讲，其病因常与患者的多种因素相关；除一般性因素，例如不良的睡眠体位、缺乏身体锻炼、吸烟、长时间坐位工作和生活等。尚应包括体格状态、急于康复的心态和可能再次遭遇损伤等均需全面考虑。此外，运动员的胸背与腰背痛则与一般病例之不同点，主要是前者大多由于偶尔遭受强度较大的损伤所致，当然重复性的微小损伤亦可引起本病。

（一）运动员胸背与腰背痛的临床特点

1. 病史概况

首先应全面收集病史，包括训练与比赛中的各次意外和以往的治疗经过及用药史等，均应详细了解；其与本病的发生与发展有着直接关系；而且也是获取正确诊断与治疗方案的主要依据。

2. 疼痛

此是运动员的首要主诉，也是其求诊的主要原因，因此应详细询问，包括何时疼痛发作，是否有诱发因素，过去是否有同样症状。尽管大多数急性胸、腰背痛可自行缓解，而反复发作的慢性腰背痛，预后多不理想，也是影响其训练及成绩提高的主要障碍。全面了解疼痛的发生时间和疼痛的性质有助于发现症状的原因。与疼痛突然发作直接有关的损伤可能是细小的骨折、肌肉扭伤或韧带扭伤。从损伤发生的机制中，可推知损伤的类型。腰椎过伸可对椎弓峡部造成过大应力；过屈则对椎间盘和椎体引起压缩而使后方韧带结构受到张力。受伤部位取决于椎节是受到压缩力还是牵引力，此受力模式均可导致脊柱前柱或后柱的损伤。屈曲、旋转和轴向压力亦易使椎间盘纤维环复合体受力，并可造成纤维环撕裂或椎间盘突出。同时应明确疼痛是逐步发作还是源自某一特定原因，包括运动场上某一特定被迫体位等。其常与重复损伤有关，微小损伤可引发应力反应，通常称为过度使用综合征。

3. 全身状态

患者的全身症状可与局部发现同时存在。发烧较为多见，尤其是青少年组病例，常提示感染或各种关节炎的征象。有血尿病史的腰痛运动员除了要了解肾区有无外伤情况外，尚应排除肾结石、感染和肿瘤，尤其是外力强劲的橄榄球运动员，可在下背部受击后出现严重腰背痛，其中不乏血尿征，此大多为肾挫伤所致。此外，尚应注意有无全身其他表现，包括心肺状态等。

（二）运动员胸背与腰背痛的诊断

运动员腰背痛的诊断与一般病例基本相似，主要依据病史及临床所见。但其与损伤、过度运动和超限之活动范围等直接相关，在病史中应详细了解。重复微小的损伤或反复劳损亦是引发运动伤之另一特点，在诊断上应注意。

（三）运动员胸背与腰背痛的治疗

一旦确定诊断，应制定针对所患伤病的治疗计划。首先应缩小或停止训练及减少运动量和运动的时间，以求使运动员早日痊愈，尽快重返体育场及参与竞赛活动。

一般来说，作为运动员，大多需要参与竞赛，因此，往往难以使他们遵守治疗计划，尤其是让他们从正在进行的运动和活动中停止下来休息。专业运动员常轻视他们的损伤，且不易遵守已制定的治疗计划。我们发现：如果向运动员解释清楚后，并说明可能引起之不良后果，尤其是涉及今后的成绩等关键问题时，他们会更易接受和遵守治疗计划。然后，我们应利用运动员刻苦努力竞争的天性去开始一个力争达到目标的治疗计划。如果可能的话，我们还可提供一些类似的活动，其不会改变治疗效果，但却让运动员用作对挫折的宣泄及保持体质的正常生理状态。

骨科和运动医学医生必须使患者了解他们自己所处的环境。运动员亦需衡量可能的长期功能受限的害处和继续参加运动的益处。许多人很难作出决定，尤其是专业训练和进步难度较大的运动员，如足球和垒球等，更需要加以明确。

如所讨论的，大多数胸、腰背痛继发于肌肉韧带的损伤，具局限性。为避免因误诊所致严重的神经和机械性损害，任何有持续腰背痛的运动员均应由擅长脊柱疾患的医生诊治。对骨科明确诊断的脊柱伤患，应按各病之特点进行处理。

五、其他脊柱韧带损伤

（一）前纵韧带断（撕）裂

1. 概述

前纵韧带位于椎节前方，其紧贴椎体及纤维环前面，贯穿脊柱之全长，该韧带宽而厚，且十分坚强，可承受 180 kg 拉力。因此，除非强大暴力，一般情况下很难单独致伤。在临床上，前纵韧带断裂大多为脊柱骨折脱位时的并发伤

而存在，该韧带一旦断裂，必然引起椎节失稳。

2. 致伤机转

前纵韧带损伤多见于以下情况。

（1）伸展暴力　在脊柱损伤时，当有强大暴力使脊柱过度仰伸时，首先引起前纵韧带的断裂，并至椎体或纤维环而将其一齐拉断，此在临床上最为多见。

（2）前后向的剪力　造成脊柱骨折脱位之同时，于受累平面椎节处之前纵韧带亦随之断裂，亦较多见，尤以颈椎椎节。

（3）屈曲暴力　在强屈情况下，主要是椎体前缘及侧方粉碎性骨折，与此同时亦可并发前纵韧带断裂，但较少见。

3. 诊断

单纯性前纵韧带损伤较难以诊断，主要依据 X 线片显示椎体前方阴影增宽，表示该韧带有损伤性出血之故。局部疼痛、仰伸受限及颈椎伴有骨折脱位之病例易于诊断。

4. 治疗

仅有前纵韧带断裂而后纵韧带完整者，椎节属相对稳定性损伤。如两者同时断裂，则为不稳定性椎节损伤，因此，在治疗上应与脊柱骨折脱位同时复位。后期大多形成骨赘或骨桥取代前纵韧带，并不影响脊柱之稳定性。对不稳定之颈椎损伤，应酌情行前路植骨融合术，以利患者早期活动和防止加重脱位。

（二）后纵韧带断裂

1. 概述

从解剖学上观察，后纵韧带紧贴椎体，位于纤维环后缘，并贯穿椎管之全长，构成椎管前壁之一部。该韧带较前者为窄，于椎间盘附着处呈齿状增宽。

2. 致伤机转

主要由于各种较强之暴力所致，一般单纯椎体屈曲及压缩性骨折很难造成后纵韧带损伤，只有在脊椎骨折合并脱位时方可合并后纵韧带断裂。因此，凡能引起此韧带断裂之损伤，均属于不稳定性椎节损伤，应高度重视，并做进

一步检查。

3. 诊断

除较严重之临床症状外，于 X 线检查时见椎间隙明显增宽及椎节水平位移，或是后侧间隙加大等，此均说明后纵韧带已经断裂。临床上多合并脊髓或马尾损伤，且易伴有椎间盘突出症。此时应酌情行 MR 或 CT 检查。

4. 治疗

主要是对椎节整体损伤的治疗。其中脊柱骨折脱位明显者，尽管合并后纵韧带损伤，不一定需要做特殊处理，服从于脊柱骨折脱位治疗即可。

（三）黄韧带损伤

1. 概述

黄韧带位于椎节后方椎板之间，其从上位椎板前下缘至下位椎板上缘后方，为带有黄色且富有弹性之韧带，故称为黄韧带。它坚强宽厚，富有弹性，具有类似肌肉的功能。在躯干前屈及恢复直立时，其能协助并保证椎管内腔的稳定性。从对脊髓的关系来看，其重要性超过棘上、棘间、横突间诸韧带。因此，在临床上，黄韧带一旦损伤，则易合并脊髓、马尾或神经根受压症状。

2. 损伤机转

其致伤机转与脊柱外伤一致，根据暴力大小和方向不同，其所造成的病理变化亦不相同，可分为黄韧带断裂、撕裂及挫伤等三种。

3. 诊断

在临床上所见之黄韧带断裂，多合并有脊椎脱位，虽然也有 X 线检查未见异常的所谓一过性脱位者，在行脊髓探查时，方发现黄韧带断裂，甚至有断裂后卷曲明显压迫脊髓者。因此术前诊断往往十分困难。在脊柱极度屈曲或急骤旋转时，如未造成脊椎脱位，从理论上讲，黄韧带纤维受到强力牵拉可发生水肿充血，此即黄韧带挫伤，但在临床上难以确诊。而挫伤的晚期则可形成黄韧带肥厚。此大多见于 $L_3 \sim S_1$ 水平。超过 4.0 mm 的黄韧带肥厚，即具有诊断意义。临床表现酷似椎间盘突出症，此属于广义的椎管狭窄症。确诊可根据 CT、MR 或脊髓造影。

4. 治疗

对黄韧带断裂的治疗应服从脊柱骨折脱位的治疗。要求：对黄韧带肥厚且诊断明确者，轻者可理疗、体疗及按摩等，重者则可行黄韧带切除术，以求对神经根减压松解。

第二十节　运动与训练损伤

一、应力骨折

（一）跖骨应力骨折

这是最早发现的应力骨折，多发生在第二、三跖骨的中、远段。因在长途行军后发病，故亦称行军骨折。

1. 临床表现

患者短期内有频繁的长途行走、跑步、登山等运动史。患足疼痛，负重时加重，休息时减轻。局部可有肿胀和压痛，及对应足趾的轴向挤压痛。

2. 诊断

根据病史、临床症状、体征及局部 X 线片可作出诊断。但早期 X 线检查可无阳性发现，2~3 周后显示骨痂形成。

3. 治疗

轻者仅需休息，减少足部负重；重者可给予石膏固定。完全恢复需 3~4 周。

（二）胫骨应力骨折和应力性骨膜炎

1. 流行病学

在体育运动和军事训练中，应力骨折最常见的部位是胫骨，多数报道占所有应力骨折的半数以上，刘大雄报道占 78.0%，黄昌林报道达 83.3%。胫骨应力骨折的发病部位因运动项目的不同而各异，行军训练的新兵群体多发生在近段胫骨的后内侧，中长跑运动员好发于胫骨中下段的后侧，而芭蕾舞演员则发生在胫骨中段的前侧。

2. 发病机制

胫骨应力骨折由 Alemen 于 1929 年首次提出，1956 年 Burrous 报道 5 例芭蕾舞演员的"胫骨疲劳骨折"。1958 年 Devas 报道 17 例运动员的胫骨应力骨折，其中 11 例 X 线片有骨折线，6 例只出现骨膜反应。1975 年 Clement 提出：过多应力首先引起小腿肌肉疲劳，使其失去吸收应力的作用，此后应力直接作用于胫骨，产生胫骨骨膜炎以至骨折。胫骨在受到应力性损伤后，可通过其内部结构的改建逐步适应应力的变化，多数情况下并不导致骨折。因此，临床上也把只出现骨膜下骨增生而无明显骨折线的一类损伤称作应力性骨膜炎。除骨的应力反应外，应力性骨膜炎也可能与肌肉和骨间膜的牵拉有关，实际上这也是应力性骨折的一种类型。

3. 临床表现

患者有长跑、竞走、行军等过度使用性损伤史。起始症状隐匿，仅在下肢负重时有局部疼痛，以后疼痛逐步加重，休息时也不能完全消失。可有逐步加重的局部肿胀并压痛。除个别造成完全性骨折者外，肢体活动往往不受限。

4. 诊断

根据病史、临床表现及 X 线片可作出诊断。尤其对有过度使用性损伤史的患者，如小腿局部肿痛、压痛，迁延数日无好转或反而加重者，虽然此时 X 线片无阳性发现，应高度警惕本病，不应视作软组织损伤而延误治疗。

5. 治疗

应立即停止训练，给予夹板或石膏固定。完全恢复的时间要视骨折程度而定，不完全骨折约需 6~8 周，完全性骨折则需 12 周以上。

（三）股骨干应力骨折

股骨干应力骨折相对较少，出现在股骨干下段。

1. 临床表现

患者在长跑、行军等运动后出现大腿下段疼痛，始疼痛较轻，休息后好转；后疼痛渐加重并出现肿胀和大腿周缘压痛。如发展为完全性骨折移位，则出现创伤骨折同样表现。

2. 诊断

根据病史及临床表现及 X 线片可作出诊断。对不完全性骨折往往需依赖数周后 X 线片确认，对完全性骨折则有明显的临床体征。

3. 治疗

对任何类型的股骨骨折，在治疗时均应视为不稳定骨折，延误治疗可造成不良后果。轻者可给予卧床休息、皮肤牵引或石膏固定，已完全骨折移位者可考虑手术治疗。

（四）应力骨折的预防

应力骨折重在预防。近年来国内外对运动和训练中应力骨折预防的研究报告很多，大致有以下几个方面。

1. 选择场地与改善装备

通过选择运动场地及改善装备，以吸收震荡而减少应力损伤。场地选择应避免甲板、水泥路面等硬质地，而以平整的泥土或沙石场地为好。

2. 科学安排训练

控制训练强度，以利于应力性骨破坏和骨修复的平衡。对新兵和青少年运动员，应强调循序渐进，逐步加大运动量。根据应力骨折的发病规律，Scully（1982 年）提出周期性训练，主张在训练第 3 周安排上肢或其他适应性训练，以避开下肢应力骨折的高峰期。

3. 提高训练技巧及应力分布

通过在训练中不断改变骨的应力集中区而达到预防应力骨折的目的。在士兵负重行军训练中隔日交替使用平跟鞋和坡跟鞋，可明显降低胫骨应力骨折的发生率。在中长跑运动训练中可有意识选择不同坡度的场地，使胫骨承重时的应力集中区不断变化，以减少骨局部的破坏性改变。主张交替安排负重行军和跑步训练，既可减少应力性损伤的发生，又可不影响下肢训练的课程要求和整体效果。

4. 训练前的准备

做好训练前的准备活动和训练后的放松运动，避免在心理紧张和生理疲劳状态下运动和训练。此外，应重视运动与训练的医务监督，经常询问受训人员的自我感觉，定期检查应力骨折的好发部位，以达到尽早发现早期损伤，及时防范应力骨折的发生。

二、投掷损伤

（一）投掷骨折

1. 发病机制

肱骨投掷骨折多发生在投掷运动的上臂加速期和减速期。活动肩关节的肌肉均起于躯干，止于肱骨的中上段，对上臂近侧有较好的保护作用。如外展外旋肌群（三角肌、冈上肌、冈下肌、小圆肌）和内收内旋肌群（三角肌、胸大肌、背阔肌、大圆肌、肩胛下肌）的舒缩运动按序进行并协调一致，则施加于肱骨近端的由外向内的扭转力矩产生一均匀的内旋加速度，不仅能获得较好的投掷效果，且单靠远侧肢体的惯性拉张力，也不易引起肱骨骨折。反之，如果这些肌肉的舒缩运动不按序进行，如在抬举期上臂尚未达到最大外旋位或在继续外旋过程中突然强力内收内旋；或肌肉的收缩不同步，如在内收、内旋过程中肌肉收缩不协调，过猛过快，则在肱骨近段产生一巨大的内旋力矩和内旋加速度，而远侧肢体内惯性作用跟不上近侧肱骨内旋运动，则在肩胛带肌肉止点的下方（肱骨中点下方）产生一巨大的扭转力矩，此扭转力矩配合远侧肢体的离心拉张力，则造成肱骨中下段骨折。

2. 特征

肱骨投掷骨折是由扭曲力和拉张力共同作用所致的螺旋形不稳定骨折。其特征是骨折近侧段内旋移位，而远侧段外旋移位，造成断端间的旋转分离。如患者受伤后为减轻疼痛而将前臂托起抱于胸前，则远侧骨折段的外旋畸形常有部分代偿。同时由于上臂肌肉的牵引作用，骨折远段常有上移，造成上臂短缩畸形。由于骨外膜仅发生纵形撕裂和掀起，未完全横断，故对骨折端的侧方移位仍有束缚作用，侧方移位不大。由于走行于后外侧的桡神经在骨膜之外，不容易卡入骨折端，因此神经损伤机会较少。但如出现骨折侧方较大错位，骨折断端骨膜破裂，骨折之尖端可顶于桡神经干上，致使神经损伤。

3. 诊断

可结合外伤史、症状、体征及X线片，但需注意检查是否有桡神经损伤及其他合并伤的体征。

4. 治疗

肱骨投掷骨折是不稳定的螺旋型骨折，整复较易，而维持对位固定较难。但绝大部分骨折经保守治疗可获良好愈合。小夹板固定简便易行，但需注意定期复查，并注意纠正上臂肌肉牵拉所致的重叠短缩畸形。悬垂石膏固定是一种安全可靠的治疗方法。手术切开复位内固定可损害骨折断端的血供，并有损伤桡神经的可能，一般不宜采用。肱骨投掷骨折合并的桡神经损伤，一般属于受压及挫伤后神经功能失用或神经轴突断裂，不需手术治疗可自行恢复；只有神经断裂者需手术修补。在损伤初期较难区别的情况下，应结合骨折情况、症状体征及电生理检查综合判断并严密观察病情变化。也有作者对手术探查持积极态度，根据探查情况行神经松解术或神经缝合术，同时行骨折内固定治疗。

（二）肩部损伤

肩部损伤在投掷运动中比较多见。本节主

要介绍肩峰撞击综合征和 Bennett 病。其他如肩袖损伤，肱二头肌长头损伤等请参阅本书有关章节。

1. 肩峰撞击综合征（impingement syndrome）在投掷运动上肢前举过程中，岗上肌腱和肱二头肌腱在肱骨大结节处被挤压在肱骨头和喙肩弧之间，长期反复的挤压可使此两肌腱受到不同程度的损伤，产生炎性反应；重者可有肩峰下滑囊增厚及局部骨质增生，也可合并肩袖边缘撕裂。

本病起病缓慢，为日渐加重的肩痛和肩部活动障碍。肩峰边缘有明显压痛，肩外展位上臂旋转活动时肩峰下可触及摩擦感。肩关节活动障碍尤以前举、内旋受限为明显，患肩有轻度肌萎缩。

患病早期可给予休息，局部热敷、理疗等对症处理。症状重者可行肩峰下滑囊内封闭和药物注射治疗（多选用 1% 利多卡因加醋酸曲安奈德或利美达松），手术治疗包括切除肩峰前外下方骨组织（Neer 手术）及肩峰超过肩锁关节的前突部分（Rookwood 手术），并切除增厚的肩峰下滑囊。

2. Bennett 病

Bennett 病即肩胛盂后下方骨刺形成，是投掷运动中的一种特殊损伤。在投掷运动的减速阶段，上肢随惯性向胸前摆向对侧，在此过程中肱三头肌长头起点及附近关节囊受到反复牵拉，导致肌腱纤维的慢性断裂和炎性反应，甚至局部出现钙化、骨化。

患者主诉在投掷过程中肩后部疼痛，检查患侧肩盂下缘压痛，晚期病例 X 线片可见局部钙化和骨化影。治疗上早期可给予休息及局部按摩、热敷，痛点可做封闭和药物注射治疗，症状严重者可手术切除钙化和增生的骨唇。

（三）肘部损伤（投掷肘）

投掷运动中肘关节超常范围活动，引起关节活动的不合槽和应力异常，可致肘部的韧带、关节囊及软骨损伤，久之出现关节软骨变性，肱骨鹰嘴窝和尺骨鹰嘴骨质增生，关节内游离体、关节囊增厚和关节腔积液等一系列的病理改变，称之为投掷肘，即肘关节创伤性骨关节炎。

患者主诉肘部疼痛和活动受限。早期表现为活动开后反而不痛，运动休息时痛。晚期则一活动就痛，并可有摩擦声和出现交锁。检查鹰嘴周围关节间隙压痛，肘关节伸屈活动受限。X 线片显示肘关节间隙变窄，边缘骨质增生及关节内游离体。

早期病例可给予休息、理疗，症状明显者可行关节腔内药物注射。晚期骨质增生严重，关节活动明显受限者，可手术切除关节内影响关节活动的小骨赘，清除关节鼠。个别严重者需考虑关节成形术。

投掷肘的预防强调正确的技术动作，并加强肘关节周围肌肉的力量训练以增强关节稳定性。必要时可配置护肘或使用黏胶支持带，以减轻异常应力的损伤和关节的超常范围活动。

三、关节软骨损伤

运动所致的关节软骨损伤多见于髌股关节与踝关节。

（一）髌股关节软骨损伤

髌股关节软骨损伤是运动损伤后膝前疼痛的主要原因之一，大多表现为髌骨软骨软化症，亦称髌骨软骨病、髌骨外侧高压综合征。本病多见于田径和篮、排球运动员。在新兵集训团的大运动量训练中，或平时训练强度突然加大时，也可出现本病。

髌骨软骨病的主要病理变化，表现为髌骨软骨的软化、黄变、龟裂、剥脱、溃疡形成，以及滑膜炎症、分泌增多，髌周筋膜炎、髌旁支持带炎性变并增生或挛缩。脱落的软骨片在关节腔内可能游离成关节鼠，造成膝关节交锁。

运动员髌骨软骨的病变以内侧偏面最多见，其次是中央区（60°接触区）和内侧区。

Rijnds 将髌骨软骨病的软骨病变分成 4 度。Ⅰ 度为软骨表层细微裂隙、病灶区软骨发软、轻度肿胀及黄色变，大致相当于软骨细胞第一层（静止层）损伤。Ⅱ度为软骨第二层（过渡层）和第三层（肥大细胞层）损伤，有肉眼可见的浅裂隙。Ⅲ度为软骨第四层（钙化层）损伤，裂隙加深，局部可达软骨下骨质，软骨碎片自表层剥脱。Ⅳ度为损伤达软骨下骨质，溃疡形成，局部软骨全部破坏，在病灶周围常有对健康软骨的逐渐侵蚀，相邻软骨常有不同程度的变性。

1. 临床表现

【一般症状】

最主要的症状为髌后疼痛，在活动或半蹲位出现，初期为酸乏不适，以后发展为持续或进行性的酸痛。往往在开始活动时疼痛明显，活动后减轻，活动结束或休息时疼痛又加重。这种疼痛有时很有特色，往往被描述为"龋齿样酸痛"。在上下楼梯，尤其在下楼或下坡时酸痛明显。经常有膝盖打软，"差一点跌倒"的主诉。有时有关节交锁症状。

【体征】

体征方面，主要有以下特点。

（1）髌骨磨压痛　多为阳性，出现率几乎100%。

（2）推髌抗阻痛　亦为阳性，将髌骨向远端推挤，同时股四头肌收缩，髌下出现酸痛为阳性。

（3）单腿半蹲试验　多为阳性，是髌骨软骨病最显著而又有诊断价值的体征之一。

（4）股四头肌萎缩　多较明显，尤其以内侧头更为显著。

（5）膝关节积液征　中后期多为阳性，浮髌试验可助诊断。当膝关节积液量少于30 mL时，可用积液诱发膨出试验查出。关节穿刺可抽出淡黄色透明液体，偶可抽出混浊的关节液。

（6）髌周指压痛　髌骨软骨病并发周围软组织炎症时，用示指指甲扣刮髌周可以出现疼痛。

（7）髌后捻发音　髌骨软骨软化剥脱之后，髌软骨面不平整，膝关节运动时髌后可扪及粗糙的捻发音。这种捻发音的特点是在膝关节活动到某一固定角度时出现，多次重复不变，为粗糙不平的软骨摩擦所致。

2. 诊断

主要依据以下特点。

【临床特点】

患者活动时主诉髌后酸痛，上下楼或半蹲时疼痛加重等症状，结合体征，如髌骨磨压痛、髌后捻发音、单腿半蹲痛、髌周指压痛等，可大致诊断为本病。

【影像学检查】

（1）X线所见　摄普通X线平片对诊断无太大意义。但选择拍摄不同屈膝角度的髌骨轴位片，可观察髌骨形态、髌骨软骨下骨的硬化程度、测量髌骨的某些指数，如髌骨角、髌骨深度指数、髌骨指数、槽角、叠合角等。膝关节侧位X线片可检测髌骨位置异常，正常时髌骨长度（P）与髌韧带长度（PT）相等，当PT超过P的15%，或超过1 cm时，为高位髌骨。

（2）MR检查　可发现髌骨软骨的剥脱和溃疡区。

【最后确诊依据】

确诊还得依靠关节镜，手术探查或MR检查。体检时需注意与膝关节的滑膜皱襞综合征（plica syndrome）、股骨髁骨软骨病等鉴别。临床常采用痛点局封之后再行体检，作为排除诊断。

3. 治疗

【保守疗法】

是本病的基本和主要治疗方法，常用以下措施。

（1）股四头肌练习　是防治髌骨软骨病最常用、最有效的方法。通过加强股四头肌力量，可增加关节的稳定性，改善髌股关节应力分布，并可防止由于膝酸痛及发软而造成的跌扑或意外伤害。常用方法如站桩，一般采用靠墙避开疼痛角度的站桩方式。也可做主动直腿抬高或负重直腿抬高练习。

（2）髌股关节黏膏支持带或护具　作为保守治疗的一种重要手段，运动创伤医生经常推荐那些不愿手术的患者采用髌骨黏胶带或髌骨护具，改变髌骨的运动轨迹与接触力学，达到缓解疼痛、治疗疾病的目的。

（3）按摩和理疗　蜡疗及超短波有一定效果。

（4）中药外敷　红花30g、生川乌30g、归尾30g、甘草30g、自然铜30g、马钱子30g、草乌30g、生姜9g，酒浸泡7d，取汁局部湿敷或用直流电导入，有良好效果。

（5）关节腔内注射　选用曲安奈德或康宁克痛注射液，每周1次，短期效果较好，只能临时适用于需要参加比赛的运动员。关节腔内注射透明质酸钠，每周一次，5次为一疗程，有一定效果。

【手术疗法】

对保守治疗无效，症状严重的髌骨软化症病例，可考虑手术治疗。

（1）局限性软骨切除加钻孔术　为目前仍较常采用的基本术式，可采用关节镜或髌前内侧或前外侧切口，显露后以刨刀削除变性的软骨，暴露软骨下骨板，用1~2mm钻头钻孔数个。本手术的目的是使来自骨内的纤维肉芽组织填补缺损软骨，最后化生成纤维软骨。钻孔也能释放骨内压，使疼痛得到缓解。

（2）髌骨重排列手术　包括近端和远端重排列术。近端重排列术如外侧支持带松解术（切断髌股横韧带、髌骨下的斜束及部分股外侧肌肌腱）、股四头肌内侧头外移术（固定于髌骨背侧面的中部）。远端重排列术主要有胫骨结节抬高术，或抬高后加内移。近期一些研究认为胫骨结节抬高以1~1.5cm为最合适。陈世益等研究证实胫骨结节抬高术缓解髌股疼痛的机制，在于改变了习惯性髌股接触区，避开了对原有溃疡区的刺激与挤压。但解剖上存在的膝关节Q角有一定的范围，做髌骨远端或近端重排列时，应防止改变力线矫枉过正，若术后Q角增大或减少10°以上，又会造成新的髌股不稳定，反而加重髌骨软骨的损害。

（3）髌骨截骨术　Arnoldi多年来致力于髌骨骨内压的研究，他主张用髌骨截骨术来解除骨内高压，缓解疼痛，同时又可调整髌股关节面使之接触更协调。

（4）人工关节置换术　对严重的髌股关节骨关节炎患者，可考虑采用髌股关节人工表面假体置换术治疗。

（5）软骨移植　包括自体软骨细胞移植和自体骨软骨块蜂窝状移植（又称马赛克软骨移植术）。前者取患者自体软骨进行体外软骨细胞培养，用组织工程方法将培养增殖后的软骨细胞植入病灶区，再用骨膜覆盖，目前全世界已有1000余例的成功报道。自体骨软骨块马赛克移植术，用特殊器械凿取膝关节股骨髁非负重区骨软骨组织，将这些柱状的骨软骨块移植至负重区软骨，呈马赛克样镶嵌移植。据报道优良率可达80%。以上两种方法均可在关节镜下进行。

（6）髌骨切除术　仅适用于疼痛严重、影响日常生活的重症患者。单纯髌骨切除后伸膝力量减少30%，切除后将髌腱与股四头肌直接缝合，伸膝力量减少15%。手术中应同时将髌骨周围肌腱止点的病变部分切除或削薄使接近正常厚度，否则伸屈膝时仍将出现疼痛。

（二）踝关节软骨损伤

踝关节软骨损伤多见于足球运动员，据报道发病率可高达80%，故亦称足球踝，在体操、滑雪等运动中亦可发生。由于后期距骨常出现骨赘，故本病曾被称为踝关节撞击性骨疣。

踝关节部位缺少肌肉和脂肪的保护，皮肤下面就是肌腱和骨头。当正脚背踢球或支撑时，踝关节过度跖屈或背伸，使胫骨远端前后缘分别与距骨颈或后关节突反复撞击挤压，胫距关节面磨损，胫骨前后唇、距骨颈及距骨后突等处发生骨质增生。当用脚内侧或外侧踢球时，踝内外翻与距骨内外关节面撞击也可引起局部骨质增生。踝关节反复扭伤引起踝关节不稳定，下胫距关节不合槽运动也可造成胫距骨软骨损伤，局部骨赘形成。

1.临床表现与诊断

踝关节运动时疼痛和活动受限是本病的主要症状。早期为活动时疼痛，以后即使休息时也发生疼痛。疼痛部位踝前居多,正脚背踢球时,踝后部骨赘与软组织撞击挤压产生疼痛。急跑和跳跃时,胫前唇和距骨颈撞击产生疼痛。随着骨赘增生、滑膜囊增厚及游离体形成,关节活动受限日渐明显,直至关节活动度明显减少。

有时还可感觉到关节面的摩擦音,主要为粗糙的关节面和肥厚的滑膜或游离体摩擦所致。

体征主要有关节轻度肿胀、压痛、摩擦感和摩擦音,关节间隙减小,偶可扪及游离体。

X线是诊断足球踝的主要手段。可见胫骨和距骨颈有骨唇和骨赘形成,距骨后突增生延长,两踝变尖,有时可见游离体影、踝关节间隙变狭窄等。

2.治疗

【防治结合】

加强踝关节周围肌肉训练,如负重提踵;伤后或比赛时用弹性绷带或黏胶带裹扎,防止踝关节过度屈伸和内外翻,避免反复扭伤,是预防足球踝的有效措施。

【保守治疗】

包括护踝外用,各种药膏外敷,超短波理疗,熏药治疗,醋疗或离子导入,关节内或痛点局封。

【手术治疗】

对骨赘过大,关节内游离体或关节间隙减小,踝关节反复交锁者可手术治疗。据病变部位选用踝关节前内、前外或后侧切口,切除骨赘,残床用电灼以防骨赘再生。一般关节内均有数量不等的游离体,应仔细清除并以生理盐水反复清洗关节腔。术后一般效果均较好,约3个月后可恢复训练。

四、韧带损伤

韧带作为关节的一种辅助结构,主要对关节起静力稳定的作用。韧带由胶原纤维和弹力纤维混合组成,能承受较大的张应力。每个韧带由走向不同的多束纤维组成,使关节于不同角度时都有部分纤维束紧张,以保护关节在正常范围内活动。

韧带在外力的作用下可极度紧张,以防止关节出现异常活动。但当外力过大时,尤其是当韧带受到高速度牵伸时易发生损伤,其损伤的程度决定于外力的强度与作用时间。严重的韧带损伤或反复多次损伤可造成关节不稳,并导致创伤性关节炎,需引起重视。

(一)常见的韧带损伤

各种运动中可发生不同的韧带损伤。行军、长跑运动中易出现膝外侧副韧带损伤及踝部韧带损伤,游泳训练中则易发生膝内侧副韧带损伤,篮球、足球运动中可出现膝交叉韧带损伤,排球运动中以踝部韧带伤为多见,而体操运动员则可出现多处关节部位的韧带损伤。

(二)损伤分度和处理原则

1. Ⅰ度(轻度)损伤

轻度损伤时韧带只有少数纤维断裂,局部有轻度出血但很少出现血肿。检查时局部有疼痛、压痛,但韧带功能不受影响。一般只需对症处理和休息,1~2 d后可在黏胶带支持下开始活动练习,或做韧带松弛位绷带固定,如踝关节外侧副韧带损伤时取踝关节外翻位绑扎。

2. Ⅱ度(中度)损伤

中度损伤时韧带部分纤维断裂,并随断裂程度的不同出现不同程度的功能丧失。局部肿胀、压痛,张力试验疼痛加重。处理上强调伤肢制动,可用石膏固定在保持韧带松弛位置3周以上,以使断裂部分在愈合过程中由正常瘢痕连接。修复后韧带的张力虽受到不同程度影响,但一般可恢复正常的关节功能。

3. Ⅲ度(重度)损伤

重度损伤时韧带纤维完全断裂,或韧带从附着之骨端上撕脱,甚至可带下一小骨片。造成此韧带功能完全丧失,关节不稳。常有明显血肿,张力试验关节有过度活动的体征。由于韧带断端往往已明显分离回缩,治疗上需及时手术修补,使断端对接愈合,以保持韧带的正常长度和强度,术后需固定4~6周。否则若以大量瘢痕修复,则韧带的功能将明显下降或丧失。

五、肌肉肌腱单位损伤

肌肉肌腱单位包括肌腱、肌腹、腱止结构及肌筋膜、腱鞘等附属结构。运动时肌肉收缩产生强大的应力，拮抗肌则被动牵伸。人体骨骼肌依其功能由相应类型的肌纤维组成，如高张力姿态肌含有较多的慢纤维（红肌纤维），反应较慢但耐疲劳；而多相收缩肌则含有较多的快纤维（白肌纤维），能做短时间的快速收缩，但容易疲劳和损伤。肌腱由胶原纤维构成，不具有收缩能力，其作用是将肌肉的收缩力传递到骨组织。腱纤维在休息时呈波纹状，拉长时则波纹消失，过度牵拉时胶原纤维可出现微损伤，甚至发生肌腱断裂。

在体育运动和军事训练中肌肉肌腱单位损伤是最多见的损伤，但往往也是最易被忽视的损伤。除及时正确的治疗外，应强调下述预防措施。

1. 平时训练中注意各部位肌肉的协同练习，按比例发展肌群。

2. 在运动前牵伸各大组肌肉，可在肌肉处于拉长位后再行数次缓慢的被动牵伸。

3. 防止在肌肉疲劳情况下进行运动和训练。

4. 充分的准备活动，在寒冷季节应做好热身活动。

（一）急性损伤

1. 肌肉拉伤和肌肉断裂

【损伤机制】

肌肉拉伤是由于肌肉主动收缩产生的张力对抗重力或阻力所引起的肌肉过度牵伸性损伤，是一种间接损伤；好发于跨越两个关节、Ⅱ型肌纤维比例更高的肌肉。如小腿三头肌、腘绳肌、股四头肌等。

【肌肉损伤分级及临床表现】

（1）一级　少数肌肉纤维出现光镜下可见的撕裂，周围筋膜完好无损，对抗阻力测试时有肌肉疼痛，局部压痛。

（2）二级　较多数量的肌纤维断裂，筋膜可能有撕裂，常常有"啪"的一下拉断的感觉，局部疼痛，血肿形成，局部可摸到肌腹与肌腱连接处略有缺失与下陷，有压痛和轻度功能障碍。

（3）三级　肌肉完全断裂，受伤时有剧痛，可摸到明显的缺失，有压痛，可能有较大的血肿形成，拉伤的肌肉功能丧失。

【诊断】

肌肉损伤一般通过体检即可做出。但有时难以判断肌肉断裂的程度，高频 B 超或 MR 对肌肉断裂程度的判断有辅助诊断作用，并可作为随访手段。

【治疗】

早期以止痛、止血、消肿、防止肌肉短缩粘连为原则，尽早恢复肌肉长度；晚期以消除炎症，消除肌肉瘢痕，恢复肌力和功能为主。最初 24 h 可采用冰敷、弹力绷带加压包扎、制动、非甾体抗炎药物，必要时应用皮质激素。一旦出血停止，可采用体疗、理疗和透明质酸酶促使局部炎症吸收消散，恢复肌肉长度，也可局部注射一些有明确促进肌肉修复作用的药物，如 IGF-1、TGF 等。

【预防】

静态牵伸，将肌肉处于拉长位，缓慢被动牵伸。促进本体感受的运动，采用对抗肌群收缩与放松交替进行。

【几种常见肌肉拉伤的诊治】

（1）股四头肌　股直肌是四头中唯一跨越两个关节的肌肉，常在跳跃或劲踢时，因突然偏心收缩而引起拉伤。大腿前部撕裂感，局部肿胀与压痛。完全断裂时肌肉收缩会在大腿近侧形成一个凸起。其他三个头可以代偿缺失的功能，所以很少有手术指征。鼓励早期活动，口服抗炎药物，进行适度锻炼，一般不影响运动功能。

（2）腘绳肌　即半腱肌、半膜肌和股二头肌的总称，也跨越两个关节。短跑、足球劲踢时，三条腘绳肌均有可能损伤，其中股二头肌损伤最常见。早期治疗：冰敷、加压包扎、抗炎药物。早期功能锻炼：静态牵伸肌肉以恢复活动度，俯卧位膝关节伸屈抗阻练习，慢跑。

（3）内收肌群　多见于职业足球运动员。表现为腹股沟部疼痛，大腿上部内侧可能会摸到肿块。需排除耻骨炎、髋关节病变、腹壁疝、泌尿生殖系感染等。

（4）肩袖损伤　多见于投掷运动员的冈上肌损伤。拉伤多位于肌腱远端或肌与腱的连接处。在阻力下内旋前屈肩关节时疼痛，肩外旋时疼痛明显减轻，运动员常把过头投掷改为侧向投掷以减轻肩袖负担。肩关节造影或 MR 可帮助确诊，是否有肩袖断裂。肩袖断裂采用手术治疗。一般损伤，可采用口服非甾体抗炎药物或局部注射皮质激素至疼痛消失后进行力量训练。

（5）腰部椎旁肌　成年人常见，由于某一种姿势保持过久或用力提拉重物时拉伤。儿童少见。需与脊椎畸形、椎间盘突出、脊椎骨折进行鉴别诊断。青春期脊柱过度前突造成的下腰痛，常伴有屈髋肌过度紧张。对于腰部椎旁肌损伤，以休息为主，同时牵伸腹壁肌、腘绳肌与屈髋肌。

2. 肌肉挫伤

【机制】

接触性竞技运动最常见，尤以足球、橄榄球中最常发生。典型挫伤常发生于下肢，最常见的是股四头肌与胫前肌。

【分级及临床表现】

（1）Ⅰ度（轻度）　局部压痛，膝关节活动度在90°以上，无步态改变。

（2）Ⅱ度（中度）　压痛较重并肿胀，膝关节活动度小于90°，运动员有跛行，不能深度屈膝。

（3）Ⅲ度（重度）　严重肿胀与压痛，膝关节活动度小于45°，没有帮助不能行走。

【治疗】

无痛范围内早期活动。24 h 内冰敷和口服抗炎药物。禁忌按摩。运动员恢复运动前应达到肌力和活动度的完全恢复。

【预防】

应用防护设备，提高控制能力，正确监督与文明竞赛。

【骨化性肌炎】

严重挫伤的并发症，致残率很高。局部疼痛与僵硬，有时可触及肿块。最早在伤后 2~4 周出现，X 线片可见密度增高阴影深部有一个柄样蒂与骨干相连，或在骨旁有较宽的基底相连，或与骨骼完全不相接。无外伤史的患者应排除肿瘤的可能。目前无特殊治疗方法。病程超过一年仍有疼痛或关节活动明显受限者，才考虑手术切除。

3. 肌腱断裂

肌腱断裂虽然是一种间接暴力所致的急性损伤，但往往有肌腱过度使用性损伤的病史。检查可见局部有凹陷、压痛，该腱肌单位的功能丧失。

常见的肌腱断裂有：在腾空动作开始时发生的跟腱断裂，跳跃中的髌腱断裂，支撑动作时发生的肱三头肌腱断裂，以及直接撞击所致的伸指肌腱断裂等。

肌腱断裂一般均应早期手术修复，部分断裂时也可作肌腱松弛位外固定 6~8 周，并尽早开始康复练习。

（二）慢性损伤

1. 延迟性肌肉酸痛症

【概述】

多见于周期性的耐力项目，因反复运动导致肌纤维损伤。任何骨骼肌在过度运动后均会发生延迟性肌肉酸痛，肌肉离心运动更容易导致肌肉损伤，例如在进行非习惯性的极量运动和在长距离下坡跑后等。

【诊断】

主要症状表现为肌肉僵硬。轻者常在活动时减轻；重者疼痛剧烈，妨碍运动。肌腹与肌腱交接处症状常常较重；重症患者则以肌腹疼痛为主。有时患者还伴有全身性不适，如发热、呕吐、脱水等症状。体检可发现受损肌肉压痛，甚至肿胀。

实验室检查：症状较重时可有血红蛋白尿和肌红蛋白尿，低钙、低蛋白血症、血肌酐升高等。

【治疗】

以透热理疗为主，局部热敷可加速局部代谢速度，加快堆积代谢产物的清除。损伤肌肉的按摩能够有效缓解疼痛，也可促进代谢产物的清除。口服和局部运用消炎镇痛药物能有效减轻疼痛和促进损伤炎症的消散。另外损伤肌肉的适当运动和牵拉运动也能很好地促进症状的缓解。

适度的训练、充分的准备活动，尽量避免不习惯的离心运动，运动后注意做好后整理活动可以有效地预防延迟性肌肉疼痛的发生。

2. 肌肉疲劳与肌痉挛

肌肉疲劳表现为较长时间锻炼后出现的某群肌肉酸痛，通常在休息数日后即可恢复。一般认为有效的大强度训练，应该达到或接近出现肌肉酸痛，长期有效训练也可使肌肉疲劳延迟发生。运动后的温水浴、理疗和按摩有助于肌肉疲劳的恢复。

肌肉痉挛俗称"抽筋"，为整块肌肉不自主的持续收缩，出现局部剧痛、肌肉痉挛变硬。常见发病部位为腓肠肌、屈肌和趾屈肌。治疗方法是缓慢持续地被动牵拉痉挛的肌肉，直至恢复正常活动范围，再作适当按摩。寒冷刺激或出汗后体内盐分丢失过多是肌肉痉挛的诱发因素，应注意防范。

3. 腱病

随着军事训练和体育运动强度加大，发生在肌肉肌腱附着于骨或软骨止点处的疼痛性疾病日益增多，这是肌肉肌腱过度使用，反复强烈牵拉引起的肌腱胶原纤维的退行性病变，英文为 tendinosis 或 tendinopathy，中文译成"腱病"。这类疾病不但在竞技运动员中经常发生，并且在军训士兵、娱乐体育和手工劳动的人群中也有较高发病率，并且极难治愈。常见发病部位有肱骨外髁、肱骨内髁、肩袖止点、跟腱、

髌骨上下止点等。腱病必须与传统概念中的肌腱炎（tendinitis）和腱围炎（paratendinitis）进行区别。以往诊断为跟腱炎、髌腱炎、肩袖炎、肱骨外上髁炎等的肌腱疾病，事实上大部分并非单一的炎症，而合并有胶原组织的变性，应当改称为"腱病"。越来越多的迹象表明，用治疗肌腱炎的方法去治疗腱病常常无效。

【病理改变】

根据对外科肌腱病理标本的观察，无论在跟腱、髌腱、肩袖，还是在肱骨内外上髁，肉眼病理结果相当一致，"腱病"标本外观呈灰暗、微棕黄色变性、腱实质生鱼肉样变性、变软。而正常腱组织呈白色、有光泽、坚实。光镜下：腱病的胶原连续性中断，胶原结构松散，出现玻璃样变，潮标上移或钙化。偏光显微镜下正常胶原呈黄色反光，病变胶原变成绿色无光泽，结构无序。病变组织中腱基质、血管和细胞成分增加，而这些细胞主要来源于成纤维细胞和成肌纤维细胞。没有炎症细胞。

【临床表现与诊断】

腱病主要表现为局部疼痛、压痛、腱或腱止点增粗，由于运动疼痛而导致功能障碍。X线片表现为腱或腱止点处增粗或钙化。MR有助于诊断，在 T_2 加权图像中显示腱与骨连接处的病变组织呈高密度信号。超声波可以显示病变腱组织中有低回声区改变。

腱病需与肌腱炎区别：肌腱炎相当少见，常与腱病合并发生于跟腱或髌腱。腱围炎是腱外层结构的炎症，不管这层结构是否滑膜，通常与腱内病变有关。在某些病例，常可触摸到"摩擦音"。临床上很难将腱病与罕见的肌腱炎进行区别。由于腱病相当多，我们建议宁可将其当作腱病对待。

【腱病的防治】

（1）教育患者　医生必须耐心向患者和教练员解释腱病的病理变化及可能后果，胶原病变十分难治，除了疼痛和影响运动外，肌腱的脆性增加，断裂的可能性增加数倍。因此，必须要有一段时间的休息，对那些热身后继续参

加运动的运动员提出警告。

（2）生物力学减负荷　由于该病常与肌腱局部过度负荷、训练错误有关。因此检查使用的器械如跑鞋、球拍等，检查运动力学如跑步、投掷、发力姿势等，诊断和纠正可能存在的肌力不平衡，以上这些都非常重要。

（3）抗炎措施　常用冷疗、电疗、NASIDs口服、可的松注射等。冷疗对腱病十分必要，因为腱病组织中有许多新生血管，冷疗可收缩血管。电疗主要采用激光、高压电刺激等，实验室条件下电刺激可以刺激胶原合成，对腱病治疗有效。没有迹象表明 NASIDs 和可的松对腱病有任何帮助，但 COX-2 抑制剂是否有效尚在调查中。可的松注射治疗只能提供短期效果，症状很快复发，并且抑制胶原合成，导致腱组织部分撕裂或完全断裂。

（4）减轻运动负荷　采用支架或护具，可以减少肌腱胶原纤维的力学负荷，有助治疗。已经证实有效的护具如膝、肘护具，足跟垫，跟腱和髌腱支具，有很多值得进一步研究。

（5）理疗和体疗　与理疗康复师的沟通十分重要，告诉他们疾病的病理变化，就可能的康复时间达成一致。根据文献报道，平均治疗时间，初次发作时可能需要 2~3 个月才能重返比赛；有慢性症状的患者，可能需要 4~6 个月才能达到治疗效果。实际时间因人而异。

（6）适当的力量锻炼　已经证实离心力量锻炼有效，可能是特殊的离心体操能刺激腱细胞的力学感受器，产生胶原，帮助逆转腱病的循环，达到治疗目的。动物实验证实适当的肌腱负荷有助于胶原排列，刺激胶原交互连接形成，两者均有促进胶原抗张力强度的作用。

（7）外科手术　作为腱病治疗的最后选择，可以采用病变组织切除，成功率可达75%~85%，或更好些。术后可能需要 4~6 个月的恢复时间。

4. 创伤性腱鞘炎

创伤性腱鞘炎的发生与某些特殊运动项目有关，常由于训练不当，肌腱经常摩擦或局部过劳引起。这类损伤常位于关节周围，所以很容易被误诊为关节韧带扭伤。常见的部位有桡侧腕屈肌、拇长伸肌、拇短展肌、拇长屈肌、胫前肌、胫后肌、腓骨长短肌。常见大强度的军事训练、举重、击剑等。

治疗方法有保守疗法与手术疗法两种。急性期可采用保守疗法，如石膏固定、局部封闭、理疗、按摩等。保守治疗无效时应考虑手术治疗，可采用小针刀，将狭窄的腱鞘处切开或部分切除，使肌腱在其中滑行无阻。

5. 膝外侧疼痛综合征

系指膝外侧副韧带上下的滑囊、软组织及腘肌腱损伤。常发生在硬地训练后，患者在赛跑、竞走、上下楼梯或自动屈伸膝关节时出现膝外侧疼痛，腓骨头上方稍膨隆，多数人可触及小结，位于副韧带与膝关节间隙之间，或相当于副韧带在股骨外髁的附着处。可给予局封、固定、休息等，多可治愈；有小结而较长时间不愈者，可予手术切除。

6. 跖筋膜炎

筋膜是被覆在肌腹和肌腱表面的致密结缔组织，可增强肌肉收缩力和减少摩擦。过度活动、反复牵拉挤压等，可引起筋膜缺血，纤维变性、粘连，甚至压迫神经而产生疼痛。筋膜炎的治疗以局部理疗、按摩为主，个别症状严重者可应用手术松解。人体较易引起损伤的筋膜有颈项筋膜和腰背筋膜。在运动和训练的过劳性损伤中多见的是跖筋膜炎。

跖筋膜为足底腱膜的一部分，对维持足弓起重要作用。在节律性应力的反复牵拉下，可发生松弛和慢性炎症，纤维束变性、断裂等病理改变。跖筋膜炎较常出现在长途行军、跑跳运动及长期站立位工作者。

跖筋膜炎的症状以足底中部和足跟部疼痛为主，在足尖行走（牵拉跖腱膜）和足跟行走（压迫炎症区）时加重。X线检查为阴性，少数患者可见跟骨前缘牵张性骨刺。患者应避免在坚硬场地上操练，并穿着软底减震鞋。对穿平跟鞋疼痛的患者，可改着中坡跟鞋以改变负重力线，长期站立工作者建议使用足弓垫。对压痛点明显者可试用局部封闭和药物注射，但治疗上仍以理疗和局部休息为主。

六、体力耗竭性横纹肌溶解症

（一）概述

横纹肌溶解症是指横纹肌细胞由于各种原因发生坏死溶解、释放肌红蛋白等毒性产物入血所引起的一组临床综合征。导致横纹肌溶解症的原因很多，大致可分为：

（1）直接肌肉创伤，如挤压综合征。

（2）极度疲劳的力竭性体力活动。

（3）血管损伤、闭塞，肌肉缺血坏死。

（4）代谢性疾病，如糖尿病酮症中毒、低钾血症。

（5）感染性疾病，如高热。

（6）炎性肌病，如多发性肌炎。

（7）药物，如酒精中毒、吸食毒品。

（8）中毒，如蛇咬伤。

（9）遗传性因素。

由极度疲劳的重复性剧烈体育运动引起的力竭性横纹肌溶解症（exertional rhabdomyolysis），在国外，军事训练、马拉松长跑、举重、体能比赛、登山及不恰当身体锻炼等项目中均有报道，但其诊断标准尚不够明确。国内近年的有关专业会议上已有零星报道，并开始引起临床医师和卫生部门的重视。

（二）体力耗竭性横纹肌溶解症的发病机制

其发病机制目前尚未完全搞清。一般认为，其发展过程可分为 4 期。

1. 起动期

剧烈、重复、长时间、高强度的机械性肌肉收缩，尤其离心性肌肉收缩，使肌肉纤维受到过度牵拉，横纹肌结构受损，并产生热量积蓄。同时，持续的收缩可引起肌肉血液循环下降，发生代谢障碍，ATP 等高能化合物消耗殆尽。

2. 细胞内 Ca^{2+} 超载期

正常细胞外 / 内 Ca^{2+} 浓度比为 10000 ：1 左右，剧烈运动后细胞外 / 内 Ca^{2+} 浓度比可降至 1000 ： 1。引起横纹肌细胞内 Ca^{2+} 浓度增加，即 Ca^{2+} 超载的机制如下。

（1）肌细胞膜损伤，细胞外 Ca^{2+} 内流。

（2）ATP 耗尽，Ca^{2+}-ATP 酶向细胞外泵 Ca^{2+} 障碍，导致 Ca^{2+} 在细胞内潴留。

（3）ATP 耗尽，可阻碍内质网和线粒体摄取 Ca^{2+} 的能力。

（4）内质网和线粒体损害，释放 Ca^{2+} 入细胞质中。

（5）Na^+ 跨膜内流，激起 Na^+/Ca^{2+} 交换，不仅消耗 ATP，而且增加了细胞内的 Ca^{2+} 负担。

3. 自动连锁反应期

当细胞内 Ca^{2+} 达到一定浓度后，细胞内的一系列降解酶即被激活，如中性蛋白酶、磷脂酶等，引起肌细胞和膜磷脂损伤等一系列瀑布反应。这些反应的副产物，如脂肪酸和溶血磷脂，可影响细胞膜离子交换或直接溶解细胞膜。另外，Ca^{2+} 损伤线粒体，使其产生大量氧自由基，进而干扰细胞呼吸链，引起脂质过氧化损伤。这种交叉、自发的连锁反应，使细胞崩解，并释放内容物至细胞外，引起局部微血管损伤，使毛细血管通透性增高，液体外渗，进而压迫受损肌肉。受损血管在黏附中性粒细胞后，可降低组织灌注，加重肌肉缺血坏死。另外，肌肉储热在体力耗竭性横纹肌溶解症的发生中也有重要作用。过度收缩引起的肌肉高热（可达 43 ℃），不仅增加代谢率和 ATP 消耗，而且提高降解酶的活力（每增加 1 ℃ 可提高 10%），使横纹肌细胞更易发生损伤。这在散热困难的炎热潮湿环境中更为明显。

4. 肾损害期

横纹肌细胞坏死溶解后，许多降解产物释放入血，如肌酸、尿酸、肌红蛋白、肌酸肌酶、磷酸和 K^+、Ca^{2+} 等，但不一定损害肾脏；只有大量肌红蛋白入血，同时伴有肾血流减少或循环血量减少时，才会导致急性肾小管坏死而发生急性肾衰。近来发现，横纹肌溶解症导致急性肾衰主要与下列因素有关：① 肾血管收缩、肾血流减少。② Fe^{2+} 介导的肾小管损伤。③ 肌红蛋白管型堵塞肾小管。

（三）体力耗竭性横纹肌溶解症的临床表现

患者多在参加某一剧烈体能项目（如长跑、长距离负重行军等）训练中或训练后发病。

1. 发热

轻度者仅有低热，主要由肌细胞破坏后释放致热原引起。但多数患者在 39 ℃以上。如伴有中暑则体温更高。

2. 局部表现

损伤局部有剧烈的肌肉疼痛、压痛和收缩无力，并出现肿胀。长跑训练所引起的横纹肌溶解症多发生于大腿、小腿和腹部。

3. 肌红蛋白尿

此为大多数患者就诊的主要原因。肌肉约占人体重量的 40%。肌红蛋白分子量 17 500，能为肌细胞收缩快速供氧。每 1000 g 横纹肌约含有 4 g 肌红蛋白，而肾脏对肌红蛋白的滤过阈值为 300 ng/mL。因此，当大量横纹肌被破坏溶解时，可出现肌红蛋白尿。例如，体重 60 kg 的男性，血液总量约 5000 mL，如出现肌红蛋白尿，则破坏溶解的横纹肌在 400 g 以上；如出现肉眼可见的酱油色尿，则破坏溶解的横纹肌在 1 000 g 以上。

4. 急性肾功能衰竭

如患者伴有严重脱水、虚脱、高热中暑等，可致急性肾功能衰竭，其表现为意识障碍、少尿或无尿、水电解质紊乱、代谢性酸中毒、BUN、Cr 升高等。

（四）体力耗竭性横纹肌溶解症的实验室检查

1. 血清肌肉酶类显著升高

包括天冬氨酸转氨酶（AST）、乳酸脱氢酶（LDH）和肌酸磷酸肌酶（CPK）。其中 CPK 为最敏感指标。CPK 在为肌细胞提供能量的 ATP/磷酸肌酸系统中起重要作用。CPK 有 3 种同工酶，分别存在于骨骼肌（CPK-MM）、心肌（CPK-MB）和脑（CPK-BB）。血清 CPK 正常值为 22~198 U/L。超过正常值 5 倍以上，对横纹肌溶解症即有诊断意义。出现酱油色尿时血清 CPK 多在 10 000 U/L 以上。

2. 血清肌红蛋白浓度升高

正常值为 0~0.09 ng/mL。

3. 尿液肌红蛋白浓度升高

正常机体少量肌红蛋白主要由肝脏和脾脏吞噬，很少经肾脏排出，因此其正常值很低，为 0~2 ng/mL。

4. 尿液镜检

不含红细胞，但可见肌红蛋白色素管型。

（五）体力耗竭性横纹肌溶解症的诊断

根据病史、前置因素、局部肌肉症状和实验室检查，一般不难做出诊断。发病的前置因素包括体质较弱，以前较少参加体力训练，训练前身体不适或有感冒样症状，环境炎热潮湿、影响身体散热，大量出汗脱水且未及时补充，阳光直射、高热中暑等。本病多在炎热季节发病，且重症患者往往同时伴有严重脱水、虚脱、高热、中暑和急性肾衰等。目前，本症尚无明确统一的诊断标准。我们认为可参考下列标准确诊。

1. 主要标准

（1）有某一项目的体力耗竭性运动史。

（2）损伤局部有剧烈的肌肉疼痛、压痛、收缩无力和肿胀。

（3）出现肉眼可见的酱油色尿即肌红蛋白尿。

（4）血清肌肉酶类显著升高，其中 CPK 升高 5 倍以上。

2. 辅助标准

（1）有一定的前置因素。

（2）发热，多数在 39 ℃以上。

（3）血清肌红蛋白浓度升高。

（4）尿液肌红蛋白浓度升高。

（5）尿液镜检不含红细胞，但可见肌红蛋白色素管型。

（6）严重者伴有急性肾衰。

（六）体力耗竭性横纹肌溶解症的治疗

1. 补液扩容

可改善肾脏缺血，防止肾脏损伤，增加肾小球滤过率，稀释肌红蛋白尿，防止管型形成，是治疗本病的重要环节，也是防止肾衰的关键。首选生理盐水，补液量应大，开始 1.5 L/h；如肾脏排出正常，24 h 可输入 12 L。

2. 利尿

可加速肌红蛋白的排泄，减轻对肾小管的毒性和堵塞。首选甘露醇，一方面能促进肾小管排出肌红蛋白，降低含铁蛋白毒性和管型形成；另一方面，甘露醇作为溶剂性利尿剂可扩张肾血管，改善肾血流；而且甘露醇是氧自由基清除剂，可减轻 Fe^{2+} 诱导的过氧化损伤。

3. 碱化尿液，调整水电解质紊乱

碱化尿液可降低含铁蛋白的肾毒性，防止肾小管损害。而且碱化尿液还能对抗大量肌细胞溶解引起的酸中毒和高血钾。一般应用碳酸氢钠，剂量则因人而异，最好保持尿液 pH>6.5。

4. 抬高患肢

一般 2~3 周可完全消肿；很少行筋膜切开减压。

5. 肾衰处理

应积极应用血液透析，同时监测重要脏器功能，防止发生多系统器官功能衰竭。

（七）体力耗竭性横纹肌溶解症的预防

1. 合理训练

避免同一项目的过度长时间、大强度训练，提倡多项目交叉训练。

2. 加强适应性训练

包括训练时间、强度、耐热能力等。实际上，剧烈运动均能引起一定数量的横纹肌细胞破坏溶解，导致血清肌酶和肌红蛋白水平的升高，且升高的程度与运动的时间和强度呈正相关。良好的适应性训练能推迟和减轻横纹肌细胞损伤的发生。因此，对新兵和体质较弱者，训练时尤应注意循序渐进，逐步提高。

3. 注意劳逸结合

在进行大运动量训练之前，应有良好的休息，身体不适和感冒、发热者应禁止参加训练。

4. 避免日晒

避免在阳光直射、炎热潮湿的夏季中午进行大运动量训练，可选择较凉爽的清晨，以利机体散热。

5. 补充水分及电解质

训练前、训练中、训练后，应补充足够的水分和电解质，尤其钠、钾离子。

6. 处理得当，预后良好

如能避免机体严重脱水和虚脱、热惊厥、酸中毒等，则本症很少引起急性肾功能衰竭，预后良好。

第二十一节　骶尾部及骶髂关节损伤

骶尾部损伤在日常生活中并不少见，以女性为多。这与骶骨的后凸等解剖特点有关，骨折后常对工作及日常生活带来影响；在诊断上较易漏诊或误诊，应注意。

一、骶骨骨折

骶骨骨折可单独发生，亦可与骨盆损伤同时出现；前者较少见，而后者在骨盆骨折中约占 30%~40%，因此，其绝对发生率远较单发者为高，且以男性多见；在治疗上亦较复杂，需与骨盆骨折的治疗一并考虑。

（一）骶骨骨折的致伤机转

与骨盆骨折伴发之骶骨骨折其发生机转与骨盆骨折相一致，多因骨盆前后向同时受挤压

所致,请参阅骨盆骨折章节。此处仅对单发之骶骨骨折加以讨论。

1. 直接暴力 以从高处跌下、滑下或滚下时骶部着地为多见;其次为被重物击中,或是车辆等直接撞击局部所致。

2. 间接暴力 以从下方(骶尾椎远端)向上传导暴力较多见,而从上向下传导则机会甚少。亦可因韧带牵拉引起撕脱性骨折。

在多见的合并损伤中,多系骨盆骨折时所致,大多属直接暴力引起;而骶骨骨折的并发伤主要涉及直肠、肛门。

(二)骶骨骨折的类型及特点

一般分为以下四型(图 2-3-21-1)。

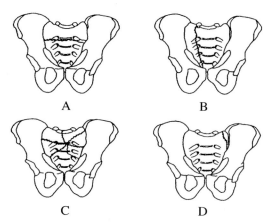

图 2-3-21-1　骶骨骨折分型示意图
A:横型骨折;B:纵型骨折;C:粉碎型骨折;
D:撕脱型骨折

1. 横型骨折

可见于骶骨的各个平面,但以中下段为多见,此处恰巧是骶髂关节的下缘(相当于 S_4,S_5 处)。当患者仰面摔倒时,骶椎着地,以致骶骨的下方易因直接撞击暴力而折断。其中多系裂缝骨折,裂缝长短不一,多由一侧延伸至中部,亦可贯穿整个骶骨,少有错位者;但如果暴力过猛,则可引起骶椎上部随腰椎而向前位移,或是下部骨折片向前位移。并因骶管狭窄可引起骶神经损伤,以致出现马鞍区症状;如果 S_2,S_3 神经受累时,则大小便功能可能出现

障碍。有时远端骨折片亦可受到提肛肌作用而向前移位,同样可引起骶神经症状。本病最严重的并发症是直肠破裂、脑脊液漏及腹膜后血肿等。对横型骨折判定除 CT 扫描外,一般 X 线平片亦可显示,尤以侧位片较为清晰;此时应注意观察骶骨前缘形态,正常骶骨前缘光滑、平整、锐利,而在骨折时则出现前缘皮质中断或折褶,凸凹不平及重叠等异常所见。

2. 纵型骨折

较前者少见,均为强烈暴力所致,因之多与骨盆骨折同时发生,或是出现一侧性骶髂关节分离。一般情况下骨折线好发于侧方骶孔处,因该处解剖结构较薄弱,其移位方向及程度与整个骨盆骨折相一致,因此,亦可将其视为骨盆骨折的一部分。而单独发生者则较少见。该处有骶神经支穿出,故神经症状较多见。其局部及肢体症状视整个骨盆骨折状态而轻重不一,严重者伤侧半个骨盆及同侧下肢向上位移,并可能出现膀胱直肠症状和腹膜后血肿。

3. 粉碎型骨折

多系直接暴力作用于局部而引起星状或不规则状的粉碎型骨折,移位多不明显,临床上如不注意检查,则易漏诊,并应注意观察 X 线片。

4. 撕脱型骨折

即由于骶结节韧带所致的骶骨侧下缘附着点处撕脱性骨折。易漏诊,应注意。

另外,Denis 依据骨折部位之不同,将骶骨骨折分为三区(图 2-3-21-2)。

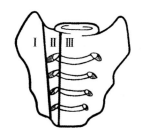

图 2-3-21-2　骶骨骨折 Denis 分类法示意图
Ⅰ区骨折:骨折位于骶骨内;Ⅱ区骨折:骨折累及骶孔;
Ⅲ区骨折:骨折累及椎管

(1)Ⅰ区骨折　骨折线位于骶骨翼内,骶

孔及骶管未受累。

（2）Ⅱ区骨折　骨折累及一个或多个骶孔但骶管未受累。

（3）Ⅲ区骨折　骨折累及骶管，骨折线多呈横形。

一般来讲，Ⅰ区骨折较少有神经损伤，Ⅱ区骨折中骨折有移位时，可有神经根损伤，多数发生于Ⅲ区的骨折则常伴有严重的神经功能障碍。

（三）骶骨骨折的临床表现

视受损程度不同，症状差别较大，检查时应注意以下几点。

1. 疼痛

外伤后主诉骶骨处持续性疼痛者，应详细检查。清晰地条状压痛大多因骨折所致，并可沿压痛的走向来判定骨折线；传导叩痛较腰椎骨折为轻，尤其是在站立位检查时。

2. 惧坐

坐位时重力直接作用于骶尾处而引起疼痛，因此患者来就诊时喜取站位，或是一侧臀部就座。

3. 皮下淤血

因骶骨浅在，深部损伤易显露于皮下，因此在体检时可发现骨折处之血肿、皮下淤血或皮肤挫伤、擦伤等。

4. 肛诊

肛诊时可根据压痛部位、骨折处移位及有无出血，以推测骨折线走行、有无明显错位及是否开放性骨折等（图2-3-21-3）。

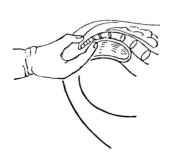

图 2-3-21-3　肛门指诊，判定有无骨折示意图

5. 马鞍区感觉障碍

波及骶孔之骨折可刺激骶神经支而出现马鞍区过敏、刺痛、麻木及感觉减退等各种异常现象。

6. 其他

波及第一、第二骶椎之骨折，可出现类似坐骨神经痛症状（S_1，S_2 神经构成坐骨神经之一部），包括感觉、运动及跟腱反射障碍等。合并骨盆骨折者，应注意全身情况，有无休克、脂肪栓塞等并发症，并注意有无合并直肠、膀胱损伤等。

（四）骶骨骨折的诊断

1. 外伤史

注意外伤时骶部所处的位置及暴力方向，绝大多数患者在外伤后立即出现明显之局部症状，常主诉臀部着地跌倒后即不敢坐下之特殊病史。

2. 临床表现

应仔细检查，一般不难以诊断。笔者在邢台地震现场时曾遇到多例此种伤员，均经手指触诊拟诊为骶骨骨折并可确定骨折线及骨折类型，例如横型、粉碎型等，后均经 X 线片证实。因此，对此种损伤只要认真按常规进行触诊，大多可获得及时诊断；同时应予以肛诊以判定有无直肠损伤。

3. X 线平片

同时摄正位及侧位片，疑及骶髂关节受累者，应加拍斜位片。除观察骨折线外，且需以此进行分型及决定治疗。该处肠内容物较多，拍片前应常规清洁灌肠。

4. CT 扫描及 MR 检查

CT 扫描较 X 线平片更为清晰，尤其判定骨折线及其移位方向较为理想；而对周围软组织的观察，则以 MR 为清晰。

（五）骶骨骨折的治疗

一般治疗原则：

1. 无移位者　卧木板床休息 3~4 周后上石膏短裤起床活动；坐位时，应垫以气垫或海绵等保护局部、缓解压力。

2. 轻度移位者　局麻后通过肛门指诊将其

逐渐复位，2~3 d 后再重复 1 次，以维持对位。

3. 重度移位者　局麻后通过肛门指诊先施以手法复位，无法还纳，或不能维持对位者，可酌情行开放复位及内固定术。

4. 合并骨盆骨折者　应以骨盆骨折为主进行治疗，包括卧床（蛙式卧位）、双下肢胫骨结节牵引疗法、开放复位及内固定术等。

5. 骶神经受压者　可先行局部封闭疗法，无效时，则需行手术减压。

二、尾骨骨折与脱位

尾骨骨折与脱位较前者明显多见，尤以女性为多，常见于生活及运动意外时。

（一）致伤机转

多系跌倒后臀部着地受地面突出物的反作用力直接撞击所致。由于尾骨肌的收缩，加之外力作用方向多来自后下方，易使骨折远端向前上方移位，以致在 X 线片上尾骨多显示向前弯曲之钩状。但尾椎之解剖变异较大，骶尾骨所形成之骶尾角可以从直立位置到 90°以上，差距甚大。因此，在判定时需慎重，必须结合临床检查及详细的病史。

（二）分类

一般将其分为以下两类。

1. 尾骨骨折

单纯性尾骨骨折者少见，大多伴有脱位，此时骨折块可呈撕裂状，下方之骨折块易向前移位。

2. 尾骶关节脱位

较多见。由于部分女性的尾椎先天发育时即呈钩状，似半脱位，在判定是否属于新鲜损伤需以临床症状为主加以判定，尤其是涉及民事或刑事纠纷时更为必要，早期肛门指诊有助于鉴别。

（三）临床表现

1. 尾部痛

疼痛程度一般多可忍受，并伴有明显的直接或间接压痛，严重者可影响大便通过。患者常因尾部疼痛而不喜欢坐姿，甚至拒坐，愿侧身卧床休息。

2. 局部淤血

伤后早期多不明显，仅见于暴力直接作用于局部者；但伤后数日反而清楚可见。

3. 肛门指诊

除直接压痛外，触及尾椎末端时，可出现剧烈的间接压痛及张力性疼痛，此对诊断帮助较大，尤其是伤后早期，并以此判定是否新鲜骨折。

（四）诊断

1. 外伤史

应注意询问，尤其是初次来诊者，特别是涉及纠纷事故时。

2. 临床表现

如前所述，以局部症状为主；并应常规进行肛门指诊检查，此既可明确诊断又可判定有无直肠伴发伤。

3. X 线平片

正、侧位均需摄片，以判定损伤的情况及程度。X 线片有畸形、变位而无临床症状者，此多系先天畸形或陈旧性损伤，一般无需诊断。

（五）治疗

1. 非手术疗法

【急性期】

卧床休息 3~5 d 后逐渐下床活动，坐位时垫以充气物或海绵垫。有移位者，局麻下通过肛门指诊行手法复位（采取上下滑动、加压，以使远折端还纳原位）；3 d 后再重复 1 次。由于肛周的提肛肌牵拉作用常难以获得理想复位。

【慢性期】

可行理疗、坐浴等疗法，并注意局部勿多受压。病重者，可行骶管封闭疗法，每周 1 次，3~4 次为 1 疗程。症状顽固者，可酌情行尾骨切除术。

2. 手术疗法

主要为尾骨切除术，现简介于后。

【手术病例选择】

主要是尾骨损伤后长期疼痛且无法缓解者

的病例。其具体原因多不明确，可能是由于瘢痕组织压迫马尾神经所致；术前应除外骶骨肿瘤、炎症及腰椎间盘突出等。

【术前准备】

于术前 1~2 d 行清洁灌肠，手术当晨排空大便，并口服预防胃肠道感染的抗生素。

【手术步骤】

（1）体位　患者取膝胸位、侧卧位或俯卧位，并用 2~3 个枕头垫高骨盆。

（2）麻醉　多选用硬膜外麻醉或全麻。

（3）切口　以骶尾关节为中心做纵形或"S"形切口，长约 5 cm（图 2-3-21-4）。

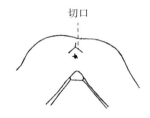

切口

图 2-3-21-4　尾骨切除术切口示意图

（4）显露术野牵开尾骨　先显露骶尾关节，切开关节囊，将尾骨牵向后下方。

（5）切除尾骨　由尾骨上端向尾骨尖解剖，用锐刀紧贴尾骨两侧切下附着于其上的提肛肌，完整切除尾骨。

（6）缝合肌组　清理术野后依序将提肛肌缝合，并分层缝合切口。

【术后处理】

按肛肠外科手术术后常规处理，主要是防止伤口污染及感染，并注意控制饮食。

（六）预后

除尾部残留病者外，大多预后较好；但开放性、伴有感染或提肛肌受损者，则影响预后。

三、骶髂关节扭伤或半脱位

（一）骶髂关节的应用解剖及概述

骶髂关节系由骶骨与髂骨的耳状面组合而

成，其关节面凹凸不平，两者之间结合十分紧密。骶髂关节之关节囊呈紧张状，骶髂关节前、后及两骨之间有骶髂前韧带、骶髂后韧带、骶结节韧带与骶棘韧带等，且此组韧带坚强，因而几乎不能活动。骶髂关节在构造上属于滑膜关节，仅有微小的活动，此在妊娠和分娩时起重要作用。

骶髂关节扭伤是因外力作用而使该关节周围韧带被牵拉而引起的损伤，由于韧带松动而可引起关节位移，并出现程度不同的疼痛，此种情况在临床上称为骶髂关节半脱位。本病多呈急性发作状，症状严重者常无法站立，甚至卧床不敢移动。少数也可转为慢性病程，迁延可达数月之久。

（二）发病机制

发病原因大多与急性扭伤或长时间在不良体位下劳动有关。当人体直立时，重力中线经骶髂关节前方对其产生一定扭力；当前屈弯腰时，脊柱则前倾，骨盆因腘绳肌牵拉固定或后旋，易造成骶髂关节扭伤或劳损。此外，妊娠期可因黄体酮的分泌使韧带松弛及体重增加，致使骨盆向前下方倾斜而引起。此外，医源性损伤的原因主要是在对髂后部取骨做植骨手术时，如范围过大，可因破坏了髂腰韧带而引起骶髂关节不稳。

（三）临床表现

患者大多见于剧烈体育活动、外伤或久坐后。少数患者可无明显外伤史。

急性发作期，于下腰部一侧可出现疼痛，大多较为严重，可放射至臀部或腹股沟区；但一般不会放射到坐骨神经的小腿分布区。患者常取侧卧位或俯卧位；翻身时疼痛加剧，拒绝站立，或是下肢取屈曲姿势。步行时，患侧常呈臀沟下垂状跛行步态。

体格检查时，骶髂关节处可有局限性压痛，直腿抬高患侧受限，并有骶部疼痛。骨盆分离试验、"4"字（Patrick）试验、对抗性髋外展试验及俯卧提腿试验（Yeomen）等均为阳性，其他凡可促使髂骨旋转的活动均可引起患肢疼痛，但无神经根性放射痛。

X 线检查早期常无特异性改变，但后期可出现骶髂关节炎征。

（四）诊断

本病之诊断主要依靠病史、症状、体征作出，X 线片检查可排除其他疾病。但应注意，骶髂关节处疼痛也可因腰椎间盘突出、腰骶关节本身的炎症、退变及增生而表现相似的症状。因此，本病应与腰骶髂关节炎等疾患相鉴别。

（五）治疗

1. 非手术疗法

采取一般保守方法，如卧硬板床休息、理疗、局部按摩、膏药外敷及局部封闭等方法，症状多数可缓解。对同时伴有腰椎或腰骶关节退变或椎间盘突出者，需加以相应处理。

【局部封闭】

一般用 1% 普鲁卡因 10~20 mL（可酌情加入 1.5~2 mL 醋酸氢化可的松）。操作者手持长针头注射针管，在压痛最重处注射于骶髂后韧带及骶棘肌附着压痛范围内。注射针头应深达骨膜下，并可沿髂骨内面深入骶髂关节。注射后数分钟，疼痛大多消失。一般每周注射一次，3~4 次为一疗程，但不宜多用。同时可用弹性骨盆带作为骨盆制动。加强腹肌、背肌和臀肌锻炼。避免弯腰、举重物等活动。对有骶髂关节退行性变的患者及分娩后之产妇，应特别注意。

【手法按摩】

患者俯卧，助手固定骨盆，手术者按正规的按摩手法由轻至重，由点及面对骶髂关节局部及周边肌肉韧带进行手法按摩。在操作过程中，患者在感到舒服的同时，亦可有骶髂关节复位感。

2. 手术治疗

对反复发作症状严重者，可经后路显露行骶髂关节融合术。

四、尾痛症

（一）概述

在临床上时常可以见到的尾痛症（coccygodynia）多见于女性，尤以中年，其主要表现为尾骨及其周围肌肉韧带等软组织疼痛。由于其解剖部位特殊，临床上主要表现为坐位困难，其预后大多良好。

（二）发病机制

本病之发病详细机制尚不明了，根据临床资料分析，与下列因素相关。

1. 外伤　最为多见，包括尾骨骨折、脱位或一般性外伤均可引起；除作为外伤早期之症状外，晚期病例亦可残留局部疼痛并达数月之久。

2. 畸形　先天性尾椎畸形大多呈钩状，此种体位必然引起周围肌肉韧带的高张力状态，以致使此些组织过早地出现退行性变而引起疼痛。此种因素致病者，较前为少见。

3. 其他　有多种因素均可引起本病，包括中央型腰椎间盘突出症、骶部肿瘤或囊肿、椎弓根崩裂伴滑脱及其他诸多因素。

（三）临床表现

视病因不同差异较大，因尾骨骨折脱位所致者，由于骨折远断端受尾骨肌及肛提肌牵拉而向前或侧方移位而出现疼痛。在立位不动时或卧位时疼痛较轻，坐位或大便用力时疼痛则加重；且于局部多有压痛。肛门指诊可有尾骨压痛及异常活动，有时可触及骨折断端和移位，详情请参阅前节。而其他原因所致者，其症状大多较轻，尤以先天性及病程较久之病例。

X 线平片检查必须结合临床，因尾骨本身可有前屈畸形。正位片上主要观察有无骨折线及侧方移位，侧位时可发现尾骨骨折或骶骨关节或尾骨本身呈锐角弯曲或脱位状。一般无需 CT 及 MR 检查。

（四）治疗

视具体病因不同选择相应之疗法。

（1）外伤性者　对伴有骨折脱位之病例按前节疗法处理。

（2）慢性劳损所致者　可取俯卧位或侧位休息2~3周，尾骨炎痛者仰卧亦可。坐位时垫气圈，每天热水坐浴2~3次，可减轻肛部肌肉痉挛。大多1~3个月内痊愈；但亦有拖延时间较长者，需经3~6个月不用尾骨承重的治疗，压之无痛方可承重坐位。过早的尾骨承重，症状可易复发，病程要重新开始。

（3）疼痛严重、痛点明确者　此类病例可选择1%~2%普鲁卡因3~5 mL，局部封闭，1次1周，3~4次为1疗程。

（4）顽固性尾骨痛者　可行尾骨切除术，术前常规封闭试验，止痛效果好，手术效果亦好。否则应考虑有无腰骶部疾患压迫神经根而引起尾骨痛。手术前需清洁灌肠，骶管麻醉。术式见前。

（施水潮　钱海平）

第二十二节　骨盆骨折

骨盆骨折多为强大的外力所致。由于骨结构坚固以及盆内含有脏器、血管与神经等重要结构，因此骨盆骨折的发生率较低而病死率较高。每10万人群中的发生率大约为20~37人，约占所有骨折的0.3%~6%。未合并软组织或内脏器官损伤的骨盆骨折的病死率为10.8%，复杂的骨盆创伤病死率为31.1%。

骨盆骨折多为直接暴力撞击、挤压骨盆或从高处坠落冲撞所致。运动时突然用力过猛，起于骨盆的肌肉突然猛烈收缩，亦可造成其起点处的骨盆撕脱骨折。低能量损伤所致的骨折大多不破坏环的稳定，治疗上相对容易。但是，中、高能量损伤，特别是机动车交通伤多不仅限于盆骨，在骨盆环受到破坏的同时常合并广泛的软组织伤、盆内脏器伤或其他骨骼及内脏伤。因此，骨盆骨折常为多发伤中的一个损伤。损伤后的早期死亡主要是由于大量出血、休克、多器官衰竭与感染等。在严重的骨盆创伤的救治中，防止危及生命的出血和及时诊断治疗合并伤，是降低病死率的关键。

一、骨盆骨折的分类与诊断

（一）骨盆骨折的分类

由于骨盆环骨折的解剖学复杂性，以及骨折的严重程度不一，为判断伤情和指导治疗，大多根据骨折的位置、稳定性或是否涉及骨盆后环的承重部分、损伤机制和暴力方向以及是否为开放性进行分类，分类方法较多。Tile将Pannal等人的分类改良，按A、B、C三级分类法将骨折分为稳定、旋转不稳定和旋转与纵向均不稳定三型，是目前被广为认可的骨盆环骨折分类法（表2-3-22-1）。

表2-3-22-1　Tile骨盆骨折分类法

类型	表现
A	稳定
A1	未涉及骨盆环骨折
A2	稳定，骨盆环骨折轻度移位
B	旋转不稳定，纵向稳定
B1	"天书型"骨折
B2	侧方压缩骨折，同侧
B3	侧方压缩骨折，对侧（桶柄型）
C	旋转与纵向均不稳定
C1	单侧
C2	双侧
C3	伴有髋臼骨折

（二）骨盆骨折的诊断

骨盆骨折常并发低血容量休克和脏器伤。临床检查首先要对患者全身情况做出判断，尤其要注意有无威胁生命的出血和呼吸及神智状态；其次要确定骨盆有无骨折和骨盆环是否稳定，同时必须明确有无合并伤。

1. 骨盆骨折的临床诊断

一般认为根据病史，体格检查和骨盆正位X线片即可明确有无骨盆骨折。询问外伤史时应了解外力性质、方向及外力大小，以便于估计伤势轻重，判断骨折部位与骨折类型。骨盆环连续性未受损害的骨盆边缘骨折，主要表现是局部疼痛与压痛，骨盆挤压与分离试验阴性，骨盆环单处骨折者为阳性。骨盆环前后联合骨折或骨折脱位，则骨盆不稳定并多有骨盆变形，疼痛也广泛，活动下肢时骨盆部疼痛加重，局部压痛显著，骨盆挤压与分离试验阳性。不稳定骨盆骨折者有下列表现。

（1）下肢不等长或有明显的旋转畸形。

（2）两侧的脐－髂前上棘间距不等。

（3）耻骨联合间隙显著变宽或变形。

（4）伤侧髂后上棘较健侧明显向后凸起。

（5）骨盆有明显可见的变形。

对疑有骨盆骨折而血流动力学不稳定的患者，检查要轻柔，外伤史和视诊是最基本的。骨盆分离、挤压及伸屈髋关节检查应尽量避免，以免加重出血和疼痛。

2. 放射学检查

【骨盆前后位X线片】

X线平片检查一般可明确骨折部位、骨折类型及其移位情况，亦常能提示可能发生的并发症。全骨盆前后位X线片可显示骨盆全貌，对疑有骨盆骨折者应常规拍摄全骨盆前后位X线片以防漏诊。对骨盆前后位X线片上显示有骨盆环骨折者，为明确了解骨折移位情况还应再摄骨盆入口位和出口位片。

【骨盆入口位片】

患者仰卧，X射线从颅侧投向尾侧，与片盒成60°倾斜摄片。本位片可显示耻骨段骨折移位；骨盆向内向外旋转和向内移位程度，骶髂关节向后移位及骶骨骨折是否侵犯椎管，同样可显示坐骨棘撕脱骨折。

【骨盆出口位片】

X线是从尾侧投向颅侧，与片盒成45°角。本片可显示桶柄型损伤与耻骨体骨折，对确定半骨盆有无向上旋转移位是很有用的，在本片上同样可显示骶骨或髂骨骨折移位情况。

CT片检查对骨盆骨折虽不属常规，但它可在多个平面上清晰显示骶髂关节及其周围骨折或髋臼骨折移位情况，因此凡涉及后环和髋臼的骨折应作CT检查。骨盆三维重建CT扫描或螺旋CT更能从整体显示骨盆损伤后的全貌，对指导骨折治疗颇有助益。但应铭记，对血流动力学不稳定和多发伤患者，前后位全骨盆X线平片是最基本和最重要的放射学检查，不要在拍摄特殊X线上花费时间，更为重要的是尽快复苏。

3. 合并伤

骨盆骨折的合并伤发生率较高，而且常比骨折本身更为重要，应及时进行全面而仔细的检查和做出正确诊断。常见的合并伤有：

【中枢神经系统损伤】

此种创伤常以颅脑或脊髓伤的症状与体征为主要临床表现。诊断主要是根据不同程度的意识障碍或脊髓损伤的表现，以及X线学检查包括CT扫描检查迅速进行诊断。应注意的是，颅脑伤患者常不能详述受伤史，或因自觉症状与骨盆骨折体征不明显，而将骨盆骨折漏诊，要注意检查骨盆部。

【腹内脏器伤】

造成骨盆骨折的坠落伤、挤压及交通事故伤常伴有腹内脏器伤及脊柱骨折。腹内脏器损伤出血或消化道内容物外溢，可刺激腹膜引起疼痛及出血性休克。腹痛是腹部创伤的主要症状，但骨盆或脊柱骨折可造成腹膜后血肿而出现腹痛、腹胀、压痛、肠蠕动减弱等腹膜刺激症状，有时易与腹内脏器损伤出血相混淆，需仔细鉴别。两者主要鉴别点是，腹膜后血肿引起的腹膜刺激征较轻，且多为偏侧性；实质性脏器的浊音存在，无移动性浊音；腹腔穿刺阴性或为少量淡红血水，腹腔灌洗的回流液中红细胞计数远小于 10 W/mm³；腹部 X 线平片示腰大肌阴影模糊。腹腔内出血或脏器损伤的临床表现，基本上与上述表现相反。"B"型超声检查对腹腔内出血、实质性脏器破裂的诊断有相当高的准确性，有助于对腹内脏器伤快速做出诊断。

【尿道及膀胱伤】

骨盆骨折合并尿道或膀胱伤尤为多见。后尿道损伤（膜部）时血液和尿液多限于耻骨后及膀胱周围，会阴部的"骑跨伤"易造成前尿道的球部伤，外渗的尿液及血液主要限于会阴部，根据排尿困难和尿道口有血液，会阴部有血肿及尿外渗现象，不难对尿道损伤做出诊断。膀胱伤可根据膀胱注水试验明确诊断膀胱是腹膜内或腹膜外破裂。

【直肠伤】

合并直肠损伤的患者，骨盆骨折一般都相当严重，且有休克。患者常有里急后重感。肛门流血是直肠肛管伤的重要标志。直肠指检可了解直肠有无压痛、肿胀或移动骨片。直肠破裂时可摸到破裂口。指套染有血迹可判定有直肠伤的存在；如尿液从肛门排出，则可确诊同时合并膀胱伤。

伴有软组织和内脏器官损伤的复杂骨盆骨折，伤情复杂而严重，早期病死率可高达 31%。快速而准确的诊断是有效救治的关键。

二、骨盆骨折的治疗原则及各型骨盆骨折的治疗

（一）骨盆骨折的治疗原则

骨盆骨折类型严重程度不一，治疗方法的选择主要取决于骨盆环是否稳定和有无内脏合并伤。治疗原则首先是防治威胁生命的大量出血与内脏器官损伤，但也要对不稳定的骨盆骨折进行早期复位和持续固定，以利控制骨折的大出血，减轻疼痛和减少脂肪栓塞综合征（FES）、弥散性血管内凝血（DIC）、急性呼吸窘迫综合征（ARDS）等严重并发症。骨盆承重结构的恢复，亦有助于获得尽可能好的功能效果。

由于严重的骨盆不稳定骨折常是多发性损伤，为保证优先处理危及生命的合并伤及并发症，McMurtry 提出一个 A~F 处理顺序方案，其内容如下：

A（airway 气道）：通畅呼吸道，给氧。注意胸部伤，气管插管，闭式引流等。

B（bleeding 出血）：控制外出血，输血输液，包括输血小板和监测凝血指标。

C（CNS 中枢神经系统）：颅脑损伤的处理。

D（digestive 消化系统）：腹内脏器损伤的处理。

E（excretory 排泄）：尿道、膀胱的处理。

F（fracture 骨折）：其他部位骨折的处理。

此方案的特点是从患者的整体治疗出发，首先抢救威胁患者生命的损伤，保持呼吸道通畅和防治大量出血，恢复血流动力学稳定。根据近年来的进展，骨折早期固定可减少 FES、DIC、ARDS 等严重并发症，因此应在 B 中增加骨盆不稳定骨折复位和固定，包括用外固定器固定骨盆前环，或用 Ganz 抗休克 C 型骨盆钳固定。

（二）各型骨盆骨折的治疗

1. 骨盆环稳定或基本稳定的骨折（A 型）

【骨盆边缘撕脱骨折】

这类骨折多因肌肉突然猛烈收缩将其起点处的骨质撕脱所造成，骨折发生在骨盆边缘，未累及骨盆环，如缝匠肌撕脱髂前上棘，腹直肌撕脱髂前下棘，及腘绳肌撕脱坐骨结节等。局部有疼痛、肿胀及压痛，进行与肌肉作用相反动作时疼痛加重。骨折片可有轻度移位。

这类骨折不论有无移位，一般不需特殊治疗，骨折愈合后对功能多无影响。治疗只需对症处理、卧床休息，使骨折免受肌肉收缩牵拉，

如髂前上棘或髂前下棘撕脱骨折卧床期间，用一软枕将膝垫高，保持适当的屈髋位以减轻疼痛，待疼痛消失后即可下地负重活动。坐骨结节撕脱骨折，卧床休息时应置大腿于伸直、外旋位。

【髂骨翼骨折】

多为直接暴力所致，骨折发生在骨盆边缘，未破坏骨盆环的边缘与完整性。由于骨折部的内侧与外侧有骨膜及厚实的肌肉覆盖保护，骨折大多无明显的移位。如软组织损伤严重，骨折块移位显著，可伴有较大的血肿，伤侧腹壁强直与压痛。X线片能明确诊断。

单纯髂骨翼骨折无需复位与固定，只需卧床休息3~4周，疼痛消失后即可下地活动。如骨折块大且有严重移位，为保证骨折顺利愈合和早期下地活动，则需考虑切开复位和用骨松质螺钉或钢板螺钉内固定。

【单一的耻骨水平支或下支骨折】

一侧或两侧单一的耻骨支骨折；多由侧方挤压所致。骨折端常有轻度移位，但不影响骨盆环的稳定性与负重功能。局部有肿胀与压痛，伤侧髋关节外展与过伸时可使疼痛加剧，骨盆分离及挤压试验阳性。X线检查可确定诊断。

由于单一的耻骨支或坐骨支骨折无损于骨盆环的完整与稳定，一般卧床休息2~3周即可下地活动。卧床时在膝下置一软枕，保持髋关节于屈曲位以减轻疼痛。

【S₂，S₃以下的横断骨折】

多由于后仰坐倒时直接撞击所致。骨折发生在两骶髂关节下缘连线以下，多呈横行裂隙或向前轻度移位，严重移位少见。临床表现为骶部疼痛，局部微肿和明显压痛，患者多不能坐立。合并神经损伤者有马鞍区感觉障碍或大小便失常，侧位X线片可显示骶骨横断骨折。

无移位或移位轻微者，只需卧床休息，避免压碰，疼痛于数周后即可消退。完全错位者，从肛门用手指向后推压多难以复位，且有损伤直肠的危险，可考虑切开复位。

【单侧耻骨上下支骨折】

多由侧方挤压损伤所致。骨折未累及承重

弓（主弓），对骨盆环的稳定性无明显影响，骨折移位不严重。临床表现主要骨折局部明显疼痛与肿胀，患者多不能站立与行走，髋关节活动受限。骨盆挤压与分离试验阳性。X线片可确定诊断。

因骨折多无明显移位，骨盆后环仍保持完整，骨折愈合后对负重功能无影响，故只需对症治疗卧床休息，保持髋关节适当屈曲，疼痛消失后即可下地活动。

【耻骨联合轻度分离】

孤立的耻骨联合分离少见。轻度分离是指其间隙小于2 cm，如分离间隙大于2.5 cm，则应考虑因骨盆外旋而有造成后环部结构损伤的可能性，如骶髂关节前部韧带损伤，因此要仔细检查有无骶髂关节损伤，以免漏诊造成永久性疼痛。耻骨联合分离引起的疼痛较集中在耻骨联合处，用手指可摸到有不甚明显的沟隙。骨盆分离试验阳性。X线片可以显示耻骨联合间隙增宽。

治疗是用手法挤压两侧骨盆，使耻骨联合对合后用骨盆束带固定，可减轻疼痛和使患者感到舒服。卧床休息4~6周。一般来说，即便复位不完全，亦很少遗留永久性功能障碍。合并有尿道或膀胱伤的患者，手术后用骨外固定器行骨盆前环外固定，有利于术后护理和早期下地活动。

【骶髂关节半脱位】

此种损伤虽属骨盆环一处损伤，但损伤是位于骨盆承重弓主要的承重部位，如未完全整复脱位，恢复骶髂关节的稳定，则将后遗永久性腰背痛与无力。骶髂关节半脱位者有局部疼痛和肿胀，坐、立及翻身活动加剧疼痛。骨盆分离、挤压试验及"4"字试验均为阳性。X线片上可见伤侧髂骨向上向后移位比健侧更接近中线，与骶骨有阴影重叠。

传统疗法是手法复位和用双侧石膏裤固定3个月。为减少长期卧床的许多并发症，有的作者主张手法整复半脱位后经皮穿放加压螺钉固定骶髂关节。对有持续疼痛的陈旧性半脱位，宜行骶髂关节融合术。

【双侧耻骨上下支骨折】

多由于侧方挤压所致。此种损伤虽有骨盆前环两处断裂，但骨盆后侧仍保持完整，骨折移位不大，对盆环的稳定性及承重功能无大的影响。耻骨骨折移位常造成后尿道损伤，表现排尿困难或尿潴留，尿道口流血或有血迹。双侧耻骨上下支骨折的局部症状较单侧骨折者重。X线检查可明确诊断。

治疗与单侧耻骨上下支骨折相同，卧床休息即可。卧床期间，膝下垫一软枕，保持髋关节适当屈曲以减轻疼痛。未并发尿道或膀胱损伤者，一般不需行骨盆外固定治疗。

2. 骨盆环旋转不稳定纵向稳定骨折（B型）

这类骨折是由于较大的暴力从前后方向或从侧方挤压骨折所致。这种外力不仅造成骨盆前环部骨折或耻骨分离，伤侧骨盆同时绕纵轴旋转而使骶髂关节受到损伤，使骨盆发生旋转不稳定，骨盆变形，且有较高的并发症发生率。根据外力作用方向有不同，可将旋转不稳定的骨盆环骨折分为以下两型。

【分离型】

此型又称"开书"型或外旋型，多由于骨盆遭受来自前后方向挤压所致（图2-3-22-1）。外力先作用于髂骨翼致使耻骨支、坐骨支骨折或耻骨联合分离。如外力继续作用，髂骨翼乃向外翻外旋犹如打开书本一样，结果使一侧或两侧（多为伤侧）骶髂间韧带及骨间韧带撕裂或完全断裂，骶骨翼后侧部骨质压缩，骨盆前后位X线片显示骶髂关节间隙增宽，髂骨翼变宽，闭孔变小及骨盆前部骨折端分离。

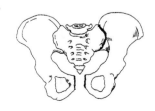

图 2-3-22-1　骨盆骨折分离型示意图

【压缩型（内旋型）骨折】

当骨盆受到侧方冲挤时，同样由于骨盆前环较后环薄弱而先骨折，骨折端重叠移位。挤压力继续作用，使受力的髂骨翼内翻内旋，致使骶髂后韧带部分撕裂，骨间韧带损伤及骶骨翼前部骨质压缩，结果使骶髂关节稳定性降低（图2-3-22-2）。骨盆前后位X线片显示骶髂关节间隙后面变宽和前侧压缩，伤侧髂骨翼变窄，闭孔变大和骨折端重叠移位。

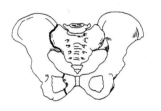

图 2-3-22-2　骨盆骨折压缩型示意图

骨盆骨折旋转不稳定型常合并有盆内大出血与内脏损伤，伤势较重。治疗首先是稳定血流动力学和处理内脏合并伤，但同时要尽快将骨折复位与固定，因为这是控制出血的必要措施。持续稳定的固定，能防止骨折端活动导致已凝固的血块脱落和再出血。骨盆旋转不稳定骨折（纵向稳定）特别适应用骨外固定器行骨外固定，有控制骨断端出血、迅速减轻疼痛和便于护理的优点，并可作为最终的确定性治疗。

目前使用的骨外固定器虽有多种类型，但在骨盆骨折使用的方法基本相同。常用的外固定器为AO式与Hoffmann外固定器，由针、针夹和连接杆三部分组成。其方法是在髂前上棘后方2 cm处，在每侧髂嵴皮肤作出2~3个标记，其间距为2~3 cm。局部麻醉后，依次在标记处经皮在髂骨内外板之间拧入固定针。进针角度保持与躯干矢状面构成15°~20°角。采用直径5 mm螺纹针者钻入深度为5 cm，若用2.5 mm或3 mm骨圆针，进针深度为7 cm。进针要有明确的阻力感，以放置后无晃动和不易拔出为标准。用针夹分别将针尾固定，再连接于连接杆上组装成骨外固定。通过横杆伸缩进行加压（分离型）或撑开（压缩型），纠正骨盆的分离外旋或内翻内旋畸形。X 线片证实复位满意后，拧紧各固定夹以保持骨外固定的固定作用。术后可在床上活动，4 周后鼓励下床扶拐活动，注意检查各固定夹是否紧固。根据骨折类型（稳定性）于术后 8~12 周拆除外固定。

3. 骨盆环旋转与纵向均不稳定的骨折（C 型）

骨盆遭受前后方向或侧方挤压时不仅可造成 B 型损伤，如外翻外旋或内翻内旋的外力继续作用，则发生骶髂关节脱位或关节附近骶骨或髂骨骨折（C 型）。从高处坠落单足着地，身体向下的重力和足落地时向上的反作用力汇合于骨盆，这种巨大的剪力同样可造成骨盆前后环完全断裂（垂直剪力型）。骨盆前环断裂可为耻骨上下支骨折或耻骨联合分离，后环断裂可为骶髂关节脱位，关节附近的骶骨或髂骨骨折（图 2-3-22-3）。

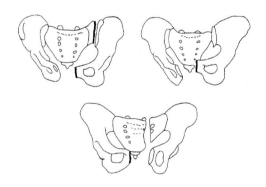

图 2-3-22-3　旋转和垂直均不稳定的骨折示意图

如骨性结构损伤不严重，但存在坐骨棘撕脱骨折（骶结节韧带）、骶骨会阴游离缘撕脱骨折（骶棘韧带）或第 5 腰椎横突撕脱骨折（髂腰韧带），这常提示可能有严重的骨盆不稳定。

骨盆前后环完全断裂，骨折极不稳定，骨盆有明显变形，伤侧半个骨盆连同下肢常向上移位，髂骨嵴升高，下肢短缩，骨盆部及会阴部可出现淤血斑或血肿等。患者的全身情况多很严重，常合并大量出血、内脏损伤或其他部位骨折等，致伤势严重而复杂。为快速而准确地诊断和及时进行救治，要放宽各项检查指征，直接用确诊率高的先进的诊断方法。骨盆前后位 X 线片可初步判定骨盆环是否稳定，对疑有

其他部位骨骼损伤时应同时摄片检查，以避免重复分次摄片而延误诊断时机。颅脑伤可直接用 CT 扫描，腹内损伤宜选用 B 超或腹腔灌洗等常规方法进行检查和诊断。

由于骨盆不稳定骨折常有其他部位损伤存在，其治疗在原则上应按 McMurtry 制定的 ABCDEF 方案顺序进行。在治疗威胁患者生命的损伤后，应尽快恢复骨盆环承重结构的稳定性。如何有效维持骨盆环骨折的稳定，是选择固定方法的基础。在有大量出血和患者全身情况尚不稳定而难以承受内固定手术时，可在手术治疗脏器损伤的同时对有移位的耻骨联合行内固定，或应用外固定装置。这虽不能达到完全整复固定后环的骨折脱位，但可减少不稳定骨盆骨折断端的活动，有益于控制出血和预防严重并发症。为救治血流动力学不稳的严重骨盆骨折，Ganz 抗休克骨盆钳对固定骨盆后环和控制出血更为简捷有效（图 2-3-22-4）。

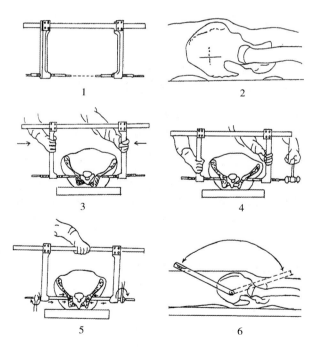

图 2-3-22-4　Ganz 抗休克骨盆钳及其操作步骤示意图
1. 骨盆钳大体构造；2. 定位；3. 双侧同时刺入；4. 锤进髂骨翼；5. 旋紧螺钉；6. 骨盆钳活动范围

目前对骨盆骨折切开复位内固定的适应证尚无一致认识，但对不稳定骨盆骨折主张早期

应用手术固定。恢复骨盆环的解剖和稳定，可明显降低后遗症，诸如腰背痛、步态异常、下肢不等长、脊柱侧弯、坐位困难等。由于骨盆骨折形式多种多样，患者全身伤情不同，因而内固定方法也较多。对于旋转与纵向均不稳的骨盆骨折，固定骶髂关节脱位可用前入路盆内钢板或骶髂螺钉，后入路骶骨棒或拉力螺钉或中空松质骨螺钉经皮穿入固定等方法。不稳定骨盆骨折手术最适当的时间是在伤后早期，但必须是在患者得到充分复苏和全身情况稳定的条件下施行。为增加骨盆后侧内固定的稳定性，骨盆前环骨折或耻骨联合分离大于 2.5 cm 者，可考虑同时使用钢板内固定或外固定。髂骨翼骨折可酌情用拉力螺钉或钢板重建髂骨的稳定性。

三、骨盆骨折的合并伤、并发症及开放性骨盆骨折的治疗

（一）合并大出血与休克的治疗与预防

1. 概述

大量出血与休克是骨盆不稳定骨折最常见和最严重的并发症，也是造成骨盆骨折死亡的重要原因。高能量骨折合并出血，其来源包括骨折断端、盆腔静脉丛、盆内血管及内脏器官。紧贴盆腔内壁的静脉丛极易因骨折被撕破而出血。盆壁的血管与骨盆环的关系密切，不同部位的骨折，可累及特定的血管而引起出血，如位于骨盆后壁的血管襻，易因骶髂关节骨折脱位引起大出血。骨盆骨折的大量出血除形成盆腔血肿外，可在腹膜后间隙向上扩散形成巨大的腹膜后血肿。防治骨盆骨折大量出血与休克的措施包括两个方面，一是补充和增加血容量，二是控制出血。

2. 大量输血输液

对于严重休克患者，首先是快速补充血容量，以维持有效血循环的稳定血压。用粗针头建立两条上肢静脉通道，在最初 1~2 h 内快速输入 2000~3000 mL 平衡液、右旋糖酐 – 40 及

葡萄糖液。静脉推注 7.5% 高渗盐水 400 mL 的抗休克作用优于等渗溶液。但也要大量补充全血，以维持红细胞比容在 0.35~0.45 为宜。在得到交叉配血之前给予 2 个单位 O 型全血。输注晶体液超过 5000 mL 时，应参照凝血检查给予 2~3 个单位新鲜冻干血浆和 7~8 个单位血小板，并监测血氧饱和度。一般认为腹膜后腔隙容纳 4000 mL 血液所产生的压力，才能对盆腔内小血管的出血起到填塞止血作用。后腹膜完整者，若补充了足够的血液和液体，有 2/3 患者可以获得血流动力学的稳定。

3. 应用压力褥套或抗休克裤

其抗休克机制在于缩小血管裂口，固定骨盆，减少失血量同时可将下肢血液转移供应生命器官。穿用抗休克裤应包括两下肢和躯干下部，若应用 2 h 后仍不能获得血液动力学的稳定，则提示有大动脉损伤，需考虑剖腹结扎血管止血。抗休克裤的主要问题是限制了对身体可能损伤部位的检查，使肺扩张减少，可能导致呼吸功能损害，对灌注不足的肢体还可能产生筋膜间室综合征。

4. 骨外固定

骨盆骨折使用外固定法固定不稳定骨折，其作用是可迅速稳定骨折端，防止已凝固的血块移动和再出血，减少失血和减轻疼痛而利于复苏，对旋转不稳定但纵向稳定的骨盆骨折可作为最终的治疗手段，但固定的作用主要在骨盆前部，对同时有纵向不稳定者需附加骨牵引。为稳定骨盆后部的骨折，可应用 Ganz 抗休克骨盆钳直接对骶髂关节横向加压固定。其后便可迅速采取进一步的诊断检查和治疗。Meigham（1988）指出，骨外固定是急诊处理严重骨盆骨折时最为恰当的措施。

5. 手术止血

骨盆骨折的出血主要来自骨折端和盆内静脉，来自盆内动脉者不足 20%。通常在补充足够量的血液及液体和及时将骨折固定后，血流动力学即能稳定。如输血输液达 3000 mL 以上，又无腹内脏器损伤或其他部位的出血，而仍不

能稳定血压时，有人主张施行剖腹探查术，主要是对骨盆骨折合并不能控制的大出血行髂内动脉结扎，以控制来源广泛的出血。但目前对这一手术的价值仍有争议，因单侧髂内动脉结扎止血的效果不确实，因一侧的血循环和对侧有丰富的交通，而手术破坏了腹膜后血肿的填塞止血作用，并增加了创伤出血。结扎双侧髂内动脉止血的效果较好，但有文献报道整个髂内动脉结扎可能产生一些严重并发症，如臀部坏死、坐骨神经与股神经麻痹、膀胱壁坏死等。总之，结扎髂内动脉止血是一有争议的手术，应慎重。

6. 血管造影动脉内栓塞止血

本法是在经大量输血输液和行骨盆外固定后仍继续出血不止，病情不见好转时施行。其方法是在局麻下经股动脉穿刺插管，用 X 线电视监控于髂总动脉分叉处造影以显示血管，根据造影剂血管外溢观察对出血部位做出诊断，然后再对分支动脉做选择性造影和动脉栓塞术。栓塞物质有自身血凝块、明胶海绵、钢丝圈等。对骨盆骨折的大出血不宜选用永久性栓塞剂，以选用明胶海绵为好，因明胶海绵是一种暂时性栓塞物质，被栓塞的血管一般可在 1~3 周内再通。明胶海绵剪切成颗粒状，其大小应大于所栓塞动脉，加入少量造影剂混匀后注入。见到造影剂血管外溢观察现象消失，表示达到止血目的。但动脉内栓塞止血亦可由于缺血引起某些并发症，术后应密切观察。

（二）合并脏器损伤的处理原则

1. 尿道及膀胱损伤

当疑有尿道大损伤时，应尽早放入留置尿管，防止自动排尿，以避免尿外渗和蜂窝织炎的发生。如尿管不能插入，则应及早行尿道修复或早期膀胱造瘘，后者简化了早期处理，对危重患者尤为适宜。行耻骨上膀胱造口术时，膀胱前间隙放置香烟引流。

膀胱破裂的诊断一经确定，应紧急手术探查修补，难以缝合时，可行耻骨上膀胱造瘘及

膀胱前间隙引流。膀胱腹膜内破裂者需打开腹腔，吸净腹腔内尿及血液后缝合破裂口，可同时行耻骨上膀胱造瘘。腹腔内不放置引流，可将引流放在膀胱造口处。

2. 直肠损伤

骨盆骨折合并直肠损伤虽不多见，但可导致严重感染，后果严重。直肠损伤不论在腹膜内或腹膜外，皆应尽早手术，清除污染，修整创缘后双层横向缝合裂口，并常规施行近端结肠造口术，使粪流改道。这是减少感染死亡的重要措施。骶骨前充分引流和彻底清除造口远侧肠腔内粪块，可更有效地预防伤口感染。对严重的肛管伤也应用结肠造口术，改变粪流方向，有利于伤口愈合。

3. 神经损伤

在所有的骨盆骨折中，合并神经损伤的发生率为 3.5%~11%。神经创伤的发生率和骨折的部位及其严重程度有关。骶骨骨折和骶髂关节脱位合并神经损伤的发生率特别高，包括腰神经撕裂，臀上神经、坐骨神经、闭孔神经及阴部神经损伤均有人报道。骶丛神经（S_1~S_4 神经根）损伤有可能造成排尿困难及性功能障碍。最常见的损伤性质为挫伤或牵拉伤，常有多个神经根受损。神经受损程度不一，从暂时性的麻痹到运动和感觉完全丧失，常和骨折脱位的严重程度有关。但神经损伤在早期常被骨折及软组织损伤所掩盖，到病情稳定后始受到注意。骨盆骨折并发的神经损伤，一般采用非手术治疗方法，不主张手术探查，但要尽早将骨折充分复位和固定，以解除骨折或脱位对神经的牵拉和压迫。

（三）开放性骨盆骨折的处理特点

开放性骨盆骨折是指骨折端和直肠、阴道、会阴部或其他皮肤撕裂伤口有直接交通，或骨折端与为原发伤治疗放置的引流或填塞物之间有持久的通连。由于伤口开放，出血量远比闭合性骨盆骨折大，且更难控制，常合并严重的失血性休克。伤口受到粪、尿污染，严重感染

发生率很高，增加了死亡率和致残率。文献报道开放性骨盆骨折的病死率为 30%~50%。

伤口有大量出血的开放性骨盆骨折，诊断并不困难，但直肠或阴道的小裂伤易被忽视。因此，对骨盆骨折患者必须常规检查直肠及阴道，以防漏诊。减少病死率和致残率的关键在于控制出血，改变粪便流出方向和尽可能修复阴道裂伤。结肠造瘘时要彻底冲洗远端，骶骨前充分引流。尽早开始应用高效广谱抗生素，可根据肠道及泌尿系统细菌特点，应用针对革兰阴性杆菌为主的抗生素，并在治疗中根据细菌的药敏试验及时地加以调整。骨盆环骨折必须迅速予以固定。骨盆外固定或结合下肢骨牵引可控制出血，同样可便于进一步处理头、胸和腹内损伤。骨外固定也可结合有限的内固定。对无法控制的出血和需切除坏死组织的患者，特别是软组织严重挫压伤的患者，有些学者建议进行彻底清创或截肢，甚至用半骨盆切除术以挽救患者生命。

（罗旭耀　钱海平）

第四章 脑外科常见创伤

航行中的船员生活在一个特定的环境中，船体是钢板，对地磁有屏蔽作用，舱内缺少自然光及正常空气流通，船体不断受机械性震动及海浪的晃动，再加上噪声、高温、高湿、气候、时差变化等因素，必然会对人体生理、心理产生一定的影响。研究表明，船员远航中疲劳程度较深，睡眠时间明显缩短，睡眠质量差，这与快速穿梭跨时区航行引起的生物节律紊乱，船员处于应激、紧张状态等有关。长时间睡眠不足会使机体过度疲劳，最终导致神经系统功能紊乱，注意力、记忆力、目标辨别能力明显降低。在远航过程中，船员还可能出现交感神经紧张性降低现象，这是机体的自我保护性反应。与海上平稳航行相比，船员在海上颠簸时所造成的前庭刺激可引起中枢胆碱能系统内乙酰胆碱酯酶活性明显下降，胆碱能神经功能亢进，呕吐中枢兴奋。由于舰船环境中存在诸多不良刺激，高温、高湿、颠簸、震动、放射线、噪声、磁场等物理因素持续作用于机体，不但增加船员的心理负担，也削弱了机体自身调节的功能；环境有害气体等的持续作用，也会增加机体调整内环境的负荷；危险、紧张任务等因素易导致精神疲劳；船员不能与家庭、社会保持正常联系，加之工作环境窄小、活动范围受限、生活内容单调、个人生活习惯改变等，更会加剧心理疲劳，从而导致心理健康水平下降，行为能力和警觉能力下降。

在航行过程中舰船随波浪颠簸起伏而使甲板平面呈不稳定性，容易跌倒或高处坠落致颅脑损伤；而快速上下船舱，在风浪大时极易造成撞击，颅脑的撞击损伤也多见。在海上及码头、锚地装卸物资时，常以起重机辅助以人力转移，尤其在海上风浪大时进行两船间的物资转运，风浪起伏造成吊台不稳，操作过程中易致撞击、砸伤及挤压伤。对船上机器如柴油机、发电机、电动机、绞面机等进行维修、保养、操作时其转轴及叶片可致绞伤。海上作业对钢丝绳应用广泛，且多为高张力下使用，断裂后产生巨大的暴力，可致严重的颅脑伤。当暴力在头部产生一种剪切力，受力平面损伤常较广泛，开放性颅脑损伤发生率较高。在平时的海上训练和操作中，损伤方式以直接暴力损伤为主，以砸伤、跌落摔伤及撞击伤多见。在海战中，火器性损伤也是一个重要的致伤原因。

海上训练及作业所致的颅脑伤，以脑挫裂伤、颅内血肿及颅骨骨折多见，与陆上不同的是，开放性颅脑损伤的比例明显增加，这与舰艇上工作环境多由钢架、钢板构成，质地坚硬，缺乏缓冲以及受伤时暴力作用强大有关。而在海战中，因火器伤所致的开放性颅脑损伤的比例也将大大增加。另外，由于海上作业环境、船上结构复杂，同一致伤因子常常可导致多个器官及系统的损伤，因此多发伤也较陆地上多见。其中以脊柱和四肢损伤多见，又以上肢最多，这与海上作业方式，主要是脊柱和四肢的劳动，特别是上肢的操作有关。由于舰船颠簸、风浪及战争等原因，伤员受伤后坠海也较多见，由于海水浸泡所致的休克、水电酸碱平衡紊乱，海洋中特有的细菌所致感染的发生率也较高。

（应　奇）

第一节　颅脑损伤概念

颅脑损伤是指头颅受到暴力打击所遭受的外伤。头部遭受暴力打击，可引起头部软组织损伤、颅骨骨折，也可造成脑膜、脑实质、脑血管以及颅神经等颅内结构的损伤。暴力有加速、减速、挤压、旋转等不同方式。暴力还分为直接暴力和间接暴力，后者是暴力作用于身体其他部位再传递至颅脑，易造成颅颈交界处骨折，以及颈髓上段、延髓、小脑等部位损伤。

第二节　颅脑损伤患者舰船现场救护与搬运

一、颅脑损伤患者现场救护

颅脑损伤患者现场抢救是否正确、及时非常关键。现场急救知识应该广泛宣传。组织自救和互救是现场急救的重要措施，也为急救军医到达现场争取宝贵时间。现场急救的原则是重点了解病情，系统而简要地检查全身情况，立即处理危及生命的病症，迅速脱离现场，转送至医务室进一步诊治和复苏。

1. 重点了解病情　在急救现场，重型颅脑损伤患者往往处于昏迷状态，急救人员只有通过在场人员对受伤时间、经过及病情变化进行重点了解，应注意受伤后患者意识状态、有无伤口、出血情况、肢体是否活动、有无呕吐和抽搐等现象。

2. 认真检查头部及全身情况　根据对伤情的了解，可以有目的、有重点的进行查体。检查时动作迅速，准确。重点检查受伤部位、出血情况、瞳孔大小、对光反应、眼球位置、肢体功能以及生命体征等，并作扼要记录。

3. 初步止血，妥善包扎伤口　头部伤有活动性出血时，应立即给予加压包扎、止血，用消毒急救包或其他清洁纱布压迫伤口，绷带缠扎，用手暂时压迫伤口也可止血。

对合并肢体软组织创伤可用无菌绷带加压包扎，以便止血。尽量避免环扎式包扎，特别用力加压包扎后可能发生肌肉或神经干的缺血性坏死。有肢体大动脉损伤出血严重时，可用环束式包扎或橡皮止血带止血，但必须使用软物衬垫，并记录使用时间。

如有脑组织膨出，应用2~3个急救包或棉圈围于伤口周围然后包扎，或在伤部周围垫上纱布，再用消毒的小容器，比如小碗或小方盒覆盖在膨出的脑组织上，然后用胶布或绷带包扎固定，并须注意保持呼吸道通畅，防止窒息。重型颅脑损伤患者因意识障碍，频繁呕吐，咳嗽和吞咽反射消失，口腔、呼吸道积存大量食物残渣、分泌物和血块，致使呼吸道堵塞或发生误吸而引起窒息。首先用手指清除患者口腔内异物。若患者牙关紧闭，要用开口器或木棍撬开下颌，放置牙垫再清理口腔。有时可用手在颈部压挤患者气管，诱发患者咳嗽，可使气管内异物咳出，有利于呼吸道通畅。患者因昏迷、肌肉松地、舌后坠导致咽喉部阻塞，从而发生呼吸困难。此时可用双手放在患者两侧下颌角处将下颌托起，暂时使呼吸道通畅；也可改变患者体位，使其侧卧位或侧俯卧位，都能有较好的效果。在转送患者过程中，保持这种体位特别重要，可以防止食物和呕吐物吸入呼吸道。但对深昏迷患者，用上述方法只能起暂时的急救效果，为防止过后还可能再发生呼吸道阻塞，可在患者口中放入口咽通气管，防止舌后坠，也可用舌钳或用缝针粗线穿过舌中缝将舌牵出口外，这样做效果更好。

二、颅脑损伤患者转运的注意事项

医疗救护与转运是现代急救医学中的重要组成部分，颅脑损伤患者经现场急救后，需要及时转送到有条件的医疗机构治疗，舰船环境下必须因地制宜，根据实际情况采取有力措施进行转运，在途中采取什么措施必须引起高度重视。

1. 病情危重的程度　有些颅脑损伤患者病情相对稳定，在一段时间内不会出现病情变化。但有些患者，尤其是重型颅脑损伤患者处于垂危状态，随时都有生命危险，所以在掌握患者转运条件时要充分考虑如下病情：① 呼吸、循环系统功能有无障碍，途中是否会发生呼吸、循环衰竭。若已出现或有可能出现则不应转运。② 有无发生脑疝的可能。或出现一侧瞳孔散大，对光反射消失，伴有意识障碍或血压升高，脉搏、呼吸减慢，即为脑疝典型的特征，此类患者不宜转运。③ 颅内出血或创伤出血是否停止，无论颅内还是全身其他部位有活动性出血者须止血病情平稳后才能转运。颅外活动性出血是否停止容易判断，而判断颅内出血有困难时，有条件可进行 CT 动态扫描检查，每隔 2~3 h 或更长时间观察一次，如颅内血肿未见扩大，或无新的出血发生就可明确，没有 CT 设备时，也可全面分析病情变化，特别从意识障碍程度、肢体活动情况、颅内压改变等方面进行观察。

2. 运载工具的选择　转运患者可根据当地情况，编队舰船之间可以使用救生艇、直升机转运，后送至岸基医院时亦可选择直升机，至陆地时可选择救护车转运。

（王毛毛　应　奇）

第三节　颅脑损伤患者急诊室诊治

颅脑损伤在创伤领域中占有重要的地位，因其病情急而危重、变化迅速的特点，诊治不及时必将导致严重后果，因此，要求医疗人员具有急症意识和随时准备投入积极的抢救工作的高度负责精神；有"时间就是生命"的紧迫思想准备；具备良好外科基础和急救的基本知识和技术。

【诊断】

急诊室医生应该在短时间内重点、简明扼要地询问受伤时间、受伤原因、暴力大小及着力部位、伤后表现、转运经过和处理以及以往疾病等病史，通过重点的查体和必要的辅助检查，迅速做出正确的诊断和处理。对于休克、活动性出血、脑疝及重危、生命体征紊乱者，应边问病史边进行积极抢救，如立即止血、输液、升血压及脱水降颅压治疗。对于呼吸渐减慢已接近停止者应立即行气管插管辅助呼吸，舌后坠致呼吸道梗死者在口腔内置通气道。

一、病史

询问病史原则上要求简捷、客观、真实，并且询问伤时与伤后的全过程。询问对象主要是清醒患者本人、当事人、现场目击者及护送者。询问病史主要应尽量多地了解受伤原因、时间、暴力大小和着力部位、伤后表现、现场抢救以及转运过程和处理。主要是了解伤后意识状态、有无呕吐及频度，伤后是否有癫痫发作及表现和次数。此外，还应该简要询问既往有无癫痫病史、各种血液病的出血倾向史、以及其他脏器的严重疾病史。这样才可以全面地了解和掌握伤因、伤情、伤后表现及既往史。

二、临床表现

较轻的患者可能仅表现神志清楚，能正确回答问题，轻度呕吐；稍重者可有较剧烈头痛、头晕，反复呕吐，精神淡漠不愿说话甚至嗜睡，还有可能发生外伤性蛛网膜下腔出血刺激脑膜引起的剧烈头痛、呕吐等。临床表现较轻的患者，大多数都有因突发事件引起的惊恐，有些患者经休息治疗后可渐恢复，但也有少数患者由于颅内病变的发展加重，临床表现逐渐加重或恶化。因此应在治疗过程中密切观察患者临床表现及神经系统体征的变化，以便及时处理。有些患者在被送到急诊室时病情就很危重，临床表现可有明显的昏迷或深昏迷，严重躁动或完全不动，频频呕吐，频繁或持续地癫痫发作或去大脑强直发作，从而表明有运动区及脑干的损害；一侧或双侧瞳孔散大，光反射减弱或消失等是脑疝表现；严重者对刺激完全无反应，甚至生命体征衰竭等接近或已进入脑死亡阶段的临床表现。遇有上述这些临床表现严重的患者，必须予以紧急抢救，如立即快速静脉输入大量甘露醇及呋塞米降颅压，同时留置导尿管，肌肉或静脉注射苯巴比妥钠或安定控制癫痫发作，待病情稍稳定后及时做出必要的辅助检查和进一步处理。有少数颅脑损伤患者表现为四肢或下肢肌力弱或瘫痪，这可能是脊柱骨折伴脊髓损伤，在搬动时应十分注意，勿因骨折错位造成进一步损害。还有些患者由于伤后大量出血等，在来急诊室时即为面色苍白，脉搏细弱，血压低，四肢发凉等休克表现，须立即静脉输入代血浆等扩容液体，同时配血随后输全血，如血压过低可临时给升压药以及时纠正休克状态。颅脑损伤患者常常在头面部有皮肤裂伤出血、耳道流血或血性脑脊液，表明伴有颅底骨折。

三、体格检查

急诊室体查应分两个方面检查，先是神经系统检查，其次是全身的其他系统检查。应根据病情轻重不同区别对待，对较轻患者可做较详细的检查，而对较重或垂危患者应根据其临床表现做重点检查，以便抓紧时间做必要的辅助检查及相应处理。

（一）头面部及全身体表伤痕检查

头部、面部、颈部和身体其他部位的体表，常在伤后有不同程度及范围的损伤。如挫伤可表现为局部肿胀、青紫、皮下瘀血并伴有压痛，双眼睑周围青紫肿胀或伴有眼结合膜下出血，常表示有颅前窝底骨折或脑脊液漏发生，耳后乳突部位青紫皮下瘀血伴有外耳道流血（或血性液体）可能有颅中窝底骨折伴脑脊液耳漏。皮肤擦伤：应注意部位、面积及深浅，其可有局部肿胀及触痛，表面有渗血或渗液。皮肤裂伤及缺损：应注意检查伤口是否整齐规则，以判断是锐器伤抑或钝器伤；伤口的部位、形状、长短、深度及出血多少；伤口内的污染状况，如油污、泥土、化学物质等；伤口内是否有碎骨片；伤口内有否异物，如碎布片、木屑及金属碎片等均应详细检查记录。以上皮肤的各种损伤都提示其下方相应部位可能存在骨折、脑及其他组织的损伤。

（二）生命体征检查

生命体征在急诊室的检查中是一项常规的

重要检查，包括体温、血压、脉搏、呼吸。这项检查虽然简便易行，但在急诊室诊断及判断病情轻重以及可能合并其他的损伤上至关重要。如发现患者到达急诊室时脉搏细弱而快，面色及口唇苍白，血压下降等休克表现，则可初步判断为失血过多所致，但必须及时查明原因，因为仅为颅脑损伤者很少有低血压表现，相反由于高颅压的原因则多表现为血压升高及呼吸和脉搏减慢。

（三）神经系统检查

1. 意识状态检查　意识状态的改变是反映脑功能损害的可靠依据。对意识的检查一般采用呼唤，提出问题令其回答，在无反应时则提高声音，仍无反应时采取压迫眶上缘内侧 1/3 处之三叉神经额支或刺激上肢或大腿上方内侧皮肤，同时令其回答问题或观察肢体运动情况，以此判断其意识状态及肢体活动状态，这是一种无损害的有效的检查方法。

2. 眼球位置及活动和瞳孔大小及光反应　伤后眼球的位置及活动可反映病情的轻重、脑损害的部位以及估计预后。当双眼球处于中位不动时表示病情严重，预后不良；处于中位不时地有不自主的水平相游动时，表示脑损害为中等程度，预后较前者为好，当双眼球向一侧斜视时，表明早期为同侧额叶损害，较重而晚期则双眼球转向病变之对侧斜视。小脑半球损伤时可出现双眼球水平性震颤。当双眼球处于外展位（分离）或内收位（对眼）时表示有脑干损伤。

3. 肢体活动及肌张力检查

（1）肢体活动的检查　肢体活动的能力和状态可反应昏迷的深浅，当昏迷很深时肢体不动，刺激亦无反应。肌力大小常用 0~5 级表示。0 级：刺激时肢体不动；1 级：刺激时肢体不动，但肌肉可抽动；2 级：刺激时肢体肌肉可收缩，但不能对抗重力；3 级：肢体可轻度抬离床面及抗重力；4 级：肢体可自由反复抬起，有较大抗重力的能力，但较正常稍差；5 级：肌力

正常，肢体活动自如。

（2）肌张力的检查　肌张力的检查主要是反复被动屈伸活动患者的双侧肘关节及膝关节，对清醒的患者应预先告知其放松肢体不要对抗，对比其双侧肌张力是否对称、降低抑或增高，去大脑强直的患者可呈持续或阵发性四肢挺直、肌张力极高的表现。

（四）全身其他检查

检查是否合并骨折，主要包括颌面骨、锁骨、肋骨、四肢骨及骨盆骨折等，可有不同的临床表现如变形、骨摩擦音、骨折周围血肿、脊柱骨折及胸腹部损伤。在急诊室时当遇到复合伤时其诊治原则是哪种类型伤情严重甚至是致命的就应首先处理哪种类型的损伤，有时颅脑损伤与合并伤同样都十分严重，那么就必须同时进行诊治不可有所偏颇，以免贻误救治时机。

四、辅助检查

颅脑损伤常用辅助检查：头颅 X 线平片、脑电图、诱发电位、经颅多普勒、CT、数字减影脑血管造影（DSA）、MRI 及腰椎穿刺检查等。但是受舰船及医疗船条件限制目前只能开展头颅 X 线平片及 CT 检查。

（1）头颅 X 线平片检查

此检查在部分舰船上作为急性颅脑损伤重要检查方法，通过检查可以发现颅骨骨折的部位和严重程度，也可估计暴力大小、着力部位和判断颅内病变，对诊断很有帮助。

（2）CT 检查

CT 检查可以发现头皮肿胀、部分颅骨骨折线、颅内蛛网膜下腔出血、颅内血肿、脑挫裂伤、脑水肿、硬膜下积液、颅内积气、颅内异物等的大小、位置以及病变对中线结构、脑室形状及各脑池（特别是环池）的影响，据此可做出正确诊断及处理。

【处理】

一、急救

急救是指对就诊时伤情已十分危重或临危

状态的患者，急诊室医师所采取的迅速判断伤情，做出正确诊断并立即进行有效的救治等措施的过程。

急性重型颅脑损伤患者急诊室急救的主要内容有以下几个方面。

（一）心肺复苏

患者处于临危阶段到达急诊室时，因为多数情况下患者未得到有效的现场抢救，故首当其冲的急救措施是心肺复苏，急诊室医生必须刻不容缓地立即在做人工呼吸的同时，进行气管插管或切开，吸出大量呼吸道内的分泌物及误吸物，如自主呼吸不佳时须接呼吸机或气囊呼吸器辅助呼吸并吸入氧气，与此同时进行静脉输入代血浆等扩容液体并配血，准备随后输入全血，如血压仍低可暂时输入多巴胺甚至去甲肾上腺素，使血压升高至接近正常水平，待扩容液体及全血快速输入足量后，血压维持较稳定时再逐渐停用多巴胺等升压药物。

（二）紧急控制活动性出血

如有血管断裂出血，可用血管钳夹闭或结扎血管控制出血，如为大量渗血可剃掉周围毛发用碘酒酒精消毒伤口周围皮肤，局麻下暂时缝合伤口止血，如伤口较小出血不多也应用消毒敷料盖好伤口加压包扎止血，同时肌内注射抗生素及 TAT 1 500 IU 以预防感染及破伤风。对开放性颅脑损伤，如脑组织外露，伴有血管撕断出血较快时，可用血管钳夹闭或结扎，有粉碎性凹陷骨折，碎骨片或异物嵌入脑组织时，只要无严重出血就不必勉强清除以免引起大量出血，待检查后在手术室内一并清创。

（三）降低颅内高压

有些患者在到达急诊室时已发生脑疝，颅内压严重增高濒临垂危状态，因此必须在患者到达急诊室时，立即予以快速静脉输入 20% 甘露醇 200~400 mL 及呋塞米 20~40 mg。

（四）紧急开颅放血或清除颅内血肿降低颅内压

有少数颅内血肿患者在到达急诊室时，已进入脑疝晚期阶段，来不及做常规检查，可在快速给予上述脱水降颅压措施的同时，就地在急诊室内做钻颅放血或开颅清除血肿以挽救患者的生命。

二、伤口处理

1. 整齐的头皮裂伤一般为锐器伤所致，伤口长短深浅程度不同，通常伤口内污染相对不重，异物也较少。对这类伤口一般在局麻下，进行简单的清创后，分一或两层缝合，伤口内不放引流条。

2. 不规则的钝器伤口　因挫伤之头皮不规则，经清创后有些缺损，可仅将能缝合处缝合但不可勉强致张力过大，缺损不大也可以分离帽状腱膜后，减张缝合，最后于缺损头皮处及减张切口处敷以油纱条换药，争取一期愈合为宜。

3. 大面积头皮撕脱或缺损　在发生大面积头皮撕脱（完全脱离或部分撕脱）及头皮大块缺损时，有些需要在显微镜下做头皮血管吻合，也有些需做彻底清创后换药，待肉芽生成后植皮，这些患者须后送住院手术，不宜在急诊室治疗。

4. 颅脑开放性伤口　对开放性颅脑损伤的伤口，一般不在急诊室内进行治疗，而应后送至岸基医院。在急诊室内可做初期处理，如出血较明显时可在消毒下，血管结扎及简单缝合头皮；伤口内存有大量异物可予摘除，但对嵌入脑组织的异物或碎骨片，不必勉强摘除可留后期摘除，以免摘除后引起活动性出血。经简单处理后用消毒敷料覆盖伤口予以包扎。

5. 身体其他部位伤口　颅脑损伤的同时常伴有全身其他部位的伤口时，不可忽视，应一并处理。

（应　奇　王毛毛）

第四节 头皮损伤与颅骨骨折的处理

头皮是颅脑最表浅的软组织，由皮肤、皮下组织、帽状腱膜、腱膜下层和骨膜组成。颞部还有颞筋膜、颞肌覆盖。颅脑损伤中，头皮损伤最为常见。一般认为，单纯头皮损伤不易引起严重后果，但在临床诊断和处理时仍应重视以下几点：① 头皮损伤部位与程度对分析受伤机制、判断伤情和颅内血肿定位都很重要。② 头部血液供应丰富，外伤后创口出血不易自行停止，如不及时处理可以导致失血性休克。③ 头皮静脉经导血管与颅内静脉系统相交通，因此头皮感染可延及颅内。头皮大面积缺损，尤其颅骨直接暴露时，如果处理不当，可引起颅骨坏死和颅内感架等严重并发症。

根据头皮损伤程度不同，可分为多种类型，其处理原则和方法也各不相同。

1. 头皮擦伤

（1）诊断　损伤仅限于头皮表层，创面不规则，少量出血或血清渗出。

（2）处理　剪除局部头发，清洁消毒创面，外涂刺激性小的皮肤消毒液后暴露以保持创面干燥。

2. 头皮挫伤

（1）诊断　损伤累及头皮全层，除可有擦伤外，局部头皮肿胀后血肿形成，但头皮完整性未被破坏。

（2）处理　局部处理与头皮擦伤相同，创面较大时可行消毒包扎。可口服抗菌药物治疗，如头孢拉定胶囊，1 次 0.5 g，每 6 h 1 次，连服 3 d。

3. 头皮裂伤

（1）诊断　损伤引起头度完整性破坏，组织断裂。锐器伤创缘整齐，形状规则。钝器伤创缘参差不齐，形态多样或有部分组织缺损。如果帽状腱膜断裂，则创口哆开。

（2）处理

1）尽快止血，出血多者须用无菌纱布填塞创口后加压包扎，或直接用大角针暂时间断全层缝合头皮。

2）防止进一步污染，用无菌纱布覆盖，保护创口。

3）肌注破伤风抗毒素 1500 IU。

4）清创缝合术。

a. 女性患者剃除伤口周围 8~10 cm 范围内的头发，伤口较大或多处裂伤和男性患者则应剃光全部头发。

b. 肥皂水刷洗伤口周围头皮，清除污物血迹；刷洗前用无菌纱布盖压创口，不可使清洗液流入伤口内。

c. 消毒伤口周围皮肤，避免消毒液进入伤口引起疼痛和增加组织损伤。

d. 沿伤口两侧用 0.5% 普鲁卡因或 1% 利多卡因行皮肤浸润麻醉。

e. 用 3% 过氧化氢、0.1% 苯扎溴铵和生理盐水反复冲洗伤口，自伤口深部逐层清除伤口内异物、毛发和血凝块。然后用消毒纱布由内向外拭干伤口和周围皮肤。

f. 伤口四周再次用碘酒、酒精或碘尔康消毒，覆盖无菌手术巾。

g. 探查伤口，结扎大的出血点。剪除严重挫伤组织，创缘两侧皮肤切除尽量不超过 0.2 cm，以避免增加缝合张力。根据裂伤部位不同，伤口行筋膜、皮肤二层或肌肉、筋膜、皮肤三层缝合，对污染严重的伤口可行全层缝合或留置皮片引流。原则上，头皮伤口应在 24 h

内处理。对伤后 2~3 d 的头皮伤口，如果无明显感染，也可试行一期缝合。如已感染，清创后伤口部分缝合或不缝合，放置引流，适时换药。口服头孢拉定胶囊，1 次 0.5 g，每 6 h 1 次，连服 3 d。酌情口服散利痛，1 片，痛时服。

4. 头皮血肿

（1）血肿的类型　头皮血肿时因为头皮损伤或颅骨骨折导致血液渗出和局部积聚而成。根据血肿部位不同，可以分成皮下血肿、帽状腱膜下血肿和骨膜下血肿三个类型（表 2-4-4-1）。

表 2-4-4-1　头皮血肿的类型及临床特点

血肿类型	临床特点
皮下血肿	血肿体积小，位于头皮损伤中央，中心硬，周围软，无波动感
帽状腱膜下血肿	血肿范围广，可蔓延全头，张力低，波动感明显
骨膜下血肿	血肿范围不超过颅缝，张力高，可有波动感，常伴颅骨骨折

部分皮下血肿由于中央部分较软，触诊时有下陷感，常易误诊为凹陷性骨折，有时需摄片予以区别。

（2）处理

1）皮下血肿不需要特殊处理，数日后可自行吸收。

2）帽状腱膜下血肿和骨膜下血肿早期可冷敷和加压包扎，小血肿可自行吸收。如果血肿逐渐增大或一周后仍未见明显吸收，应剃发后，在无菌条件下经皮穿刺血肿，抽出积血加压包扎。加压包扎对防止血肿复发很重要。可应用宽胶布、弹力绷带、三角巾或石膏帽。

3）多次穿刺仍复发的头皮血肿，应考虑是否合并全身出血性疾病，并做相应检查。必要时，头皮血肿需切开止血或皮管持续引流。

4）头皮血肿继发感染者，应立即切开排脓，置管引流，创口换药处理。

5. 头皮撕脱伤

强大暴力拉扯头皮，可将大片头皮自帽状腱膜下层或连同骨膜撕脱，甚至将肌肉、一侧或双侧耳郭、上眼睑一并撕脱。

（1）现场急救处理

1）防止失血性休克，立即用大块无菌棉垫、纱布压迫创面，加压包扎。

2）防止疼痛性休克，使用强镇痛剂，如布桂嗪注射液，100 mg，肌内注射。

3）肌内注射破伤风抗毒素 1500 IU。

4）在无菌、无水和低温密封下保护撕脱头皮并随同伤者一起，送至有治疗条件的医疗场所。

（2）头皮撕脱伤的治疗

原则是根据创面条件和头皮撕脱的程度，选择最佳手术方法，以达到消灭创面、恢复和重建头皮血运的目的，从而最大限度地提高头皮存活率。

1）撕脱头皮未完全离体，有良好血液供应剃发，彻底清创、消毒后，将撕脱头皮直接与周围正常皮肤缝合，留置皮管负压引流，创面加压固定包扎。

2）撕脱头皮完全离体，无血液供应 需要显微镜下进行血管吻合，重新植回撕脱头皮，需要在有一定技术的专科医院进行。

6. 头皮缺损

（1）小面积头皮缺损的处理　头皮缺损 <1.0 cm，沿原切口两侧，潜行分离帽状腱膜下层各 4~5 cm，使皮肤向中心滑行靠拢，而能直接缝合伤口。

（2）中等面积头皮缺损的处理　头皮缺损 <6.0 cm，无法直接缝合，需做辅加切口，以改变原缺损形态，减少缝合张力，以利缝合。

1）椭圆形或菱形头皮缺损　利用"S"形切口，沿伤口轴线两极做反方向弧形延长切口后，分离伤口两侧帽状腱膜下层，再前后滑行皮瓣，分两层缝合伤口。

2）三角形头皮缺损 利用三角切口，沿伤口三个角做不同方向的弧形延长切口，长度根据缺损大小确定，充分分离切口范围的帽状腱膜下层，旋转滑行皮瓣，分两层缝合伤口。

（3）大面积头皮缺损的处理 不规则和大面积头皮缺损，利用转移度瓣修复。

二、颅骨骨折

颅骨骨折在颅脑损伤中较为常见。尽管单纯颅骨骨折的临床意义大多并不重要，但是其通常表明头部外伤的暴力较大、损伤较重。颅骨骨折的分类：① 按创伤的性质分为闭合性及开放性骨折，以骨折是否与外界交通相区别；② 按骨折形态分为线形骨折、凹陷性骨折、粉碎性骨折和穿入性骨折；③ 按骨折部位分为颅盖骨折和颅底骨折。

（一）颅盖骨折

【线形骨折】 最为多见，约占颅盖骨折的2/3以上。

1.下列情况易发生线形骨折：

（1）致伤物运行速度慢，且与头颅接触面积较大。

（2）致伤力的方向呈斜行或切线方向，而不与颅骨平面垂直。

（3）对冲性骨折。

2.诊断要点

（1）骨折局部头皮有挫伤或血肿。

（2）颅骨X线平片：骨折线呈线状或星形放射状，边缘清晰、锐利，宽数毫米。骨折线的走行多与外力的方向一致，通过着力点，几乎均为全层骨折。

（3）外伤性骨缝分离情况也属线形骨折，以人字缝为多见，骨缝哆开2 mm即为骨缝分离；若两侧对称的骨缝宽度相差1 mm以上，则该增宽的骨缝即为骨缝分离，如果骨折处伴头皮损伤，更有利于诊断。

（4）线形骨折应与骨缝相区别；外板骨缝呈曲线状，有一定位置，内板骨折为直线状，

在X线照片上可见"双重"颅缝线，不应误认为线状骨折（图2-4-4-1）。有5%~10%的正常人终身额缝保留；还有人在人字缝尖端的颅缝间有缝间骨存在。

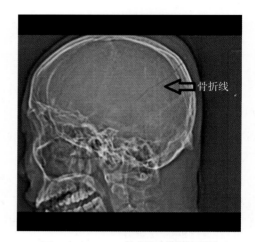

骨折线

图2-4-4-1 X片提示颅骨骨折

3.治疗原则

（1）单纯的线形骨折无须特殊处理。

（2）骨折线通过硬脑膜血管沟（如脑膜中动脉）、静脉窦（如横窦）时，应警惕发生硬膜外血肿。

（3）骨折线通过前颅窝或中颅窝时，应注意是否有硬脑膜破裂产生脑脊液鼻漏或耳漏的可能。

【凹陷性骨折】

当致伤物速度快，与头部接触面积小或暴力直接打击头颅时，易产生凹陷性骨折。

1.诊断要点

（1）骨折局部有明显的软组织损伤。

（2）着力点可触及颅骨下陷，但应与某些头皮血肿相鉴别。

（3）颅骨X线平片：陷入骨折片的边缘呈环形、锥形或放射形的内陷。

2.治疗原则

多数颅骨凹陷性骨折应采取手术治疗。手术的目的在于清创、清除骨片对脑组织的压迫，改善局部血循环，修补硬脑膜以及减少癫痫的发生率等。

3. 手术适应证

（1）骨折凹陷超过 1 cm。因局部会有较明显的脑组织受压，且多伴有硬脑膜损伤。

（2）骨折位于重要功能区，如中央回、语言中枢等。

（3）骨片刺入颅脑内或引起瘫痪、失语和癫痫者。

（4）静脉窦上的凹陷骨折，手术应极慎重。有时骨折片压迫静脉窦，使其回流受阻，引起持续的颅压增高或神经功能障碍者，应在充分准备的条件下，施行手术。

（5）开放凹陷性颅骨骨折。

值得注意的是，因舰船条件有限，对术者技术要求较高，而且在航行中船体摇摆晃动，增加了手术的难度及精确性。故原则上尽可能及时后送至有条件的医疗机构进行手术救治。

4. 手术禁忌证

（1）非功能区的轻度凹陷骨折。

（2）静脉窦区有凹陷骨折，但无脑受压症状及回流障碍者。

【粉碎性骨折】

骨折线向周围裂开或相互交叉，将颅骨分离成游离的不规则碎片。如骨片无凹陷或错位，未引起脑受压者，按线形骨折处理；如骨片有明显凹陷或刺入脑内，则按凹陷性骨折处理，并修补硬脑膜。粉碎骨片无污染，可以修平整，平铺覆盖于硬脑膜外，即颅骨一期整复成形术。

（二）颅底骨折

颅底骨折约占颅骨骨折的 1/3，绝大部分为线形骨折。颅底与硬脑膜粘连紧密，骨折时易使硬脑膜撕裂，颅底与鼻窦相邻，骨折后极易使蛛网膜下腔与外界相通，称为"内开放性骨折"。

颅底凹凸不平，骨嵴纵横密布骨孔、骨管、骨沟和裂隙，因而颅底骨折的 X 线平片显示仅不到 50%，临床诊断主要依据症状和体征，其表现为：相应部位的皮肤黏膜淤血斑，脑神经损伤，脑脊液漏和脑损伤等。但是 X 线断层摄片、CT 扫描、MRI 和放射性核素的应用，对其诊断的某些方面，如脑脊液漏瘘口位置的确定，并发现脑损伤的部位、程度及范围的判断等，具有重要的意义。

颅底骨折的几种严重并发症。

【视神经损伤】

颅前窝、颅中窝内侧及眶腔骨折均可伤及视神经管、眶尖，引起视神经损伤。

1. 诊断要点

（1）伤后即时或一周内视力障碍。

（2）多为单侧损伤，伤侧瞳孔散大，直接对光反射明显减弱或消失，间接对光反射存在。

（3）眼底检查，早期可正常或偶见视网膜动脉痉挛；10~14 d 以后，视盘逐渐苍白，直至呈现原发性视神经萎缩。

（4）残存视力者可有视野缺损。

（5）X 线检查显示颅前窝骨折或视神经管骨折；CT 扫描见视神经管狭窄、不连续，其诊断率在 50% 左右，MRI 可见视神经挫伤伴水肿，视交叉和视神经受压。

2. 治疗

（1）非手术治疗　判明为原发性视神经损伤较重或已断裂，完全失明，多数应采取非手术疗法。予以地塞米松注射液 10 mg，静脉滴注，1 次 /d，以减轻组织的炎症反应及减少组织水肿。

（2）手术适应证

1）由于骨片压迫或水肿、出血（血肿）使视神经管通道狭窄，压迫视神经，即属继发性视神经损伤者。

2）部分视力丧失，但症状逐渐加重，说明可能为视神经受压、嵌顿所致。

（3）手术方法

1）经额入路视神经管减压。手术应早期进行，减压手术愈晚，疗效愈差。

2）鼻内筛窦入路或经蝶入路视神经管减压。

此两种手术需具备神经外科的医院方能进行。

【外伤性脑脊液鼻漏与耳漏】

颅底骨折并发脑脊液漏者可高达 50%，耳漏多于鼻漏。脑管液漏可伤后即出现，亦可延迟或间断发生，漏液流量或多或少，甚至不易察觉。鼻漏通常在损伤侧，但也有在损伤的对侧者。由于其为内开放性，故可导致脑膜。

1. 诊断要点

（1）详细询问病史，如鼻孔流液与体位的关系，外伤后有无鼻出血、眼睑青紫、嗅觉或听力障碍，以及有无过敏性鼻炎等。

（2）检查鼻腔与外耳道有无损伤出血，鼓膜是否穿孔、破裂出血，并鉴别是否有耳鼻局部损伤。

（3）检查是否伴有特征性的皮肤黏膜淤血和相应的脑神经损伤。

（4）摄颅骨正侧位片及与受伤机制相应的颅底片，以及时发现骨折。在阅读颅骨 X 片时，应注意：

1）鼻窦内有无透光区或液平面。

2）有无颅内积气。

（5）用葡萄糖氧化酶试纸检测流出物是否为脑脊液。

（6）CT 扫描可增加发现颅骨骨折的机会。

2. 治疗

（1）非手术治疗

非手术治疗为舰船条件下的主要方法，处理得当，对于轻度患者起到良好的效果，对于重者也为后送或转运后手术争取时间，应倍加重视。

1）预防和控制感染，予以头孢呋辛注射液 1500 mg，静滴，1 次 /12 h。

2）保持鼻孔和外耳道清洁，按无菌伤口处理，不可填塞和冲洗，以防污染液体逆行感染。

3）清醒者头宜取高位。一般不要腰穿，以免颅压降低，液体逆流引起颅内感染。

（2）手术适应证

1）伤后对症治疗 2 周 ~1 个月以上，仍经久不愈合者，可行手术治疗；严重创伤后即有大量脑脊液外流时，应伤后即时施术。

2）并发脑膜炎者应在临床及生物学检查均已证实其痊愈时方可施术。

3）漏口较大或漏液中混有脑组织、碎骨片、异物，有并发感染可能者。

（3）手术方法

1）手术入路的选择应根据骨折的部位和脑脊液漏瘘口的位置而定。

2）严密修补硬脑膜和骨缺损。

3）依具体情况选用不同入路的开颅术式。

4）经鼻内镜修补脑脊液漏，避免了开颅术的缺点和并发症，被认为是治疗筛窦和蝶窦脑脊液漏的最佳手术方法。

5）瘘口堵塞修补材料有：肌肉片、筋膜、骨片、吸收性明胶海绵、生物胶水、人工硬脑膜等。

（邓晓东）

第五节　脑震荡及其处理

脑震荡的成因与脑干网状结构的损伤密切相关，而脑干损害又是颅脑损伤时脑脊液的液体冲击力，头部受打击时瞬间产生了高颅压，脑血管功能的紊乱，脑干移位或剪切力作用以及生物化学等因素的综合性作用的结果，多数是功能性的、可逆性的脑功能障碍。

一、诊断要点

1. 轻度意识障碍　脑震荡必须在伤后立即发生意识障碍，否则不能诊断。但意识障碍一般达不到严重的程度，既可见昏迷，亦可见一时的神志恍惚。意识障碍多为时短暂，往往是一过性的，只有在较重的病例才持续几十分钟，一般不超过 30 min。意识清醒后可完全恢复正常，但也有部分病例表现不同程度的迟钝，嗜睡数天才逐渐恢复正常。

2. 逆行性健忘　这是脑震荡最特殊的症状。不能记忆伤时或伤前的情况。它常与意识障碍的程度和长短成正比，昏迷越深、越久，清醒后逆行性健忘现象也越显著。轻者多不超过 1 h，重者可将伤前数月所经历的一切事物忘却。

3. 自主神经和脑干功能紊乱　脑震荡常伴有重度的自主神经和脑干功能紊乱。受伤当时立即出现皮肤苍白、出冷汗、瞳孔改变、血压下降、脉搏微弱、心跳徐缓、体温降低等。严重者瞳孔散大或缩小、对光反应消失、四肢松弛、反射减弱等，以后随意识好转，上述症状逐渐消失。之后可有不同程度的眩晕、头充血感、热感、恶心呕吐、失眠、耳鸣、畏光、心悸、烦躁等。一般 3~5 d 后逐渐恢复，如 1 周不好则病程往往持续较长。

4. 头痛和头晕　伤者几乎都有不同程度的头痛、头晕。头痛的部位和性质因人而异，后来逐渐减轻。持续加剧的头痛常表示病情的恶化。头晕可因震动或体位变换而加剧。

5. 精神状态改变　常有情绪不稳定，表现为急躁、谵妄、激动、欣快、痴呆、忧郁、恐怖等，少数病例甚至表现为某种真正的精神病。伤情轻者常无明显的精神改变。

6. 其他　如注意力不集中、思考问题迟缓、判断能力降低甚至优柔寡断、癔症样发作、癫痫等。严重病例可见尿失禁或尿频。

二、治疗

脑震荡的预后良好，脑震荡患者的功能紊乱常能完全消失，卧床休养 2 周，吸氧，予以右旋糖酐 -40 500 mL 静脉滴注，1 次 /d，甲钴胺片 1 片口服 3/d。

对于伤后头痛、呕吐明显、颅内压增高的患者，可以采用脱水疗法（甘露醇 125 mL 静脉滴注，1/8 h，持续 3~5 d）。密切观察病情，必要时复查头颅 CT，以防漏诊迟发性颅内血肿。

（王毛毛）

第六节　脑挫裂伤的处理

颅脑损伤造成脑组织器质性损伤，称为脑挫裂伤，属原发性闭合性颅脑损伤。可分为局灶性脑挫裂伤和广泛性脑挫裂伤。临床可出现不同程度的昏迷和脑局灶性损伤症状，并常伴有蛛网膜下腔出血。

一、受伤机制和病理

脑挫裂伤的严重程度与暴力的大小成正比。加速性损伤时，暴力打击处颅骨变形或发生骨折，造成相应部位及其附近脑组织损伤，常为局灶性损伤。减速性损伤时，脑挫裂伤常发生于远离冲击点的部位，特别在其对应点，造成对冲性广泛性脑挫裂伤。以枕顶部着力时，对侧额极、额底及颞极的广泛损伤最为常见。枕顶部着力时，头颅突然停止，脑组织在颅内相对运动，对侧额极、颞极撞击于颅前窝前壁和蝶骨嵴而致伤；又因额骨眶板表面粗糙不平，易造成移动的额叶底面因摩擦而造成损伤。

脑挫裂伤多发生于脑表面的皮质，呈点片状出血。脑挫裂伤可分为脑挫伤与脑裂伤，但实际上仅为脑组织损伤程度上的差异，凡是脑组织浅层或深层有散在点状出血并有静脉淤血、脑组织水肿者称为脑挫伤；凡有软脑膜、血管及脑组织断裂者称为脑裂伤。脑挫伤常伴有脑组织裂伤，脑裂伤又必然有不同程度的脑挫伤；肉眼常难区别轻度脑裂伤与脑挫伤；尽管实际上有单纯脑挫伤，但临床上要明确区分开来是很困难的；而且二者在处理上也基本相同，所以临床上统称为脑挫裂伤。

二、临床表现

1. 意识障碍　意识障碍是衡量脑损伤轻重的客观指标。脑挫裂伤患者意识障碍一般比较显著，其持续的时间和深度与损伤的部位、范围和程度有关。一般来讲，昏迷的程度与脑损伤的轻重成正比，轻者持续数十分钟或数小时，重者可持续数日、数周或更长时间，有的甚至长期昏迷。广泛脑挫裂伤病例由于昏迷时间较长，有时须注意与原发性脑干损伤相鉴别。

2. 头痛　头痛是最常见的症状，昏迷的患者清醒后即感头痛、头晕。由于伴有蛛网膜下腔出血及不同程度的脑水肿，故头痛的程度较重。意识障碍不深的患者可因头痛出现躁动不安，头痛局限于头部的某一部位（多在受伤部位或额、颞部位）亦可为全头性头痛，在伤后第1周内最为明显，以后逐渐减轻。头痛性质多为钝痛、胀痛、跳痛，可为持续性亦可为间歇性，前者多于后者。头痛也可因震动、强光及噪声等因素的影响而加重。当并发颅内血肿时，患者的头痛呈进行性加重并伴有意识障碍的加深。

当脑挫裂伤患者渡过急性期以后，如头痛持久不愈，常与头皮与骨膜出血粘连，脑膜与脑粘连或瘢痕形成，脑血管运动功能紊乱，脑脊循环障碍所致的颅内压力增高，头痛型癫痫等因素有密切关系，请注意加以鉴别。

3. 恶心呕吐　脑挫裂伤患者约50%发生伤后呕吐。早期的恶心呕吐，可由外伤时第四脑室底部呕吐中枢受脑脊液的冲击，蛛网膜下腔出血对脑膜的刺激或前庭系统受刺激所引起；有的病例尚可因颅底骨折时咽下去的血性液体对胃黏膜刺激所致。呕吐一般随着脑水肿的逐渐消退及血性脑脊液的吸收而逐渐减轻。如果急性期已过而呕吐依然不止或频繁呕吐时，表明病情在恶化，如颅内血肿形成或发生颅内感染等。有的也可因颅内压力降低而引起，应提高警惕找原因。

4. 瞳孔变化　较轻的脑挫裂伤患者瞳孔多无变化。在颅脑外伤的瞬间，由于脑部受到强烈的刺激出现很短暂的瞳孔散大（多为双侧性），很快恢复正常，表示脑皮质和自主神经没有持久的损害。下列情况可引起瞳孔的不同改变，应加以鉴别。

两侧瞳孔不等大，多有器质性损害。

（1）伤后立即出现一侧瞳孔散大，对光反应退钝或消失，但不伴有显著的意识障碍和肢体运动障碍，通常为脑挫伤合并动眼神经损伤或颅底骨折累及动眼神经所致。

（2）一侧瞳孔散大，对光反成迟钝或消失，并伴有意识障碍进行性加重及对侧肢体偏瘫者，是颞叶钩回疝（小脑幕切迹疝）的表现，为严重脑水肿或严重颅内血肿引起，此种情况必须明确诊断，以便紧急处理。

（3）眼眶外伤，视神经损伤也可引起一侧瞳孔散大，但散大侧的间接对光反应常存在，可资鉴别。

（4）合并颈部损伤时，可出现同侧瞳孔缩小，这是由于交感神经受损的表现称为 Horner 征。

下列情况下可出现双侧瞳孔变化。

（1）脑挫裂伤伴较重的蛛网膜下腔出血时，可由于双侧动眼神经受刺激而出现双侧瞳孔对称性缩小。

（2）双侧瞳孔在伤后立即散大，对光反应消失，并出现深度昏迷，四肢强直或四肢肌张力消失，出现生命体征显著变化者，多为广泛性脑挫裂伤，发生脑水肿和颅内高压，已出现双侧小脑幕切迹疝。

（3）脑桥损伤的病例，双侧瞳孔缩小及对光反应消失。此外，应注意用某些药物后所引起的瞳孔变化，如阿托品类药物使瞳孔散大，吗啡类药物可使瞳孔缩小。

（4）自主神经症状　脑挫裂伤的患者常有较明显的自主神经功能紊乱的表现，一般伤后即出现意识障碍，面色苍白，出冷汗，血压下降，脉搏缓慢，呼吸深而慢等迷走神经兴奋的症状；以后转为交感神经兴奋症状，如血压升高，脉搏加速，呼吸加快等。患者入院时一般生命体征无多大改变，体温多在 37.5~38.5 ℃，严重者昏迷时间长，并出现明显的生命体征的变化。

a.血压和脉搏的改变　血压升高，脉搏徐缓而有力，尤其是慢于 60 次 /min 以下，并且意识障碍加深者，常表示有继发性脑受压，可能为严重脑水肿或颅内血肿所致。

b.呼吸的改变　重度脑挫裂伤病例，由于脑水肿和出血引起颅内压增高时，呼吸常深而慢甚至出现病理性呼吸。如果伤后即出现呼吸困难、发绀，伴有躁动不安时，多由于呼吸道阻塞、中枢性肺水肿或胸部外伤所致，应正确判断，针对病因处理。

c.体温变化　一般多在 38 ℃左右，经过 1~2 周可恢复正常。如果体温不下降反而升高，或恢复正常后又升高，多为合并肺部感染或颅内感染所致。如伤后患者呈持续高热，多在 39 ℃以上，同时伴有嗜睡、尿崩及上消化道出血，可能是下丘脑损伤引起，临床上称之为中枢性高热。

三、实验室检查和辅助检查~

1. 脑脊液检查

（1）压力测定　脑挫裂伤后部分患者可因脑水肿的程度和颅内出血的多少引起不同程度的颅内压力增高。颅内压增高程度与脑挫裂伤程度和范围成正比。

（2）细胞计数和生化检查　脑脊液中红细胞增多使其呈粉红色，含血量因脑挫裂伤程度而异，出血被吸收后脑脊液常呈黄色；脑脊液中乳酸、蛋白和乙酰胆碱异常增高。

2. 血液检查　周围血象白细胞显著增高。白细胞分类左移，嗜酸粒细胞减少，红细胞容积降低，血浆蛋白下降（常为白蛋白下降），血糖、乳酸和非蛋白氮增高，血含氧量下降和二氧化碳含量上升等。

3. 头颅 X 线平片　颅脑损伤时颅骨骨折的发生率较高，通过头颅 X 线平片，可了解有无骨折或颅缝分离，根据骨折的部位、类型及轻重可了解脑受伤的部位和程度；并可了解骨折与脑膜中动脉、静脉窦的关系，以助诊断及处理。

4. CT 检查　CT 对诊断脑挫裂伤的部位、范围、脑水肿、脑受压情况及与颅内血肿的鉴别有很肯定的价值（见图 2-4-6-1）。结合临床特点 CT 诊断准确率在 90% 以上。

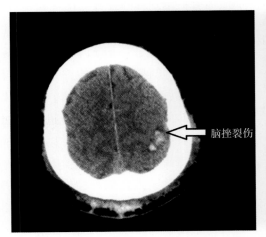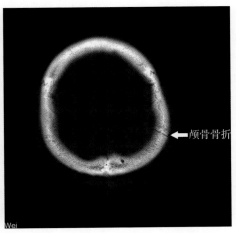

图 2-4-6-1　CT 提示脑挫裂伤和颅骨骨折

（1）单纯脑挫伤，为边界清楚的低密度区，无或有轻度占位表现。病变为可逆性，2~3周后可以吸收，吸收后CT扫描显示正常。

（2）脑挫裂伤时，CT可见其边界欠清，并在低密度水肿区可见多处散在斑点状高密度出血灶，此种类型最为常见。出血灶3~7 d开始吸收，1~2个月后完全消失，即为低密度区。如病变严重而广泛时，最终挫伤部位可形成局限性脑萎缩。

（3）约30%的患者由于对冲伤造成多发性脑挫裂伤。以额极、额叶、眶面及双颞极最为常见。枕叶因小脑幕托护而很少发生脑挫裂伤。多发性脑损伤时，一处为挫伤，而另一处可为挫裂伤或血肿。而脑干挫裂伤时CT难以显示。

（4）脑挫裂伤时因有皮质血管破裂可产生不同程度的蛛网膜下腔出血。可见大脑半球脑沟、大脑纵裂池、外侧裂、环池、小脑天幕等脑沟和脑池部位为高密度影，一般1周后密度减低，最终消失。

四、诊断和鉴别诊断

1. 诊断　患者有明确的头部外伤史，伤后当即昏迷，持续时间多在30 min以上；临床上除表现为头痛、恶心呕吐、脑膜刺激症状及某些定位体征外，在较重的脑挫裂伤者，其昏迷程度深，持续时间更长，并伴血压、脉搏、呼吸、体温和瞳孔的显著变化；同时常合并颅骨骨折及蛛网膜下腔出血。一般来说脑挫裂伤的诊断并不困难。但由于颅内损伤范围、大小、轻重不同，脑的重要结构受损情况不同，所表现的症状和体征也有很大差异。而且对昏迷患者很多症状难以发现，在伤灶的定位诊断上也不易准确。目前较先进的医用诊断器材和技术，如CT扫描、MRI、ECT、脑超声、颅内压监护等的不断应用，对脑挫裂伤及其变化本可较好地做出直接或间接的诊断。

脑挫裂伤患者常合并颅内血肿。在伤后观察中，当患者的意识障碍加重，血压呈阶梯状上升，脉搏多减慢，一侧瞳孔先短暂缩小，随即散大，对光反应消失，对侧肢体发生瘫痪等脑疝表现时，应考虑可能继发性颅内血肿形成，同时颅内压监护显示颅压增高，CT可显示颅内血肿的征象。如其临床表现逐渐加重，应注意迟发性颅内血肿发生的可能，必要时复查CT，而且密切观察广泛脑挫裂伤及脑水肿的变化。

2. 鉴别诊断　临床医生在诊断脑挫裂伤时，应与下列情况相鉴别。

（1）脑挫裂伤与脑震荡的鉴别脑挫裂伤伤后昏迷时间长，多在半小时以上，常出现神经系统阳性体征，脑脊液呈血性，多伴有颅骨骨折，CT扫描检查有显著的变化，而脑震荡伤后昏迷时间短，一般不超过30 min，且有逆行性健忘，神经系统检查及CT扫描无阳性发现，脑脊液检查无明显改变。

（2）脑挫裂伤与原发性脑干损伤的鉴别脑挫裂伤伤后昏迷程度深浅不一，血压多偏高，呼吸正常或稍快，瞳孔多无改变，可有Ⅰ、Ⅱ、Ⅶ、Ⅷ脑神经损伤，锥体束征有或无，可有中枢性面瘫成轻偏瘫，多有颈项强直，无去大脑强直，腰穿压力可升高。而原发性脑干损伤伤后昏迷较深，持续时间更长，血压正常或偏低，可见病理性呼吸，瞳孔多变（双侧缩小或散大不等），Ⅲ、Ⅵ、Ⅶ、Ⅸ、Ⅹ、Ⅺ及Ⅻ脑神经损害多见，出现单侧或双侧锥体束征，多为交叉性瘫痪，早期即可出现去脑强直，腰穿压力多不增高。

（3）脑挫裂伤与颅内血肿的鉴别脑挫裂伤属原发性脑损伤，症状及体征在伤后立即出现，一般比较稳定，并且可逐渐好转。其伤后意识障碍立即出现，一般无中间意识好转期，而且有逐渐改善的趋势。CT检查无团块样高密度影。而颅内血肿属继发性脑损害，症状和体征在伤后一段时间逐渐出现，并呈进行性加重。颅内血肿多有中间意识好转期，以后随血肿的进展而意识障碍又进行性加重。有的血肿，特别是硬膜下血肿，因在脑挫裂伤基础上产生昏迷可呈进行性加深，而无明显的中间意识好转期。血肿一旦形成，CT扫描呈高密度影，易与脑挫裂伤相鉴别。

五、治疗及预后

1. 非手术治疗

（1）对脑挫裂伤较轻，无明显意识障碍或昏迷程度不深者，除积极治疗外，还要密切注意临床表现的演变及生命体征的变化。对脑挫裂伤较重，昏迷在重度以上者，最好进 ICU 病房，行持续的生命体征监测及意识、瞳孔、颅内压及肢体活动等观察。保持呼吸道通畅，定时查血气、血电解质、非蛋白氮及尿常规，随时纠正电解质及酸碱平衡的紊乱，液体入量要保持平衡状态。做好生活护理、加强辅助治疗，以减少并发症。

（2）脑挫裂伤伴早期休克，可紧急输血或用血液代用品治疗。更重要的是要确定有无胸腹脏器损伤、四肢与脊柱骨折、血管损伤等引起的创伤性休克，应及时对这类损伤进行处理。

（3）脑挫裂伤时常发生脑水肿，尤其在严重脑挫裂伤时，应及时降低颅内压；可静脉使用脱水剂，如 20% 甘露醇 125 mL，静滴，1/8 h，必要时还可以加呋塞米 20 mg，静脉注射，

1/12 h。但要注意大剂量甘露醇可导致肾功能衰竭；若一旦发生，只要及时停用甘露醇，肾功能可逐渐恢复。亦可将甘露醇与呋塞米每日交替使用。

（4）脑挫裂伤患者如早期出现癫痫，要观察有无颅内血肿，如无颅内血肿可采用药物抗癫痫治疗，如丙戊酸钠注射液 1200 mg，静脉滴注，每日 1 次。晚期癫痫发作多由瘢痕引起，在药物控制不理想情况下，可在皮质电极监测下手术切除瘢痕。

2. 手术治疗

在舰船环境及医疗条件下，应积极准备，以后送为主。一般脑挫裂伤皆采用非手术治疗，但如果脑挫裂伤较局限而脑组织破碎严重，局部脑水肿、脑坏死、脑液化或并有脑疝征象，可考虑开颅清除碎化坏死的脑组织，并作去骨瓣减压，一般结合颅内探查手术进行。对多发或广泛而严重的脑挫裂伤，药物控制脑水肿不理想，且临床表现逐渐恶化者，为挽救生命可采用大骨瓣减压术。

（应 奇 王毛毛）

第七节 外伤性颅内血肿的处理

颅脑外伤导致颅内出血，血液凝块在颅腔内聚积达到一定体积称为颅内血肿。颅内血肿约占闭合性颅脑伤的 8%~10%，占重型颅脑伤的 40%~50%。在死亡的颅脑伤患者中约有 50% 存在颅内血肿，因此，及早诊治颅内血肿是提高颅脑伤患者治疗效果的关键。

一、分类

（一）根据血肿在颅腔内解剖部位可分为

1. 硬脑膜外血肿 血肿位于颅内硬脑膜外腔。出血来源通常为脑膜中动脉和静脉、板障血管、静脉窦及蛛网膜颗粒等；

2. 硬脑膜下血肿 血肿位于硬脑膜下腔。出血来源通常为挫裂伤皮质动静脉、大脑凸面桥静脉等；

3. 脑内血肿 血肿位于脑内。出血来源为挫裂伤脑组织内血管破裂所致；

4. 颅后窝血肿 包括颅后窝硬脑膜外、硬脑膜下及小脑内血肿等，出血来源通常为窦汇、横窦、乙状窦、脑膜后动脉、板障血管及小脑挫裂伤导致的血管破裂等；

5. 多发性颅内血肿　在颅内同一部位或不同部位形成两个以上的血肿。

（二）根据外伤后颅内血肿形成时间分为

1. 特急性颅内血肿　伤后 3 h 内发生。
2. 急性颅内血肿　伤后 3 h 至 3 d。
3. 亚急性颅内血肿　伤后 3 d 至 3 周。
4. 慢性颅内血肿：伤后 3 周以上。另外，伤后首次 CT 扫描未见血肿，再次复查 CT 扫描发现的颅内血肿称为迟发性外伤性颅内血肿（delayed traumatic intracranial hematoma，DTIH）。这是一种单纯从 CT 扫描角度的特殊分类方法。

二、外伤性颅内血肿的诊治

（一）急性颅内血肿

伤后 3 h 至 3 d 内出现的颅内血肿称为急性颅内血肿。伤后 3 h 内出现的颅内血肿则称为特急性颅内血肿。临床患者幕上血肿量 >20 mL、幕下血肿量 >10 mL 可导致急性脑受压症状。颅内血肿是否引起脑受压症状取决于血肿量、血肿部位、血肿形成速度、是否合并脑挫裂伤和脑水肿程度等。

1. 病因　外界暴力作用于头部的方式有两种：一种是暴力直接作用于头部面致伤，称为直接损伤，另一种是暴力直接作用于身体的其他部位，经传导至头部而造成损伤，称为间接损伤。直接损伤包括加速性损伤、减速性损伤和挤压伤，间接损伤包括传递性损伤、挥鞭样损伤和创伤性窒息。各种类型的直接暴力和间接暴力作用于头部会导致颅骨变形骨折和脑组织在颅腔内产生运动，继而造成颅骨板障出血和脑血管损伤破裂出血形成颅内血肿。

2. 临床表现　急性颅内血肿患者的临床表现主要取决于血肿量、血肿部位、血肿形成速度以及是否合并脑干伤或脑挫裂伤等。

（1）意识障碍　头部受伤后会立即出现短暂性意识障碍，即原发性昏迷，随后意识恢复。随着颅内血肿的增大，颅内压增高，患者会再次出现昏迷。两次昏迷间称为"中间清醒期"。这种典型的意识障碍过程多见于急性硬脑膜外血肿的患者，亦可见于急性硬脑膜下血肿的患者，少见于急性脑内血肿患者。当发生较重的原发性脑干伤或广泛脑挫裂伤时，患者伤后呈持续昏迷状态。值得注意的是颞叶脑内血肿，尤其是颞底部脑内血肿患者会在缺乏典型意识障碍的前提下，突发颞叶钩回疝，出现一侧或双侧瞳孔散大。幕下颅内血肿中患者通常可无明显意识障碍，突发枕骨大孔疝，继而出现心搏呼吸骤停。

（2）颅内高压症状　意识清醒患者常自诉头痛剧烈，伴恶心呕吐。昏迷患者则出现频繁呕吐。

（3）生命体征改变　较大的颅内血肿引起的急性颅内高压早期患者表现的典型体征为"二慢一高"，即呼吸慢、脉搏慢和血压升高。

（4）脑疝症状和体征

① 颞叶钩回疝　同侧瞳孔散大，光反射消失，对侧偏瘫和病理征阳性，提示同侧小脑幕切迹疝（额、颞叶钩回疝）。但颞叶钩回疝患者亦可出现对侧瞳孔散大，光反射消失和同侧偏瘫、病理征阳性，临床较少见。脑疝晚期则出现双侧瞳孔散大固定，光反射消失，去大脑强直等。

② 枕骨大孔疝　可突然出现病理性呼吸困难，心率变慢，血压下降，直至心搏呼吸停止等。

3. 诊断　急性外伤性颅内血肿的诊断主要依据有明确外伤史、临床表现和神经系统检查、头颅 CT 扫描等。

由于颅内血肿患者抢救时间性强，神经系统检查时应着重检查以下三方面。

（1）意识状态　国内外通常使用 GCS 评分法。睁眼反应：自动睁眼 4 分、呼之睁眼 3 分、刺痛睁眼 2 分、不睁眼 1 分；言语反应：答话切题 5 分、语句不清 4 分、吐词不清 3 分、发音含糊 2 分、不发音 1 分；运动反应：按吩咐动作 6 分、定位动作 5 分、肢体回缩 4 分、屈曲状态 3 分、伸直状态 2 分、不动 1 分。将睁眼反应、言语反应和运动反应三方面结果，取其每一项的得分合计。总分最高为15分，最低为3分，总分越低、意识障碍越重。

（2）瞳孔和锥体束征　颅内血肿达到一定体积会导致同侧瞳孔散大、光反射消失，对侧偏瘫和病理征阳性，说明颅内血肿导致颞叶钩回疝的发生。但颅内血肿所致的颞叶钩回疝患者亦可出现对侧瞳孔散大，光反射消失和同侧偏瘫、病理征阳性，临床较少见。脑疝晚期则出现双侧瞳孔散大固定，光反射消失，去大脑强直等。临床上尤其要重视鉴别脑疝引起的瞳孔散大或动眼神经损伤所致的瞳孔散大。脑疝引起的瞳孔散大患者有严重的意识障碍和锥体束征阳性，而动眼神经损伤所致的瞳孔散大患者则无意识改变、锥体束征呈阴性。

（3）头颅X线平片　在病情允许条件下，常规行颅骨正侧位片。枕部着力应该加拍额枕位（汤氏位）。通过颅骨骨折部位和类型能有助于判断有无颅内血肿。

（4）颅脑CT扫描　是诊断急性颅内血肿的定性、定位的首选辅诊措施。急性硬脑膜外血肿表现为颅骨下方凸镜样高密度影；急性硬脑膜下血肿表现为颅骨下方新月状高密度影；急性脑内血肿表现为脑内高密度影，血肿周围常伴有低密度水肿区，CT扫描不但能准确地诊断颅内血肿，还能清晰地显示脑组织受压情况、中线结构移位程度、脑室和脑池形态和位置等。

（5）颅骨钻孔探查　对于高度怀疑颅血肿患者，又无CT等特殊仪器设备时，颅骨钻孔探查术既是一种简单有效的诊断方法，也是一种治疗的措施。一般情况下临床钻孔探查顺序为：①加速性损伤首先在着力部位和骨折线附近钻孔；②枕部着地减速性损伤首先在对冲额颞部钻孔，再于着力部位钻孔；③对于受伤机制不清，又无定位体征者，钻孔顺序为：颞部→额部→额顶部→顶部→颞后部→颅后窝（见图2-4-7-1），必要时行双侧钻孔探查，以免遗漏颅内血肿。

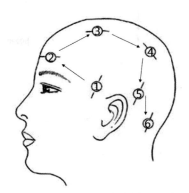

图 2-4-7-1　颅骨钻孔探查顺序

4.手术治疗

（1）手术治疗指征

1）有临床症状体征或症状体征进行性加重的颅内血肿。

2）无临床症状的硬脑膜外血肿、血肿厚度>1 cm。

3）CT扫描：幕上血肿量>30 mL、颞部血肿>20 mL、幕下血肿>10 mL，并且有急性颅内高压征和占位效应者。

（2）手术原则　符合手术指征的急性颅内血肿原则上都应行开颅血肿清除术。开颅手术切口依据血肿部位而定。

1）单纯急性硬脑膜外血肿清除术后必须将颅骨复位，逐层缝合头皮。

2）单纯急性硬脑膜下血肿清除术后原则上也应完整缝合硬脑膜，骨瓣复位逐层缝合头皮。

3）急性硬脑膜下或脑内血肿合并脑挫裂伤、颅内高压患者，应根据血肿清除术后脑张力和搏动情况决定是否缝合硬脑膜。但多数情况下不应缝合硬脑膜并去除骨瓣减压。

4）对于双侧颅内血肿患者，应首先清除占位效应明显侧血肿。

5）对于血肿清除后术中出现脑膨出者，应行对侧血肿探查或术后立即行CT复查，以及早诊治其他部位血肿或迟发性颅内血肿形成。

（3）手术治疗目的　外科手术治疗急性颅内血肿的目的：清除颅内血肿、控制颅内出血、降低颅内压、防止脑移位和脑疝形成以及预防迟发性颅内高压等。

（4）手术治疗方法　符合手术指征的急性颅内血肿原则上都应行开颅血肿清除术。开颅手术切口依据血肿部位而定。世界著名颅脑伤专家、美国加州大学洛杉矶分校医学院神经外科主席 Becker 教授等主张采用标准外伤大骨瓣开颅术（standard large trauma craniotomy）治疗单侧急性幕上颅内血肿和脑挫裂伤。因为标准外伤大骨瓣开颅术能达到下列手术要求。

1）清除额颞顶硬脑膜外、硬脑膜下以及脑内血肿。

2）清除额叶、颞前以及眶回等挫裂伤区坏死脑组织。

3）控制矢状窦、桥静脉、横窦以及岩窦撕裂出血。

4）挫制颅前窝、颅中窝颅底出血。

5）修补撕裂硬脑膜，防止脑脊液漏等。笔者临床应用也证明标准外伤大骨瓣开颅术具有上述优点。临床证明标准外伤大骨瓣开颅术能清除约 95% 单侧幕上颅内血肿，另外 5% 幕上顶后叶、枕叶和颅后窝血肿则需行其他相应部位骨瓣开颅术。例如，顶后和枕部颅内血肿应该采用顶枕瓣，颅后窝血肿则需要行颅后窝直切口或倒钩切口，双额部颅内血肿应该采用冠状瓣切口等。

目前我国大部分舰船尚不具备 CT 设备，配置的医疗技术团队尚不齐全，只有在医疗船（如和平方舟号医疗船）配有相关设备，遇到此严重患者，紧急情况下酌情才考虑开颅探查减压术。

5. 非手术治疗

（1）急性颅内血肿非手术治疗适应证

1）无症状的脑内小血肿。

2）无明显颅内高压症状。

3）意识清醒和无进行性意识障碍。

4）无脑受压症状和体征。

5）CT 扫描　除颞区外，幕上血肿 <30 mL、幕下血肿 <10 mL、无明显占位效应者，但值得注意的是，在非手术治疗过程中，应该随时严密观察病情变化，尤其是警惕颅内高压和脑疝早期征象。一旦伤情恶化，应该及时动

态行头颅 CT 扫描复查。若颅内血肿增大，应根据病情需要，立即行开颅血肿清除术。

（2）急性颅内血肿非手术治疗原则　基本同急性颅内血肿术后处理原则。但是，无脑挫伤的单纯急性硬脑膜外血肿不应该给予脱水利尿剂，以免使血肿进一步增大。

（二）慢性硬脑膜下血肿

硬脑膜下血肿是指发生于硬脑膜与蛛网膜之间的血肿，在伤后 3 周以上出现血肿症状者称为慢性硬脑膜下血肿（chronic subdural hematoma，CSDH）。

1. 诊断

（1）临床表现　慢性硬脑膜下血肿症状常出现于伤后 3 周、数月或数年。患者常难以回忆其头部外伤史。该类患者年龄常较大，其临床表现多样。典型临床症状是头痛、呕吐、不同程度意识障碍及精神障碍，头痛为阵发性成持续性，一侧肢体或单个肢体乏力，呕吐和精神症状出现较迟。不典型的临床症状有短暂性脑缺血发作（TIA）、卒中样发作和截瘫、癫痫发作、视力下降、复视等视觉障碍，甚至出现尿便失禁和昏迷。罕见的有 Parkinson 症表现。体征以视盘水肿最多，其他体征有偏瘫或单瘫、失语、中枢性面瘫、肢体力弱、瞳孔不等大、一侧浅反射减弱或消失、痛觉减退、展神经麻痹、眼震、共济失调。

（2）辅助诊断　目前多使用 CT 扫描确诊，在脑表面多见有低密度的新月形影，形态和密度随时期不同而异。一般在早期（小于 1 个月），血肿呈过渡性的高、低混合密度，高密度部分系新鲜出血，呈点状或片状，部分病例高密度部分在下方，低密度部分在上方，其间可见液面。中期（1~2 个月）血肿呈双凸形的低密度，病变发展至后期（2 个月以上），血肿呈过渡性的低密度或新月形的低密度，直至吸收、消失。

2. 手术治疗　治疗原则视患者的年龄和血肿结构之不同而异。确诊后有症状者原则上都应尽早手术治疗。

（1）钻孔冲洗引流术　大量临床资料表明，

钻孔冲洗引流术安全、易操作、无严重并发症或意外，且疗效满意，治愈率达95%，应列为首选手术方法。根据血肿的大小，钻孔1~2个。切开硬脑膜后，用生理盐水反复冲洗，直至流出的液体清亮无色透明为止。腔内置引流管做闭式引流。术中注意：

1）插入血肿腔的导管不宜过硬而且手法要轻柔，避免将导管穿过内侧包膜插入脑内造成脑损伤、脑内血肿等严重并发症；

2）冲洗应彻底，将局部的纤溶物质及纤维蛋白降解产物等尽可能地冲洗掉，以削弱或阻断其病理过程的恶性循环防止血肿复发；

3）关颅前应用生理盐水填充残腔将空气排出后再行缝合引流，可防止张力性气颅

（2）术后处理　术后可将床脚垫高，早期补充大量液体（3500~4000 mL/d），以利脑复位；记录每24 h的血肿腔引流量及引流液的颜色，若引流量逐渐减少且颜色变淡，表示脑已膨胀，血肿腔在缩小，2~3 d后即可将引流管拔除。有条件时可在拔管前行头颅CT扫描，以了解脑复位及血肿腔情况。若颜色为鲜红，多示血肿腔内又有新出血，应及时处理。一般脑膨出的需4~8周。术后3个月头部CT复查。复查发现存留血肿，若无明显占效应，临床状况良好，可继续观察。若持续存在占位效应，则应再次手术。对高龄、脑膨出差的患者可置Ommaya储液囊，反复冲洗进行治疗，或使用血肿腔 - 腹腔分流术，均可获良好效果。

3. 非手术治疗　对凝血功能障碍有出血倾向的慢性硬脑膜下血肿患者，如白血病、肝硬化、恶性肿瘤，若病情允许，首选非手术治疗。因为这种患者手术危险性大。对神志清楚，临床症状轻微，脑压在1.96 kPa（200 mm H_2O）以下，头颅CT显示无中线结构移位，且呈低密度影的患者，也可先进行非手术治疗。治疗包括20% 甘露醇，1~2 g/kg 体重，静脉注射，6~8 h1 次；利尿药、止血剂及全身支持疗法等。

（应　奇　邓晓东）

外伤性颅内出血

术前医嘱	术后医嘱
脑外科护理常规	脑外科护理常规
特技 / 一级护理	特技 / 一级护理
禁食	禁食
监测神志、瞳孔、血压、脉搏、呼吸、氧饱和度	监测神志、瞳孔、血压、脉搏、呼吸、氧饱和度
查三大常规	20% 甘露醇 250mL，静脉滴注
血型	生理盐水 20mL+ 呋塞米 20mg，静脉推注
肝肾功能电解质	生理盐水 20mL+ 地塞米松 10mg，静脉推注
血糖	生理盐水 20mL+ 奥美拉唑 40mg，静脉推注
凝血功能	立止血 1U，静脉推注
交叉配血	立止血 1U，肌内注射
乙肝两对半 + 丙肝 +TPPA+ 抗 HIV 抗体	生理盐水 20mL+ 头孢曲松 1.0g，静脉推注　1 次 /8 h
胸片	乳酸林格液 500mL+ 胞二磷胆碱 0.5g，静脉滴注　1 次 / d
心电图	10% 葡萄糖注射液 500mL+ 氨甲苯酸 0.4g，静脉滴注　1 次 / d
腹部 B 超	
头颅 CT 检查	
20% 甘露醇 250mL，静脉滴注	
生理盐水 20mL+ 呋塞米 20mg，静脉推注	
生理盐水 20mL+ 地塞米松 10mg，静脉推注	
生理盐水 20mL+ 奥美拉唑 40mg，静脉推注	

第八节　颅脑火器伤的处理

因火药、炸药等发射或爆炸产生的投射物，如枪弹弹丸、各种破片等所致的颅脑损伤为火器性颅脑损伤。平时尚可见到猎枪、鸟枪发射的霰弹伤。

火器性颅脑损伤为一严重的创伤。战时常集中发生，平时在我国因枪支管理严格，较为少见，但在西方国家平时枪伤相当多见。在战伤中，颅脑火器伤的发生率因作战情况不同，相差较大，据历次大规模战争统计，占各部位伤的7%~20%，仅次于四肢伤，居第二位。但其阵亡率很高，居各部位伤的第一位。我军抗美援朝战争阵亡人员中颅脑损伤占38.4%~46.6%，1979年边境自卫反击战中占27%~34%。

60年代后现代作战武器有很大发展。轻武器逐新向小型化、轻量化和高速化发展，现代所用的枪弹口径小、质量轻、速度快，杀伤作用更强。现代杀伤榴弹也向高爆性、破片质量小、速度快、密度大发展。高密度的高速小质量破片常造成多个创口并存复杂的伤道，因而现代火器所造成的颅脑损伤更为复杂和严重，给战伤救治带来很大困难。

一、致伤机制

火器性投射物的致伤机制，由于人体组织的复杂性和投射物参数的多样性，迄今尚不能确切地定量描述投射物致伤人体的力学和病理生理过程。目前认为火器性投射物致伤机制主要包括三个方面：投射物的直接损伤作用；瞬时空腔效应；压力波作用。

（一）直接损伤作用

投射物穿过组织时，依靠其动能，直接撕裂破坏组织，造成组织的直接损伤，所形成的伤道称原发伤道或永久性伤道。

（二）瞬时空腔效应

高速投射物穿过组织时，其致伤能量除沿弹轴前进的前冲力造成直接损伤外，很大一部分能量形成侧冲力，以压力波形式传递给伤道周围组织，使伤道周围组织迅速向四周压缩、移位，形成比原发伤道大几倍或十几倍甚至几十倍的瞬时空腔，随着周围组织的压力强度增加和组织弹性作用，空腔达一定限度后，迅速收缩塌陷。空腔收缩后由于腔内压力再次增大，使之再次膨胀。瞬时空腔的持续时间仅数毫秒至数十毫秒，但空腔急剧膨胀与收缩，使伤道周围组织受到压缩、牵拉、撕扯与震荡，造成组织远较原伤道大得多的广泛不均匀损伤。在原伤道周围组织和远隔部位形成挫裂伤。

瞬时空腔的致伤效应，取决于投射物传递到组织的能量及组织本身的生物物理特性，投射物速度越快，传递到组织的能量越大，瞬时空腔越大，持续时间长，脉动次数多，组织损伤越严重。投射物在组织内不稳定，在组织内翻滚、破碎，传递给组织的能量大，瞬时空腔明显，加重组织损伤。

颅脑的组织结构不同于身体其他部位，外为坚硬颅骨形成的颅腔壁，内为含水量较多、柔软、黏滞性大、易传递能量的脑组织。当致伤物击中颅脑时，常造成广泛的颅骨破碎和脑组织的广泛损伤，颅骨破碎与脑组织广泛损伤不仅是投射物的直接损伤，更重要的是投射物动能对颅内容物的作用，脑组织内形成较大的瞬时空腔，压力波扩张受到坚硬颅腔壁的限制，颅内压力急骤升高，致使颅骨崩裂，脑组织向外飞溅。

（三）压力波作用

投射物致伤时，组织内压力波的产生机制有三：① 投射物碰击组织表面时，可产生一个压力峰值达 10.1 MPa（100 个大气压）的冲击波，以 1500 m/s 左右的速度向组织内传播；② 投射物在组内传递能量，形成瞬时空腔，由此形成压力波；③ 投射物在组织内将动能传递给组织液体微粒，使组织粒子加速运动，一旦其运动速度达到或超过该组织内音速时，即形成谓"跨音速流"，从而产生冲击波。

压力波对生物体的致伤作用机制，目前认识尚不一致。实验发现，高速投射物致伤头颅，可在脊髓、远隔部位的脏器如肺、心内膜等处见到不同程度的点、片状出血，致伤下肢或胸腹腔时，也可见到颅内，尤其脑底部、脑干部的点片状出血，此即所谓的"通达效应"。其损伤机制，可能是较强的压力波作用于循环管道系统，致使体液或血液急剧扰动，引起脏器微小血管破裂出血。

二、火器性颅脑损伤的分类

火器性颅脑损伤的分类方法很多，早在1918 年 Cushing 等按伤情及治疗需要，将火器性颅脑损伤分为 9 种。第二次世界大战后，有人主张根据战伤救治的需要，作简明地分类。

目前常用的分类法是根据投射物穿透的组织和伤道的不同分类。

（一）按穿透的组织分

1. 头皮软组织伤　约占火器性颅脑损伤患者的 1/2 。主要损伤颅外软组织。颅外软组织有伤口或伤道，颅骨及硬脑膜完整。一般伤势较轻。由于冲击加速度及压力波效应，也可合并有颅内损伤，如脑挫裂伤、颅内出血、血肿，应引起注意。

2. 颅脑非穿透伤　约占 1/6。有颅外软组织和颅骨损伤，硬脑膜未破。因硬脑膜未破。颅内感染机会较少，但因空腔效应及压力波效应，多伴有脑损伤。在损伤局部下方或距损伤部位一定距离范围内，有脑挫裂伤，也可并发颅内出血或血肿。

3. 颅脑穿透伤　约占 2/6。颅外软组织、颅骨和脑膜均穿透，颅腔与外界相通，脑组织形成伤道。一般损伤较严重，是火器性颅脑损伤救治的重点。

（二）按伤道分

根据伤道的不同分为：

1. 非贯通伤　仅有射入口，致伤物停留在颅内伤道远端。

2. 贯通伤　有射入口和射出口，致伤物已消失，颅腔形成贯通的伤道。

3. 切线伤　投射物呈切线方向由头颅部穿过，造成颅外软组织、颅骨和脑组织的沟槽样伤道。由于其损伤的深度不同，损伤的严重程度相差很大。

（三）特殊类型伤

在上述基本分类基础上，由于颅内某些特殊部位和结构损伤，往往加重伤情，影响预后，因此在处理上有其特别的要求。常见的特殊类型伤有以下几种。

1. 静脉窦损伤　火器性颅脑穿透伤伤及颅内静脉窦远较非火器性伤为多，占 4% 左右。最常见的是上矢状窦伤，约占 70%，其次为横窦，约占 20%，其余尚可见窦汇、直窦、乙状窦和海绵窦损伤。合并静脉窦损伤后果十分严重，大量出血若流向颅外，可致出血性休克；积于颅内形成颅内血肿，引起严重脑受压。在处理上有一定难度。

2. 脑室穿通伤　非贯通伤或贯通伤脑内伤道较深，穿入或穿过脑室，脑室与伤道相通。

脑室伤多伴有大量脑脊液外溢，主要隐患是脑室内积血和脑室感染。最多见的是一侧侧脑室伤，偶见双侧侧脑室伤。第三或第四脑室伤都伴有脑重要结构损伤，多在伤后迅速死亡，临床上少见。

3. 颅后窝伤　投射物直接损伤颅后窝十分少见，多半为经颅其他部位或颈部，伤道累及颅后窝。颅后窝容积小，内有脑干、椎－基底脉等重要结构，损伤时后果严重，常直接毙命，临床上较少见。

4. 面颅伤或颈颅伤　投射物经面颅、耳颞或上颈部射入，伤道经眶、额窦、筛窦、上颌窦、鼻腔或耳、乳突入颅，由于伤道穿过污染的粘膜腔和穿过颅底，易损伤颅血管或引起脑脊液漏，极易并发大量出血和继发性感染，处理上也较难，预后不良。实验研究中发现，颌面或上颈部伤时，弹道虽未穿入颅内，但弹接近颅底，由于压力波的作用，约 60% 合并有近颅底的脑组织或脑血管损伤。

（四）其他分类

根据致伤物的不同分为枪弹伤和破片伤。平时所见的颅脑霰弹伤是由猎枪、鸟枪发射的散粒弹丸引起。其特点是多数散开的弹丸同时或分散的射入颅内，弹丸的分布取决于致伤的距离，射距越近越集中，皮肤及颅骨损伤严重多呈蜂窝状，有时伴有皮肤灼伤，随着射距的增加，弹丸也分散，致伤程度也减轻。

近年来，除上述按伤道及致伤物分类外，主张将闭合性颅脑损伤临床上用的格拉斯哥昏迷分级（GCS），应用于火器性脑损伤，以作为判断伤情严重程度的重要指标。

三、火器性颅脑损伤的伤道特点和病理

（一）弹道特点

现代火器性致伤物的特点是速度快、质量轻。速度快则动能大，空腔就大，其致伤作用强。质量轻，击中组织后减速快，能量释放

快，能量传递率（碰击能量 / 组织吸收能量）大，造成的损伤也重。因而，目前广泛应用的 5.54~5.56 mm 枪弹所造成的损伤远较过去应用的 7.62 mm 枪弹为重。贯通伤时常常造成较大出口，形成出口大于入口，即使入、出口等大，其伤道内组织损伤的范围及程度均严重，切勿为出、入口的假象所迷惑。近距离击中时，入口常大于出口。高速、小质量破片伤若为贯通伤则入口大于出口。小破片非贯通伤发生率很高，约为贯通伤的 4 倍，钢珠弹伤几乎全为非贯通伤。因破片的形状不同，其入口也不同，三角形、方形或不规则破片，其入口较大，常呈不规则撕裂，钢珠弹入口一般为圆形的边缘整齐的圆孔，有时因皮肤弹性未破坏，可仅有一小破孔，为血块所掩盖，容易遗漏。

质量轻的致伤物稳定性差，遇到不同密度的组织，易改变弹道方向，因而在颅内可形成走行方向复杂的伤道。投射物击中颅骨时形成的骨碎片，作为继发性投射物作用于伤道，不仅增大伤腔，且可形成许多继发性伤道，更增加了伤道的复杂性。

（二）伤道病理

火器性颅脑损伤与非火器性颅脑损伤病理改变不同，一般分为三个区域。

1. 原发伤道区　是投射物直接造成的。伤道内充满破碎毁损的脑组织，杂以血块、血液、渗出物和随致伤物进入的异物，如碎骨片、头发、皮肤碎屑、泥沙、布片等。碎骨片通常散布于伤道近端。非贯通伤致伤物多停留在伤道远端。脑膜或脑组织出血可形成血肿，血肿可在硬脑膜外、硬脑膜下或伤道内，如伤道较长，则伤道血肿可在近端、中段或远端，分别形成伤道近端血肿、中段血肿、远端血肿，清创时切勿遗漏伤道远端血肿。非贯通伤如伤道远端已达对侧脑表面，应警惕对侧的硬脑膜下血肿。

2. 脑挫裂伤区　在原发伤道周围，由于空腔效应，脑组织形成表面参差不齐、范围广泛的挫裂伤区。病理表现为血管断裂或破裂，形

成点、片状出血、脑细胞结构不清、胶质组胞肿胀或崩解，血管周围间隙增大、组织水肿。其损伤程度和范围取决于致伤物传递给周围组织的能量。

3. 震荡区　脑组织挫裂伤区外为震荡区。震荡区内的组织结构完整，神经元及神经纤维可因震荡而发生暂时性功能抑制，不伴有其他继发性损害，日后常能恢复。震荡区的大小不一，范围与传递给组织的能量有关。破片伤中，震荡区多集中于入口附近，近非贯通伤末端或贯通伤出口处可完全没有震荡区，这与破片能量大都在近入口处释放有关。

伤道病理变化随伤后时间不同而不同，伤后 3 d 以内为急性期，其基本病理改变如上所述，随时间延长、周围脑水肿逐渐加重。伤后 4~5 d 即进入炎性反应期，创道内坏死组织及血凝块开始液化，周围失去活力的挫伤组织也逐渐坏死、液化，逐渐与存活组织分离，周围组织水肿充血、有炎性渗出，胶质细胞增生，开始修复阶段，此期内如不并发感染，经 3 个月左右，最终形成脑膜脑瘢痕。

四、火器性颅脑损伤的临床表现及检查

火器性颅脑损伤因伤情不同临床表现差别很大。

（一）生命体征变化

火器性颅脑损伤后的生命体征变化相差很大。轻者可无或仅有轻微变化，重者则有明显的变化，甚至有呼吸、循环衰竭，可迅速致死。投射物击中颅脑当时由于压力波的作用及急剧的颅内压升高，多立即出现呼吸暂停、频率不规则、缓慢或间歇性呼吸，同时血压一过性下降，脉搏细弱，心率减慢，是为原发性休克或脑休克期。其持续时间和严重程度与损伤程度及损伤部位有关，如伤及重要生命中枢如脑干、下丘脑或动能很大的枪弹伤、大破片伤，伤者常不能恢复，迅速中枢衰竭死亡。一般穿透伤原

发性生命体征紊乱，持续数十秒或数分钟后逐渐恢复。浅层小破片伤可无原发性生命体征改变。

火器性颅脑损伤休克发生率远高于平时伤，多因创口大合并有大量外出血、脑室伤大量脑脊液丢失或合并其他部位的多发伤引起。患者有面色苍白、出冷汗、脉搏细弱、心率快、血压低或测不到、烦躁不安等创伤性休克的表现。

如颅内有血肿形成，出现进行性颅内压增高，则表现为呼吸慢而浅，脉搏变慢宏大有力，血压升高等脑受压表现。

（二）意识障碍

取决于脑损伤情况。低速弹或小弹片局限性穿透伤，未伤及脑重要结构者可无意识障碍。较重的穿透伤大部有程度不同、持续时间不等的意识障碍。如无原发意识障碍，或意识障碍好转或恢复后再出现进行性意识障碍，则提示有急性脑受压，常为颅内出血形成血肿引起，应严加警惕。

（三）神经功能缺失症状

因脑功能区或脑神经损伤引起，较闭合伤多见。可出现瘫痪、失语、感觉障碍、视野缺损或其他脑神经功能障碍等症状。外伤性癫痫也较闭合伤多见。

（四）颅内压增高症状

有大的开放性创口者，因脑脊液、积血及碎化脑组织外流可缓解颅内压增高。创口小，颅内有血肿者，常有明显颅内压增高症状：头痛、呕吐、烦躁不安、进行性意识障碍，甚至可出现脑疝症状。

（五）创口检查

火器性颅脑损伤都有创口。应注意创口的部位、大小、形状及有无脑脊液或脑组织碎屑外溢，有无活动性出血、脑组织膨出等。有时创口甚小，为头发掩盖，易致遗漏，应剃光头发后仔细检查。尚应注意邻近的眶部、鼻部、颌面部及上颈部的创口，防止遗漏面颅或颈颅

伤。检查创口时严禁向深部探查或随意取除创口内的骨片、异物，防止引起大出血。创口深部的检查应在手术时进行。

（六）辅助检查

1. 头颅 X 线摄片 火器性颅脑损伤患者均应常规拍摄 X 线头颅正侧位片，以了解颅骨骨折情况、射入口及射出口位置，颅内碎骨片及异物的数目、大小、形态和部位，对判断伤情，指导清创有重要意义。必要时可加拍切线位、汤氏位、颌面或颅颈区 X 线片，以检查颅面或颈颅伤。

2. CT 扫描 医疗船或在后方固定医院才有条件进 CT 扫描。对了解伤道的位置、方向、异物及颅内出血、血肿、脑损伤情况，损伤晚期合并脑脓肿等有重要意义。有条件时应尽量争取行 CT 扫描，对患者的处理有常重要的作用。

3. 磁共振成像（MRI） 检查有金属异物存留时不宜采用。对晚期脑损伤情况、并发症的诊断有其特殊意义，如颅内感染、脑脓肿、外伤性癫痫等。

4. 脑血管造影 对诊断火器伤后血管性并发症如脑血管栓塞、外伤性动脉瘤、动静脉瘘有决定性意义。

5. 腰椎穿刺 应用的目的是测量颅内压，发现和治蛛网膜下腔出血和颅内感染。清创术前一般不用。

五、火器性颅脑损伤的处理

火器性颅脑损伤的现代救治主要包括：及时的现场急救、早期复苏、尽早应用抗生素防治感染、快速后送至医疗船或后方专科医院，及时进行有效清创和有效的手术等综合治疗.

（一）急救和后送

急救的目的和措施同平时开放性颅脑损伤一样。

战时阵地急救，因环境条件特殊，首先应将患者由火线上抢救下来，然后进行创口包扎。创口包扎一般应用急救包，创口大、有脑外露或膨出者，应以急救包敷料围其周围，保护脑组织，再加压包扎，以减少出血、污染，防止增加损伤。随后迅速后送环境较安定的救护所。急救及后送时，对昏迷、危重患者应注意保持呼吸道通畅，宜采用侧俯卧位。以利上呼吸道分泌物、血液及呕吐物排出，防止窒息。

在救护所，应检查创口包扎情况，对包扎不确实或有活动性出血的创口，应重新处理。对呼吸道不通畅者，应用通气管、插管或气管切开，保持呼吸道通畅；危重患者应进行抗休克、复苏处理，包括补充血容量，纠正缺氧、酸中毒及其他电解质紊乱。对患者进行初步分类，填写伤票，记录伤情，除已有中枢衰竭者应就地急救外，应视情况分别迅速组织送至医疗船或后方专科医院。

战争环境下，对大批患者强调合理的分级医疗救护。根据具体情况一般分一线、二线和后方区三级医疗救护。现代战争条件下也可简单分为前方区和后方区。有神经外科手术组加强的一线医院只限于处理危及生命的颅内血肿、大出血和濒危的患者，不可将大批颅脑损伤患者集中在一线医院行手术处理。早期清创处理，应在二线医院或后方区专科医院进行。因而强调分类后送，颅脑火器伤患者可来用越级后送，采用快速运送工具，尽快将患者送至可进行确定性处理的医疗单位。20 世纪 60 年代美军在越南战争中，颅脑患者 95% 用直升机后送，平均 46 min 即可得到神经外料专科治疗。苏军在阿富汗战争中，由于医疗力量前伸，尽量缩短患者后送及采用直升机快速后送，2 h 内 69.7% 的患者即可获得优良的专科治疗，6 h 内获专科治疗者达 92.4%，大大提高了救治效果。

（二）颅脑火器伤清创术

第一次世界大战期间，Cushing 等根据手术治疗的需要即提出了火器性颅脑损伤的 9 种分类，并倡导"早期一次彻底清创和缝合创口"。彻底清创术（aggressive debridement）要求彻底清除坏死的脑组织，取出嵌入脑组织的金属异物、颅骨碎片及其他异物、清除血块，彻底止血，然后严密缝合硬脑膜和头皮软组织。实行彻底清创使颅脑火器伤的感染率和死亡率均明显下降。颅脑火器伤死亡率从第一次世界大战前期的 55% 下降到 29%。

第二次世界大战早期，Ascroft 和 Wannamaker 等英美军医曾试图对颅脑火器伤行简单姑息清创，即所谓的"微清创术"（less aggressive debridement）。这种方法不刻意追求彻底清除嵌入脑组织中的所有弹片和碎骨片，旨在最大限度地保存脑组织。但该方法在当时以失败而告终。因为该方法使术后感染率和死亡率均有所提高，许多神经外科医师注意到，用这种方法清创后，遗留在脑组织内的碎骨片经常导致颅内感染，再次探查发现大多数病例碎骨片周围有坏死脑组织和小脓腔，对这些碎骨片进行培养，细菌阳性率非常高。因而，第二次世界大战中仍然广泛应用彻底清创术，以后一直沿用到朝鲜战争和越南战争，彻底清创术和抗生素相结合，使术后感染率从 53% 降至 15%，术后死亡率从 25% 降至 4%。早期一次彻底清创术已成为火器性颅脑损伤治疗的经典方法。

20 世纪 80 年代，中东战争中，CT 已被常规用于颅脑火器伤检查，军医可根据 CT 结果和临床表现决定治疗方案。对颅顶穹隆部点状入口或投射物穿过颅底的患者，如 CT 未发现颅内占位性损伤，GCS 不低于 8 分时，仅行入口周围简单清创，并颅骨钻孔一个，置入硬脑膜下导管监测颅内压。对于入口较大，有脑组织外溢的患者，则行开颅伤道内清创，清除坏死脑组织和异物碎片，并严密缝合硬脑膜。如 CT 提示远隔部位有颅内血肿，则除行创口清创外，还以血肿组织为中心行骨瓣开颅清除血肿。颅内清创的主要目的在于清除肉眼所见的污染异物和碎化脑组织，清除血肿。清创时应最大限度地保护脑组织，不刻意追求取出嵌入

脑内的所有骨碎片和弹片，只取出那些在冲洗过程及止血操作过程中遇到的异物和碎化脑组织，不准强力牵开伤道，有节制地使用吸引器。清创后均应缝合硬脑膜和头皮创口，对于术前 GCS4~8 分或临床上有颅内压增高征象者，常规硬脑膜下置管监测颅内压，无颅内压持续升高者，一般在 48 h 内拔管。

目前认为，清创时伤道内的碎骨片，应随清除碎化的脑组织、血液及凝血块的同时尽量去除，对深入脑实质内的碎骨片，尤其细小的骨片，不必强求取出，以免增加脑组织损伤。金属异物引起感染的机会不多，为 10%~13%，尤其是直径小于 1 cm 的金属异物，很少导致感染，除在伤道清创中随同取出外，对位于脑深部，尤其部位重要功能区的金属异物不必强求取出。

目前，对火器性颅脑损伤的清创术的意见虽有差异，但在以下几点上是一致的：

1. 清创术应尽早进行　战时在前线地区，主要对合并有颅内血肿、脑受压、致命性外出血、脑室伤大量脑脊液漏的危重患者，进行紧急清创救治。

2. 快速后送　一般颅脑穿透伤，应实行快速、越级后送至有条件行专科处理的单位行清创处理。

3. 尽可能一次性彻底清创　清创术要求彻底地头皮颅骨创口清创，对脑伤道只清除伤道内已碎化坏死的脑组织，不作伤道周围挫伤失活组织的切除。清除伤道内的积血、血块，彻底止血。

4. 量情取除异物　对伤道内异物，应彻底清除伤道内的头发、头皮软组织碎屑、泥沙、帽子碎片等异物。碎骨片尽量随清除伤道碎化组织摘除，对伤道周围脑组织内，尤其深部的、细小的骨碎片不强求摘除。伤道内金属异物，在不增加脑损伤情况下尽量取出。细小的金属异物存留，不是必需取出的指征。

5. 缝合或修补硬脑膜　早期清创后应争取缝合或修补硬脑膜及头皮软组织。

（三）创伤的分期处理原则

颅脑火器伤应尽早进行创伤处理，但由于战时或平时影响患者及时得到专科确定性处理的因素很多，因而对不同时间进行治疗的患者，应按创伤后的不同时期进行分期处理。

1. 早期处理　伤后3d以内的患者，经必要的术前检查和准备之后，应尽早地进行颅脑清创术。大批患者到达时，伤道有活动性出血或有颅内继发血肿有脑受压或脑疝者，应紧急手术。颅脑穿透伤合并有脑室伤、大量脑脊液漏、静脉窦伤、后颅窝伤应提前处理；颅脑穿透伤应优先于非穿透伤；同类型伤先到达，先作处理。合并有危及生命的胸、腹伤时，应先处理合并伤，颅脑损伤如有脑疝征象，在良好的麻醉与输血保证下可同时手术。对伤情严重，有明显体克或生命体征不稳定、全身情况较差的患者，应积极进行复苏治疗，待患者全身情况稳定后再手术更为安全。清创术后，应留治观察数日或1周再后送，较为安全。

2. 延期处理　伤后3d至1周到达的患者，创口未经处理或虽经处理但不彻底；如创口无明显感染，亦可行清创或再清创。如已有感染，则在全身应用抗生素治疗的同时，适当扩大创口以利引流，待感染局限或创口愈合后再行晚期处理。

3. 晚期处理　伤后1周以上到达的患者，创伤如有感染，多比较严重，应加强全身抗感染治疗及支持疗法。局部创口换药，有引流不畅者可适当扩大创口引流，待感染局限或创口愈合再作处理。对无感染，伤口已愈合的患者，如无须手术处理的并发症，则不必再手术。

（四）非手术治疗

颅脑火器伤的非手术治疗，同一般开放伤及闭合性颅脑损伤，应加强抗感染治疗和抗癫痫治疗。战时患者因精神、身体负担大，伤后全身情况一般较差，应注意加强营养及全身支持治疗，有利于防治并发症和功能恢复。

（应　奇　邓晓东　王毛毛）

第五章　泌尿外科常见创伤

第一节　肾脏损伤

泌尿系器官因其解剖位置关系，其损伤发生率较其他器官略少。随着工业和交通的发展以及现代高科技战争中新式武器的出现，使多发伤、复合伤明显增多。其中以闭合性损伤多见，而在闭合性肾损伤中1/3并发其他内脏损伤，半数以上并发骨折。因此，肾损伤有以下特点。

1. 合并伤多见，特别是肝、脾、胃肠道及胸部。

2. 伤情重，大出血、休克发生率高。

3. 多有血尿、腰痛、腹部包块等症状。

4. 并发症多且较严重，如尿外渗、感染、高血压或肾功能不全等。

肾损伤分类方法目前尚未统一。常见的分类有两种。一是分为轻度损伤和重度损伤。轻度损伤包括肾挫伤、1 cm以下的肾裂伤；严重损伤包括1 cm以上的肾裂伤、贯通集合系统的损伤、粉碎性损伤及血管性损伤。二是美国创伤外科协会将肾创伤分为五度：Ⅰ度：肾挫伤；Ⅱ度：肾小裂伤；Ⅲ度：肾大裂伤，累及肾髓质，但未累及集合系统；Ⅳ度：肾全层裂伤伴肾盏肾盂撕裂，肾碎裂、横断及贯通伤；Ⅴ度：肾动脉、静脉主干破裂或肾碎裂及横断同时伴有肾门区肾段动静脉断裂、肾盂撕裂。

一、临床表现

1. 血尿　重度损伤可出现肉眼血尿，轻度损伤则表现为显微镜下血尿，如输尿管、肾盂断裂或肾蒂血管断裂时可无血尿。

2. 休克　严重肾损伤尤其合并有其他脏器损伤时。表现有创伤性休克和出血性休克，甚至危及生命。

3. 疼痛及腹部包块　疼痛由局部软组织伤或骨折所致，也可由肾包膜张力增加引起；有时还可因输尿管血块阻塞引起肾绞痛。当肾周围血肿和尿外渗形成时，局部发生肿胀而形成肿块。

4. 高热　由于血、尿外渗后引起肾周感染所致。

5. 伤口流血　刀伤或穿透伤累及肾脏时，伤口可流出大量鲜血。出血量与肾损伤程度以及是否合并有其他脏器或血管的损伤有关。

二、实验室检查

对腰腹部受伤且疑有肾损伤的患者应立即行尿常规、血常规检查，了解出血情况。必要时导尿以利于观察。但血尿的多少有时与损伤的程度不一定成比例。

三、其他辅助检查

1. CT　在肾损伤的诊断及随访中有十分重要的价值。在患者全身情况允许的情况下，应作为首选的检查。它不仅可以准确了解肾实质损伤的程度、范围以及血、尿外渗的情况，还可同时明确有无其他腹腔脏器的损伤。

2. B超 可初步了解肾损伤的程度以及肾周围血肿和尿外渗的情况。

3. X线片检查 根据排泄性尿路造影时造影剂外漏的情况，可了解肾损伤的程度和范围，并可了解两侧肾功能的情况。当排泄性尿路造影不显影，且疑有肾蒂血管伤时，可行肾动脉造影检查，但应在病情稳定时实施。肾动脉造影可发现有造影剂外溢以及肾血管较大分支阻塞。在肾动脉造影确诊后，还可行选择性肾动脉分支栓塞以控制出血。

四、诊断

根据受伤史、临床表现及尿液检查，即可对肾损伤做出初步诊断。血尿为诊断肾损伤的重要依据之一，对不能自行排尿的伤员，应导尿进行检查。腹部平片（KUB）、静脉肾盂造影（IVU）可了解骨折、肾实质破裂及肾周围血肿情况。B超可初步了解肾实质的伤情。CT为无创性检查，可精确了解肾实质损伤及血、尿外渗情况，并能及时发现合并伤。如在舰艇上有条件首选CT扫描可以确诊。肾损伤出现典型腹膜刺激症状或移动性浊音时，应警惕合并腹内脏器损伤的可能。腹腔穿刺有一定诊断价值。

五、鉴别诊断

1. 腹腔脏器损伤 主要为肝、脾损伤，有时可与肾损伤同时发生。表现为出血、休克等危急症状，有明显的腹膜刺激症状。腹腔穿刺可抽出血性液体。尿液检查无红细胞；超声检查肾无异常发现；IVU示肾盂、肾盏形态正常，无造影剂外溢情况。

2. 肾梗死 表现为突发性腰痛、血尿、血压升高；IVU示肾显影迟缓或不显影。逆行肾盂造影可发现肾被膜下血肿征象。肾梗死患者往往有心血管疾患或肾动脉硬化病史，血清乳酸脱氢酶、谷氨酸草酰乙酸转氨酶及碱性磷酸

酶升高。

3. 自发性肾破裂 突然出现腰痛及血尿症状。体检示腰腹部有明显压痛及肌紧张，可触及边缘不清的囊性肿块。IVU检查示肾盂、肾盏变形和造影剂外溢。B超检查示肾集合系统紊乱，肾周围有液性暗区。一般无明显的外伤史，既往多有肾肿瘤、肾结核、肾积水等病史。

六、治疗

舰艇环境下肾脏外伤的治疗多选用保守治疗，以止血、补液、防治休克及维持生命体征为主。

（一）非手术治疗

肾脏损伤者大多数可以通过非手术治疗而保留肾脏，约74%获得成功，肾脏损伤患者经过积极的保守治疗和密切的临床观察，其中大部分患者病情可以渐趋平稳，血尿停止，肾脏包膜下血肿缩小，并发症少，一般无重大后遗症。

非手术治疗包括紧急处理和一般治疗。紧急处理包括迅速的输液、复苏。对严重肾损伤患者，即使血压在正常范围，亦应采取防止休克的治疗，并密切观察血压、脉搏等生命体征变化及腹部肿块大小、血尿颜色等变化，对伴有休克的患者应在休克被纠正并处于稳定情况之后，尽快后送便于选择下一步的治疗方案。

【一般治疗包括】

1. 绝对卧床休息 卧床休息的时间，因肾脏损伤的程度而异，肾脏裂伤应卧床休息4~6周，2~3个月不宜参加体力劳动和竞技运动。

2. 止血、镇静 应立即给予有效的止血药物如巴曲酶1~2 U静推或肌注、氨甲苯酸（每次0.1~0.3 g，稀释后静脉滴注）、酚磺乙胺（一次0.25~0.75 g，2~3次/d，稀释后静脉滴注）等，以减少继续出血的可能，由于肾损伤出血引起肾周血肿、肾纤维膜及肾周筋膜受牵拉而出现腰部胀痛或出血进入集合系统，血凝块引起输尿管梗阻，出现肾绞痛。故肾损伤患者多有明

显的疼痛表现，而疼痛又会引起患者烦躁、不安、活动，进而加重肾脏出血。因此，应给予必要的镇静处理。

3. 感染的防治及补液　应给予广谱抗生素（二代或三代头孢类药物如头孢呋辛 0.75 g3 次 /d 或 1.5 g2 次 /d，肌内注射或静脉注射，每日总量 3~6 g），预防感染，防止血肿感染形成脓肿，并注意补入足够的能量、血容量，维持水、电解质平衡，及时补充机体在非常态下的代谢需要。

4. 保持两便通畅　严重肾损伤患者应立即给予留置导尿，建议留置三腔弗雷导尿管，一方面有利于观察尿液颜色变化，另一方面能防止患者排尿时加重肾脏损伤，第三是必要时可给予生理盐水持续膀胱冲洗以防止在膀胱内形成血凝块。必要时给予缓泻剂帮助患者通便。防止用力排便，增加腹压，引起继发性出血可能。

【非手术治疗的注意事项】

1. 密切注意生命体征变化，在肾损伤的非手术治疗过程中，特别是第 1 周，应严密观察患者血压、脉搏、呼吸等生命体征。

2. 绝对卧床休息，对于防止再出血至关重要。

3. 观察尿液颜色变化，如果尿液逐渐转清，局部症状逐渐改善，提示出血停止，若尿液突然转清，而出现腹部疼痛加重。可能是血凝块堵塞输尿管所致。而不能盲目认为出血停止。

4. 观察局部包块大小，对于可触及肿块的患者，及时给予标记肿块范围，并观察其大小

的变化。

（二）手术适应证

肾损伤的大部分患者可以通过保守治疗而获治愈，但部分肾损伤患者应及时给予手术治疗，否则会引起更严重的后果。舰艇环境下应尽可能早的建立静脉通道、抗休克、止血、补液、抗感染，为尽早后送手术打好基础。对于保守治疗的患者，在非手术治疗过程中，应密切观察病情的变化，做好必要的手术治疗准备。如舰艇具备一定的麻醉和手术条件，在出现下列危及生命的情况下应手术治疗。

1. 开放性肾损伤或贯通肾损伤患者应急诊手术，术中不仅需要修补损伤的肾脏，还应注意其他脏器的损伤情况以及有无异物的存在等。

2. 合并有胸、腹腔脏器损伤者。

3. 严重休克经大量输血补液仍不能矫正或血压回升的短期内又下降，提示有大出血可能者。

4. 非手术治疗过程中，肾区肿块不断增大，肉眼血尿持续不减，患者血红蛋白逐渐下降，短期内出现贫血者等。

（三）多发伤患者肾损伤的处理

多发伤意味着能量大，伤势重；尿路器官损伤的发生率比非多发伤者高 2.48 倍，而且肾损伤多在中度以上。多发性损伤的患者，因深度休克，血尿不严重，尿路损伤常被忽略，故多数患者得不到检查，只有 43.8% 能够完成 IVU，与非多发伤的 76.6% 形成鲜明对比。因此，对多发伤伴有肾损伤者，应加以重视并采取积极的措施。

第二节　膀胱损伤

膀胱为腹膜间位空腔脏器。成人膀胱在排空时位于骨盆内，由于有骨盆及周围肌组织的保护一般不易受到损伤；充盈时膀胱顶部上升超出耻骨联合之上而与前腹壁相贴附，从而失去了骨盆的保护作用，同时因充盈膀胱体积增大、膀胱壁变得薄而紧张，故而容易受到损伤。

主要是由于：

1. 直接暴力 大多在膀胱膨胀时，膀胱高出于耻骨上方，直接暴力作用于下腹部发生膀胱损伤，如踢伤，拳击伤，碰撞伤等。

2. 间接暴力 常发生于骨盆骨折时，约占80%。有时多为复合伤，可合并发生其他脏器损伤。

3. 火器、锐器损伤 常为开放型膀胱损伤，亦可并发其他脏器损伤。

4. 自发性破裂 常见于喝啤酒过量，有的人短期内喝啤酒 5000~6000 mL，人又处于沉醉状态，意识模糊，膀胱极度膨胀，稍有不慎即可致膀胱破裂。

一、临床表现

膀胱损伤的程度不同其临床表现不尽相同。

1. 膀胱挫伤的临床表现 膀胱挫伤的损伤较轻，由于膀胱壁的连续性未受到破坏，可无明显症状，或仅有下腹部的隐痛不适及轻微血尿，有时由于膀胱黏膜受到刺激而出现尿频症状，一般短期内可自愈。

2. 膀胱破裂的临床表现

（1）休克 膀胱破裂合并其他脏器损伤或骨盆骨折出血严重者，易发生失血性休克；发生腹膜内型膀胱破裂时，外渗尿液刺激腹膜引起腹膜炎，产生剧烈腹痛，感染性尿液刺激作用更强烈，亦可导致休克。

（2）腹痛 腹膜内型膀胱破裂时，尿液渗入腹腔，疼痛由下腹部开始随着尿液扩散至全腹，并出现腹肌紧张、压痛、反跳痛等腹膜炎体征。腹膜外型膀胱破裂时，外渗尿液与血液一起积于盆腔内膀胱周围，患者下腹部膨胀，疼痛位于骨盆部及下腹部，并出现压痛及肌紧张，有时疼痛可放射至直肠、会阴及下肢。伴有骨盆骨折时疼痛更加剧烈。

（3）排尿困难、血尿 膀胱破裂患者出血常和尿液一起自破裂口外溢，外渗尿液刺激膀胱可出现尿意频繁，但一般不能自尿道口排出尿液或仅能排出少量血尿，很少出现大量血尿。

（4）尿瘘 开放性膀胱损伤患者可见尿液从伤口流出，若同时见伤口处有气体逸出或粪便排出，或者直肠或阴道内有尿液流出，则说明同时合并有膀胱直肠瘘或膀胱阴道瘘。

二、实验室检查

血常规检查示白细胞增高；尿常规示红细胞满视野，尿潜血试验阳性。由于尿液吸收，血生化检查示尿素氮、肌酐值增高。

三、其他辅助检查

1. 膀胱内注水试验 导尿时发现膀胱空虚或仅有少量血尿。经导尿管向膀胱内注入一定量的无菌生理盐水（100~150 mL），稍等片刻后再抽出；若抽出液体量明显少于或多于注入量，则提示有膀胱破裂可能。

2. 膀胱造影 向膀胱内注入造影剂300~400 mL，于前后位、斜位或排出造影剂时摄片，根据造影剂的外漏，可明确膀胱破裂诊断以及破裂的类型和程度。

3. 膀胱镜检查 可明确膀胱挫伤的诊断。

4. B型超声检查 可以探测膀胱形状，如无膀胱破裂，可探测到完整膀胱，如有膀胱破裂，膀胱既不能充盈，膀胱形态也会改变。如配合注水试验，可探测膀胱能否充盈以及液体流入何处，对膀胱损伤的类型也会有一定帮助。探测腹腔有"腹水"时，对腹膜内型膀胱破裂也有一定帮助。

5. 腹腔穿刺抽液检查 患者有腹膜（水）炎体征或经上述膀胱造影疑有腹膜内型膀胱破裂者可行腹腔穿刺，如患者腹胀较明显，穿刺应慎重，以免伤及肠管。穿刺取到液体时，可作常规检查，也可测定尿素氮含量（可与血、尿中尿素氮相比较，以判定是否尿液流入腹腔）。

6. CT检查 CT检查具有图像清晰、密度分辨力高的特点，对脑、胸、腹及盆腔各脏器的轮廓、结构及其损伤（病变）能清晰显示出来。

对组织器官的形态、大小、部位与邻属关系等，能准确和立体的判断。尤其是复合伤时对多器官损伤能做出全面、及时的诊断。CT检查是一种安全、无创伤的检查。

四、诊断

膀胱损伤患者常有明确的外伤史，如骨盆部或下腹部的暴力或刺伤史，伤后出现腹痛，有尿意但不能排尿或仅能排出少量血尿。严重时患者可出现休克。结合辅助检查、一般能作出明确的诊断。

但临床上还需与①尿道损伤；②急性腹膜炎；③腹腔脏器损伤；④卵巢破裂；⑤卵巢囊肿或肿瘤蒂扭转等鉴别。

五、治疗

1. 非手术治疗 膀胱挫伤一般无须特别处理，嘱多饮水，适当休息，严重者可留置导尿引流尿液，必要时给予抗生素。对腹膜外膀胱破裂可以单纯留置导尿尿液引流法治疗，但应严格选择适应证，并注意以下事项。

（1）诊断必须在12 h内做出。

（2）无需要手术探查的其他并发伤。

（3）无尿路感染的既往史。

（4）裂口不大，且无明显出血者。

（5）留置导尿管口径要够大，成人不应小于22 F，并保持引流通畅，若开始24~48 h不能达此目的，应改用手术探查。

（6）密切观察病情，若有指征随时手术。

（7）预防性应用广谱抗生素，特别是针对革兰阴性杆菌的药物（如头孢呋辛0.75 g，3次/d或1.5 g，2次/d，肌内注射或静脉注射，每日总量3~6 g）。

2. 手术治疗 开放性膀胱损伤，应建立静脉通道后尽快后送迅速手术探查，术中不仅能够了解膀胱损伤情况，还可了解其他并发伤。对腹膜内膀胱破裂者，手术修补较为安全。已经明确有腹部并发伤的病人，手术探查同时处理膀胱乃顺理成章之举。手术处理原则包括充分清理膀胱周围和其他部位外渗的尿液，修补膀胱壁缺损，远离损伤部位行尿流改道。

第三节　尿道损伤

尿道损伤是泌尿系统常见损伤，多发生于男性且青壮年居多。男性尿道由尿生殖膈分为前尿道（球部尿道及悬垂部尿道）及后尿道（前列腺部尿道及膜部尿道）。前者位于会阴部，后者位于盆腔内。由于解剖位置不同，其致伤原因、临床表现和治疗方法也不尽相同。尿道损伤如处理不当，可导致感染、狭窄、梗阻及性功能障碍。根据损伤部位将尿道损伤分为：

1. 前尿道损伤 多见于骑跨伤，损伤在尿道球部；

2. 后尿道损伤 多见于骨盆骨折造成尿道断裂，可与膀胱同时损伤。尿道狭窄、阳痿和尿失禁是膜部尿道损伤最严重的并发症。

一、尿道损伤临床表现

尿道损伤的临床表现，视其损伤部位、程度以及是否合并骨盆骨折和其他内脏损伤而定。其主要表现如下。

1. 休克 骨盆骨折后尿道损伤，休克发生率高，约40%。单纯骑跨伤一般不发生休克。

2. 尿道出血 前尿道损伤有鲜血自尿道口滴出或溢出。

3. 疼痛　局部常有疼痛及压痛，有排尿痛并向阴茎头及会阴部放射。

4. 排尿困难及尿潴留　损伤严重者伤后即不能排尿。伤后时间稍长耻骨上区可触到膨胀的膀胱。

5. 血肿及瘀斑　骑跨伤局部皮下可见到瘀斑及血肿，并可延至会阴部，使阴囊、会阴部皮肤肿胀呈青紫色。

6. 尿外渗　尿道损伤后是否发生尿外渗及尿外渗的部位，取决于尿道损伤的程度及部位。尿道破裂或断裂且有频繁排尿者，多发生尿外渗。膀胱周围尿外渗可出现直肠刺激征及下腹部腹膜刺激征。尿外渗如未及时处理或继发感染，可导致组织坏死、化脓，严重者可出现全身中毒症状。局部感染或坏死可形成尿瘘。

二、其他辅助检查

1. 直肠指诊　凡疑有尿道损伤特别是骑跨伤和骨盆骨折，必须进行直肠指诊，不可忽略。直肠指诊前列腺向上移位，有浮动感，可向上推动者，提示后尿道断裂；指套染有血迹或有血性尿液溢出时，说明直肠也有损伤，或膀胱、尿道直肠间有贯通伤。

2. 诊断性导尿　在严格无菌操作下轻柔地试插导尿管。试插成功提示尿道损伤不重，可保留导尿管作为治疗措施，不要任意拔除。一次插入失败，应分析原因，如已有证据判断为尿道破裂或断裂，不得再换管或换人再插，更忌用金属导尿管。因导尿管插入不当有可能加重局部损伤程度，加重出血或带入感染。

3. X线片检查　疑有骨盆骨折时，应行骨盆正侧位平片检查。

三、诊断

尿道损伤的诊断应依据外伤史、症状和体征，注意解决以下问题。

1. 确定尿道损伤的部位。

2. 估计尿道损伤的程度。

3. 有无其他脏器合并伤，对严重创伤所致骨盆骨折后尿道损伤的患者，特别是休克者应注意检查有无其他脏器损伤。以免遗漏威胁生命的重要组织器官损伤。

四、鉴别诊断

1. 膀胱破裂　腹膜外膀胱破裂也常合并有骨盆骨折，也可出现耻骨后间隙、膀胱周围间隙尿外渗，出现排尿困难、无尿等症状。但腹膜外膀胱破裂时，膀胱往往不充盈，呈空虚状态。导尿管可顺利插过尿道，插入后无尿液或仅有少许血尿引出。直肠指检无前列腺移位和压痛。必要时可行膀胱尿道造影以资鉴别。

2. 尿道肿瘤　有排尿困难症状，也常伴有初血尿或尿道内流出血性分泌物。但无外伤史，排尿困难往往呈进行性加重。沿尿道触诊或肛门指检，可触及尿道局部肿块，伴压痛。尿道造影或尿道海绵体造影可显示尿道充盈缺损。

3. 尿道结石　突然出现排尿困难及尿痛，常伴尿频、尿急及血尿症状。既往可有肾绞痛史或尿道排石史，但无外伤史。有时沿前尿道触诊或直肠指检可触及局部硬结伴压痛。X线片检查可发现尿道不透光阴影；尿道镜检查可直接窥见结石。

4. 脊髓损伤　腰部外伤后出现排尿困难或急性尿潴留时，有时须与尿道损伤相鉴别。脊髓损伤时，除出现排尿困难症状外，往往还伴有神经系统症状和体征，如会阴部感觉减退，肛门括约肌松弛等表现。

五、治疗

（一）前尿道损伤

1. 一般措施　骑跨伤往往不会大出血，否则在进行复苏术时，还需局部压迫，控制出血。

2. 特殊治疗

（1）尿道挫伤　尿道挫伤患者无尿外渗表现，尿道保持完整。行尿道造影后，可嘱患者排尿，若排尿正常不伴出血或疼痛，无须进一步治疗。若有持续出血，可留置导尿管引流。

（2）尿道裂伤　可给予留置导尿，如失败并出现尿潴留，需行耻骨上膀胱穿刺造瘘术以引流尿液并后送，同时需给予广谱抗生素治疗。

（3）尿道裂伤伴广泛尿外渗　重度裂伤后，尿外渗可波及会阴、阴囊和下腹部。需对这些部位进行引流，同时行耻骨上膀胱造瘘术。出现感染、脓肿者，给予有效的广谱抗生素治疗（如头孢呋辛 0.75 g，3 次 / d 或 1.5 g，2 次 / d，肌内注射或静脉注射，每日总量 3~6 g）。

（4）急诊修补　尿道裂伤可以行急诊修补，但手术操作困难，且术后狭窄发生率高。舰艇环境下不建议行该术式。

3. 并发症的治疗　损伤处狭窄范围广泛者需二期行尿道重建术。

（二）后尿道损伤

1. 急诊处理　处理休克，控制出血。

2. 手术治疗　避免行导尿术。

（1）膀胱造瘘　如膀胱膨胀可做耻骨上膀胱穿刺造瘘，如膀胱不充盈或合并膀胱破裂时需做探查处理及膀胱造瘘。膀胱造瘘 3 个月后，如发生尿道狭窄或闭锁，二期做尿道狭窄的手术治疗。

（2）尿道会师术及内镜窥视下尿道复位　舰艇环境下多不具备良好手术条件，不建议行复杂手术。

（3）后尿道修补术　经耻骨上、会阴部联合切口，找到两断端后行尿道吻合术。这种方法在切开血肿后可发生难以控制的出血及并发感染，日后尿道狭窄及阳痿发生率较高，现较少采用。

第四节　阴囊损伤

阴囊损伤多见于战时的枪伤和锐器伤，运动场上或工农业劳动中的撞伤，以及玩耍、斗殴时的踢伤和抓伤。有时也可由于阴囊部手术的操作不当所致。损伤类型包括:挫伤、锐器伤、牲畜咬伤、皮肤撕脱伤、烧伤等。

一、临床表现

阴囊损伤的主要症状是出血及疼痛，如未伤及睾丸多无休克。

二、其他辅助检查

B 超、CT 检查可帮助了解阴囊内容物损伤情况，尤其对睾丸、附睾损伤有意义。

三、诊断

确定阴囊损伤的诊断并不困难。其诊断依据是:

1. 阴囊外伤史。

2. 阴囊肿胀、疼痛，表面皮肤有瘀斑，阴囊内有血肿，开放性损伤者见阴囊皮肤撕脱、睾丸裸露。

3. 透光试验阴性。

诊断阴囊损伤时应注意:

1. 阴囊损伤是否合并有其他损伤，如阴茎损伤、睾丸损伤、睾丸扭转、精索损伤等。

2. 阴囊血肿的范围。

3. 阴囊内是否存有异物。

四、治疗

1. 阴囊开放性损伤　对阴囊裂伤，应彻底清创，清除失活组织和异物后一期修复；若阴囊皮肤缺损较多，睾丸无法完满覆盖，则可将睾丸暂时埋藏于大腿内侧皮下，待以后二期阴囊整形术将睾丸还纳到阴囊内。

2. 阴囊闭合性损伤

（1）阴囊挫伤 应卧床休息，抬高阴囊，局部先冷敷，48 h 后热敷，使淤血尽快吸收。同时给予抗生素预防感染。

（2）阴囊血肿 小的血肿采用阴囊上托、局部压迫、冷敷等治疗；若血肿较大，且渐进加重则手术治疗。术中清除血凝块，并彻底止血。应用抗生素抗感染治疗（如头孢呋辛 0.75 g，

3 次 /d 或 1.5 g，2 次 /d，肌内注射或静脉注射，每日总量 3~6 g）。若合并感染形成脓肿则应切开引流。

（3）鞘膜积血 鞘膜积血为鞘膜内出血，早期按鞘膜积液处理。如有慢性炎症，鞘膜增厚、硬化，则可行鞘膜切除术。

（4）血肿机化 鞘膜积血经一段时间后，血肿机化，其外形和硬度似肿瘤，机化块压迫睾丸，导致睾丸组织萎缩。治疗应采取手术切除。

第五节　睾丸损伤

阴囊软组织松弛，睾丸活动度较大，但阴囊内容物组织脆嫩，抗损伤能力较差。因此，阴囊及其内容物的损伤临床上并不少见。一般多发生于青壮年。往往同时出现睾丸、鞘膜、精索及阴囊壁的损伤，常见的致伤原因有：

1. 创伤 由枪弹造成的损伤，常有多处合并伤，在弹片伤时睾丸会有部分、大部分或全部缺损；

2. 挫伤 由于踢打、坠落或骑跨引起。

一、临床表现

1. 有阴囊部外伤史

2. 局部剧痛 痛感可放射至下腹部、腰部或上腹部，甚至可发生痛性休克。疼痛时还可伴有恶心、呕吐症状。

3. 检查可见阴囊肿胀、皮肤青紫瘀血，患侧睾丸肿大质硬，有明显触痛 常伴有阴囊血肿、鞘膜积液或鞘膜积血等。后期睾丸缺血萎缩时，睾丸小而软。

4. 睾丸破裂 睾丸界限触不清；睾丸脱位时，阴囊空虚，常在下腹部、会阴部扪及睾丸状肿物；睾丸扭转时，睾丸升高呈横位或附睾位于睾丸前方，精索变粗，上抬阴囊和睾丸时，

疼痛不减轻或反而加重。

二、其他辅助检查

B 超及多普勒检查对判断睾丸破裂及睾丸血供减少有一定价值。睾丸破裂时，可出现睾丸低回声区；睾丸扭转时，可出现伤侧睾丸血流灌注减少。若不能明确诊断，可进行手术探查。

三、诊断

阴囊致伤后，由于阴囊肿胀、疼痛及瘀斑等临床表现，诊断并不困难，重要的是确定睾丸有无损伤。如被贻误，常常招致血肿形成，继而发生感染或压迫睾丸造成缺血，终致睾丸萎缩，影响患者的性功能和生育能力。

鉴别诊断需要与① 急性附睾、睾丸炎；② 嵌顿性斜疝；③ 睾丸肿瘤进行鉴别。

四、治疗

睾丸损伤的治疗过程中尽量保留睾丸，损伤严重有休克者应抗休克治疗。

1. 创伤 清洁创面，清除坏死组织，修复缝合，尽量保留睾丸组织，以维持男性功能，

有血肿者彻底清除，避免因血肿引起感染，在双侧睾丸受损伤时，在没有损伤睾丸动脉时不要切除睾丸，如睾丸已离断，可考虑行睾丸原位移植或异位移植，阴囊损伤严重则行阴囊成形术以包裹睾丸。

2. 挫伤　局部有血肿伤后即刻冷敷，减少渗血。可以用柔软棉布托起并固定睾丸以减轻疼痛。同时给予止血、抗感染治疗（如头孢呋辛 0.75 g，3 次 /d 或 1.5 g，2 次 /d，肌肉注射或静脉注射，每日总量 3~6 g）。

3. 脱位及扭转　应尽早将睾丸复位固定，除睾丸固定外，精索也作适当固定以避免再次脱位或扭转。如果治疗时间延迟，睾丸已坏死就只能切除睾丸避免阴囊内感染。

第六节　睾丸扭转

睾丸扭转又称精索扭转，由于剧烈运动或暴力损伤阴囊时螺旋状附着于精索上的提睾肌强烈收缩，导致扭转并引起睾丸的急性血液循环障碍。临床并不罕见，往往发生于先天性睾丸系膜过长、睾丸引带发育不良、隐睾、睾丸下降不全、附睾与睾丸连接不完全、附睾与部分精索过度活动、精索过长等情况。分鞘膜内型和鞘膜外型两种。睾丸扭转方向多由外向内。

一、临床表现

1. 症状　突发性阴囊部剧烈疼痛，可向下腹部或股内侧放射，伴恶心、呕吐等症状。

2. 检查　睾丸肿大上移，呈横位是本病特异性体征，触痛明显，精索呈麻绳状扭曲、缩短。托起阴囊或移动睾丸时疼痛不减或加剧，即 Prehn 征阳性。睾丸附睾均肿大、界限不清。透光试验阴性。

二、实验室检查

睾丸扭转患者在血常规检查时可有轻度白细胞增高。

三、其他辅助检查

1. 多普勒超声检查　为较可靠地辅助检查，可观察到患侧睾丸血流减少，严重者无血流供应。

2. 放射性核素 99 mTc 睾丸扫描　显示扭转侧睾丸血流灌注减少，呈放射性冷区。诊断准确率达 94%，被公认为是最可靠的辅助诊断措施。

四、诊断

如果对本病有警惕性，结合病史，发病年龄，体格检查，必要时再辅以多普勒超声，放射性核素检查，及时做出正确的诊断，应无太大困难。

五、鉴别诊断

1. 急性睾丸炎及附睾炎　可有睾丸疼痛等症状，伴发热、白细胞增高。多见于成人，发病较慢，疼痛症状较轻。Prehn 征阴性。

2. 嵌顿疝　患者既往有腹股沟斜疝的病史。腹股沟斜疝嵌顿时，阴囊部可有剧烈的疼痛，并伴有明显的压痛。腹部也有压痛，且伴有恶心呕吐、停止肛门排便及排气等症状。听诊可闻及肠鸣音亢进、有气过水声。睾丸及附睾检查无异常。

3. 输尿管结石　表现为突发性腰腹部绞痛，并可放射至腹股沟、会阴部、阴囊，伴恶心、呕吐，但阴囊及其内容物均正常。

4. 睾丸附件扭转　睾丸附件扭转的临床症状与睾丸扭转相似，也可发生恶心、呕吐、腹部不适的症状。发病一般较缓和，在一两天内逐渐加重，但也有疼痛剧烈、急性发作的。体格检查可在睾丸的上极触及肿块。卧床休息、应用非激素类抗炎药物、托起阴囊可使症状得到缓解。

5. 其他　还应与精索静脉曲张、特发性阴囊水肿、脂肪坏死、病毒感染相鉴别。

六、治疗

1. 手法复位　诊断一经确定，未超过 12 h，可以立即试行手法复位予以矫正。手法复位可能解除扭转，恢复睾丸血供，以便以后实行选择性手术。复位时，先用 1% 利多卡因 5~10 mL 注射于外环处精索周围行阻滞麻醉，5 min 后实施复位。可触及扭转处精索有结样改变，反方向复位成功后可立即消失。疼痛亦很快缓解。选择性的睾丸固定术可推迟至 48 h 内施行。

2. 手术探查及睾丸固定术　如果手法复位失败，或怀疑睾丸坏死，或对睾丸扭转的诊断不能排除，都应当立即行阴囊探查术。重要的是要防止为了行特殊检查而造成不适当的延迟，因为睾丸坏死与睾丸扭转时间有关。研究资料证明，患者在出现症状 4 h 内手术，可获得最好的结果，扭转持续 8 h 或更多，后期的睾丸萎缩的发生将明显增加，而扭转 24 h 后，挽救睾丸已失去意义。

由于在扭转程度和个体反应方面存在明显差异，对所有拟诊为睾丸扭转的患者，不必顾虑其症状轻重，都应尽快手术治疗。手术探查应当采用阴囊切口，便于直视下观察睾丸；而不宜经腹股沟切口，通过外环拉扯肿胀的睾丸，这样会加重损伤。打开鞘膜腔，观察睾丸扭转的程度，以确定诊断。回转睾丸，并观察其能否恢复到正常色泽。如果睾丸活力存在疑问，应当用温盐水纱布覆盖。十余分钟后观察睾丸情况，如仍不能恢复，则予切除。如活力恢复，应行睾丸固定术，采用不可吸收线将其固定于阴囊底部，并确认不会出现再次扭转。因已有报告用可吸收缝线固定后，睾丸扭转容易再次复发。

对所有睾丸扭转的患者，还应同时行对侧睾丸固定术。因为几乎所有这类患者都存在双侧的睾丸、阴囊解剖学方面的缺陷，以后还有发生对侧扭转的危险。在患侧手术时，仅将对侧睾丸缝几针在中隔上并不恰当。应行标准术式。用不可吸收线将睾丸的上、中、下 3 处缝合于肉膜上，这样睾丸仍有充分的移动度而不至发生扭转。

3. 睾丸切除术　什么样的睾丸应当切除？在过去，多数外科医师感到如果睾丸仍有存活的可能性，就应当保留，而仅切除已明显坏死的睾丸。近来的资料指出，缺少血供的睾丸可刺激产生抗精子抗体，并可危害健侧睾丸，故有学者建议仅仅保留扭转复位后明显恢复循环的睾丸。扭转 12 h 后手术，受损伤的睾丸多数后期发生萎缩，精子计数下降。我们认为，在目前的情况下，保留扭转超过 12 h 以上的睾丸应慎重，应当下决心切除。

（郎根强　褚　健）

第六章　颌面外科常见创伤

第一节　口腔颌面部创伤特点

因为特定的解剖位置、结构和生理功能，口腔颌面部创伤有其自身的特点，了解和掌握这些特点及其对创伤预后的利弊，对正确处理口腔颌面部创伤十分重要。

1. 口腔颌面部为人体暴露部位　不易防护，创伤发生率较高，特别是战伤性损伤发生率逐步升高；软组织损伤易于观察，也容易污染。

2. 口腔颌面部血液循环丰富　创伤后出血多，容易形成血肿；创伤性炎症反应重，面下1/3部位创伤可因水肿、血肿压迫影响呼吸道畅通甚至窒息。由于血液循环丰富，组织不容易坏死，同时再生修复和抗感染能力强，因此清创术中尽量保留组织、减少缺损。

3. 口腔颌面创伤中的牙齿问题　口腔颌面创伤常伴有不同程度牙齿损伤，牙齿表面往往附着牙结石、菌斑等，创伤中向邻近组织移位，容易导致创口感染，在火器伤中这一点更为明显，甚至牙齿借力成"二次单片"造成临近组织器官损伤和感染；位于颌骨骨折线上的龋坏或牙周病等非健康牙齿，容易导致骨断端感染，影响骨折的愈合。

4. 消化道与呼吸道起始部位　口腔颌面部位居呼吸道上端，损伤可能因组织移位、水肿、异物阻塞等影响呼吸道通畅甚至窒息，救治时要注意维持呼吸道通畅；口腔为消化道入口，创伤及创伤救治可能妨碍正常进食，需选择适当的进食方式和食物种类，同时注意进食后口腔清洁，预防感染。

5. 并发或伴发损伤问题　口腔颌面部上接颅脑，面中部创伤容易并发颅脑损伤，要注意判断以防延误病情；颌面部下连颈部，为颈椎和大血管所在部位，要注意是否伴发颈部血管、颈椎损伤；唾液腺、面神经和三叉神经为颌面部特殊解剖结构，损伤分别可能导致涎漏、面瘫和区域性感觉麻木等，口腔颌面部损伤要注意判断是否有相关结构的伴发损伤。

6. 口腔颌面定殖细菌　口腔颌面部腔窦多，口腔、鼻腔、鼻窦等，期内大量细菌定殖，与创口相通容易发生感染，清创处理中要注意关闭创口与窦腔的通道，减少感染。

7. 颌面创伤康复问题　口腔颌面部损伤后可能不同程度的破坏面部容貌和功能，对患者身心均会造成不同程度影响，因此其康复更应遵循生理—心理—社会医学模式。

第二节　口腔颌面部损伤的急救

口腔颌面部损伤伤员可能并发窒息、出血、休克、颅脑损伤等严重并发症，针对这些可能危及伤员生命的并发症需要及时进行抢救或多科室协同救治。

一、窒息的防治

（一）窒息的临床表现

前驱症状：烦躁不安、出汗、口唇发绀、鼻翼翕动等。严重表现：锁骨上窝、胸骨上窝、肋间隙明显凹陷（三凹体征）。如果抢救不及时进而出现血压下降、脉搏减弱、瞳孔散大等危象乃致死亡。

（二）阻塞性窒息的防治

1. 异物阻塞性窒息　血凝块、呕吐物、碎骨片等异物阻塞咽喉或上呼吸道会导致窒息，采用手指、器械掏除或吸引器吸出等方法清除异物预防呼吸道堵塞或解除窒息。

2. 组织移位性窒息　上颌骨横断性骨折，骨折块向后下方移位可堵塞呼吸道；下颌骨颏部双发或粉碎性骨折，受口底降颌肌群牵拉可致舌后坠阻塞呼吸道。上颌骨骨折患者可采用上颌骨头颌悬吊法预防或解除窒息，舌后坠者采用舌体粗线牵出口腔固定法预防与解除窒息。

3. 组织肿胀性窒息　口底、咽颈部损伤可因组织血肿或水肿压迫呼吸道引起窒息。如有条件，可经口插入通气导管解除或预防窒息；紧急情况可采用环甲膜穿刺解除窒息，随后在48 h内改行常规气管切开术。

（三）吸入性窒息的防治

主要是昏迷伤员，容易将血液、唾液、呕吐物等吸入气管、支气管或肺泡内导致窒息。吸入性窒息伤员必须立即进行气管切开，通过气管导管充分吸除吸入下呼吸道的异物解除窒息，同时注意防止肺部并发症。

二、出血的救治

（一）出血的判断

伤员损伤部位、出血来源及程度不同，止血方法各异。根据不同出血部位，从出血状态、血液颜色判断是动脉出血、还是静脉或毛细血管出血，决定采用何种止血方法；结合患者的生命体征判断出血量、是否需要补充血容量或进行抗休克治疗。

（二）止血方法

1. 压迫止血

是常用的紧急止血方法，一般需要后续作进一步处理，包括指压止血法、包扎止血法和填塞止血法。

指压止血法：用手指压迫出血部位的供应动脉近心端起到止血作用，是一种暂时急救性止血方法。常采用此法压迫止血的血管包括颌外动脉、颞浅动脉，面部较广泛严重的出血也可压迫一侧颈总动脉止血，压迫颈总动脉持续时间不得超过5 min。

包扎止血法：用于小动脉、小静脉、毛细血管或创面渗血。清创和组织复位后，在损伤部位覆盖多层敷料后利用绷带加压包扎止血。包扎加压力度要合适，在起到止血作用的同时，要避免皮肤缺血、骨折块移位或呼吸道通畅性受影响。

填塞止血法：用于开放性、洞穿性或窦腔出血，采用纱布填塞后结合加压包扎起到止血目的，包扎时同样主要保持呼吸道通畅，以防发生窒息。

2. 结扎止血

是常用的可靠止血方法。创口内明确活跃的出血血管，采用血管钳钳夹后结扎或缝扎方法止血。战场紧急情况下也可采用血管钳钳夹出血血管后，连同血管钳一起包扎后送。颌面部广泛严重出血，局部止血效果不理想时也可采用结扎颈外动脉方法止血。

3. 药物止血

局部止血药如各种中药止血粉、止血纱布、止血海绵等，可直接置于出血创面在进行加压包扎；全身用药包括氨甲苯酸、氨甲环酸等，起辅助止血作用。

（三）并发或伴发伤

口腔颌面部创伤可因致伤因素不同，可能出现并发性损伤，在救治过程中应及时对并发性或伴发性损伤做出正确的判断和处置，以免延误伤员病情和救治。

1. 休克的救治

口腔颌面部伤员虽然发生休克的比例不大，常由于伴发身体其他部位严重创伤而致，容易因此造成伤员死亡，应充分重视。休克的临床判断：主要通过血压、脉搏、皮肤色泽与温度、尿量等指标判断。口腔颌面部伤员如果心率达到 120 次/min，同时出现四肢皮肤苍白等变化，应充分考虑休克可能及是否伴发身体其他部位损伤。

休克的治疗以恢复组织灌流量为目的，创伤性休克以安静、镇痛、止血、补液，恢复和维持血压为原则，出血性休克则以阻止血容量继续丢失和补充有效血容量为基本措施。早期休克通过输入晶体液和胶体液快速补充血容量，成人首剂量 2000 mL；中度休克输入全血为主，适当补充其他液体，第一个小时输入全血 1000 mL，然后是临床情况调整；重度休克伤员，在 10~30 min 内快速输入全血 1500 mL，然后视情调整输血、输液速度和剂量。

2. 伴发颅脑损伤的救治

口腔颌面部邻近颅脑，颌面部伴发伤中颅脑损伤占到 40%，鉴于颅脑损伤如果处理不及时或处理不当，可能危及伤员生命或导致严重并发症，在口腔颌面伤员救治中要充分考虑颅脑并发伤的可能和处理。

颅脑伤的判断：口腔颌面部损伤伴有昏迷的伤员，要重点了解昏迷时间与昏迷病史，如果有昏迷—清醒—再昏迷情况，提示有颅内血肿可能。初诊没有昏迷，但就诊过程中逐渐出现昏迷的伤员，应警惕亚急性颅内血肿，因此对面部损伤，特别是面中部损伤伤员，为避免颅内并发症，进行 24~72 h 严密观察是必要的，主要观察神智、脉搏、呼吸、血压及瞳孔变化，必要时及时进行头颅 CT 或 MRI 检查并请神经外科医师会诊。

颅脑伴发伤的救治。

1）脑脊液漏的处理 前颅底或中颅底骨折，可分别出现脑脊液鼻漏或耳漏，为避免造成颅内感染，处理原则是禁止做外耳道或鼻腔填塞或冲洗。

2）昏迷伤员处理 保持呼吸道畅通，随时清除口腔内血液或分泌物，必要时气管切开。

3）脑水肿与颅内压增高处理 给予脱水治疗，20% 甘露醇快速静滴，250 mL/次，间隔 6~8 h，可同时使用利尿剂与激素。对有颅内血肿典型临床表现者，应及时请神经外科医生会诊，确诊后及时行开颅手术。

3. 感染的防治

口腔颌面部损伤伤口常被污染，容易导致感染，颌面部战伤感染率更高，初期救治中防治感染十分重要。

早期清创缝合：口腔颌面部血运丰富，即使超过 6~8 h，也可以视情进行早期清创和早期严密缝合。

早用抗菌药物：伤后及早使用广谱抗生素，口腔颌面部火器伤更应在伤后 3 h 内早用抗生素推迟感染。

特殊感染防治：注射破伤风抗毒素预防破伤风；犬咬伤后注射狂犬疫苗预防狂犬病。

三、包扎与后送

（一）包扎

1. 包扎作用　压迫止血；骨折的暂时固定，减少进一步移位和损伤；组织暂时复位，保护和缩小创面，减少污染。

2. 包扎方法　口腔颌面部损伤常用包扎方法有单眼包扎、四尾带包扎和十字绷带包扎等。

3. 注意事项　包扎确切；松紧适度；避免影响呼吸和皮肤正常血液循环。

（二）后送

1. 后送搬运　一般伤员无特殊要求，怀疑颈椎损伤时应注意采用多人协调的平直整体移动，同时头部两侧小枕固定，防止头部摆动。

2. 后送体位　昏迷伤员俯卧位，额部垫高，口鼻悬空；一般伤员侧卧或头偏向一侧。目的均是预防呼吸道受阻。

3. 后送观察　后送中随时观察伤情变化，预防窒息与休克。

第三节　口腔颌面部软组织伤的处理

一、不同损伤类型及其处理原则

（一）擦伤

【概念】摩擦力造成的皮肤表层破损，有点、片或条纹状创面或出血，表面常附着泥沙等异物，神经末梢暴露，痛感明显状。

【处理原则】创面清洗，去除异物，预防感染。

（二）挫伤

【概念】皮肤及深部组织受钝性外力挤压导致的非开放性创伤，由于伤区小血管破裂，常出现瘀血或血肿。

【处理原则】止血、止痛、预防感染，消除血肿或促进血肿吸收。

（三）刺伤、割伤

【概念】尖锐物体可造成皮肤和软组织小而深的伤道，多为非贯穿伤；带刃物体可造成创缘整齐的皮肤和软组织损伤，可能造成面部大血管或神经离断性损伤。

【处理原则】早期清创，要注意大血管、面神经或涎腺导管损伤，避免遗漏。

（四）撕裂、撕脱伤

【概念】皮肤或软组织受到较大的机械作用力，超出其弹性范围后出现撕裂或撕脱。

【处理原则】颌面部撕裂或撕脱伤，只要与正常组织尚连，均因清创后尽量复位缝合；完全撕脱者，能做血管吻合者，应即行血管吻合再植术，无血管可供吻合者，可将撕脱组织修成全厚皮片再植；撕裂或撕脱造成的组织缺损可早期行皮片或皮瓣移植修复。

二、口腔颌面部损伤清创术

（一）清创原则

损伤后越早清创越好，一般 6~8 h 内，24~48 h 以内仍可清创后视情作严密缝合；清创术中尽量保存组织，正确复位；要充分考虑口腔颌面部功能与结构的特殊性。

（二）清创术基本步骤

1. 冲洗创口　目的在于尽量减少和清除窗口内的泥沙、碎片、异物、唾液、细菌等，降低和预防感染。一般先在保护创口的情况下，采用肥皂水、生理盐水冲洗清洁创口周围皮肤，然后再麻醉后用 1% 过氧化氢和生理盐水交替冲洗或擦洗创口和创面，同时进一步明确创伤程度和范围。

2. 清理创口　冲洗后进行消毒铺巾，然后开始清创。在清除创缘确已坏死组织情况下，尽量保留受伤组织；尽可能去除创口内的异物，可用刮匙、尖刀、血管钳进行清除，深在金属异物，必要时 X 线片定位后取出；伴发面神经、腮腺导管等损伤者，争取在清创同时一期修复。

3. 缝合创口　口腔颌面部血运丰富、组织再生能力强，只要创口内没有明显化脓感染，清创后均可作严密缝合；估计可能感染者，可在创口内置放引流物后缝合；明确感染的创口不做初期缝合，采用湿敷控制感染后再处理。缝合时首先关闭与口腔、鼻腔、窦腔相通的创口；较深的创口要分层缝合消灭无效腔；小针细线缝合面部皮肤创口，尽量减轻愈合后疤痕；缺损、移位、组织水肿或感染等无法初期严密缝合者，可作拉拢定位缝合，待稍后进一步处理。

（三）口腔颌面部不同软组织伤的处理

1. 舌损伤　创口缝合以尽量保持舌体长度为原则；舌与舌临近黏膜均有创面时应分别缝合，如不能同时关闭时应先缝合舌部创口，避免因粘连影响舌的活动度；舌体组织脆、活动度大，缝合时宜选用粗线（4 号以上），针距针边距要大（至少 5 mm 以上），打结选用三叠结，以防缝线松脱、组织割裂或创口裂开。

2. 颊部贯通伤　无组织缺损者，口腔黏膜层、肌肉和皮肤分层严密缝合；黏膜无明显缺损，皮肤缺损大者，黏膜层严密缝合隔绝与口腔通道，皮肤缺损视肌肉缺损情况采用皮瓣或全厚皮游戏移植修复；较大的全层洞穿缺损，可直接将创缘黏膜与皮肤相对缝合，遗留颊部洞穿性缺损待后期修复。

3. 腭部损伤　硬软腭口腔侧软组织撕裂损伤，直接进行黏膜下层与黏膜缝合；软腭贯通伤则作鼻腔侧黏膜、肌肉、口腔侧黏膜分层缝合；硬腭与鼻腔、上颌窦的贯通伤，可利用临近黏骨膜瓣封闭瘘口，黏骨膜瓣转移遗留创面可自行愈合。

4. 耳、鼻、唇及眼睑断裂伤　这些部位断裂伤应尽量进行解剖复位缝合，即便是完全离断的组织，如果不超过 6 h 也应充分冲洗、抗生素浸泡后缝合到原处，尽量避免因组织缺损影响美观；确切的组织缺损可待后期行整复性治疗。

5. 腮腺、腮腺导管与面神经损伤　单纯的腮腺腺体损伤，清创后先进行腺体缝扎，然后分层缝合创口，术后加压包扎 3 d；腮腺导管断裂，清创术中如发现应作端对端吻合，如长度不够无法拉拢缝合，可就近取颞浅静脉进行导管移植重建，如果清创术中未能发现导管断裂及吻合，最终会形成腮瘘，需要后期处理；清创术中发现面神经分支损伤，应立即进行神经端对端吻合术，如果神经缺损长度大无法直接吻合者，可考虑进行神经移植术，如果救治条件有限，可进行离断神经近心端、远心端标记和固定，便于后期修复治疗时神经断端的寻找。

第四节　牙和牙槽突损伤

一、牙损伤

（一）牙挫伤

【概念】由较轻的外力导致的牙齿牙周膜轻度损伤，一般不伴有牙体组织缺损。

【临床表现】轻微松动和叩痛，伤员可有牙齿伸长感觉。

【处理】调整咬合减轻伤牙负担，如有松动可利用邻牙黏结固定，两周内避免使用患牙，交代半年内隔月定期复查，动态观察牙髓活力状况。

（二）牙脱位

【概念】牙齿受外力作用脱离牙槽窝，由于外力大小方向不同，牙脱位分为根向嵌入、冠向脱出，根据程度又分为部分脱位和完全脱位。

【临床表现】根据脱位类型和程度不同，临床表现各异。根向嵌入者临床牙冠变短，与对侧同名牙对比尤其明显；部分脱位者可有疼痛、松动、伸长及咬合障碍；完全脱位者牙齿完全脱离牙槽窝，或仅有软组织相连。

【处理】以保存患牙未处理原则。根向嵌入者如为年轻恒牙（根尖发育尚未完成），不建议做处理，任其自然萌出，成年恒牙则应复位，必要时固定，两周后进行根管治疗；部分脱位牙首先进行复位固定4周，然后定期复查，如发现牙髓坏死及时进行根管治疗；完全脱位牙齿，如果就诊及时，均应即刻进行牙齿复位和固定，后期复诊视牙髓活力状况决定是否作根管治疗，如果就诊不及时（离体超过2 h），一般在体外完成根管治疗后进行再植，再植效果不理想。

（三）牙折

【概念】外力直接作用导致的牙体折裂性损伤，根据折裂解剖部位不同分为冠折、根折、冠根联合折，根据牙髓是否暴露又分为露髓牙折和未露髓牙折。

【临床表现】冠折如未露髓可无不适或冷热敏感，露髓者出冷热敏感外，异物触碰到暴露牙髓会出现剧痛；根折一般有牙齿松动、叩痛、咬合痛或牙龈边缘出血。

【处理】冠折程度不同处理各异，缺损少牙本质未暴露者，进行少许调磨抛光即刻，牙本质少许暴露敏感者脱敏处理后树脂修复，敏感较重特别是接近髓腔者需要氢氧化钙垫底后树脂修复，牙髓暴露者，如为年轻恒牙应作保留活髓治疗，成年恒牙直接进行去髓术；根中及根尖 1/3 折，患牙进行夹板固定，促进其自然愈合，定期复查牙髓活力，必要时根管治疗，根颈 1/3 折，根据残留牙根可否利用决定是否保留牙根；冠根联合折，凡能保留牙根进行桩核冠修复者，均行根管治疗保留牙根。

二、牙槽突损伤

【概念】外力直接或间接作用于牙槽突所致的损伤，包括牙槽突黏膜的挫撕裂伤和牙槽突骨折，牙槽突骨折可以是线状、也可能是粉碎性的。

【临床表现】牙槽突黏膜可单独撕裂，或骨折同时撕裂，表现为肿胀出血，隔着牙槽突压痛、活动或摇动，骨折段上牙齿随同骨折片移动，咬合关系错乱。

【处理】软组织缝合，骨折牙槽突与牙齿进行解剖复位和固定，固定周期 1 个月。

第五节　口腔颌面部骨创伤

口腔颌面部骨骼包括颌骨与面骨，骨创伤主要包括颌骨骨折、颧骨颧弓骨折、鼻骨骨折、眼眶骨折及范围较大的全面部骨折，口腔颌面部骨折同样有出血、肿胀、疼痛、骨折移位、功能障碍等一般骨折的共性，由于解剖部位、结构及生理功能差异，口腔颌面部骨折又有其特定的临床表现、特殊的处理方法和要求。

一、颌骨骨折

（一）骨折特点

下颌骨居面部中下 1/3，位置突出，遭受跌打等外力容易骨折，正中联合、颏孔区、髁突颈部在力学和结构上属于薄弱区，是骨折好发部位。下颌骨上有较强的升降颌肌群附着，骨折块易受肌肉牵引力与外力影响发生移位，导致各种形式的咬合关系错乱。

（二）临床表现

下颌骨骨折

1. 骨折段移位与异常动度　不同部位骨折移位情况各异，正中联合部位单发骨折可无明显移位，双发骨折或粉碎性骨折，正中段向下后退缩，同时可能出现舌后坠影响呼吸，甚至导致窒息；单侧颏孔区骨折，前骨折段向下移位、后骨折段向上移位，出现错位，双发骨折则后段向上、前段向下移位，同时可导致颏部后缩与舌后坠；下颌角部骨折，骨折线位于肌肉附着区，移位不明显，反之后端向上一位；髁突骨折发生在关节囊内可无移位，翼外肌辅助下方，则受肌肉牵引向前内移位，同时如打击外力过大，髁突移位方向受外力影响较大。

2. 咬合关系错乱　一般都出现不同程度咬合错乱，主要表现为早接触、开 HE、反 HE 等，据此可以为骨折诊断提供参考。

3. 张口受限　多数下颌骨骨折伤员存在不同程度张口受限，主要与疼痛和升颌肌群痉挛有关。

4. 下唇麻木　骨折造成下牙槽神经挫裂或牵拉会出现下唇麻木。

5. 牙龈撕裂　牙列所在部位下颌骨骨折可见牙龈撕裂、瘀血水肿。

（三）治疗

1. 早期处理　主要是骨折复位，包括手法复位、牵引复位及固定，可利用单颌牙弓夹板作单颌固定，也可利用上下颌牙弓夹板作颌间牵引固定，上颌骨还可利用颅颌牵引复位与固定；牙列所在部位骨折，骨折线上的牙齿应尽量保留，如果骨折线上牙齿已严重龋坏、松动、这段、重度牙周炎等，在早期应予拔除。

2. 专科处理　主要是进行颌骨坚固内固定，针对不同类型下颌骨骨折，分别采用加压板、皮质骨螺钉、小钛板和微型钛板、重建接骨板等进行坚固内固定。

3. 颌骨骨折治疗评价标准　骨折复位固定应形态与功能兼顾，功能优先，即在恢复伤前咬合关系基础上尽量恢复颌骨原有解剖形态。

二、颧骨、颧弓骨折

（一）骨折特点

颧骨、颧弓居面侧部，位置突出，受撞击容易发生骨折，分为颧骨骨折、颧弓骨折、颧骨颧弓联合骨折等，根据骨折移位、骨折线多少不同，颧骨和颧弓骨折有多重分型。

（二）临床表现

1. 颧面部塌陷畸形　由于骨折块移位，伤后早期全面部塌陷明显，左右不对称，创伤后肿胀期容易掩盖塌陷畸形，避免误诊。

2. 张口受限　骨折块内陷移位，压迫颞肌和咬肌，或者阻碍下颌骨喙突运动，导致张口疼痛和受限。

3. 复视　颧骨构成眼眶外侧壁，骨折移位后可因眼球移位、外展肌渗血水肿、眼下斜肌嵌入骨折线等，导致眼球活动受限出现复视。

4. 神经症状　损伤面神经颧支会出现眼睑闭合不全；颧骨上颌突骨折可损伤眶下神经出现眶下区麻木等。

5. 瘀血水肿　主要表现为眶周、面侧部皮下、眼睑、结膜下瘀血、瘀斑和水肿。

（三）治疗

1. 治疗原则　无明显移位、塌陷畸形和功能障碍者，可保守处理；有明显畸形或功能障碍者应积极进行复位和固定治疗。

2. 早期处理　颧面部冷敷，减轻创伤瘀血水肿；局部保护性包扎避免受压加重骨折块移位；单纯性颧弓骨折可在救治过程中即用巾钳进行牵拉复。

3. 手术复位与坚固内固定　部分病例需采用手术复位，根据骨折移位不同有前庭沟入路、颞部入路、面部小切口入路及头皮冠状切口等手术复位方法，复位后根据骨折块稳定性决定是否进行坚固内固定。

三、鼻骨骨折

（一）骨折特点

鼻部骨骼主要由鼻骨和上颌骨额突组成，居于面中突出部位，容易在跌打、车祸、击打后发生骨折，本身较为菲薄，因此以双侧粉碎性骨折多见。

（二）临床表现

1. 移位和畸形　与击打力的性质、方向、大小有关，侧向了造成骨折向鼻腔移位，出现侧弯畸形；鼻根部直接受力可造成鼻骨横断骨折；正面暴力击打可导致鼻骨粉碎骨折，塌陷明显，出现鞍鼻畸形。

2. 鼻出血与通气障碍　骨折导致鼻腔黏膜撕裂发生出血，同时因出血、黏膜水肿及骨折片移位，会出现不同程度鼻腔通气障碍。

3. 眼睑瘀血　主要是组织内出血向邻近渗透所致。

4. 脑脊液鼻漏　鼻骨骨折如伴发筛骨损伤或前颅窝骨折，可发生脑脊液漏，应注意与单纯出血相鉴别。

（三）治疗

1. 治疗原则　由于鼻部血运丰富、鼻骨菲薄，不及时复位易错位愈合，因此应力争尽早复位，复位后固定和避免受压。

2. 复位与固定　向外侧方移位的鼻骨骨折采用鼻外按压复位；内陷移位的鼻骨骨折采用鼻内复位法，可用鼻骨复位钳或骨膜分离器插入鼻腔复位，复位后可采用鼻夹板固定1~2周，固定拆除后1个月内要避免受压。

3. 鼻腔出血的处理　鼻骨骨折如出现严重出血，可采用前鼻道填塞止血，无效时改用后鼻孔填塞，切记鼻外加压非但无效，还可能加重骨折片移位和出血。

四、眼眶骨折

（一）骨折特点

眼眶由向前突出的眶缘及容纳眶内容物的眶腔壁组成，多块骨骼参与眶缘和眶壁的组成，其中眶缘骨质粗壮、眶壁相对薄弱，眶厚视神经孔处相对骨质又较为厚实，因此正面打击力可导致眶内压力骤增，会使眶下壁向下爆裂，眶内容物陷入上颌窦。眶外侧缘打击力向内传到可导致鼻眶筛区骨折，使内眦韧带失去附着，出现内眦间距增宽、鼻根塌陷等。

（二）临床表现

1. 骨折移位　骨折移位可在眶下缘、眶外侧缘触及台阶感；眶内侧骨折可出现内眦间距增宽、鼻根部塌陷等。

2. 眼球内陷　眶底骨折、鼻眶筛骨折，因眶腔容积增大，眶内容向上颌窦、筛窦陷入等原因而出现眼球内陷。

3. 复视　眶底壁爆裂性骨折，下直肌、下斜肌等眶内容物下移，眼外肌垂直运动受限会出现复视。

4. 眼眶肿胀瘀血　眼眶骨折会出现眶周、结膜瘀血肿胀，眶内出血多时可出现眼球突出，同时如泪囊受损，伤员会出现流泪不止。

5. 眶下区麻木　主要见于眶底眶下缘骨折使眶下神经挫伤或挤压伤。

（三）治疗

眶底骨折主要采用手术方法恢复眶下壁的连续性，是眶内容物复位，纠正眼球内陷和复视。早期救治以预防出血、减轻瘀血、肿胀等创伤反应为主，一般一周后待组织肿胀消除后手术治疗。

鼻眶筛骨折是颌面部最难处理的骨折之一，以重建眶内壁、重新附丽内眦韧带、恢复鼻、眶不连续性为主要治疗目的，鉴于手术复杂，必须联系专科治疗。

五、全面部骨折

（一）骨折特点

主要指面中 1/3 与面下 1/3 多块骨骼同时发生骨折，主要见于严重交通事故、高空坠落等，伤者面形破坏严重，往往伴发机体其他重要器官损伤。

（二）临床表现

1. 多伴有其他重要脏器损伤　如颅脑损伤，胸腹腔重要脏器损伤，脊柱、四肢、骨盆骨折等损伤。

2. 面部扭曲变形严重　面中下份骨性支架整体性受到破坏，软组织附丽移位，面形变形严重丧失，如伴有软组织撕挫裂，变形更显严重。

3. 咬合关系紊乱　牙列所在上下颌骨均出现骨折移位，咬合关系出现明显错乱，包括开HE、反 HE、张口受限等。

4. 功能障碍　功能障碍往往是多方面的，包括复视、失明、眶下区麻木、下唇麻木等。

（三）治疗

全面部骨折伤员首先应以全身重要脏器损伤的救治为主，带全身病情稳定后才考虑专科治疗，救治中主要是预防全面骨折对呼吸道通畅的影响，防止窒息。

第六节　口腔颌面部战伤

一、口腔颌面部火器伤

火器伤是最多见的战伤，颌面部为人体暴露部位，又是口、鼻、眼所在部位，难以进行有效防护，颌面部火器伤发生率在现代战争中有上升趋势，同时口腔颌面部火器伤有其自身特点。

（一）口腔颌面部火器伤特点

1. 伤情较重　除了投射物的穿透撕裂、瞬时空腔效应外，颌面部还会因骨片、牙片作为"二次弹片"造成周围组织继发损伤，因此伤情较重。

2. 贯通伤多　火器投射物能量大，颌面部组织厚度有限，因此贯通伤较多。

3. 组织内异物存留复杂 口腔颌面部机构复杂，又与颅脑等重要结构比邻，投射物在组织内降速变向等多方面因素，使得投射物、骨片、牙片"二次弹片"等异物在组织内存留，同时存留情况复杂。

4. 创口均有细菌污染 地面爆炸物可将泥土中的细菌带入组织、高速投射物的瞬时空腔效应产生负压带入细菌、颌面部腔窦有大量细菌、牙齿碎片先组织带入细菌等，所以颌面部火器伤口均有细菌污染。

（二）颌面部火器伤的救治

1. 早期救治 保持呼吸道通畅，止血，抗休克，有窒息时及时行气管切开术。

2. 清创术 颌面部火器伤应早期清创，火器伤道和挫伤区重点清创，贯通伤口应先口内在口外，要注意异物的清除，多不做初期缝合，定向缝合较为常用，清创术后常规应用广谱抗生素预防感染。

3. 颌面部火器伤的中晚期处理 一般1周左右，经过初期处理的伤口，如明确无感染，可做缝合，但要注意引流；创口虽有化脓感染，但趋于好转，可通过多次换药愈合；如创口感染且有死骨，则一般3周后再次进行清创。如果形成火器性颌骨骨髓炎，一般在伤后6周及时行感染病灶清除术。

二、口腔颌面部其他战伤

口腔颌面部其他战伤包括烧伤、核武器伤、化学武器伤。

（一）烧伤

【特点】颌面部血运丰富，烧伤后组织反应快而严重，早期渗出和水肿严重；因组织严重肿胀反应，可能影响呼吸道通畅；疼痛反应强烈，易发生创伤性休克；愈合后往往不同程度面部畸形和功能障碍。

【救治】颌面部烧伤早期救治以迅速脱离热源、伤部持续降温、减少继发损害为主；如有呼吸道烧伤，要注意预防呼吸道并发症；颌面部烧伤一般采用暴露疗法，一度、浅二度烧伤所10 d内愈合，深二度、三度烧伤要通过削痂植皮才能获得较好愈合。

（二）核武器伤

【特点】颌面部损伤主要由核武器的光辐射、冲击波引起，其中尤以冲击波损伤为主，主要是造成颌面部骨折。

【救治】颌面部核武器伤创口处理要早，争取在急性放射病急性期到来前达到伤口的基本愈合。

（三）化学武器伤

【特点】颌面部为人体暴露部位，糜烂性、窒息性、刺激性等多种毒剂可导致面部、眼、鼻、呼吸道损伤。

【救治】化学武器损伤一般要全身解毒与局部处理同时进行；颌面部局部伤口应针对毒剂类型进行沾染染毒剂的洗消；创口清创仅清创血凝块，去除坏死组织、异物和污染物，不做组织切除和初期缝合。

（张庆福）

第七章 烧伤的救治

第一节 烧伤的诊断

一、烧伤原因

烧伤是指由热力、某些化学物质、电流以及放射线导致皮肤或其他组织的损伤。

按不同的致伤因素，烧伤可分以下几种。

1. 热力烧伤 多见于日常生活和意外事故。

2. 化学烧伤 多见于由化学物质（酸、碱、磷等）引起的意外事故。

3. 电烧伤 多因违反操作规程或缺乏用电知识而发生的意外事故。常由以下两种原因引起：① 电接触性烧伤：人体某部位触电后，电流通过人体而致伤，其烧伤部位有进口创面和出口创面；② 电弧烧伤（又称电火花烧伤）：人体接近高压电后，瞬间产生的电弧和衣服接触后引起燃烧而致烧伤。

4. 放射性烧伤 战时由于使用原子弹、氢弹、核爆炸时，落下的灰尘沾染皮肤，由于清洗不彻底、不及时而引起。平时，由于操作不当，不重视防护，或意外事故的发生，也可发生放射性损伤，如 X 线，^{60} 钴、加速器等。

二、烧伤面积的估计

人体体表面积按 100% 计，烧伤面积的估算有：

1. 手掌法 伤员五指并拢，其手掌面积约为体表面积的 1%，用于散在的小面积烧伤（烧伤皮肤取加法）或特大面积烧伤（健康皮肤取减法）很方便，但欠准确。

2. 中国九分法 此法将成人体表面积分为 11 个 9 等份。其中，头面颈部为 9%，双上肢为 2 个 9%（即 18%），躯干前后（各占 13%）及会阴（占 1%）为 3 个 9%，双下肢包括臀部为 5 个 9%+1%（46%）（见表 2-7-1-1）。

三、烧伤深度的判断（表2-7-1-2）

烧伤的程度一般采用三度四分法即一度烧伤，二度烧伤和三度烧伤，而二度烧伤又细分

表 2-7-1-1 人体体表面积中国九分法

部位	成人各部位面积（%）
头额	9×1=9（发部 3、面部 3、颈部 3）
双上肢	9×2=18（双手 5、双前臂 6、双上臂 7）
躯干	9×3=27（腹侧 13、背侧 13、会阴 1）
双下肢	9×5+1=46（双臀 5、双大腿 21、双小腿 13、双足 7）

为浅二度烧伤，深二度烧伤。它们的组织病理改变和临床特征表现如下。

一度：烧伤仅伤及表皮，局部皮肤发红，故又称为红斑烧伤。有轻度肿胀和疼痛，一般2~3 d后红斑消失，局部坏死的表皮细胞由深层细胞增生修复。临床上出现脱屑，不留瘢痕，有时可有轻度色素沉着。

浅二度：烧伤伤及全层表皮和真皮浅层。其表皮与真皮分开，渗出液积聚其间而形成水泡。水泡表皮脱落可见淡红色彩基底，其上有均匀的鲜红色斑点，为真皮乳头层中充血的血管丛断面。皮温高，渗出多，肿胀明显。并且由于末梢神经受刺激而疼痛剧烈、感觉过敏。3~4 d结成一薄层棕黄色干痂。如无感染，则由残留表皮细胞在10~14 d内再生愈合，愈合后可有色素沉着，但无瘢痕。

深二度：烧伤伤及真皮深层，但有皮肤附件残留。也可形成水疱，但因变质的表皮组织稍厚，故水疱较小或较扁薄，且基底成浅红或红白相间，或可见网状栓塞血管；感觉迟钝、皮温稍低；表面渗液较少，但底部肿胀明显。伤后1~2 d创面逐渐干燥，如无感染等并发症，3~4周可愈合；愈合后留有瘢痕。如继发感染，则残留的皮肤附件往往被破坏，创面会变成三度方向发展。

三度：烧伤伤及皮肤全层，甚至可达皮下、肌肉、骨骼等。皮肤坏死、脱水后可形成焦痂，故又称为"焦痂性烧伤"。创面可呈苍白、棕褐色或焦黑、炭化，或可见树枝状栓塞血管；局部变硬、干燥、无水疱，但皮下组织间隙有大量液体积聚。焦痂一般于伤后2~4周逐渐分离并露出肉芽创面，除较小面积能自行愈合外，一般都需经皮肤移植才能愈合，愈合后留有瘢痕或畸形，不能出汗。

表 2-7-1-2　不同深度烧伤的评估要点

深度	局部体征	局部感觉	预后
一度（红斑）	仅伤及表皮，局部红肿、干燥、无水疱	灼痛感	3~5 d 愈合，不留瘢痕
二度，浅二度	伤及真皮浅层，水疱大、壁薄、创面肿胀发红	感觉过敏	2 周可愈合，不留瘢痕
二度，深二度	伤及真皮深层，水疱较小，皮温稍低，创面呈浅红或红白相间，可见网状栓塞血管	感觉迟钝	3~4 周愈合，留有瘢痕
三度	伤及皮肤全层，甚至可达皮下、肌肉、骨等。形成焦痂。创面无水疱、蜡白或焦黄，可见树枝状栓塞血管，皮温低	消失	需经皮肤移植消灭创面

四、烧伤伤情分类

1. 轻度烧伤：总面积在10%（儿童5%）以下的二度烧伤。

2. 中度烧伤：总面积在11%~30%（儿童6%~15%）的二度烧伤，或10%（儿童5%）以下的三度烧伤。

3. 重度烧伤：总面积在31%~50%或三度烧伤在11%~20%（小儿总面积在15%~25%或

三度在5%~10%的烧伤）。如果烧伤面积未达到此标准，但有下列情况之一者也属重度烧伤：① 全身情况较差或已休克；② 合并其他严重创伤或化学中毒；③ 重度呼吸道烧伤；④ 头、面、颈、手、会阴部烧伤。

4. 严重烧伤：总面积在51%~80%之间，或Ⅲ度烧伤面积在21%~25%之间。

5. 特重烧伤：总面积在80%以上或三度烧伤面积超过50%者。

第二节 现场抢救和后送

一、现场急救

烧伤现场急救是否及时、早期创面治疗和全身治疗是否得当，对局部创面转归和伤情加重都很重要。烧伤后最及时有效的方法为冷疗法。在脱离热源后立即用冷水浸浴创面20 min至3 h，可快速降低创面表层温度，阻止热力向内穿透。一般在夏、秋季节，穿的衣服单薄，一旦发生烧伤可直接用冷水浸泡，不用脱去外衣，以争取降温时间；在冬、春季节，可脱去外衣后用冷水浸泡，或反复用冷湿毛巾外敷创面降温。

在急救时主要任务是保护创面不再被污染或损伤，因此用敷料、三角巾等干净布类将创面包裹即可。在现场急救时对创面进行的任何处理（如清洗、移除上皮、水疱等），都是多余的（化学烧伤如磷烧伤急救时应用水冲洗）。急救现场先不要创面涂药，否则可造成以后不能很好清洗创面，对烧伤深度判断增加困难。稳定伤员情绪，酌情使用镇静止痛剂；正确处理复合伤。对呼吸道吸入性损伤者，应十分重视呼吸道通畅，必要时做气管切开。昏迷者应保持呼吸道通畅。

（一）解除致热源

1. 火焰烧伤 可用棉被、毯子、雨衣、大衣等迅速覆盖燃烧区灭火焰。也可用冷水将火扑灭。立即使伤员脱离火源或热源。用清洁冷水或自来水浸泡受伤局部。对烧伤部位行简单包扎。

2. 凝固汽油燃烧的烧伤 凝固汽油弹爆炸时，即用雨衣或他物遮盖身体，待油滴落下后抛掉遮盖物，离开燃烧区。灭火时忌直接用手去扑打，可用湿布或砂土覆盖，或跳入水中，如有浓烟，用湿布掩盖口鼻保护呼吸道。

3. 化学烧伤

（1）强碱烧伤 以苛性碱、氨、石灰等多见。因氢离子与蛋白结合后形成可溶性蛋白，亦能穿透到深部组织，常伴水泡、焦痂。如不及时处理，创面可继续扩大或损伤程度加深，并发生剧痛。急救时立即用大量清水较长时间冲洗创面，以流动水为宜；也可应用1%醋酸中和创面。其余处理同一般烧伤，最好采用暴露疗法，以便观察创面变化。

（2）强酸烧伤 多见于硫酸、盐酸、硝酸等，一般表现为迅速成痂，而不起水泡。硫酸烧伤后焦痂为深棕色，硝酸为黄棕色，盐酸为黄色。强酸烧伤在急救时也应用大量清水冲洗创面，再用5%碳酸氢钠中和创面上残留酸，创面可涂氧化镁甘油软膏，焦痂尽早切除，其余处理同一般烧伤。

（3）磷烧伤 可造成皮肤深部烧伤或因烟雾导致吸入性肺水肿。急救时应立即将患部浸泡在流动水中冲洗，使磷与空气隔绝，防止磷继续氧化烧伤，同时去除伤部的磷颗粒，而后可用2%碳酸氢钠冲洗创面，再湿敷包扎。忌用油质敷料，防止磷溶解吸收引起全身中毒。

（4）电烧伤 是一种发生急而快的损伤，常危及患者生命，伤后早期很快出现休克、昏迷、呼吸停止、心房纤颤或心跳停止，如抢救不及时很快死亡。值得提出的是现场急救人员应当机立断，用不导电物（如木棒、扁担、竹竿等）打开电线，或拉断电闸使伤员迅速离开电源。若患者呼吸、心跳停止，立即进行心肺复苏。

烧伤伤员后送时机认为"及时送到技术条件好的地方去"都是积极的。所谓"及时"后送是指在伤员全身情况许可下"及时"后送，而并非一律"越早越好"。对中、重度烧伤患者，必须是在休克未发生前，或者休克已控制后"及时后送"。中重度烧伤应争取在伤后 4~6 h 内送到救治医院，这样休克发生机会较少。特重烧伤最好在伤后 2 h 内送到救治医院，或是在休克控制后再送，避免在休克高潮时后送，也可减少休克发生。伴有呼吸道烧伤者，有窒息时立行气管切开，或环甲膜切开置管，保持呼吸道通畅。若呼吸道烧伤轻，又可能在转送途中突发窒息，应备气管切开包或粗针头，以便应付紧急情况。运送伤员时应派医护人员陪送，途中如病情变化，应采取紧急措施，酌情处理。

（二）保护创面

灭火后除必要时脱去衣服（或顺衣缝剪开）外，将伤员安置于担架或适当的地方，可用各种现成的敷料作初期包扎或清洁的衣服被单等覆盖创面，目的是保护创面，避免再污染或损伤，没有必要去作其他创面处理。

（三）止痛

烧伤后疼痛是很剧烈的，必须及时予止痛剂，如口服止痛片或注射哌替啶。合并呼吸道烧伤或颅脑损伤者忌用吗啡，以免抑制呼吸。

（四）补充液体

口服淡盐水、淡盐茶或烧伤饮料。如病情严重，有条件时应及早静脉输液（如生理盐水、右旋醣酐、血浆等）。切忌口服大量无盐茶水或单纯输入大量 5% 葡萄糖溶液，以免加重组织水肿。

（五）其他措施

口服或注射抗生素，注意合并伤的处理。眼烧伤时应冲洗眼睛，涂抗生素眼膏。注射破伤风抗毒素 1500 U。天冷时注意保暖。

二、后送

当从现场抢救出大批烧伤伤员时，对中小面积烧伤原则上应就近组织抢救，以便及时治疗，减轻痛苦。对于大面积烧伤伤员，也应就地抢救，并及时联系后送。转送伤员时，最好在伤后 4 h 内送达目的地。如不能此时间送到，应就地抗休克，待休克已基本平稳后再送。转送途中必要时应设法输液，给镇静剂，尽量减少颠簸。战时如不能就地救治休克，必须在休克期转送时，则应在中途设立中转站，进行分段输液。

伤员送到医院后处理：烧伤面积 20% 以下者，可口服烧伤饮料，创面清创后包扎或暴露。烧伤面积 21%~40% 者，可口服补液加静脉输液，其静脉补液中以晶体为主，胶体可用右旋醣酐。烧伤面积在 40% 以上者，进行静脉输液，并应考虑输血，适量口服液体。

对于严重大面积烧伤伤员的接诊处理。

1. 了解伤员一般情况，有无休克、呼吸道烧伤及合并伤。估计烧伤面积与深度。

2. 进行输液配血。有休克或休克先兆者，输液愈早愈好，勿延误时间。同时制订初步输液计划。

3. 酌情给止痛剂。休克严重病员止痛剂应自静脉注射。

4. 放留置导尿管，记录每小时尿量，必要时测尿比重。

5. 中重度呼吸道烧伤，或面颈部深度烧伤后喉头水肿呼吸困难，应作气管切开。给氧。

6. 选用抗菌药物。如未注射过破伤风毒素时应予注射。

7. 病情稳定或休克好转后，及早施行肢体环状焦痂切开减压，取暴露或包扎疗法。

8. 做好各项病情观察（如脉搏、呼吸、血压、液体出入量等）与详细记录。

第三节　烧伤休克的防治

一、烧伤休克的发病原因及其特点

烧伤后是否发生休克、休克的严重程度和持续时间，主要和烧伤面积、有无合并伤、年龄和健康状况有关，但也取决于能否及时准确地把握伤情，尽早采取快速充分的补液治疗。成人烧伤面积超过 30%，小儿烧伤面积超过 10% 时均有可能发生烧伤休克，临床遇有此类患者时应给予抗休克处理。

烧伤休克的基本病理生理改变、临床征象与血性休克相似，但病情发展过程较失血性休克相对缓慢，烧伤面积越大，深度烧伤范围越广，休克发生的时间越早，相伴随的临床体征也更明显。一些中等面积的烧伤，由于体液丢失的速度较慢，加之机体自身的有一定的代偿能力，伤后早期可不表现出典型的休克体征，容易造成误诊和漏诊。

烧伤休克的特点：

1. 休克兴奋期较长而明显。这是因为烧伤后的体液外渗和有效循环血量的减少是逐渐发生的。伤员精神兴奋，烦躁不安，脉快而有力，血压可维持正常或偏高，这是烧伤休克兴奋期的表现，要抓紧治疗。

2. 休克期长。烧伤休克一般为 2~3 d。这期间血容量不断变化，严密观察病情，及时分析病情，积极坚持抗休克治疗。

3. 有明显的电解质紊乱与血浆渗透压改变。主要表现为血液浓缩，低钠血症，酸中毒或低蛋白血症。

二、烧伤休克的临床症状

烧伤休克的主要表现：

1. 脉搏（心率）增速　由于烧伤后儿茶酚胺分泌增多，使心率加快，严重时可增至 130 次 / min 以上。

2. 尿量减少（一般指成人尿量每小时在 20 mL 以下）是烧伤休克早期的重要表现，尿少的主要原因是血容量不足，肾血流量减少所致。

3. 口渴　为烧伤休克较早的表现。经补液治疗后，轻度伤员多可解除，而严重伤员则难以消失、可持续到回收期以后。

4. 烦躁不安　出现较早，是脑细胞因血液灌流不良，缺氧的表现。

5. 恶心呕吐　出现也较早，如频繁呕吐常提示休克较重。其原因也是脑缺氧。

6. 末梢循环不良　较早的表现是浅静脉充盈不良。皮肤发白肢体发凉。严重时，可出现发绀和毛细血管充盈不良。

7. 血压和脉压的变化　烧伤早期，由于代偿的缘故，血管收缩，周围阻力的增加，血压往往增高，尤其是舒张压，故脉压变小是休克较早的表现。以后代偿不全，毛细血管床扩大、血液淤滞、有效循环血量明显减少，则收缩压开始下降。因此收缩压下降不是烧伤休克的早期表现。如已下降则提示休克已较严重。严重烧伤伤员，如有条件测中心静脉压。

8. 化验检查　一般根据临床表现足可做出烧伤休克的诊断。如条件许可，必要的化验检查如血浆渗透压，血细胞比容，红细胞计数，血红蛋白计数，血红蛋白等，有助于烧伤休克的早期诊断，亦可做治疗参考。

三、补液疗法

补液疗法为当前防治休克的主要措施。

（一）输液治疗

主要目的是补充血容量不足和纠正电解质

紊乱。扶持机体的代偿能力使之战胜休克。在实施输液治疗时，输进去的液体不能过多，也不能过少。过多则造成组织肿胀，增加机体负担及以后感染机会，甚至造成肺水肿、脑水肿。过少则达不到抗休克目的，甚至出现急性肾功能衰竭。因此需要正确掌握输液治疗，力求平稳过渡休克，同时扶持机体抵抗力，为伤员以后的治疗打下良好的基础。

1. 输液计算法

（1）全国公式（1970年全国烧伤会议推荐）烧伤后第1个24 h输液量，为每1%烧伤面积（二度、三度），每千克体重给予胶体和电解质溶液1.5 mL，另加水分2000 mL。胶体和电解质溶液的比例，一般为1：2，伤情严重者为1：1。

【输液速度】液体量的1/2在伤后6~8 h内输入，另1/2在后16 h均匀输入。

烧伤后第2个24 h，电解质溶液和胶体液为第1个24 h的一半，水分仍为2000 mL。

胶体液系血指血浆、全血、右旋糖酐、706羧甲淀粉等，后两者的用量不超过1500 mL。

电解质溶液包括平衡盐溶液、等渗盐水、等渗碱性溶液（1.25%碳酸氢钠液，1.86%乳酸钠溶液），电解质液与碱性溶液之比一般为2：1，如有严重血红蛋白尿或酸中毒时，增加碱性溶液输入量，其比例可达1：1。

水分系指5%或10%葡萄糖溶液。一般每日为2000 mL。如因暴露疗法、室内温度高或炎热季节，则需增加水分输入量，以维持每小时尿量50~60 mL，补充经皮肤、肺的不显性失水。

【举例】 烧伤面积50%（Ⅱ度以上）。体重60 kg，第1个24 h输入量：

电解质溶液 $50 \times 60 \times 1.0 = 3000$ mL（其中等渗盐溶液2000 mL，等渗碱性溶液1000 mL）

胶体液 $50 \times 60 \times 0.5 = 1500$ mL

基础水分 2000 mL

输入总量 6500 mL

伤后8 h输入电解质溶液、脱体、水份均匀为第1个24 h的一半，共3250 mL，以后16 h亦输入剩下的3250 mL。

第2个24 h输入量电解质溶液1500 mL，胶体液750 mL，水分2000 mL，共4250 mL。

（2）简化公式 系上述公式的基础上加以简化，计算较方便而省略体重，运用于青壮年。

第1个24 h输入量＝烧伤面积（Ⅱ度以上）$\times 100 + 1000$

总量中：电解质液（总量－2000）$\times 2/3$
胶体液（总量－2000）$\times 1/3$
基础水分2000 mL

输液速度及尿量要求同前一公式。

第2个24 h电解质液及胶体液输入量为第1个24 h实际输入量的一半，水分仍为2000 mL。

二度烧伤面积成人在15%~20%以下，无严重恶心呕吐，能口服者，可及早服烧伤饮料。

烧伤总面积在30%以下者，以静脉输液加口服来补液，静脉输液中以电解质液为主，胶体液可用右旋糖酐。烧伤面积大，三度多者，胶体液以全血、血浆为主，部分代以右旋糖酐，由于血浆价格贵，一般先用全血，但渗出多或血液浓缩时，仍应选用血浆。

在特殊条件下，如不能获得胶体液，可完全输注电解质溶液或平衡盐溶液，伤后第1个24 h，每1%烧伤面积，每公斤体重补4 mL。

2. 调节输液的临床的指标：按输液公式计算的液体量与成分，仅提供一个近似值，但实际执行中须依据伤员病情特点、年龄、体质强弱，作适当的调整，达到下列临床监测指标。① 尿量保持50~60 mL/h，70%以上烧伤患者，尿量应维持在80~100 mL/h；② 脉搏120次/min以下；③ 血压：收缩压在12 kPa以上，脉压在2.67 kPa以上；④ 红细胞5×10^{12}/L以下，血细胞比容50%以下；⑤ 血清钠不高于160 mmol/L；⑥ 病员安静，外周静脉充盈良好，毛细血管充盈反应良好，四肢温暖。

在肾功能正常时，尿量是一个很有价值的指标。每小时尿量符合要求，表示血容量接近正常。如果尿量少，血压、脉压正常，应先输入晶体液或水分。如尿少，血压低、脉压小，表示血容量不足或已有休克，应先输入胶体液。

四、烧伤休克的辅助治疗

输液是防治烧伤低血容量休克的有效措施，但同时还应重视其他抗休克综合措施，如止痛，减少不必要的搬运，注意保暖，必要时间歇给氧，预防感染等，这样才能更好地发挥输液的抗休克效果。

五、烧伤休克期常见的并发症

严重烧伤可累及全身各器官组织，出现一系列病理生理过程，如水盐电解质紊乱、酸碱平衡失调、休克、DIC、免疫平衡失调，继发感染、心功能不全、呼吸功能不全等。尤其是呼吸功能受损，是死亡的重要原因之一。

（一）休克

早期多为低血容量性休克。继而并发感染时，可发生脓毒性休克。特重的烧伤因强烈的损伤刺激，可立即并发休克。

（二）脓毒症

烧伤使皮肤对细菌的屏障作用发生缺陷；较重的患者还有白细胞功能和免疫功能的减弱。故容易发生感染。致病菌为皮肤的常存菌（如金黄色葡萄球菌等）或外源性沾染的细菌（如铜绿假单胞菌等）。化脓性感染可出现在创面上

和焦痂下。感染还可能发展成为脓毒血症、脓毒性休克。此外，在使用广谱抗生素后，尤其在全身衰弱的患者，可继发真菌感染。

（三）肺部感染和急性呼吸衰竭

肺部感染可能有多种原因，如呼吸道黏膜烧伤、肺水肿、肺不张、脓毒症等。还可能发生成人呼吸窘迫综合征或肺梗死，导致急性呼吸衰竭。

（四）急性肾功能衰竭

并发休克前后有肾缺血，严重时肾小囊和肾小管发生变质；加以血红蛋白、肌红蛋白、感染毒素等均可损害肾，故可导致急性肾功能衰竭。

（五）应激性溃疡和胃扩张

烧伤后发生十二指肠黏膜的糜烂、溃疡、出血等，称为 Curling 溃疡，可能与胃肠道曾经缺血、再灌流后氢离子逆流损害黏膜有关。胃扩张常为早期胃蠕动减弱时患者口渴饮多量水所致。

（六）其他

心肌功能降低，搏出量可减少，与烧伤后产生心肌抑制因子、感染毒素或心肌缺氧等相关。脑水肿或肝坏死也与缺氧、感染毒素等相关。值得注意，烧伤的病死常为多系统器官衰竭所致。

第四节　烧伤创面的处理

烧伤创面处理是贯串于整个烧伤治疗过程中的重要环节。一般处理原则为保护创面，减少渗出；预防和控制创面感染，争取最大限度地恢复功能和外貌。对于轻度烧伤的治疗，主要是处理创面和防止局部感染，并可使用少量

镇静药和饮料。对于中度以上烧伤，因其余全身反应较大和并发症较多见，需要局部治疗和全身治疗并重。对于创面，除了防治感染以外，要尽力使之早日愈合、对三度者尤应如此。如能达到这两点要求，则中度以上烧伤也能较顺

利地治愈。在舰船环循下，烧伤创面的处理由于条件的限制，尽可能后送至陆基医院进行处理。特殊情况下，创面的处理须强调无菌原则。

一、创面早期处理

（一）早期创面处理的目的

1. 保护及清洁创面减轻损害与疼痛。

2. 及时清除坏死组织并封闭创面，以杜绝病菌向深部及全身播散的主要门户或途径，使创面不感染或少感染。

3. 加速创面愈合快。

4. 愈合后不留瘢痕或少留瘢痕，最大限度地恢复功能。

（二）早期清创时机的选择

对未发生休克的中小面积烧伤伤员，伤后可立即进行清创；对已发生休克或有发生休克可能的较大面积烧伤伤员，一般应待休克已被基本控制后再进行清创。

对烧伤后发生严重休克的伤员，血压、脉搏好转后还应有一定的观察时间，如果急于清创，则有再度陷入严重休克的可能。但是必须强调，虽暂不进行清创，但应注意保护创面，以无菌单覆盖创面，避免再受污染或损伤。

（三）清创方法的选择

对大面积烧伤创面，"彻底"清创，是一次严重的骚扰与刺激，除可加重休克，使人体内环境紊乱增加；可使创面加深，进一步破坏皮肤防御功能。大面积烧伤，若创面清洁而未曾污染者，也可不清创，或只作一般性清洁。

1. 简单清创法

在镇静、镇痛药物下进行。一般可用哌替啶或吗啡，颅脑损伤或呼吸道烧伤者忌用，或加用异丙嗪。为了减少搬动的刺激，清创的环境要求清洁即可。但应严格无菌技术，注意防止交叉感染；注意保暖，室温宜保持在28~30 ℃。操作应迅速，缩短清创时间。

方法与步骤：剃除创面及附近的毛发，包括头发、胡须、腋毛、阴毛等，剪除指（趾）甲；用肥皂水及清水将创面周围皮肤洗净，污染较重时，肥皂水中可加入适量过氧化氢。

铺无菌单及消毒的防水布：以大量灭菌等渗盐水冲洗创面，并以纱布轻轻蘸拭，去除浮于创面上的污垢，泥沙、异物等。冲洗干净后，创面用无菌纱布轻轻吸干；清创后根据伤情采用暴露或包扎疗法。

清洁水疱皮的保存可保护疱皮下的创面，减轻疼痛。如水疱已污染、碎裂、脱落。因易招致感染，应予以清除；如系化学物质烧伤，尤其是有毒化学物质，应即将水疱去除；水疱液应该引流、排空；不要在创面上涂抹有色的药物，如甲紫等，以免对深度的辨认造成困难。

2. 环行焦痂切开

肢体三度环行焦痂可影响远端血液循环；胸部的环行焦痂可限制胸廓活动，颈部的环行焦痂则在组织间隙水肿、压力增加时压迫气管、形成呼吸道梗阻。因此，颈部环行焦痂应行气管切开术，其余部位的焦痂应切开以减轻组织内张力，利于胸廓活动、改善呼吸及改善肢体远端循环，避免因组织缺血发生坏死。

肢体包扎后应抬高以促进静脉与淋巴回流；应定期翻身，使包扎的创面交替受压，以免包扎的创面长期受压后，妨碍局部水分蒸发，致敷料易浸透，创面潮湿，容易导致感染。

首次更换敷料的时间。必须根据具体情况而定。如创面污染较重则应及早更换敷料，一般在伤后3 d左右。如系深度烧伤，虽污染不重，亦不宜包扎过久，也应在伤后3~5 d更换敷料。

对烧伤患者进行及时、恰当的早期创面处理，可以为后续治疗奠定很好的基础，同时可以极大地改善患者的预后。

二、烧伤创面外用药物

外用药的使用是烧伤创面处理中不可缺失的一个重要组成部分，其目的在于调控创面愈合进程，防止或减轻感染。烧伤外用药使用得好，全身并发症少，创面愈合快，瘢痕轻；反之，全身并发症多，创面愈合慢，瘢痕重。

目前用于烧伤创面的外用药种类很多，大致可分为：结痂药、促创面愈合药、脱痂药和以抗菌作用为主的药等四类。

（一）以抗感染为主的药物

1. 磺胺嘧啶银 磺胺嘧啶银不溶于水，抗菌谱广，有强烈杀菌作用。对革兰阴性菌作用强，尤其对铜绿假单胞菌、变形杆菌和大肠杆菌效果更为显著吗，对真菌也有一定作用。

2. 磺胺米隆 磺胺米隆是一种强有力的创面抑菌药物，易溶于水，在水溶基质内药物易穿透至焦痂下，并可渗入无血管区。该药革兰阴性、阳性菌均有效，尤其对铜绿假单胞菌作用更强。

3. 氯己定（洗必泰） 氯己定具有广谱抗菌活性，是高效的革兰阳性及革兰阴性菌的杀菌剂。氯己定毒性很低，很少从创面吸收。细菌不产生耐药性。烧伤常用 1:2000 溶液作创面湿敷或早期清创。

4. 聚维酮碘（碘伏） 常用 0.5%~1% 溶液，对革兰阴性和阳性菌均有一定效果。该药接触创面逐渐分解将碘缓慢释出而引起灭菌作用。

5. 庆大霉素 为广谱抗生素，对铜绿假单胞菌效果较好，对创面无刺激、无痛、无过敏反应。长期使用可由创面吸收引起肾功能障碍和听神经损害，还可产生耐药菌株，故应慎重。

6. 新霉素 常用 0.1%~0.5% 浓度的溶液做创面湿敷。

（二）促进创面愈合的药物

1. 肝素 肝素与多种生长因子关系密切，无论是内源性还是外源性生长因子，肝素均可提高其生物学活性，并保护其不易被各种理化因素灭活，促进创面愈合。肝素的抗炎、抗过敏作用以及对免疫功能的调节作用等，对烧伤治疗亦有诸多好处。

2. 胰岛素 胰岛素创面下浸润注射除可以加速创面再上皮化外，还可以改善再上皮化创面质量。

3. 神经生长因子 能趋化炎症细胞浸润，促进创面血管新生。

4. 血小板衍化生长因子 直接或间接参与了创伤修复过程中的炎症反应、组织和细胞的分化与增殖过程，对正常及病理状态下的创伤愈合均有显著作用。

5. 重组人表皮生长因子 促进肉芽组织形成，加速细胞 DNA 复制，具有促进创面愈合的作用。

6. 重组碱性成纤维细胞生长因子 不仅刺激成纤维细胞生长，而且刺激内皮细胞分裂，引起血管新生，促进肉芽组织的形成，加速创面的愈合。

（三）酶制剂

是目前公认的无创脱痂药，适用于小面积脱痂，常用的有胰蛋白酶和爱疗素。

（四）中药类

根据作用大致可分为抗菌消炎药、收敛结痂药、脱痂药、生肌收口药等。如解毒烧伤膏具有凉血、解毒、活血止痛、去腐生肌、促进组织修复的作用。收敛生肌药珍珠粉、活血生肌药血竭、活血生肌药乳香等。

（五）注意事项

紫药水、红汞等因会使受伤组织染色，影响医生对烧伤深度的判断，因此一般不予采用。酒精、碘酒刺激较大，可用于未破溃处。用于水疱破溃处则导致疼痛加重。目前常用的外用药，一般是对浅度烧伤而言用碘伏，对深度烧伤而言一般是用磺胺嘧啶银。

抗生素片剂或胶囊碾成粉末外敷，虽然可以杀菌或抑制细菌生长，但是极易引起细菌耐药，因此不主张使用。

伤口间断换药比每日换药的方法更好。因为这种方法可使机体在休息的过程中，有生理的清除作用，伤口有机会进行修整；反之，连续刺激伤口，倒使其不易愈合。并且组织受到刺激越少，越不易化脓，而越少化脓的伤口，越容易愈合。

伤口换药的同时可以搭配一些维生素类药物，其中维生素 C 可以促进凝血、增加抗感染能力；维生素 B_2 可以促进伤口愈合；维生素 B_{12} 具有一定的镇痛功效。

另外，有些食物也可以使伤口快速愈合，例如吃一些含锌量丰富的食物、含有葡萄糖丰富的食物、含有蛋白质丰富的食物、含有维生素 A 和维生素 C 的食物也能加速伤口的愈合。

三、深度烧伤创面处理

超过 3 周不能自愈的深度烧伤创面，均需切痂、削痂或溶痂后切除肉芽组织，对创面进行覆盖，而只有自体皮移植方能真正能起到最终修复创面、治愈烧伤的作用。

（一）深度烧伤创面的转归

由于处理的方法不同，对深度烧伤创面而言，有以下四种。

1. 早期切痂，大张整块或网状自体皮覆盖，结果是瘢痕少，功能恢复较好，病程短。一般适于自体皮来源较充裕，三度烧伤面积较小者。

2. 早期切痂，大张异体皮混植，用于大面积烧伤，自体皮源较少时。疤痕较前一类多，但较自然脱痂少，而且病程也较短。

3. 自然脱痂，在肉芽上植皮，病程较长、瘢痕多、功能差。

4. 自然脱痂，不予植皮，而是听任表皮从创缘向创面中心生长，则愈合时间可以拖得很长，瘢痕较大、功能差。

对四度深及肌肉甚至骨骼、内脏器官，手术干预往往是创面愈合的唯一途径。

（二）深度烧伤创面的处理

深二度烧伤的创面愈合有赖于真皮深层复苏及其存留的毛囊、皮脂腺、汗腺的上皮再生。因此除与全身因素和烧伤的深浅有关外，也与局部处理方法有关。对深二度烧伤的治疗应采取积极的态度，选用正确的治疗方法，如烧伤后立即采用冷疗或用各种生物敷料敷盖，保护生态组织。深的深二度烧伤可削去坏死组织，采用自体中厚皮移植，面积大的深二度烧伤削痂后的创面，可采用微粒植皮，这样可达到减少瘢痕增生，改善功能与外观的目的。

对三度烧伤而言，因为其损伤全层皮肤，除表皮、真皮及皮肤附件全部毁损外，皮肤及其附件全部被毁损，创面范围内已无上皮再生的来源，上皮化有赖于周围健康的皮肤，故愈合时间与创面大小成正比，面积较大时需要手术植皮才能完成。

（三）切痂植皮

切痂植皮是将深度烧伤皮肤连同皮下脂肪一起于伤后早期切除，并于切除创面上立即或延迟移植自体皮或自、异体皮或异种皮混植，以达到早期消灭创面的目的。

大面积切痂的主要目的是缩小创面、抢救生命。从缩小创面的角度来看，当然不宜先选择那些面积不大而操作较复杂的部位进行。特别是早期初次切痂，伤员刚从休克打击中复苏过来，内环境尚未完全稳定，过多的手术骚扰，可降低身体抗力，导致迅速发生全身感染的严重后果。

去痂后的大面积创面，一般采用大张异体皮混植小量自体皮的方法，以节约自体皮。当然必须根据伤员具体情况选择。如果烧伤面积不太大，或需要切（削）痂的面积不多，而伤员全身情况较好，自体皮源较充裕时，也可同时进行手、足的切痂，并用大张或网状自体皮移植。

三度烧伤焦痂中的少数深二度烧伤可与焦痂一并切除，以免保留的深二度痂皮自溶时影响植皮的成活；深二度中的少数三度，仍可进行削痂。有时判断困难，可先行削痂，如发现系三度则可削至健康组织平面或改为切痂。

无论切痂或削痂均有其局限性。例如大面

积深二度烧伤痂皮，往往不能在伤后短期内将痂皮完全消除；有些部位，如头面、会阴、腋窝等处，一般不宜切（削）痂；有些焦痂则因为种种原因，如伤员全身情况不允许、条件的限制等，不能行手术切除。因此还必须与其他处理方法如剥痂、蚕食或药物脱痂等结合起来。一时尚难去除的焦痂或痂皮，可外用中西抗感染或收敛药物等积极保持创面干燥，以免受压而溶化。

手术主要用于三度创面焦痂，故又称焦痂切除术，及手与关节等功能部位的深二度烧伤。背、臀部皮肤较厚，部分毛囊、汗腺等皮肤附件可深达皮下脂肪层，如判断有困难，可先考虑"削痂"。

切痂的时机：头、面部深度常不易判定，且血液循环丰富、再生力强，故一般伤后不立即切痂。切痂手术一般争取在伤后 2 周内焦痂或痂皮未自溶前施行。

手术的时机与范围：一般情况下应考虑到伤情的严重程度。

1. 轻度烧伤　功能部位的深度烧伤切痂，可在伤后立即进行。

2. 中度烧伤　由于一般情况下很少发生休克，可考虑伤后立即切除全部或大部分焦痂或痂皮；如有休克或深度不易判明时，可于烧伤 48 h 施行。因为伤后 48 h 后，这类烧伤伤员的休克多可被控制，深度标志已较明显，判断较易准确。

3. 重度烧伤　须等全身情况较为稳定时考虑切（削）痂。手术可一次或分次进行。第一次手术时机，可根据病情于伤后 3~7 d 内实施；两次手术的间隔视伤员手术后反应而定，并结合自、异体皮的来源与移植后成活的情况全面考虑，一般为 3 d 左右。每次切除面积宜在 15%~30%，在监护条件下，也可一次切除更多，如 40%~50%。

除考虑到身体某一部位可能是感染灶，应先予切除外，切痂的次序通常是先选择四肢。当然也有人主张先从躯干开始。

（四）手术前准备

1. 全身准备

（1）应详细询问病史及全身检查。此点往往易被忽略。特别要注意心、肺、肾、脑等功能及休克渡过情况的了解。

（2）大面积切痂时，术前应补充血液等，使血红蛋白及血浆蛋白尽可能接近正常水平。

（3）维持水及电解质平衡，如有失衡，术前应予纠正。

（4）给予较大量的维生素，如维生素 B 族、维生素 C 族、维生素 K 族等。如有凝血障碍，应尽可能查明原因，及时纠正，以减少手术中渗血。

（5）进行创面培养，了解创面细菌情况，以利选用敏感的抗菌药物，如一时来不及培养，可根据本病室常见细菌及对药物的敏感度选用抗菌药物。手术前后抗生素的用量可稍大，一般应由静脉滴注。

2. 局部准备

（1）对准备切除的焦痂，不论是采用包扎或暴露疗法，均应妥加保护。如系暴露疗法，焦痂上可用 2.5% 碘酊及 95% 酒精擦拭，使其干燥。每翻身一次可涂擦一遍。对需要切痂但手术时间须推延较久的部位，尽可能采用暴露疗法，务使焦痂保持干燥。对疑有痂下感染失阳面，可涂抹 5%~10% 磺胺米隆霜等，以控制感染。

（2）对全身拟切除的焦痂，结合供皮的情况，说应有全盘计划，依次安排好每次手术的范围与手术间隙。每次手术前，应根据伤员情况予以调整，可用甲紫画出拟切除的区域。

（3）每次手术前应视察上一次手术后移植皮片的存活情况。若皮片不存活应导找原因并进行补救。例如，若系皮片下血肿，应将血块清除后再移植皮片；若系坏死组织清除不够，则应将坏死组织切除或削除直至出血平面。如果这样做骚扰太大，则应适当缩减本次切痂范围，必要时也可将本次手术推迟。

（4）麻醉后，切痂前，用消毒液及灭菌盐

水清洗创面,并用纱布轻抹,尽量清除脓汁及黏附于创面的坏死组织。焦痂或痂皮及正常皮肤用碘酒、酒精消毒。如焦痂或痂皮周围有浅Ⅱ度烧伤或裸露的肉芽面时,可改用碘伏消毒。

3.人员、物质准备

大面积切痂手术需用的人力、物力较多,事先必须作好准备,以免临时忙乱,延误手术时间。

参加的人员,一般情况下可分为四组。切痂组负责切痂及植皮;麻醉组负责麻醉及病情观察,掌握输血、输液速度与量等;供皮组负责自体皮的切取与剪、植,以及异体皮的拼缝、开洞或自体微粒皮、皮浆的制备等。

大面积切痂一般应建立 2 条静脉输液通道,一条为输血、输液用,一条为麻醉用。通道应保证通畅,必要时可快速输血。应事先准备好异体皮。

(五)手术方法与步骤

手术在止血带下进行,以气囊止血带为首选。创面已有明显感染时,不宜用驱血带,以免促使感染扩散。上止血带前可先将肢体抬高数分钟,并尽可能将其绑在肢体根部。如果在两个肢体间进行手术,应注意不要同时绑或松解止血带,相距时间也不宜太短,以免过多地影响血循环量。

可先于肢体近端在止血带下和远端腕部或踝部以上各作环形切开,直达深筋膜平面。在两环形切开之间,作纵向切开。然后在深筋膜平面浅层,将焦痂连同皮下脂肪组织全部去除。注意找准深筋膜平面,不但分离易,出血少,而且植皮片存活也好。若伤后早期切痂,水肿尚未完全回收时,在深筋膜平面浅层有一薄层水肿液,沿此水肿液平面分离更为容易。

焦痂清除完毕后,结扎可以见到的血管断端,温热盐水纱垫及消毒绷带包扎,压迫止血,以减少渗血。放松止血 5~10 min 后,再自近端逐步松解绷带,彻底止血后敷贴皮片,也有将可见血管断端结扎后即移植大张异体皮,经压

迫包扎后再松止血带,这可使手术时间大大缩短,但如掌握不好,容易导致皮片下血肿。

无论立即或延迟植皮,止血妥善后,创面用灭菌盐水将血块等冲净,并用抗生素溶液如0.1% 新霉素淋洗。小面积者可用整张自体皮;大面积者,可用异体皮或异种皮混植少量自体皮法。

如果烧伤面积不太大,自体皮供应较充足,可采用非功能部位用网状自体皮或异体皮混合自体皮,功能部位用整张或网状自体皮。切痂肢体用石膏托或可塑材料夹板固定。异体皮开洞嵌植自体皮片可立即或延迟 2~3 d 进行。

(六)手术注意事项

大面积三度烧伤的肢体切痂时,腕、踝以下焦痂,一般可不同时切除。这是因为这些部分分层不如肢体清楚,如手足的侧缘、手指、足趾等,故出血也较多,止血较困难,加之植皮缝合时间较费时,往往使手术时间大大延长,增加对全身的骚扰。

躯干部切痂时,前、后躯干可分两次进行。由于躯干部不能上止血带,解剖层次不如肢体清楚,出血较多,骚扰也较大,所以每次切痂面积不宜过大,尽可能避免一次环状切痂,如经缜密考虑必须环切时,也应控制切除的范围。肩部、锁骨上、腋窝、耻骨上等的焦痂通常不宜同时切除。

肢体切痂用一般手术床即可,但如果同时需嵌植自体皮时,最好采用翻身床,以避免搬动伤员,便于更换敷料与皮片嵌入,躯干环状切痂时,应采用翻身床。

在大多数情况下,痂下脂肪组织应一并切除。这是因为一方面鉴别脂肪健康与否有一定的困难;另一方面脂肪组织血运较差,抵抗感染能力较低,易液化坏死,在其上植皮成活率较低之故。

但有的部位,如腘窝及跟腱两侧的脂肪垫在切痂时应予以保留,否则在裸露的肌腱上植皮,对皮片生长极为不利。这些脂肪垫较致密,

含有较多的纤维组织，其血运也较丰富，对植皮的成活并无甚影响。

又如手背烧伤切痂时应尽量保留浅筋膜与浅筋膜下脂肪组织，这样手功能恢复比切至深筋膜要好。在女伤员胸部切痂时，乳腺组织一般予以保留，但局部皮下组织分界不清，出血较多，应予注意。

如烧伤过深，应考虑将乳腺一并切除。也有主张不必将痂下脂肪组织全部切除，应保留具有活力脂肪组织，使切痂植皮区的外观得以改善。但一旦痂下脂肪组织发生坏死，正确判断坏死与正常脂肪组织之间平面是有一定困难的。

手术时必须判断深筋膜是否健康，可仔细观察深筋膜表面小血管内血流情况，即用文式血管钳或刀柄等推挤小血管血液，如充盈迅速，则表明小血管尚未栓塞，该区域的深筋膜可能尚属健康。

反之，如果小血管内血液推不动，或虽能推动，但血液在血管内不流利滑动，则表示血管已栓塞，局部深筋膜可能已坏死。

如发现深筋膜已失去光泽度或有坏死迹象时，则应将其切开，检查深部组织。若深部组织亦有坏死，则应将坏死组织全部切除，但无感染的部分骨质坏死，一般可保留待以后处理。

有时也可遇到深筋膜血运良好，而深筋膜下肌束发生坏死；或表浅肌层血运良好，而深部肌束发生坏死者。这些肌束坏死往往不能用热力直接损伤，电烧伤者例外来解释。有的可能由于肢体环状缩窄焦痂致深筋膜下水肿张力过大引致压迫坏死。因此除对环状缩窄焦痂及时减张外，如果切痂时发现深筋膜张力较大，则应切开深筋膜探查。

深度创伤若处理不当可能会造成严重的后果，因此必须根据创伤程度的不同，及时恰当地采用不同处理方法，以使创面愈合。

四、感染创面处理

感染不仅侵蚀组织阻碍创面愈合，而且可导致脓毒血症和其他并发症，必须认真处理以消除致病菌、促进组织新生。

（一）创面感染概述

一旦皮肤损伤，发生感染后，创面有不同程度的渗出及脓性分泌物，感染严重时还可有组织坏死。感染后的坏死组织逐渐发生液化、溶解，最终以脓液的形式排出。

感染创面的坏死组织下藏匿着大量细菌，坏死组织成为细菌的培养基。细菌在坏死组织中及深部大量繁殖，如不清除，不利于感染的控制。

因此，感染创面需定期进行"换药"，即清除创面的脓性分泌物，切除失去生机的坏死组织，以利细胞生长、形成健康的肉芽、组织形成、上皮细胞生长、覆盖创面直至创面愈合。烧伤后创面感染，就需定时更换包扎敷料。

创面感染可来自：伤员自身皮肤或创面残留的毛囊汗腺中存留的病菌；伤员的口、鼻、呼吸道、肠道的病菌；周围环境的污染，包括接触性污染、床垫、被服、敷料、器械、工作人员等。

创面感染接触是主要的细菌来源之一，因而对创面要注意严格的无菌操作，使接触污染减少到最低程度，尤其是在烧伤后最初的2周内，在创面尚未干燥结痂，创基的肉芽组织屏障尚未形成前，更应加强创面隔离措施。

烧伤创面感染常见的菌种为绿脓杆菌、大肠杆菌、金黄色葡萄球菌、产气杆菌等，由于抗生素的广泛应用，溶血性链球菌感染现已很少发现，而真菌、病毒感染脓逐渐增多。

侵袭性感染除使感染扩散至创面深层及四周组织外，且可能导致严重的全身性感染，成为败血症或广泛的创面脓毒症，但目前对创面感染是否向周围侵袭尚缺乏确切的临床指标。

（二）创面感染的临床表现

创周蜂窝组织炎明显；创面潮湿，色泽暗晦，有出血点，创缘无上皮生长，严重者，创面发黑，有出血坏死斑；皮片生长不良，甚至已存活皮片又有腐蚀现象。

肉芽组织暗晦，也可有破坏的"虫蛀"现象；若焦痂未脱落，焦痂可发黑、凹陷，但外观也可无异常，必要时应行焦痂开窗探查；痂下菌量计数有一定参考意义，每克组织菌量超过 10 万时，应予注意，但菌量只能反映细菌情况，还应结合临床表现予以全面考虑。

（三）创面感染的处理

创面感染的处理原则：感染创面应充分引流，尽可能及早去除坏死组织，及时完善地予以覆盖，对血循可以达到的创面，感染如创周蜂窝织炎，可考虑全身应用敏感的抗生素。

对血循环不易达到的焦痂下坏死组织与坏死肉芽创面等，除加强伤员抵抗力外及全身应用抗生素，可考虑局部用药，如 10% 的磺胺米隆霜、1% 的磺胺嘧啶银霜等以降低菌量。

浅二度创面感染时，应将感染的水疱皮全部去除，并以淋洗、浸洗、浸泡、湿敷等方法引流去除脓汁，创面多可自行愈合。感染严重的病例可用抗菌药液，如某抗菌中草药等，或者 10% 磺胺米隆、1% 磺胺嘧啶银等湿敷或半暴露。

创面感染，若焦痂、痂皮已开始自溶脱落时，则以脱落或剥痂或脱痂的方法，有计划地尽快去除痂皮或焦痂，并及早进行皮肤植皮，封闭创面。在感染创面湿敷时，应强调创面清理。

对于侵袭性感染创面的湿敷要慎重考虑，若必须实施时要使用对创面菌种敏感的中西药液，单纯应用盐水湿敷，有时可使感染扩散，甚至引起致命的后果，尤其是在绿脓杆菌感染时，在侵袭性感染时，也不宜作全身盐水浸浴，以防感染扩散。

在感染较重的创面，焦痂尚未完全脱落时，可考虑用 10% 磺胺米隆的水火烫伤膏，10% 的磺胺米隆或 1% 磺胺嘧啶银或其他有效抗生素涂敷，以控制感染，促使坏死组织脱落，为植皮创造条件。

当创面急性感染已控制，在这种情况下创面分泌物已不多见，或已有肉芽形成，这种创面可使用亲水敷料覆盖包扎。亲水敷料可以吸附创面的分泌物，又可保持创面的湿润，减少换药次数，亲水敷料可以大大延长换药间隔时间，减少换药的痛苦和麻烦。

对较长时间不愈合的溃疡及肉芽创面，采用暴露干燥甚至烤灯的方法使创面失去湿润的环境，不利于肉芽及上皮组织的生长。

对面积很大，创面感染严重而分泌物又多的创面，频繁地换药不仅是医生繁重的工作，同时也难以及时清除分泌物，如坏死性筋膜炎造成的巨大感染创面，分泌物多，采用创面真空负压包扎，即在感染创面放置海绵敷料，敷料内接有负压装置，在创面敷料外层覆以透明塑料薄膜，使创面与外界隔绝，创面脓液通过埋在海绵状敷料内的塑料管吸入负压装置的瓶内。

这样的创面内脓液可以持续吸除，从而保持创面相对较为清洁的状态，可以几天更换敷料，大大节省了医务人员的劳动，同时也可减少患者的痛苦。这种负压吸引使创面保持负压，有利于创面毛细血管生长，改善局部血循环，加速创面愈合。

（四）合理使用抗生素

在选择抗生素之前，要重视细菌学分离、培养和鉴定。要分离出真正的致病菌，区别分离的细菌是污染、定植或真正的致病菌十分重要。污染是取材或培养过程中混入的细菌，而定植是细菌栖息在人体某部位，并不一定导致感染。要判断细菌是否有致病作用，要分析分离的细菌部位是否具有感染征象，分离的细菌与皮肤病发生发展是否存在必然联系，有条件应进一步分析不同细菌致病因子，并进行定量检测。

皮肤细菌感染中系统应用抗生素的指征，局部外用抗菌药物比系统用药显示有较大优势，但不能取代系统用药。

系统性应用抗菌药物治疗皮肤细菌感染的适应证。

（1）存在感染高危因素，如高龄、营养不良、糖尿病、其他免疫功能低下等人群。

（2）局部的皮肤感染如疖、脓肿等病变向临近组织蔓延。

（3）已确定或伴有发热、淋巴结肿大等征象而高度怀疑发生血行播散者。

（4）感染范围较大，病变部位较深，外用抗菌药物难以收到效果。

第五节　特殊烧伤

一、吸入性损伤

（一）吸入性烧伤的概述

吸入性烧伤是指由于火焰、蒸汽、雾气、有害气体或化学毒剂所致的呼吸道甚至肺的损伤。在诸多原因引起的吸入性损伤中，以烟雾吸入性损伤最常见。其发生不仅是由热的作用，更重要的是化学性刺激所致的呼吸道和肺损害及有害物质的吸收中毒，吸入性损伤已成为烧伤的主要死亡原因之一。

（二）吸入性损伤的致伤因素

吸入性烧伤的致伤原因主要为热力因素和化学因素。

1. 热力因素可分为干热和湿热。干热主要包括火焰和热空气，而湿热主要指热蒸汽。干热具有极低的热容量，很少伤及隆突以下的支气管及肺组织。湿热空气所具有的热容量较干热空气大2000~4000倍，而且传热也快，因此，可造成严重吸入性损伤。

2. 化学性损伤的主要致伤物质是烟雾中所含的有害化学物质，可引起化学性损伤，引起肺水肿。烟雾所含氰化物及砷化物可达很高浓度，吸入后可导致化学物质中毒，加重缺氧，甚至造成死亡。另外，火灾现场由于大量的有机化合物在缺氧情况下，不完全燃烧均可释放出大量一氧化碳，极易发生中毒。

吸入性损伤出现的病理生理变化主要为早期缺氧可能很快发生肺间质和肺泡水肿，最为严重的伤员发生急性呼吸功能衰竭。

（三）吸入性损伤的诊断

吸改性损伤的诊断主要依据受伤时及临床表现，结合实验室检查、X线及特殊检查等，以明确有无吸入性损伤、损伤的部位及程度等。

1. 病史

应详细询问受伤时的情况，如有密切空间烧伤史及吸主刺激性、腐蚀性气体病史者，应怀疑有吸入性损伤的可能。

2. 临床表现

患者有头面、颈部烧伤创面，尤其是有口鼻周围烧伤创面，鼻毛烧焦，口腔、咽部黏膜充血、水肿，有水疱形成；咳嗽、咳痰、痰中带碳粒；呼吸困难，缺氧、烦躁；嘶哑，气管内膜脱落；肺水肿时有咳血性泡沫样痰，肺部可闻及呼吸音低、粗糙或干、湿啰音等。吸入性损伤时，由于喉气管水肿变狭窄而出现呼吸困难，则喉气客呼吸音变成高调，有时发出尖厉的鸣笛声，此时应行气管开术。重度吸入性损伤早期即出现进行性呼吸困难，但在大面积烧伤时，即使无吸入性损伤，早期也可并发急性肌功能不全而出现呼吸困难，此点应注意

3. X线检查

取右前斜位X线摄片，伤后2~6 h出现明显的气管狭窄，气管内显示斑点状阴影响，透光度减退，黏膜不规整，早期显示气管狭窄的特征，可作为相应的X线改变。肺水肿时显示

弥散的、玻片状阴影、叶间影像、肺门扩大、线形或新月形影像；肺部感染时可见中心性浸润影像或弥漫而稠密的浸润影像，有时可看到由于代偿性肺气肿所显示的气球样透明度增强，以及由于肺泡破裂或气肿样大泡破裂所致的气胸影像。

4. 特殊检查

（1）纤维支气管镜检查　纤维支气管镜可直接观察咽喉、声带、气管、支气管黏膜的损伤程度，确定损伤部位。因它可在气道内取材、引流、洗涤，它又是一种治疗工具。通过纤维支气管镜进行动态观察，可了解病变演变的转归。

（2）133 氙肺扫描连续闪烁摄影检查　此项检查一般于伤后 48 h 内进行，正常情况下，133 氙注射后 90~150 s，可完全从肺部清除，称为扫描正常；若 150 s 后仍未清除者称为扫描异常。延迟清除、清除不完全或 133 氙呈现节段性潴留者，表示有吸入性损伤。有闪烁摄影上可见放射性密度增大的灶性区域。

伤前有支气管炎、支气管扩张等慢性梗阻性肺部疾病者，可出现假阳性结果。

（3）脱落细胞计分法：正常成人为 1044 ± 89 分，儿童为 754 ± 158 分；而严重吸入性损伤者仅为 12~208 分，轻者为 276~446 分，无吸入性损伤的烧伤患者为 1068~1140 分。

5. 肺功能检查

（1）血气分析　吸入性损伤后，PaO_2 有不同程度的下降，多数低于 8 kPa（60 mmHg），烧伤面积相似而不伴有吸入性损伤者一般 $PaO_2>10.67$ kPa（80 mmHg）。PaO_2/FIO_2 比率降低（正常 >53.2 kPa），A-aDO2 早期升高，其增高程度可作为对预后的预测。如果进行性 PaO_2 低，A-aDO2 增高显著，提示病情重，预后不良。

（2）肺功能测定　对低位吸入性损伤较敏感。主要包括第一秒钟时间肺活量（FEV1）、最大肺活量（FVC）、最大呼气流速 – 容积曲线（MEFV）、高峰流速（Peakflow）、50% 肺活量时流速和呼吸动力机能（肺顺应性、气道力、肺阻力等）。重度吸入性损伤后，累及小气道及肺实抽，气道阻力增加，50% 肺活量时高峰流速可下降至 $41.6 \pm 14.3\%$，肺顺应性下降，肺阻力显著增高，MEFV 显著低于正常值，FEV1 和 FVC 均较早出现异常。以上变化系气道梗阻所致，故肺功能测定对预计病情发展有一定意义。

（四）吸入性损伤的临床分类

关于吸入性损伤的分类标准尚不统一。有的按病情严重程度分为轻、中、重三类或轻、重两类；有的按损伤部位分为上、下气道及肺实质损伤。目前国内多数采用三度分类法。

1. 轻度吸入性损伤

指声门以上，包括鼻、咽和声门的损伤。临床表现鼻咽部疼痛、咳嗽、唾液增多，有吞咽困难；局部黏膜充血、肿胀或形成水泡，或黏膜糜烂、坏死。患者无声音嘶哑及呼吸困难，肺部听诊无异常。

2. 中度吸入性损伤

指气管隆嵴以上，包括咽喉和气管的损伤。临床表现为刺激性咳嗽、声音嘶哑、呼吸困难、痰中可衾 碳粒及脱落之气管黏膜，喉头水肿导致气道梗阻，出现吸气性喘鸣。肺部听诊呼吸音减弱或粗糙，偶可闻及哮鸣音及干啰音。患者常并发气管炎和吸入性肺炎。

3. 重度吸入性损伤

指支气管以下部位，包括支气管及肌实质的损伤。临床表现为伤后立即或几小时内出现严重呼吸困难，切开气管扣不能缓解；进行性缺氧，口唇发绀，心率增快、躁动、谵妄或昏迷；咳嗽多痰，可早期出现肺水肿，咳血性泡沫样痰；坏死内膜脱落，可致肺不张或窒息。肺部听诊呼吸音低、粗糙，可闻及哮鸣音，之后出现干、湿啰音。严重的肺实质损伤患者，伤后几小时内可因肺泡广泛损害和严重支气管痉挛导致急性呼吸功能衰竭而死亡。

（五）吸入性损伤的治疗

吸入性损伤的治疗手段比较贫乏，因涉及代谢及内环境稳定紊乱、肺部功能性病理生理变化，以及常合并其他损伤，故治疗原则仍是据其病程的阶段性变化，给予相应的对症处理。

1.保持气道通畅，防止及解除梗阻

（1）气管插管及气管切开术：吸入性损伤因组织、黏膜水肿、分泌物堵塞、支气管痉挛等，早期即可出现气道梗阻，故应及时进行气管插管或切开术，以解除梗阻，保持气道通畅。气管内插管指征：① 面部尤其口鼻重度烧伤，有喉阻塞可能者；② 声门水肿加重者；③ 气道分泌物排出困难，出现喘鸣加重及缺氧者。气管内插管留置时间不宜过久（一般不超过1周），否则可加重喉部水肿，或引起喉头溃烂，甚至遗留声门狭窄。

气管切开术指征为：① 严重的声门以上水肿且伴有面颈部环形焦痂者；② 严重的支气管黏液漏者；③ 合并ARDS需要机械通气者；④ 合并严重脑外伤或脑水肿者；⑤ 气管插管留置时间超过24 h者。行气管切开术，可立即解除梗阻，便于药物滴入及气管灌洗，方便纤支镜检查及机械通气。但气管切开术亦增加气道及肺感染机会，只要做到正规操作，加强术后护理，加强预防措施，是可以避免的。

（2）焦痂切开减压术：吸入性损伤有颈、胸腹环形焦痂者，可压迫气道及血管，限制胸廓及膈肌活动范围，影响呼吸，加重呼吸困难，降低脑部血液供应，造成脑缺氧，因此，及时行上述部位的焦痂切开减压术，对改善呼吸功能，预防脑部缺氧，有重要意义。

（3）药物治疗：对支气管痉挛者可用氨茶碱0.25 g缓慢静推，每4~6 h 1次。或用沙丁胺醇气雾剂喷雾，可扩张支气管，解除痉挛。如果支气管痉挛持续发作，可给予激素治疗，同时激素具有阻止急性炎症引起的毛细血管通透性增强症状，减轻水肿，保持肺泡表面活性物质的稳定性，并有稳定溶酶体膜等作用。因激素有增加肺部感染的发生率，故主张早期一次性大剂量静滴，地塞米松比氢化可的松疗效强。朱佩芳等报道，对重度烟雾吸入性损伤狗，早期采取地塞米松，山莨菪碱及吸氧等综合治疗，可加速CO排出，改善肺部功能。

（4）湿化雾化：湿化有利于气管、支气管黏膜不因干燥而受损，利于增强纤毛活动能力，防止分泌物干涸结痂，对防止痰液堵塞、预防肺不张和减轻肺部感染具有重要意义。通过雾化吸入可进行气道药物治疗，以解痉、减轻水肿、预防感染、利于痰液排出等。一般用NS 20 mL内加地塞米松、庆大霉素、α-糜蛋白酶各1支作雾化吸入。

2.保证血容量

应根据尿量、血压及生命体征等变化，进行正确的液体复苏，维持足够的血容量，避免因限制输液，不能维持有效循环量，终将导致组织灌液不良，进一步加重组织损害。

3.维持气体交换功能，纠正低氧血症

（1）给氧目的是使PaO_2提高至正常水平。若PaO_2降低，$PaCO_2$正常时可给低浓度或中等浓度氧吸入；如有高碳酸血症或呼吸衰竭时，应采取控制性氧疗，即给氧浓度不宜超过35%。吸氧时间：一般认为长时间吸氧时，氧浓度不宜超过50%~60%，时间不宜超过1日，吸纯氧时不得超过4 h。长时间吸入高浓度氧可损伤肺脏，轻者有胸痛及咳嗽，重者可出现肺顺应性下降，加重呼吸困难，肌肉无力，精神错乱，甚至死亡。给氧方法：除鼻导管吸氧外，还有氧罩、氧帐及机械通气法。对吸入性损伤引起的呼吸功能不全者，使用鼻导管或面罩给氧往往无效，一般需用正压给氧和机械通气。

（2）机械呼吸 机械呼吸是一种对症治疗和应急抢救措施，掌握其使用时机甚为重要。使用呼吸器的指征如下：

1）临床表现 患者呼吸困难，呼吸频率大于35次/min，神志模糊、烦躁，经气管切开、焦痂减压及给氧疗后仍不能缓解，呼吸道内有脱落坏死组织脱出，分泌物多而无力咳出等；

2）血气分析 经给予高浓度吸氧后，PaO_2仍低于7.8 kPa或$PaCO_2$大于6.5 kPa；

3）肺部体征及X线拍片 当患者出现呼吸衰竭时，早期胸片显示透明度低、肺纹理增多、增粗，与呼吸困难体征不相符。当肺部出现干、湿啰音,胸片出现云片状阴影时,多已属晚期。

机械呼吸虽能有效地改善呼吸功能,但有增加肺部感染的机会,故对机械和管道腔内应彻底消毒,掌握正确的操作规程,防止交叉感染,减少肺部感染机会。

重度吸入性损伤引起的低氧血症,主要因肺分流量增加所致,采用机械通气呼气末正压呼吸(PEEP)为适宜。吸气相产生正压,将气压入肺内,呼气相时呼吸道压力仍高于大气压,从而使部分因渗出、肺不张等原因推动通气功能的肺泡扩张,增加了气体交换面,提高了血氧浓度。开始用 0.49 kPa 的 PEEP,以后逐渐增加 0.2~0.3 kPa,直至 PaO_2 超过 9.31 kPa。

(六)治疗注意事项

1.吸入性损伤早期不宜限制补液量

重度吸入性损伤后肺毛细血管通透性增高,同时毛细血管静脉水压也增高,常很快发生肺水肿。以往主张吸入性损伤休克期补液,应适当限制补液量,以免诱发或加重肺水肿。但是临床发现吸入性损伤患者限制补液量后休克难以纠正,而肺水肿并未减少或减轻。目前认为,烧伤患者的早期补液个体差异很大,补液应个性化,既不有意限制,也无须一定增加,以保证组织的良好血液灌注为目的。但较之单纯体表烧伤,吸入性损伤患者早期补液时,更应严密监测其心肺功能,要防止并发肺动脉高压和心脏负荷过重。

2.防治感染

感染是吸入性损伤的常见并发症,是伤后急性呼吸功能衰竭的重要发病因素,因此防治感染是吸入性损伤的重要组成部分。清理呼吸道分泌物;严格无菌技术原则,经常更换气管内导管;面颈部烧伤创面要优先处理,尽快使之愈合;在未弄清病原菌前,可采用广谱抗生素,伤后要定期行气道分泌物细菌培养,采用针对性强的抗生素,除全身应用抗生素外,于每次清理气道后,可将抗生素直接注入气道内,或经雾化吸入。

二、电烧伤

因电引起的烧伤有两类,由电火花引起的烧伤其性质和处理类同火焰烧伤,本章着重介绍与电源直接接触所致的电烧伤。

(一)损害机制

电接触烧伤有较多特性。伤情取决于几种因素:接触时间、电流强度、电流性质、电流的径路等。因电流=电压/电阻,电压越高,电流强度越大;电流导入人体后,因不同组织的电阻不同(依大小顺序为骨、脂肪、皮肤、肌腱、肌肉、血管和神经),局部损害程度有所不同。如骨骼的电阻大,局部产生的热能也大,所以在骨骼周围可出现"套袖式"坏死。体表的电阻又因皮肤的厚薄和干湿情况而异。如手掌、足掌因角质层厚,电阻也高;皮肤潮湿、出汗时,因电阻低,电流易通过,迅速沿电阻低的血管运行,全身性损害重;反之皮肤干燥者,局部因电阻高,损害也较重,但全身性损害相对减轻。"入口"处邻近的血管易受损害,血管进行性栓塞常引起相关组织的进行性坏死和继发性血管破裂出血。电流通过肢体时,可引发强烈挛缩,关节屈面常形成电流短路,所以在肘、腋、膝、股等处可出现"跳跃式"深度烧伤。此外,交流电对心脏损害较大,电流通过脑、心等重要器官,后果较重。

(二)临床表现

1.全身性损害 轻者有恶心、心悸、头晕或短暂的意识障碍;重者昏迷,呼吸、心搏骤停,但如及时抢救多可恢复。

2.局部损害 电流通过人体有"入口"和"出口",入口处较出口处重。入口处常炭化,形成裂口或洞穴,烧伤常深达肌肉、肌腱、骨周,损伤范围常外小内大;浅层组织尚可,但深部组织可夹心坏死,没有明显的坏死层面;局部渗出较一般烧伤重,包括筋膜腔内水肿;由于邻近血管的损害,经常出现进行性坏死,伤后坏死范围可扩大数倍。在电流通过的途径中，肘、腋或膝、股等屈面可出现"跳跃式"伤口。

（三）治疗

1. 现场急救　立即切断电源，或用不导电的物体拔离电源；呼吸心搏骤停者，立即进行心肺复苏；复苏后还应注意心电监护。

2. 液体复苏　补液量不能根据其表面烧伤面积计算，对深部组织损伤应充分估计。由于肌肉和红细胞的广泛损害，必将释放大量的血红蛋白和肌红蛋白，在酸血症的情况下，很易沉积于肾小管，导致急性肾衰。为此，早期补液量应高于一般烧伤；补充碳酸氢钠以碱化尿液；还可以用甘露醇利尿，每小时尿量应高于一般烧伤的标准。

3. 清创时特应注意切开减张，包括筋膜切开减压。尽管高压电烧伤早期坏死范围不易确定，仍应尽早作较彻底的探查，切除坏死组织，包括可疑的间生态组织（肌肉颜色改变，切割时收缩减弱），当组织缺损多，肌腱、神经、血管、骨骼已暴露者，在彻底清创后，应用皮瓣修复。对坏死范围难以确定，可以异体皮或异种皮暂时覆盖，2~3 d 后，再行探查，继续清创，创造条件植皮。在观察过程中，应密切注意继发性出血。床旁常备止血带与止血包，因这类病人可在静卧或熟睡时，血管悄然破裂，大量出血而致休克，遇此情况，应找到破裂血管，在其近心端高位健康血管处结扎。

4. 早期全身应用较大剂量的抗生素（可选青霉素、甲硝唑等）。因深部组织坏死，局部供血、供养障碍，应特别警惕厌氧菌感染，局部应暴露，过氧化氢溶液冲洗，湿敷。

5. 注意破伤风抗毒素是绝对指征。

三、化学烧伤

随着化学工业和现代战争中化学武器的不断发展，各种化学物质导致的烧伤逐渐增多。常见的是酸、碱、磷烧伤，军用毒剂烧伤也属化学烧伤。

（一）化学烧伤特点

1. 化学烧伤主要通过化学物品对皮肤的化学作用（如组织蛋白变性坏死、脂肪皂化、氧化还原、脱水、腐蚀等）致伤，常合并有热效应。

2. 有些化学物品自创面、黏膜吸收后可引起全身中毒，导致多脏器的毒性损害。

3. 气态或烟雾状化学品可造成吸入性损伤，一些挥发性化学物质经呼吸道排出，也能导致呼吸系统损伤。

4. 化学烧伤的严重程度与该物质的性质、浓度、接触时间、接触面积和急救处理时间密切相关。

5. 多数化学物质沾染皮肤后不易被迅速清除，创面多有加深的过程，一般酸损伤作用可持续 2 h，碱烧伤可达 12 h。

6. 液态的化学品烧伤有较高的眼部受损率，需及早检查角膜有无损伤。

（二）化学烧伤的一般处理方法

1. 迅速脱离污染物，并立即用流动冷水冲洗 20~30 min 以上。有时应先拭去创面上的化学物质（如干石灰粉）再用水冲洗，以避免与水反应产生大量热，造成创面进一步损害。冲洗完后可再用中和剂，中和时间不宜过久，片刻之后再用流动水冲洗。

2. 及时确认是否伴有化学物质中毒，并按其救治原则及时治疗。如一时无法获得解毒剂或肯定致毒物质时，可先用大量高渗葡萄糖和维生素 C 静点，给氧，输新鲜血液等，如无禁忌应及早使用利尿剂，然后据情况选用解毒剂。

3. 烧伤病毒按烧伤的治疗方法进行休克复苏及创面处理，早期切除三度焦痂，消除深二度创面坏死组织，以切断毒物来源。

4. 及时处理并发症，必要时请相关科室协助诊治。

（三）临床表现及处理

1. 酸烧伤

常见的为硫酸、盐酸、硝酸烧伤，此外尚有氢氟酸、石炭酸、草酸等。它们的特点是使组织脱水,蛋白沉淀,凝固,故烧伤后创面迅速成痂,界限清楚,因此限制了继续向深部侵蚀。

(1)硫酸、盐酸、硝酸烧伤 硫酸、盐酸、硝酸烧伤发生率较高,占酸烧伤的 80.6%。硫酸烧伤创面呈黑色或棕黑色,盐酸者为黄色,硝酸者为黄棕色,此外,颜色改变与创面深浅也有关系,潮红色最浅,灰色、棕黄色或黑色较深。酸烧伤后由于痂皮掩盖,早期对深度的判断较一般烧伤困难,不能因无水泡即判为浓度烧伤。硫酸、盐酸、硝酸在液态时可引起皮肤烧伤,气态时吸入可致吸入性损伤,三种酸比较,在同样浓度下,液态时硫酸作用最强,气态时硝酸作用最强,气态硝酸吸入后,数小时即可出现肺水肿。它们口服后均可造成上消化道烧伤,喉水肿及呼吸困难,甚至溃疡穿孔。

处理同化学烧伤的急救处理原则:硫酸烧伤后应立即用纸或布轻沾去残留酸,切忌擦破皮肤,然后用大量水冲洗,盐酸硝酸可立即用水冲洗,冲洗后,可用 5% 碳酸氢钠溶液或氧化镁、肥皂水等中和留在皮肤上的氢离子,中和后,仍继续冲洗。创面采用暴露疗法,如确定为三度,迟早切痂植皮。吸入性损伤按其常规处理.吞食强酸后,可口服牛奶、蛋清、氢氧化铝凝胶、豆浆、镁乳等,禁忌洗胃或用催吐剂,切忌使用碳酸氢钠,造成胃肠穿孔。

(2)氢氟酸烧伤 氢氟酸是氟化氢的水溶液,无色透明,具有强烈腐蚀性,并具有溶解脂肪和脱钙的作用。氢氟酸烧伤后,创面起初可能只有红斑或皮革样焦痂,随后即发生坏死,向四周及深部组织侵蚀,可伤及骨骼使之坏死,形成难以愈合的溃疡,伤员疼痛较重。10% 氢氟酸有较大的致伤作用,而 40% 则对皮肤浸润较慢。

氢氟酸烧伤处理:氢氟酸烧伤后,关键在于早期处理,应立即用大量流动水冲洗,至少 30 min,也有主张冲洗 1~3 h,冲洗后创面可涂氧化镁甘油(1:2)软膏,或用饱和氯化钙或 25% 硫酸镁溶液浸泡,使表面残余的氢氟酸沉淀为氟化钙或氟化镁,忌用氨水,以免形成有腐蚀性的二氟化铵(氟化氢铵)。如疼痛较剧,可用 5%~10% 葡萄糖酸钙(0.5 mL/cm²)加入 1% 普鲁卡因内行皮下及创周浸润,以减轻进行性损害。若创面有水泡,应予除去,烧伤波及甲下时,应拔除指(趾)甲,三度创面应早期切痂植皮。

(3)石炭酸烧伤及处理 石炭酸吸收后主要对肾脏产生损害,其腐蚀、穿透性均较强,对组织有进行性浸润损害,故急救时首先用大量流动冷水冲洗,然后再用 70% 酒精冲洗或包扎。深度创面应早期切痂或削痂。

(4)草酸烧伤及处理 皮肤、黏膜接触草酸后易形成粉白色顽固性溃烂,且草酸与钙结合使血钙降低,故处理时在用大量冷水冲洗的同时,局部及全身应及时应用钙剂。

(5)铬酸烧伤及处理 水冲洗后用 5% 硫代硫酸钠溶液或 1% 硫酸钠溶液洗涤,再用净水冲洗,或涂上 2% 二硫基丙醇膏,亦可用 5% 硫代硫酸钠软膏或 10% 依地酸钙软膏。

2. 碱烧伤

临床上常见的碱烧伤有苛性碱(NaOH,KOH)、石灰及氨水等,其发生率较酸烧伤为高。碱烧伤的特点是与组织蛋白结合,形成碱性蛋白化合物,易于溶解,进一步使创面加深,皂化脂肪组织,使细胞脱水而致死,并产热加理损伤。因此它造成损伤比酸烧伤严重。

(1)苛性碱烧伤 苛性碱是指氢氧化钠与氢氧化钾,具有强烈的腐蚀性和刺激性。其烧伤后创面呈黏骨或皂状焦痂,色潮红,一般均较深,通常在深二度以上,疼痛剧烈,,创面组织脱落后,创面凹陷,边缘潜行,往往经久不愈。

苛性碱烧伤其处理关键在于早期及时流动冷水冲洗,冲洗时间要长,有人主张冲洗 24 h,不主张用中和剂。深度创面亦应早期切痂,误服苛性碱后禁忌洗胃、催吐,以防胃与食道穿孔,可用小剂量橄榄油,5% 醋酸或食用醋,柠檬汁口服,对坏组织自然脱落形成肉芽创面者,在肉芽创面上以 1% 枸橼酸溶液湿敷 24 h 可降低pH,提高植皮成活率。

（2）石灰烧伤　生石灰（氧化钙）与水生成氢氧化钙（熟石灰），并放出大量的热，石灰烧伤时创面较干燥呈褐色，较深。注意用水冲洗前应将石灰粉末擦拭干净，以免产热加重创面。

（3）氨水烧伤　氨水极易挥发释放氨，具有刺激性，吸入后可发生喉痉挛，喉头水肿，肺水肿等吸入性损伤，氨水接触之创面浅度者有水泡，深度者干燥呈黑色皮革样焦痂。其创面处理同一般碱烧伤，对伴有吸入性损伤者，应按吸入性损伤原则处理。

3. 磷烧伤合并中毒

磷烧伤在化学烧伤中居第三位，仅次于酸、碱烧伤，除磷遇空气燃烧可致伤外，还由于磷氧化后生成五氧化二磷，其对细胞有脱水和夺氧作用，五氧化二磷遇水后生成磷酸并在反应过程中产热使创面继续加深，磷蒸气吸入可引起吸入性损伤，磷及磷化物经创面和黏膜吸入可引起磷中毒。

磷系原生质毒，能抑制细胞的氧化过程。磷吸收后在肝、肾组织中含量较多，易引起肝、肾等脏器的广泛损害。磷烧伤后患者主要表现为头痛、头晕、乏力、恶心，重者可出现肝、肾功能不全，肝大，肝区痛，黄疸，少尿或无尿，尿中有蛋白和管型。由于吸入性损伤及磷中毒可引起呼吸急促，刺激性咳嗽，肺部闻及干湿啰音，重者可出现肺功能不全及ARDS，胸片提示间质性肺水肿，支气管肺炎。部分患者可有低钙，高磷血症，心律失常，精神症状及脑水肿等。磷烧伤创面多较深，可伤及骨骼，创面呈棕褐色，三度创面暴露时可呈青铜色或黑色。

磷烧伤处理：磷烧伤后，应立即扑灭火焰，脱去污染的衣服，创面用大量清水冲洗或浸泡于水中，仔细清除创面上的磷颗粒，避免与空气接触。若一时无大量清水，可用湿布覆盖创面，为避免吸入性损伤，患者及救护者应用湿的手帕或口罩掩护口鼻。患者入院后，用1%硫酸铜清洗形成黑色磷化铜，便于清除，然后再用清水冲洗或浸泡于水中。注意硫酸铜的用量以及创面不发生白烟为度。残余创面的磷化铜应

用镊子仔细清除，再用清水冲洗后，用5%的碳酸氢钠溶液湿敷，中和磷酸，4~6 h后改用包扎，严禁用油质敷料。深度创面应迟早切痂植皮，磷烧伤后均应注意保护内脏功能，给予高糖，高热量，高蛋白质饮食，早期输液量应偏多，早给碱性药，早给利尿药，给予能量保剂应用等。早期应用钙剂可避免发生磷中毒，已发生磷中毒者应用钙剂后，可缓解临床症状，促进磷的排泄，并促进受伤脏器的恢复。

（四）军用毒剂烧伤

常见的能引起皮肤损伤的军用毒剂包括糜烂性毒剂（芥子气、路易剂、氮芥）、神经性毒剂（沙林、索曼），能造成吸入性损伤的有糜烂性毒剂、神经性毒剂和窒息性毒剂（光气、双光气、氯气）。

救治原则与化学烧伤的救治原则基本一致。强调迅速撤离染毒区，进行局部和全身洗消，消除沾染；尽早给予抗毒剂，防止病情恶化；对危及生命的病症如抽搐、呼吸困难、休克等给予急救，注意个人防护。

1. 芥子气烧伤

芥子气纯品为无色油状液体，有大蒜气味，难溶于水而溶于有机溶剂及脂肪。

【临床表现】液态芥子气皮肤损伤一般经历潜伏期、红斑期、水疱期、溃疡器和愈合期。

【急救与治疗】① 皮肤染毒后，用纱布蘸去可见液体，用消毒剂或肥皂水、碱水清洗10 min后，再用大量清水冲洗；② 眼睛染毒后，立即用2% 碳酸氢钠、0.5% 氯胺水溶液和大量清水冲洗；③ 补液抗休克、抗感染、保护创面等治疗同一般化学烧伤处理。

2. 路易剂烧伤

路易剂属卤代脂肪族砷化合物，为无色油状液体，有天竺葵叶味，难溶于水，易溶于有机溶剂。

【临床表现】与芥子气烧伤有相似之处，但刺激作用更强烈，潜伏期短，病程发展迅猛，皮肤水肿、出血显著，全身吸收作用比芥子气

严重，中毒后数小时，即可出现急性循环衰竭和肺水肿。

【急救与治疗】 ① 急救措施与芥子气烧伤基本相同；② 皮肤损伤可用 5% 碘仿和 5% 二巯丙醇油膏外涂，5~10 min 后用乙醇脱碘，并用大量清水冲洗；③ 眼染毒，用水冲洗并用 3% 二巯丙醇眼膏涂入结膜囊内，0.5~1 min 后再用水冲洗；④ 全身中毒用二巯丙醇肌内注射；⑤ 加强全身支持治疗。

四、放射烧伤

机体全身或局部受到放射线外照射或放射性核素沾染时，皮肤首当其冲。皮肤受射线作用而发生的损伤统称为皮肤放射损伤。皮肤放射损伤包括急性放射损伤、慢性放射损伤和放射性皮肤癌。放射性烧伤主要是指皮肤的急性放射损伤。

（一）放射性烧伤临床分期

1. 初期反应期　受照射当时局部无任何不适感，但照射后 1~2 d 内，局部皮肤出现有红斑，并有痒、麻木或灼热感。如果全身照射剂量大，可能出现全身乏力、疲倦、食欲减退、恶心、呕吐等症状。此类局部和全身反应持数小时或数天后症状就消退，进入假愈期。

2. 假愈期　局部和全身症状消失，患者无任何不适。这期的长短与照射的剂量有关，剂量大，假愈期短，剂量小的一般为 2 周左右。剂量大的缩短到 3~5 d，甚至从初期反应期直接进入极期。

3. 极期（反应明显期）　这期红斑、水疱和全身反应症状又复出现并加重。

4. 恢复期　损伤皮肤恢复痊愈，或转为慢性病变，局部形成经久不愈的溃疡。

（二）放射性烧伤创面严重程度分类

1. 一度 – 脱毛反应　毛囊、汗腺、皮脂腺等附件受损，表现为暂时性的毛发脱落，皮肤萎缩，少汗。

2. 二度 – 红斑反应　局部有瘙痒、疼痛、烧灼感及轻微水肿，并出现界限清楚的充血性红斑。

3. 三度 – 水疱反应　早期反应与二度相似，但出现早且严重。红斑处出现水疱，逐渐融合成大水疱，其周围有色素沉着。

4. 四度 – 溃疡反应　溃疡常呈圆形，界限较清楚，溃疡表面污秽，极少或没有肉芽组织形成，难自行愈合。

（三）放射性烧伤的治疗

1. 尽快脱离放射源，清除放射性沾染，避免再次照射，保护损伤部位。

2. 局部处理原则基本与普通烧伤同。在水疱出现前，即处于初期反应期和假愈期阶段，应以保护创面、防止感染为主。创面以暴露疗法为首选，因为这样便于随时观察创面。局部可涂用 75% 乙醇或碘的络合物制剂，如 0.1% 碘附或 PVP 碘等溶液，每日 3~4 次。如出现水疱，即已进入极期，小的水疱可不用处理，大的应引流以减轻压力，治疗中应特别注意无菌技术。如创面干燥，可继续采用暴露疗法，如创面分泌物较多，应该及时引流，清除分泌物，不使在创面上堆积，因结痂易引起细菌繁殖，创面又可因感染而加深，这类创面宜采用包扎疗法。创面细菌一般为铜绿假单胞菌、大肠杆菌等耐药菌种，局部可选用对创面细菌敏感的又刺激性不大的抗生素类药物。

3. 手术治疗　一般来说，沾染到皮肤上的放射性物质产生的都是软射线，穿透力不强，但很难应用冲洗、洗消方法清除干净；且放射性溃疡自愈困难，宜手术清创修复。较浅的创面可彻底清除病灶，扩创缝合或植皮。大而深的创面则需局部或远位的皮瓣、肌皮瓣、皮管或大网膜瓣修复。

4. 局部放射性烧伤伴全身放射病反应，可酌情给于预防感染、加强营养、增强免疫力等相应处理。

（赵烨德　李学东）

第三部分

舰船外科的常见疾患

第一章　普外科常见疾患

第一节　乳腺疾病

一、乳腺炎性疾病

急性乳腺炎是乳房的急性化脓性感染，绝大部分发生在产后哺乳的妇女，尤以初产妇多见，发病常在产后3~4周。

（一）病因

急性乳腺炎的发生原因，除产后全身抵抗力下降外，尚有以下两大诱因。

1. 乳汁淤积　淤积的乳汁为细菌的生长繁殖提供了有利条件，其原因有：乳头发育不良（过小或内陷）妨碍哺乳；乳汁过多或婴儿吸乳少；致乳汁不能完全排空；乳管不通，影响排乳。

2. 细菌侵入　乳头破裂，乳晕周围皮肤糜烂，致使细胞沿淋巴管侵入，引起感染。婴儿口腔感染，吸乳或含乳头睡眠，可使细菌直接进入乳管导致感染，致病菌以金黄色葡萄球菌为主。

（二）临床表现

初期患者乳房肿胀疼痛；压痛性硬块，表面皮肤红热；可出现发热等全身症状。炎症进一步发展，则上述症状加重，疼痛可呈搏动性，患者可有寒战、高热、脉搏加快、患侧腋窝淋巴结肿大伴有压痛等。化验检查白细胞计数明显增高及核左移。炎症肿块常在数日内软化形成脓肿，表浅的脓肿可触及波动，深部的脓肿需穿刺才能确定。乳房脓肿可呈单房性，也可因未及时引流而扩展为多房性的；一乳房也可同时存在数个病灶而形成多个脓肿。深部脓肿除缓慢向外破溃外，也可向深部穿至乳房与胸肌间的疏松组织中，形成乳房后脓肿。严重者可致败血症而危及生命。

（三）治疗

急性乳腺炎在未形成脓肿期的治疗包括：

1. 患侧乳房暂停哺乳，用吸乳器吸出乳汁使乳汁通畅排出。

2. 局部理疗、热敷，有利于炎症早期消散；水肿明显者可用25%的硫酸镁湿热敷。

3. 局部封闭，可采用含有100万U青霉素的生理盐水20 mL在炎性肿块周围封闭，必要时可每4~6 h重复注射一次，亦可采用0.5%的普鲁卡因溶液60~80 mL在乳房周围和乳房后作封闭，可促使早期炎症消散。

4. 全身抗感染　应用广谱抗生素。

急性乳腺炎脓肿形成后，应及时切开引流，排出积脓。切开引流应注意如下要点：① 为避免手术损伤乳管而形成乳瘘，切口应按轮辐方向做放射状切开，至乳晕处为止；深部脓肿或乳房后脓肿，可沿乳房下缘作弧形切口，经乳房后间隙引流之；既可避免乳管损伤，亦有利于引流排脓。乳晕下脓肿，应作沿乳晕边缘的弧形切口。② 若炎症明显而未见波动处，不应消极等待，应在压痛最明显处进行穿刺，及早发现深部脓肿。③ 脓肿切开后，应以手指深入脓腔，轻轻分离其间的纤维间隔以利引流彻底。④ 为使引流通畅，可在探查脓腔时，找到脓腔的最低部位进行低位引流，不另加切口作对口引流。

二、乳腺良性病变

乳房良性病变常见包括乳房纤维瘤病，由于属慢性疾病，虽然我军女性官兵服役人数增加。但在舰船环境状态下一般不进行特殊治疗。建议陆基医院进行治疗。

第二节　腹外疝

腹外疝是腹腔内脏器或组织，经腹壁或筋膜的缺损处，向体表突出而形成的肿块。腹壁强度减弱和腹内压增高是疝形成的根本原因。

一、分类

典型的腹外疝由疝环、疝囊、疝内容物和疝被盖 4 个部分组成。按病变的性质和程度腹外疝可分为 5 种类型：

1. 可复性疝：疝内容物很容易回纳到腹腔内。

2. 难复性疝：疝内容物不能回纳或不能完全回纳入腹腔，其内容物多为大网膜，少数病程较长的疝，因内容物不断进入疝囊时，产生的下坠力量将囊颈上方的腹膜逐渐推向疝囊，以至盲肠、乙状结肠或膀胱随之下移而成为疝囊壁的一部分，这种疝称为滑动性疝，也属难复性疝。

3. 绞窄性疝：被嵌顿的疝内容物的血液供应发生障碍，甚至完全被阻断，导致疝内容物发生坏死，引起腹膜炎。

4. 嵌顿性疝：当疝环狭小，而腹内压突然增高时，疝内容物强行扩张囊颈而进入疝囊，而被囊颈卡住，使内容物不能回纳到腹腔。也可引起缺血坏死。

二、临床分类及临床表现

（一）腹股沟斜疝

起初症状不明显，仅在站立、行走或剧烈咳嗽等腹内压力增高时出现腹股沟区肿胀和轻微疼痛，以后在腹股沟区或阴囊内可有复性包块，平卧或用手推后肿块消失。可发生嵌顿、绞窄。

腹股沟区可见肿块，坠入阴囊则多呈梨形，上端小、下端宽大，质软，咳嗽时触及包块，有冲击感。平卧或向外上方推挤时，包块可还纳、回纳后按住内环口，令患者咳嗽，以增加腹压，包块不出现。

（二）腹股沟直疝

多见于老年体弱者，特别是伴有前列腺肥大排尿困难、慢性支气管炎和习惯性便秘者易增加腹压而导致本病，表现为站立时腹股沟内侧隆起，无疼痛及其他不适。站立时腹股沟内侧可见一半球形的包块，不进入阴囊，平卧后可自行消失，常可在内环处触及明显的腹壁缺损和薄弱。

（三）股疝

多见于中年以上的经产妇女，一般症状轻

微，易被忽略，当久站立或咳嗽使腹内压增高时，略有坠胀感。若出现局部剧烈的疼痛，要考虑嵌顿和绞窄的可能。疝块一般位于腹股沟韧带下方的卵圆窝处，呈半球形隆起，体积不大，由于疝囊颈较狭小，咳嗽无明显冲击感。易发生嵌顿和绞窄。

（四）脐疝

脐疝多见于小儿和肥胖的经产妇女。成人脐疝可发生腹痛、恶心、呕吐等消化道症状。成人脐疝不易还纳，可触及疝环或脐部的腹壁缺损。当发生嵌顿时疝块变硬，出现腹痛和肠梗阻的表现。

（五）切口疝

有手术史。站立、行走、咳嗽、腹部用力时，腹壁切口处有肿块突出，可伴有消化不良，腹胀、腹部隐痛等不适。检查时腹部切口可见手术瘢痕处隆起，可能及质软的肿块，站立明显，平卧后消失，并可触及加周围的腹肌裂开、腹壁缺损，及疝内容物。

三、临床诊断

腹外疝的诊断应包括以下几个方面：是否为腹外疝；位于什么部位；属何种病理类型；是否继发于其他疾病。

腹外疝的特点是疝块必然位于疝环处，于平卧或休息时可回纳消失。即使疝内容物被嵌顿或绞窄，追问病史以往也应有疝块回纳史。如疝块较小或尚未突出体表，用手指按住疝环，使患者咳嗽局部有冲击感。其次要确定疝环的解剖位置，明确腹外疝的部位以决定选择何种手术方式。

确诊腹外疝后，还应判断疝内容物有无嵌顿或绞窄，否则会贻误嵌顿或绞窄性疝的手术时机。嵌顿性与绞窄性疝的鉴别在于确定疝内容物的活力。

此外，如果确诊腹外疝合并或继发于前列腺肥大、慢性支气管炎、习惯性便秘或其他腹腔内压力增高的疾病，则尚应适当治疗原发疾病，方可进行手术，尤其继发于肝硬化腹水或腹腔内肿瘤者，更忌作手术治疗。如忽视这一点，则必将导致治疗失败。

四、治疗

对各类腹外疝原则上均应行手术治疗，治疗方法很多，但总的原则是疝囊颈高位结扎、疝修补和疝成形术。而在舰船环境，一般对于可复性疝及没有绞窄症状的疝，应先试行复位。而严重则需行手术治疗。

第三节　胃、十二指肠疾病

一、胃扩张

急性胃扩张系指胃、十二指肠急性扩张，胃内容物大量潴留，而无明显机械性梗阻的病变。

（一）原因

急性胃扩张常将小肠推向下方，牵拉小肠系膜和肠系膜上动脉，从而压迫十二指肠第三段，致有胆汁及胰液反流入胃。胃和十二指肠极度扩张，可占据腹腔的大部，胃壁因扩张而发生局部血循环障碍，可导致胃出血、坏死和穿孔。水和电解质大量丧失、酸碱平衡失调、下腔静脉受压、胃十二指肠扩张所致的反射性内脏血管舒张及并发肺部感染等，都使有效循环血容量和心排出量减少而发生休克。

（二）诊断

起病急。主要临床表现为上腹或脐周持续性胀痛或隐痛，可有阵发性加剧；继之出现腹胀、呕吐。频繁呕吐是突出的症状，初起为小口反流，以后呕吐量渐增，呕吐物为深绿色或棕色浑浊液体，有时呈咖啡这样，隐血试验阳性。检查发现腹部高度膨隆，尤以上腹为显著；腹壁一般较软，压痛甚轻；腹部叩诊呈明显鼓音，并有振水声；肠鸣音减弱或消失。后期多有明显的水、电解质紊乱及酸碱平衡失调，直至发生休克。

X线检查发现腹部呈弥漫均匀一致阴影，胃气泡液平面明显增宽，经胃管可吸出大量胃十二指肠内积液，用以协助诊断。本病须与弥漫性腹膜炎、急性肠梗阻进行鉴别。

（三）鉴别诊断

需与以下症状相互鉴别。

急性胃扩张：急性胃扩张是指短期内由于大量气体和液体积聚，胃和十二指肠上段的高度扩张而致的一种综合征。通常为某些内外科疾病或麻醉手术的严重并发症。

（四）治疗和预防方法

治疗主要包括抗休克及纠正水、电解质和酸碱平衡失调；应予禁食并放置胃管吸出胃十二指肠潴留液，用生理盐水洗胃，持续胃肠减压；若并发胃穿孔，或经胃肠减压后效果不佳者，则需施行手术。手术方式以简单有效为原则，如造漏术并清除其内容物，术后应继续胃肠减压．

本病的病死率可高达 20%。上腹部大手术后常规胃肠减压，术后定期变换体位，避免暴饮暴食，对预防本病有重要意义。

二、胃十二指肠溃疡

胃十二指肠溃疡统称消化性溃疡或溃疡病，泛指发生在与胃液接触的胃肠道部分的溃疡，包括食管下段、胃十二指肠及胃空肠吻合术后空肠的溃疡等。

溃疡病有急慢两种类型。急性溃疡病多能经内科短期治疗而愈合；慢性溃疡病多持续较久，非经特殊治疗很难愈合，有可能发生各种严重的并发症，临床上常见多属此型。多数溃疡病发生在十二指肠球部，少数发生在胃的幽门与小弯，比为（3~4）：1。两者在临床表现和治疗原则等方面虽有差别，但在发病原理、早期症状、诊断方法和治疗等方面基本相似，可以视为一种病的不同表现。胃十二指肠溃疡一般经内科治疗，在舰船环境下，出现溃疡穿孔时才考虑手术治疗。对于内科治疗无效者，可在陆基医院进行手术。

第四节　阑尾疾病

一、急性阑尾炎

急性阑尾炎是外科常见病，居各种急腹症的首位。其原因通常认为阑尾梗阻、阑尾腔内细菌直接感染，便秘以及阑尾本身先天畸形如管腔细小，长度过长等有关。

（一）急性阑尾类型

急性单纯性阑尾炎，急性化脓性阑尾炎，坏疽及穿孔性阑尾炎和阑尾周围脓肿。多数急性阑尾炎以手术治疗为主，少部分病情较为严重。大部分患者恢复良好。

（二）临床表现与诊断

1. 腹痛　典型的急性阑尾炎开始有中上腹或脐周疼痛，数小时后腹痛转移并固定于右下腹。早期阶段为一种内脏神经反射性疼痛，故中上腹和脐周疼痛范围较弥散，常不能确切定位。当炎症波及浆膜层和壁层腹膜时，因后者受体神经支配，痛觉敏感、定位确切，疼痛即固定于右下腹，原中上腹或脐周痛即减轻或消失。据统计 70%~80% 的患者有典型转移性右下腹痛病史。少数病人的病情发展快，疼痛可一开始即局限于右下腹。因此，无典型的转移性右下腹疼痛史并不能除外急性阑尾炎。

2. 胃肠道症状　早期可能由于反射性胃痉挛而有恶心、呕吐。盆腔位阑尾炎或阑尾坏疽穿孔可因直肠周围炎而排便次数增多。并发腹膜炎、肠麻痹则出现腹胀和持续性呕吐。

3. 发热　一般只有低热，无寒战，化脓性阑尾炎一般亦不超过 38 ℃。高热多见于阑尾坏疽、穿孔或已并发腹膜炎。

4. 压痛和反跳痛　腹部压痛是壁腹膜受炎症刺激的表现。阑尾压痛点通常位于麦氏（McBurney）点，即右髂前上棘与脐连线的中、外 1/3 交界处。压痛程度和范围往往与炎症的严重程度相关。反跳痛也称 Blumberg 征。在肥胖或盲肠后位阑尾炎的患者，压痛可能较轻，但有明显的反跳痛。

5. 腹肌紧张　阑尾化脓即有此体征，坏疽穿孔并发腹膜炎时腹肌紧张尤为显著。但老年或肥胖患者腹肌较弱，须同时检查对侧腹肌，进行对比，才能判断有无腹肌紧张。

（三）并发症

当急性阑尾炎加重发生阑尾穿孔时则引起腹膜炎；阑尾炎加重亦可引起脓毒血症、腹腔脓肿，甚至肝脓肿等。

（四）辅助检查

1. 血常规　急性阑尾炎患者白细胞计数增多，约占患者的 90%，中性多形核细胞数也有增高（约 80%）。甚至可超过 $20 \times 10^9/L$。老年患者白细胞计数不一定增多，但中性多核细胞数往往增高。

2. 尿常规　急性阑尾炎患者的尿液检查并无特殊，但为排除类似阑尾炎症状的泌尿系统疾病，如输尿管结石，常规检查尿液仍属必要。

3. 超声检查　采用加压探测法，将四围肠内气体驱开而阑尾形态不变。阑尾充血水肿渗出在超声显示中呈低回声管状结构，较僵硬，其横切面呈同心圆似的靶样显影，直径 ≥ 7 mm，是急性阑尾炎的典型图像。准确率高达 90%~96%，敏感性和特异性也均在 90% 左右。超声检查也可在鉴别诊断中起重要作用，因为它可显示输尿管结石、卵巢囊肿、异位妊娠、肠系膜淋巴结肿大等，因此对女性急性阑尾炎的诊断和鉴别诊断特别有用。

（五）治疗

急性阑尾炎的治疗方法主要分为手术治疗和非手术治疗两种。

1. 非手术治疗

当急性阑尾炎处在早期单纯性炎症阶段时，一旦炎症吸收消退，阑尾能恢复正常，也不再反复，因此阑尾不必切除，可采用非手术治疗，促使阑尾炎症及早消失。当急性阑尾炎诊断明确，有手术指征，但因患者周身情况或客观条件不允许，也可先采取非手术治疗，延缓手术。

（1）一般治疗　主要为卧床休息、禁食，给予水、电解质和热量的静脉输入等。

（2）抗生素应用　在非手术治疗中抗生素的应用颇为重要。关于其选择与用量，应根据具体情况而定。阑尾炎绝大多数属混合感染，以往采用青、链霉素联合应用，效果满意，以后发现耐药菌株增多且厌氧菌感染率增高，随即改用"金三联"即氨苄西林、庆大霉素与甲硝唑联合，其抗菌覆盖面大，价格也不贵，甚受推崇。

（3）止痛药应用　止痛有时非常必要。强烈的疼痛可以增加精神上的恐怖，降低体内免疫功能，从而减弱患者抗病的能力。一般止痛药有时不能止住较强的疼痛，吗啡类药的应用可以考虑但必须谨慎，可适用于已决定手术的患者。

（4）对症处理　如镇静、止吐、必要时放置胃减压管等。

2. 手术治疗

原则上急性阑尾炎，除黏膜水肿型可以保守后痊愈外，都应采用阑尾切除手术治疗，去除病灶以达到：① 迅速恢复；② 防止并发症的发生；③ 对已出现并发症的阑尾炎也可以得到良好治疗效果；④ 去除以后有可能反复发作的病灶；⑤ 得到正确的病理结果。

手术适应证：① 临床上诊断明确的急性阑尾炎、反复性阑尾炎和慢性阑尾炎；② 非手术治疗后症状、体征、化验无好转者。

（六）手术方法

见第四部分第三章第一节。

二、慢性阑尾炎

（一）概念

关于慢性阑尾炎的诊断，目前认识上尚不完全统一，临床上它能否作为一种独立的疾病，意见尚有分歧。实际工作中，病理学上的慢性阑尾炎和临床上的慢性阑尾炎两者之间，并不总是相符的。例如在附带切除平时无症状的阑尾送检时，相当部分阑尾在病理上有慢性炎症在。而有典型临床表现切除后阑尾病检虽为慢性阑尾炎，但患者术后效果不满意；而阑尾病检未证实有慢性炎症，手术后症状却完全缓解。当然大多数患者慢性阑尾炎的临床表现、病理诊断和手术的效果三者完全一致，因此应该承认慢性阑尾炎在临床上是一个独立的疾病。

（二）分类

临床上将慢性阑尾炎大致分为两种类型。

1. 原发性慢性阑尾炎　其特点为起病隐匿，症状发展缓慢，病程持续较长，几个月到几年。病初无急性发作史，病程中也无反复急性发作的现象。

2. 继发性慢性阑尾炎　特点是首次急性阑尾炎发病后，经非手术治疗而愈或自行缓解，其后遗留有临床症状，久治不愈，病程中可再次或多次急性发作。

（三）临床表现

1. 腹部疼痛　主要位于右下腹部，其特点是间断性隐痛或胀痛，时重时轻，部位比较固定。多数患者在饱餐、运动和长期站立后，诱发腹痛发生。病程中可能有急性阑尾炎的发作。

2. 胃肠道反应　患者常觉轻重不等的消化不良、胃纳不佳。病程较长者可出现消瘦、体重下降。一般无恶心和呕吐，也无腹胀，但老年患者可伴有便秘。

3. 腹部压痛　压痛是唯一的体征，主要位于右下腹部，一般范围较小，位置恒定，重压时才能出现。无肌紧张和反跳痛，一般无腹部包块，但有时可触到胀气的盲肠。

4. 间接体征　各种特定的压痛点如马氏点、兰氏点及腰大肌征、罗氏征，在慢性阑尾炎的诊断中无意义。

5. 辅助检查　胃肠钡透和纤维结镜检查有一定帮助。回盲部钡透如出现显示的阑尾有压痛、阑尾呈分节状、阑尾腔内的钡剂排空时间延长及阑尾未显影等，均为慢性阑尾炎的特征。纤维结肠镜可直接观察阑尾的开口及其周围的黏膜的变化和活检，尚可对阑尾腔进行造影，对鉴别诊断有一定意义。

（四）诊断与鉴别

慢性阑尾炎的确诊有时相当困难，国内统计慢性阑尾炎手术后症状未见减轻者高达35%，其主要原因是诊断上的错误。应该对每一个慢性阑尾炎的诊断高度认真，用"排除法"来逐个除外容易与它相混淆的有关疾病。其中主要有回盲部结核，慢性结肠炎，慢性附件炎，胃肠神经官能症及结肠恶性肿瘤等。

（五）治疗

手术治疗是唯一有效的方法，但在决定行阑尾切除术时应特别慎重。

1. 慢性阑尾炎确诊后，原则上应手术治疗，切除病理性阑尾，特别是有急性发作史的患者，更应及时手术。对诊断可疑的患者或有严重并存病的高龄患者，应暂行非手术治疗，在门诊追踪观察。

2. 手术中如发现阑尾外观基本正常，不能轻易只切除阑尾后关腹，应仔细检查阑尾附近的组织和器官如回盲部，回肠末段一米，小肠系膜及其淋巴结。女性病人还应仔细探查盆腔及附件，以防误诊和漏诊。

3. 手术后应对每一个患者进行一段时间的随访，以了解切除阑尾后的实际效果。慢性阑尾炎的最后诊断不是病理，而是手术后症状的完全解除。术后仍有症状的患者，作全面的检查，找出真正的病因，不能轻易地按术后肠粘连对症治疗。

第五节　肛管、直肠疾病

一、肛裂

肛裂是肛管处深及全层的皮肤溃疡，大多发生在后正中部位，少数发生在前正中部位。

（一）病因与病理

长期大便秘结的患者，因粪块干而硬，便时用力过锰，排出时裂伤肛管皮肤，反复损伤使裂伤深及全层皮肤。肛管后正中部皮肤较固定，直肠末端位置由后方向前弯曲，因此肛门后方承受的压力较大，是肛裂的常见部位。粗暴的检查亦可造成肛裂。肛裂多为单发的纵形、椭圆形溃疡，反复损伤、感染，使基底较硬，肉芽灰白，裂下端皮肤因炎症、浅静脉及淋巴回流受阻，发生水肿，形成结缔组织性外痔，称为"前哨痔"。肛裂上端肛乳头因炎症和纤维变，成肥大乳头。

（二）临床表现

典型症状是疼痛、便秘、出血。排便时干硬粪便直接挤擦溃疡面和撑开裂口，造成剧烈疼痛，粪便排出后疼痛短暂缓解，经数分钟后由于括约肌反射性痉挛，引起较长时间的强烈疼痛，有的需用止痛剂方可缓解。因此肛裂患者恐惧排便，使便秘更加重，形成恶性循环。创面裂开可有少量出血，在粪便表面或便后滴血。检查时用双手拇指轻轻分开肛门口，即见溃疡面，新发生的肛裂边缘整齐、软、溃疡底浅，无瘢痕组织，色红、易出血。慢性肛裂深而硬，灰白色，不易出血。裂口下方为"前哨痔"。肛指和肛镜检查会引起患者剧烈疼痛，不宜进行。

（三）治疗

新鲜肛裂，经非手术治疗可达愈合，如局部热水坐浴，便后用 1：5000 高锰酸钾溶液坐浴，可促使肛门括约肌松弛；溃疡面涂抹消炎止痛软膏（含丁卡因、小檗碱、甲硝唑等），促使溃疡愈合；口服缓泻剂，使大便松软、润滑；疼痛剧烈者可用普鲁卡因局部封闭或保留灌肠，使括约肌松弛。

陈旧性肛裂　经上述治疗无效，可采用手术切除（图 3-1-5-1、2），包括溃疡连同皮赘（前哨痔）一并切除，还可切断部分外括约肌纤维，可减少术后括约肌痉挛，有利愈合，创面不予缝合，术后保持排便通畅，热水坐浴和伤口换药，直至完全愈合。近年来采用液氮冷冻肛裂切除

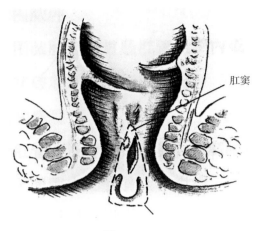

图 3-1-5-1

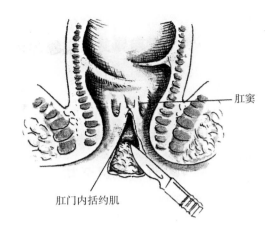

图 3-1-5-2

术，获得满意疗效，术后痛苦小，创面不出血，不发生肛门失禁等优点。

二、肛管直肠周围脓肿

肛管直肠周围脓肿是指直肠肛管组织内或其周围间隙内的感染，发展成为脓肿，多数脓肿在穿破或切开后形成肛瘘。

（一）病因和病理

多数起源于肛管直肠壁内的感染，如肛隐窝炎，粪便内尖锐异物可损伤肠壁而引起感染，由于间隙内为脂肪疏松组织，一旦感染极易扩散，甚至可延及两侧。少数肛管直肠周围脓肿可继发于外伤，炎性病变或药物注射；肛周皮肤内的毛囊，皮脂腺感染，也可形成脓肿，最后也可形成肛瘘。

（二）临床表现

1. 肛门周围脓肿　局部持续性跳痛，排便加重，脓肿表浅全身症状不明显。初起时局部红肿、发硬、压痛、脓肿形成则波动明显，如未及时治疗，脓肿可自行从皮肤穿破，形成外瘘或向肛窦引流，形成内瘘。

2. 坐骨直肠窝脓肿　较常见。脓肿较大，较深，症状较重，全身可发热，畏寒，局部呈持续性胀痛而逐渐加重为跳痛，排便可加重，

有时出现排尿困难和里急后重症。检查肛周，病初无明显体征，以后出现红肿、压痛，直肠指检可扪及柔软有波动、有压痛的肿块，穿刺可抽出脓液。

3. 骨盆直肠窝脓肿　位置较深，全身症状更明显而局部症状轻，造成诊断上困难。有持续高热、头痛、恶心等，局部肛门坠胀，便意不尽，排尿不适等。检查肛周区无异常发现，指检在直肠侧壁外有隆起肿块或波动感，依靠穿刺抽脓确诊。

4. 其他　如直肠后窝脓肿，直肠黏膜下脓肿等，由于位置较深，局部症状不显，诊断较困难。患者有不同程度的全身感染症状以及局部坠胀，常有便意等，脓肿大者，可扪及压痛性包块。

（三）治疗

脓肿一旦确诊，多需手术切开引流。如感染未形成脓肿时，可采用非手术治疗：① 应用抗菌药物，根据病情选用 1~2 种抗生素或清热解毒利湿的中药；② 热水坐浴；③ 局部理疗；④ 口服缓泻剂以减轻患者排便时疼痛。

手术切开引流的方法，因脓肿部位不同而各异（图 3-1-5-3）。表浅者局麻下进行，以波动明显部位为中心，作肛门周围放射形切口（图 3-1-5-4），要足够大，以保证引流通畅。坐骨直

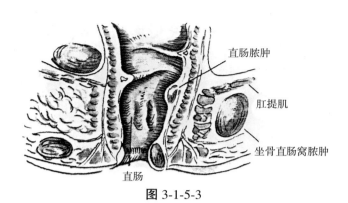

图 3-1-5-3

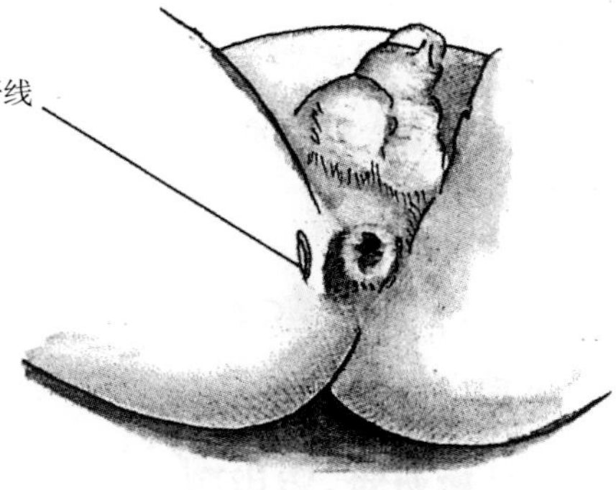

图 3-1-5-4

肠窝脓肿部位较深，范围亦大，应低位腰麻下切开引流，切口应距肛缘 3~5 cm，呈弧形，略偏后，切口大，术者手指能进入脓腔，保证引流通畅（图 3-1-5-5）。骨盆直肠窝脓肿，由于肛提肌间隔，脓腔要在穿刺引导下引流，穿过肛提肌的切口也必须够大，其他一些脓肿均可经直肠切开引流，较低位的可在直视下进行，较高的需通过肛镜进行。

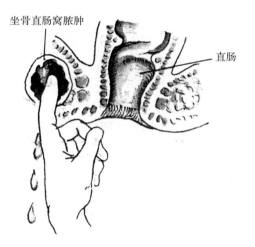

图 3-1-5-5

三、肛门瘘管

肛门瘘管简称肛瘘，是肛管直肠与肛门周围皮肤相通的感染性管道，其内口位于齿线附近，外口位于肛门周围皮肤上，长年不愈。

（一）病因与分类

大部分肛瘘由肛门直肠脓肿破溃或切开排脓后形成。脓肿逐渐缩小，但肠内容物仍不断

进入脓腔，在愈合缩小的过程中，常形成迂曲的腔道，引流不畅不易愈合，日久后腔道周围有许多瘢痕组织，形成慢性感染性管道。行走在内外括约肌附近，外口皮肤生长较快，常有假性愈性，引起反复发作。管道的感染多数为脓性感染，少数为结核性。

根据瘘口和瘘管的位置、深浅、高低以及数目，其分类有：

1. 外瘘和内瘘　外瘘至少有内外二个瘘口，一个在肛门周围皮肤上，多数距肛门 2~3 cm，称为外口，另一个在肠腔内，多数在齿线处肛窦内，称为内口，少数内口在中齿线上方，直肠壁上。内瘘的内口与外瘘相同，并无伤口，临床所见 90% 为外瘘。

2. 低位瘘和高位瘘　瘘管位于肛管直肠环平面以下者为低位瘘，在此平面以上为高位瘘。后者与治疗方法的选择有关。

3. 单纯性肛瘘和复杂性肛瘘　前者只有一个瘘管，后者可有多个瘘口和瘘管。从临床治疗角度以肛瘘和括约肌的关系较重要，可分为：① 括约肌间型——最常见一种，内口位于齿线，瘘管在内外括约肌间行走，外口在肛门周围皮肤；② 经括约肌型——瘘管经外括约肌及坐骨肛管间隙而在肛周围皮肤上穿出；③ 括约肌上型——不常见。瘘管同上穿破肛提肌而在肛门周围远处皮肤上穿出；④ 括约肌外型——少见，内口在齿线上直肠壁，外口在肛周远处皮肤上，瘘管在内外括约肌外，经肛提肌而下。

（二）临床表现

流脓是主要症状，脓液多少与瘘管长短、多少有关，新生瘘管流脓较多，分泌物刺激皮肤而瘙痒不适，当外口阻塞或假性愈合，瘘管内脓液积存，局部肿胀疼痛，甚至发热，以后封闭的瘘口破溃，症状减轻。由于引流不畅，脓肿反复发作，也可溃破出现多个外口。较大较高位的肛瘘，常有粪便或气体从外口排出。检查时外口常为一乳头状突起或是肉芽组织的隆起，挤压有少量脓液排出，多为单一外口，在肛门附近。也有多个外口，外口之间皮下瘘管相通，皮肤发硬并萎缩。也有多个外口位于两侧，瘘管成"马蹄形"，直肠指诊在病变区可触及硬结或条索状物，有触痛，随索状物向上探索，有时可扪及内口。若外口不整齐，不隆起，有潜行边缘，肉芽灰白色或有干酪样稀薄分泌物，应怀疑为结核性肛瘘。

（三）诊断

肛瘘内口是原发病灶部位，定位不清必然造成治疗上失败，因为切除或切开内口是治愈肛瘘的关键。寻找和确定肛瘘内口的方法有：

1. 肛镜检查　直视下看到齿线全部，内口常在红肿发炎的肛瘘，有分泌物，对可疑的肛隐窝可用银质圆头探针探入。

2. 探针检查　先于肛门内插入手指，用银质圆头探针，由外口沿管道向肠腔方向轻轻探入，完全性肛瘘，肠腔内手指在齿线附近可摸到探针确定内口，探时切忌盲目用力，免成假道，使感染扩散。

3. 染色检查　将干纱布放入直肠内，将美兰1~2 mL由外口徐徐注入，然后拉出纱布，如有染色，即证明有内口存在。

4. 手术检查　切开瘘管，沿瘘管寻找内口，一般容易找到。

（四）治疗

1. 急性感染发作期，应用抗菌药物，局部理疗，热水坐浴，脓肿形成应切开引流。

2. 瘘管切开术　适用低位单纯性肛瘘，内口在外括约肌之间的外瘘。切开瘘管仅损伤部分内括约肌，外括约肌皮下部及浅部，不会引起术后肛门失禁。一般在鞍麻下，用探针由外口插入，通透瘘管的内口穿出，沿探针方向切开瘘管，将腐烂肉芽组织搔爬干净，为保证瘘管从底部向外生长，可将切口两侧皮肤剪去少许，呈底小口大的"V"形伤口，同时注意有无分支管道，也应——切开。

3. 挂线疗法　适用高位单纯性肛瘘，即内口在肛管直肠环平面上方，手术切断可引起肛门失禁。采用瘘管挂线，使要扎断的括约肌与四周组织先产生粘连，因结扎后局部缺血、坏死，经10~14 d后自行断裂，此时不发生收缩失禁，瘘管敞开成创面，达到逐渐愈合。方法：将探针从外口经瘘管在内口穿出，探针引导一无菌粗丝线或橡皮筋，将此线从内口经瘘管而在外口引出，然后扎紧丝线。挂线时须注意：① 找到内口的确切位置，不可造成假道，免手术失败；② 收紧丝线或橡皮筋前，要切开皮肤及括约肌皮下部，以减轻术后疼痛，缩短脱线日期；③ 结扎要适当收紧，过松不易勒断瘘管。术后热水坐浴，经3~5 d再拉紧一次，一般在2周可完全断裂。

4. 肛瘘切除术　适用低位单纯性肛瘘，与切开不同之处在于将瘘管及周围组织分开并切除（图3-1-5-6、7），直至显露健康组织创面内小外大，一般不缝合，术后坐浴、换药直至愈合。高位或复杂性肛瘘在手术中要注意保护肛管直肠环，以免术后大便失禁。

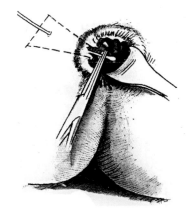

图 3-1-5-6

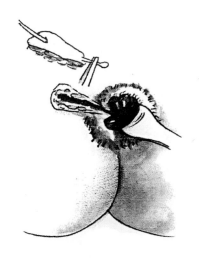

图 3-1-5-7

四、痔

痔是齿线两侧直肠上、下静脉丛的曲张引起的团块，可产生出血、栓塞、脱出。分为内痔、外痔和混合痔，多发生在成年人，影响生活和工作。

（一）分类和病理

1. 内痔　是直肠上静脉丛的曲张静脉团块，位于齿线以上，表面黏膜覆盖，常见于左侧、右前，右后三处。

2. 外痔　是直肠下静脉丛的曲张静脉团块，位于齿线以下，表面为肛管皮肤所覆盖，常因静脉内血栓形成而突出在肛门口或肛门外。

3. 混合痔　由直肠上、下静脉丛互相吻合，互相影响，痔块位齿线上下，表面同时为直肠黏膜和肛管皮肤所覆盖。

我国目前将内痔分为三期：①第一期为便时带血，痔块不脱出肛门外，仅肛镜检查可见；②第二期为便时痔块脱出肛门外，便后自行回复；③第三期为便时痔块脱出肛门外，不能自行回复而需用手托回，内痔到第二期往往已成混合痔，说明不断加重，全部脱出肛门外的叫"环形痔"。有时痔块脱出肛门外又为痉挛的括约肌所嵌顿，以致瘀血水肿，呈暗紫色甚至坏死，这是极为严重的并发症。

（二）临床表现

1. 内痔

（1）便时出血是内痔的常见症状，呈鲜红色、无痛，出血量一般不多，有时较多，呈喷射状，日久可造成严重贫血。

（2）痔块脱出、内痔第二、三期即可脱出肛门外，由自行回复变为必须用手推回肛门内，否则容易嵌顿，坏死。

（3）疼痛单纯内痔无疼痛。当内痔黏膜糜烂、水肿、继发感染可有疼痛，如发生嵌顿绞窄，坏死感染，可有剧痛。

（4）瘙痒直肠黏膜因痔脱出，刺激分泌物增多，括约肌松弛，分泌物外流，使肛周皮肤瘙痒，甚至发生皮肤湿疹。

检查时内痔和混合痔的内痔部分除非脱出，一般不能看见。脱出的痔块最好在排便后立即观察，可见痔块为暗紫色，有时可见黏膜糜烂或出血点。不能脱出的痔块需肛镜见到，指检虽不能扪及痔块，但可排除其他疾病。

2. 血栓性外痔　多因排粪或用力，肛门边缘静脉破裂，血液渗于皮下组织，成为血肿，凝结成疼痛肿块。排粪和活动时加重，检查见肛缘处有一突出的暗紫色长圆形肿块，表面皮肤水肿，质硬、压痛明显，不活动。

3. 结缔组织外痔　是肛缘皮肤皱折变大，内有结缔组织增生，血管少，无曲张静脉，底宽尖长，大小形成不等，有单个，也有多发。局部不易保持清洁，当炎症时可疼痛。

（三）诊断与鉴别诊断

根据痔的典型症状，直肠指检和肛门镜检查，一般不难诊断，但应与下列疾病鉴别。

1. 直肠息肉无痛性便血是常见症状，低位带蒂息肉可脱出肛门外，与痔脱出相混淆，指检可扪及肿块，多数有蒂。

2. 直肠癌严格讲两者不难鉴别，只要认真做直肠指检和肛镜检查，直肠癌块都可发现。

3. 直肠脱垂排便时脱出，一般为全层直肠壁、黏膜为同心环状皱襞。

（四）治疗

痔多数处于静止，无症状状态，只需注意饮食，保持大便通畅，预防出现并发症等：

1. 一般治疗 适用于痔初期，偶有大便带血。以调理排粪为主，保持大便通畅，便后热水坐浴，肛门内可用栓剂，如痔疮栓，有消炎、滑润、收敛的作用。血栓性外痔局部外敷消炎止痛膏或理疗，若内痔脱出嵌顿初期，可及时将痔团推回肛门内。

2. 硬化剂注射疗法 适用一二期内痔，将药物注射入母痔基部黏膜下层，发生无菌性炎症反应，达到小血管闭塞和痔内纤维增生，硬化萎缩。常用的硬化剂有5%鱼肝油酸钠，复方明矾注射液、5%酚甘油溶液等。

操作方法：患者排空大便，胸膝位肛镜下显露痔块，消毒后在齿线上方针头刺入黏膜下层注药，每个痔块注射1~2 mL。

3. 冷冻疗法 适用于痔出血不止、术后复发、年老体弱或伴有心、肺、肝、肾病等而不宜手术者，应用液氮（-196 ℃）通过冷冻探头与痔块接触，达到组织坏死脱落。

第六节　急性胆囊炎

胆囊炎与胆石症是腹部外科常见病。在急腹症中仅次于急性阑尾炎、肠梗阻而居第三位。如处理得当，治愈率可达85%以上，但仍有部分效果不满意，值得研究。胆囊炎与胆石症关系密切，炎症可促使结石形成，而结石梗阻又可发生炎症，二者往往合并存在。在胆囊炎的病例中，90%以上属结石性的，余者为非结石性胆囊炎，两者在临床过程等方面有许多相同之处。近年来由于诊断技术的发展，其诊断不再困难，一般均能作出明确诊断。

一、胆囊炎、胆石症临床表现

（一）急性胆囊炎

1. 腹痛 多在夜间突然发作，上腹或右上腹剧烈绞痛，阵发性加重，可放射至右肩背部或右肩胛骨下角区。

2. 恶心呕吐，患者坐卧不安、大汗淋漓，随着病情的发展，腹痛可呈持续或阵发性加剧，范围扩大。

3. 发热，多在38~39 ℃间，可出现寒战高热。严重者可出现中毒性休克。

4. 黄疸 1/3患者可出现不同程度的黄疸。

（二）急性化脓性胆管炎

1. 患者常为突发性右上腹、上腹胀痛或阵发性绞痛，有时放射至右背及右肩部，疼痛剧烈时常伴有恶心、呕吐。

2. 寒战高热，体温高达40~41 ℃，出现细菌和内毒素中毒反应。

3. 黄疸 在发病后12~24 h出现。发病1~2 d内，尿色深黄泡沫多，粪色浅或呈陶土色。Charcot三联征基础上出现血压下降及精神异常，出现中毒性休克危及生命。

（三）体征

右上腹或剑突下压痛、腹肌紧张，或有反跳痛，以胆囊区较明显，有时约1/3~1/2的患者可扪及肿大而有压痛的胆囊，墨菲（Murphy）氏征阳性，即在右肋缘下胆囊区触诊时，嘱病人深呼吸，至胆囊被触及时，患者感到疼痛而停止呼吸。有反复发作史者可触摸不到胆囊，但常有肝大，偶有脾大。如发生胆囊穿孔，可有弥漫性腹膜炎的体征。1/3 患者出现轻度黄疸。慢性胆囊炎者，体检时可无腹部阳性体征，或右上腹有轻度压痛，无肌紧张。

胆总管结石并急性胆管炎时，除有黄疸外，上腹剑突下或右上腹压痛、腹肌紧张较明显，肝大并有触痛，肝区叩击痛。1/3 的患者可触及肿大的胆囊、有压痛。

（四）实验室检查

胆囊为胆石症急性发作期，白细胞总数和中性白细胞计数增高，与感染程度呈比例上升。当有胆（肝）总管或双侧肝管梗阻时，肝功能测定，显示有一定损害，呈现梗阻黄疸：黄疸指数、血清胆红素、一分钟胆红素、AKP、LDH、γ — GT 等均有升高，而转氨酶升高不显，一般在 400 μ 以下，与胆红素升高不成比例，提示为梗阻性黄疸。一侧肝管梗阻，黄疸指数与血清胆红素水平多正常，但 AKP、LDH、γ — GT 往往升高。尿三胆仅胆红素阳性、尿胆元及尿胆素阴性，但肝功损害严重时均可阳性。尿中可见蛋白及颗粒管型等，显示肾功损害。如出现 ACST 者血培养可为阳性。血尿淀粉酶测定可显示升高；血化学及血气分析，可显示不同程度的酸中毒指标。

二、胆囊炎、胆石症诊断

根据胆囊炎胆石症的典型临床表现，认真仔细地综合分析，一般多可做出初步诊断。患者常有反复发作的胆道疾病史，或有慢性上腹痛和消化不良，在一定诱因下引起典型的胆绞痛发作，具有右肩背部放散性痛和全身中毒症状、消化道症状或黄疸，再结合右上腹、剑突下腹膜刺激体征、瘀胆性肝大表现、再联系实验室或其他辅助检查结果，细致分析，即可做出急、慢性胆囊炎胆石症的诊断。

（一）X 线检查

腹部平片胆囊结石中 10%~20% 为阳性结石可显示；急性胆囊炎时，可显示肿大的胆囊

及其炎性包块的软组织影，胆囊下方肠管积气、扩张等反射性肠郁积征；右膈抬高，右胸积液、盘状肺不张；或胆囊及其各层积气、周围组织积气等均有利于诊断。

CT 检查对本病的诊断有一定帮助，准确率为 51.7%，但可显示胆管扩张程度，证实胆道梗阻的存在及其部位。也能显示胆囊的大小并阳性结石。

（二）超声波检查

A 型超声波对本病诊断有一定的帮助，但由于存在某些缺点，已被淘汰。B 型超声波：光团和声影是其诊断胆道结石的主要标志，能测胆囊的大小及其收缩功能，且可通过胆管的"靶环征"测定胆管横断面直径，可判断胆管扩张及其梗阻部位。资料表明 B 超对胆囊结石的准确率为 92%~98%，对胆总管结石者为 64%，对肝内胆管结石则为 64%~68%，无结石者准确率达 98%~100%。可见 B 超对本病诊断具有重要价值，而且具有无损伤、快速、经济、适应证广、可多次重复，已列为本病常规检查，但亦有 1% 假阳性、2%~4% 假阴性，故应注意结合临床，才能正确诊断。

三、胆囊炎、胆石症鉴别诊断

胆囊炎胆石症急性发作期其症状与体征易与胃十二指肠溃疡急性穿孔、急性阑尾炎（尤高位者）、急性腹膜炎、胆道蛔虫病、右肾结石、黄疸肝炎及冠状动脉供血不全等相混淆，应仔细鉴别，多能区别。

四、胆囊炎、胆石症治疗

急性发作期宜先非手术治疗，待症状控制后，进一步检查，明确诊断，酌情选用合理治疗方法，如病情严重、非手术治疗无效，应及时手术治疗。

（一）非手术疗法

1.适应证：①初次发作的青年患者；②经

非手术治疗症状迅速缓解者；③临床症状不典型者；④发病已逾3 d，无紧急手术指征，且在非手术治疗下症状有消退者。

2.常用的非手术疗法包括卧床休息、禁饮食或低脂饮食、输液，必要时输血，纠正水、电解质和酸碱平衡紊乱，应用广谱抗生素、尤对革兰阴性杆菌敏感的抗生素和抗厌氧菌的药物（如甲硝唑等），最宜按照细菌培养结果适当用药。腹胀者应予以胃肠减压。适时应用解痉止痛与镇静剂：胆绞痛者宜同时应用哌替啶和阿托品，两药合用效果好，由于吗啡能引起Oddi括约肌痉挛，故属禁忌，其他药如亚硝酸异戊酯、硝酸甘油和33%硫酸镁等均有松弛括约肌作用，亦可先用。必要时在加强抗生素的情况下，使用激素治疗，以减轻炎症反应、增强机体应激能力。如有休克应加强抗休克的治疗，如吸氧、维持血容量、及时使用升压药物等。经上述治疗，多能缓解，待渡过急性期后4~6周，再行胆道确定性手术。如此可使患者免受再次手术痛苦。

3.对慢性病例的治疗可用利胆剂，如去氢胆酸、胆酸钠、消炎利胆片、羟甲烟素、胆乐等，同时注意饮食调节，多能控制发作。文献报道：采用去氧鹅胆酸（CDCA）、熊去氧胆酸（UDCA）行溶石治疗，可使部分胆囊结石缩小或消失，但用药时间长（一般需半年~1.5年），大量应用能损害肝脏，停药后结石又可复发，故仅对合适病例可试用。

（二）手术治疗

1.适应证急性期如出现明显全身中毒症状、腹膜刺激征、黄疸加深者应紧急手术。对病史长、反复发作、胆道已有明显的器质性病变者，如结石性胆囊炎、较大的胆总管结石及原发性胆管结石、有较重症状的肝内对石、复发性胆管结石伴有胆总管明显扩张者及胆道感染合并有Oddi括约肌狭窄等，在急性症状控制后行择期手术。

2.手术时机

（1）急性胆囊炎无论非手术治疗与否，具备急症手术指征者，在短期术前准备后，宜在发病48 h以内，施行急症手术。已逾48 h者宜非手术治疗，但有不同见解。

（2）慢性胆囊炎胆石症者若无明显禁忌证，胆道影像学证实有结石存在，或胆囊不显示者，均应择期施行手术。

（3）胆道结石与胆管炎者在非发作期间应在良好的术前准备后，择期进行胆道确定性手术。在急性发作期，一开始仍应积极非手术治疗，以此作为术前准备、随时手术，如在12~24 h内没有明显改善，甚至出现低血压、意识障碍、急性重症胆管炎休克不能纠正者，应立即手术，实施胆管减压、取出关键性结石、T管引流，以挽救患者生命，日后再行胆道确定性手术。

3.术前准备

（1）胆道病的诊断与手术方案确定后，除做好患者的思想工作、消除顾虑、配合手术治疗外，应了解患者药物过敏史、激素应用情况，以防止严重过敏反应的发生及皮质功能不足造成术中、术后低血压或严重意外。

（2）应充分了解患者有无严重的内科性疾病存在，尤其老年患者，常有各器官各系统的退行性改变，如心血管性疾病、老年性慢性支气管炎与肺气肿、肺功能不全、糖尿病、肝硬化、肾功能不全等等，均增加了手术的危险性和并发症，术前应与内科合作，改善有关疾病的状况，以增加安全性，也可有针对性地减少这些器官的负荷，达到术后顺利康复。胆囊炎胆石症患者，有的因长时间的胆道感染、屡发胆道梗阻、肝实质损害、全身状况较差，常有营养不良、消瘦、食欲缺乏、低蛋白血症、贫血、黄疸等。术前需要有一段时间恢复，改善营养状况，纠正水电解质及酸碱失衡，必要时输血、血浆、白蛋白等，并以中西医结合治疗，改善患者全身状况、增进食欲、增强手术的耐受力。

（3）测定凝血酶原时间。黄疸患者多有凝血酶原时间延长，术前3 d应注射维生素K（结合静脉输液，每日给予维生素 K_1、20~30 mg），如仍不能纠正，非急症，宜暂缓手术。

（4）新近有胆系感染者，术前 2 d 应予抗生素。术前有肺部感染者，应在充分治疗后，术前后使用抗生素。较大、历时较长的胆道手术术前宜用抗生素作预防感染。

（5）有蛔虫感染者，术前应作驱蛔治疗。

（6）做有关辅助检查。肝功能应作较全面的了解，测定肾功能、胸透、心电图，必要时作胃肠钡餐等，以便掌握有关疾病存在与否，达到及时处理。对乙肝五项也应测定，以供报疫情卡、手术后所用器物的消毒处理和对患者适时治疗。

（7）应作过敏试验：如碘、青链霉素、有关麻醉药等过敏试验。

（8）术晨禁食、需要时下胃肠减压管。

4. 急症手术准备

同本节中非手术疗法中 3. 的有关内容，要求在 4~6 h 内作好此种准备，施行急症手术。

（刘　胜　邵　凌）

第二章 骨科常见疾患

第一节 骨与关节化脓性感染

一、急性血源性骨髓炎

溶血性金黄色葡萄球菌是最常见的致病菌，乙型链球菌占第二位，嗜血属流感杆菌也可致病，其他的细菌有大肠杆菌和产气荚膜杆菌，亦可是肺炎球菌和白色葡萄球菌。本病的致病菌系经过血源性播散。长骨干骺端为好发部位。发病前往往有外伤病史。

（一）临床表现

以胫骨上段和股骨下段最多见。起病急骤，有寒战，继而高热至 39 ℃以上，有明显的毒血症症状。儿童可有烦躁、不宁、呕吐与惊厥。重者有昏迷与感染性休克。早期只有患区剧痛，肢体半屈曲状，周围肌痉挛，因疼痛而抗拒作主动与被动运动。局部皮温增高，有局限性压痛，肿胀并不明显。数天后局部出现水肿，压痛更为明显，说明该处已形成骨膜下脓肿。脓肿穿破后成为软组织深部脓肿，此时疼痛反可减轻。但局部红、肿、热、压痛都更为明显。如果病灶邻近关节，可有反应性关节积液。脓液沿着髓腔播散，则疼痛与肿胀的范围更为严重，整个骨干都存在着骨破坏后，有发生病理性骨折的可能。

（二）诊断

1. 急骤的高热与毒血症表现。

2. 长骨干骺端疼痛剧烈而不愿活动肢体。

3. 该区有一个明显的压痛区。

4. 白细胞计数和中性粒细胞增高。局部分层穿刺具有诊断价值。

病因诊断在于获得致病菌。血培养与分层穿刺液培养具有很大的价值，为了提高阳性率，需反复做血培养。

应该在起病后早期做出明确诊断与合适治疗，才能避免发展成慢性骨髓炎。据文献报道，在发病后 5 d 内即做出诊断与合理治疗，可以减少转变至慢性阶段。

（三）治疗

1. 抗生素治疗

【早期足量广谱抗生素】

对疑有骨髓炎的病例应立即开始联合足量敏感抗生素治疗，一种针对革兰阳性菌，如青霉素类和万古霉素，一种广谱抗生素，在发病 5 d 内使用往往可以控制炎症，而在 5 d 后使用或细菌对所用抗生素不敏感，都会影响疗效。

【疗效判定】

（1）在 X 线片改变出现前全身及局部症状均消失。这是最好的结果，说明骨脓肿形成以前炎症已经控制。

（2）在出现 X 线片改变后全身及局部症状消失，说明骨脓肿已被控制，有被吸收掉的可能。

上述两种情况均不需要手术治疗，但抗生

素仍宜连续应用至少 3 周。

（3）全身症状消退，但局部症状加剧，说明抗生素不能消灭骨脓肿，需要手术引流。

2. 手术治疗

【手术的目的】

（1）排毒 引流脓液，减少毒血症症状，此是较之任何疗法都为有效之措施，应及早进行。

（2）阻止急性骨髓炎转变为慢性骨髓炎 手术治疗宜早，最好在抗生素治疗后 48~72 h 仍不能控制局部症状时进行手术，也有主张提前为 36 h 的。延迟的手术只能达到引流的目的，不能阻止急性骨髓炎向慢性阶段演变。

【手术方法】

手术有钻孔引流或开窗减压两种。

【伤口的处理】

1. 作闭式灌洗引流 在骨髓腔内放置两根引流管作连续冲洗与吸引，关闭切口。置于高处的引流管以 1500~2000 mL 抗生素溶液作连续 24 h 滴注，以青、链、庆大霉素为主；置于低位的引流管接负压吸收瓶。引流管一般留置 3 周，或至体温下降，引流液连续 3 次培养阴性即可拔除引流管。拔管前先钳夹引流管 1~2 d，局部及全身均未出现反应时方可拔除。

2. 单纯闭式引流 脓液不多者可放单根引流管接负压吸引瓶，每日经引流管注入少量高浓度抗生素液。

3. 敞开切口 伤口不缝，填充碘仿纱条，5~10 d 后再作延迟缝合。

3. 全身辅助治疗

主要是各种对症措施，包括高热时降温，补液，补充热量。化脓性感染时往往会有贫血，可隔 1~2 d 输给少量新鲜血，以增加患者的抵抗力。也可用些清热解毒的中药。

4. 局部辅助治疗

【肢体制动】

对患肢可作皮肤牵引或石膏固定，可以起到下列作用：

1. 止痛。

2. 防止关节挛缩畸形。

3. 防止病理性骨折。

【石膏管型】

如果包壳不够坚固，可上管型石膏 2~3 个月，并在窦道处石膏上开窗换药。

二、慢性血源性骨髓炎

急性期如果修复不彻底便会演变成慢性骨髓炎，并有周围组织的充血和骨骼脱钙。以金黄色葡萄球菌为主要的致病菌，然而绝大部分病例为多种细菌混合感染，最常检出的是 A 型与非 A 型链球菌，绿脓杆菌，变形杆菌和大肠杆菌。近年来革兰阴性细菌引起的骨髓炎增多。

（一）临床表现

在病变不活动阶段可以无症状，骨失去原有的形态，肢体增粗及变形。皮肤菲薄色泽暗；有多处瘢痕，稍有破损即引起经久不愈的溃疡。或有窦道口，长期不愈合，窦道口肉芽组织突起，流出臭味脓液。

（二）诊断

根据病史和临床表现，诊断不难。特别是有经窦道及经窦道排出过死骨，诊断更易。摄 X 线片可以证实有无死骨，了解形状、数量、大小和部位。以及附近包壳的生长情况。

（三）治疗

1. 手术指征

有死骨形成，有无效腔及窦道流脓者均应手术治疗。

2. 手术禁忌证

（1）慢性骨髓炎急性发作时。

（2）大块死骨形成而包壳尚未充分生成者。

3. 手术方法

手术前需取窦道溢液作细菌培养和药物敏感试验，最好在术前 2 d 即开始应用抗生素，使手术部位组织有足够的抗生素浓度。

每个病例施行手术后必须解决下列 3 个问题：清除病灶、消灭无效腔与使伤口闭合。

【清除病灶】

在骨壳上开洞，进入病灶内，吸出脓液，清除死骨与炎性肉芽组织。病灶清除是否彻底是决定手术后窦道能否闭合的关键。伤口应该一期缝合，并留置负压吸引管。一般在术后2~3 d内，吸引量逐渐减少，此时可拔除引流管。周围软组织缺少不能缝合时，可任其敞开，骨腔内填充凡士林纱布或碘仿纱条，包管形石膏，开洞换药。让肉芽组织慢慢生长填满伤口以达到二期愈合。

三、化脓性骨关节炎

最常见的致病菌为金黄色葡萄球菌，可占85%左右；其次为白色葡萄球菌，淋病双球菌、肺炎球菌和肠道杆菌等。

（一）细菌进入关节内的途径

1. 血源性传播。
2. 局部蔓延。
3. 开放损伤。
4. 医源性。

（二）临床表现

原发化脓性病灶表现可轻可重，甚至全无。一般都有外伤诱发病史。

起病急骤，有寒战高热等症状，体温可达39 ℃以上。病变关节迅速出现疼痛与功能障碍，浅表的关节，如膝、肘和踝关节，局部红、肿、热、痛明显，关节常处于半屈曲位，因为关节囊坚厚结实，脓液难以穿透，一旦穿透至软组织内，则蜂窝织炎表现严重，深部脓肿穿破皮肤后会成为瘘管，此时全身与局部的炎症表现都会迅速缓解，病变转入慢性阶段。

（三）诊断

根据全身与局部症状和体征，一般诊断不难。X线表现出现较迟，不能作为诊断依据。关节穿刺和关节液检查对早期诊断很有价值，应作细胞计数、分类、涂片革兰染色找病原菌，抽出物作细胞培养和药物敏感试验。

（四）治疗

1. 早期足量全身性使用抗生素

原则同急性血源性骨髓炎。

2. 关节腔内注射抗生素

每天做一次关节穿刺，抽出关节液后，注入抗生素。如果抽出液逐渐变清，而局部症状和体征缓解，说明治疗有效，可以继续使用，直至关节积液消失，体温正常。如果抽出液性质转劣而变得更为混浊甚至成为脓性，说明治疗无效，应改为灌洗或切开引流。

3. 关节腔灌洗

适用于表浅的大关节。一根为灌注管，另一根为引流管。每日经灌注管滴入抗生素溶液2000~3000 mL。引流液转清，经培养无细菌生长后可停止灌洗，但引流管仍继续吸引数天，如引流量逐渐减少至无引流液可吸出，而局部症状和体征都已消退，可以将管子拔出。

4. 关节切开引流

适用于较深的大关节，穿刺插管难以成功的部位，如髋关节，应该及时作切开引流术。切开关节囊，放出关节内液体，用盐水冲洗后，在关节腔内留置2根管子后缝合切口，按上法作关节腔持续灌洗。

关节切开后以凡士林油布或碘仿纱条填塞引流往往引流不畅而成瘘管，目前已很少应用。

5. 关节镜灌洗术

创伤较手术切开引流小，可最大限度反复灌洗关节腔。可以取代切开引流。

为防止关节内粘连，尽可能保留关节功能可作持续性关节被动活动。

后期病例如关节强直于非功能位或有陈旧性病理性脱位者，须行矫形手术，以关节融合术或截骨术最常采用。为防止感染复发，术前、术中和术后都须使用抗生素。此类患者做人工全膝关节置换术感染率高，须慎重考虑。

第二节　非细菌性骨关节炎症

一、类风湿性关节炎

（一）概述

类风湿性关节炎目前大多认为是人体自身免疫性疾病，亦可视为一种慢性的综合征，表现为外周关节的非特异性炎症。此时关节及其周围组织呈现进行性破坏，并致使受损关节功能障碍。

（二）临床表现

本病发病缓慢，为双侧对称性关节受累。其临床症状和体征特点如下：

1. 疼痛　本病早期即有关节局部痛感，尤其是在活动期，并伴有触痛及压痛，此为最早出现、也是患者最敏感的体征。

2. 僵硬　受累关节僵硬，尤其在晨起开始活动时最先出现，但活动一段时间后，将会逐渐有所改善。

3. 肿胀　受累关节周围软组织呈弥漫性肿胀，且表面温度略高于正常关节。

4. 畸形　后期病例一般均出现掌指关节屈曲及尺偏畸形；如发生在足趾，则呈现爪状趾畸形外观。

5. 皮下结节　30%~40%的患者可出现皮下结节，此有助于对本病的诊断，可对皮下结节做病理检查而有助于诊断。

6. 体温升高　急性期的某些患者可出现发热，多为 38 ℃以下的低烧。

（三）类风湿性关节炎之实验室及影像学检查

1. 化验检查

（1）血沉　大多数患者血沉增快，尤其是在急性期。

（2）血色素　略低于正常，晚期病例则可出现轻度贫血，血色素大多在 8~10 g。

（3）抗"O"、ASO、RF 及类风湿因子　典型的类风湿患者可以出现抗"O"试验阳性及 ASO 高于正常，类风湿因子多为阳性。

（4）免疫球蛋白检查（IGM，IGG）　大约 70% 的类风湿患者可以出现 IGM 异常，IGG 多为阳性。

（5）关节液检查　在受损关节中抽出的关节液多为混浊，但无细菌，关节液的黏滞度较正常为低。镜检下显示关节液内无结晶物。

2. 影像学检查

【X 线检查】

（1）软组织肿胀　显示关节囊阴影增大。

（2）关节间隙变窄　由于软骨受累及缺损所致。

（3）关节周围骨质疏松　显示关节周围骨质中的骨小梁减少、萎缩及变细。

【其他影像学检查】

CT 扫描及 MR 成像技术可酌情选用，尤其是早期病例。

（四）诊断

美国风湿病协会制定了较为详细的诊断标准：

1. 早晨起床时关节僵硬感。

2. 至少一个关节活动时有疼痛或压痛。

3. 至少一个关节有肿胀（不仅增生，软组织增厚或积液）。

4. 至少有另一个关节肿胀（二个关节受累症状的间歇期不超过 3 个月）。

5. 两侧同一关节对称性肿胀（近侧指间关节，掌指关节，跖趾关节可有症状，但不是绝对对称）。

6. 皮下结节。

7. 类风湿性关节炎的典型 X 线改变，不仅有退行性改变，而且至少包括受累关节周围骨质的脱钙。

8. 凝集试验阳性，在二个不同试验室采用任何方法的类风湿因子为阳性，并且正常对照组的阳性率不得大于 5%。

9. 滑液中有极少量的黏蛋白沉淀（液体混浊，含有碎屑；滑液炎性渗液含白细胞数超过2000/µl，没有结晶）。

10. 具有下列 3 种或 3 种以上滑膜特有的组织学改变：显著的绒毛肥厚；滑膜表面细胞增生；慢性炎性细胞浸润，有形成"淋巴样结节"的倾向；表面和腔隙中纤维蛋白沉积及细胞坏死灶。

11. 结节的特异性组织学改变：有中心区细胞坏死的肉芽肿，外面包绕增殖的单核细胞"栅栏"，外周有纤维和慢性炎性细胞浸润。

典型的类风湿性关节炎　具备下列标准中的 7 项，其中标准 1~5 关节症状或体征必须至少持续 6 周。

可明确诊断的类风湿性关节炎　具备上述标准中的 5 项；1~5 项关节症状，体征必须至少持续 6 周。

拟诊类风湿性关节炎　具备上述标准中的 3 项；其中至少有标准 1~5 关节症状中的一项，体征至少有一项要持续 6 周以上。

怀疑有类风湿关节炎可能　具备下列标准中的 2 项，而且关节症状持续时间至少 3 周者。

1. 晨僵。

2. 触痛或活动时疼痛。

3. 关节肿胀史或所见。

4. 皮下结节。

5. 血沉或 C- 反应蛋白升高。

6. 虹膜炎（除儿童类风湿关节炎外，此项标准价值不大）。

（五）治疗

1. 休息　尤其是当病变处于急性期时，患者应完全休息以减轻疼痛；非急性期亦不主张过分的活动与剧烈运动。

2. 理疗　在恢复期可酌情选择有效之理疗，以求帮助关节活动及改善病变关节的炎性反应，同时也可使其不致过多地丧失功能。

3. 药物　主要有以下 3 种。

（1）水杨酸盐类药　临床上较为多用，每次剂量 0.5~1.0 g，每日 4 次。易出现胃肠道反应血小板凝聚力下降，目前多选用肠溶性制剂。

（2）金制剂　在前者不能控制症状时，可以用硫羟苹果酸金钠或硫葡萄糖金等金制剂药物，肌注，第 1 周 10 µg，第 2 周 25 µg，以后每周可达 50 µg。用药时注意患者的全身情况，对有肝，肾及血液疾病的患者慎用。

（3）免疫抑制剂　如环磷酰胺，甲氨蝶呤等药物。主要用于严重、活动型之类风湿性关节炎。甲氨蝶呤（MTX）每周一次给药，用量酌情选择，其剂量为 2.5~15 µg。用药后应密切观察患者的肝脏及血液系统的变化。

4. 手术治疗　对类风湿病变所致的畸形可在静止期行手术治疗，常用的术式有以下 4 类。

（1）滑膜切除术　主要用于掌指关节、腕关节及膝关节等，可对病变的滑膜行切除术。滑膜切除后应在支具帮助下，逐渐恢复关节功能。

（2）关节冲洗 + 镜下滑膜切除术　在大关节，尤其是膝关节，可以在关节镜下行滑膜切除，同时进行反复冲洗，以求更换关节液的成分而达到缓解关节炎症状和改善关节功能的目的。

（3）关节成型术　对负重关节，尤其是足部的跖趾关节，当出现爪状趾畸形影响负重时，可行趾骨头切除术，以期形成新的关节而达到改善负重功能及缓解疼痛的目的。

（4）人工关节置换术　严重的类风湿患者，当髋或膝关节严重受损，以致关节无法修复的患者，可酌情采用人工关节置换术。

二、强直性脊柱炎

（一）概述

强直性脊柱炎（AS）是以骶髂关节和脊柱附着点炎症为主要症状的疾病。与 HLA-B27 呈强关联。某些微生物（如克雷白杆菌）与易感者自身组织具有共同抗原，可引发异常免疫应答。是四肢大关节，以及椎间盘纤维环及其附近结缔组织纤维化和骨化，以及关节强直为病变特点的慢性炎性疾病。

（二）临床表现

1. 初期症状

起病比较隐匿，早期可无任何临床症状，或表现出轻度的全身症状，如乏力、消瘦、长期或间断低热、厌食、轻度贫血等。

2. 关节病变表现

绝大多数首先侵犯骶髂关节，以后上行发展至颈椎。少数患者先由颈椎或几个脊柱段同时受侵犯，也可侵犯周围关节，早期病变处关节有炎性疼痛，伴有关节周围肌肉痉挛，有僵硬感，晨起明显。也可表现为夜间疼，经活动或服止痛剂缓解。随着病情发展，关节疼痛减轻，而各脊柱段及关节活动受限和畸形，晚期整个脊柱和下肢变成僵硬的弓形，向前屈曲。

3. 关节外表现

① 心脏病变，以主动脉瓣病变较为常见；② 眼部病变，患者有结膜炎、虹膜炎、眼色素层炎或葡萄膜炎；③ 慢性中耳炎；④ 肺部病变，少数患者后期可并发上肺叶斑点状不规则的纤维化病变；⑤ 神经系统病变；⑥ 淀粉样变；⑦ 肾及前列腺病变。

（三）诊断

1. 临床表现

（1）腰和（或）脊柱、腹股沟、臀部或下肢酸痛不适，或不对称性外周骨关节炎，尤其是下肢骨关节炎，症状持续超过 6 周。

（2）夜间痛或晨僵明显。

（3）活动后缓解。

（4）足跟痛或其他肌腱附着点痛。

（5）虹膜睫状体炎现在症或既往史。

（6）AS 家族史或 HLA-B27 阳性。

（7）非甾体抗炎药（NSAIDs）能迅速缓解症状。

2. 影像学或病理学

（1）双侧 X 线骶髂关节炎 ≥ Ⅲ 期。

（2）双侧 CT 骶髂关节炎 ≥ Ⅱ 期。

（3）CT 骶髂关节炎不足 Ⅱ 级者，可行 MRI 检查。如表现软骨破坏、关节旁水肿和(或)广泛脂肪沉积，尤其动态增强检查关节或关节旁增强强度 >20%，且增强斜率 >10%/min 者。

（4）骶髂关节病理学检查显示炎症者。

3. 诊断

符合临床标准第 1 项及其他各项中之 3 项，以及影像学、病理学标准之任何一项者，可诊断强直性脊柱炎。

（四）治疗

1. 体育疗法

可保持脊柱的生理弯曲，防止畸形。保持胸廓活动度，维持正常的呼吸功能。保持骨密度和强度，防止骨质疏松和肢体废用性肌肉萎缩等。

2. 物理治疗

理疗一般可用热疗，如热水浴、水盆浴或淋浴、矿泉温泉浴等，以增加局部血液循环，使肌肉放松，减轻疼痛，有利于关节活动，保持正常功能，防止畸形。

3. 药物治疗

（1）非甾体类抗炎药 有消炎止痛、减轻僵硬和肌肉痉挛作用。

（2）柳氮磺胺吡啶 SSZ 是 5- 氨基水杨酸（5-ASA）和磺胺吡啶（SP）的偶氮复合物，用药期间宜定期检查血象及肝肾功能。

（3）甲氨蝶呤。

（4）肾上腺皮质激素在急性虹膜炎或外周关节炎用 NSAIDs 治疗无效时，可用 CS 局部注射或口服。

（5）雷公藤多苷。

（6）生物制剂 肿瘤坏死因子（TNF-α）拮抗剂等（如益赛普、阿达木单抗等）是目前治疗 AS 等脊柱关节疾病的最佳选择。

4.手术治疗

严重脊柱驼背、畸形，待病情稳定后可作矫正手术，腰椎畸形者可行脊椎截骨术矫正驼背。

三、创伤性关节炎

创伤性关节炎又称外伤性关节炎、损伤性骨关节炎，它是由创伤引起的以关节软骨的退化变性和继发的软骨增生、骨化为主要病理变化，以关节疼痛、活动功能障碍为主要临床表现的一种疾病。

（一）临床表现

1. 症状

（1）早期受累关节疼痛和僵硬，开始活动时较明显，活动后减轻，活动多时又加重，休息后症状缓解，疼痛与活动有明显关系。

（2）晚期关节反复肿胀，疼痛持续并逐渐加重，可出现活动受限，关节积液、畸形和关节内游离体，关节活动时出现粗糙摩擦音。

2. 体征

（1）步态不同的病情可有其特殊的病理步态创伤性关节炎为抗痛性步态，即行走时，当患侧足着地后，因负重疼痛而迅速更换健侧足起步，以减少负重，故患肢迈步小。

（2）畸形因负重力的改变可出现下肢畸形，如膝关节内、外翻。若膝外翻角大于 15°，内翻两膝间距大于 5 cm 称为膝内、外翻畸形本病临床以内翻畸形多见。

（二）诊断

1. 有慢性积累性关节损伤史或有明显的外伤史，发病过程缓慢。

2. 早期受累关节酸痛，运动僵硬感，活动后好转，但过劳后症状又加重。

3. 后期关节疼痛与活动有关，活动时可出现粗糙摩擦感，可出现关节交锁或关节内游离体，关节变形。

4.X 线检查，可见关节间隙变窄软骨下关节面硬化关节边缘有程度不等骨刺形成。晚期可出现关节面不整，骨端变形，关节内有游离体。

（三）治疗

（1）矫正畸形防止关节软骨退变。

（2）药物治疗临床常用的消炎镇痛药有阿司匹林，具有镇痛及抗炎作用，通常应用中等剂量为宜。另外缓解疼痛的药物还有双氯芬酸钠/米索前列醇（奥湿克）、双氯芬酸（扶他林）等。

（3）理疗对人体机能起到调节的作用，并发生生物、化学等变化，使组织局部产生生理效应从而起到治疗与预防作用。

（4）手术治疗。

四、痛风性关节炎

痛风是长期嘌呤代谢障碍、血尿酸增高引起。痛风性关节炎是由于尿酸盐沉积在关节囊、滑囊、软骨、骨质和其他组织中而引起病损及炎性反应，多见于第一跖趾关节，也可发生于其他较大关节，尤其是踝部与足部关节。

（一）临床表现

通常分为 3 期。

1. 急性关节炎期

多在夜间突然发病，受累关节剧痛，首发关节常累及第一跖趾关节，其次为踝、膝等。关节红、肿、热和压痛，全身无力、发热、头痛等。可持续 3~11 d。饮酒、暴食、过劳、着凉、手术刺激、精神紧张均可成为发作诱因。

2. 间歇期

为数月或数年，随病情反复发作，间期变短、病期延长、病变关节增多，渐转成慢性关节炎。

3. 慢性关节炎期

由急性发病转为慢性关节炎期平均 11 年左右，关节出现僵硬畸形、运动受限。30% 左右患者可见痛风石和发生肾脏合并症，以及输尿管结石等。晚期有高血压、肾和脑动脉硬化、心肌梗塞。少数患者死于肾功能衰竭和心血管意外。

（二）诊断

临床表现、化验、X 线检查有助于诊断，但完全确诊要由滑膜或关节液查到尿酸盐结晶，因为牛皮癣性关节炎和类风湿性关节炎有时尿酸含量也升高。诊断标准为：

1. 急性关节炎发作一次以上，在 1 d 内即达到发作高峰。
2. 急性关节炎局限于个别关节，整个关节呈暗红色。第一跖趾关节肿痛。
3. 单侧跗骨关节炎急性发作。
4. 有痛风石。
5. 高尿酸血症。
6. 非对称性关节肿痛。
7. 发作可自行停止。

凡具备上述条件 3 条以上，并可排除继发性痛风者即可确诊。

（三）治疗

1. 急性期的治疗

应祛除诱因并控制关节炎的急性发作。常用药物包括：

（1）非甾类抗炎药 急性期首选的止痛药物，如双氯芬酸钠或双氯芬酸钾，或塞来昔布、美洛昔康等。症状控制后停药。应用期间注意监测血肌酐水平。

（2）秋水仙碱 非甾类抗炎药无效时可考虑应用，开始时小量口服，直至症状缓解或出现药物不良反应时停药。用药期间监测不良反应。

（3）糖皮质激素 如果有肾功能不全的患者，急性期可以考虑糖皮质激素，临床常选用德宝松肌注。

2. 缓解期的治疗

主要目的为降低血尿酸水平，预防再次急性发作。

（1）抑制尿酸生成药物 别嘌呤醇，根据尿酸水平从小量开始逐渐加量。

（2）促进尿酸排泄药物 苯溴马隆。

应强调的是，降尿酸药物可能诱发急性关节炎，因此在急性期不宜使用，而且此类药物均应从小剂量开始使用。

3. 无症状高尿酸血症的治疗

一般治疗包括减肥、控制血脂、减少非必要的利尿剂应用、控制饮食等。同时对共患的高血压、高血脂、高血糖等病症予以积极治疗。降尿酸药物的应用时机目前尚无定论。由于无症状高尿酸血症的患者 5%~15% 发展为痛风，如有心血管病或其他高危因素，应在血尿酸持续高于 480 μmol/L 时开始规律降尿酸治疗。如无心血管病等高危因素，则可在血尿酸高于 540 μmol/L 时开始持续降尿酸治疗。

（四）痛风性关节炎预防

1. 饮食

低嘌呤、低脂、低盐、低蛋白质饮食，并应戒酒，多吃碱性食物，以防痛风急性发作，并有利于尿酸排泄。

2. 多饮水，每日饮水量应大于 2000 mL。

（罗旭耀　鲍宏伟）

第三节　肩关节常见疾患

一、粘连性肩关节炎（肩周炎）

肩关节周围炎是肩的组成部分，包括肩峰下滑囊、岗上肌腱、肱二头肌长头腱及其腱鞘，肩肱关节囊等不同部位，不同程度炎症的总称。

【冻结肩（frozen shoulder）】

指中年以后突发性肩关节痛及挛缩。病理变化包括岗上肌腱炎，肱二头肌长头腱炎及腱鞘炎，肩峰下滑囊炎，肩喙韧带及肩肱上韧带炎并累及肩肱关节腔。本病是一种多滑囊，多部位病变。好发于 50 岁前后，又称"五十肩"。

本病的急性期称为冻结进行期（freezing phase），以疼痛为主。慢性期（frozen phase），疼痛减轻，挛缩及关节运动障碍渐趋明显。

治疗：包括缓解疼痛和恢复功能两个方面。第二肩关节松解手术仅适用于少数粘连和挛缩严重，保守治疗无效的病例。

【喙突炎（coracoidifis）】

喙突炎常见的原因是，肱二头肌短头的肌腱炎或喙突部滑囊炎，喙肱韧带炎。除局部疼痛、压痛，肩的外旋功能往往受限，而上举和内旋功能一般正常。局部封闭有明显效果。理疗和按摩也有一定疗效。治疗期间应减少患臂的活动。一般预后良好。

【冈上肌腱炎（tendinifis of supraspinatus）】

冈上肌腱易发生变性，劳损及损伤。在臂上举时，冈上肌被夹挤于肱骨大结节和肩峰之间，反复冲撞使已变性的肌腱发生破裂。冈上肌腱炎又常常和其表面的肩峰下滑囊炎并存。临床表现为肩峰下及三角肌周围剧烈疼痛，上举、外展、旋转均受限制。X 片显示肩峰下区有钙化影。肿胀、退变的冈上肌腱与肩峰反复碰撞（impingement）发生完全性或不完全性破裂。肩痛、冈上肌萎缩，上举、外展受限。上举 60°~120° 范围内出现疼痛（疼痛弧综合征）。大结节内侧压痛，被动伸展运动可扪及肩峰下区摩擦音。臂坠落实验（dropArm sign）阳性。肩肱关节或肩峰下滑囊造影可发现冈上肌腱破裂。经肩肱关节腔或肩峰下滑囊关节镜观察也有助于冈上肌腱病变的诊断。近年 B 型超声波和 CT 扫描等无创性诊断方法也被引用于肩袖病变的诊断。但还有待于进一步累积经验。对所有冈上肌腱病变患者均应除外肩峰下撞击症的可能性。

单纯性冈上肌腱炎可采用制动、休息、物理疗法及局部封闭，口服消炎镇痛剂使症状缓解。钙盐沉着性肌腱炎或滑囊炎的急性期可行穿刺抽吸或行冲洗疗法。疼痛可得到明显缓解。陈旧性钙化性肌腱炎也可手术摘除钙化斑块。可疑冈上肌腱破裂，可行"零度位"（zero position）皮肤牵引或肩人字石膏固定。保守治疗无效病例或有广泛撕裂的病例应行手术修补，常用方法为 Melaughlin 修复法，对小型撕裂也可行关节镜内缝合法。

【肱二头肌长头腱炎或腱鞘炎（bicipial tenosynovifis）】

肱二头肌长头腱炎往往和腱鞘炎并存，临床上难以区分。表现为肩前方疼痛，结节间沟压痛，上述症状在外展 90°或外旋肩关节时加重。肘关节屈曲 90°，使前臂作屈曲抗阻力收缩，同时使肩关节被动外旋，长头腱因收缩并在外旋位受到牵拉，结节间沟出现疼痛，称为 Yergason 氏试验阳性。对本病有诊断意义。此外用力向后作摆臂运动出现肩前方结节间沟部疼痛，也是肱二头肌长头腱及腱鞘炎的特殊阳性特征。X线摄片偶可发现结节间沟的钙化影。结节间沟切线位片可以了解沟的深度及有否骨赘形成。关节造影能了解长头肌腱鞘的充盈情况，有助于做出诊断。

治疗：急性期休息、制动。鞘内封闭，物理疗法可使症状减轻或缓解。慢性期可作按摩和体疗，促使功能早期康复。有报告采用肱二头肌长头腱结节间沟内固定或移植到喙突的手术方法。但对手术方法是否必要尚存在争论。肱二头肌长头腱炎和腱鞘炎在本组中占第四位，也是常见的肩周炎类型。

【肩锁关节病变（disorder of the acronio-clavicular）】

肩锁关节在剪式应力作用下最易使关节软骨面损伤。职业性反复劳损或运动损伤喙锁韧带引起松弛或撕裂，肩锁关节出现松动和不稳定（又称半脱位）。关节的不稳定导致关节软骨面的损伤和退变。软骨面磨损，软骨下骨硬化，肩锁关节的上方或前方边缘形成骨赘。锁骨端和肩峰侧往往均被累及，尤其是锁骨端更为明显。肩锁关节病变在临床上易被忽略。疼痛常常局限于肩锁关节顶部稍偏前方或后方，不向他处放射，患者能正确指出疼痛部位。肩锁关节肿胀，局部压痛，充分上举，达120°以上疼痛加重，Lipmann把上肢上举超过150°出现的肩上方疼痛称为肩锁关节疼痛弧（A-C Pain Arc）。当肩关节作被动极度内收，也能使疼痛加重。肩锁关节炎主要由微小的累积性损伤，职业性劳损，运动损伤及退行性骨性关节炎等原因引起。根据上述的症状和体征不难做出诊断。普通前后位X线片因骨影重叠，不易显示肩锁关节间隙，应以肩锁关节为中心，X线球管由垂直位向尾端旋转20°~25°，由下往上投照。摄片可见关节面不规则，边缘骨质增生及硬化，关节面下骨吸收或囊样变，半脱位等变化。由对侧向患侧冈上窝作X线投影，显示冈上肌腱出口的"Y"形相，也能清晰显示肩锁关节向下增生的骨赘，可能是导致撞击的原因。肩锁关节造影对诊断也有帮助。

治疗：减轻患肢负荷及活动频度。肩峰关节封闭，超声波，短波透热均可使症状减轻或缓解。对肩锁关节不稳定，顽固性疼痛保守治疗无效者可采用锁骨外侧端切除，效果良好。

二、肩部肌腱病

（一）肩袖损伤

肩袖是由冈上肌、冈下肌、肩胛下肌、小圆肌的肌腱在肱骨头前、上、后方形成的袖套样肌样结构。Clark等认为肩袖肌群在近肱骨大结节止点处融合为一。喙肱韧带在冈上肌、冈下肌之间的深浅两面使肩袖的连接得到加强。肩袖的共同功能是在任何运动或静止状态使肱骨头与肩胛盂保持稳定，使盂肱关节成为运动的轴心和支点，维持上臂各种姿势和完成各种运动功能。

1. 病理及分类

肩袖损伤按损伤程度可分为挫伤、不完全断裂及完全断裂三类。

根据肌腱断裂范围可分为小型撕裂、大型撕裂与广泛撕裂三类。小型 < 3 cm；中型 3~5 cm；大型 < 5 cm；超大型 > 5 cm，并有两个肌腱被累及。

2. 临床表现

（1）外伤史　凡有急性损伤史，重复性或累积性损伤史者，对本病的诊断有参考意义。

（2）疼痛与压痛　常见部位是肩前方痛，位于三角肌前方及外侧。急性期疼痛剧烈，持续性，慢性期呈自发性钝痛。在肩部活动后或增加负荷后症状加重。被动外旋肩关节或过度内收也使疼痛加重。夜间症状加重是常见的临床表现之一。压痛多见于肱骨大结节近侧，或肩峰下间隙部位。

（3）功能障碍　肩袖大型断裂者，肩上举及外展功能均受限。外展与前举范围均小于45°。

（4）肌肉萎缩　病史超过3周以上，肩周肌肉有不同程度的萎缩，以三角肌、冈上肌及冈下肌较常见。

（5）关节继发性挛缩　病程超过3个月，

肩关节活动范围有程度不同的受限。以外展、外旋及上举受限程度较明显。

3. 肩袖损伤之特殊体征

（1）肩坠落试验（arm drop sign） 被动抬高患臂至上举90°~120°范围，撤除支持，患臂不能自主支撑而发生臂坠落和疼痛即为阳性。

（2）撞击试验（impingement test） 向下压迫肩峰，同时被动上举患臂，如在肩峰下间隙出现疼痛或伴有上举不能时为阳性。

（3）疼痛弧征（pain arc syndrome） 患臂上举60°~120°范围内出现肩前方或肩峰下区疼痛。对肩袖挫伤和部分撕裂有一定诊断意义。

（4）盂肱关节内摩擦音 盂肱关节在主动运动或被动活动中出现摩擦声或轧砾音，常由肩袖断端的瘢痕组织引起。

凡有肩部外伤史，肩前方疼痛伴大结节近侧或肩峰下区域压痛的患者，若同时合并存在上述四项中任何一项特殊阳性体征者，都应考虑肩袖撕裂的可能性。如同时伴有肌肉萎缩或关节挛缩，则表示病变已进入后期阶段。对肩袖断裂可疑病例应作进一步的辅助检查。

4. 影像学诊断

【X线摄片】

X线平片检查对本病诊断无特异性。但有助于鉴别和排除肩关节骨折、脱位及其他骨、关节疾患。

【关节造影】

盂肱关节腔的造影对肩袖完全断裂是一种十分可靠的诊断方法。

【CT断层扫描检查】

单独使用CT扫描对肩袖病变的诊断意义不大。

【磁共振成像】

对肩袖损伤的诊断是一种重要的方法。磁共振成像能依据受损肌腱在水肿、充血、断裂以及钙盐沉积等方面的不同信号显示肌腱组织的病理变化。

【超声诊断方法】

对肩袖损伤能做出清晰分辨。高分辨率的探头能显示出肩袖水肿、增厚等挫伤性病理改变，肩袖部分断裂则显示肩袖缺损或萎缩、变薄。完全性断裂能显示断端和裂隙并显示肌腱缺损范围。对肌腱部分断裂的诊断优于关节造影。

5. 治疗及预后

治疗方法的选择取决于肩袖损伤的类型及损伤时间。肩袖挫伤，部分性断裂或完全性断裂的急性期一般采用非手术疗法。

（1）肩袖挫伤的治疗

包括休息，三角巾悬吊、制动2~3周，同时局部物理疗法，消除肿胀及止痛。疼痛剧烈者可采用1%利多卡因加皮质激素做肩峰下滑囊或与盂肱关节腔内注射，疼痛缓解之后即开始做肩关节功能康复训练。

（2）肩袖断裂急性期

于卧位上肢零位（zero position）牵引，即上肢于外展及前上举外展155°位皮肤牵引，持续时间3周。牵引同时做床旁物理治疗，2周后，每日间断解除牵引2~3次，做肩、肘部功能练习，防止关节僵硬。也可在卧床牵引1周后改用零位肩人字石膏或零位支具固定，便于下地活动。零位牵引有助于肩袖肌腱在低张力下得到修复和愈合。在去除牵引之后也有利于利用肢体重力促进盂肱关节功能的康复。

（二）冈上肌腱炎

1. 病因及临床表现

本病的发生，主要是由于冈上肌腱的退变及在此基础上如再遇外伤、过度劳累或寒冷等，均可急性发病。

在临床上，本病主要表现为肩部酸痛，可向颈部或臂外侧放射，夜间尤重。

2. 诊断

本病之诊断主要依靠患者主诉及临床检查时的阳性所见。X线平片检查可排除其他疾病及肌腱钙化，亦可酌情行CT扫描或MRI检查。

3. 治疗

以非手术疗法为主，患肢休息，颈腕吊带或三角巾悬吊制动。痛重者可行肩峰下痛点局封，大多数病例可好转或痊愈；其中个别严重之病例，可考虑作肩峰部分切除术。康复期应逐渐锻炼肩关节活动，以求恢复关节功能。

（三）肩峰撞击征

1.定义和分类

撞击征的定义是：肩峰下关节由于解剖结构原因或动力学原因，在肩的上举、外展运动中，因肩峰下组织发生撞击而产生的临床症状。因此从病因学角度可把撞击征分成"解剖学"和"动力学"两大类，前者主要指冈上肌出口部因骨或软组织结构异常，造成出口部狭窄而发生的撞击征，又可称为"结构性撞击征"，后者主要指肩关节稳定结构破坏或动力装置失衡而导致的肩峰下撞击征，又称"功能性撞击征"。

2.临床表现与分期

撞击征可发生于任何年龄。部分患者具有肩部外伤史，相当多的患者与长期过度使用肩关节有关。早期的肩袖出血、水肿与肩袖断裂的临床表现相似，易使诊断发生混淆。应当把撞击征与其他原因引起的肩痛症进行鉴别，并区分出撞击征的哪一期，对本病的诊断和治疗是十分重要的。

3.各期撞击征的共同症状

（1）肩前方慢性钝痛　在上举或外展活动时症状加重。

（2）疼痛弧征　患臂上举60°~120°出现疼痛或症状加重。疼痛弧征仅在部分患者中存在，而且有时与撞击征并无直接关系。

（3）砾轧音　检查者用手握持肩峰前、后缘，上臂做内、外旋运动及前屈、后伸运动可扪及砾轧声，用听诊器听诊更易闻及。明显的砾轧音多见于撞击征Ⅱ期，尤其是伴有完全性肩袖断裂者。

（4）肌力减弱　肌力明显减弱与广泛性肩袖撕裂的晚期撞击征密切相关。肩袖撕裂早期，肩的外展和外旋力量减弱，有时因疼痛所致。

（5）撞击试验　检查者用手向下压迫患侧肩胛骨，并使用臂上举，如因肱骨大结节与肩峰撞击而出现疼痛，即为撞击试验阳性。Neer Ⅱ认为本实验对鉴别撞击征有很大临床意义。

（6）撞击注射试验　以1%利多卡因10 mL沿肩峰下面注入肩峰下滑囊。若注射前、后均无肩关节运动障碍，注射后肩痛症状得到暂时性完全消失，则撞击征可以确立。如注射后疼痛仅有部分缓解，且仍存在关节功能障碍，则冻结肩的可能性较大。本方法对非撞击征引起的肩痛症可以做出鉴别。

4.X线表现

X线摄片应常规包括上臂中立位、内旋、外旋位的前后位投照及轴位投照，显示肩峰、肱骨头、肩盂及肩锁关节。

冈上肌腱出口部X线投照对了解出口部的结构性狭窄，测量肩峰—肱骨头间距是十分重要的。

5.治疗方法

（1）撞击征早期　采取非手术治疗。早期用三角巾或吊带制动，肩峰下间隙注射皮质激素和利多卡因能取得明显止痛效果。

（2）撞击征中期　进入慢性冈上肌腱炎和慢性滑囊炎阶段，仍以非手术治疗为主，以物理治疗与体疗为主促进关节功能康复。如病变进入第Ⅱ期后期，纤维滑囊增厚已造成肩袖出口狭窄，使撞击反复发生，非手术治疗无效，患者丧失劳动能力达半年以上，肩峰下纤维滑囊切除（也可在关节镜下做滑囊切除）和喙肩韧带切断术应于考虑。凡属Ⅱ期撞击征伴有明确的肩峰下结构解剖异常者，均应去除撞击征病因。动力失衡造成的撞击征，应根据病变性质重建动力平衡和关节稳定装置。

（3）撞击征后期　均伴有冈上肌腱断裂和肱二头肌长头腱断裂等病理变化，是外科治疗的适应证范围。

第四节　肘关节常见疾患

一、肱骨外上髁炎（网球肘）

肱骨外上髁炎在临床上十分多见，由于其易发生于网球运动员的肘部，因之本病俗称之网球肘。从解剖上观察，肱骨外上髁是前臂浅层伸肌群总腱的起点，手及前臂的反复用力，尤其是旋前动作，更易导致肌腱起点的劳损而产生无菌性炎症，此即所谓之肌筋膜纤维质炎。加之此处尚有神经血管束经肌腱及筋膜穿出，可因卡压而产生疼痛。

（一）临床表现

主要表现为肘关节外髁处局限性疼痛，并向前臂放射，尤以内旋时。患者常主诉持物无力，偶尔可因剧痛而持物失落。静息后再活动或遇寒冷时疼痛加重。

临床检查时可发现肱骨外上髁处有压痛点；Mills 征阳性，即屈腕并前臂旋前位伸肘可诱发疼痛。此外，抗阻力后旋前臂亦可引起疼痛。X线平片及化验检查一般均无异常所见。

（二）治疗

1. 轻型病例　可采取休息，服消炎止痛药物等治疗；服药不愈者，可作局部封闭，每周1次，2~4次多可痊愈。

2. 顽固性病例　可在局麻下于肱骨外上髁处做纵切口，手术剥离或松解伸肌总腱，切断或松解血管神经束。亦有人认为顽固性病例大多由于桡侧腕短伸肌腱膜及旋后肌腱膜弓对桡神经深支的牵拉所致，需行该神经松解术方可使症状消失。

二、肱骨内上髁炎

与前者解剖位置相反，肱骨内上髁是前臂浅层屈肌总腱的起点，当因外伤或过劳而引起局部纤维质炎时，亦可引起局部疼痛。其性质与外上髁炎相同，当前臂被动旋后或抗阻力旋前，均可诱发疼痛。肱骨内上髁处可找到压痛点。治疗方法与要点同网球肘，但手术时应注意避开及保护后方之尺神经。

第五节　腕关节周围常见疾患

一、腕管综合征

腕管综合征是周围神经卡压综合征中最为常见的一种，中年人好发，为正中神经在腕部受到卡压而引起的一系列症状和体征。

（一）腕管综合征之临床表现

腕管综合征的主要症状为正中神经所支配的拇、示、中指疼痛和麻木感，常以中指明显，常在夜间或清晨出现，有的患者有夜间发作或加剧，影响睡眠，所以夜间痛是本病的一大特点，原因是夜间静脉回流差，神经血供差，神经缺血缺氧引起。疼痛虽可放射到前臂、上臂甚至肩部，但感觉异常如麻木感、针刺感、烧灼感只限于腕部以下的正中神经分布区。

于疼痛发生后数周或数月，患者可出现运动障碍，主要是拇指无力或动作不灵活，病程较长的病例常有大鱼际萎缩。

个别患者晚期可有手指发凉、发绀、皮肤发亮、指甲增厚脱落、局部出现水泡或溃疡，以及少汗或多汗等自主神经营养改变。

（二）腕管综合征之特殊检查

1. 感觉检查

是诊断腕管综合征的中心环节，简单易行的是两点间距离辨别检查。这是一种神经支配密度试验，可检测出周围感受器区的神经支配，对早期轻度的神经卡压诊断价值很小，对严重或慢性腕管综合征很有帮助。

2. 肌力检查

拇短展肌和拇对掌肌肌力减弱是神经卡压的晚期表现。

3. 神经激惹试验

【屈腕试验（Phalen 征）】

腕自然下垂、掌屈、肘关节伸直，持续1 min 后引起神经支配区麻木即为阳性。其阳性率约为 71%（ltu 72-28）。

【腕部叩击试验（Tinel 征）】

用指叩打腕部屈面或腕横韧带时，在桡侧的某个手指出现麻木即为阳性。其阳性率约 94%。

【止血带试验】

在患侧上臂缚一血压计的气囊，然后充气，加压至收缩压以上，若在 1 min 内出现桡侧的某手指麻木或疼痛者为阳性。阳性率约为 70%。

4. 电生理检查

【神经传导速度测定】

于腕掌近侧腕横纹至拇短展肌的正常时间间隔小于 5 min，而在腕管综合征时其神经传导时间延长。

【肌肉电位测定】

可见大鱼际正中神经所支配的肌肉有失神经改变。

5. X 线片、CT 及 MRI 检查

腕部 X 线片可了解腕部诸骨的情况，腕部 MRI 和 CT 检查可提供有用的临床信息，了解腕管内情况，但不作为常规检查。

（三）腕管综合征之治疗

1. 非手术治疗

对患病早期、症状较轻者，可用小夹板等固定腕关节于中立位 1~2 周，多数患者有效果。另外可采用腕管内皮质类固醇激素封闭治疗。

2. 手术治疗

对症状严重、保守治疗 2 个月无效者应及早手术治疗。通常行腕横韧带切开腕管减压术。

二、腕部腱鞘囊肿

（一）腱鞘囊肿

是关节囊或腱鞘中多余的结缔组织因局部营养不良，发生退行性的黏液样变性所形成。

（二）症状

多发生于腕背侧，少数在掌侧。最好发的部位是指总伸肌腱桡侧的腕关节背侧关节囊处；其次是桡侧腕屈肌腱和拇长展肌腱之间，在腕关节的掌侧，有时需与桡动脉瘤相鉴别。该处在切除囊肿时要保护好桡动脉、头静脉和桡神经浅支。腕管内的屈指肌腱鞘亦可发生囊肿，压迫正中神经，诱发腕管综合征。少数可发生在掌指关节以远的手指屈肌腱鞘上，米粒大小，硬如软骨。

（三）腱鞘囊肿之治疗

1. 非手术疗法

非手术疗法多数有效，但有复发。最常用挤压法，穿刺注药法。

2. 手术疗法

对囊肿较大和复发病例，可行囊肿切除术，但亦有复发，多因囊壁残留之故，可再切除。

三、尺管综合征

钩骨钩或豌豆骨骨折，豆骨、三角骨脱位，月三角韧带的撕裂，尺动脉瘤和动脉血栓的形成，以及尺神经的损伤，这些损伤是腕部尺神经卡压的主要因素。除此之外，占位性病变、瘢痕挛缩、异常肌肉和神经瘤等也可引起尺神经卡压。

（一）尺管综合征之诊断

根据尺管解剖分区，临床将尺管综合征分为 3 型：混合型、感觉障碍型和运动障碍型。

1. 病史及临床表现

常以环、小指麻木、手内肌无力为患者的主诉，手部尺侧摔伤史、长期使用振动工具、类风湿病史、骨性关节炎等病史对诊断具有参考价值。

2. 物理检查

（1）腕钩骨区压痛或肿块　1 区和 2 区卡压最常见的原因为钩骨钩骨折，因此，此类患者常有钩骨附近的压痛。

（2）Tinel 征　腕尺管区 Tinel 征阳性对诊断具有一定的价值。

（3）运动和感觉检查　尺侧环小指感觉异常和手内肌萎缩。

3. X 线、MRI 及肌电图检查

对临床诊断具有一定的参考价值。

（二）尺管综合征之治疗

诊断明确者，可行手术治疗。

四、桡骨茎突部狭窄性腱鞘炎（de Quervain病）

（一）病因病理

桡骨茎突部有一窄而浅的骨沟，底面凹凸不平，沟面覆以腕背横韧带，形成一骨纤维性鞘管，构成腕背第一腱鞘间隔。拇长展肌腱和拇短伸肌腱通过此鞘管后，折成一定的角度，分别止于第一掌骨和拇指近节指骨。肌腱滑动时产生较大的摩擦力。

（二）临床诊断

【一般症状】

本病常见于家务劳动及手工操作者。中老年妇女多见，女与男比例约为 6：1。起病缓慢，主要表现为桡骨茎突部局限性疼痛、隆起。伸拇受限，拇指作大幅度伸屈活动时产生疼痛，可放射至手、肘、肩等处。

【局部症状】

查时桡骨茎突处有轻度肿胀，局部压痛明显。有时可在局部触及一硬结，或在拇指外展时有摩擦感和摩擦音，少数可有弹响。芬氏征（Finkelstein）阳性，为本病的特有体征。

（三）治疗

【非手术疗法】

一般非手术疗法有效，如减少手腕活动，腕托保护，外涂红花油等活血消肿药物，帖服膏药。

方法：口服非甾体消炎药（NSAID）和物理治疗等。必要时可局部封闭治疗。1% 利多卡因 5 mL 加醋酸确炎舒松 A 12.5 mg，在局部严密皮肤消毒下注射于腱鞘内，一周 1 次，可连续注射 3~4 次。

【手术疗法】

经非手术疗法无效者，可在局麻下行狭窄腱鞘切开术。

五、手指屈肌腱鞘炎

（一）病因病理

手指屈肌腱鞘炎的发病部位，在与掌骨头相对应的指屈肌腱纤维鞘管的起始部。拇指的腱鞘虽与腕部滑囊相连，但在掌骨头处有两枚籽骨，通道狭小。当抓握物品时，肌腱滑动拉紧，在掌指关节的滑车处，肌腱出现折弯，摩擦最多；且腱鞘受到物品和掌骨头的前后挤压，容易出现损伤，逐渐增生而致狭窄。

（二）临床诊断

【一般症状】

起病缓慢，常见于家务劳动及手工操作者。以拇指、中指和环指最多见。主要表现为掌指关节掌侧局限性疼痛和手指活动受限。随着腱鞘狭窄的加重和肌腱受压后呈葫芦状膨大，膨大部分将难以或不能滑动通过狭窄的腱鞘，则手指停留在伸直位或屈曲位，出现交锁现象。

【局部体征】

检查时在掌骨头的局部压痛，可触及一结节状物，手指屈伸时可感到结节状物滑动，但常因腱鞘狭窄而受阻，继续用力时可突然滑过，类似扣动扳机，伴有弹响或弹跳，疼痛明显，

故该病又称扳机指、弹响指、弹拨指等。

（三）治疗

【非手术疗法】

非手术疗法多可奏效，如减少手部活动，外涂中药红花油等活血消肿药物，帖服膏药，口服非甾体消炎药。必要时可局部封闭治疗，将 0.5~1 mL 利多卡因与醋酸确炎舒松的混悬液注射于腱鞘之内，早期者一针即可见效，顽固者 1 周 1 次，不超过 4 次。

【手术疗法】

经上述方法治疗无效者，可行小针刀松解术或腱鞘切开术。

（斯清庆　鲍宏伟）

第六节　髋关节周围常见疾患

一、髋关节滑囊炎

髋关节滑囊位于髋关节肌腱和关节周围，内含有少量滑液，主要起减小摩擦，缓冲震荡的作用。滑囊发炎时滑液明显增多，多数为非细菌性炎症。

（一）临床表现

一般急性损伤后立即出现的髋关节疼痛、肿胀、跛行等症较容易发现。髋关节疼痛，疼痛部位可位于髋关节外侧、臀部或腹股沟处，行走或上楼时更明显；但不少患者在伤后仅感患肢不适，行走如常，2~3 d 或更长时间后才感患肢酸痛，行走不利，并逐渐发展为患肢不能站立、行走、跛行或绕行，髋关节压痛，活动关节时疼痛加重；髋关节活动度下降，屈髋时有响声，并出现患肢延长 0.5~3 cm，有时可出现髋关节外侧肿胀，此时 X 摄片看不出髋关节有任何异常，但 CT 或 MRI 成像可见滑液囊有

积液。此后因髋关节一直不是很痛或疼痛减轻，患者就一直跛行立走，或坚持工作劳动，这些患者就可出现患肢短缩，此时或更长时间，临床检查髋关节活动僵硬，范围明显缩小，X 摄片可见股骨头表面粗糙甚则塌陷，与臼之间间隙缩窄，CT 或 MRI 成像就均可见到股骨头坏死的早期变性坏死征象。

（二）诊断

根据临床症状及体征多可确诊，但本病有股骨头坏死趋向，诊治过程中应适时做 X 摄片、CT、MRI 成像检查。

（三）治疗方法

1. 休息，最为重要。应尽量避免进行使疾病加重的活动，如上下楼、跑步等；座椅应选择较软的，或带有充气气垫的；当疼痛减轻后，可逐渐开始恢复运动。

2. 冰敷，可减轻炎症、肿胀和疼痛。每日 3~4 次，每次 15~20 min。

3.如果有细菌感染，需应用抗生素。

4.局部抽液，并同时应用激素。

5.口服 NSAID 类药物，如布洛芬。

6.物理治疗，如超声、按摩等。

7.睡觉时应避免朝患侧卧位，侧睡时可在双膝间垫一枕头。

8.病程时间较长时考虑手术治疗。

二、坐骨神经盆腔出口狭窄症及梨状肌综合征

梨状肌综合征是引起急慢性坐骨神经痛的常见疾病。坐骨神经从梨状肌肌腹中穿出受到过大压力，产生坐骨神经慢性损伤。

（一）临床表现

疼痛是本病的主要表现，以臀部为主，并可向下肢放射，严重时不能行走或行走一段距离后疼痛剧烈，需休息片刻后才能继续行走。患者可感觉疼痛位置较深，放射时主要向同侧下肢的后面或后外侧，有的还会伴有小腿外侧麻木、会阴部不适等。严重时臀部呈现"刀割样"或"灼烧样"的疼痛，双腿屈曲困难，双膝跪卧，夜间睡眠困难。大小便、咳嗽、打喷嚏时因腹压增加而使患侧肢体的窜痛感加重。

（二）检查

1.直腿抬高试验

直腿抬高在 60°以前出现疼痛为试验阳性。

2.梨状肌紧张试验

是检查梨状肌损伤的一种方法，具体步骤如下：患者仰卧位于检查床上，将患肢伸直，做内收内旋动作，如坐骨神经有放射性疼痛，再迅速将患肢外展外旋，疼痛随即缓解，即为梨状肌紧张试验阳性。这是梨状肌综合征的常用检查方法。

（三）诊断

根据梨状肌综合征主要的临床表现诊断：臀部疼痛且向同侧下肢的后面或后外侧放射；大小便、咳嗽、喷嚏可增加疼痛。除此之外，

梨状肌综合征的诊断还需要一些检查的支持：患侧臀部压痛明显，尤以梨状肌部位为甚，可伴萎缩，触诊可触及弥漫性钝厚、成条索状或梨状肌束、局部变硬等。

直腿抬高在 60°以前出现疼痛为试验阳性，因为梨状肌被拉长至紧张状态，使损伤的梨状肌对坐骨神经的压迫刺激更加严重，所以疼痛明显。但超过 60°以后，梨状肌不再被继续拉长，疼痛反而减轻。另外，除了直腿抬高试验外，还要做梨状肌紧张试验。通常梨状肌综合征时梨状肌紧张试验也为阳性。

（四）治疗

非手术方法：包括手法、局部封闭、肌注、理疗、中草药、针灸等。局部封闭对缓解疼痛有一定作用。

上述疗法无效，或症状较严重需早日施术者，可行坐骨神经盆腔出口扩大减压术或梨状肌切断（除）术。

三、股骨头无菌性坏死

无菌性股骨头坏死又称非创伤性股骨头缺血性坏死。是一种由于骨内循环障碍，骨细胞死亡，进而出现骨结构和力学功能的改变，引起股骨头塌陷、髋关节疼痛和功能障碍的疾病。

（一）临床表现

1.症状

（1）疼痛　早期症状是腹股沟区或臀部深方疼痛。某些患者仅表现为大腿前方或膝关节的疼痛。随着病情的发展，患者疼痛呈进行性加重。

（2）跛行　早期患者出现间歇性跛行，休息后减轻。晚期，由于股骨头塌陷，骨性关节炎可有持续性跛行。

2.体征

腹股沟区压痛，大转子叩痛，局部深压痛，内收肌止点压痛，部分患者轴向叩击痛，可有股四头肌及臀大肌萎缩，早期"4"字试验阳性。

早期髋关节活动正常或轻微受限，特别是

内旋活动障碍是重要体征。后期髋关节各个方向活动均受限。

3. 分期

股骨头坏死的分期有多种方法，临床广泛应用的是 ARCO 分期：

（1）0 期　正常。

（2）1 期　X 线片和 CT 正常，骨扫描和 / 或 MRI 异常。

（3）2 期　骨硬化，溶解。

（4）3 期　局灶性骨疏松，半月征或关节扁平。

（5）4 期　骨关节炎，髋臼改变，关节损毁。

（二）检查

实验室检查无异常。X 线片对早期股骨头坏死诊断意义不大，但它能够鉴别其他原因引起的髋关节病变。MRI 是目前股骨头坏死早期的最准确的影像学检查方法。

无菌性股骨头坏死诊断

结合临床表现及检查进行诊断。

（三）治疗

1. 非手术治疗

对于早期病变，股骨头尚未塌陷，可采取保守治疗，包括避免负重、药物治疗、高频磁场治疗以及体外震波治疗等。

2. 手术治疗

保留股骨头相关手术包括髓芯减压术、带血管蒂植骨术、不带血管蒂植骨术、股骨近端截骨术等。

第七节　膝关节周围常见疾患

一、髌骨软化症

髌骨软化症发生，是髌股关节的这种生物力学关系发生紊乱造成的。

（一）临床表现

早期阶段，表现为膝关节前侧疼痛，休息后好转，随病程延长，疼痛时间多于缓解，下楼时加重，严重时常需侧身横着下楼，下楼或行走时常突然无力摔跤，俗称"打软腿"，膝关节怕冷，膝关可反复肿胀积液，常误诊为"风湿"。病情进一步发展加重时，下蹲困难，夜间疼痛，而影响睡眠和正常生活。晚期由于磨损严重，膝关节不能完全伸直，关节腔内可出现关节积水和游离体，造成关节内绞锁，突然卡住关节等。

（二）检查

典型查体所见为髌骨碾磨试验（+）；有摩擦音，但大关节间隙无压痛。继发滑膜炎可出现关节积液，此时浮髌试验阳性。病程长者，有股四头肌萎缩。

临床 X 线检查常有不同程度的骨质增生，X 线轴位检查可见髌骨侧倾或半脱位，外侧间隙变窄，髌股关节外侧过量长期的磨损，会造成相应关节软骨下骨硬化，髌骨侧位 X 线片可见"月牙样"骨硬化影。CT 或 MRI，也可看到髌骨软骨破坏现象。

（三）诊断

上述临床症状加上典型的膝关节轴位检查可见髌骨侧倾或半脱位，髌股关节外侧间隙变窄，即可诊断。

（四）治疗

1. 药物治疗西乐葆、扶他林、泰诺林等等，但药物只是止疼不治病，因为得病的根源，股四头肌内侧头髌骨的磨损继续在进行，到一定程度，药效就没用了，只能做手术。

2. 体疗伸膝绷劲操，锻炼加强股四头肌内侧头。具体做法：膝上放 5~6 斤沙袋（加热或不加热均可），曲膝 30°，（因为曲膝 30° 时，锻炼加强股四头肌内侧头为主）然后用力向下绷劲 5 s，放松，间隔 5~6 s，再重复下一次，每日练习 2~3 次，每次 30 min。

【预防】

关键要了解得病根本原因，采取科学的保健和治疗方法并应及早进行。

1. 认识髌骨软骨的生理性磨损规律：年龄意味着磨损。

2. 避免剧烈运动。

3. 保持合适体重。

4. 股四头肌与膝关节稳定性的关系：关节周围肌肉较强壮、发达时，关节的骨性关节炎发病率可降低。

二、腘窝囊肿

腘窝囊肿指腘窝深部滑囊肿大或膝关节滑膜囊向后膨出的统称，引起膝后部疼痛和发胀，并可触及有弹性的软组织肿块。

（一）临床表现

患者可觉腘窝部不适或行走后发胀感，有的无自觉症状。囊肿较大时可妨碍膝关节的伸屈活动。检查可见腘窝有囊性肿物，大小不等。

（二）检查

1. 体格检查

腘窝部可触及肿物，表面光滑，质地较软，压痛不明显，而且和皮肤或其他组织不粘连。

2. 超声检查

可发现滑囊液性暗区，边界清晰，以此可确定诊断。

（三）治疗

儿童与成人的腘窝囊肿有一定差别，儿童常不与关节相通，极少合并关节内病变，一般可自愈。成人常伴有关节内病变，手术切除囊

肿的同时要治疗关节内病变，否则易复发。原则上腘窝囊肿均应切除，术前行关节镜检查，大部分可用后内侧切口或后侧切口。术后行直腿抬高及股四头肌练习。无症状的不需治疗。也可穿刺抽液，局部注射，效果较好。

三、胫骨结节炎

（一）病因病理

多见爱好剧烈运动的少年，男多于女，可单侧或双侧发病，多有外伤史。本病主要是髌韧带的胫骨结节附着处发生肌腱炎、腱鞘炎或肌腱下滑囊炎，与邻近形成的病灶钙化和骨化造成局部隆突。

（二）临床表现

外伤史常不明显，局部疼痛及胫骨结节部肿大、压痛。

主要为膝前方的局限性疼痛。病儿上下阶梯、跑、跳时疼痛明显。下跪时局部受髌韧带紧张牵拉，直接压迫而疼痛更为加重。休息后疼痛可缓解或消失。望诊和触诊可发现髌腱肥厚，胫骨结节增大，压痛点在髌腱附着点处。膝关节无肿胀或积液，浮髌试验（-）。膝关节在抗阻力伸直时或充分屈曲下蹲时疼痛加重。因为该两项检查使髌腱对胫骨结节拉力增加之故。

（三）影像学表现

1. 局部软组织肿胀为重要的基本征象，尤以髌韧带的增大或增厚为著，以后肌腱可产生继发性钙化或骨化。

2. 胫骨结节骨骺不规则增大，密度不匀，有节裂或边缘光滑的游离骨块。结合临床，本病诊断不难，但常需与健侧对照观察。

（四）治疗

以减少运动量为主，本病可自愈。根据症状轻重，采取制动或不制动。在急性期间，应将膝部保持于伸直位，可用石膏托固定，患儿

仍可行走，若局部疼痛严重，则卧床休息，至疼痛消失为止。

固定期一般 4~6 周。待症状缓解后，逐渐恢复活动。为了止痛可行可的松局部封闭，每周一次，2~3 次即停。同时可用热敷及按摩消除肿胀。

如胫骨结节过大，待骨骺完全闭合后，再考虑切除。为消除残余畸形及膝生理性的后遗症状，采用胫骨结节移位手术。

四、膝关节滑膜炎

（一）定义及病因

膝关节滑膜炎是一种无菌型炎症，是由于膝关节扭伤和多种关节内损伤而引起的。滑膜的形态改变还会侵袭膝关节软骨，不及时治疗会导致膝关节骨性关节炎，存在很大的致残危机。

（二）临床表现

膝关节滑膜炎并没有年龄的限制而是在任何年龄阶段都会发生。对于年轻人来说，他们通常会有较大的运动量，因此在运动中容易因为膝关节受到打击、扭转、运动过度后，发生肿胀、疼痛、活动困难、走路跛行、局部皮肤温度高、皮肤肿胀紧张或关节穿刺出血性液体等情况。

（三）检查

1. 髌韧带两侧膝眼处隆起、饱满，以手触诊感松软，甚至有囊性感，关节积液如超过 50 mL 则浮髌试验呈阳性。

2. 关节穿刺抽出液体多为黄色，清澈，或有血液而呈粉红色，细菌培养阴性。

3.X 线检查滑膜炎骨质无异常，或者有退行性改变，或者有关节内游离体，骨关节边缘有骨刺。

（四）诊断

检查发现膝关节屈伸活动受限，下蹲困难并伴有疼痛，关节周围可有局限性压疼点，浮

髌试验阳性。慢性损伤性滑膜，可能无明显外伤史，主要表现膝关节发软及活动受限，肿胀持续不退，不敢下蹲。活动增多时加重，休息后减轻。久病者，可扪及膝关节囊肥厚感。对膝关节积液多者或反复出现积液者，可做关节积液检查，它能反应滑膜炎的性质及其严重性。故关节穿刺和滑液检查，对膝关节滑膜炎的诊断和鉴别诊断，均有重要参考价值。

（五）膝关节滑膜炎治疗

1. 及时发现及时治疗。

2. 西医治疗膝关节滑膜炎的疗法主要有口服药物、关节腔注射药物及冲洗、手术等。

3. 中医外敷疗法，推拿疗法等。

五、髌骨不稳定

（一）定义及分类

髌骨不稳定是指外伤、先天性或后天性疾病使髌骨周围结构平衡受到破坏，髌骨偏离正常位置而发生脱位、半脱位或倾斜，是髌股关节常见疾病，是髌骨软骨软化、髌股关节骨性关节炎的重要病因之一。

（二）临床表现

1. 症状

疼痛是髌骨不稳定最主要的症状，部位多位于膝前区，呈持续性钝痛，常多发于上楼梯、蹲坐位久时。部分患者有习惯性脱位、半脱位、关节不稳，有时关节无力，打软腿，弹响，既往有一次或以上外侧方向髌骨脱位或错动史。

2. 体征

（1）股四头肌萎缩

它是膝关节疾患的共同体征，当伸膝装置出现功能障碍时表现更为明显，以股内侧肌为重。

（2）肿胀

当髌骨不稳定的严重病例，股四头肌无力，导致滑膜炎，出现关节肿胀。浮髌试验阳性。

（3）髌骨"斜视"（squinting knee）

膝外翻、髌骨高位、股骨前倾角增大、胫

骨外旋过大等膝部畸形和力线不正，为了维持正常步态而引起的髌骨向内侧倾斜，是髌骨不稳定常见因素。

（4）轨迹试验

患者坐位于床边，双小腿下垂，膝屈曲90°，使膝关节慢慢伸直，观察髌骨运动轨迹，是否呈一直线。若有向外滑动，则为阳性，是髌骨不稳定的特异性体征。

（5）压痛

多分布在髌骨内缘及内侧支持带处。当检查者手掌压迫患者髌骨，并作伸屈试验，可诱发出髌下疼痛，临床上压痛点有时与患者主诉疼痛部位并不一致。

（6）轧音（retropatellar crepitation）

膝关节伸直位，压迫髌骨并使其上、下、左、右移动，可感到或听到髌骨下面有压轧音，并伴有酸痛。主动伸屈活动时亦可感到或听到压轧音。

（7）恐惧症（apprehension sign）

膝轻度屈曲位，检查者向外推移髌骨诱发半脱位或脱位，患者产生恐惧不安和疼痛，使膝屈曲时可使疼痛加剧。恐惧症亦是髌骨不稳定的特异性体征。

（8）正常人膝关节在伸直位髌骨被动外移范围不超过它自身宽度的1/2，屈膝30°髌骨外移范围更小。如关节松弛：可按髌骨向外侧可移动程度分为三度。

Ⅰ度　髌骨中心在下肢轴线的内侧或轴线上。

Ⅱ度　髌骨中心位于轴线外侧。

Ⅲ度　髌骨内缘越过下肢的轴线。

（9）Q角异常

Q角是从髂前上棘到髌骨中点连线与从髌骨中点到胫骨结节连线相交之角。正常Q角男性10°~15°，女性12°~18°。衡量髌骨力线的重要指标，股骨内旋和胫骨外旋可使Q角增大。导致髌骨倾斜。

（三）X线检查

1. 正位

患者仰卧位，双足靠拢，足尖向上，使股四头肌完全放松，摄前后位片，观察：

（1）髌骨位置　正常髌骨中心点应位于下肢轴线上或稍内侧。

（2）髌骨高度　正常髌骨下极刚好位于两侧股骨髁最低点连线之上。若下极在该连线近侧，其距离大于20 mm者为高位髌骨。

（3）髌骨及髁的外形　发育不良或畸形。

2. 侧位

可以显示有无髌骨软骨下骨质硬化和骨关节病的征象，常用于判断有无高位髌骨，髌骨高度的测量，不同作者采用的计测方法不尽相同。

【Blumensaat 法】

膝屈曲30°，髁间窝顶部在侧位相所显示的三角形硬化线投影称Ludloff三角，在其底边向前作延长线，正常髌骨下极应与该线相交。若髌骨下极位于该线近侧超过5 mm，为高位髌骨。

【Labelle 和 Laurin 法】

屈膝90°，摄侧位相，沿股骨皮质前缘向远端引线，正常97%的髌骨上极通过此线，高于此线为高位髌骨，相反低于此线为低位髌骨。

【Insall 和 Salvati 法（比值法）】

屈膝30°位侧位相。测量髌腱长度（Lt）即自髌骨下极至胫骨结节顶点上缘，再测量髌骨最长对角线的长度（Lp），两者之比Lt/Lp，其正常值为0.8~1.2。大于1.2为高位髌骨，小于0.8为低位髌骨。

【Blackburne-Peel 法】

膝屈30°侧位相，测髌骨关节面下缘至胫骨平台的垂直距离（A），再测髌骨关节面的长度（B），正常A/B比值为0.8，大于1.0为高位髌骨。

3. 轴位（髌股关节切位）

轴位相对髌股关节稳定性的诊断更具有重要意义。

（四）髌骨不稳定之治疗

1. 髌骨不稳定之非手术治疗

（1）限制活动

限制患者日常生活中某些活动，如登高、爬坡等，可减轻髌股关节的负荷，减少髌股关节磨损。

（2）股四头肌练习

最初可行等长训练（isometric exercise），第一步：先训练股四头肌收缩，即将患侧下肢伸直，用力收缩股四头肌，使髌骨上提，持续5 s，然后将肌肉完全放松10 s，再收缩肌肉，每回练30~50次，2~3周后，可行直腿抬高训练，即先行股四头肌收缩，再将足跟抬高离床15 cm左右，持续10 s（数1，2，3……10），然后放下，使肌肉放松，这样算一次，每日练习三回，每回练30次。当肌肉有一定恢复后，使足部加一抵抗的负荷，作上述直腿抬高训练。重量可逐渐增加（1~3 kg）以加强锻炼强度。

（3）支具治疗

髌骨支具有限制及稳定髌骨的作用，它用于急性患者，或参加某项运动，或活动较多时使用，因长期配戴患者感到局部不适并易导致股四头肌萎缩。

（4）药物治疗

非甾体类消炎止痛药物，可减轻髌股关节骨性关节炎症状。

2. 髌骨不稳定之手术治疗

其手术目的核心是改善髌骨力线，恢复髌股关节正常的适合关系，重建伸膝装置。

（钮心刚　宫　峰）

第八节　踝关节周围常见疾患

一、踝关节不稳

（一）定义及病因

踝关节不稳是指踝关节周围韧带受损后导致踝关节不稳定，而引起踝关节频繁扭伤的现象。

（二）临床表现

踝关节不稳泛指踝关节外侧韧带重复发生的不稳定导致受累踝关节反复扭伤的现象，其常见症状包括空虚、机械性不稳定、疼痛、肿胀、无力、反复扭伤以及功能性不稳定等。慢性踝关节不稳造成的踝关节反复扭伤可引发骨关节炎，严重者可引起关节僵硬和关节畸形。

（三）检查

踝关节不稳定主要依靠临床查体及影像学检查。①前抽屉试验及距骨倾斜试验：前抽屉试验主要用于外侧韧带损伤的评价，阳性结果反应2~3度踝关节扭伤，提示距腓前韧带断裂，可能合并跟腓韧带断裂（跟腓韧带断裂的确诊需要结合距骨倾斜试验）；距骨倾斜试验用于评价外侧韧带损伤，其阳性结果提示3度踝关节扭伤，即跟腓韧带断裂及距腓前韧带同时断裂（结合前抽屉试验）。②非影像学应力 - 关节活动度测量器：在上述徒手检查的基础上，新近有报道开发了用于测量距骨前移及内翻倾斜程度的设备。③X线检查：行三个位置（正位、侧位、斜位）的X线检查有助于排除相关的骨性损伤和退变性关节炎。X线下应力设备辅助的前抽屉试验与距骨倾斜试验可以很好地帮助判断外侧韧带的完整性。④MRI检查：可以直观地看到受累韧带水肿、增粗以及连续性中断的现象，目前在踝关节损伤的临床检查中较常用。但是，很多情况下MRI图像不够清晰，因而需要完整彻底的查体结果支持。所有检查的阳性结果只有同临床症状相一致时才有意义。

（四）治疗

1. 保守治疗

保守治疗包括：①柔韧性、本体感觉和外翻肌肉力量的训练，主要适用于功能性踝关节不稳和腓骨肌腱力量薄弱的机械性的踝关节不稳。②矫形装置或鞋子的改动，可用来提高踝关节的稳定支持，并治疗足和踝对线不良，如于鞋子外面足跟外侧增加楔形垫对外踝不稳是有益的，尤其是对于存在动态旋前的跑步运动员；如果患者有柔软的前足外翻伴代偿性后足内翻，带有前足外侧支撑装置的支具可能有益；可通过绷带或外敷料包扎来增强对踝关节外侧的稳定性。

2. 手术治疗

对于经过保守治疗后仍存在长期、有症状的踝关节机械性不稳定，可行韧带修复或重建手术。

二、跟腱炎

（一）定义及病因

跟腱是由连接小腿后方肌群与跟骨的带状肌腱纤维组成，张力通过肌肉收缩传递到跟腱。跟腱炎一般指跟腱急慢性劳损后形成的无菌性炎症。

（二）临床表现

跟腱炎早期疼痛主要是由于腱周组织的损伤所致。典型症状：足跟部上方的、内部的疼痛、酸痛、压痛、僵硬，活动后加剧。它可能发生在跟腱的任何一区域，痛感通常会在清晨或者剧烈运动后的休息期间发作。肌腱两段受到挤压时会有强烈疼痛或者压痛。当病变恶化，肌腱会肿大，在病变区域出现结节。

1. 急性期

走路、跑步等运动时跟腱处疼痛、肿胀、皮肤发红发烫。

2. 慢性期

跟腱疼痛或者僵硬，多发于清晨。走路，尤其是爬山及上楼会感觉跟腱疼痛；慢性跟腱炎多长期且持续存在。

（三）诊断

1. 询问患者日常有关的活动情况。

2. 检查脚部，需要进行跟腱部位的 X 片检查，以排除其他可能引起跟腱处疼痛的疾病。

3. MRI 扫描，使用磁场来显示身体软组织的图像，对跟腱断裂与否加以诊断。

（四）治疗

1. 自救方法

（1）运动前要热身，运动要逐渐停止下来，运动后做适当的放松活动。

（2）注意休息，避免负重，合理运动。

（3）运动时穿合适的鞋子。选择适合运动的频率、运动的地面和运动的条件的鞋子。

（4）经常牵拉和加强小腿肌肉训练，在日常运动中逐渐增加登山、爬楼梯项目。如果需要，可逐渐增加速度和距离。

2. 使用支撑垫

支撑垫可以抬高脚踝，以减少对跟腱的拉伸。还可在夜间睡眠时使用夹板，以保持跟腱固定。如果病情严重，建议穿步行靴或使用拐杖，以利跟腱修复。

3. 手术治疗

非手术治疗（包括物理治疗）能够使跟腱炎在几周时间内得到痊愈和自我修复。如治疗没有效果，需要做手术来切除跟腱周围的炎症组织。

4. 外用药

选用消炎止痛的药物外敷。

第九节　足部常见疾患

一、跖筋膜炎

（一）定义

跖筋膜为足底腱膜的一部分，系足底深筋膜中央腱性增厚部分，起于跟骨结节内侧突，对维持足弓有重要作用。在节律性应力的反复牵引下如长跑、跳跃运动，以及越野、越障、队列，尤其是正步训练等部队训练以及长期持续站立等使足底前部负重增加，致使跖部肌腹和肌腱表面的致密结缔组织因过度活动，牵拉，挤压而引起筋膜缺血，跖腱膜跟骨结节附着处发生慢性纤维组织炎症，以后形成骨刺，被包在跖腱膜的起点内，这种骨刺可引起拇展肌、趾短屈肌和跖腱膜内侧张力增加，或引起滑膜囊炎，出现足跟痛称为跖筋膜炎，又称跖痛症。

（二）临床表现

典型症状是在晨起或长时间休息后开始站立行走时，逐渐出现跟底及足心的疼痛，体检可有整个跖筋膜的压痛，以跟骨结节内侧处明显，足趾、踝关节在被动背伸时疼痛和压痛更明显。

（三）诊断

急性伤者多有外伤史。起病缓慢，可有甚至数年病史，临床表现为足底疼痛，不敢行走，检查时可见足底中部压痛明显、拒按，跛行。

（四）治疗

1. 保守治疗

休息：避免跑步及其他加重疼痛的活动。

冰敷：用毛巾包裹冰块敷于足跟和足底，每日 4 次，1 次 15~20 min。

药物治疗：口服阿司匹林或非甾体类消炎止痛药，必要时局部注射类固醇类激素；外用膏药。

支具：夜间睡觉时使用支具保持足于中立位置。

矫形器具：使用特殊足垫支持足中弓区域。

体疗：按医生建议开始牵拉练习以拉长跟腱和跖筋膜。

冲击波：已经证实应用体外冲击波治疗慢性足底筋膜炎的疗效是确定的。

小针刀：小针刀治疗的原理在于骨膜下拨离、松解炎症造成的粘连，以促进炎症的吸收而达到治疗目的。

2. 手术治疗

通过非手术治疗，大部分患者的症状在 12 个月内能够缓解，但仍有 10% 的患者疗效欠佳，约 5% 的患者需接受手术治疗，手术多为骨刺切除术。

二、平底足

（一）病因

平底足亦称扁平足、平足症，是指足部正常内侧纵弓的丧失，在行走和站立时有足疼痛者。与以下因素有关：

（二）分类

按病因可分为先天性平底足和后天性平底足。按临床表现可分为姿势性平底足、痉挛性平底足和强直性平底足三类。

（三）临床表现

1. 姿势性平底足

即发病初期，足弓外观无异常，仅在站立

和行走过久后感足部疲乏、酸痛、足底和足背浮肿，一般经休息后可完全消失。

2. 痉挛性平底足

即发病中期，由姿势性平底足发展而致，主要表现为腓骨肌痉挛，足呈外翻、外展及背伸位，足弓下塌，疼痛加重，行走和站立均不能持久，经休息后不能完全缓解。

3. 强直性平底足

即发病晚期，由以上两种类型处理不当发展而来。痉挛的腓骨肌发展为强直，足骨间韧带亦强直，使足固定在外翻、外展及背伸位，足弓消失，行走及站立困难，疼痛却减轻。由于足的正常功能消失，不能吸收震荡力，可出现腰及下肢其他关节创伤性关节炎而疼痛。

（四）X线检查

1. 第 1 楔骨和第 1 跖骨向中线分裂。

2. 距跟重叠，表现为横弓破坏。

3. 第 1 楔骨和第 1 跖骨的间隙消失，表现距骨内倾及跟骨外翻。

4. 跗骨间关节的半脱位。

5. 拇外翻。

6. 足顶角达 105°~120°。

7. 足弓指数小于 0.29，重者可小于 0.25。

（五）诊断

根据临床症状体征及上述 X 片检查可确定诊断。足印检查表现为足印底完全着地，甚至还向内侧突出。

（六）治疗

1. 姿势性平底足

一般以保守治疗为主，消除病因，给予理疗、按摩、锻炼足内、外在肌（如在沙滩上行走跳跃或用足趾抓握小球等）、穿矫正鞋或使用足弓垫。

2. 痉挛性平底足

作足部理疗、按摩，严重者在麻醉下行手法矫正外翻、外展及背伸畸形，用短腿石膏固定在内翻内收位。待畸形矫正后（一般 6~8 周），

拆除石膏改穿矫形鞋。经非手术治疗无效者可行手术治疗。如 Miller 手术，三关节融合术等。

3. 强直性平底足

足弓完全塌陷，足骨变形，无痛者可不用治疗，疼痛者则行三关节融合术。

三、拇外翻

拇外翻系指拇趾向足外侧过度倾斜的一种畸形，是一种临床常见病，多发于女性。

（一）病因

拇外翻发生的确切原因尚不清，可能与下列因素有关：

1. 遗传因素：拇外翻是家族性的，特别是青少年发病者。

2. 尖头高跟鞋等可能是现代社会中发生拇外翻的主要因素。

3. 各种第一跖趾关节炎如风湿性关节炎等，关节面破坏而导致拇趾外翻。

（二）临床表现

临床症状与拇外翻严重程度并不一致，主要表现为第一跖趾关节处疼痛。检查可见拇外翻，拇囊炎，第 2、3 趾锤状趾和胼胝。

（三）影像学检查

1. 拇跖趾关节向外侧半脱位，拇趾向中线移位，呈外翻状。

2. 第一跖骨内翻，第 1、2 跖骨夹角大于 9°。

3. 第一跖趾关节关节间隙狭窄，关节周缘骨唇。

（四）诊断

拇趾外翻超过 25°，挤压第 2 趾；第一跖骨内翻，伴拇囊炎疼痛者，可诊断为拇外翻。

（五）治疗

1. 保守治疗

适用于畸形和疼痛轻者。包括理疗、口服非甾体类抗炎药、穿鞋头宽松的鞋等。

2. 手术治疗

【软组织手术】

1. Mayo 手术 适应于畸形不严重，疼痛局限于第1跖骨头内侧者。手术包括切除第一跖骨头内侧的骨赘，将关节囊筋膜瓣向远侧拉紧，缝合。

2. 改良 Mayo 手术 在 Mayo 手术基础上切断𝆏内收肌。

3. 改良 McBride 手术 适应于青年及中年𝆏外翻者，手术主要步骤：第一切口为内侧皮肤切口；纵向切开关节囊，保留关节囊在跖骨颈附着处；切除第一跖骨头内侧骨赘；足背第二个切口应避开了腓深神经第一趾蹼支并可显露第一跖间背侧动脉的末部分；拇内收肌的显露和松解；用已松解的𝆏内收肌将第二跖趾关节囊内侧与第一跖趾关节囊外侧缝合在一直；切除关节囊内侧 5~8 mm；关节囊切除重叠缝合后𝆏趾应处于中立位或小于5°的内翻位；术后用 Mann 敷料包扎法：站立位看时，左足按顺时针包扎，右足按逆时针包扎，将跖骨头牢固地绑在一起，将𝆏趾旋转以保证籽骨在跖骨头下。

【术后处理】

抬高患足 48~72 h，术后 72 h 下地行走。3 周拆线，夜晚可用足趾占位器或夹板保证𝆏趾的正确对线，至术后3个月。

软组织手术并发症有畸形复发，获得性拇内翻，爪状趾，趾间关节活动受限，𝆏过伸等。

【骨和软组织联合手术】

1. 术式 如 Keller 手术，其适应于畸形严重并有骨关节病变者，𝆏趾僵硬者及老年𝆏外翻者。

2. 具体操作 近节趾骨部分切除，第一跖骨头内侧骨赘切除，内收肌腱游离，克氏针固定第一𝆏趾关节并保持轻度分离。

3. 术后处理 前足厚敷料包扎，抬高患肢 72 h，克氏针固定 3~4 周，拔除钢板后可穿宽松鞋子，一般 3~4 个月后才可穿普通鞋子。

4. 并发症 有翘𝆏，跖骨痛，第 2~5 跖骨的应力骨折等。

四、跟骨高压症及足跟痛

（一）病因

本病多见于中老年人，跟骨高压症的确切病因尚不清楚，可能为跟骨髓腔内血液平衡失调，即静脉血回流障碍，造成髓腔内充血，压力上升而产生跟骨疼痛。

（二）临床表现

主要表现为跟部疼痛，影响行走，抬高下肢休息可使疼痛缓解。检查跟骨内外跖侧均有压痛、叩击痛，这与跟痛症相区别，后者为跟骨跖面压痛。

（三）治疗

早期抬高下肢休息，也可采用物理治疗，经保守治疗无效者可行手术治疗，手术目的是降低跟骨内压力。跟骨钻孔减压术：可经皮或切开皮肤后从内向外在跟骨上钻 6~8 孔，最好穿透对侧皮质，术后抬高患足，2 周后下地活动。

五、鸡眼与胼胝

（一）鸡眼

1. 概述

鸡眼为骨突起处皮肤长期遭受紧窄鞋子的间歇性压迫或摩擦所致。病损为一同心角质层围绕一个致密的角质物所形成的圆锥体。圆锥尖部向内推进，抵压着真皮而使乳头变平，有时该尖端有一滑囊。

2. 分类

（1）硬性鸡眼 多发生在第五趾近端趾间关节的背外侧，锤状趾的近端趾间关节的背面或趾尖近趾甲处。

（2）软性鸡眼 可发生在任何两趾中间，但以第四、五两趾之间最多见。

3. 临床表现

鸡眼为一高出皮肤表面的硬结，成尖端向内的圆锥形，锥尖深入皮肤，基底呈圆形露于表面，触之较周围皮肤坚硬而不光滑。可因尖端压迫神经或压迫滑囊形成滑囊炎，受压时疼痛。

4. 治疗

通常采用保守治疗，常用的方法有：改穿不受压迫的鞋袜；水杨酸制剂涂搽；或用湿水浸泡软化后，用刀片修去。如因足部畸形，或趾骨骨突起所致，需采用手术治疗，如第四或第五趾外侧骨突切除，即切开趾骨背侧皮肤及关节囊，显露髁状突起，凿除后表面磨光。

（二）胼胝

1. 概述

胼胝是扁平或隆起的局限性边缘不整齐的片状皮质层角化增厚，为骨突起部位的皮肤长期遭受外部（如紧窄的鞋子）间歇性摩擦和压迫所致。病变表皮角化增厚，颗粒层尤为明显，乳头变平，无中心核。

2. 临床表现

多发生在足皮肤负重处，如足跟、第一和第五跖骨头下面的皮肤，一般无痛。若足部畸形，可发生在相应负重处，如平跖足者横弓下塌，可在第二至第四跖骨头下面发生；马蹄内翻足的胼胝常发生在足外侧。胼胝只在深部发生变化时，才发生疼痛。

3. 治疗

【保守治疗】

1. 温水浸泡后用刀削平。

2. 鞋内放一足横弓软垫，可减少疼痛。但因致病因素未去除，故易复发。

【手术治疗】

1. 跖骨缩短术　以跖骨颈背为中心，作一纵切口，暴露跖趾关节及远端跖骨干，用线锯自跖骨颈截断，在远侧断端创面，钻一直径 7 cm 大小的凹穴，其深度可以容纳近端跖骨干切断面，修整跖骨干切断面，将其插入跖骨头断面之洞穴中，以达到缩短的要求。缝合皮肤及皮下组织。术后处理：石膏固定 1 个月。

2. 跖骨和胼胝切除术　环绕胼胝作一椭圆形切口，其前端自趾两侧向上至趾背会合，解剖出跖骨背面及两侧面，切断肌腱，结扎跖血管，自跖骨基底及远端横断跖骨，将跖骨干连同趾、胼胝，一并切除，相邻两趾在跖趾关节囊处，缝合皮肤及皮下组织。术后处理：加压包扎，3 周后负重行走。

（李　国　施水潮）

第三章 脑外科常见疾患

第一节 中枢神经系统血管性疾病

一、高血压脑出血

（一）概述

高血压脑出血是常见的急性脑血管疾病，多发于40~70岁，男性稍多于女性。其发病是由原有高血压疾病、脑血管解剖特点和血管壁的病理变化以及血压骤升等因素综合所致。其发病机制可以归纳为：① 脑小动脉管壁在解剖上较为薄弱，且脑底穿支血管多以90°角从主干发出，使其管腔承受的压力较其他血管大得多，因而成为高血压性脑出血的高发部位；② 高血压使脑小动脉壁发生玻璃样变和纤维样变，管壁薄弱，形成微小动脉瘤，当血压急骤升高时，微动脉瘤可发生破裂出血；高血压引起脑小动脉痉挛造成脑组织缺氧、坏死，发生点状出血，严重时可发生大片出血。

（二）临床表现

1. 病史

绝大多数患者有多年的高血压病史，通常在情绪激动、过度兴奋、排便、屏气用力或精神紧张时发病。秋冬交替期为本病的发病高峰。本病发病急剧，发病时有剧烈头痛，随即出现剧烈呕吐，严重者可逐渐出现不同程度的意识障碍，大小便失禁。根据出血部位的不同，尚可有偏瘫、失语等定位症状和体征。

2. 不同出血部位的症状和体征

（1）壳核出血　出血后血肿向内可压迫内囊，表现为中枢性面瘫及"三偏"症状（即对侧肢体偏瘫，偏身感觉障碍和对侧同向偏盲）。

（2）丘脑出血　除有三偏症状外，眼部症状和体征较明显，眼球向病侧凝视，患侧瞳孔缩小，眼球分离。并发有下丘脑损害时还会有高热、昏迷、高血糖症。

（3）大脑皮质下出血　不同部位大脑皮质下出血可表现出不同的体征，如额叶出血可有精神症状和定向力障碍。优势半球出血有运动性失语。顶叶出血可出现对侧肢体偏瘫。

（4）小脑出血　头痛剧烈、呕吐频繁、眼球震颤明显、昏迷发展快，出血还可扩散到第四脑室使脑干受压及移位，这时患者呼吸可突然停止而死亡。

（5）脑桥出血　发病后患者常迅速深昏迷，双侧瞳孔极度缩小为针尖样瞳孔，眼球固定，有的患者呈去大脑强直状态。

3. 临床病情分级

根据1981年全国标准，高血压脑出血临床病情可分为4级：Ⅰ级：神志清楚至浅昏迷呈不完全偏瘫；Ⅱ级：浅昏迷至中度昏迷呈完全性偏瘫；Ⅲ级：中度昏迷，完全性偏瘫，病侧瞳孔散大；Ⅳ级：深昏迷，完全性偏瘫或去大脑僵直，双侧瞳孔散大。

（三）诊断

根据高血压病史及临床特点，一般不难做出临床诊断。脑 CT、磁共振扫描对诊断最有帮助，不仅可以早期确诊，而且能够精确了解出血的部位、出血量、波及范围、有无脑室穿破以及血肿周围脑组织情况。发病年龄多在中年以上，既往有高血压病史，寒冷季节发病较多。常突然发病，出现剧烈头痛、呕吐、偏瘫及意识障碍，即应考虑脑出血。临床上需要与下列疾病鉴别。

1. 脑梗死　脑梗死多休息时发病，可有短暂缺血发作史，多无意识障碍、头痛、呕吐或脑膜刺激征。小量出血与脑梗死相似，重症脑梗死又可出现明显颅压增高甚至脑疝，CT 扫描在低密度中有高密度影，小量出血腰穿有帮助。

2. 高血压脑病　高血压脑病为一过性头痛、呕吐、抽搐或意识障碍，无明确神经系统局灶体征，以血压增高和眼底变化为主要表现，脑脊液清晰，压力增高。

3. 其他　本病还需要注意与蛛网膜下腔出血、糖尿病性昏迷、肝性昏迷、尿毒症、急性酒精中毒、低血糖、药物中毒、CO 中毒等鉴别。

（四）治疗

积极合理的治疗可挽救患者生命、减少神经功能残疾程度和降低复发率。

1. 内科治疗

患者卧床，保持安静。重症须严密观察体温、脉搏、呼吸和血压等生命体征，注意瞳孔和意识变化。保持呼吸道通畅，及时清理呼吸道分泌物，必要时吸氧，动脉血氧保护度维持在 90% 以上。加强护理，保持肢体功能位。意识障碍和消化道出血者宜禁食 24~48 h，之后放置胃管。

（1）控制高血压　对高血压性脑出血，应及时应用适当的降压药物以控制过高的血压。但降压不可过速、过低。急性脑出血时血压升高是颅内压增高情况下保持正常脑血流的脑血管自动调节机制，降压可影响脑血流量，导致低灌注或脑梗死，但持续高血压可使脑水肿恶化。舒张压降至约 100 mmHg 水平是合理的，个体对降压药异常敏感。急性期后可常规用药控制血压。

（2）控制脑水肿　降低颅内压　脑出血后 48 h 水肿达到高峰，维持 3~5 d 或更长时间后逐渐消退。脑水肿可使颅内压增高和导致脑疝，是脑出血主要死因。故降低颅内压是脑出血急性期处理的重要环节。常用 20% 甘露醇、50% 甘油盐水和利尿药如呋塞米等；或用 10% 血浆白蛋白。应用甘露醇的脱水作用迅速，但要监测肾功能，防止肾功能损害。

（3）止血药和凝血药　一般认为脑内动脉出血难以药物止血，出血部位发生再出血亦不常见，通常无须用抗纤维蛋白溶解药。如需给药可早期（<3 h）给予抗纤溶药物如氨基己酸、氨甲环酸等。巴曲酶也推荐使用。脑出血后凝血功能评估对监测止血治疗是必要的。

（4）保持营养和维持水电解质平衡　每日液体输入量按尿量 +500 mL 计算，高热、多汗、呕吐或腹泻的患者还需适当增加入液量。注意防止低钠血症，以免加重脑水肿。

（5）并发症防治　① 感染　老年患者合并意识障碍易并发肺部感染，尿潴留或导尿易合并尿路感染，可根据经验、痰和尿培养、药物敏感试验等选用抗生素治疗；② 应激性溃疡 可引起消化道出血，可用 H_2 受体阻滞剂预防，如西咪替丁静脉滴注，雷尼替丁口服，奥美拉唑；若发生上消化道出血可用去甲肾上腺素加冰盐水口服，云南白药口服，保守治疗无效时可在胃镜直视下止血；③ 稀释性低钠血症 10% 的脑出血患者可发生，宜缓慢纠正，以免导致脑桥中央髓鞘溶解症；④ 下肢深静脉血栓形成 常见患肢进行性水肿和发硬，勤翻身、被动活动或抬高瘫痪肢体可预防，肢体静脉血流图检查可确诊，可用肝素静脉滴注或低分子肝素皮下注射。

2. 外科治疗

重症患者生命及促进神经功能恢复，手术宜在发病后 6~24 h 内进行，预后直接与术前意识水平有关，昏迷患者通常手术效果不佳。

（1）手术适应证　①脑出血患者颅内压增高伴脑干受压体征，如脉缓、血压升高、呼吸节律变慢、意识水平下降等；②小脑半球血肿量≥10 mL或蚓部>6 mL，血肿破入第四脑室或脑池受压消失，出现脑干受压症状或急性阻塞性脑积水征象者；③重症脑室出血导致梗阻性脑积水；④脑叶出血，特别是脑动静脉畸形所致和占位效应明显者。

（2）手术禁忌证　脑干出血、大脑深部出血、淀粉样血管病导致脑叶出血不宜手术治疗。多数脑深部出血病例可破入脑室而自发性减压，且手术会造成正常脑组织破坏。

（3）常用手术方法　①小脑减压术 是高血压性小脑出血最重要的外科治疗，可挽救生命和逆转神经功能缺损，病程早期患者处于清醒状态时手术效果好；②开颅血肿清除术 占位效应引起中线结构移位和初期脑疝时外科治疗可能有效；③钻孔扩大骨传血肿清除术；④钻孔微创颅内血肿清除术；⑤脑室出血脑室引流术。

二、颅内动脉瘤

（一）概述

颅内动脉瘤是颅内动脉壁局部异常膨出，主要是动脉管壁局部缺陷和管腔内压力增高而发生的，是引起自发性蛛网膜下腔最常见的原因。

动脉瘤发病原因尚不十分清楚。动脉壁先天缺陷学说认为，颅内Willis环的动脉分叉处的动脉壁先天性子滑肌层缺乏。动脉壁后天性退变学说则认为，颅内动脉粥样硬化和高血压。使动脉内弹力板发生破坏，渐渐膨出形成囊性动脉瘤。此外，身体的感染病灶如细菌性心内膜炎、肺部感染等，感染性栓子脱落，侵蚀脑动脉壁而形成感染性动脉瘤；头部外伤也可导致动脉瘤形成。但临床均少见。

（二）临床表现

1. 蛛网膜下腔出血或颅内出血

动脉瘤破裂出血症状中、小型动脉瘤未破裂出血，临床可无任何症状。动脉瘤一旦破裂出血，临床表现为严重的蛛网膜下腔出血，发病急剧，患者剧烈头痛，形容如"头要炸开"。频繁呕吐，大汗淋漓，体温可升高；颈强直，克氏征阳性。也可能出现意识障碍，甚至昏迷。部分患者出血前有劳累、情绪激动等诱因，也有的无明显诱因或在睡眠中发病。约1/3的患者，动脉瘤破裂后因未及时诊治而死亡。多数动脉瘤破口会被凝血封闭而出血停止，病情逐渐稳定。随着动脉瘤破口周围血块溶解，动脉瘤可能再次破溃出血。二次出血多发生在第一次出血后2周内。部分患者出血可经视神经鞘侵入玻璃体引起视力障碍。蛛网膜下腔出血后，红细胞破坏产生5-羟色胺、儿茶酚胺等多种血管活性物质作用于脑血管，发生血管痉挛，发生率为21%~62%，多发生在出血后的3~15 d。局部血管痉挛只发生在动脉瘤附近，患者症状不明显，只在脑血管造影上显示。广泛脑血管痉挛，会导致脑梗死发生，患者意识障碍、偏瘫，甚至死亡。

2. 局部症状

局灶症状取决于动脉瘤的部位、毗邻解剖结构及动脉瘤大小。动眼神经麻痹常见于颈内动脉—后交通动脉瘤和大脑后动脉的动脉瘤，表现为单侧眼睑下垂、瞳孔散大，内收、上、下视不能，直、间接光反应消失。有时局灶症状出现在蛛网膜下腔出血之前，被视为动脉瘤出血的前兆症状，如轻微偏头痛、眼眶痛，继之出现动眼神经麻痹，此时应警惕随之而来的蛛网膜下腔出血。大脑中动脉的动脉瘤出血如形成血肿；或其他部位动脉瘤出血后，脑血管痉挛脑梗死，患者可出现偏瘫，运动性或感觉性失语。巨大动脉瘤影响到视路，患者可有视力视野障碍。动脉瘤出血后，病情轻重不一。为便于判断病情，选择造影和手术时机，评价疗效。

国际常采用Hunt五级分类法。

一级无症状，或有轻微头痛和颈强直。

二级头痛较重，颈强直，除动眼神经等脑

神经麻痹外，无其他神经症状。

三级轻度意识障碍，躁动不安和轻度脑症状。

四级半昏迷、偏瘫，早期去脑强直和自主神经障碍。

五级深昏迷、去脑强直，濒危状态。

（三）诊断

1. 确定有无蛛网膜下腔出血。出血急性期，CT 确诊 SAH 阳性率极高，安全迅速可靠。腰椎穿刺可能诱发动脉瘤破裂出血，故一般不再作为确诊 SAH 的首选。

2. 因颅内动脉瘤多位于颅底部 WiLLis 动脉环，直径小于 1.0 cm 的动脉瘤，CT 不易查出。直径大于 1.0 cm，注射对比剂后，CT 扫描可检出。MRI 优于 CT，动脉瘤内可见流空。MRA 可提示不同部位动脉瘤，常用于颅内动脉瘤筛选。三维 CT（3D—CT）从不同角度了解动脉瘤与载瘤动脉的关系，为手术夹闭动脉瘤决策提供更多的资料。

3. 脑血管造影是确诊颅内动脉瘤必需的检查方法，对判明动脉瘤的准确位置、形态、内径、数目、血管痉挛和确定手术方案都十分重要。DSA 更为清晰，经股动脉插管全脑血管造影，可避免遗漏多发动脉瘤。病情在三级以下，脑血管造影应及早进行，三级和三级以上患者可待病情稳定后，再行造影检查。及早造影明确诊断，尽快手术夹闭动脉瘤，可以防止动脉瘤再次破裂出血。首次造影阴性，可能因脑血管痉挛而动脉瘤未显影，高度怀疑动脉瘤者，应在 3 个月后重复造影。

（四）鉴别诊断

1. 以出血为首发征像时，临床怀疑动脉瘤而行血管成像（DSA、CTA、MRA）可证实动脉瘤的存在，一般无需鉴别，但应注意假阳性和假阴性的存在。假阳性如颈内动脉起始部、后交通动脉起始部漏斗样增粗如正常现象，血管转折处在 MRA 上易误为异常，两段狭窄间正常管腔易误为动脉瘤等。假阴性如动脉瘤破

裂或痉挛导致造影时不能显示等。这方面 CTA 较 DSA 和 MRA 有明显优势，它可以对单枝血管进行曲面重建并旋转观察，有利于分析动脉壁的结构是否正常，有利于发现无造影剂充盈的瘤体等。

2. 无出血的动脉瘤，在平扫和强化扫描时需和高密度肿瘤和囊肿鉴别，如发现脑外高密度结节或肿块，应考虑到肿瘤、囊肿、结核瘤、血肿、动脉瘤等。MRI 具有重要鉴别价值，动脉瘤瘤腔流空信号与其他肿瘤明显不同，而血栓 T1 高信号和含铁血黄素沉积也较具特征。

（五）治疗

1. 颅内动脉瘤破裂出血后的非外科治疗

（1）防止再出血　包括绝对卧床休息、镇痛、抗癫痫、安定剂、导泻药物使患者保持安静，避免情绪激动。应用抗纤维蛋白溶解剂（氨基己酸、氨甲环酸、抑酞酶等）。在动脉瘤处理前，控制血压是预防和减少动脉瘤再次出血的重要措施之一，但血压降得过低会造成脑灌注不足而引起损害。通常降低 10%~20% 即可。

（2）降低颅内压　蛛网膜下腔出血后可能出现颅内压增高，可以应用甘露醇。然而应用甘露醇增加血容量，使平均血压增高，也偶有使动脉瘤破裂的危险。

（3）脑脊液引流　动脉瘤出血后急性期在脑表面及脑内可有大量积血使颅内压增高，有的因小的血肿或凝血块阻塞室间孔或大脑导水管，引起急性脑积水而出现意识障碍，需做紧急的脑室引流。腰椎穿刺和腰大池引流也可以作为脑脊液引流的方法，但在高颅压状态下可能造成患者出现脑疝危象。

（4）防治脑血管痉挛　动脉瘤破裂出血后，进入到蛛网膜下腔的血液容易导致脑血管痉挛发生。出血后 3~4 d 开始出现脑血管痉挛，7~10 d 达到高峰，10~14 d 开始消退。目前脑血管痉挛的治疗主要围绕 3 个方面进行：钙离子拮抗剂的应用；血性脑脊液的清除；适当的血压提升。

2.颅内动脉瘤的手术治疗

动脉瘤的手术治疗包括开颅手术和血管内介入治疗。

（1）动脉瘤颈夹闭或结扎　手术目的在于阻断动脉瘤的血液供应，避免发生再出血；保持载瘤及供血动脉继续通畅，维持脑组织正常血运。

（2）动脉瘤孤立术　动脉瘤孤立术则是把载瘤动脉在瘤的远端及近端同时夹闭，使动脉瘤孤立于血循环之外。

（3）动脉瘤包裹术　采用不同的材料加固动脉瘤壁，虽瘤腔内仍充血，但可减少破裂的机会。目前临床应用的有筋膜和棉丝等。

（4）血管内介入治疗　对于患动脉瘤的患者开颅手术极其高危、开颅手术失败，或因全身情况及局部情况不适宜开颅手术等，可用血管内栓塞治疗。对于动脉瘤没有上述情况者，也可以先选择栓塞治疗。血管内介入治疗的手术目的在于：利用股动脉穿刺，将纤细的微导管放置于动脉瘤囊内或瘤颈部位，再经过微导管将柔软的钛合金弹簧圈送入动脉瘤囊内并将其充满，使得动脉瘤囊内血流消失，从而消除再次破裂出血的风险。

三、脑动脉畸形

（一）概述

脑血管畸形是脑血管先天性、非肿瘤性发育异常。是指脑血管发育障碍而引起的脑局部血管数量和结构异常，并对正常脑血流产生影响。其破裂出血主要表现为脑内出血或血肿。其多见于年轻人，得到确诊年龄平均为20~40岁。动静脉畸形又分为典型者和Galen大静脉畸形两种：动静脉畸形的临床症状除因为占位和压迫以外，盗血也是重要的原因。颅内血管杂音明显。婴儿期可出现脑积水。病死率很高，约50%。血液分流量不大者，心衰较轻，可有反复的一过性偏瘫。治疗困难，可进行分期手术。

【病因】

脑血管畸形有4种主要类型：动静脉畸形，海绵状血管瘤，静脉血管瘤和囊性动脉瘤。此外，可引起出血性脑卒中的其他脑血管病还有烟雾病、夹层动脉瘤等。

1.动静脉畸形　又分为典型者和Galen大静脉畸形两种：临床症状除因为占位和压迫以外，盗血也是重要的原因。颅内血管杂音明显。婴儿期可出现脑积水。病死率很高，约为50%。血液分流量不大者，心力衰竭较轻，可有反复的一过性偏瘫。治疗困难，可进行分期手术。

2.先天性颅内囊性动脉瘤　在小儿较少见。主要发生于颅底部的颈内动脉分叉，前、后交通动脉处，或椎基底动脉。动脉局部的弹力层和肌层变弱，而突出为瘤，一般在1cm以下。

3.静脉血管瘤　较常见，好发于大脑半球，多见于年长儿。神经影像可见1mm至数厘米直径的血管畸形，约15%有钙化。

4.海绵状血管瘤　多见于大脑半球，为密集的薄壁血管。儿童期常无症状而被偶然发现。一般到年长儿或成人才出现症状，主要是癫痫、头痛、脑内出血。常见家族性病例，为显性遗传。本病也可见视网膜、肝、肾、皮肤的相似海绵状血管瘤。

（二）临床表现

1.出血　67.8%的脑血管畸形以出血为首发症状，出血可以反复发生，最多的可达10次。发病较突然，常在体力活动或情绪波动时出现。表浅部位的脑血管畸形，常引起蛛网膜下腔出血；深部脑血管畸形出血，则可引起脑内血肿或脑室内出血。出血后脑血管畸形的症状可表现为剧烈头痛、呕吐、意识改变，引起蛛网膜下腔出血时还可出现颈强直和Kernig征阳性。

2.头痛　脑血管畸形的最常见症状之一，约有60%以上患者有此主诉。头痛的原因可能与脑血管扩张有关，若出现颅内压力增高或出血，则头痛加重，且常伴有恶心呕吐。

3. 癫痫　约40%～50%的脑血管畸形会在不同时期发生癫痫（慢性反复发作性短暂脑功能失调综合征。以脑神经元异常放电引起反复痫性发作为特征。），有的可作为首发症状。癫痫多以复杂部分性发作为主，也可表现为大发作。长时间癫痫发作可造成患者智力减退和神经功能障碍。

4. 局灶症状　幕上病变者可有精神异常、偏瘫、失语、失读、失算等。幕下者多见眩晕、复视、眼颤及步态不稳等。

5. 其他症状　大型或巨大型脑血管畸形由于盗血严重，周围脑组织严重缺血，导致脑细胞变性或发育障碍，病程晚期可出现智力下降，加之神经功能障碍进行性加重，严重时生活也不能自理。少数表浅的脑血管畸形患者可自己感觉到颅内或头皮有搏动感或杂音。累及海绵窦的脑血管畸形有时了引起眼球突出。后颅窝的脑血管畸形一般比较隐匿，一旦出血后病情常较为严重，甚至迅速导致呼吸骤停。

（三）诊断

1. 辅助检查

（1）头颅平片显示脑膜中动脉迂曲变宽，提示畸形血管可能。

（2）头部CT可发现血肿及提供畸形血管的可能性。

（3）头部磁共振优于CT，不仅能显示畸形血管及其与周围脑组织的关系，还可区别出血与钙化。

（4）脑血管造影是本病最可靠和主要的诊断方法，并能行血管内介入治疗。

2. 诊断

（1）青少年患者，有头痛、癫痫和蛛网腔下腔出血史。

（2）临床表现有急性颅内自发出血，或癫痫发作，或明显局源体征者。

（3）头部CT　平扫病变常为低密度、周围亦有低密度，若脑内出血可见高密度，增强后血管区呈高密度，有时可见供血动脉和引流静脉。

（4）头部MRI　优于CT，不仅能显示畸形血管及其周围脑组织，还可区别出血与钙化。MRI血管造影相可提高畸形血管团的诊断率。

（5）脑血管造影　最可靠、最重要的诊断方法，动脉期可见血管团、供血动脉及早期显现的引流静脉。

（四）手术治疗

1. 血肿清除术

适用于出血后有血肿的患者。如患者情况良好，可于术前行脑血管造影，术中同时作畸形血管切除术。如病情危重，可先清除血肿，待病情恢复后行脑血管造影，再行二次手术作病变切除术。

2. 畸形血管切除术

适用于有过出血，特别是反复出血者；由于脑盗血现象产生进行性轻偏瘫等进行性脑功能障碍及有顽固性癫痫发作而药物难以控制者。

3. 供应动脉结扎术

适用于深在病变，涉及重要结构如脑干、深部大静脉等。但有多条供应动脉，仅结扎其中1~2条，不一定能起到治疗作用。

4. 人工栓塞术

适用于广泛或多发性病变不能切除者，或用于广泛血管畸形切除术前，作为一种预备性手术。

5. 立体定向放射治疗

目前主要使用的是伽马刀、等中子直线加速器立体定向治疗机（X-刀）和重粒子束刀治疗小型AVM。

第二节 中枢性功能性疾病

一、三叉神经痛

三叉神经痛是最常见的脑神经疾病，以一侧面部三叉神经分布区内反复发作的阵发性剧烈痛为主要表现，该病的特点是：在头面部三叉神经分布区域内，发病骤发、骤停、闪电样、刀割样、烧灼样、顽固性、难以忍受的剧烈性疼痛。说话、洗脸、刷牙或微风拂面，甚至走路时都会导致阵发性时的剧烈疼痛。疼痛历时数秒或数分钟，呈周期性发作，发作间歇期同正常人一样。

（一）临床表现

1. 疼痛部位

疼痛由面部、口腔或下颌的某一点开始扩散到三叉神经某一支或多支，以第二支、第三支发病最为常见，第一支者少见。其疼痛范围通常不超越面部中线，亦不超过三叉神经分布区域。偶尔有双侧三叉神经痛者，约占3%。

2. 疼痛性质

如刀割、针刺、撕裂、烧灼或电击样剧烈难忍的疼痛，甚至痛不欲生；俗称"天下第一痛"。

3. 疼痛的规律

三叉神经痛的发作常无预兆，而疼痛发作一般有规律。每次疼痛发作时间由仅持续数秒到1~2 min骤然停止。初期起病时发作次数较少，间歇期亦长，数分钟、数小时不等，随病情发展，发作逐渐频繁，间歇期逐渐缩短，疼痛亦逐渐加重而剧烈。间歇期可无任何不适；诱发因素：说话、吃饭、洗脸、剃须、刷牙以及风吹等均可诱发疼痛发作，以致患者精神萎靡不振，行动谨小慎微，甚至不敢洗脸、刷牙、进食，说话也小心，唯恐引起发作。

4. 扳机点

扳机点亦称"触发点"，常位于上唇、鼻翼、齿龈、口角、舌、眉等处。轻触或刺激扳机点可激发疼痛发作。

5. 表情和颜面部变化

发作时常突然停止说话、进食等活动，疼痛侧面部可呈现痉挛，即"痛性痉挛"，皱眉咬牙、张口掩目，或用手掌用力揉搓颜面以致局部皮肤粗糙、增厚、眉毛脱落、结膜充血、流泪及流涎，表情呈精神紧张、焦虑状态。

6. 神经系统检查

无异常体征，少数有面部感觉减退。此类患者应进一步询问病史，尤其询问既往是否有高血压病史，进行全面的神经系统检查，必要时包括腰穿、颅底和内听道摄片、颅脑CT、MRI等检查，以助与继发性三叉神经痛鉴别。

（二）鉴别诊断

1. 牙痛

三叉神经痛常误诊为牙痛，牙病引起的疼痛为持续性疼痛，多局限于齿龈部，局部有龋齿或其他病变，X线及牙科检查可以确诊。

2. 副鼻窦炎

如额窦炎、上颌窦炎等，为局限性持续性痛，可有发热、鼻塞、浓涕及局部压痛等。

3. 青光眼

单侧青光眼急性发作误诊为三叉神经第1支痛，青光眼为持续性痛，不放射，可有呕吐，伴有球结合膜充血、前房变浅及眼压增高等。

4. 颞颌关节炎

疼痛局限于颞颌关节腔，呈持续性，关节部位有压痛，关节运动障碍，疼痛与下颌动作关系密切，可行 X 线及专科检查协助诊断。

5.偏头痛

疼痛部位超出三叉神经范围，发作前多有视觉先兆，如视力模糊、暗点等，可伴呕吐。疼痛为持续性，时间长，往往半日至1~2日。

（三）治疗

1.药物治疗

（1）卡马西平（carbamazepine） 对70%的患者止痛有效，但大约1/3的患者不能耐受其嗜睡、眩晕、消化道不适等不良反应。开始2次/d，以后可3次/d。每日0.2~0.6g，分2~3次服用，每日极量1.2g。

（2）中药治疗 有一定疗效。

2.手术治疗

（1）三叉神经及半月神经节封闭术

通过注射的药物直接作用于三叉神经，使之变性，造成传导阻滞，而得以止痛。常用的封闭药物是无水酒精和甘油。周围支封闭操作简单，但疗效不能持久，一般可维持3~8个月。半月节封闭术操作相对较复杂，可引起神经性角膜炎等并发症，总有效率为72%~99%，早期复发率约为20%，5~10年复发率达50%。

（2）立体定向放射治疗

是一种安全、简单、患者易于接受的治疗方法，疗效可达90%。其理论依据是可选择性立体定向放射毁损三叉神经内的痛觉纤维。此法适用于因高龄、不能或拒绝开颅手术的患者。

（3）微血管减压术（micorvascular decompression，MVD）

MVD 手术是目前原发性三叉神经痛首选的手术治疗方法。手术适应征包括：经影像学检查确认三叉神经为血管压迫者；其他治疗效果差愿意接受手术者；压迫三叉神经产生疼痛的血管称之为"责任血管"。

3.预防和日常保养

（1）饮食要有规律 宜选择质软、易嚼食物。因咀嚼诱发疼痛的患者，则要进食流食，切不可吃油炸物，不宜食用刺激性、过酸过甜食物以及寒性食物等；饮食要营养丰富，平时应多吃些含维生素丰富及有清火解毒作用的食品；多食新鲜水果，蔬菜及豆制类，少食肥肉多食瘦肉，食品以清淡为宜。

（2）吃饭漱口，说话，刷牙，洗脸动作宜轻柔。以免诱发扳机点而引起三叉神经痛。不吃刺激性的食物如洋葱等。

（3）注意头、面部保暖，避免局部受冻、受潮，不用太冷、太热的水洗面；平时应保持情绪稳定，不宜激动，不宜疲劳熬夜、常听柔和音乐，心情平和，保持充足睡眠。

二、创伤性癫痫

创伤性癫痫是指继发于颅脑损伤后的癫痫性发作，可发生在创伤后的任何时间，早者于伤后即刻出现，晚者可在头伤痊愈后多年后突然发作，发病的时间、情况不同，差异也很大。通常来说，颅脑损伤愈重并发癫痫的机会愈大，并且开放性脑损伤较闭合性者多。

（一）临床表现

1.癫痫发作形式

除小发作与双侧严重肌阵挛以外，任何类型的癫痫均可出现。颅脑创伤部位与癫痫发作表现通常相关：额极损伤常引起无先兆的大发作型；额顶中央区损伤常引起对侧肢体运动或感觉性局限性发作；颞叶损伤引起精神运动性发作，枕叶损伤多有视觉先兆。多数患者的发作类型较固定，少数可有改变。

2.颅脑损伤的症状与体征

早期发作的创伤性癫痫患者多有脑挫裂伤、颅内血肿、颅骨骨折，晚期癫痫患者多有脑退行性变、瘢痕形成。

（二）检查

1.头颅 X 线平片检查

疑有颅骨骨折者应摄正、侧位片。枕部着力伤加摄额枕位（汤氏位）片，凹陷性骨折摄切线位片。

2.CT 扫描

是目前辅助诊断颅脑损伤的重要依据。能

显示颅骨骨折、脑挫裂伤、颅内血肿、蛛网膜下腔出血、脑室出血、气颅、脑水肿或脑肿胀、脑池和脑室受压移位变形、中线结构移位等。出现外伤性癫痫的伤员头颅 CT 检查可能发现相对应的病灶变化。

3. 脑电图

源于大脑皮质的癫痫波常为高波幅的尖波、棘波、尖慢波或棘慢波综合，位相一般为阴性；病灶深在者，其波形多为尖波或尖慢波综合，波幅较低，位相有时阴性，有时阳性。癫痫灶的定位，除根据波形、波幅及位相之外，尚应注意癫痫波出现的同步性。两个以上同步的癫痫波，有时来自同一病灶，呈现双侧同步的阵发性慢波，一般认为中央系统发作，或陈旧性癫痫。

（三）诊断

既往无癫痫发作史，而于伤后出现癫痫发作，对于脑组织损伤部位与病灶相符合的局部性发作而伤前无癫痫病史的患者，不难确诊。除临床表现及其特点之外，尚须依靠脑电图检查。行脑电图检查，可发现慢波、棘波、棘慢波等局限性异常。行 CT 检查可显示颅内的异常改变，从而确诊。癫痫灶的定位，除根据波形、波幅及位相之外，尚应注意癫痫波出现的同步性。两个以上同步的癫痫波，有时来自同一个病灶，呈现双侧同步的阵发性慢波，一般认为是中央系统发作，或陈旧性癫痫。此外，脑 CT 或 MRI 扫描亦有助于了解病灶的部位和性质。

（四）治疗

1. 急救处理 对于癫痫大发作患者需进行急救处理，主要目的为防止继发性损伤。首先让患者卧倒，防止摔伤或撞伤，并保持呼吸道通畅，可松解患者衣领和腰带，对于有牙关紧闭及咬舌症状的患者，用毛巾或缠裹纱布的压舌板塞入牙齿中间，防止咬伤。对于肌张力较高的抽搐肢体，不可用力按压，避免骨折及脱臼。癫痫发作时首选安定静脉注射 10 mg，若无法建立静脉通道，可予以地西泮 10 mg 或苯巴比妥钠 0.1 g 肌内注射。

2. 药物治疗 对反复发作的早期或中期癫痫则应给予系统的抗菌药物治疗。一般应根据发作类型用药，如大发作和局限性发作，选用抗癫痫药物的顺序为苯妥英钠、苯巴比妥、卡马西平、丙戊酸钠；小发作则常用丙戊酸钠安定或苯巴比妥；精神运动发作则首选卡马西平，其次为苯妥英钠、苯巴比妥、丙戊酸钠或地西泮；肌阵挛发作则宜选用地西泮、硝西泮或氯硝西泮等。

（应　奇　邓晓东　王毛毛）

第四章　泌尿外科常见疾患

第一节　尿路非特异性感染

一、急性肾盂肾炎

急性肾盂肾炎是由细菌直接引起的肾盂、肾盏和肾实质的感染性炎症。本病多累及一侧肾脏，也可累及两侧肾脏。大多数病例是由大肠埃希杆菌上行感染引起，少数病例由其他细菌引起。随着抗菌药物的广泛应用，急性肾盂肾炎大部分可以治愈。本病好发于女性，男女比例约为 1 ∶ 10，尤以婚育年龄女性、女幼婴和老年妇女患病率更高。

（一）临床表现

典型的急性肾盂肾炎起病急骤，临床表现为发作性的寒战、发热、腰背痛（肋脊角处有明显的叩击痛），通常还伴有腹部绞痛、恶心、呕吐、尿痛、尿频和夜尿增多。本病可发生于各种年龄，但以育龄妇女最多见，主要有下列症状。

1. 一般症状　高热、寒战，体温多在 38~39 ℃，也可高达 40 ℃。热型不一，一般呈弛张型，也可呈间歇或稽留型。伴头痛、全身酸痛，热退时可有大汗等。

2. 泌尿系症状　患者有腰痛，多为钝痛或酸痛，程度不一，少数有腹部绞痛，沿输尿管向膀胱方向放射；体检时在上输尿管点（腹直肌外线与脐平线交叉点）或肋腰点（腰大肌外缘与十二肋交叉点）有压痛，肾区叩痛阳性。

患者常有尿频、尿急、尿痛等膀胱刺激症状，在上行性感染时，可先于全身症状出现。

3. 胃肠道症状　可有食欲不振、恶心、呕吐，个别患者可有中上腹或全腹疼痛。

4. 菌血症和脓毒血症　虽然有症状的急性肾盂肾炎患者，在其疾病过程中都可并发菌血症，但这种菌血症与更为严重的革兰阴性脓毒血症（即补体、凝血和激肽系统的激活所致的感染性休克，DIC 或两者同时出现）无明显的相关。

5. 休克和 DIC　当肾盂肾炎出现休克或 DIC 时，必须排除尿路梗阻的可能。其中尤为重要的一种情况是与急性肾乳头坏死相关的梗阻性肾病，它可由肾乳头的脱落而造成输尿管梗阻。如果糖尿病患者出现严重的肾盂肾炎或菌血症，尤其是患者对治疗反应差时，应高度怀疑并发肾乳头坏死的可能。

（二）实验室检查

1. 尿常规检查

（1）肉眼观察　肾盂肾炎时尿色可清或混浊，可有腐败气味，极少数患者呈现肉眼血尿。

（2）镜下检查　40%~60% 患者有镜下血尿，多数患者红细胞 2~10 个 /HP，少数见镜下多量红细胞，常见白细胞尿（即脓尿）。离心后尿沉渣镜下 > 5 个 /HP，急性期常呈白细胞满视野，若见到白细胞管型则为肾盂肾炎的诊断提供了一个重要的依据。

（3）尿蛋白含量 肾盂肾炎时尿蛋白定性检查为微量~＋，定量检查 1.0 g/24 h 左右，一般不超过 2.0 g/24 h。

2. 尿细菌定量培养 尿细菌定量培养是确定有无尿路感染的重要指标。只要条件许可，均应采用中段尿做细菌定量培养。为保证培养结果的正确性，采取标本时应注意：① 在应用抗菌药物之前或停用抗菌药物 5 d 之后留取标本；② 为使尿液在膀胱内停留 6~8 h，有足够的繁殖时间，宜取清晨第 1 次尿留作标本；③ 留取尿液时要严格无菌操作，先充分清洁外阴、包皮，消毒尿道口，再留取中段尿液，并在 1 h 内做细菌培养，或冷藏保存。

3. 尿涂片镜检细菌法

（1）不离心沉淀尿涂片镜检细菌法：将未经离心沉淀的新鲜中段尿直接涂片，于显微镜下找细菌，可不染色或革兰染色后检查，其阳性率为 79.6%（查 10 个视野，有 1 个以上细菌为阳性）。

（2）尿沉渣涂片镜检细菌法：用革兰染色或不染色检查，其阳性率分别为 86.9% 和 91.7%。

4. 血常规检查 急性期白细胞计数和中性粒细胞可增高，慢性期红细胞计数和血红蛋白可轻度降低。

5. 肾功能检查 急性肾盂肾炎偶有尿浓缩功能障碍，于治疗后多可恢复。慢性肾盂肾炎可出现持续性肾功能损害。

（三）诊断

急性肾盂肾炎一般有典型症状和尿液异常发现，诊断不难。如仅有高热而尿路症状不明显者，应与各种发热性疾病相鉴别。腹痛、腰痛明显者要与胆囊炎、阑尾炎、盆腔炎、肾周脓肿等鉴别，一般经多次小便检查后即能明确诊断。

（四）鉴别诊断

不典型急性肾盂肾炎应当与下列疾病鉴别。

1. 发热性疾病 当急性肾盂肾炎的全身感染症状突出而尿路局部症状不明显时，易与发热性疾患如疟疾、伤寒、败血症等相混淆，误诊病例约占 40%。但是，若能详细询问病史，尤其注意显著的寒战与脊肋角的叩击痛往往提示本病的可能性。通过尿沉渣与细菌学检查，鉴别不难。

2. 腹部器官炎症 有些急性肾盂肾炎可无尿路局部症状，而表现为腹痛、恶心、呕吐、发热、白细胞增高等，易误诊为急性胃肠炎、阑尾炎及女性附件炎等。

（五）治疗

对于急性肾盂肾炎的治疗必须遵循有足够疗程的原则，否则易复发和转为慢性感染。

1. 一般治疗 急性肾盂肾炎伴有发热、显著的尿路刺激症状或有血尿的急性肾盂肾炎患者应卧床休息，体温恢复正常，症状明显减轻后即可起床活动。一般休息 7~10 d，症状完全消失后可恢复工作。发热、全身症状明显者，根据患者全身情况给以流质或半流质饮食，无明显症状后改为普通日常饮食。高热、消化道症状明显者可静脉补液。每日饮水量应充分，多饮水，多排尿，使尿路冲洗，促使细菌及炎性分泌物的排出，并降低肾髓质及乳头部的高渗性，不利于细菌的生长繁殖。诊断明确的肾盂肾炎，针对高热、头痛、腰痛明显者给予退热剂、镇痛药。

2. 抗菌药物治疗 急性肾盂肾炎大多起病急且病情重。应根据患者症状体征的严重程度决定治疗方案。在采尿标本作细菌定量培养及药敏报告获得之前，要凭医生的经验决定治疗方案。鉴于肾盂肾炎多由革兰阴性菌引起，故一般首选革兰阴性杆菌有效的抗生素，但应兼顾治疗革兰阳性菌感染。

（1）轻度和中等度严重的肾盂肾炎 因引起急性肾盂肾炎主要细菌是革兰阴性菌，以大肠埃希杆菌为主，因此初发的急性肾盂肾炎可选用口服有效抗菌药 2 周。常用抗菌药为磺胺

甲噁唑 / 甲氧苄啶（复方磺胺甲基异噁唑）、新喹诺酮类、阿莫西林（羟氨苄西林）等。具体可采用口服磺胺甲噁唑（SMZ）1.0 g、甲氧苄啶（TMP）0.2 g、碳酸氢钠 1.0 g，2 次 /d，14 d 为 1 个疗程，效果良好。如果磺胺过敏可采用阿莫西林 0.5 g，4 次 /d，或诺氟沙星 0.4 g，2 次 /d，口服来代替，疗程均为 14 d。

（2）临床症状严重的肾盂肾炎　宜采用肌内或静脉给予抗菌药物。宜用氨苄西林 6~8 g/d，或头孢噻肟 6 g/d 或头孢他啶 2~4 g/d，静脉滴注。可联合其他类型抗生素如左氧氟沙星等喹诺酮类药物使用。氨基苷类抗生素肾毒性大，应慎用，对原有慢性肾脏病或老年人应尽量避免使用。经过上述治疗后，如病情好转可于退热后继续用药 3 d 再改口服抗生素，以完成 2 周疗程。如未能显效，应按药敏结果更换抗生素。有复杂因素的肾盂肾炎患者，其致病菌多有耐药性，有时在治疗上会很困难。按药敏可试用下述抗生素：

1）奈替米星（netilmicin）2 mg/kg，每 12 h 1 次静脉注射。

2）头孢曲松（ceftriaxone）2.0 g，每 24 h 静脉注射 1 次。

3）氨曲南（aztreonam）2.0 g，每 8 h 静脉注射 1 次。

复杂型肾盂肾炎易于发生革兰阴性杆菌败血症，应联合应用两种或两种以上抗生素治疗。一般疗程 2~3 周，先给予静脉用药，3~5 d 后如症状好转，可改为口服治疗。头孢哌酮、阿米卡星对葡萄球菌、克雷白杆菌、变形杆菌、铜绿假单胞菌、大肠埃希杆菌的敏感率均在 90% 以上。前者 1~2 g，每 8~12 h 1 次；后者 0.4 g 加入生理盐水或 5% 葡萄糖液 500 mL，1 次 /d。

（3）治疗后追踪：在疗程结束及停药后第 2、第 6 周应分别作尿细菌定量培养，以后最好能每月复查 1 次，共 1 年。如有复发，应再行治疗。

疗效评定：

1）治愈　疗程完毕后症状消失，尿菌阴性，并于第 2、第 6 周复查尿菌仍阴性，可判断为治愈。

2）治疗失败　疗程结束后尿菌定量检查仍阳性，或者治疗后尿菌阴转，但于第 2、第 6 周复查时尿菌又阳性，且为同一菌种。

3. 抗菌药物治疗选择原则

在使用抗菌药物之前，最好作清洁中段尿细菌定量培养及尿常规检查并在做尿常规检查的同时作尿沉渣找细菌，尽早确定是杆菌感染还是球菌感染，有助于选择抗菌药物。还应该判断其感染途径，如系上行感染多由肠杆菌所致，如为血源性感染则多由球菌引起。

在选择抗菌药物治疗肾盂肾炎时应考虑到：① 抗菌效果好，对致病菌敏感，不易产生抗药性；② 药物在肾组织，尿液和血液中都有较高的浓度；③ 不良反应小，对肾脏无毒性；④ 重症患者宜联合用药；⑤ 要有足够的疗程，一般不短于 14 d。

二、急性膀胱炎

膀胱炎与尿道炎统称为下尿路感染，可分为细菌性和非细菌性感染。急性膀胱炎是非特异性细菌感染引起的膀胱壁急性炎症性疾病，为泌尿系常见病。其特点为发病急，伴严重膀胱刺激征而全身反应轻微。

（一）临床表现

1. 尿路刺激征　起病突然，有明显尿频、尿急、尿痛，膀胱、尿道痉挛，严重时类似尿失禁，常不能离开便器，难以忍受。排尿期尿道烧灼感，排尿终末期疼痛加剧，会阴部、耻骨上区疼痛、膀胱区轻压痛。病情严重者可并发急性前列腺炎，但一般全身症状不明显。

2. 尿液混浊　尿液中有脓细胞，常见终末血尿，有时为全程血尿。

3. 单纯性膀胱炎　炎症局限于黏膜层，常无发热，白细胞不增高，亦不伴有全身症状。当并发急性肾盂肾炎或前列腺炎、附睾炎时才能高热。

（二）实验室检查

尿液检查：①尿常规白细胞计数（或血小板计数）≥10个/HP，可有红细胞，但无管型；②尿沉渣涂片革兰染色，WBC≥15~20个/HP；③中段尿培养，菌落≥108/L。

（三）其他辅助检查

如有尿道脓性分泌物，应行涂片检查以排除淋病奈瑟菌感染，必要时可在感染急性期后或感染控制后行膀胱镜检查，或在发病后行B超、X线检查排除尿路结石等病因或诱发和并发因素。

（四）诊断

急性膀胱炎的诊断，除根据病史及体征外，需做中段尿液检查，尿液中有脓细胞和红细胞。为及时治疗，先将尿涂片行革兰染色检查，初步明确细菌的性质，同时行细菌培养、菌落计数和抗生素敏感试验，为以后治疗提供更准确的依据。男性患者还应注意有无前列腺炎或良性前列腺增生。在女性应注意有无阴道炎、尿道炎、膀胱脱垂或憩室，检查有无处女膜及尿道口畸形，尿道旁腺感染积脓等。

（五）鉴别诊断

1. 急性肾盂肾炎　主要表现为尿频、尿急、尿痛等尿路刺激症状，尿液检查可有脓细胞和红细胞。但常伴有发热等全身感染症状，有腰痛及肾区叩压痛。

2. 滴虫性膀胱炎　主要表现为尿频、尿急、尿痛等尿路刺激症状。但患者常有不洁性交史。尿道多有分泌物，且分泌物检查可找到滴虫。

3. 急性前列腺炎　主要表现为尿频、尿急、尿痛等尿路刺激症状，并有耻骨上疼痛。患者常有不同程度的排尿困难，且直肠指检可发现前列腺肿大伴压痛。

4. 间质性膀胱炎　主要表现为尿频、尿急、尿痛等尿路刺激症状，并有耻骨上疼痛。耻骨上膀胱区疼痛与压痛尤其明显，膀胱充盈时加剧。尿常规检查多数正常，极少脓细胞。

5. 腺性膀胱炎　临床表现为尿频、尿急、尿痛、排尿困难和血尿，B超检查可显示为膀胱内占位性病变或膀胱壁增厚等非特异性征象，膀胱镜检查和黏膜活组织检查可有助于鉴别。

6. 输尿管下段结石　输尿管结石降至膀胱壁间段时也可产生膀胱刺激症状。如同时合并感染，则不易与膀胱炎鉴别。通过KUB平片及IVU或CT可以显示结石的部位并判断有无合并梗阻。

（六）治疗

卧床休息，多饮水，避免刺激性食物，热水坐浴或耻骨上热敷可改善局部血液循环，减轻症状。口服碳酸氢钠或枸橼酸钾碱性药物碱化尿液，减少对尿路的刺激。黄酮哌酯盐（泌尿灵）、颠茄、阿托品，可解除膀胱痉挛。

根据致病菌属，选用合适的抗菌药物。在药敏结果之前，可选用复方磺胺甲噁唑、头孢菌素类、喹诺酮类药物。经治疗后，病情一般可迅速好转，尿中脓细胞消失，细胞培养转阴。应尽量采用短程的3d疗法，避免不必要的长期用药，以免产生耐药性或增加副作用，但要加强预防复发的措施。若症状不消失，尿脓细胞继续存在，培养仍为阳性，应考虑细菌耐药和有感染诱因，要及时调整更合适的抗菌药物，延长应用时间以期达到彻底治愈。

绝经期后妇女经常会发生尿路感染，并易重新感染。雌激素的缺乏引起阴道内乳酸杆菌减少和致病菌的繁殖增加是感染的重要因素。雌激素替代疗法以维持正常的阴道内环境，增加乳酸杆菌并清除致病菌，可减少尿路感染的发生。

三、尿道炎

尿道炎是指尿道黏膜的炎症，临床上可分为急性和慢性两类。多为致病菌逆行侵入尿道引起。根据致病菌的不同可分为：①非特异性尿道炎，致病菌以大肠埃希杆菌、链球菌属及葡萄球菌属最常见；② 特异性尿道炎，又称淋病性尿道炎，简称淋病，致病菌为淋病奈瑟菌；③ 非淋病性尿道炎，致病菌为沙眼衣原体、解脲支原体、嗜血短杆菌、真菌、阴道毛滴虫、尖锐湿疣及单纯疱疹病毒等。

（一）临床表现

尿频、排尿灼痛和血尿。急性期男性可有尿道分泌物，开始为黏液性，后有多量脓性分泌物；女性则少有分泌物。转为慢性时表现为尿道刺痛和排尿不适，尿道分泌物减少，呈稀薄浆液状。急性发作时耻骨上区和会阴部有钝痛，可见尿道口发红，有分泌物。

（二）实验室检查

尿常规检查见白细胞增多或呈脓尿，伴有红细胞增多，少数呈肉眼血尿。尿三杯试验检查，可以发现第 1 杯内有大量脓细胞、红细胞存在，而第 2 杯、第 3 杯基本正常。初段尿细胞培养菌数明显多于中段尿。尿道或阴道分泌物涂片检查，淋菌性尿道炎可见细胞内或细胞外淋病双球菌，非特异性尿道炎可用分泌物或前尿道拭子培养，见大量细菌生长。分泌物涂片及培养均未发现细菌者，即有支原体、衣原体感染的可能，可行特殊方法培养或做 PCR 检查。

（三）其他辅助检查

慢性尿道炎需行尿道膀胱镜检查，以明确发病的原因。有时可用金属尿道探子试探尿道内有无狭窄，必要时行尿道造影。急性期尿道内忌用器械检查。

（四）诊断

尿道炎的诊断除根据病史及体征外，需行尿道分泌物涂片检查或细菌、支原体培养，以明确致病菌。尿道炎诊断并不困难，但要注意其原发疾病和相关疾病的诊治。

（五）鉴别诊断

1. 急性膀胱炎　主要表现为尿频、尿急、尿痛等膀胱刺激症状。但膀胱炎患者主要以排尿终末疼痛为主，中段尿培养有细菌生长。

2. 急性肾盂肾炎　主要表现为突发性尿频、尿急、尿痛等尿路刺激症状。常伴腰痛及畏寒、发热等症状，体检有肾区叩击痛。尿液常规检查有脓细胞。

3. 急性前列腺炎　表现为尿频、尿急与尿痛。但前列腺炎有会阴部不适、排尿困难及发热等；直肠指检发现前列腺增大伴压痛。

4. 淋菌性尿道炎　表现为尿频、尿急与尿痛，尿道口亦有红肿，有稀薄或脓性分泌物。常有不洁性交史，尿道分泌物涂片检查可见淋球菌，可明确诊断。

5. 膀胱结核　表现为尿频、尿急、尿痛，尿中发现脓细胞。常有泌尿系结核病史，且尿抗酸染色可发现抗酸杆菌。

6. 滴虫性尿道炎　表现为尿频、尿急与尿道烧灼样疼痛并痒感。尿道分泌物中可找到滴虫。

（六）治疗

1. 抗生素应用　目前用于治疗的药物种类繁多，应根据病原菌的种类及对药物的敏感性有针对性地选用 2~3 种药物联合应用，头孢呋辛酯片 0.25 g 口服，每日 2 次或左氧氟沙星 0.2 g 口服，每日 3 次，疗效较好。待症状完全消失、尿液检查正常、细菌培养阴性后用药应持续 7~10 d 方可停药。

2. 辅助治疗　急性期应多饮水，以增加尿量，对尿道有冲洗作用。有尿频、尿急及尿痛时，可服用解痉药物，并除去引起尿道炎的各种诱因。性传播疾病所致的尿道炎，应与配偶同时治疗，否则难以治愈。

3. 局部治疗　适用于慢性尿道炎，急性期禁忌。

第二节　男性生殖系非特异性感染

一、精囊炎

精囊炎分非特异性和特异性精囊炎两大类，前者包括急性精囊炎和慢性精囊炎，后者包括精囊结核和淋菌性精囊炎等。其中非特异性慢性精囊炎最为常见。

（一）精囊炎临床表现

1. 急性精囊炎

（1）经血循感染者可有畏寒、发热、全身疼痛及下腹疼痛症状。经尿道逆行感染者有尿频、尿急、尿痛、会阴及直肠疼痛症状。

（2）直肠指检可触及精囊增大，触痛明显，脓肿形成者可有波动感。

2. 慢性精囊炎

（1）血精　这常常是慢性精囊炎的特征。精液外观呈粉红色、暗红色或咖啡色，少数伴有陈旧性屑状血块，血精常不易自止，多迁延数月。大多数患者无射精痛。

（2）性功能障碍　多因惧怕血精而避免性交，时间较长者常有性欲减退、频发遗精、早泄。

（3）尿路症状　大多数患者并无明显尿路刺激症状，多诉有会阴及下腹部不适，部分患者有尿道烧灼感，排精后初血尿。

（4）神经系统症状　因害怕血精对自己及配偶健康的影响，担心影响生育，故思想负担较重，患者常感头昏、乏力，病程长者尤为明显。

（5）直肠指检　对肥胖者精囊往往触诊不清，部分患者可及双侧精囊质地稍硬，增大和压痛，周围粘连时精囊界限不清。

（二）实验室检查

1. 细菌培养　仅作精液细胞学检查或细菌培养，即使有阳性结果，也不能肯定是精囊炎。但如果前列腺按摩液培养无菌而精液内有大量细菌或与前列腺液细菌不同，则可诊断为细菌性精囊炎。精道造影时用回抽获得的精道内液体或通过精囊灌注后取中段尿培养价值更大。

2. 精浆果糖测定　正常值为 0.87~3.95 g/L，长期慢性精囊炎可引起果糖含量降低甚至阴性。

（三）其他辅助检查

1. 经直肠 B 超检查　病程较短者见精囊增大，呈梭形，其远端可呈椭圆形，囊壁粗糙并增厚，囊内为较密集的细小点状回声紊乱。病程长达数年者可见精囊缩小。

2. CT 检查　不能显示精囊内形态，炎症阻塞射精管时 CT 可显示管腔扩张，部分表现为不均匀的低密度囊状扩张。慢性炎症致精囊纤维化，可见精囊变小。

3. 精囊造影　目前主要通过经阴囊皮肤直接穿刺输精管行精道造影。

（四）诊断

根据典型的临床表现应考虑精囊炎的可能，需与前列腺炎鉴别。精液检查对于诊断具有重要意义，结合影像学检查可诊断为细菌性精囊炎。

（五）鉴别诊断

1. 前列腺炎　主要表现为排尿不适，尿道滴液及下腹、会阴疼痛。由于精囊与前列腺在后尿道精阜处相通，故精囊炎常与前列腺炎同时发生。单纯的慢性前列腺炎通常没有血精，而前列腺液常规中可见卵磷脂小体减少，白细胞增多。

2. 精囊结核　主要表现为排尿不适，下腹、会阴疼痛及血精。但直肠指检时，精囊结核患者可扪及前列腺、精囊内有浸润性硬结，多伴有附睾结核结节。前列腺精囊液或精液结核杆菌涂片或培养可以发现结核杆菌，PCR聚合酶链反应结核试验阳性。

（六）治疗

1. 一般治疗

（1）对病程长、有神经系统症状或因有血精而思想负担重者，应做好病情解释，消除不必要的精神负担。

（2）热水坐浴 1~2次/d，水温在40℃左右。

（3）理疗 主要有会阴部或直肠离子导入、超短波、微波照射等，1次/d，10~15次为1疗程。

2. 全身治疗

（1）抗生素 急性精囊炎选用敏感、足量、有效广谱抗生素控制炎症。对慢性精囊炎因常合并有慢性细菌性前列腺炎，故宜选用脂溶性药物，其与血浆蛋白结合后易弥散至前列腺及精囊分泌液中。常用甲氧苄啶（复方新诺明）、罗红霉素、喹诺酮类药物等，疗程一般为1~3个月。如精囊液细菌培养阳性则按药物敏感试验选用。

（2）止血剂 对血精颜色较红者，可选用云南白药胶囊0.5 g口服，3次/d。

（3）己烯雌酚1 mg，1次/d，14 d为1疗程，可减轻精囊腺的充血水肿。

（4）中成药 知柏地黄丸、四妙丸、归脾丸等，功效为凉血止血、健脾固肾，有一定疗效。

3. 其他

对难以治愈的顽固性慢性精囊炎，无再次生育要求者可行精囊镜检查，以生理盐水冲洗精囊后灌注庆大霉素8万~16万U或左氧氟沙星0.3 g。

二、前列腺炎

前列腺炎是泌尿男性生殖系统的常见病。在50岁以下的男性中为最常见的泌尿系统疾病。

1978年Drach提出前列腺炎综合征的概念，将前列腺炎分为4类：①急性细菌性前列腺炎；②慢性细菌性前列腺炎；③慢性非细菌性前列腺炎；④前列腺痛。其中，ABP＋CBP约占5%，CNP占64%，PD占31%。1995年美国国立糖尿病、消化病和肾病研究委员会（NIDDK）推荐的关于前列腺炎的分类方法，也分为4类：Ⅰ.急性细菌性前列腺炎（前列腺急性感染）；Ⅱ.慢性细菌性前列腺炎（前列腺反复感染）；Ⅲ.慢性非细菌性前列腺炎-慢性骨盆疼痛综合征（CPPS）（无感染依据）；Ⅳ.无症状性前列腺炎（AIP），无主观症状，在评估其他疾患时从前列腺活检中检出或前列腺液中，精液中发现有白细胞。CPPS又分为：ⅢA.炎症性CPPS，精液/前列腺液/膀胱尿-3（VB3）中白细胞升高；ⅢB.非炎症性CPPS，精液/前列腺液/VB3中无白细胞。

前列腺炎的病因多种多样，不同的前列腺炎类型其病因不一。细菌性前列腺炎的发病中感染因素占主导地位，在非细菌性前列腺和前列腺痛的发病中，感染因素可能是一诱发或初始作用因素，而非感染性因素可能占主导作用。

在前列腺炎发病中可能起作用的因素有以下几方面。

1. 感染因素：细菌、支原体和衣原体、真菌及寄生虫等。

2. 化学因素：有人推测可能是尿液反流入前列腺引起"化学性"前列腺炎。

3. 免疫因素。

4. 其他相关因素：性激素营养、过去泌尿系感染史、紧张程度、精神因素、过敏性和性生活等等，都是引起前列腺炎的潜在因素。

（一）临床表现

1. 急性细菌性前列腺炎 发病突然，有寒战和高热，尿频、尿急、尿痛。可发生排尿困难或急性尿潴留。临床上往往伴发急性膀胱炎。前列腺肿胀、压痛、局部温度升高，表面光滑，形成脓肿则有饱满或波动感。

2. 慢性细菌性前列腺炎 有尿频、尿急、尿痛,排尿时尿道不适或灼热。排尿后和便后常有白色分泌物自尿道口流出。有时可有血精、会阴部疼痛、性功能障碍、精神神经症状。前列腺呈饱满、增大、质软、轻度压痛。病程长者,前列腺缩小、变硬、表面不完整,有小硬结。

3. 慢性非细菌性前列腺炎及前列腺痛 临床表现类似慢性细菌性前列腺炎,但没有反复尿路感染病史。主要为尿路刺激、排尿困难症状,特别是慢性盆腔疼痛综合征的表现。某些患者的前列腺液中可培养出支原体、衣原体。

(二)并发症

1. 急性前列腺炎容易引起的并发症主要有:

(1)急性尿潴留 急性前列腺炎引起局部充血、肿胀、压迫尿道,以致排尿困难或导致急性尿潴留。

(2)急性精囊炎或附睾炎及输精管炎 前列腺的急性炎症很容易扩散至精囊,引起急性精囊炎。同时细菌可逆行经淋巴管进入输精管的壁层及外鞘导致附睾炎。

(3)精索淋巴结肿大或有触痛 前列腺与精索淋巴在骨盆中有交通支,前列腺急性炎症时波及精索,引起精索淋巴结肿大且伴有触痛。

(4)性功能障碍 急性炎症期前列腺充血、水肿或有小脓肿形成,可有射精痛、疼痛性勃起、性欲减退、性交痛、阳痿、血精等。

(5)其他 急性前列腺炎严重时可伴有肾绞痛。

2. 慢性前列腺炎的并发症包括:

(1)对性功能和生育的影响 主要表现为性功能减退,如同房时间短或早泄,可能与前列腺受到炎性刺激有关。阳痿与前列腺炎的关系尚不肯定,慢性前列腺炎并不直接损害阴茎勃起的神经-血管功能。长期的不适感在患者心理上产生压力,使他们产生抑制和担心,特别是对不了解本病的患者常会认为自己的性功能有问题。久而久之可能产生精神性阳痿。前列腺炎并发精囊炎时可以出现血精。精液的主要成分是前列腺液,而且自睾丸、附睾排出的精子必须经精浆包括前列腺液的营养、输送,才具有与卵子结合的能力。慢性前列腺炎的患者其精液常规往往表现为精子的活力较低,死亡率偏高。前列腺炎患者的不育症的发生率明显高于正常人群。

(2)对全身的影响 慢性前列腺炎除表现为局部泌尿系统的症状外,亦可表现为变态反应性虹膜炎、关节炎、心内膜炎、肌炎等。

(三)实验室检查

1. 前列腺液检查 前列腺液白细胞>10个/HP,卵磷脂小体减少有意义。免疫球蛋白中IgA增高,锌含量下降,pH上升。

2. Meares-Stamey 四杯定位细菌培养法 分段尿及前列腺液培养检查:检查前充分饮水,取初尿 10 mL(VB1);再排尿 200 mL 后取中段尿 10 mL(VB2);作前列腺按摩,收集前列腺液(EPS);完毕后排尿 10 mL(VB3),均送细菌培养及菌落计数。菌落计数 VB3 > VB1 10 倍可诊断为慢性细菌性前列腺炎;若 VB1 及 VB2 细菌培养阴性,前列腺液和 VB3 细菌培养阳性,也可确定诊断。

(四)其他辅助检查

尿动力学检查:主要表现有尿流率下降,膀胱颈-尿道外括肌不完全松弛,最大尿道关闭压异常增高等。

(五)诊断

急性细菌性前列腺炎由于其临床表现明显和典型,易做出诊断;慢性前列腺炎综合征的临床特点变异较大,且不确切,许多症状、体征和病理学检查在慢性细菌性前列腺炎、非细菌性前列腺炎和前列腺痛中经常无法鉴别,临床症状和实验室检查,对诊断有帮助。

(六)鉴别诊断

1. 急性细菌性前列腺炎的鉴别诊断

(1)急性肾盂肾炎 也表现为急性的畏寒、发热,伴尿频、尿急和尿痛。通常还表现为患侧腰酸、腰痛；而非耻骨上、会阴部疼痛，且无排尿困难。直肠指检无前列腺压痛，前列腺液检查正常。

（2）脓肾　表现为急性的畏寒、发热，伴尿频、尿急和尿痛。还表现为明显的患侧腰痛；而无耻骨上、会阴部疼痛，无排尿困难，直肠指检无前列腺压痛。前列腺液检查正常。

（3）前列腺脓肿　表现为急性的畏寒、发热，伴尿频、尿急和尿痛，是急性前列腺炎发展的结果。经直肠B超、CT检查可见前列腺内有液性占位，穿刺抽出脓液可以明确诊断。

2.慢性细菌性前列腺炎的鉴别诊断

（1）前列腺癌　晚期也表现为排尿不适，可有尿频、尿急、排尿困难。直肠指检发现前列腺质地较硬，可有结节；血清PSA明显升高，经直肠B超可见前列腺内有不均质光团，前列腺穿刺活检可确诊。

（2）前列腺结核　表现为尿频、尿急、尿痛伴尿道滴液，有下腹及会阴部疼痛。通常有泌尿生殖系结核病史，直肠指检可发现前列腺有不规则的结节，前列腺液中可找到抗酸杆菌。

（3）慢性无菌性前列腺炎　表现为尿频伴尿道滴液，有下腹及会阴部疼痛。两者主要根据VB1、EPS、VB3的细菌培养进行鉴别，无菌性前列腺炎的VB1、EPS、VB3的细菌培养均为阴性。

（4）前列腺增生症　表现为尿频伴排尿不畅。多发生于老年男性，以排尿不畅为主，直肠指检发现前列腺明显增大，而前列腺液常规一般无白细胞。

（5）精囊炎　表现为尿频、尿急、尿痛伴尿道滴液，有下腹及会阴部疼痛。常有血精，且精囊液检查可见红细胞和白细胞。

（6）慢性膀胱炎　也表现为尿频、尿急、尿痛伴有下腹及会阴部疼痛。VB1、VB3均可见白细胞，培养有细菌生长，但EPS检查正常。

3.无菌性前列腺炎的鉴别诊断

（1）慢性细菌性前列腺炎　表现为尿频、尿急、尿痛伴尿道滴液，有下腹及会阴部疼痛。

两者主要根据VB1、EPS、VB3的细菌培养进行鉴别。慢性细菌性前列腺炎VB1可有或没有细菌，EPS通常有细菌生长，VB3的细菌培养为阳性；慢性非细菌性前列腺炎VB1、EPS、VB3的细菌培养均为阴性。

（2）慢性膀胱炎　表现为尿频、尿急、尿痛伴下腹及会阴部疼痛。但慢性膀胱炎VB1、VB3的细菌培养为阳性，而EPS无细菌生长。

（3）慢性尿道炎　表现为尿频、尿急、尿痛。VB1的细菌培养为阳性，而VB3、EPS的细菌培养无细菌生长。

（4）前列腺痛的鉴别诊断

慢性细菌性前列腺炎：表现为尿频、尿急、伴下腹及会阴部疼痛。两者主要根据VB1、EPS、VB3的细菌培养进行鉴别。慢性细菌性前列腺炎其VB1可有或没有细菌，EPS通常有细菌生长，VB3的细菌培养为阳性；而前列腺痛患者的VB1、EPS、VB3的细菌培养均为阴性。

（七）治疗

1.急性细菌性前列腺炎

（1）一般治疗　卧床休息，大量饮水或输液，加强全身支持疗法。

（2）抗生素　积极应用有效的抗生素。常选用喹诺酮类如环丙沙星、氧氟沙星、左氟沙星（左旋氧氟沙星）0.2 g，静脉滴注，2次/d；氨基糖苷类如阿米卡星、奈替米星0.4 g，静脉滴注，1次/d。急性炎症症状控制后可改为口服给药，疗程应维持1个月。

（3）其他治疗　可选用解热镇痛药物，如索米痛片（去痛片），对乙酰氨基酚（散利痛）等。有排尿困难的可用α受体阻滞药，如特拉唑嗪2 mg或坦洛新0.2 mg，口服，每晚1次，对急性尿潴留者，不宜置导尿管，而应作耻骨上膀胱穿刺造瘘，并发前列腺脓肿时，应切开引流。

2.慢性前列腺炎

宜采取综合治疗措施。

（1）生活调节　避免长时间骑、坐，有规律的性生活，忌饮酒及辛辣食物。

（2）热水坐浴及理疗　可减轻局部炎症，促进吸收。

（3）前列腺按摩　每周1次，以引流炎性分泌物。

（4）植物制剂　如舍尼通、前列平胶囊、泽桂癃爽胶囊等。

（5）解痉止痛药物的应用　吲哚美辛（消炎痛）栓剂0.1g，直肠内给药，1次/d。对排尿刺激症状明显者可应用托特罗定2mg，口服，2次/d或黄酮哌酯（泌尿灵）0.2g，口服，3次/d。

（6）α受体阻滞药的应用　如特拉唑嗪2mg或坦洛新0.2mg，口服，每晚1次，可缓解患者的排尿不畅症状。

（7）抗生素的应用

1）慢性细菌性前列腺炎：应选择脂溶性、弱碱性、与血浆蛋白结合率低的抗菌药物，如甲氧苄啶160mg，1次/d；复方磺胺甲噁唑（SMZ）800mg，1次/d；疗程4~12周。氟喹诺酮类药物，如氧氟沙星或左氟沙星（左氧氟沙星）200~300mg，口服，2次/d，疗程至少6周。红霉素类如罗红霉素0.15g，2次/d，疗程6周。米诺环素（美满霉素）0.1g，2次/d或多西环素等，疗程同上。

2）对慢性非细菌性前列腺炎，若检查发现支原体、衣原体感染，可先试用上述抗生素2周，若症状改善则继续用药；若症状无改善则停药。

（8）适当锻炼与心理咨询

（9）其他治疗　射频热疗、经直肠微波治疗、后尿道药物灌注治疗等。

在慢性前列腺炎治疗过程中应注意以下几个问题。

1）树立战胜疾病的信心，慢性前列腺炎并不是不治之症，只是病程较长容易复发，但只要综合治疗还是有望根治的。

2）注意生活起居，养成良好的生活习惯；防止过分疲劳；预防感冒；禁烟酒，忌辛辣刺激饮食；少骑自行车，不坐潮湿之地；节房事，既不要过分频繁，也不要禁欲。

3）发展自身兴趣爱好，进行适当体育锻炼以转移对慢性前列腺炎的心理负担，消除焦虑情绪，防止产生精神症状。

4）只要注意以上问题，并与医师密切配合，采用合理的中西药物结合，并配合理疗及必要的心理治疗，慢性前列腺炎还是可以根治的。

三、急性附睾炎

急性附睾炎为附睾的非特异性感染，是阴囊内最常见的感染性疾病。多由于后尿道炎、前列腺炎及精囊炎沿输精管逆行感染所致，血行感染少见。致病菌以大肠埃希杆菌和葡萄球菌为多见。如治疗及时，病损可完全消失而无损害，但附睾功能仍可能受到一定影响。如治疗不及时或治疗不当，炎症可发展形成脓肿，导致附睾组织的严重损害。此外，附睾炎可继发纤维化，导致附睾管道的狭窄或闭塞。双侧附睾损害常可导致男子不育症或男子生育力低下。在睾丸被累及的情况下，还可引起睾丸生精功能障碍。

（一）临床表现

1. 患侧附睾局限性疼痛，可向腹股沟及腰部放射，伴全身不适、寒战、发热。

2. 阴囊增大，皮肤红肿，早期可触及明显肿大的附睾，触痛明显，可与睾丸分开，数小时后附睾与睾丸融合为一个肿块。精索增厚，腹股沟及下腹部压痛。

（二）实验室检查

血白细胞增多，核左移，C反应蛋白增高，尿培养可有致病菌生长。

（三）其他辅助检查

B型超声检查：可见附睾弥漫均匀性增大，也可局限性增大，其内部回声不均匀，光点增粗，可将附睾与睾丸肿胀及炎症范围显示出来。

（四）鉴别诊断

根据病史及检查，急性附睾炎诊断不困难。

1. 睾丸扭转　常见于青春期前儿童，30岁以上少见，普雷恩征阳性，而急性附睾炎普雷恩征阴性。放射性核素扫描显示扭转侧血液灌注降低，彩超见睾丸内血流减少或消失。

2. 睾丸肿瘤　为无痛性肿块，质地坚硬、沉重感明显，正常睾丸形态消失，附睾常不易扪及，透光试验阴性。B超及CT有助诊断。血AFP或HCG常增高。

3. 附睾结核　一般很少有疼痛及发热，触诊附睾与睾丸界限清，肿块质硬，病灶常与阴囊壁粘连或有脓肿、窦道形成，输精管可有串珠样改变，前列腺及精囊亦有结核病灶。

（五）治疗

1. 内科治疗　由于附睾炎的病因是细菌性而不是尿液逆流，所以应采用药物治疗。抗菌药物的选择应按细菌培养以及抗菌药物敏感试验来决定。如对甲氧苄啶（复方新诺明）敏感，应每日口服2次共4周，特别是伴有细菌性前列腺炎者更为有用。若局部红肿明显，血白细胞增多，体温上升，应静脉滴入抗生素如头孢呋辛0.75 g，3次/d或1.5 g，2次/d，肌内注射或静脉注射，每日总量3~6 g，至体温正常，改口服抗生素。

其他一般支持疗法：在急性附睾炎期间应卧床休息。阴囊用人工托，可以减轻疼痛。如附睾疼痛较重，可用1%利多卡因20 mL由睾丸上端处精索行局部注射，减轻不适，亦可用口服止痛及退热药。在早期可将冰袋放在附睾处，防止肿胀。晚期可用热敷，加速炎症消失，减轻患者不适。有时应用吲哚美辛（消炎痛）亦可减轻症状。急性期间避免性生活、体力活动，两者均可加重感染症状。

2. 外科治疗　绝大多数急性附睾炎经药物治疗后自行消失，但有3%~9%病例在急性期1个月发生脓肿需手术治疗。

第三节　尿石症

一、肾结石

肾结石指发生于肾盏、肾盂及肾盂与输尿管连接部的结石。肾是泌尿系形成结石的主要部位，其他任何部位的结石都可以原发于肾脏，输尿管结石几乎均来自肾脏，而且肾结石比其他任何部位结石更易直接损伤肾脏，因此早期诊断和治疗非常重要。

本病好发于青壮年，男性多于女性。结石多位于肾盂内，其次是肾下盏。单侧多见，左右侧发病率相似，双侧占10%。肾结石的形成过程是某些因素造成尿中晶体物质浓度升高或溶解度降低，呈过饱和状态，析出结晶并在局部生长、聚集，最终形成结石。在这一过程中，尿晶体物质过饱和状态的形成和尿中结晶形成抑制物含量减少是最重要的两个因素。造成的病理损害主要表现在：① 黏膜损伤；② 梗阻；③ 感染。

（一）临床表现

1. 无症状　多为肾盏结石，体格检查行B超检查时发现，尿液检查阴性或有少量红、白细胞。

2. 腰部钝痛　多为肾盂较大结石如铸形结石，剧烈运动后可有血尿。

3. 肾绞痛　常为较小结石，有镜下或肉眼血尿,肾区叩痛明显。疼痛发作时患者面色苍白、全身冷汗、脉搏快速微弱甚至血压下降，常伴有恶心、呕吐及腹胀等胃肠道症状。

4. 排石史　在疼痛和血尿发作时，可有沙粒或小结石随尿排出。结石通过尿道时有尿流堵塞并感尿道内刺痛，结石排出后尿流立即恢复通畅，患者顿感轻松舒适。

5. 感染症状　合并感染时可出现脓尿，急性发作时可有畏寒、发热、腰痛、尿频、尿急、尿痛症状。

6. 肾功能不全　一侧肾结石引起梗阻，可引起该侧肾积水和进行性肾功能减退；双侧肾结石或孤立肾结石引起梗阻，可发展为尿毒症。

7. 尿闭　双侧肾结石引起两侧尿路梗阻、孤立肾或唯一有功能的肾结石梗阻可发生尿闭，一侧肾结石梗阻，对侧可发生反射性尿闭。

8. 腰部包块　结石梗阻引起严重肾积水时，可在腰部或上腹部扪及包块。

（二）实验室检查

1. 尿化验　可分为一般检查和特殊检查。

（1）一般检查主要为尿常规：它包括 pH、相对密度（比重）、红细胞、脓细胞、蛋白、糖、晶体等。

（2）特殊检查包括：

1）尿结晶检查：可大概了解结石类型。

2）尿细菌培养：菌落 $> 10^5/mL$ 者为阳性。药敏试验则可了解最有效的抗生素。尿培养如为产生尿素的细菌，则有感染结石存在的可能。

2. 血生化检查

可了解血清钙、无机磷、血清尿酸、尿素氮和肌酐的水平。

（三）其他辅助检查

1. X 线检查　X 线检查是诊断尿路结石最重要的方法。包括腹部平片、排泄性尿路造影、逆行肾盂造影，或作经皮肾穿刺造影（在舰船环境一般不作此项检查）等。

（1）尿路平片　尿路 X 线平片是诊断尿路结石最基本的方法。根据肾、输尿管、膀胱、尿道区的不透 X 线阴影，可以初步得出有无结石的诊断。结石中的含钙量不同，对 X 线的透过程度也不同。有 10% 的不含钙结石不易被 X 线平片所发现。

（2）排泄性尿路造影　排泄性尿路造影除了可以进一步确认在 X 线平片上不透 X 线阴影与尿路的关系外，还可见患侧上尿路显影延迟；肾影增大；肾盂及梗阻上方的输尿管扩张、迂曲等改变，并据此了解肾脏的功能情况。

2. 肾图　肾图是诊断尿路梗阻的一种安全可靠、简便无痛苦的方法，可了解分肾功能和各侧上尿路通畅的情况，作为了解病情发展及观察疗效的指标。其灵敏度远较排泄性尿路造影为高。

3. 超声检查　B 超检查可对肾内有无结石及有无其他合并病变做出诊断，确定肾脏有无积水。尤其能发现可透 X 线的尿路结石，还能对结石造成的肾损害和某些结石的病因提供一定的证据。

4. CT 检查　CT 检查可显示肾脏大小、轮廓、肾结石、肾积水、肾实质病变及肾实质剩余情况，还能鉴别肾囊肿或肾积水；可以辨认尿路以外引起的尿路梗阻病变如腹膜后肿瘤、盆腔肿瘤等；增强造影可了解肾脏的功能；对因结石引起的急性肾功能衰竭，CT 能有助于诊断的确立。

（四）诊断

对任何尿石患者的诊断都应包括：有没有结石、结石的数量、结石的部位、结石的大小、结石可能的成分、有无并发症及结石形成的原因。只有弄清了上述这些问题之后，才算得到了一个完整的诊断。

1. 病史　由于尿石症是多因素的疾病，故应详细询问病史。应尽量详细地了解职业、饮食饮水习惯、服药史，既往有无排石的情况及有无痛风、原发性甲状旁腺功能亢进等病史。

2. 体征　一般情况下，肾结石患者没有明确的阳性体征。或仅有轻度的肾区叩击痛。肾绞痛发作时，患者躯体屈曲，腹肌紧张，脊肋角有压痛或叩痛。肾绞痛缓解后，也可有患侧脊肋角叩击痛。肾积水明显者在腹肌放松时可触及增大的肾脏。

（五）鉴别诊断

1. 急性胆囊炎和胆石症　表现为急性右上腹部疼痛，易与右侧肾绞痛混淆。但急性胆囊炎可有右上腹压痛、反跳痛及肌紧张；肝区叩击痛；墨菲征阳性。可有发热和血白细胞分类升高而尿常规检查无异常。B 超检查可发现胆囊增大积液。

2. 急性阑尾炎　以转移性右下腹痛为特点，可伴发热，右下腹麦氏点固定压痛、反跳痛及肌紧张，血常规白细胞升高而尿常规无异常或有少量白细胞，以此可与右肾绞痛时下腹部放射痛相鉴别。X 线和 B 超检查有助于鉴别诊断。

3. 急性肾盂肾炎　也表现为腰痛及血尿症状。但多见于女性，无突然发作的特点，也不会自行缓解。尿常规检查可发现大量脓细胞、蛋白和管型。KUB 平片和 B 超检查肾区无结石影像。

4. 其他　如肾癌、髓质海绵肾、肾钙化、腹腔内淋巴结钙化等加以鉴别。

（六）治疗

1. 急性肾绞痛的治疗

（1）对绞痛不严重的患者：可以即刻给予吲哚美辛（消炎痛）栓 100 mg，肛门内给药，可在直肠内溶化并经黏膜吸收后直接进入体循环发挥缓解肾绞痛的作用。或口服硝苯地平（5~10 mg，3 次 / d）、肌注黄体酮（20 mg，2 次 / d）等。

（2）绞痛较重时：可给予肌内注射阿托品 0.5 mg 和（或）哌替啶 100 mg。或用布桂嗪（50~100 mg）、吗啡（10~15 mg）肌内注射。然而，即便是静脉注射吗啡，在 30 min 时也只有 36% 的患者有效。

（3）输液利尿：一般可输加入丁溴东莨菪碱 20 mg 或山莨菪碱 20 mg 的 1000~1500 mL 液体以缓解肾绞痛，必要时还可以加用利尿药物 [肌内注射呋塞米（速尿）20 mg 或静脉输入甘露醇 250 mL（肾功能正常情况下）]。

2. 非手术治疗　尿石症的治疗方法很多，应根据患者的全身情况、结石部位、结石大小、结石成分、有无梗阻、感染、积水、肾实质损害程度以及结石复发趋势等来制订治疗方案。在结石比较小、没有肾积水及其他并发症，估计结石可以自行排出的情况下，常先进行中西医结合治疗。大部分患者经中西医结合治疗后，结石会自行排出。对经过一段时间治疗，结石仍未排出的患者，应采取其他治疗（如体外冲击波碎石）或及时进行手术治疗，以保护肾功能。对各种原因引起的代谢性结石应当根据具体情况选择相应的药物治疗（如用药物降低血、尿中的钙、磷、尿酸、草酸、胱氨酸等）。

（1）多发结石的治疗原则

1）对双侧肾结石，先处理肾功能较好的一侧结石；如两侧肾功能相似，则先处理容易手术的一侧肾结石。

2）当同时有肾结石和输尿管结石时（同侧或双侧），一般先处理输尿管结石，然后再处理肾结石。

3）上尿路和下尿路结石同时存在时，如下尿路结石并未造成梗阻，则先处理上尿路结石；如上尿路结石还没有影响肾功能，则可先处理下尿路结石。

（2）总攻疗法　"总攻疗法"是指在短时间里采用一系列的中西医结合手段，增加尿流量、扩张输尿管、增强输尿管蠕动，促使肾、输尿管结石排出的方法。适用于直径 < 4 mm 的肾结石或输尿管结石。虽然"总攻疗法"一般费时较长，患者需耐受排石的痛苦，排石的效果并不肯定，近年来已极少有单位用此方法治疗尿石症了，但在许多基层医疗单位及缺乏手术条件的舰船上仍不失为一种可行的治疗手段。所谓"总攻疗法"是采用中西医结合的方法进行治疗。口服清热利湿排石的中成药如金钱草

冲剂、肾石通颗粒、排石颗粒等。同时口服氢氯噻嗪 25~50 mg，饮水 1500 mL，1 h 后再饮水 1500 mL。少顷，皮下注射吗啡 10 mg，2 h 后针灸，刺三阴交、肾俞、膀胱俞、阿是穴，捻针至有针感。皮下注射新斯的明 0.5 mg。0.5 h 后皮下注射阿托品 0.5 mg，适当活动，热水浴或肥皂水灌肠，坦洛辛缓释片 0.4 mg 口服每晚 1 次。最后用力一次排尿（但对身体虚弱、心肾功能不良、肾积水和过大的结石忌用）。每周连续 2 次进行上述治疗，2 周为一疗程，不限饮食。

（3）体外冲击波碎石（extracorporeal shock wave lithotripsy，ESWL） 是 20 世纪 80 年代的新技术，曾被誉为"肾结石治疗上的革命"。30 多年来，随着碎石机的更新换代和碎石经验的积累，现在肾、输尿管和膀胱结石均可进行体外冲击波碎石。

ESWL 的适应证：对肾结石，应为直径 ≤ 2.5 cm、不透 X 线的单发性或体积与之相当的多发肾盂或肾盏结石。据统计，大约 70% 以上的肾结石可采用 ESWL 的方法进行治疗。直径 > 2.5 cm 的结石，碎石前最好先放置双 J 导管。碎石前均应经造影确定患侧肾脏功能良好、结石下方的尿路是通畅的。ESWL 如能与经皮肾镜、开放手术等措施相结合，相互取长补短，可以取得更为理想的疗效。

ESWL 的禁忌证：随着 ESWL 的适应证的不断扩大，禁忌证在逐步缩小。妊娠是目前唯一绝对禁忌证。结石下方尿路的梗阻、尿路感染、心血管疾病等都成为相对禁忌证，经过适当的治疗后即可进行 ESWL。但对凝血机制障碍、严重的心血管疾病、肾功能障碍、极度肥胖及巨大而复杂的结石仍不适宜进行 ESWL。此外，体积特别大的肾结石由于形成的时间比较长，往往同时有各种并发症（特别是合并感染等），单独采用上述的任何一种治疗方法都不能解决问题。即使采用开放手术也不一定能将结石取净，有时还有可能因严重出血而不得不切除肾脏。最近，国外提出一种所谓的"三明治"治疗方法。即先采用经皮肾镜超声碎石术

将结石的主体粉碎，尽可能把结石碎片冲洗干净，但仍保留手术时使用的隧道；接着用体外冲击波碎石将剩余的结石碎片击碎，待其自然排出；最后再通过隧道把不能排除的碎片用经皮肾镜取出。

ESWL 的并发症主要有：

1）石街形成：体积较大的肾结石在碎石后可以形成"石街"。它主要有 3 种情况：A. 较大的结石碎块在输尿管堵塞，使随后的细小碎沙不能排出；B. 大量细小的结石碎片排出过快造成堵塞；C. 输尿管内多个较大的结石碎粒形成堵塞。

2）出血：ESWL 后很少引起出血。大多数情况下出血的程度较轻，短期内多可自愈。临床上表现为血尿、肾实质及肾周出血、皮肤出血及消化道出血及咯血等。

3）高血压：多数患者在 ESWL 后会有短期的血压升高，大多能自行恢复正常。

3. 手术治疗　尽管现在由于药物治疗、ESWL 等方法的应用，绝大多数肾结石患者已不需要进行手术治疗了。随着微创手术技术的不断普及，开放手术（主要包括肾盂切开取石术、肾实质切开取石术、肾部分切除术、肾切除术）的机会也大大减少。

4. 腔内泌尿外科手术

（1）经皮肾镜碎石术（PNL） 经皮肾镜碎石术适用于体积较大的肾结石、铸型结石、肾下盏结石、有远段尿路梗阻的结石以及其他治疗方法（特别是体外冲击波碎石）失败后的结石。最适合经皮肾镜碎石的是身体健康、较瘦、直径大于 2 cm 的单发结石，位于轻度积水的肾盂中或扩张的肾盂内的结石。对大的铸型结石采用经皮肾镜取石和体外冲击波碎石联合治疗，效果也很满意。

经皮肾镜碎石术的禁忌证包括：全身出血性倾向、缺血性心脏疾患、呼吸功能严重不全的患者，过度肥胖、腰肾距离超过 20 cm，不便建立经皮肾通道者，高位肾脏伴有脾大或肝大者，肾结核，未纠正的糖尿病，高血压，肾内

或肾周急性感染者，严重脊柱后凸畸形等患者均不能作经皮肾镜取石，孤立肾患者不宜进行经皮肾镜碎石。

1）超声碎石是利用超声换能器的压电效应将电能转换成声能，再沿着硬性探条传导至顶端，当探条顶端接触到结石时，超声波的高频震动能把结石碾磨成粉末状小碎片或将结石震裂。

2）液电碎石是通过放置在水中的电极将储存在电容器中的高压电能在瞬间释放出来，使电能转变为力能，直接将结石击碎。液电的冲击力很强，碎石效果好。

3）气压弹道碎石是模仿气锤的作用原理，利用压缩气体产生的能量推动手柄内的子弹体，在弹道内将能量传递到探杆，探杆尖端与结石反复撞击，将结石击碎。

4）近年来用于泌尿系统碎石的激光器为最新研制的钬激光（holmium laser）。钬激光可以粉碎包括胱氨酸结石、一水草酸钙结石在内的各种成分结石。

经皮肾镜碎石成功率高，治疗肾结石可达98.3%，并有痛苦较小、创伤小、适应范围广等优点。它的主要并发症有术中及术后出血、肾盂穿孔、邻近脏器损伤、感染、肾周积尿等。

（2）软性输尿管镜碎石术（RIRS） 适用于 < 2 cm 的肾结石、嵌顿性肾下盏结石、建立 PNL 通道困难的结石以及伴盏颈狭窄的肾盏憩室结石。

软性输尿管镜碎石术的禁忌包括：不能控制的全身出血性疾病、严重心肺功能不全无法耐受手术、未控制的泌尿系感染、严重尿道狭窄腔内手术无法解决、严重髋关节畸形截石位困难者。

软性输尿管镜碎石术无须建立其他创伤性通道，创伤小、恢复快、疗效好、并发症少。结石清除率为71%~94%，钬激光联合 200 μm 激光光纤，是目前 RIRS 治疗肾结石的最佳选择。

二、输尿管结石

输尿管结石绝大多数来源于肾脏，多为单侧结石，多发生于中年，男性较女性为高，结石成因及成分与肾结石相似。结石常见于以下部位：① 肾盂输尿管连接部；② 输尿管跨越髂血管部位；③ 女性输尿管经过子宫阔韧带的基底部，男性输精管跨越输尿管处；④ 输尿管膀胱壁段包括膀胱开口处。主要的继发病变有尿路梗阻、感染和上皮损伤、癌变等，较大或表面粗糙的结石，易嵌顿于输尿管狭窄部位致严重梗阻，肾功能损害，严重的双侧输尿管结石甚至引起肾功能衰竭。

（一）输尿管结石临床表现

输尿管结石和肾结石的症状基本相同。输尿管中上段结石引起的输尿管绞痛的特点是一侧腰痛和镜下血尿。疼痛多呈绞痛性质，可放射到同侧下腹部、睾丸或阴唇。血尿较轻微，大多数仅有镜下血尿。但疼痛发作后血尿加重，约半数患者出现肉眼血尿。绞痛发作时可合并有恶心呕吐、冷汗、面色苍白、腹胀、呼吸急促等症状。输尿管膀胱壁段结石可引起尿频、尿急、尿痛及同侧肾积水和感染。双侧输尿管结石可致无尿。如有肾积水和感染，体检可能触及肾脏并可有压痛，有时沿输尿管走行部位有压痛。直肠或阴道指诊可能触及输尿管下端结石。

（二）实验室检查

实验室检查对上尿路结石的病因诊断极为重要，通常包括下述几项。

1. 血清检查　钙、磷、尿酸、血浆蛋白、血二氧化碳结合力、钾、钠、氯、肌酐等。

2. 尿液检查

（1）尿常规　蛋白阴性或微量，酸碱度因结石成分不同而异。镜检可见红细胞，如合并感染，可见到脓细胞，有时尿中可见到结晶和结晶团块。

（2）尿培养及细菌药物敏感试验。

（3）24 h尿液分析 测定钙、磷、尿酸、草酸、胱氨酸、镁、钠、氯化物、枸橼酸、肌酐等。

3. 结石成分分析。

4. 特殊代谢检查 如肾小管酸中毒的尿液检查、甲状旁腺功能亢进的代谢检查，高钙尿的实验室检查等。

（三）其他辅助检查

1. 泌尿系平片和断层平片 平片必须包括整个泌尿系统。90%以上的结石在X线片上显影，显影的深浅和结石的化学成分、大小和厚度有关。

2. 排泄性尿路造影 可显示结石所致之肾结构和功能改变，有无引起结石的局部因素。阴性结石在显影的肾盂内表现为充盈缺损，类似占位性改变。肾功能较差，显影欠佳时，可应用大剂量排泄性尿路造影。

3. B型超声检查 结石表现为特殊声影。能发现平片上不能显示的小结石和透X线结石。可了解结石梗阻对肾脏结构的影响。

4. CT检查 对X线不显影的尿酸结石，CT可以确诊。

5. 输尿管肾镜检查 KUB未显示结石而IVP显示有充盈缺损，不能确诊，作此检查能明确诊断。

（四）诊断

根据典型的临床表现，结合实验室检查及B超、X线检查，多数上尿路结石不难诊断。但不应满足于此，应同时了解结石的部位、大小、数目及有无梗阻和感染、肾功能受损的情况、结石成分和形成结石的原发病因。了解结石成分和形成结石的病因，有利于采取措施预防结石的复发。询问病史中，应注意了解有无形成结石的原发病因和影响因素。

（五）鉴别诊断

绝大多数输尿管结石诊断容易，临床上的误诊往往与检查不正确、不及时或经验不足因

素等有关。急腹症患者如胆囊炎、胆石症、急性阑尾炎、溃疡病、胰腺炎、肠梗阻、卵巢囊肿蒂扭转、宫外孕等所引起的疼痛易与输尿管结石发作时的疼痛相混淆。

1. 胆道疾病疼痛 多在上腹部并向背部放射，而输尿管结石疼痛则在脊肋角、向输尿管径路放射。胆道疾病发作时右上腹压痛、肌紧张、反跳痛、墨菲征（Murphys sign）阳性、白细胞略升高。

2. 急性阑尾炎 疼痛和体格检查阳性征局限于右下腹，并可伴有寒战、发热、腹泻等全身症状，尿常规多正常，亦可出现红细胞。

3. 卵巢囊肿蒂扭转和宫外孕 一般尿检正常，病变局限于下腹部。必要时可行妊娠尿试验和盆腔穿刺检查以确定有无出血以助鉴别诊断。

4. 腹腔内淋巴结钙化 所在部位阴影于不同时间摄片变动很大，输尿管结石阴影的位置相对比较固定。侧位片腹腔内淋巴结钙化和胆石症阴影位于椎体前方，而输尿管结石位于椎体前沿后方。

（六）治疗

1. 急性肾绞痛的治疗 见肾结石一节。

2. 非手术治疗

（1）一般治疗 大量饮水，每日2000 mL，不能饮水或有呕吐者宜静脉输液，同时配合解痉止痛药物（丁溴东莨菪碱20 mg或山莨菪碱10 mg肌内注射）或其他治疗如针灸和中药治疗，帮助结石排出。

（2）排石治疗 根据输尿管结石的大小、部位，有无尿路感染和尿路解剖学上的特点选择疗法。位于输尿管下段、直径<0.4 cm的结石即使无特殊治疗有90%以上能自行排出，4.0~5.9 mm大小的结石有50%以上可自行排出，>6 mm仅20%可排出。治疗6个月以上时，结石未能排出，应注意检查肾功能，了解尿路有无感染，有无形成梗阻等，以便决定继续观察或采取积极的外科治疗。

（3）总攻疗法　见"肾结石"内容。

（4）ESWL　随着 ESWL 临床经验的不断积累和碎石机的改进，输尿管结石 ESWL 适应证不断扩大。结石远段输尿管无梗阻，不影响碎石后排石均为 ESWL 治疗的适应证。

3. 腔内手术治疗

（1）输尿管镜治疗　一般来说，输尿管结石不论在输尿管的任何部位都可以采用输尿管镜取石手术。但目前认为以治疗中下段结石为佳，在输尿管镜下超声碎石、液电碎石、激光碎石、气压弹道碎石及电子动能碎石。前两种方法因对组织损伤大已基本放弃。

（2）经皮肾镜碎石术（PNL）经皮肾镜碎石术适用于输尿管上段 L$_4$ 以上结石、梗阻较重或长径 > 1.5 cm 结石，或因息肉包裹及输尿管迂曲或输尿管镜置管失败的输尿管结石。

（3）软性输尿管镜碎石术（RIRS）　对于梗阻不重或对 PNL 顾虑较大的输尿管上段结石患者也可选择 RIRS。

4. 手术治疗　可行输尿管切开取石术，开放或腹腔镜手术均可。输尿管切开取石术的优点是手术小，可将结石完整取出，甚至 1 次手术同时取出双侧的输尿管结石。根据输尿管结石的部位，采取不同的手术径路，术中注意固定结石以免滑脱。在结石上缘切开输尿管，取石后用输尿管导管上、下探查其通畅度，放置双 J 管（Double-J 管），然后缝合输尿管。术前须再摄泌尿系平片，以便确定结石部位和选择最佳手术切口。

因腔内手术可处理绝大部分结石，目前输尿管切开取石术已大大减少。

三、膀胱结石

膀胱结石是指在膀胱内形成的结石。它可以分为原发性膀胱结石和继发性膀胱结石。前者是指在膀胱内形成的结石，多由于营养不良引起，多发于儿童，随着我国经济的不断发展，儿童膀胱结石现已呈下降趋势；后者则是指来源于上尿路或继发于下尿路梗阻、感染、膀胱异物或神经源性膀胱等因素而形成的膀胱结石。在经济发达地区，膀胱结石主要发生于老年男性，且多患前列腺增生症或尿道狭窄；而在贫困地区，则多见于儿童，女性少见。

（一）膀胱结石临床表现

膀胱结石可无特殊症状。尤其在儿童，但典型症状亦多见于儿童。

1. 尿痛　疼痛可由于结石对膀胱黏膜的刺激引起。表现为下腹部和会阴部的钝痛，亦可为明显或剧烈的疼痛。活动后疼痛的症状加重，改变体位后可使疼痛缓解。常伴有尿频、尿急、尿痛的症状，排尿终末时疼痛加剧。儿童患者常因排尿时的剧烈疼痛而拽拉阴茎，哭叫不止，大汗淋漓。患儿为了避免排尿时的疼痛，会采取特殊的体位排尿，即站立时双膝前屈、躯干后仰 30°。一旦尿线变细或尿流中断，就立即改变体位待结石移开后再继续排尿。

2. 排尿障碍　结石嵌于膀胱颈口时可出现明显的排尿困难，并有典型的排尿中断现象，还可引起急性尿潴留。合并前列腺增生症的患者，本来就有排尿困难的症状，如前列腺的体积巨大，突入膀胱并使尿道内口的位置升高，结石不容易堵塞尿道内口，故反而不会出现排尿中断的现象。

3. 血尿　大多为终末血尿。膀胱结石合并感染时，可出现膀胱刺激症状和脓尿。

（二）实验室检查

膀胱结石无特异性的实验室检查，尿中可有蛋白、白细胞和红细胞，如伴有感染，尿培养可为阳性，活动后尿红细胞（red blood cell，RBC）可增多。

（三）其他辅助检查

超声诊断膀胱结石简便有效，结石呈特殊声影，且随体位变换而移动。X 线检查需拍摄全腹平片，可了解结石的大小、位置、数目和形态。膀胱憩室内的结石在 X 线平片上出现在异常部位，且较固定，应引起注意。膀胱镜检查是诊断膀胱结石最可靠的方法，不仅可确诊结石，而且可发现其他问题，如良性前列腺增生、膀胱憩室、癌变等。

（四）诊断

根据临床表现，B 超、X 线检查，必要时作膀胱镜检查，一般可诊断膀胱结石。如无条件作 B 超，X 线及膀胱镜检查，可采取金属尿道探插入膀胱，左右摆动可探到撞击结石的特殊感觉和声响。小儿宜用此法。

总之，诊断的关键问题是找到引起膀胱结石的原发病因。

（五）鉴别诊断

1. 膀胱异物　膀胱异物可引起排尿困难、尿频、尿急、尿痛和血尿。有膀胱异物置入史，但常被隐瞒。X 线平片对不透 X 线的异物有诊断价值。膀胱镜检查是主要鉴别手段。

2. 前列腺增生症　主要表现为排尿不畅和尿频，夜尿次数增多，也可有排尿疼痛和血尿。但主要发生于老年人，病史长，呈渐进性发展。肛门指检可发现前列腺增大。B 超检查显示前列腺体积增大，向膀胱内突出；膀胱内无结石的强回声光团。膀胱镜检查显示前列腺向尿道内或膀胱内突出，膀胱颈部抬高；膀胱内无结石。

3. 尿道结石　尿道结石可表现为排尿困难、尿痛、排尿中断等症状，容易与膀胱结石混淆。体格检查时男性前尿道结石在阴茎或会阴部可摸到硬结和压痛，后尿道结石可经直肠摸到，女性患者可经阴道触及。用尿道探条探查可有与结石相遇的摩擦感和声响。尿道 X 线平片也可显示尿道部位的致密影。尿道镜检查可明确诊断并发现同时存在的其他尿道病变。

4. 尿道狭窄　表现为排尿困难、尿线变细。多有尿道外伤、尿道炎症、经尿道检查或操作、留置导尿等病史。尿道扩张时探杆受阻。尿道造影可显示狭窄的部位和程度。尿道镜检查可见尿道内径突然变细呈小孔。

（六）治疗

膀胱结石的治疗必须遵循两个原则：一是取出结石，二是纠正形成结石的原因和因素。

1. 腔内手术　对直径较小、质地较疏松的结石可采用经尿道膀胱镜下碎石术。碎石的方法有机械、液电、超声、气压弹道、激光等。可根据医疗单位具体器械条件及操作者的喜好自行选择。由于器械直径过大，容易造成尿道黏膜损伤，故所谓的"大力钳"碎石已很少被使用。目前，临床上使用最多的是气压弹道碎石和钬激光碎石。术者需加强对术式操作的熟练度，避免不必要的损伤；术中尽量击碎结石并将结石碎片冲洗干净。一般残余结石直径为 1~2 mm 即能确保其自行排出；术后需加强抗感染治疗，同时嘱患者多饮水以促进结石排出。

2. 体外冲击波碎石 ESWL　对直径为 1~2 cm 的结石，可在俯卧位下行 ESWL 治疗。但由于膀胱容量体积较大，结石活动度较上尿路明显增加，术中较难聚焦定位，碎石效果难以确定，目前较少采用。

3. 开放手术　对结石较大或需同时处理膀胱其他疾病者，可行耻骨上膀胱切开取石术。其指征是：① 儿童膀胱结石；② 结石体积过大；③ 合并前列腺增生症或尿道狭窄等需要开放手术治疗时；④ 膀胱憩室内的结石，尤其是巨大膀胱憩室者；⑤ 合并需要开放手术治疗的膀胱肿瘤；⑥ 在膀胱异物基础上生长的结石；⑦ 因为种种原因无法进行腔镜手术者等。

纠正结石的成因：膀胱结石的最大病因见于下尿路梗阻如前列腺增生、尿道狭窄、膀胱颈部抬高等，因此对于明确梗阻所致结石者应同时治疗梗阻性疾病。异物所致结石者应在取出结石的同时一并取清异物。控制尿路感染、加强营养对于抑制结石复发也具有明确的意义。如为神经源性膀胱等无法纠正的原发疾病，可视具体病情及患者自身意愿决定是否行耻骨上膀胱造瘘术。另外，根据结石成分分析结果应用类似碱化尿液、抑制尿酸等药物，同时养成大量饮水、低钙饮食的生活习惯亦能预防结石复发。

四、尿道结石

尿道结石临床并不多见。多数来源于膀胱及膀胱以上的泌尿系统，如肾结石、输尿管结石或膀胱结石。结石在排出时可停留在尿道或嵌顿于前列腺部尿道、舟状窝或尿道外口。少数继发于尿道狭窄、尿道闭锁、异物或尿道憩室。原发于尿道的结石相当罕见。一般为单发结石。合并感染的结石成分多为磷酸镁铵。女性尿道结石多数发生于尿道憩室内。

（一）尿道结石临床表现

1. 疼痛　原发性尿道结石常是逐渐长大，或位于憩室内，早期可无疼痛症状。继发性结石多系突然嵌入尿道内，常突感尿道疼痛和排尿痛。疼痛可向阴茎头、会阴部或直肠放射。

2. 排尿困难　结石引起尿道不全梗阻，可有尿线变细、分叉及排尿无力，伴有尿频、尿急及尿滴沥。继发性尿道结石，由于结石突然嵌入尿道内，多骤然发生排尿中断，并有强烈尿意及膀胱里急后重，多发生急性尿潴留。

3. 血尿及尿道分泌物　急诊患者常有终末血尿或尿初血尿，或排尿终末有少许鲜血滴出。伴有剧烈疼痛；慢性病人尿道常有黏液性或脓性分泌物。

4. 尿道压痛及硬结　绝大多数患者均能在尿道结石局部触到硬结并有压痛，后尿道结石可通过直肠指诊触及。尿道憩室内的多发性结石，可触到结石的沙石样摩擦感。

【女性尿道结石】　女性尿道结石与男性相比不常见，这与女性尿道短和膀胱结石少有关。女性尿道结石多合并尿道憩室。不管是否合并结石，尿道憩室多表现为下尿路感染。性交时疼痛是另一突出症状。当脓性分泌物流出时，症状会暂时得到缓解。经阴道检查可在其前壁的尿道区触及质硬的团块。治疗方法为手术切除尿道憩室同时取出结石。

（二）实验室检查

尿常规检查可见红细胞、白细胞和盐类结晶，合并感染时可有脓尿。

（三）其他辅助检查

1. X线检查　X线平片可以证实尿道结石及其部位，且可同时检查上尿路有无结石。尿道造影可以发现阴性结石、有无尿道狭窄和尿道憩室。

2. B超　尿道结石声像图表现为尿道腔内的强回声光团后方伴有声影。

3. 尿道镜检查　尿道镜能直接观察到结石、尿道并发症及其他异常情况。

（四）诊断

尿道结石的诊断除仔细询问病史外，体格检查十分重要。主要包括以下几点：

1. 男性前尿道结石在阴茎或会阴部可摸到结石或硬结并有压痛，后尿道结石可于会阴部或经直肠摸到。位于舟状窝及尿道口的结石甚至可以看到。女性患者经阴道可摸到结石及憩室。

2. 用金属探条检查尿道　当探子接触到结石时能感到触及硬物及有摩擦音。

（五）鉴别诊断

1. 尿道狭窄　无肾绞痛及排石史，多数有损伤、炎症或先天性、医源性等原发病因，排尿困难非突发性。尿道探查可于狭窄部位受阻。X线平片无结石影。尿道造影可显示狭窄段。

2. 非特异性尿道炎　无肾绞痛及排石史，无急性排尿困难，体格检查不能触及结石，X线平片无结石影。

3. 尿道痉挛　无排石史及尿频尿急等症状，体格检查不能触及结石。尿道探子可正常通过尿道，X线检查无异常，用镇静药后症状可缓解。

4. 尿道异物　有明确病因。X线检查可见尿道内充盈缺损或异物阴影。尿道镜检查可见异物。

（六）治疗

治疗须根据结石的大小、形状、所在部位和尿道的情况而定。

1. 前尿道结石取出术　接近尿道外口的结石和位于舟状窝的小结石如不能自行排出，可注入液状石蜡后挤出，也可用钳子或镊子取出。前尿道结石在注入液状石蜡后可用手将结石推向尿道外口，再用钳子或镊子将结石夹出。也可用探针拨出，或将探针弯成钩状将结石钩出。但操作一定要轻柔，避免严重损伤尿道。较大的或嵌顿于舟状窝的尿道结石，如上述方法不能奏效者，可以切开尿道外口，向尿道内灌入无菌液状石蜡，然后边挤边夹，将结石取出。

2. 前尿道切开取石术　前尿道结石嵌顿严重、不能经尿道口取出者，可以行前尿道切开取石术。阴茎部尿道切开后有形成尿瘘的可能性，故应尽可能避免采用尿道切开取石的方法。此时，可将结石推向球部尿道，尽量在球部尿道处切开取石。

3. 后尿道结石的处理　对后尿道结石可用尿道探子将结石推回膀胱内，再在内镜下采用大力钳碎石、气压弹道碎石、激光碎石等方法治疗，也可行体外冲击波碎石或经耻骨上膀胱切开取石。如结石大而嵌顿者，可经会阴部或经耻骨上切开取石。尿道憩室中的结石，必须同时切除憩室。有尿道梗阻和感染者，需一并处理。

4. 尿道镜取石术　尿道狭窄阻碍结石排出或结石嵌顿严重者，可经尿道镜在窥视下先切开狭窄段再行取石。结石大而嵌于尿道时间久者，可在内镜下行气压弹道碎石或激光碎石。不能取出者可行尿道切开取石。

（郎根强　庄建秋）

第五章 口腔颌面外科常见疾患

第一节 口腔颌面部感染

（一）口腔颌面部感染途径及病原菌

【感染途径】

（1）牙源性 病原菌通过牙髓或牙周组织进入人体发生的感染，颌面部感染主要是牙源性。

（2）腺源性 由感染导致淋巴结炎，炎症穿透淋巴结被膜向周围扩散导致的感染。

（3）损伤性 颌面部组织损伤后继发的感染。

（4）血源性 机体他处感染，细菌通过血液循环到达颌面部定殖引起的感染。

（5）医源性 医疗操作未严格无菌操作导致的继发感染。

【病原菌】

（1）病原菌种类

几乎所有口腔颌面部感染都是有多种细菌引起，其中牙源性感染又大多是由需氧菌与厌氧菌导致的混合感染。常见致病菌包括金黄色葡萄球菌、溶血性链球菌、大肠杆菌等，少数由结核杆菌、梅毒杆菌、放线菌等导致，前者导致的感染为化脓性、后者导致的感染为特异性，两者临床过程与治疗各不相同。

（2）病原菌毒力、数量与感染

口腔正常菌群或外来病原菌污染是否发生感染，与细菌毒力、数量及机体的抵抗力、易感性密切相关，细菌毒力增强，在污染组织内持续繁殖达到一定数量才可能导致感染，所以口腔颌面部感染转归受细菌的毒力及数量、患者抵抗力、治疗措施三方面影响。

（二）临床表现与诊断

【临床表现】

（1）局部症状 化脓性感染具有局部红、肿、热、痛、功能障碍及区域淋巴结肿痛等典型表现，具体程度则与感染发生部位、深浅、范围大小及病程密切相关，临床需要具体判断。

（2）全身症状 是否表现出全身症状及全身症状程度，因细菌毒力、机体抵抗力及是否及时治疗有很大的轻重差异。主要包括不同程度的畏寒、发热、头痛、全身不适、乏力、食欲不振、尿量减少等。

【诊断】

口腔颌面部感染主要根据病因、临床表现及必要的辅助检查做出诊断。

（三）治疗

【治疗原则】

从减少致病菌数量和毒力，提高患者抵抗力两方面综合制定治疗方案；局部治疗为主，根据病程发展兼顾全身支持治疗；正确评估患者全身状况，合理使用抗菌药物；及时评估病程进展，适时调整治疗方案。

【局部治疗】

（1）非手术治疗　感染局部保持清洁，减少不良刺激，避免感染扩散；正确地通过帖敷、涂敷等方法进行局部用药。

（2）手术治疗　根据感染进程，化脓性感染在确认脓肿已经形成或全中毒症状明显时，及时通过外科手术进行切开引流，以达到消炎解毒、减轻症状、预防窒息、避免感染扩散等治疗目的；手术清除病灶，如牙源性感染病牙的治疗或拔除、颌骨骨髓炎死骨及病灶的清除术等。

【全身治疗】

全身治疗包括支持治疗和合理使用抗菌药物两个方面，前者目的在于改善患者抵抗力、减轻全身反应和中毒症状，后者目的在于减少致病菌数量、降低细菌毒力。

抗菌药物应用原则：明确细菌感染者方可使用；针对病原菌、药物的抗菌与药物代谢特点选用药物和使用方法；充分考虑口腔颌面部混合性感染居多的情况进行药物的联合应用；避免广谱抗生素的随意应用。

二、智齿冠周炎

（一）病因

智齿萌出不全，冠周龈瓣部分或全部覆盖，龈瓣与牙冠之间形成盲袋，其内易食物残留及细菌繁殖；龈瓣在咀嚼时容易损伤；全身抵抗力降低与细菌毒力增强。常见于下颌阻生智齿，多发于青壮年。

（二）临床表现与诊断

【症状】

主要是急性智齿冠周炎，病程不同，表现差异巨大，初期可无明显症状，随着发展患者出现患侧磨牙区胀痛，咀嚼、吞咽等活动时加重，再进一步炎症波及咀嚼肌时会出现不同程度的张口受限，严重者甚至出现"牙关紧闭"，口臭、舌苔增厚等症状逐渐加重。慢性智齿冠周炎可无明显症状，但急性发作后与急性智齿冠周炎相同。

【临床检查】

多数可见不同程度阻生的智齿，局部异物残留，冠周龈瓣红肿甚至糜烂，磨牙区前庭沟区、同侧咬肌区不同程度压痛，张口度不同程度受限，患者表情痛苦。

【感染蔓延】

智齿冠周炎脓肿可分别向前庭沟突破形成前庭沟瘘、向面颊部突破形成面颊瘘，向邻近组织间隙扩散可引起咬肌间隙感染、翼颌间隙感染及颊间隙、下颌下间隙、口底间隙等感染。

【诊断】

根据病史、临床表现与检查不难诊断。

（三）治疗

【治疗原则】

智齿冠周炎急性期以消炎、镇痛、引流等局部治疗为主，辅以增强全身抵抗力治疗；慢性期以拔出不能萌出的阻生智齿预防再发感染为原则。

【急性期治疗】

冠周龈袋内1%过氧化氢、生理盐水反复交替冲洗，彻底清除袋内食物碎屑、坏死组织及脓液，局部干燥后于龈袋内放置碘甘油等外用药，如有脓肿形成，及时行切开引流。

【慢性期治疗】

有足够萌出位置且牙位正常智齿，可行冠周龈瓣切除术消除盲袋预防感染再次发作；牙位不正、无足够萌出位置或无保留价值智齿，应择机予以拔除。

三、口腔颌面部疖痈

（一）疖痈的概念与病因

【疖】

单一毛囊及其附件的急性化脓性炎症称为疖。

【痈】

相邻多个毛囊及其附件同时发生急性化脓性炎症称为痈。

【病因】

颌面部疖痈的主要致病菌是金黄色葡萄球菌。皮肤不洁、剃须损失等局部因素，抵抗力下降等全身因素与疖痈的发生密切相关。

（二）临床表现与诊断

【疖的临床表现】

初期表现为皮肤红、肿、热、痛的锥形隆起小硬结，有触痛，2~3 d后硬结表面出现黄白色脓头，脓头破溃后症状逐步减轻消退。

【痈的临床表现】

好发于唇部，上唇多发，男性多于女性。局部肿胀疼痛明显，可出现多个脓头，脓头破溃后出现大量脓血。区域淋巴结炎症反应明显，多伴有畏寒、头痛、发热等全身中毒症状。

【面部疖痈并发症】

面部疖痈致病菌毒力较强，上唇与鼻部区域内静脉缺乏瓣膜，面部生理活动等容易导致感染扩散出现海绵窦血栓静脉炎、颅内感染及菌血症、脓毒血症等并发症，应充分重视。

（三）治疗

面部疖痈应局部治疗与全身治疗相结合，早起局部治疗为主，但不能忽视全身用药。

【局部治疗】

局部治疗宜保守，早期以局部清洁、消毒、高渗盐水湿敷为主，避免挤压、挑刺、热敷等处理，确认脓肿形成后作保守性的脓栓摘除或皮肤变薄处切开引流，然后进行局部湿敷。

【全身治疗】

疖伴有蜂窝织炎或痈，应针对性进行全身抗菌药物治疗，重症者应采取卧床休息、加强营养、输液输血、补充电解质等全身支持治疗。

第二节　口腔颌面部特发性疾病

一、唾液腺疾病

（一）唾液腺炎症

1. 急性化脓性腮腺炎

【病因病理】

病原菌主要是金黄色葡萄球菌，感染主要见于严重全身疾病、严重代谢紊乱或腮腺区损伤后患者。

【临床表现】

主要见于单侧腮腺，双侧同时发生者少见。早期以腮腺区肿胀压痛为主要表现，腮腺导管口可有红肿疼痛；早期控制不良转为化脓期，肿痛加剧，疼痛呈持续性，以耳垂为中心肿胀明显，局部皮肤水肿、发红，触痛明显，导管口明显红肿。全身中毒症状明显，可持续高温，呼吸脉搏增快。

【治疗】

正确处理发病诱因，合理选用抗菌药物，必要时积极切开引流。

2. 唾液腺结石病

【病因】

病因尚不清楚，异物、炎症等可能是局部诱因，机体无机盐代谢紊乱可能是全身因素。

【临床表现】

可发生于任何年龄，但20~40岁成年人多见，多发生于下颌下腺。不阻塞唾液腺导管时一般无临床不适，导管阻塞时可因唾液排除障碍出现腺体肿大胀痛，导管口可有少许脓性分泌物，可继发下体感染或感染反复发作。

【治疗】

小的唾液腺结石可以保守治疗，较大的导管结石可采取导管取石术或碎石术，如腺体反复感染或无法取石者可采取腺体切除术。

3.唾液腺损伤与涎瘘

【定义】

唾液腺损伤包括腺体损伤和导管损伤，常见于面部割裂伤。涎瘘实质唾液不经导管系统排入口腔，而是流向面颊部皮肤。腮腺涎瘘最常见，外伤是主要原因。

【临床表现】

（1）腺体瘘　腺体区皮肤出现小的点状瘘孔，瘘孔常有清亮唾液流出，进食、咀嚼时流出增多。

（2）导管瘘　根据导管是否完全离断分为完全瘘与不完全瘘，后者部分唾液仍流入口腔。瘘口一般流出清亮唾液，如继发感染可出现混浊，瘘口周围皮肤潮红、糜烂或伴发湿疹。

【治疗】

（1）腺体瘘　唾液分泌不多者，新鲜窗口直接加压包扎，陈旧者破坏瘘管上皮后加压包扎，多可愈合，如失败需行瘘管封闭术。

（2）导管瘘　新鲜导管断裂上，考虑导管吻合术或导管改道术；陈旧性导管损失一般采用导管改道术、导管封闭术、导管结扎术或腮腺切除术。

（二）唾液腺肿瘤

1.发病情况

唾液腺肿瘤约占全身肿瘤的5%，大唾液腺肿瘤80%发生于腮腺，小唾液腺中腭腺最多见，约占一半，大唾液腺中，腺体越小恶性肿瘤的占比越高，舌下腺恶性肿瘤占90%，颌下腺恶性肿瘤占40%，腮腺恶性肿瘤占比不足25%；任何年龄均可发生唾液腺肿瘤，成年人唾液腺肿瘤良性居多，儿童唾液腺肿瘤恶性多于良性。

2.常见唾液腺肿瘤

腺瘤：常见的是多形性腺瘤和腺淋巴瘤。多形性腺瘤多见于腮腺，小唾液腺多见于腭部，30~50岁多见，女性多于男性。肿瘤生长缓慢，一般无自觉症状，质地中等，多呈结节状，如肿瘤生长出现加速，并伴有疼痛、面神经麻痹，应考虑恶变可能；腺淋巴瘤多见于中老年男性，腮腺后下极多见，肿瘤呈圆形或椭圆形，表面光滑，质地较软。

腺癌：以黏液表皮样癌和腺样囊性癌多见。黏液表皮样癌女性多于男性，多发于腮腺，肿瘤分化程度不同，生物学行为与预后差异较大。高分化腺样囊性癌临床表现有时与多形性腺瘤近似，生长缓慢，较少发生专业，预后较好，低分化腺样囊性癌则生长较快，可有疼痛，边界不清，转移率也较高，预后较差。

3.唾液腺肿瘤的治疗

唾液腺肿瘤的治疗以手术为主，即便是良性唾液腺肿瘤，因包膜多不完整，不宜采用单纯的剥离切除，应从包膜外正常组织切除，发生于腮腺者一般作部分或整个腺体切除。恶性唾液腺肿瘤发生于腮腺者，视肿瘤恶性程度决定面神经的保留。唾液腺恶性肿瘤多对放射线治疗不敏感，尚未发现非常有效的化学治疗药物。

二、颞下颌关节疾病

颞下颌关节疾病分类尚没有统一的标准，一般认为主要包括颞下颌关节本身疾病和颞下颌关节紊乱病两大类，前者包括髁突骨折、关节脱位等非炎症性疾病，生长发育性疾病，炎症性疾病，肿瘤等，后者则包括咀嚼肌功能紊乱、关节结构紊乱、关节器质性该病等。临床上以颞下颌关机紊乱病与颞下颌关节脱位多见。

（一）颞下颌关节紊乱病

【病因】

颞下颌关节紊乱病发病原因尚未完全明确，同时颞下颌关节紊乱病是一组疾病，目前认为应是一种多因素性疾病，具体因素包括心理社会因素、咬合因素、免疫因素、关节负荷过重、关节解剖因素以及不良习惯、寒冷刺激等其他因素。

【临床表现】

颞下颌关节紊乱病一般周期较长，经常反复发作，同时也有自限性，预后一般较好。临床上主要包括以下症状：

下颌运动异常：包括开口度异常（过大或过小）、开口型异常（偏斜或歪曲）、开闭口出现关节绞索等。

疼痛：主要是咀嚼或开闭口运动时关节区或关节周围肌肉疼痛，一般没有自发疼痛。

弹响或杂音：弹响音，即在开口运动中有"咔、咔"声，多为单音，有时为双音；破碎音，即在开口运动中出现"咔吧、咔吧"的破碎声音；摩擦音，在开口运动中连续性的类似玻璃纸揉搓样声音。

其他症状：包括头痛、耳闷、耳鸣等症状。

【治疗】

治疗原则：保守治疗为主，辅以心理治疗和卫生宣教，遵循合理的治疗程序。

治疗方法：保守治疗方法包括各种咬合调整治疗、局部封闭治疗、关节腔注射或冲洗治疗、正畸治疗、修复治疗、肌肉训练治疗、心里支持治疗等；手术及关节镜外科治疗。

（二）颞下颌关节脱位

1. 急性前脱位

【病因】

开口过大或开口状态下受到外力，另外不当使用开口器、麻醉插管等也可导致急性前脱位。

【临床表现】

急性双侧前脱位主要出现开口状下颌运动异常、两颊部变平脸形拉长、耳屏前方凹陷。急性单侧前脱位症状类似，只是症状显示在患侧，同时下颌向健侧偏斜。

【治疗】

手法复位加限制下颌运动，一般限制下颌运动 2~3 周，否则可能继发复发性脱位或颞下颌关机紊乱病。

2. 复发性脱位

【病因】

多因急性前脱位未进行适当的治疗，部分长期关节功能异常也可能出现。

【临床表现】

多在哈欠、大哭大笑等大张口时突然出现下颌骨不能自如运动，前牙无法闭合，临床表现与急性前脱位相同。

【治疗】

手法复位，但复位后单纯限制下颌运动难以避免再次脱位，一般可采用硬化剂注射或手术治疗预防复发。

三、颌面部神经疾病

（一）三叉神经痛

【病因】

三叉神经痛分为原发性和继发性两种，后者一般是由炎症、创伤、肿瘤等疾病侵犯三叉神经所致，病因较为明确，临床上常见的是原发性三叉神经痛，其病因和发病机制尚不完全明确，长期存在中枢病因学说和周围神经病因学说。

【临床表现】

主要表现为三叉神经某支支配区域骤发性剧痛，一般存在扳机点，疼痛可呈电击、刀割、针刺、撕裂等，多在白天发作，疼痛持续时间数秒、数十秒或几分钟不等后又会骤然停止，发作间歇期可无任何疼痛症状，早期一般发作次数少、持续时间短、间歇期较长，随着病程发展发作越频繁、间歇期也缩短。

【治疗】

原发性三叉神经痛的治疗包括药物治疗（常用卡马西平）、中医针灸治疗、理疗、注射治疗、射频热凝术及三叉神经周围分支切断撕脱、三叉神经根微血管减压等手术治疗。

（二）面神经麻痹

【病因】

面神经部分或完全功能丧失，所支配面部表情肌出现运动功能障碍，称为面神经麻痹或面瘫。根据面神经受损害部位不同分为中枢性面神经麻痹和周围性面神经麻痹，中枢性面神经麻痹主要是颅内肿瘤、出血等所致，病因较为明确。临床上常见的是周围性面神经麻痹，特别是急性周围性面神经麻痹，其病因目前尚不明了，可能是由病毒感染所致，环境、损失、代谢、精神等因素也可致病。在此简述急性周围性面神经麻痹的临床表现和治疗。

【临床表现】

急性周围性面神经麻痹起病急骤，出面神经麻痹外一般无其他自觉症状或异常体征。患者表现为前额额纹消失、不能蹙眉、口角下垂、不能鼓腮吹气，饮水漏水，上下眼睑不能闭合。同时面神经损害部位如在茎乳孔高位，还可能发生味觉异常、泪腺分泌障碍、耳鸣眩晕等症状。

【治疗】

急性期治疗以控制组织水肿、改善局部微循环为原则；恢复期治疗主要是促进神经功能回复和加强肌肉收缩；如两年后仍存在面神经麻痹，属于永久性面神经麻痹，则需要采用神经吻合术、神经移植术等手术治疗。

（张庆福）

第四部分

舰船外科的常用操作技术及护理

第一章　战伤救治原则及救治技术范围

战伤救治工作应当遵循的基本原则是分级救治、时效救治、整体治疗、精确高效。按照救治技术体系可划分为战（现）场急救、紧急救治、早期治疗、专科治疗、康复治疗5个基本救治环节。现场急救，宜在负伤后10 min内实施；紧急救治宜在负伤后3 h内实施；早期治疗宜在伤后6 h内实施；专科治疗宜在人员负伤后12 h内实施。

海军舰艇救护所的任务具体为：① 负责指导官兵的自救互救；② 寻找负伤人员；③ 对伤员进行分类和急救处置；④ 展开伤员集中点；⑤ 联系伤员后送，并做好伤员后送准备。

对伤病员的救治与分类，应当首先判定伤员的伤势状况及诊断，而后提出救治措施及处置顺序。对伤员伤势的判断，应当在把握伤员整体情况基础上，进行综合判定。伤员救治的顺序，应根据伤员的数量、伤情严重程度、卫生资源状况和救治环境与条件等统筹安排。

第一节　现场急救

现场初级急救通常由卫生兵和营、连抢救组人员完成，其基本技术范围包括：

1. 通气

对呼吸停止或呼吸异常伤员，迅速使伤员头部极度后仰，将下颌向上抬起，立即清除上呼吸道分泌物或异物,保持呼吸道通畅。紧急时,先使用粗针头进行环甲膜穿刺或实施环甲膜切开器（术）打通气道。有条件时，放置口咽通气管。

2. 止血

采用指压止血法对动脉或较大静脉出血进行临时止血，并立即对出血部位进行加压包扎止血；肢体出血加压包扎无效时，可用止血带止血，注明止血带的时间，并加标记，采用止血带止血不应太长，酌情每 2 小时放松一次，严防因止血带使用不当造成损伤。有条件时，可进行周围血管结扎止血。

3. 包扎

尽快使用三角巾急救包或炸伤急救包包扎伤口。有条件时，应用止血敷料或消炎敷料进行包扎。对脑膨出、肠脱出、眼球脱出伤员进行局部保护性包扎，对开放性气胸做封闭包扎。

4. 固定

对长骨、大关节伤，肢体挤压伤和大块软组织伤，用夹板固定，也可因地制宜，就地取材，做临时性固定或借助躯干、健肢固定。

5. 搬运

采取正确的战（现）场搬运方法，有秩序地搬运后送伤员。

6. 基础生命支持

对呼吸、心博骤停的伤员，立即实施心肺复苏，采用通气术打通气道，进行口对口（鼻）人工呼吸与胸外心脏按压，并判断复苏效果。

第二节　紧急救治

紧急救治通常由卫生士官和团以下单位军医在战（现）场或团救护所及相当救治机构完成，其基本技术范围包括：

1. 检伤分类

进行伤情判断，确定伤部、伤类（伤因）、伤型、并发症和伤势；区分伤病员类别，把伤员、病员、沾染、染毒、传染性伤病员分出来；提出伤员收容、救治、后送方式及先后顺序；正确判断呼吸停止、心脏停搏和死亡。军医填写伤票。

2. 昏迷伤员救治

对有舌后坠的昏迷伤员，将伤员调至侧卧位，将舌牵出，放置口咽腔管或喉罩通气；对有上呼吸道阻塞的伤员，行环甲膜切开术，保持呼吸道通畅，防止窒息。有条件时，使用简易呼吸器进行人工呼吸。

3. 气胸伤员救治

对张力性气胸伤员，在锁骨中线第 2、第 3 肋间用带有单向引流管的粗针头穿刺排气。对开放性气胸伤员立即进行气胸封闭包扎，必要时进行排气，置引流管外端于胸式引流瓶水面下。

4. 眼球破裂伤、脑膨出、肠脱出伤员急救

对眼球破裂伤、脑膨出、肠脱出伤员立即进行保护性包扎，不要取出异物，不要送回脱出组织，立即后送。

5. 脊柱损伤伤员的急救

对可能是脊柱损伤的伤员，特别是颈椎损伤的伤员，应当先固定，后搬运，并尽量减少搬动，尽早后送。搬运和后送中要应用硬板担架，采用平托法或滚动法搬动伤员，防止其脊柱屈曲，严禁使用抬头、脚或搂抱式搬动，注意保持伤员身体平直，严防搬运造成脊髓损伤。

6. 较大面积烧伤伤员的处理

应当先灭火，而后用烧伤急救敷料、三角巾或清洁的布单与衣服保护创面。黏附在创面的衣服不必去除。对磷烧伤的创面，应用清水冲洗，或用碳酸氢钠溶液湿敷。

7. 休克防治

初步判断早期战伤休克，应积极建立静脉通道或采取口服方法补充液体。在条件允许时，可以输血或血制品，收缩压维持在 80~90 mmHg 水平即可快速后送。对疼痛剧烈的伤员，口服或肌注止痛药。采取保暖措施保持体温。对下

肢出血并伴有严重休克的伤员，如无法补液和快速后送时，可临时使用抗休克裤，注明使用时间，创造条件后送。

8. 感染防治

尽早包扎伤口，口服抗菌药物。有条件时，给伤口污染较重的伤员静脉输入抗菌药物。

9. 放射性沾染处理

使用湿纱布清洁有放射性沾染的创面，并对伤口进行包扎。口腔内疑有沾染物的，用清水漱口。疑有放射性物质吞入时，应采取引吐措施，剧烈呕吐时，应服止吐片。化学中毒处理。对化学毒剂中毒人员，及时注射相应的解毒药，对染毒的伤口进行洗消和包扎。

10. 离断肢和指（趾）保护

除广泛挤压伤、爆炸伤和严重烧伤的离断肢和指（趾）外，在条件允许时，用三角巾保护肢（指）断面，离断肢和指（趾）同伤员一起尽快后送。

11. 海水浸泡伤处理

对舰船上发生的伤员，使用防水敷料进行包扎，对落水后产生低温浸泡症的人员进行快速复温处理。

12. 深筋膜切开减压

对可能发生筋膜间隙综合征的伤员，行深筋膜切开减压。

13. 膀胱穿刺

对尿潴留的伤员，做留置导尿或耻骨上膀胱穿刺术。

14. 肌肉及浅表组织清创

切除失活组织，用生理盐水加压冲洗伤口，取出异物，去除污垢，清洗伤口及周围皮肤。

第三节　早期治疗

早期治疗通常由师救护所及相当救治机构完成，其基本技术范围包括：

1. 实施紧急手术

对毁损性肢体损伤进行截肢；对大血管损伤行修补、吻合或结扎手术；对呼吸道阻塞行紧急气管切开术；对开放性气胸行封闭缝合，张力性气胸行闭式引流；实施胸、腹腔探查止血，对有脏器和组织损伤者进行缝合、切除、修补、吻合或造口等手术；对有颅内压增高的伤员，行开颅减压术，清除血肿。对四肢炸伤者，进行残断修整。

2. 开展损伤控制性手术

师救护所在批量伤员到来，卫生资源不足时，对危重、重伤员可做损伤控制性手术（DCO）。机动专科手术队可以在战（现）场急救时开展此项技术。伤员术后立即后送。基本手术方式为：

（1）严重肝外伤时，用纱布填塞止血；

（2）四肢大血管伤活动性出血时，用指压止血后，纱布填塞，加压包扎；贯通性枪弹伤，可采取压迫止血，危及生命时可结扎血管。但必须密切监视和积极防治动脉干结扎后可能引起的筋膜间隔综合征和肢体坏死；

（3）颈、躯干大血管伤出血时，进行结扎止血。但必须密切监视和积极防治颈内动脉结扎可能引起的偏瘫；锁骨下静脉、下腔静脉结扎引起的肢体肿胀；门静脉结扎引起的内脏血流回流受阻等情况；

（4）胃、小肠破裂时，用止血钳夹住裂口，结肠破裂可作结肠外置造口，以防止胃、肠内容物溢入腹腔。

3. 进行较彻底的清创手术

4. 实施输血、输液、给氧等综合救治措施，防治休克。

5. 对冲击伤、挤压伤、复合伤等复杂性伤员进行确诊，并采取综合性救治措施。对海水浸泡伤员进行针对性治疗，并给予复温处置。

6. 继续抗感染治疗。肌内注射或静脉注射广谱抗菌药物；对未接受过破伤风自动免疫的伤员，补注破伤风类毒素和破伤风抗毒血清。

7. 对核污染、化学染毒伤员进行全身洗消和针对性治疗。

第四节　专科治疗

专科治疗通常由基地医院和后方医院完成，其基本技术范围包括：

1. 开展各种完善的专科治疗和确定性手术，包括确定性截肢、眼球摘除、血管修复、颅脑清创、胸腔及腹腔脏器修复手术等。

2. 防治战伤后并发症，对战伤后并发症进行综合性治疗，开展肾透析，辅助通气，心、肺、脑复苏等治疗。

3. 继续全面抗休克和全身性抗感染。

4. 开展康复治疗中的大、中型功能恢复性手术和整形手术。包括关节挛缩整形、关节内手术、颅骨缺损修复、颌面部整形等。

5. 对核、化学武器损伤伤员进行确定性治疗。

第五节　康复治疗

康复治疗通常由疗养院完成，其基本技术范围包括：

1. 功能测定。开展感觉功能测定、运动功能测定、作业及语言功能测定、功能独立性测定、临床心理测定、心肺功能测定等，并进行功能评价。

2. 物理治疗。开展以功能恢复为主的运动疗法和电疗、光疗、声疗、水疗、冷（冰）疗等。

3. 作业治疗。进行功能恢复性训练，开展工艺疗法和感觉、感知、认知功能训练，手功能训练，日常生活活动能力训练等。

4. 言语治疗。对失语或言语障碍患者开展常用言语交流治疗与训练。

5. 心理治疗。开展心理疏导、诱导与指导性治疗及药物治疗等。

6. 中医治疗。开展针灸、推拿、按摩及中药、熏药治疗等。

7. 康复工程。提出假肢、矫形器等义具装配意见，开展义具装配后的功能训练。

第二章　战伤救治基本技术

第一节　战伤计分与救治优先顺序

战伤计分法是通过对伤员呼吸次数、收缩期血压、神志昏迷状况三项生理指标的客观检查与观察，采取评分与计算积分，对伤员基础生命状态进行评价的一种方法。简易战伤计分结果可以作为伤员伤势判断和确定救治先后顺序参考。简易战伤计分法通常从团级救治机构开始使用。其计算方法见简易战伤计分对照表（表 4-1-2-1）。

伤员伤势严重程度的判定，应当在把握伤员损伤程度、损伤范围、活动能力等整体状况基础上，参考简易战伤计分结果进行综合判定。

伤势的严重程度按照危重伤、重伤、中度伤、轻伤区分。伤势严重程度与战伤计分总积分的参照关系如下：

危重伤伤员：一般为战伤总积分 5（含）分以下者。

重伤伤员：一般为战伤总积分 6~9 分者。

中度伤伤员：一般为战伤总积分 10~11 分者。

轻伤伤员：一般为战伤总积分 12 分者。

根据伤员伤势严重程度及需要复苏和手术的紧急程度，将伤员救治优先顺序区分为紧急

表 4-1-2-1　简易战伤计分对照表

A. 呼吸计分		B. 收缩压计分		C. 神志计分	
呼吸次数（次/分）	分值	收缩压（mmHg）	分值	神志等级	分值
10~29	4	> 89	4	13~15	4
> 29	3	76~89	3	9~12	3
6~9	2	50~75	2	6~8	2
1~5	1	1~49	1	4~5	1
0	0	< 1	0	3	0

处置、优先处置、常规处置和期待处置四类。不同伤势的伤员应当在处置顺序上加以区分，在全面分析的基础上，参考伤员伤势评估及处置顺序参考条件（附 1）综合判定。伤势与处置的对应关系如下。

1. 有危及生命的损伤，不能耐受任何延迟，需立即进行复苏和手术的伤员，一般为重伤员，需要紧急处置。

2. 伤情虽不立即危及生命，但延迟处理可发生严重的内脏并发症，需在 6 h 内给予手术，或者同时需要复苏的伤员。一般为中度伤员，需要优先处置。

3. 伤情比较稳定，不需要复苏，延迟手术不会影响生命和转归的伤员，一般为轻伤员，可采取常规处置。

4. 遭受致命性损伤，生命处于濒危状态，或者濒临死亡，继续进行抢救存活的机会仍非常小的伤员，一般为危重伤员。在同时有多名伤员需要紧急处置，医疗资源有限的情况下，为保证伤员整体救治时效，此类伤员可作为期待处置。

神志昏迷状况等级，按以下 3 项判定得分之和进行区分。

① 睁眼动作：自动睁眼 4 分，呼唤睁眼 3 分，刺痛睁眼 2 分，不睁眼 1 分。

② 语言反应：回答切题 5 分，回答不切题 4 分，答非所问 3 分，只能发音 2 分，不能言语 1 分。

③ 运动反应：按吩咐动作 6 分，刺疼能定位 5 分，刺疼能躲避 4 分，刺疼后肢体能屈曲 3 分，刺疼后肢体能过度伸展 2 分，不能活动 1 分。

战伤总积分为表 1 中 A+B+C 积分的总和。

附 1：伤员伤势评估及处置顺序参考条件

（一）重伤——紧急处置　组织器官结构严重损害致肢体残废、丧失听觉、丧失视觉及其他器官功能障碍，有明显的内环境紊乱，有生命危险；预后对人体健康有重大伤害。一般包括以下一些情况：

1. 广泛皮肤与软组织毁损，失血量 > 40%。

2. 颅脑穿透伤；脑干损伤；幕上 > 30 mL 的颅内血肿；幕下 > 10 mL 的颅内血肿；严重脑挫裂伤伴颅内血肿，中线移位 > 5 mm；重度弥漫性轴索损伤。

3. 双眼眼球撕裂伤，累及眼球（包括眼球破裂、剜出）；双眼视网膜撕裂伤，伴视网膜剥离。

4. 严重机械性呼吸道阻塞。

5. 心脏重度撕裂伤，伴穿孔；心内瓣膜破裂；心室间隔或房间隔破裂；心脏压塞。

6. 主支气管重度撕裂伤、横断；单侧肺挫伤，伴张力性气胸 / 肺实质裂伤，或大量漏气 / 体循环空气栓塞；双侧肺撕裂伤。

7. 肝脏严重撕裂伤；脾脏严重撕裂伤，脾门或脾段血管受累；肾脏严重撕裂伤伴尿液外渗；肾蒂撕脱伤；胰腺严重撕裂伤；肠系膜广泛撕裂。

8. 食管穿孔；胃破裂；肠道广泛撕裂、横断；胆总管或肝管裂伤或横断；膀胱破裂。

9. 多根肋骨骨折，胸廓不稳定，伴血 / 气胸；单侧连枷胸，伴肺挫伤；双侧连枷胸；肢体广泛毁损；肢体离断；不稳定性骨盆骨折伴严重休克。

10. 脊柱不稳定性骨折；不全性或完全性脊髓损伤；完全性马尾损伤。

11. 重度休克，失血量 > 40%。

12. 二度烧伤面积为 31%~50% 或三度烧伤面积为 11%~19%。

13. 4~6 gy 辐射剂量的电离辐射伤损伤。

14. 严重多发伤；严重复合伤。

15. 战伤计分参考值为 6~9 分。

（二）中度伤——优先处置　组织器官结构受到较重的损害或有较严重的功能障碍，有一定的生命危险；预后对人体健康有一定的伤害。一般包括以下一些情况。

1. 广泛皮肤与软组织挫伤，撕裂伤，失血量 20%~40%。

2. 颅神经损伤；颅骨骨折，硬膜完好，凹陷 1 cm；小脑小范围挫伤，出血 ≤ 10 mL；大脑小范围挫伤，出血 ≤ 30 mL，中线移位 ≤ 5 mm；中度弥漫性轴索损伤。

3. 单眼眼球撕裂伤，累及眼球（包括眼球破裂、脱出）；单眼视网膜撕裂伤，伴视网膜剥离。

4. 伴腺管损伤的唾液腺损伤；双侧声带损伤。

5. 心脏严重挫伤；气管支气管裂伤，裂口 < 1 cm；单侧肺挫裂伤。

6. 肝脏、脾脏、肾脏、胰腺、肠系膜、卵巢等组织器官广泛挫伤或撕裂伤，失血量 > 20%。

7. 食管黏膜撕裂伤；胃撕裂伤伴穿孔或横断；尿道广泛撕裂伤；子宫撕裂伤或子宫破裂。

8. 关节或软骨广泛损伤；多根肋骨骨折，胸廓稳定，伴血 / 气胸；单侧连枷胸，无肺挫伤；四肢骨折，不伴主要血管损伤或严重组织缺损；稳定的骨盆骨折；肢体挤压伤。

9. 椎体压缩 > 20%；椎间盘突出，伴神经根损害；脊髓损伤，伴一过性神经体征；神经根损伤。

10. 二度烧伤面积为 11%~30% 或三度烧伤面积 < 10%。

11. 中度休克。

12. 2~4 gy 辐射剂量的电离辐射伤损伤等。

13. 战伤计分参考值为 10~11 分。

（三）轻伤——常规处置　组织器官结构受到轻度的损害或部分功能障碍，无生命危险；预后对人体健康无明显影响。一般包括以下一些情况。

1. 局部皮肤与软组织挫伤、撕裂伤，失血量 ≤ 20%。

2. 心脏、气管、单肺轻度挫伤。

3. 肝脏、脾脏、肾脏、胰腺、肾上腺、肠系膜、卵巢挫伤（血肿），或轻度表浅裂伤。

4. 食管、胃、肠道、胆囊、膀胱、输尿管、尿道、子宫等挫伤，或轻度撕裂伤，未穿孔。

5. 关节扭伤；关节脱位；肌腱 - 韧带撕裂伤；单纯肋骨骨折；椎体轻度压缩。

6. 二度烧伤面积 < 10%。

7. 1~2 gy 辐射剂量的电离辐射损伤。

8. 战伤计分参考值为 12 分。

（四）危重伤——期待处置　组织器官结构严重损害，有严重的器官功能障碍及内环境紊乱，且严重危及生命；预后生活完全不能自理或需要随时有人帮助。一般包括以下一些情况：

1. 严重脑干损伤，或颅脑的广泛毁损，深昏迷。

2. 颈动脉、锁骨下动脉、胸主动脉、腹主动脉、腔静脉等大血管的破裂，伴严重休克。

3. 胸、腹腔脏器广泛毁损。

4. 呼吸循环功能严重障碍，呼吸停止或脉搏消失。

5. 第三颈椎以上完全性脊髓损伤。

6. 二度烧伤总面积 > 50% 或三度烧伤面积 > 20%。

7. > 6 gy 辐射剂量的电离辐射损伤。

8. 战伤计分参考值为 5（含）分以下。

第二节　战伤休克防治

预防休克应采取如下措施。

1. 及时对伤部止血、包扎、制动。

2. 镇静、止痛、保暖、保持呼吸道通畅。

3. 采用平卧位，可适当抬高下肢，但不宜采用"头低脚高位"。

4. 及早补充液体，可口服含盐、糖饮料，但不宜过多，以免引起腹胀、呕吐。昏迷或消化道损伤的伤员，应静脉输液。

战（现）场急救时，应采用以下简易办法对休克进行防治。

1. 松解衣领、腰带、鞋带等。

2. 口服或注射止痛药。

3. 无胃肠道伤时适量饮水。

4. 尽早后送，途中注意防暑、防冻、防颠簸。

紧急救治时，对休克伤员应采取以下措施。

1. 清除呼吸道分泌物、异物。维护呼吸道通畅，包扎封闭开放性气胸，有条件时给氧。

2. 控制出血是纠正失血性休克的最有效措施。在出血未控制以前，限制大量晶体液的补充，以防稀释凝血因子，血压升高，加重出血。可先使用高渗氯化钠羟乙基淀粉 40 输注（总量不超过 500 mL），而后用平衡盐液补液，或用右旋糖酐（总量不超过 1500 mL）维持，有条件时，输全血或血浆。伤员收缩压维持在 80~90 mmHg，或可触及桡动脉和神志清楚，脉搏每分钟 100 次左右即可，尽快后送，后送途中继续抗休克。

3. 口服热饮料。有消化道伤或昏迷症状者除外。

4. 口服或注射止痛药。

5. 对于只有进行手术方能解救的伤员，要边抗休克，边紧急手术。在进行手术前，应加快补液，补充血容量。

早期治疗时，对休克伤员应采取以下措施。

1. 扩充有效血容量。一般对中度休克伤员可输平衡盐液加输血 1 000~2 000 mL，重度休克伤员可输血加输平衡盐液 3 000~4 000 mL。有条件时，在输液过程中观察中心静脉压，中心静脉压低（4.4~7.4 mmHg），而动脉血压正常，脉快，表明血容量不足，应继续输液；中心静脉压正常而动脉血压低，应减慢输液速度或改用间歇输液；中心静脉压高于正常，动脉血压正常时，一般要警惕肺水肿的发生，应停止输液或减慢输液速度；中心静脉压高而动脉血压低，表示心脏收缩力不足，可加用正性肌力类药物。

2. 红细胞比容低于 25%，应输全血或红细胞悬液；血浆蛋白不足时应输血浆。

3. 测定每小时尿量（正常值为 25~50 mL）。

少尿可能由血容量不足或肾功能障碍所致，鉴别确诊后应采取相应治疗措施。

4. 扩充血容量后，必要时可用小量多巴胺，也可用丹参、川芎等药物。用药过程中，动脉血压如果下降就应加快输液，补充血容量，同时做必要的检查，排除活动性出血或严重感染。

5. 经鼻导管或面罩给氧，必要时作气管插管或气管造口术，连接人工呼吸机进行辅助呼吸。

6. 心脏功能不全时，可用多巴胺等正性肌力类药，并控制输液量；心包积血引起心脏压塞（心包填塞）症状时，应做心包穿刺排出积血。

7. 严重休克后期的代谢性酸中毒，可按每千克体重 2~5 mL 迅速静脉滴注 5% 碳酸氢钠液纠正，4~6 h 后，测定血中二氧化碳结合力值，决定是否继续用药。

8. 休克症状基本纠正后即可手术；血压不稳定者，应查明原因。若有进行性内出血或严重内脏伤，应在抗休克的同时进行手术探查。

第三节 复苏术

心搏、呼吸骤停时，应立即同步进行心、肺复苏，适度纠正酸血症，防止脑功能损害和其他并发症。

战（现）场急救时，应采用下列措施复苏。

1. 对呼吸道阻塞者清理呼吸道，用手指清除口腔内一切异物。

2. 对心脏搏停止者施心前区叩击术（于胸骨中下 1 / 3 交界处用力叩击）。若连续叩击 3 ~ 5 次仍无效，应立即改行胸外心脏按压，速率为 80 ~ 100 次 / min，同时进行口对口人工呼吸，频率为 12 次 / min。排除直接导致血液循环及呼吸衰竭原因，待心跳、呼吸恢复后，迅速后送。

紧急救治时，应采取下列措施复苏。

1. 及早行气管插管或气管造口，保持呼吸道通畅；给氧；建立静脉通道，并给予适量碱性药物和血管活性药物（肾上腺素 1 ~ 2 mg），若无效，每隔 5 min 可重复初次剂量。

2. 存在心室纤颤时可电击除颤，恢复窦性心律。如再次心搏停止，可重复上述步骤。

3. 心跳、呼吸恢复及血压稳定后方可后送。后送途中须密切观察，连续救治。

早期治疗时，应采取下列措施复苏。

1. 及时补充血容量，维持有效的循环功能和正常的心率；纠正心律失常、微循环障碍、电解质紊乱和酸碱失衡。

2. 维持呼吸功能。呼吸道分泌物多或昏迷时间较长者应作气管造口术并给氧。必要时行辅助通气或控制通气。

3. 防治脑损害。尽早进行全身降温或用冰帽敷盖，头部降温时，在短时间内（1～2 h，不超过6 h）使鼻咽温或肛温控制在32～34℃，保持温度的相对恒定，体温降至28～30℃以下时，应警惕严重心律失常的发生；用脱水疗法减轻脑水肿，改善脑循环；根据情况给予激素类药物、巴比妥类药物或输注能量合剂；有

条件时可在前述治疗措施的基础上行高压氧治疗。

4. 防治多器官功能障碍综合征。

5. 注意预防肺炎、泌尿道感染、口腔炎、败血症等感染性并发症。

第四节 野战输血

野战输血的适应证是失血性休克，血细胞比容低于25%，或血红蛋白少于60 g/L；大面积烧伤或严重感染；放射性损伤；创伤后凝血功能障碍。

野战输血的基本要求是：

1. 每个指战员都应在战前鉴定血型，并在服装指定部位标明。

2. 原则上采用同型输血，输血前必须作交叉配血试验。

3. 情况紧急时才允许输O型血。应先试输入20~30 mL，严密观察有无不良反应。如无异常时，即可缓慢输入，一次总量不超过400 mL。

拟用血出现下列情况之一时，不能输入。

1. 容器有破裂时。

2. 标签不完整时。

3. 红细胞和血浆之间分界不清时。

4. 血浆呈玫瑰色时。

5. 血液中有血块或气泡时。

根据具备的条件采取以下输血方法：

1. 常规输血，尽量采用密闭式塑料血袋从静脉输入。对于严重出血或休克的伤员，则应在血袋外加压快速输入。

2. 自体血回输，即将伤员本人胸腔或腹腔内无污染的积血加以回收、抗凝、过滤后回输。输入量如超过3000 mL以上时，应同时输入新鲜血或血小板。

3. 根据伤情和条件，可采用成分输血。

根据不同的输血反应采取相应的救治措施。

1. 发热反应。对输血1~2 h内出现畏寒、寒战和高热，同时伴有头痛、出汗、恶心呕吐及皮肤潮红者，或出现抽搐、呼吸困难、昏迷者，应减慢输血速度，症状严重者停止输血。

2. 过敏反应。输血中出现荨麻疹、血管神经性水肿、呼吸困难、气喘或大小便失禁、休克等症状者，应当静脉注射地塞米松5~10 mg。

3. 溶血反应。输血中发生溶血时，会发生突发性头痛、心前区紧迫感、剧烈腰痛、寒战、发热、呕吐、呼吸急促、烦躁、血红蛋白尿、溶血性黄疸、休克、昏迷等溶血症状，其治疗措施的顺序应为"抗休克—碱化尿液—利尿"。

4. 细菌污染反应：伤员出现剧烈寒战、高热等症状，严重时呈现感染性休克。应当立即使用广谱抗生素和采取抗休克措施。

5. 低钙血症。在大量快速输血时（＞3000 mL），特别是伤口渗血较多时，容易产生低钙血症，此时应适当输入10%氯化钙或10%葡萄糖酸钙。

6. 凝血功能紊乱。输入大量库存血后，容易造成血小板减少和部分凝血因子减少，导致凝血障碍。如血小板计数低于5×10^9/L，应同时输入少量新鲜血，有条件时可输入浓缩血小板或新鲜冰冻血浆。

第五节　感染防治

预防化脓性感染应采取以下措施。

1. 及时、严密包扎伤口，避免不必要的更换敷料，减少再污染的机会。

2. 及时彻底清创。

3. 口服或注射抗感染药物。

化脓性感染的救治应采取以下措施。

1. 对化脓伤口，应当充分切开引流；在感染被控制后，进行二期缝合或用植皮术、邻近皮瓣转移等方法，尽早闭合创面。

2. 感染伤口分泌物较多时，可用碘伏类消毒液湿敷；肉芽组织水肿时，用高渗盐水湿敷。肢体感染时，应当适度抬高患肢和制动。

3. 有条件时，应当根据分泌物的细菌培养和药物敏感试验结果，选择使用有针对性的抗感染药物。

4. 肾功能障碍时，禁用对肾功能有损害的抗感染药物，其他抗感染药物的用量也要适当减少，并延长其用药间隔时间。

5. 发生脓毒症时，按照脓毒症治疗方法进行治疗。

预防破伤风应采取以下措施：

1. 临战前已获得破伤风基础自动免疫者，遭受开放伤后，应当加强注射破伤风类毒素 0.5 mL，以延长自动免疫时效。

2. 未接受过破伤风自动免疫的伤员，伤后应尽早进行联合免疫，补注破伤风类毒素和破伤风抗毒血清。

3. 对伤部进行早期彻底清创。

救治破伤风伤员应当采取以下措施：

1. 控制痉挛　静脉注射地西泮（安定）5~10 mg，1~4 h 1 次进行治疗，痉挛控制后可改为口服地西泮治疗。也可使用巴比妥类、东

莨菪碱、醛类、氯丙嗪等药物，进行交替或混合治疗；也可用祛风、解毒、镇痉的中药，如玉真散、止痉散、五虎追风散等药物配合治疗。

2. 中和毒素　注射破伤风抗毒血清，首次肌内注射 5 万 U，静脉注射 5 万 U（加在 5% 葡萄糖液 1000 mL 中），伤部周围组织注射 1~2 万 U。以后每日肌注 1~3 万 U，持续 5~7 d，直到痉挛消失。也可在蛛网膜下腔内一次注射 5000 U。如无破伤风抗毒血清或伤员对抗毒血清过敏，可静脉输入曾经自动免疫的健康人全血（符合配血条件）200 mL 治疗，每日 1 次，连用 5~7 d。

3. 处理伤口　伤口的处理，应当在中和毒素和控制痉挛后进行，开展充分的清创手术，并用过氧化氢或高锰酸钾液冲洗和湿敷。清创后的伤口保持开放状态。

4. 防治其他感染　使用广谱抗生素防治其他细菌感染。

5. 气管切开　出现喉痉挛或气管分泌物排出困难时，应当尽早做气管切开术，并给氧。

6. 维持营养　可采用全静脉营养疗法。在痉挛被控制后，应当置胃管鼻饲饮食。

7. 加强护理　要求严密隔离伤员，病室安静避光；积极预防褥疮、肺部并发症和尿路感染。

预防气性坏疽应当采取以下措施：当遇到肌肉丰富的部位有窄而深的弹片非贯通伤、大块肌肉撕裂伤和粉碎性长骨骨折或者有较大血管损伤构成循环障碍时，应当抓紧时机，尽早彻底清创。采取扩大伤口切开深筋膜，解除深层组织张力，保持引流通畅等措施，并注射大剂量抗感染药物。

对气性坏疽伤员的救治应当采取以下措施。

1. 对气性坏疽（梭状杆菌肌炎）伴有严重的毒血症症状者，需进行隔离，使用大剂量青霉素和其他抗菌药物，进行反复多次输液、输血，直到感染完全控制。根据伤情需要，可采用激素治疗。

2. 手术治疗　蜂窝组织炎患者，应当作多处纵形切口，充分暴露皮下组织，彻底切除坏死组织，定时用过氧化氢或高锰酸钾液冲洗，湿敷，敞开组织切口；肌炎伤员，应当切除坏死的全部肌束和肌群；当肌肉广泛受累，肢体功能不能恢复时，应当尽早做高位开放截肢，控制感染，挽救生命。

3. 维持营养　为患者提供高蛋白质饮食，必要时给全静脉营养。

4. 有条件时，应积极开展高压氧治疗。

5. 气性坏疽伤员应隔离治疗；病室环境应严格消毒；伤员使用过的敷料应彻底烧毁。

第三章 舰船十大外科急救手术及常用基本操作与手术技能

第一节 舰船十大外科急救手术

一、静脉切开术

1. 适应证

（1）凡伤病情危重急需输血、输液而静脉穿刺有困难或难以保持通路通畅者。

（2）为保证手术中输血、输液通道的通畅，预先作静脉切开。

（3）保证麻醉及急救用药补液通道。

2. 器械准备

（1）纱布若干，洞巾 1 副（图 4-3-1-1）。

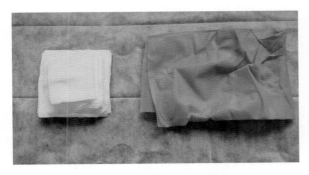

图 4-3-1-1　器械准备示意图一

（2）弯盘、消毒碗各 1 件、刀柄，刀片（10号、11号）、三角针、缝线（固定用）（图 4-3-1-2）。

（3）皮肤拉钩两把，止血钳（弯、直）若干，巾钳若干、镊子 2 把、剪刀 2 把、持针器 1 把（图 4-3-1-3）。

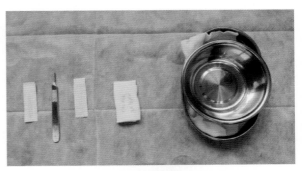

图 4-3-1-2　器械准备示意图二

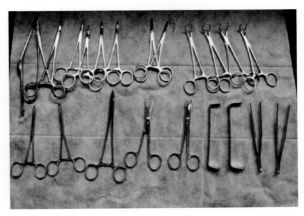

图 4-3-1-3　器械准备示意图三

3. 麻醉　多用 0.5%~1.0% 利多卡因局部浸润麻醉或其他麻醉。

4. 手术步骤　四肢表浅静脉均可选用，通常多选用内踝前或卵圆窝处大隐静脉。现以内踝前大隐静脉切开术为代表描述。

（1）切口　在内踝前与静脉垂直切开皮肤，长约 2~2.5cm。用蚊式止血钳将皮下组织分开，找出静脉，并轻轻将其挑起（图 4-3-1-4）。

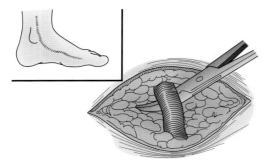

图 4-3-1-4　静脉切开切口及显露示意图

（2）切开静脉　在静脉上、下端，各穿过一根中号丝线，远端丝线结扎，近端提起。在两线之间用尖头小剪刀（或尖刀片）将静脉斜行剪开一小口（图 4-3-1-5）。

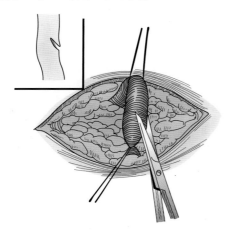

图 4-3-1-5　切开静脉示意图

（3）插入输液管　从静脉切口插入口径相应的静脉输液导管（或塑料管）约 3~4cm 深。输液管应先用生理盐水冲洗干净，并充满注射液，以防空气进入形成气栓（图 4-3-1-6）。

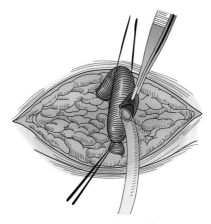

图 4-3-1-6　导入输液管示意图

（4）观察是否通畅　结扎固定插管后，当静脉内血液有回流，表明通畅，即将近端用丝线结扎，使静脉固定在管壁上。缝合皮肤，并将输液管固定在皮肤缝线上，以防滑脱（图 4-3-1-7）。

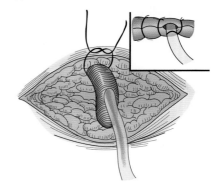

图 4-3-1-7　结扎固定输液管示意图

二、气管切开术

颈段气管自环状软骨到胸骨上切迹大约有 6~7 个气管环，上部位置较浅，下部位置较深。甲状腺峡部一般位于第 2~4 气管环的前面，其下方有甲状腺下静脉与无名静脉相连，左右构成一静脉丛。气管两侧有颈动脉鞘，包绕颈总动脉、颈内静脉和迷走神经（图 4-3-1-8）。

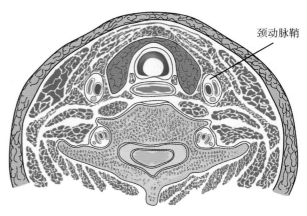

图 4-3-1-8　颈段气管周围解剖示意图

颈部筋膜的层次和筋膜间隙对气管手术有重要意义。颈部正中从皮肤到气管间一般分为颈浅筋膜、颈深筋膜浅层、胸骨舌骨肌胸骨甲状肌筋膜、甲状腺前筋膜和气管前筋膜。气管前间隙与前纵隔间隙相通。手术时如过多地分离软组织，在切开气管后，易使空气自气管切口逸入皮下组织，引起颈部广泛的皮下气肿，甚至沿气管前筋膜进入纵隔引起纵隔气肿。

1. 适应证

（1）解除喉源性呼吸困难　如喉及喉以上炎症，异物或外伤引起的呼吸道阻塞。

（2）减少呼吸道死腔和便于排除呼吸道分泌物　如面颈部灼伤和机械伤累及咽、喉、颈段气管及食管而影响呼吸道通畅者；颅脑伤、高位颈椎伤病（颈4以上脊髓伤病者）或其他疾病引起昏迷和胸部外伤或胸部大手术后等造成咳嗽困难、分泌物潴留或肺功能受严重影响者。

（3）面颌部手术　为便于麻醉和防止血液及唾液流入气管，可考虑先作气管切开术。

2. 麻醉　多用局部麻醉，上自甲状软骨，下至胸骨切迹，用1%普鲁卡因在皮下作菱形浸润麻醉，正中切口部位再加作皮内注射麻醉（图4-3-1-9）。

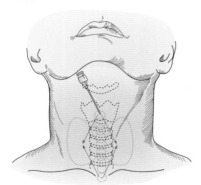

图 4-3-1-9　局部浸润麻醉范围示意图

3. 器械准备

（1）纱布若干，洞巾1副（图4-3-1-10）。

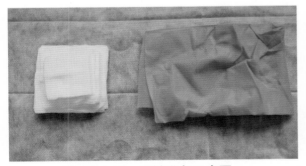

图 4-3-1-10　器械准备示意图一

（2）弯盘、消毒碗各1件、刀柄，刀片（10号、11号）、三角针、缝线（固定用）（图4-3-1-11）。

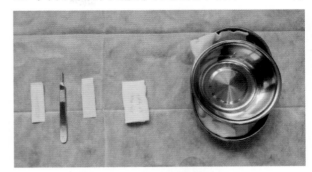

图 4-3-1-11　器械准备示意图二

（3）皮肤拉钩2把，止血钳（弯、直）若干，巾钳若干，镊子2把、剪刀2把、持针器1把（图4-3-1-12）。

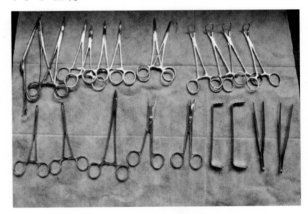

图 4-3-1-12　器械准备示意图三

（4）金属气管套管（图4-3-1-13）。

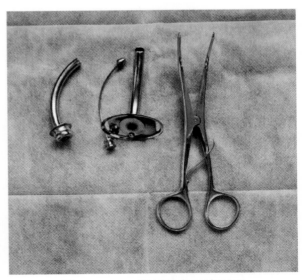

图 4-3-1-13　器械准备示意图四

3. 手术步骤

（1）仰颈　多取仰卧位,肩下垫枕,头后仰,使颈部处于过伸位；头部必须保持正中位,使颏尖、喉结及胸骨切迹三点在一条直线上。对颈椎伤患不可过度仰伸以防发生意外（图4-3-1-14）。

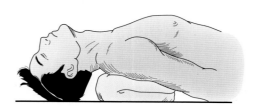

图 4-3-1-14　仰颈位示意图
气管切开时仰颈体位（有颈椎伤患者切勿过仰）

（2）切口　术者用左手拇指和中指在环状软骨两侧固定喉部和气管,右手持刀在颈前正中线自环状软骨下缘至胸骨切迹间纵行切开皮肤及皮下组织（图4-3-1-15）。

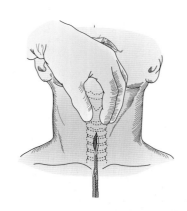

图 4-3-1-15　气管切开切口示意图

（3）显露气管　沿正中线切开颈前筋膜,再用直止血钳沿切口方向纵形分开甲状腺前肌群（胸骨舌骨肌和胸骨甲状肌）,然后用拉钩将其向两侧拉开,显露甲状腺峡部及其下方的气管环。注意分离时应严守中线,必须在气管切开三角区内进行,并随时用手指触摸气管位置,始终沿正中线操作,两侧拉钩用力必须均衡,不可将气管拉向一侧,以免损伤颈侧大血管（图4-3-1-16）。

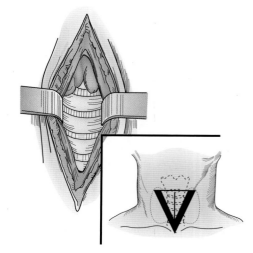

图 4-3-1-16　显露气管,侧方为危险区示意图

（4）切开气管软骨　将甲状腺峡部稍向上推 拉钩将其牵向上方,充分显露气管环（如甲状腺峡部较宽,妨碍气管环的显露,也可用两把止血钳夹住甲状腺峡部,切断并缝合结扎）。然后用尖刀在气管前壁刺入,刀刃从下向上挑开第2~5气管环中的任何两个软骨环。注意刀尖不可插入过深,以免损伤气管后壁（图4-3-1-17）。

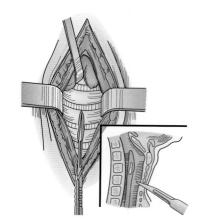

图 4-3-1-17　切开气管软骨示意图

（5）插入气管导管　切开气管后,立即用小弯止血钳夹住气管切口两侧的软骨间组织,并向两侧提起,吸除气管内血液和分泌物,插入适当的气管套管,立即拔出管芯(图4-3-1-18)。

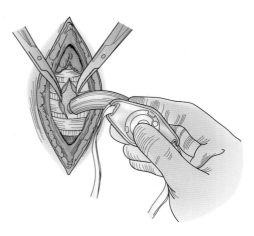

图 4-3-1-18 插入气管导管示意图

（6）固定套管 皮肤切口一般不必缝合，以防发生皮下气肿。如切口较长，可在切口上部缝合 1~2 针。切口用一块剪开的纱布覆盖，套管系带在颈侧缚紧（图 4-3-1-19）。

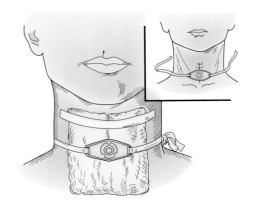

图 4-3-1-19 固定气管套管示意图

三、胸腔闭式引流术

1. 目的

引流胸腔内的渗液、血液和空气，并预防其反流。

重建胸膜腔正常的负压，使肺复张。

2. 器械准备

（1）纱布若干，洞巾 1 副（图 4-3-1-20）

（2）弯盘、消毒碗各 1 件、刀柄，刀片（10号、11 号）、三角针、缝线（固定用）（图 4-3-1-21）

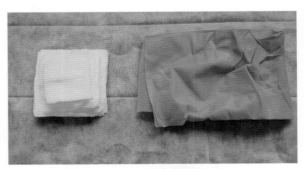

图 4-3-1-20 器械准备示意图一

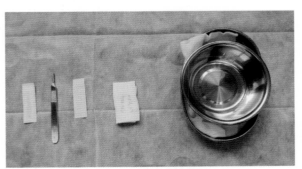

图 4-3-1-21 器械准备示意图二

（3）皮肤拉钩两把，止血钳（弯、直）若干，巾钳若干，镊子 2 把、剪刀 2 把、持针器 1 把（图 4-3-1-22）

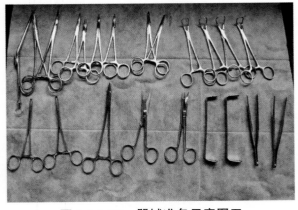

图 4-3-1-22 器械准备示意图三

3. 解剖 （图 4-3-1-23）

4. 操作步骤

（1）体位

半卧位。气胸引流位置选在第 2 肋间锁骨中线，引流液体选在第 7~8 肋间腋中线附近，若为局限性积液应依据 B 超和影像学资料定位（图 4-3-1-24）。

（2）局麻

1% ~2% 利多卡因局部浸润麻醉，包括皮

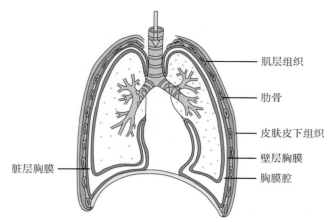

图 4-3-1-23　胸腔解剖示意图

肌层组织

肋骨

皮肤皮下组织

壁层胸膜

胸膜腔

脏层胸膜

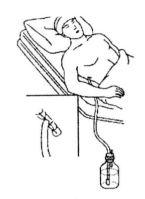

图 4-3-1-24　胸腔闭式引流示意图

肤、皮下、肌层以及肋骨骨膜，麻醉至壁层胸膜后，再稍进针试验性抽吸，待抽出液体或气体后即可确诊。

（3）沿肋间做 2~3 cm 的切口（图 4-3-1-25），用 2 把弯血管钳交替钝性分离胸壁肌层，于肋骨上缘穿破壁层胸膜进入胸腔。此时有明显的突破感，同时切口中有液体溢出或气体喷出。

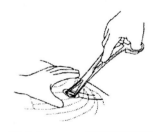

图 4-3-1-25　切口示意图

（4）用止血钳撑开，扩大创口，用另一把血管钳沿长轴夹住引流管前端，顺着撑开的血管钳将引流管送入胸腔，其侧孔应在胸内 3 cm 左右。引流管远端接水封瓶或闭式引流袋，观

察水柱波动是否良好，必要时调整引流管的位置（图 4-3-1-26）。

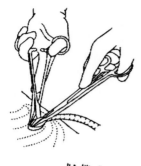

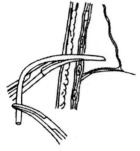

图 4-3-1-26

（5）缝合皮肤，固定引流管（图 4-3-1-27），同时检查各接口是否牢固，避免漏气。

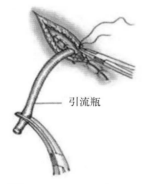

引流瓶

图 4-3-1-27　固定引流管

（6）连接引流瓶（图 4-3-1-28）

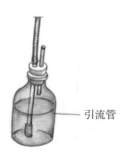

引流管

图 4-3-1-28　连接引流瓶

单瓶多用来引流气胸（图4-3-1-29）

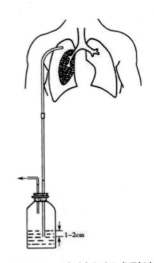

图 4-3-1-29　水封瓶闭式引流装置

双瓶引流液体（图4-3-1-30）。

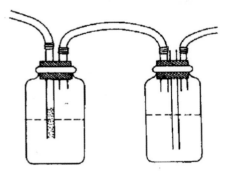

图 4-3-1-30　双瓶引流液体

（7）注意事项

1）注意保持引流管的通畅，避免受压、扭转。

2）水封瓶应置于患者胸部水平下60~100cm。

3）鼓励患者咳嗽、深呼吸运动和变换体位，以利液体、气体排出，促进肺扩张。

4）定期复查X线，如证实肺已完全复张，24 h内引流量少于50 mL，脓液小于10 mL，无气体排出，患者无呼吸困难，可拔出胸腔引流管。

5）拔除引流管之前，可先夹管24~36 h，然后拔管。拔管时患者应取半卧位或坐在床边，鼓励患者咳嗽，挤压引流管后夹闭，嘱患者深吸一口气后屏住。屏气时拔管，拔管后立即用凡士林纱布覆盖伤口或直接用留置的缝合线打结闭合伤口。

四、胸腰椎椎管探查减压术

（一）麻醉、体位与定位

1. 麻醉　选择硬膜外或全身麻醉均可。

2. 体位　俯卧位于胸腹下方两侧可放置条状或U形棉卷以免胸腹部受压(图4-3-1-31~33)。亦可采用弓形支架（图4-3-1-34、35）。

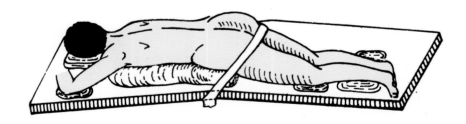

图4-3-1-31　胸腰椎手术后俯卧位体位示意图

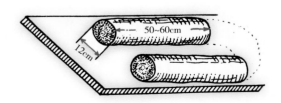

图4-3-1-32　双根条形棉卷示意图

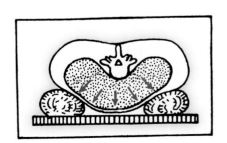

图4-3-1-33　棉卷放置部位及其受力作用示意图

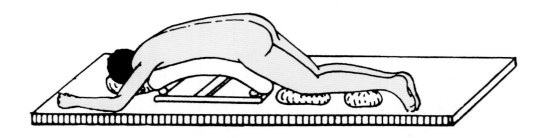

图4-3-1-34　胸腹部亦可俯卧于自制或制式弓形架上示意图

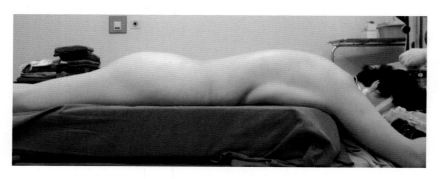

图4-3-1-35　胸腹部后路手术体位

3. 定位

（1）依据解剖特点定位　即依据人体骨骼特点确定椎节位置，例如：肩胛骨下角与T7椎节平齐，髂后上嵴与L4~L5间隙平齐，明显隆突的C7之特征更为明显。

（2）术前拍片定位　可用回形针等固定于椎节棘突处，作好标记，拍正侧位X线片后确认。

（3）术中C-臂X线机透视　目前最为多用，大多在术中进行，方便、准确，且可反复核查。

（二）切口

后路正中切口，胸腰椎损伤时最为多用（图4-3-1-36），长度视手术波及范围而定。腰部正中两侧骶棘肌肌群较为清晰，易辨认。要求显露棘突双侧椎板，双侧小关节等（图4-3-1-37），而胸段肌群则相对复杂，术前应熟悉其解剖状态，以便术中操作。

（三）暴露椎节

切开皮肤、皮下组织后，用锐刺梳式拉钩迅速将切口牵开。此种拉钩在显露术野同时，

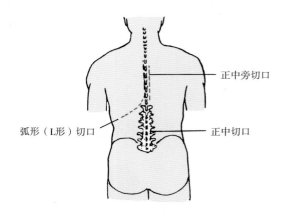

图4-3-1-36　胸腰段常用之后路切口示意图

正中旁切口

弧形（L形）切口

正中切口

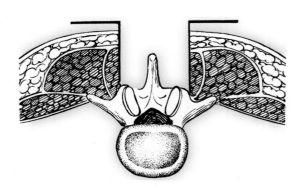

图4-3-1-37　后路显露之基本范围示意图

亦具有良好的压迫止血作用。之后根据手术要求，锐性及钝性剥离两侧骶棘肌，充分暴露施术椎节的椎板及两侧小关节。

（四）直视下复位

对椎节后方小关节一侧、或双侧有明显椎节错位或完全交锁者，应在牵引下术者双手各持一把四口钳（又名狮口钳）夹住棘突向上提升牵开，或一升一降对错位椎节复位（图4-3-1-38）。当脱位椎节还纳至原位（或小关节恢复原位），可摇动床桥使受损椎节放平，或略呈仰伸状维持复位后之对位，如此则可尽早消除

硬膜囊受压状态（图4-3-1-39）。在操作时，如后结构受损，尤其是小关节骨折或被咬除者，则不宜仰伸。对个别复位困难者，术者可用钝骨膜剥离器插至交锁之小关节间隙内，利用杠杆力学原理将上关节突撬向前方。观察交锁如已消失，再将床桥摇平即可。双侧小关节交锁复位时双侧用力一致，而单侧脱位者，则需增加屈向健侧的侧向力。

对小关节交锁复位失败者，进一步检查复位不成功原因并争取再试一次，如仍无法还纳，则可考虑将双侧关节突作部分、大部分或全部切除，然后再复位。

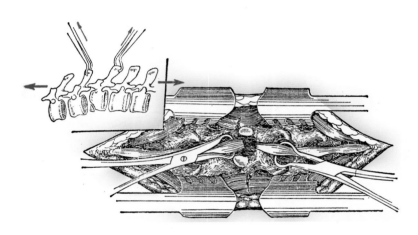

图4-3-1-38　直视下复位示意图

对明显椎节错位者，尤其小关节交错，可用四口钳夹住错位椎节上、下两个棘突向背侧轻轻提起，并调整手术台，使脊椎向前适当屈曲。台下两位助手—一人握住伤员双踝，一人拉住腋部，分别向上、下持续牵引使椎节复位

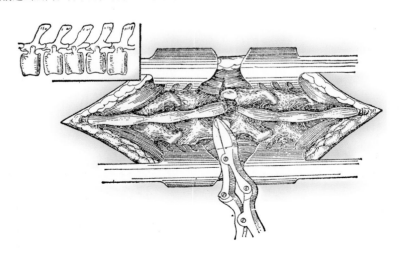

图4-3-1-39　摇平床桥示意图

复位后将床桥摇平，对小关节交锁复位困难者，可用骨剪咬除上关节突尖端的一小部分（不宜咬除过多）后再行整复，亦可用骨膜剥离器撬平

（五）椎板切除探查减压术

将棘突切除（图 4-3-1-40）。

再在椎板边缘用薄型咬骨钳或微型磨钻开一窗口，并从此扩大减压范围，如该节椎板已碎裂、游离，亦可将其一并切除（图 4-3-1-41、42）。

切除椎板及黄韧带，充分暴露硬膜囊。每次切骨前，先用神经剥离子对周边进行松解分离，以防误伤硬膜囊。对伴有椎管狭窄者，可采用尖头四关节尖嘴咬骨钳与椎板成垂直咬除椎板。亦可选用磨钻。冲击式咬骨钳易因其头部在进入椎管内占有一定空间而易引起对脊髓的压迫，使用时应注意。对椎板肥厚者，可先用骨凿小心凿除椎板外层骨质，而后再切（刮）除椎板内壁。任何操作均要细心、耐心，切勿失手误伤。一般性减压术仅切除双侧椎板，达小关节内侧壁即可（图 4-3-1-43、44），但对受压范围广泛，尤其是致压物波及神经根者，则需行扩大减压术（图 4-3-1-45）。

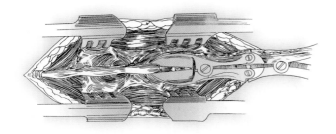

图4-3-1-40　咬除棘突示意图
可用咬骨钳或棘突咬骨钳咬除棘突

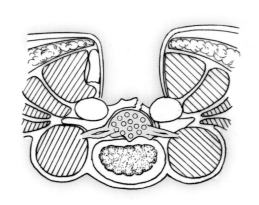

图4-3-1-41　椎板开窗示意图
在椎板一侧开窗，水平位观

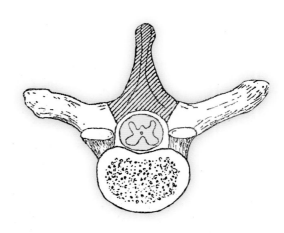

图4-3-1-43　常规椎板切除示意图
常规胸腰椎椎板切除术切骨范围

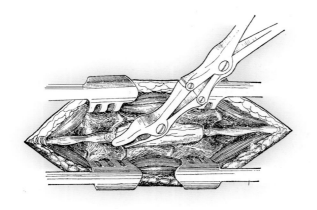

图4-3-1-42　凿（咬）骨开窗示意图
咬除或凿除棘突及破碎之椎板后，再咬除小关节下缘，形成窗口

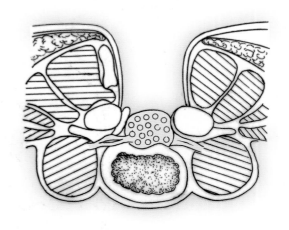

图4-3-1-44　双侧椎板已切除水平位观示意图

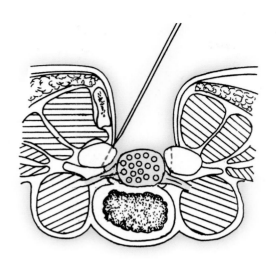

图4-3-1-45　凿除部分小关节示意图

在前者基础上，凿除小关节内侧壁呈扩大减压状态

本手术主要目的是对椎节损伤后因各种因素所引起之病理改变予以处理，除前述骨折复位外应彻底探查并清除椎管内凝血块、骨片、破裂韧带及髓核等解除脊髓的压迫。减压完毕需予以冰盐水冲洗干净，留置明胶海绵后闭合诸层(图4-3-1-46)。切口置负压引流管接引流球。

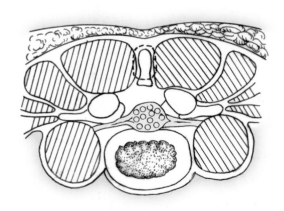

图4-3-1-46　减压术后状态示意图

（六）椎节固定

为确保椎节的稳定性，大多选择两侧椎弓根钉固定技术，辅以椎节侧后方植骨融合术（利用减压术取下碎骨片即可）。之后依序缝合诸层，留置引流片（条）24~48h。

（一）应用解剖

阑尾为一盲管，其根部位于盲肠末端内后方三条结肠带汇合之处，与盲肠相通。尖端游离，可伸向任何方向（图4-3-1-47）。常见的部位有回肠前位或后位、盲肠下位、盲肠后位，盲肠外侧位等。所以，在阑尾手术时，应先找到盲肠，顺结肠带向下探索，在三条结肠带的汇合处，即能找到阑尾根部。阑尾系膜中有阑尾动脉和静脉。阑尾动脉起于回结肠动脉，为一终末支，一旦血循环受阻，极易发生阑尾坏疽；阑尾静脉通过回结肠静脉到肠系膜上静脉入门静脉。因此，在阑尾化脓时，有可能导致门静脉炎或肝脓肿。

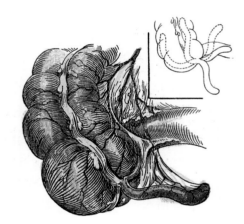

图 4-3-1-47　阑尾示意图

（二）适应证

1. 急性阑尾炎或急性穿孔性阑尾炎合并限局性或弥漫性腹膜炎者。

2. 慢性阑尾炎反复发作者。

3. 阑尾脓肿经治疗好转后 2~3 个月，可作择期性阑尾切除术。

（三）术前准备

1. 急性化脓性或穿孔性阑尾炎需给抗菌素治疗。

2. 对不能进食或呕吐严重者，应根据情况适当补液。

（四）麻醉

一般常用腰麻或硬膜外麻醉，也可用局部麻醉或针麻。

【手术步骤】

1. 仰卧位。右下腹部斜切口，即自脐孔到髂前上棘连线的中外 1/3 交界点上，作一与此线垂直的切口。切口的长度约 6cm。如诊断不明确或估计手术复杂，可用右下腹部经腹直肌切口（图 4-3-1-48）。

切开皮肤和皮下组织。按腱膜纤维方向剪开腹外斜肌腱膜。

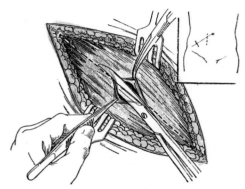

图 4-3-1-48　切开腹外斜肌腱膜示意图

2. 用拉钩将腹外斜肌腱膜向两侧拉开，显露腹内斜肌。先沿腹内斜肌纤维方向剪开肌膜，然后术者和助手各持一把直止血钳，交替插入腹内斜肌和腹横肌内，边撑边分开肌纤维，直到腹膜（图 4-3-1-49）。

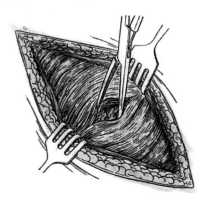

图 4-3-1-49　拉开腹外斜肌腱膜示意图

3. 用两把甲状腺拉钩拉开肌肉，再换阑尾拉钩，推开腹膜外脂肪组织，充分显露腹膜（图 4-3-1-50）。

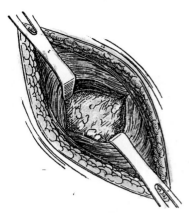

图 4-3-1-50　显露腹膜示意图

4. 术者和助手各用一把组织镊提起腹膜，为避免夹住腹腔内脏器而在切开腹膜时将它切破，可先后交替放松镊子一次，证明未镊住腹内脏器时，提起腹膜，在两把镊子间将腹膜切一小口（图 4-3-1-51）。

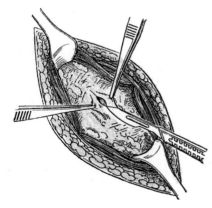

图 4-3-1-51　打开腹膜示意图

5. 再用两把弯止血钳夹住切开的腹膜边缘，按皮肤切口方向剪开腹膜。若有脓液溢出，应及时吸尽切口周围用盐水纱布垫保护（图 4-3-1-52）。

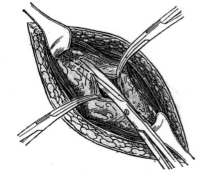

图 4-3-1-52　纱布垫保护切口示意图

6. 切开腹膜后，用拉钩牵开切口，充分显露手术野，将小肠或大网膜推向内侧，在右髂窝部寻找盲肠。盲肠的特征是有结肠带、脂肪垂和结肠袋，颜色较小肠略显灰白。找到盲肠后，即可顺结肠带向下后寻找阑尾。用海绵钳或手指将盲肠轻轻提出切口外，显露阑尾根部。然后将盲肠用盐水纱布覆盖，并用拇指和食指轻轻捏住，以免盲肠滑回腹腔（图 4-3-1-53）。

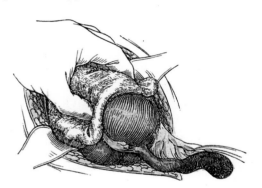

图 4-3-1-53　显露阑尾根部

7. 用弯止血钳夹住尾尖端的系膜，将阑尾提出切口外，充分显露阑尾及其系膜。在阑尾根部系膜的无血管区，用弯止血钳戳一小孔。

8. 用两把弯止血钳通过小孔夹住系膜和阑尾血管，在两止血钳间剪断系膜，分别用丝线结扎，近端系膜结扎两道（或结扎一道、缝扎一道）。若阑尾系膜短小而肥厚，含脂肪较多，或因感染水肿，可用两把弯止血钳从阑尾尖端的系膜部开始，分段夹住系膜后切断、结扎，直到根部，使阑尾与系膜完全分离（图 4-3-1-54）。

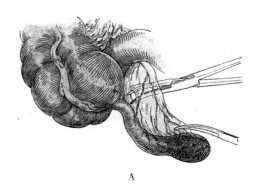

A

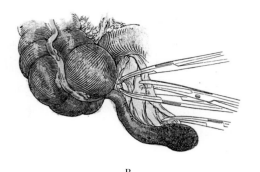

B

图 4-3-1-54　分离显露阑尾（A、B）

9. 提起阑尾，用直止血钳在它的根部压榨一下，然后用 1 号肠线或丝线在压榨部结扎阑尾根部，用蚊式直止血钳在靠近线结处夹住、剪断（若阑尾根部炎症严重或已形成坏疽，压榨时恐有压断的危险，则不应压榨，可直接用肠线轻轻结扎，以免勒断阑尾）。

10. 在距阑尾根部 0.5 cm 的盲肠壁上，用细丝线作一荷包缝合，缝线仅穿过浆肌层，暂不打结（图 4-3-1-55）。

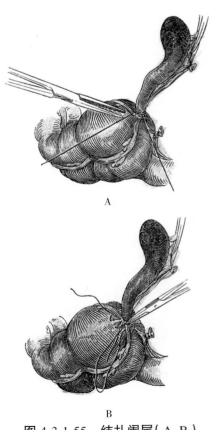

A

B

图 4-3-1-55　结扎阑尾（A、B）

11. 在阑尾根部的周围，用干纱布加以保护，以免切断阑尾时内容物污染周围组织。在阑尾结扎处的远侧约 0.5 cm 处，用一把直止血钳夹住阑尾，在止血钳下切断阑尾。阑尾残腔用蘸以纯石炭酸的棉签涂擦，再用酒精、盐水棉签依次拭擦。处理完毕，取去干纱布（图 4-3-1-56）。

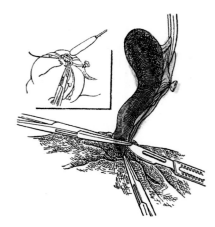

图 4-3-1-56 切除阑尾

12. 提起蚊式直止血钳，将残端塞入荷包口，荷包缝线收紧打结，使阑尾残端完全埋入。若阑尾残端埋入不够满意，可在荷包缝合外再作几针浆肌层间断缝合，加固残端的埋入（图 4-3-1-57）。

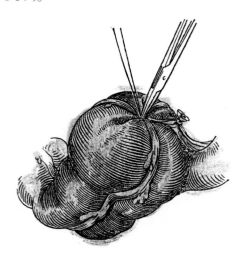

图 4-3-1-57 荷包缝合

13. 仔细检查阑尾系膜有无出血，髂窝有无积液（若有积液，用吸引器吸除）。最后将盲肠放回原位。腹膜用 2 号铬制肠线（或丝线）连续缝合，关闭腹腔。

14. 腹内斜肌肌膜用细丝线间断缝合。对化脓性阑尾炎或阑尾穿孔，缝合肌膜前，要用温盐水冲洗创口，减少切口感染的可能性。

15. 用中号丝线同断缝合腹外斜肌腱膜，再用细丝线分别间断缝合皮下组织和皮肤（图 4-3-1-58）。

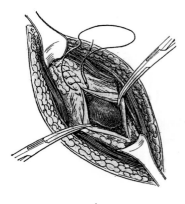

A

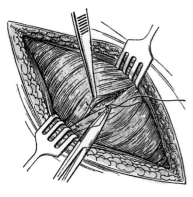

B

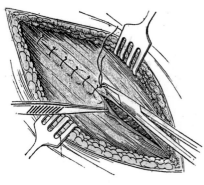

C

图 4-3-1-58 关闭切口（A ~ C）

16. 手术中若发现阑尾穿孔，盆腔内积脓较多，在吸除脓液后，应在右髂窝或盆腔内放一根卷烟引流，在切口下方引出（图4-3-1-59）。

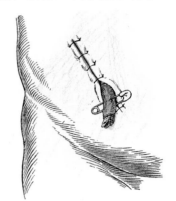

图 4-3-1-59　放置卷烟引流

六、脾切除术

（一）应用解剖（图4-3-1-60）

脾位于腹腔左上方，在膈肌的下面，为左侧胸廓下部所覆盖。脾有两面，外面光滑呈凸形，与膈肌和侧后腹壁相接触；内面与胰尾、左肾和胃大弯的上部相邻，内面中央为脾门，系脾动、静脉进出脾脏之处，并构成脚蒂。

脾的韧带：脚的前缘与胃大弯的上部之间有脾胃韧带，其中有胃短动、静脉通过，且此韧带极短，手术分离时应加注意。脾的后上部和膈肌之间有脾膈韧带，和左肾前的后腹膜相连处有脾肾韧带。脾膈韧带和脾肾韧带在充血性脾肿大或门静脉高压时，侧支循环丰富，极易出血，手术时应注意。脾下极和横结肠之间有脾结肠韧带。这些韧带起到固定脾的作用，手术时必须将这些韧带切断，才能使脾脏游离。

脾动脉起自腹腔动脉，向左行走于胰腺上缘，在脾门附近分支入脾，沿途分出胃短动脉、胃网膜左动脉和到胰腺的若干小文。脾静脉沿脾动脉的后下方行走，在胰腺头部和颈部交界的后方与肠系膜上静脉汇合成门静脉。

（二）适应证

1. 外伤性脾破裂。

2. 门静脉高压症引起的充血性脾肿大或脾功能亢进（如肝硬变、晚期血吸虫病等）。

3. 原发性脾功能亢进（如特发性血小板减少性紫癜）。

4. 黑热病、疟疾等引起的巨脾症。

（三）术前准备

1. 外伤性脾破裂，往往伴有大量腹腔内出血、休克等。故应在积极输血和抗休克的同时，进行紧急手术。

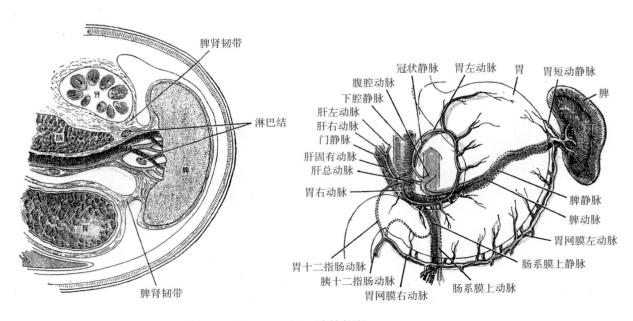

图 4-3-1-60　脾的解剖

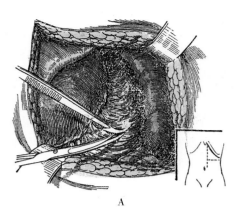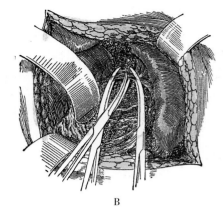

图 4-3-1-61　显露脾胃韧带（A、B）

2. 对其他慢性病例，在术前应改善肝功能，纠正出血倾向和贫血等。

（四）麻醉

一般情况下可用持续硬膜外麻醉。对外伤性脾破裂伴有休克者，可用局部麻醉或全麻。

【手术步骤】

1. 仰卧位，左侧腰背部稍垫高。左上腹部肋缘下斜切口。如脾脏较小或外伤性脾破裂，可作左上腹部经腹直肌切口，必要时可向左侧加横切口，使切口呈"卜"形。进腹后，如发现脾破裂，应立即用手指捏住脾蒂以控制出血，然后吸净腹腔内积血，进行脾切除。如系脾肿大，则先探查脾脏、肝脏和上腹部其它器官，特别注意脾的大小、周围是否有粘连等。然后助手将脾的前缘轻轻向左牵开，在脾胃韧带上无血管区剪开一小孔。

2. 从剪开的小孔处，自下而上逐渐剪开脾胃韧带，并将其中的血管用止血钳夹住后切断、结扎。此时，小网膜囊已打开，显露出胃后壁、胰体和胰尾部。在胰尾上缘可隐约看到脾血管，并可清楚扪到脾动脉搏动（图 4-3-1-61）。

3. 用长镊子提起脾动脉前的腹膜，剪开后显露出脾动脉，再剪开动脉鞘膜，用剥离子轻轻分离出脾动脉 1~2cm，用直角钳将脾动脉从鞘内轻轻挑起，穿过一根粗丝线，予以结扎（图 4-3-1-62）。

注意　一般先结扎脾动脉，目的是减少脾脏充血，使其体积缩小和在分离脾周围韧带或粘连时减少出血。分离时应小心进行，注意不要损伤脾静脉。如粘连严重，剥离有困难时，也可不必先结扎脾动脉，等到脾切除时和脾静脉道处理。

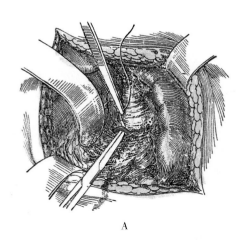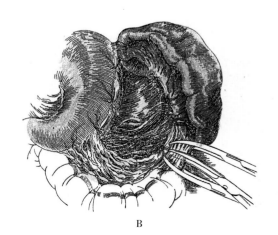

图 4-3-1-62　结扎脾动脉（A、B）

4. 助手将脾脏下极向左向上翻开，显露脾结肠韧带，用止血钳夹住后切断、结扎。这时应注意避免损伤结肠及其系膜的血管。

5. 术者用右手伸入脾和膈肌之间，用手指沿脾脏表面细致地钝性分离脾和膈肌以及后腹膜之间的疏松组织（包括脾膈韧带和脾肾韧带）。接着，用右手握住脾脏上极，向下、向前和向右方向将脾脏托出切口外（图 4-3-1-63）。

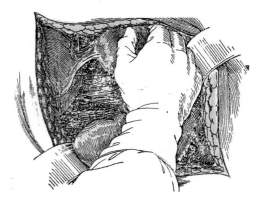

图 4-3-1-63　分离脾与周围组织

注意 如脾和膈肌以及后腹膜之间有广泛坚韧的粘连和丰富的侧支血管时，强行钝性分离常会引起大出血。在这种情况下，应充分显露脾脏在直视下逐步切断缝扎脾膈韧带、脾肾韧带和粘连组织，才能有效地控制出血。

6. 当脾脏托出切口时，立即用温盐水纱布垫塞入脾窝，这样既可使脾脏不致重新滑入腹腔，同时又可止住因钝性分离所引起的膈面和后腹膜的渗血（图 4-3-1-64）。

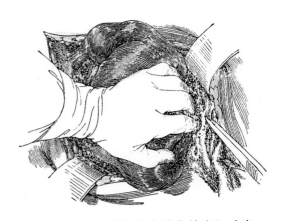

图 4-3-1-64　用温盐水纱布垫塞入脾窝

7. 最后用止血钳将脾胃韧带上段未分离部分连同其中的胃短血管一道夹住，切断、结扎。此处脾胃间距离很短，钳夹时应避免误伤胃壁。胃侧结扎尤应牢固，以免扎线脱落，引起出血。至此，整个脾脏已完全游离，可以置于切口之外（图 4-3-1-65）。

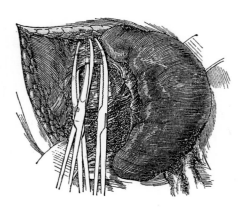

图 4-3-1-65　游离脾胃韧带上段

8. 将脾脏轻轻地向右侧翻，显露脾门后缘（翻时切不可用力过猛，以免撕破脾蒂引起大出血）。用手指轻轻推开脾蒂和胰尾之间的疏松组织（图 4-3-1-66）。

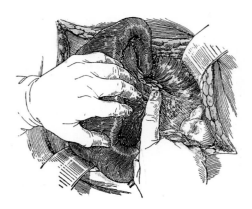

图 4-3-1-66　显露脾蒂

9. 助手托住脾脏。术者用左手食、中两指从脾蒂后侧绕过，钩住脾蒂，右手用三把长弯止血钳夹住脾蒂（包括脾动、静脉），然后在靠近脾侧的把止血钳下，剪断脾蒂，切除脾脏（图 4-3-1-67）。

10. 脾蒂的断端用粗丝线结扎，并在其远侧作一个贯穿缝扎，必要时还可将脾动、静脉的

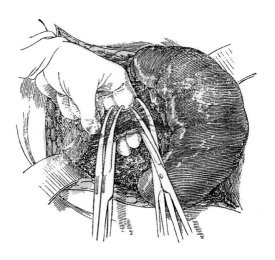

图 4-3-1-67　剪断脾蒂，切除脾脏

断端再分别结扎一道。

11. 脾切除后，取出塞入脾窝内的纱布垫进行彻底止血。常易出血的部位有：胃底部的胃短血管、脾膈韧带的膈面和脾肾韧带的后腹膜面以及胰尾部。对这些部位要特别注意细致止血，出血点可用丝线作"8"字形缝扎。检查无出血后，用温盐水冲洗手术野，如渗血较多，应在膈下放一根多孔软橡皮管引流，由切口外侧引出。

12. 如系门静脉高压病例，可将大网膜松松地塞入脾区创面内，不必作固定缝合，以便建立侧支循环。最后按层关闭腹壁切口（图 4-3-1-68）。

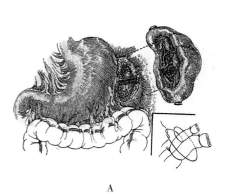
　　　　　　A

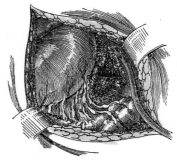
　　　　　　B

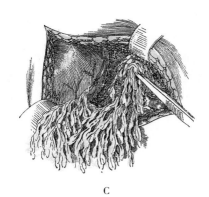
　　　　　　C

图 4-3-1-68　处理脾蒂（A ～ C）

七、小肠切除吻合术

小肠切除吻合术在临床上应用极广。但手术时必须正确判断在可部切除，切除多少为宜：特别是大段肠切除，必须慎重处理。而且应根据不同情况，选用适宜的吻合方式，以取得较好的效果。

（一）适应证

1. 各种原因引起的小肠肠管坏死，如绞窄性疝、肠扭转、肠套叠、肠系膜外伤等。

2. 小肠严重广泛的损伤，修补困难者。

3. 肠道炎性溃疡产生穿孔，局部组织炎性水肿而脆弱，不能修补或修补不可靠者。

4. 肠管先天性畸形（如独窄、闭锁）；或因肠结核、节段性小肠炎所致局部肠管狭窄者；

或一段肠祥内有多发性憩室存在者。

5. 小肠肿瘤。

6. 部分小肠广泛粘连成团，导致梗阻，不能分离，或虽经分离，但肠壁浆肌层损伤较重，肠壁非薄，生活力不可靠者。

7. 复杂性肠痿。

（二）术前准备

需行小肠切除吻合术的患者，常伴有水、电解质平衡失调、营养不良、贫血或中毒性休克，必须针对具体情况进行必要的准备，

1. 静脉点滴生理盐水、林格液、5%~10%葡萄糖水等，纠正脱水和电解质平衡失调。

2. 有贫血、营养不良、休克者，应适当输血或浆加以纠正。

3. 全身感染征象较重者，给予抗生素，一般常青霉素、链霉素、氯霉素、庆大霉素、先锋霉素及甲硝唑静脉点液。此外，择期手术者术前1~3 d口服甲硝唑等，可减少肠道内的细菌。

4. 久病营养不良者，应给名种维生素。

5. 术前胃肠减压，此点对有肠道梗阻患者尤为重要。

6. 术前灌肠。手术涉及结肠者，应作清洁灌肠。

（三）麻醉

成人可选用硬膜外麻醉手术步骤。

手术步骤大致如下：

1. 体位　仰卧位，双下肢稍分开。

2. 切口　常采用右侧正中旁切口，长约8~10 cm，1/3位于脐上，2/3位于脐下，将腹直肌向外侧拉开。若术前确定病变位于左侧，则作左侧正中旁切口。

3. 探查　根据病情需要进行腹内脏器的探查，进一步明确诊断，并确定肠管需要切除的范围，小心将其提出切口外。一般在离病变部位的近、远两端各3~5 cm处切断。如为肠梗阻引起的肠坏死，近端切除范围应略多些。如为恶性肿瘤，应包括区域淋巴结的广泛切除，切断部的肠管必须正常。

4. 保护切口及腹腔　将病变肠管提至切口外，在肠管与腹壁间用温盐水大纱布垫隔开：纱布垫之下再垫两块干消毒纱布，使与切口全部隔开，这样，可以减少小肠的损伤，并可防止肠内容物污染腹腔。

5. 处理肠系膜血管　在供应切除段的肠系膜主要血管两侧各分开一个间隙，充分显露血管。用两把弯止血钳钳夹（两钳间距0.5~0.6 cm），在钳间剪断此血管，剪断时靠近远侧端，用1-0号丝线先结扎远心端，再结扎近心端。在进行第1次结扎后，不要松掉近心端止血钳，另在结扎线的远侧，用0号丝线加作褥式或8形缝扎。然后，扇形切断肠系膜。在不易分辨血管时，如脂肪多的患者，可在灯光下透照血管走向后钳夹、切断。

6. 切除肠管　在切断肠管之前，必须先将两端紧贴保留段肠管的肠系膜各自分离0.5 cm。再检查一下保留肠管的血运。用直止血钳夹住拟切除段的肠管两端，尖端朝向系膜，与肠管纵轴倾斜约30°角（向保留侧倾斜），增大吻合口，并保证吻合口血运。再用肠钳在距切缘3~5 cm处夹住肠管，不应夹得太紧，以刚好能阻滞肠内容物外流为宜。紧贴两端的直止血钳切除肠管，被切除的肠管用消毒巾包裹或盛于盆内后拿开。吸除断端内容物，并用"小鱼"纱布擦拭清洁后，再用2%红汞液或1：1000新洁尔灭液擦拭消毒断端肠黏膜。

7. 吻合肠管　一般情况下多应采用端端吻合（图4-3-1-69）

将两把肠钳靠拢，检查备吻合的肠管有否扭转。用细丝线先从肠管的系膜侧将上、下两段肠管断端作一针浆肌层间断缝合以作牵引。缝时注意关闭肠系膜缘部无腹膜覆盖的三角形区域。在其对侧缘也缝一针，用止血钳夹住这两针作为牵引，暂勿结扎。再用0号肠线间断全层缝合吻合口后壁，针距一般为0.3 cm~0.5 cm。然后，将肠管两侧的牵引线结扎。再缝合吻合口前壁，缝针从一端的黏膜入针，穿出浆膜后，再自对侧浆膜入针穿出黏膜，使

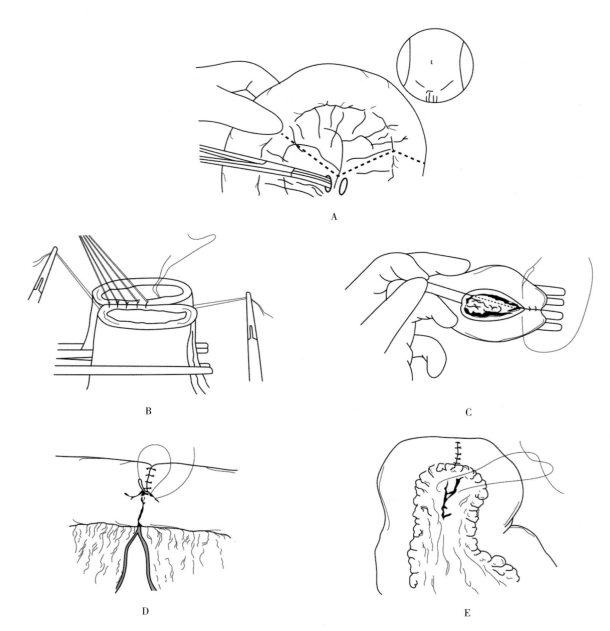

A

B

C

D

E

图 4-3-1-69　小肠切除吻合术示意图（A～E）

线结打在肠腔内，将肠壁内翻，完成内层缝合。用细丝线作浆肌层间断缝合，针距 0.3～0.5 cm，进针处距第一层缝线以外 0.3 cm 左右，以免内翻过多，形成瓣膜，影响通过。在前壁浆肌层缝毕后，翻转肠管，缝合后壁浆肌层。注意系膜侧和系膜对侧缘肠管应对齐闭合，必要时可在该处加固 1~2 针，全部完成对端吻合。用手轻轻挤压两端肠管，观察吻合口有无渗漏，必要时追补数针。用拇指、示指指尖对合检查吻合口有无狭窄。

（四）注意事项

1. 探查腹腔要仔细，避免遗留病灶。

2. 术中修剪肠管边缘要注意肠管血运。

3. 如穿孔时间较长，组织水肿者，宜行肠部分切除术。

并发症

吻合口瘘。

术后护理

1. 持续有效的胃肠减压。

2. 维持水、电解质平衡，

3. 全身应用抗生素。

（五）术后饮食

禁食至肠蠕动恢复，逐渐以清淡、易消化饮食为主，避免食用不易消化、油腻辛辣等刺激性食物，忌烟酒。

八、颅骨钻孔减压术

颅骨钻孔减压术为脑外科常用手术。在颅脑外伤中应用立体定向仪定位、钻孔、脑内穿刺置入吸管吸除脑内血肿的方法。较开颅术的适应证有一定程度放宽，基本上适用于各部位及各期的脑出血患者。舰船医生需熟练掌握该手术方法。从血肿量考虑，一般 30 mL 以下内科保守治疗，30 ~ 100 mL 行吸引术，100 mL 以上需行开颅术，丘脑以 20 mL、小脑以 10 mL 为度。

手术时机：主张 24 h 至 3 d 为宜，特别是发病 24 h 后 CT 复查血肿无进行性增大者，因为吸引术并非直视下操作，不能止血；超早期或有活动性出血者术后有再出血的危险。

（一）手术步骤

先行头颅 CT 按血肿中心的靶点及钻孔部位进行定位。术后血肿腔内置入引流管。通常 3 ~ 4 d 内可全部清除血肿。

患者仰卧，头部垫高，偏向健侧，常规消毒术野，铺手术巾。结合 CT 片测量血肿位置，确定手术切口位置，此例在左侧顶部顶结节前方做纵向切口，约 5 cm。2% 利多卡因局部浸润麻醉。切开头皮各层至露骨，剥离骨膜，向两边牵开。以电钻钻骨空一个，电灼切开硬膜，可见硬膜下积血或积液流出。放置引流管于血肿中心，观察引流通畅后，固定引流管，关闭切口。

（二）术中注意事项

1. 为减少脑组织损伤要控制负压。单纯吸附血块需 9.33kPa(70mmHg) 负压，血肿液化者仅需 2.67 ~ 5.33kPa(20 ~ 40mmHg) 负压即可吸除。

2. 术中血压最好控制在正常范围，或高血压降低至原血压的 20% ~ 30% 或降至年龄 + 12.0kPa(90mmHg) 以下，一般认为血压 21.3/14.7kPa(160/110mmHg) 就会增加再出血的发生率。

（三）术后处理

主要是观察再出血的可能。一旦发生，可再吸引或开颅清除血肿（图 4-3-1-70）。

1. 患者仰卧，头部垫高，偏向健侧，常规消毒术野,铺手术巾。结合 CT 片测量血肿位置，确定手术切口位置，此例在左侧顶部顶结节前方做纵行切口，约 5 cm。

2. 2% 利多卡因局部浸润麻醉。

3. 切开头皮各层至露骨，剥离骨膜，向两边牵开。

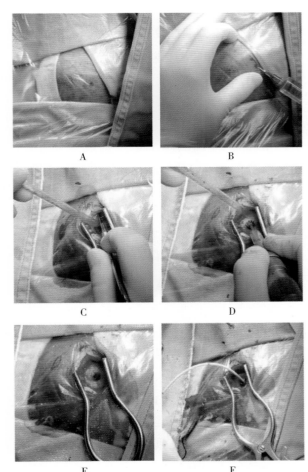

A   B

C   D

E   F

图 4-3-1-70　术后处理步骤（A ~ F）

4. 以电钻钻骨空一个，电灼切开硬膜，可见硬膜下积血或积液流出。

5. 放置引流管于硬膜下，观察引流通畅后，固定引流管，关闭切口。

九、剖腹探查术

一、适应证

（一）腹部损伤

1. 有明显腹膜炎症状，腹腔穿刺抽出胃肠道内容，或 X 线检查有气腹者。

2. 失血性休克，腹腔穿刺有不凝血液者。

3. 胃肠道有出血或胃管内抽出血液者。

4. 腹壁损伤在清创时，发现损伤已深及腹腔者。

5. 腹壁伤口有气体、血液、尿液、胃肠内容或胆汁流出者。

（二）急性弥漫性腹膜炎

1. 弥漫性腹膜炎诊断不明而无局限倾向者。

2. 虽然腹膜刺激征不明显，但经腹腔穿刺证明有渗出液，而发病后病情恶化迅速者。

3. 急性腹膜炎在非手术治疗过程中，出现下列情况者：病情未见好转；病情有所加重；体温逐渐上升；白细胞总数及中性细胞不断增高；有休克趋势。

下列原因引起的腹膜炎，应采用非手术治疗：急性水肿性胰腺炎无并发症者；原发性腹膜炎；女性盆腔器官感染；腹膜后感染。

（三）急性上消化道出血

1. 合并休克，非手术治疗病情不见好转者。

2. 急性上消化道出血，经三腔管压迫并输血后，出血暂停，但放松三腔管压迫后又有出血者。

3. 急性上消化道出血，在非手术治疗下时好时犯，治疗效果不稳定者。

4. 过去曾有多次类似出血史者。

（四）腹部肿块

1. 腹部有明显肿块，部分边缘明确，有关检查未能判明肿块的性质、部位及范围。

2. 腹部肿块经短期治疗观察，情况未见改善。

3. 腹部肿块有比较明显的症状，如腹痛、发热，但因病情不能行有关检查，且急待解决者。

4. 腹部肿块病情突变，无法进行应有的检查者。

凡疑有下列情况，不应手术，应反复检查，查明情况后再行处理：异位肾；多囊肾；多囊肝；代偿性肝肿大；妊娠子宫；膀胱尿潴留；大块粪结石；晚期癌肿腹腔内转移；肠系膜淋巴结结核。或慢性淋巴结炎。

（五）急性肠梗阻

1. 急性肠梗阻，有腹膜炎体征，疑有肠绞窄者。

2. 急性肠梗阻，合并休克。

3. 急性肠梗阻，经非手术疗法治疗后病情未见好转，甚至有所加重者。

4. 急性肠梗阻，经非手术治疗时好时犯，效果不稳定。

二、术前准备

1. 脱水的患者应快速输注生理盐水，纠正水、电解质平衡失调。

2. 失血患者除输注生理盐水外，尚需快速补充全血、血浆、右旋糖酐等扩容剂。

3. 病程长者宜适当补充钾离子。

4. 胃肠减压，消除腹胀，以利于术中操作和术后恢复。

5. 使用抗生素防治感染。

6. 镇静、止痛，使患者精神安宁。

7. 备血。

8. 腹部外伤 ①合并休克时，快速输血；无休克时也应输液。输血、输液以经上肢静脉为妥，以防万一下腔静脉损伤时流入腹腔。②开放性外伤有肠道脱出时，应用湿纱布保护，不宜送回腹腔。③枪伤只有入口时，应作 X 线摄片，明确子弹、弹片所在部位，以判断弹道所经之处有何脏器可能受伤。

9. 急性弥漫性腹膜炎 ①病因不明时作好

下列检查：血清淀粉酶；腹腔穿刺或腹腔冲洗液检查；阴道后穹窿穿刺液检查；X 射线检查；心电图检查。②一般均有全身中毒症状和水、电解质紊乱，应予积极纠正。③禁用灌肠。

10. 急性上消化道出血　①术前检查：肝功能测定；钡餐透视，了解食管有无曲张静脉；B 超检查肝、脾及胆囊情况；血小板计数及出、凝血时间；纤维胃镜检查。②进行短时期非手术治疗：除采用输血外，静脉给予止血药物及血管收缩剂；应用三腔管压迫止血；通过胃肠减压管冲洗胃腔，对胃出血病变有良好止血效果。

11. 腹部肿块　①术前检查：胃肠钡餐透视；静脉或逆行肾盂造影；B 超检查；CT 检查；内窥镜检查；有关腹腔动脉造影。②肠道准备：术前 2d 用无渣饮食，服缓泻剂，术前清洁灌肠；口服新霉素，每日 2～4g，共 2～3d；③上腹部肿块要放胃管，下腹部包块要插导尿管，使胃及膀胱排空，以免妨碍探查。

12. 急性肠梗阻　①术前检查血清钾、钠、氯，二氧化碳结合力，X 线腹部平片等。②重点在纠正脱水、酸中毒及电解质紊乱。

三、麻醉

病情较好时，可用连续硬膜外麻醉；如血压偏低，情况较差的，可用全麻；患者一般情况差或有休克者，用局部麻醉较为安全。

四、手术步骤

1. 体位　平卧位。

2. 切口选择　一般切口应选择在最靠近病变的部位。

腹部损伤的剖腹探查一般多采用腹部正中切口，或正中旁切口，或经腹直肌切口，便于需要时向上下延伸，或向两侧横行扩大。对胸腹联合伤，如胸腹部均需手术，以尽可能不作胸腹联合切口，而于胸部及腹部分别作切口为宜。尽可能避免以创口作切口，以免术后切口感染或裂开。

急性腹膜炎的剖腹探查宜采用右中腹直肌切口，切口的上 1/3 在脐上，下 2/3 在脐下。切口的长度以能容手进入腹腔为适宜，然后再根据需要作适当延长。

急性上消化道出血的剖腹探查常采用上腹部正中或正中旁切口。必要时作横形扩大切口或胸腹联合切口。

腹部肿块的探查切口应根据包块的所在部位及可能涉及的脏器来决定切口。一般正中或正中旁切口较横切口用得多。右上腹肿块可能涉及肝脏时，还应准备作胸腹联合切口。

肠梗阻的剖腹探查以采用正中或右正中旁切口为宜。

3. 切开腹膜时的观察　切至腹膜外时，应注意观察。腹腔内出血常可透过腹膜呈现蓝色；弥漫性腹膜炎的腹膜有充血、水肿的改变。切开腹膜时，应注意有无气体逸出，腹腔内有无积液，辨别积液的气味、颜色、数量及性质。如有血液流出，说明有实质性脏器或血管破裂，在女性患者还应考虑有子宫外孕破裂可能；如有气体或胃肠道内容涌出，即有空腔脏器穿孔；如系粪样物或有粪臭者，则病变多在结肠或阑尾；如有胆汁样液体溢出，表示胆道或胃、十二指肠有病变；如有米汤样液体应注意是否回肠有伤寒穿孔或有腹膜结核；如腹腔内有血性浆脓性液体溢出，则可能有内脏血液循环障碍（肠系膜血管栓塞、绞窄性肠梗阻、卵巢囊肿蒂扭转等）。此外，应搜集部分液体作涂片及培养，明确病原菌及对抗生素的敏感情况。

4. 清除腹腔内血液及渗液　进入腹腔后，首先用吸引器抽吸腹内的血液、胃肠液或渗出液。有大出血时，应在抽吸血液的同时用手压迫出血处控制出血，如肝破裂时压迫肝门、脾破裂时压迫胰尾部。如是，才能减少失血量，挽救患者生命，显露术野，便于探查和操作。

5. 探查　清除腹腔内积液或积血后，即可探查腹腔内病变。探查部位、步骤和重点，可根据具体病情来定。应先探查正常区，最后探查病区。探查应轻柔细致；应特别注意易被疏忽的部位，如胃后壁、胃小弯部、贲门附近以及十二指肠、结肠的腹膜后部位。

（1）一般腹腔探查次序如下：

肝脏：用手在显露的肝面上滑动，触摸其韧度，配合视诊，探查肝脏有否损伤、炎症、囊肿、癌肿、硬化或结石（图4-3-1-71、72）。

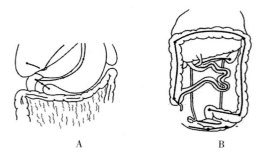

图 4-3-1-71 腹腔探查次序 (A、B)

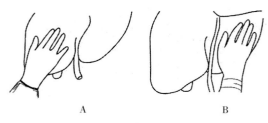

图 4-3-1-72 探查肝脏（A、B）

食管裂孔：对上腹部有疼痛和胀感的患者，探查食管裂孔部是必要的，部分食管裂孔疝的患者可呈这些症状。先用拉钩将肝左叶拉向右上方，用手将胃贲门推向左下方，即可显露贲门部。而后用右手指触诊有无腹内脏器经食管裂孔进入胸腔，注意有无肿瘤及炎症病灶；并注意肝左叶有无肿块及转移癌病灶（图4-3-1-73）。

脾区：腹部外伤患者，应常规检查脾区。脾包膜下破裂，不一定呈现腹腔积血，只有在触诊脾脏时，才发现有包膜下积血，这时也应

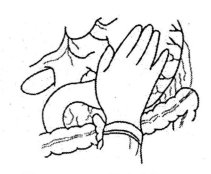

图 4-3-1-73 探查食管裂孔部

行脾缝合修补或切除术。此外，还须检查结肠脾曲有无肿瘤等病变（图4-3-1-74）。

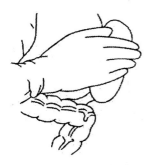

图 4-3-1-74 探查脾区

胃：用右手触诊自贲门至幽门的整个胃前壁，大小弯，网膜及淋巴结。然后在小网膜下作一切口，并从胃大弯处分开胃结肠韧带，对胃后壁及胃床本身进行探查（图4-3-1-75）。

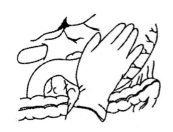

图 4-3-1-75 探查胃前臂

十二指肠：沿幽门向右，探查十二指肠球部有无溃疡病变。穿透性溃疡常有较重的粘连，穿孔性溃疡则周围有脓苔和渗出液（图4-3-1-76）。

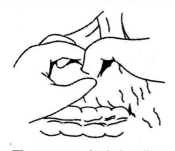

图 4-3-1-76 探查十二指肠

胆道：先检查胆囊的大小、张力，有无粘连、水肿、化脓、坏疽，腔内有无结石等。然后，用左手示指伸入网膜孔（Winslow孔）内，触诊胆总管的粗细，有无结石，周围有无肿大的淋巴结、粘连或肿块压迫（图4-3-1-77）。

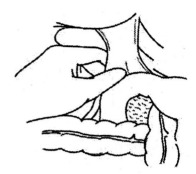

图 4-3-1-77　探查胆道

　　胰：提起横结肠，于横结肠系膜基部用手指向上后方按压触摸胰的头、体、尾部，了解其硬度，有无结节及肿块（图 4-3-1-78）。于切开的胃结肠韧带口探查胰体部。必要时可分离十二指肠降部，以显露胰头部（图 4-3-1-79）。

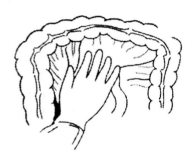

图 4-3-1-78　探查胰腺

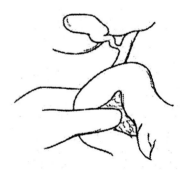

图 4-3-1-79　探查胰头部

　　小肠：将横结肠及其系膜拉向上方，确诊十二指肠悬韧带（Treitz 韧带）后，提出十二指肠空肠曲，根据病情需要，从空肠起始部依次一直检查到回盲瓣。在检查小肠的同时，检查相应的肠系膜有无血液循环障碍等情况（图4-3-1-80）。检查时，应及时将检查过的肠段送回腹腔。

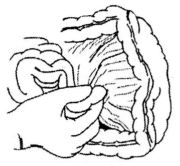

图 4-3-1-80　探查小肠

　　阑尾和升结肠：急性腹膜炎时要特别注意阑尾。先找到回盲部，顺结肠带向盲肠顶端寻找，即可见到阑尾。然后，探查升结肠，并注意右肾和右输尿管有无病变（图 4-3-1-81）。

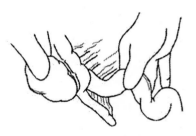

图 4-3-1-81　探查阑尾和盲肠

　　横结肠和大网膜：提起大网膜和横结肠向上翻起，检查大网膜有无坏死或转移癌灶，有时大网膜与其他脏器发生粘连，还需检查可能引起的内疝、肠梗阻等。再自肝曲至脾曲检查横结肠有无肿瘤、狭窄或梗阻（图 4-3-1-82）。

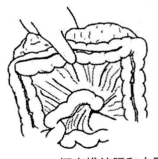

图 4-3-1-82　探查横结肠和大网膜

　　降结肠、乙肠结肠和直肠：着重注意探查有无狭窄、梗阻、肿块、炎症病变和憩室等，并同时探查左肾和输尿管（图 4-3-1-83）。
　　膀胱、子宫及附属器：术者手放入盆腔，检查膀胱。女性须查子宫、输卵管和卵巢情况；

在疑及子宫外孕时,必须检查附件(图4-3-1-84)。

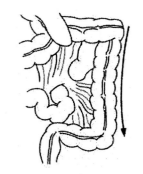

图 4-3-1-83   探查降结肠

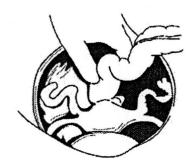

图 4-3-1-84   探查乙状结肠和子宫附件

(2)腹部外伤探查原则:如腹腔内有大量出血,应首先寻找出血来源,控制出血,然后由出血脏器开始有步骤地探查其他各脏器。如腹腔内无出血,而有胃肠道内容和气体溢出者,则先探查胃肠道,然后再探查各实质性脏器。一般顺序是先探查胃、十二指肠、胆道、胰、空肠、回肠、结肠、直肠、膀胱等,后检查肝、脾,最后探查盆腔脏器和腹膜后脏器。

(3)急性腹膜炎探查的注意点:应先探查正常区,最后探查病区。大网膜常黏附于病变严重处,脓苔处多为病灶所在处。大网膜和肠系膜上有皂化点是急性胰腺炎的特有表现;如有肠壁充血、水肿肥厚、肠管膨胀应考虑肠梗阻的可能。

(4)急性上消化道出血探查的步骤:

1)首先检查是否是胃十二指肠溃疡或食管静脉曲张出血。进入腹腔后,检查有无腹水,肝、脾是否正常。初步判断有无食管静脉曲张存在。再从胃幽门部沿胃大小弯向贲门探查有无溃疡,这是判断胃十二指肠溃疡出血的最直接方法。

容易疏忽的溃疡在胃后壁、贲门和胃底部,必要时应该进入小网膜囊,用手从胃后壁探查。穿透胃后壁进入胰的胃溃疡,只有在这种情况下才能被发现。从幽门部详查到贲门部,可发现由于胃癌而引起的大出血,这也是上消化出血的常见原因之一。

2)当上述探查阴性时,应即探查胆道。胆道有出血时,常具有胀满血液的胆囊及胆总管。穿刺吸取胆囊或胆总管内获得血液或血性的胆汁,可以确定胆道出血。注意穿刺胆总管时不宜过深,以免误入门静脉,造成判断错误。

3)溃疡除可以发生在十二指肠球部外,也可发生在十二指肠其他部位。因此,如胆道探查阴性,应探查全部十二指肠。方法为在十二指肠降部外侧切开腹膜,分离进入降部后侧;通过切开横结肠系膜根部右侧,可以显露十二指肠水平部;沿水平部下缘深入即可到达水平部后部。这样可以摸清十二指肠的一、二、三段有无溃疡、肿瘤或憩室。这些都可以是大出血的原因。

4)近十二指肠悬韧带的空肠上段病变(结核、肿瘤、憩室、异位胰等)。有时也是上消化道大出血的原因,不能遗漏。

5)上述检查均为阴性时,应切开胃前壁探查胃内。胃前壁的切口应大些,如胃内有大量积血,应迅速吸尽排空,用牵引器将胃壁切口拉开,使胃内大部分清晰可见。如探查时出血尚未停止,即可见出血处不断涌出鲜血。若不能直视到出血点时,可先判明出血来自贲门还是幽门方向,以便进一步向上或向下检查出血所在。食管静脉曲张出血,可见血液不断自贲门流入胃内,可见贲门处黏膜下曲张静脉粗如小指,与肛道内痔相似。还应注意贲门部有无呕吐引起的裂伤、溃疡或肿瘤,手指由贲门伸入食管下端检查,可以测到一些线索。胃内除溃疡外,引起出血病变还有出血性胃炎、应激性溃疡及动脉硬化引起的小动脉破裂。

6)食管下端及胃内未发现问题时,可通过幽门探查十二指肠有无病变。用手指经幽门进入十二指肠内，用另指在外作对合检查。也可用一胶皮导管通过幽门插入十二指肠内，吸尽积血，然后逐段抽吸以确定出血部位，明确部位后再切开十二指肠前壁寻找出血病变。亦可通过幽门插入纤维胆道镜进行检查。

7）异位胰是易被发现的出血原因之一。异位胰位于黏膜下，外表略高于四周，色泽较淡、质软，在出血停止时易被忽视，因此须细致寻找。

（5）腹部肿块探查的方法：探查的目的是在于明确肿块的性质和来源，肿块与周围脏器或组织的关系及能否被切除。在进行局部探查之前，可根据需要作附近或有关部位的探查，避免把注意力一下集中于局部，而忽略四周的重要变化。恶性肿瘤要查明肝脏有无转移，直肠前及腹膜有无转移。发现已有多处转移的恶性肿瘤时，不应再行局部深入的探查。

若包块体积大，涉及范围广，一时无法查清来源、与有关脏器的关系及能否被切除，但可很快查明肿块的活动性、系囊性抑或实质性；通过穿刺了解其实质是硬（纤维组织为主）、是软（浆液状可由粗针吸出）；与周围组织间有无一定间隙；肿块本质与四周血运是否丰富；附近有否重要组织与之相连，如右上腹部的肝十二指肠韧带，中上腹部的肠系膜上动脉，中腹部的腹主动脉及下腔静脉，两侧的输尿管，下腹部的髂动脉。上述组织在探查中应避免损伤。

查明上述情况后，可决定是否需要进一步探查。进一步探查要从无重要组织的边缘部分开始，逐渐扩大并接近深部及内侧。如遇下列情况，肿块不能切除：肿块包绕腹主动脉或下腔静脉，无法分离；包围肠系膜上动、静脉，无法分离；包围肝十二指肠韧带或侵及肝门无法分离；肿块大部分侵入周围腹壁，没有间隙可以分离。

探查遇到粗大管形组织时，要判明是不是血管。在不能认清较大血管是否系供应肿块的血管时，要先用手指挤压或无损伤钳钳夹暂时阻断，以观察有关肠道血运或远端血运，确无

影响时再予切断结扎为妥。

若肿块侵及输尿管或髂血管，在必要和具备下列条件时可考虑彻底切除：对侧肾脏正常，输尿管缺损部分能用肠管代替，有相等大小的人造血管可以代替髂动脉。

在分离肿块时，应将最困难、最危险、是没有把握的部分留待最后处理。这样，即使肿块大部分已经分离而最后发现不能切除时，也可中止手术，否则肿块不能切除而重要组织又已被损伤，可使手术处于困难境地。

体积较大的肿块，常常在探查分离过程中，逐渐认清与周围脏器或组织的关系，逐步明确切除的可能性。往往直到分离完毕，取下肿块时，才明确包块的来源。

有的肿块在显露后即能明确性质，无须探查，如胰腺假性囊肿、肝囊肿、胆囊积水等，可根据病情，作必要的手术处理。

有时肿块性质已经明确，四周也无粘连，仍需探查以决定能否切除，如肝癌要探查对侧肝叶及各个肝门均为阴性时，方能切除。

（6）急性肠梗阻的探查须知：

1）剖开腹膜时，如见有少量草黄色清液，可因肠腔膨胀，淋巴及静脉回流受阻所致；若腹腔内有血性并带臭味的液体，应考虑绞窄性肠梗阻的存在；若腹腔内有气体，并有粪便及蛔虫，可判定肠坏死穿孔无疑。

剖腹后，寻找梗阻病变的部位，其标志是：肠管膨胀越重、色泽改变愈明显之处；膨胀及塌陷肠管的交界处。寻找时应在切口周围敷以温盐水纱布垫后，轻轻将肠管逐段提出切口之外，向膨胀及变色越来越明显处探查，直至找到主要病变所在。肠壁可由于炎症而变脆，易被撕裂，故操作宜轻柔，不要强拉，对绞窄坏死的肠段更应小心。当病变主要部位固定于腹腔内不能显露或提出切口之外时，应先将近端膨胀的肠段减压，以利进一步探查。因探查而提出于切口之外的肠段不宜过多，以免因肠内液体量过大，牵拉系膜压于切口边缘，严重阻碍静脉回流，肠壁可因此变为紫黑色。应快速

作肠减压术，吸出肠内积液。

2）因粘连而引起梗阻时，要先分离粘连。分离粘连时应用锐器，勿损伤肠管浆膜层，手指钝性分离容易分破肠壁。

3）因扭转、套叠而成团的肠袢，最好用手捧出切口之外再行处理。切勿将变脆的肠壁撕裂。闭袢内肠液若流入腹腔，常可迅速产生严重休克。

4）发现系肠扭转时，应迅速以相反方向予以复位，应辨清方向及扭转度数，以免加重扭转或复位不彻底。

5）病变解除后，因肠段血运暂时受阻而疑有坏死可能时，应采用温可卡因水湿纱布垫多次包敷，肠系膜作普鲁卡因封闭（肠系膜根部注射 0.25% 普鲁卡因 100 ~ 200 mL) 等方法，3 ~ 5 分钟后再观察色泽的改变、蠕动的恢复，以及供应肠管的动脉是否跳动。除非恢复正常，若有可疑，即应切除。

6）凡有结肠膨胀时，应疑及结肠梗阻，可先观察盲肠、横结肠中段及乙状结肠。病变应在膨胀肠段与正常肠段之间。若在盲肠与横结肠中段之间，要探查升结肠及肝曲横结肠；在横结肠与乙状结肠之间时，要探查脾曲横结肠及降结肠。

7）探查中除应多考虑常见的梗阻病因外，也不应忽视罕见病因，如膈疝嵌顿、肠管壁疝的嵌顿，以及各种内疝的嵌顿等。

8）找到病变，见到病变远端正常肠段和膨胀肠段到病变处为止时，探查才可告终。

6. 处理病变

（1）对于腹部损伤患者，查明损伤部位、范围和程度后，即应予以处置。脾破裂行脾缝合修补或切除；肝破裂行缝合修补、楔状切除或半肝切除，如患者情况不允许作肝切除术而其他方法又不能止血时，可施行肝动脉结扎术；肠破裂行单纯修补或切除术；严重结肠损伤则宜先行肠外置术。

（2）对于腹膜炎患者，消除炎症来源是治疗的主要方面。如阑尾炎、美克耳（Meckel）憩室炎应尽量切除；胆囊炎、胆管炎应行造瘘引流；胃肠穿孔应行缝合修补或切除。如为原发性腹膜炎应尽量吸出脓液，清拭腹腔，于下腹部放置香烟引流。

（3）上消化道出血，应根据出血的原因，进行缝扎或切除，以达止血的目的。

1）不能切除的溃疡出血，单纯缝扎不能保证不再出血，应尽可能使溃疡摒除在胃肠之外，并以周围组织覆盖溃疡，再加胃大部切除术，以保证不再出血。

2）食管静脉曲张破裂出血行胃底部血管结扎术，近期效果不肯定，应加行脾切除术或胃横断术。

3）胆道出血行胆总管引流术以后冲洗止血，但效果不肯定。如胆囊内有大量积血，应在引流胆总管的同时切除胆囊，结扎肝动脉。

4）贲门或高位小弯溃疡出血，须作上端胃切除术，应将腹部切口改为胸腹联合切口，切开膈肌，切除病变，将胃提至胸腔内，与食管下端吻合。

若探查阴性，而盲目行胃大部切除术是不足取的，因为表浅性溃疡、出血性胃炎等病变常遍及全胃，切除部分胃体并不能制止出血。如病变不在切除范围之内，更起不到止血作用，盲目切除徒增患者不必要的负担，促使原已危重的病情更加恶化。必要时可作迷走神经切断术加幽门成形术，再观察疗效。

（4）对于腹部肿块的处理，实际上分离肿块的过程，就是切除的过程。探查分离完毕，即可取下肿块或切除已经明确的病变，或明确肿块不能切除而中止手术。

对于与肿块相连的周围组织，在探查分离过程中受损伤时，应按能补则补，不能补则切除的原则进行处理。如胆总管、输尿管受损而不能端端吻合时，可用一段游离的肠段代替。如血管受损不能端端吻合时，可用人造血管代替。

（5）对肠梗阻患者应根据发现的病因作相应的处理，如粘连松解，套叠返纳，扭转复位，内疝返纳和修补，引起梗阻的肿瘤切除或明确的坏死肠段切除。

因多次手术所致严重广泛粘连性肠梗阻，应在分离粘连解除梗阻后，考虑行小肠折叠术。

因全小肠扭转而全部小肠坏死是最难处理的。如确已坏死，只有切除才能暂时挽救生命，再根据存活的小段肠管作倒转术，或人工括约肌手术。

为保证修补和切除吻合的肠管愈合良好，应考虑肠管内减压，近上端的可将胃肠减压管通过幽门，从上引到需要减压的肠管内；近下端的可由盲肠插入一胃肠减压管，通过回盲瓣引到需要减压的肠管内，以保证局部不致膨胀而破裂成瘘。小肠内所有蛔虫，应通过减压处取出，或推挤到结肠内，以防因蛔虫活动而钻破吻合部位。

7. 清洁腹腔　脏器损伤处理后，应尽量将腹腔内的积血、肠液、粪便、组织碎块、异物等清除干净，然后用等渗盐水冲洗腹腔，直至冲洗盐水澄清为止，并尽可能将水吸净。冲洗时应注意膈下、结肠旁沟及盆腔等处，勿使污液积存。腹腔污染不重者，可用盐水冲洗腹腔。若腹腔已形成脓肿，或炎症已经局限，在脓液吸尽后不再用盐水冲洗，以免将感染扩散。

关于腹腔内应用抗生素问题，如果腹腔污染轻，或无空腔脏器损伤，可不必灌注抗生素。但若腹腔内污染较重，或有空腔脏器损伤，尤其有结肠损伤时，腹腔内手术结束后可用低浓度的抗生素溶液置入腹腔，如头孢类或氨基糖苷类，溶于生理盐水中灌入腹腔，或用1%甲硝唑溶液冲洗腹腔。

腹膜炎患者清除病原后，如病情允许，应尽量做到吸尽脓液，清洁腹腔。腹腔冲洗及腹腔内应用抗生素问题，参照上述原则进行。

8. 腹腔引流　下列情况的腹部外伤患者，必须放置腹腔引流：①肝脏损伤；②脾切除术后；③胆道损伤；④空腔脏器伤，尤其是腹膜外空腔脏器破裂；⑤伤处渗血不止；⑥缝合处愈合可能不良，或有可能形成瘘者。

对腹膜炎患者，手术后大多数需行腹腔引流，其适应证是：①无法切除的炎症性病灶，如阑尾穿孔未能切除者；②病灶已经切除，但因周围组织有明显炎症改变，缝合不牢，可能漏液者；③腹膜后有感染者（包括切开胰或十二指肠者）；④腹膜内已有限局性脓肿形成者；⑤胃肠道吻合而吻合口疑有渗漏可能者。

较大而与周围有粘连的肿块切除后，该部也应放置引流为妥。

引流条可根据损伤的器官、腹腔流出液体性质和污染的程度而定。对有可能形成大量消化液排出的胆汁瘘、小肠瘘、胰瘘，可在膈下、肝下或盆腔放置双套管持续吸引（图4-3-1-85），或用较大口径的软胶管作引流；对伤口渗血、污染较少、病源已作处理的腹膜炎，可用香烟引流（图4-3-1-86）。

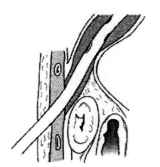

图 4-3-1-85　膈下胶管引流

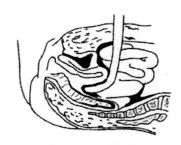

图 4-3-1-86　盆腔香烟引流

引流条应在腹壁另戳创口引出，不宜通过原伤口或探查切口引出。

引流口要足够大，引流条要用缝线固定于腹壁上，或用安全针固定，以免脱出或滑入腹腔内。

9. 切口缝合　一般均应一期缝合切口。切口有轻度污染者可用生理盐水冲洗干净后缝合。切口污染较重者，创口冲洗后于腹膜外或皮下，或两处均置胶皮片引流，再缝合切口。

对贫血、低蛋白血症、腹内有感染的、年老、危重患者，估计术后愈合不良者，可加做腹膜外切口减张缝合，以免术后伤口裂口。

五、术中注意事项及异常情况的处理

1. 腹部外伤合并休克，疑有腹腔内较大出血时，要立即剖腹探查，腹内大出血，剖腹后如有大量血液涌出，血压必趋更降。此时，应加速输血，清除积血，判明出血点，压迫止血。迅速、准确的止血，是抢救的关键。在控制出血中，显露很重要，必要时迅速扩大切口，分离周围组织；对小出血点不要求逐一钳夹结扎，可留待以后处理。应首先抓住控制主要出血部位。止血关键在于看清出血部位及出血速度。应用吸引器吸引，用大纱布垫拭，很快清除积血，看清出血点，正确止血。

在探查空腔脏器外伤性穿孔时，要仔细全面，切勿遗漏，否则会导致全盘失败。局部负压引流，对防止术后并发症有重要意义。

2. 对急性腹膜炎患者，切口选择要适当，否则会造成探查困难。剖腹后，应迅速找出病变部位，不宜忽上忽下，徒使感染扩散。腹腔内的脓液不但影响肠管蠕动的恢复，而且被吸收后将加重全身中毒，同时也易形成残余脓肿及术后粘连等并发症，故在术中应尽量吸净。腹腔内异物如食物残渣、蛔虫等更应除去。至于腹腔内是否用生理盐水冲洗，要根据不同情况处理。如脓液广泛存在于腹腔内，可给予冲洗，然后吸净冲洗液，尤应注意两侧膈下间隙、两侧髂窝最低处、和直肠膀胱陷凹及肠间，勿使液体残留。如脓液局限于腹腔某部位，则忌用生理盐水冲洗，以免使感染扩散。

3. 上消化道出血患者，术前短期非手术治疗可使病情稳定，有利于探查手术；仓促手术，可使手术因病情恶化而被迫中止。探查时要有序、仔细和耐心，越是困难越要镇定，才能不遗漏病变，达到手术止血的目的。若发现病变

而未见出血，可轻轻拔除凝血块，以观察出血情况。在拔除凝血块后，经常有大量出血，应即以手指压迫出血点，迅速缝扎出血。同时加快输血，并考虑是否需要其他辅助手术。切忌盲目进行切除手术，尤其在探查不彻底时常会有害无益。如全部探查均为阴性，不要立即结束手术，应快速输血提高血压，稍加等待，以观察血压提高后是否重见出血。

4. 腹部肿块探查分离前，要估计肿块能否切除，腹腔余地有无转移扩散。分离肿块时一定要先外侧后内侧，先易后难，在适当的间隙内进行，容易而较少出血。在离断任何组织时，一定要辨认是何组织，切忌盲目切断，而损伤其间可能包有的重要内容。特别要注意管形组织，特别是较大的管形组织。没有把握时不要切断大血管，以致造成不可挽回的损伤。对肿块性质不明者，可先行穿刺，除外血管瘤，以免分离切除造成危险。探查越近内侧越要细致，不求快，求安全。在分离到最后，发现与腹主动脉等重要组织无法分离时，宁可先留下部分肿块组织，也不要损伤重要组织，待取出肿块细致检查后，再考虑如何处理。

5. 急性肠梗阻探查手术的注意事项，将于各类肠梗阻中分述。

六、术后处理

1. 体位　腰麻、硬膜外麻醉者平卧 6 小时，全麻者待患者苏醒、血压平稳后可改半坐位，使炎症渗液集聚于盆腔内。因盆腔腹膜的吸收力较上腹部为差，可减轻中毒反应，一旦盆腔形成脓肿，也易作切开引流。同时，半坐位也能减轻腹胀对呼吸、循环的影响。

2. 严密观察体温、脉搏及呼吸，积极防治休克。

3. 禁食、胃肠减压、记录液体出入量　禁食期间，应静脉输液，恢复和维持水、电解质及酸碱平衡。胃肠减压至肠蠕动恢复、肛门排为止。拔除胃管后，可开始进流质，逐渐改为半流质和普食。

4. 尽早解除腹胀　轻轻按摩腹部；针刺足

三里、上脘、中脘、天枢、合谷等穴，有助于防治腹胀、肠麻痹。应用中药胃肠复元汤（生黄芪 15 g，太子参 10 g，苏梗 10 g，桃仁 10 g，枳壳 10 g，大黄 15 g，炒莱菔子 20 g，广木香 10 g，赤芍 15 g，蒲公英 30 g）1/4 剂水煎液经胃管注入，每日 2 ~ 4 次，连续 3 d，每日排便超过 3 次后减量或停药。如上述处理后腹胀不能缓解，可行肛管排气或低压灌肠。术中如未涉及胃肠道，可及早应用新斯的明 0.5 ~ 1 mg，作两侧足三里穴位封闭，以促进肠蠕动的恢复。

5. 运用抗生素　最好根据腹腔渗液培养出的病源菌，及对药物的敏感度选用抗生素，以控制感染。一般可使用青霉素加链霉素或氯霉素，或庆大霉素，同时应用甲硝哒唑。

6. 腹腔引流管接引流袋或消毒瓶，记录引流量。及时更换敷料，保持引流通畅，每日转动香烟引流条，向外拔出少许，一般不超过 4 ~ 5 d 后完成拔除。

7. 术后勤翻身，鼓励早活动，以预防肠粘连形成；同时嘱患者经常活动下肢，以防深静脉血栓形成。

8. 密切注意可能发生的并发症，如肺炎、肺不张，腹腔内出血、瘘、梗阻、感染等，一旦发生，应及时处理。

9. 切口如发生感染，必要时应及早引流。

十、四肢清创术

（一）开放性伤口的分区及其特点

受损组织与外界空气交通，谓之开放性创口（伤）。无论何种原因致伤，根据损伤局部的组织学改变特点进行分区，既有利于伤情判定，又可对预后评估和治疗方式的选择有所帮助。在临床上一般将其分为以下三区。

1. 中心区

又称第一区，该区的组织直接与外界相接触并会有各种异物，如各种马路垃圾、泥土、布片及弹片等存留，这也就意味着受损伤后与外界直接交通的各种组织已沾染了大量细菌及异物。此区属最重灾区，在治疗时应优先处理。

2. 周边区

即中心区的边缘部分，又称为第二区，主要是肌肉、肌腱等各种组织的挫灭、挤压和坏死，其不仅构成异物，且由于局部缺血而成为细菌良好的培养基，以致易招至细菌的侵入、存留和繁殖。此区亦较严重，且范围较广，在处理上对受损严重的组织大多需要进行清除。

3. 震荡区

又称第三区，指伤口最外面的组织反应区。此区在外伤时由于局部组织遭受剧烈震荡暴力，而局部细胞出现水肿、渗出、变性和血管痉挛等病理生理改变，以致其生活能力降低，容易使感染蔓延。此区范围较前者更大。由于该区组织大多处于可逆转状态，因此在处理上应积极保留，以求致伤部位之功能获得最佳恢复。

上述开放性伤口分区仅属一般性观念，视致伤原因及程度不同而有所差异；在锐性损伤时，第二区和第三区一般范围较小，钝性暴力时则范围较大，而火器伤最为严重。因骨折断端刺破所引起的创口损伤则更轻。

根据上述分区特点，临床医师必须设法将第一区内的各种异物清除；切除第二区的失活组织，以消除造成感染的原因及条件。对第三区组织应予以保护，切勿任意切除或切开检查，尤其是在邻近主要血管、神经及脏器的部位。

（二）清创的时机

目前仍认为清创时间在伤后 6~8 h 以内为宜。但如果患者是掉在污染严重的下水道或河流里，即便是 1~2 h，创口就可以呈灰色，说明有毒性强的细菌侵入，尤其在炎热的夏季，这时，只能清创，而不能缝合。反之，若在伤后初期已经得到处理，污染较重者，在 24 h 以后创口基本上呈鲜红色者，仍可在细致地清创后，并在密切的观察下将创口闭合。同时应配合广谱抗生素的应用。但对于手掌拇指和小指腱鞘破裂者,在伤后超过 6~8 h 则不应缝合,以防引起蜂窝组织炎。总之,清创术的时机应视患者伤情、创口的具体情况及处理条件等不同酌情而定。

(三)清创术的术前准备

1. 施术人员准备

不应把清创术看成一般性手术,尤其是对于创面较大、伤情严重和全身状态危笃的开放性损伤,包括汽车挤压伤、车碾伤等,往往需要有临床经验的中年医师亲临现场处理。因为不同原因所造成的开放性损伤差别巨大,而且创口情况千变万化,各不相同,属于不定性的手术。稍许较大或部位重要的(头、面、颈及关节等部位)清创术需要有临床经验丰富的外科医生主持或指导手术,因此在人员安排上需要适当地调整和加强。因此执行舰船远航任务时,要派有经验的住院医师或主治医生来执行。

2. 对患者全身及创口局部伤情应认真了解与准备

术前必须确定患者的全身状态,尤应注意有无伴发伤及休克等,并尽快确定伤口的范围、深度以及损伤的组织,并让患者手指或足趾进行自主活动及对肢体的感觉功能进行检查,判定有无神经、肌腱损伤。此外,尚应注意桡动脉或足背动脉有无搏动,以此来判定是否合并有血管损伤。对创口污染严重者,可酌情选用肥皂液、汽油、酒精及生理盐水等将创口周围皮肤加以清拭,或冲洗(图 4-3-1-87),除去明显的污物,剃除毛发,再以消毒敷料遮盖等待施术。

3. 预防感染

由于创口与空气交通,必然有数量、种类不同的细菌浸入,引起污染,因此必须注意预防感染,包括一般广谱抗生素的投予,破伤风抗毒素的常规应用,并酌情备血、输液及输血,以求增强全身抵抗力和抗感染能力。

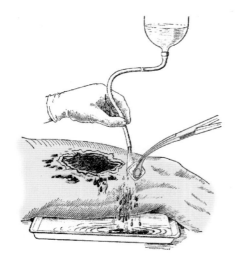

图 4-3-1-87　清洗创口示意图
清洗创口周边皮肤、并剃除毛发

(四)清创术的实施及要求

1. 麻醉与止血带备用

(1)麻醉的选择

根据伤势的程度及部位等不同,可酌情选用硬膜外、臂丛麻醉。范围较小或是患者情况不好时,则应选择局部浸润麻醉。局麻应从远离创口边缘 2~4 cm 健康皮肤处进针,呈环状封闭,创口深在的可逐层进行。对创面较大、躁动不安、伴有多处损伤者,则可选用全身麻醉,一般以气管内插管为安全。

(2)止血带的备用

在对肢体清创时,除非有动脉性大出血,或手术时间过久及手部手术,一般不宜扎止血带,以防影响对坏死组织的判断,并防止促使第三区组织由于中断血供,引起缺氧而降低其生活机能,甚至造成坏死。对创口内有出血,一般多采用纱布充填的方式止血,必要时外缚以绷带,并稍许加压。但止血带必须准备,以防万一有大出血时应用。

2. 局部消毒

伤口周围皮肤按常规选用碘伏或用 2.5% 碘酒酊剂及 75% 酒精消毒,其他如苯扎氯铵等消毒液亦可酌情选用,但在操作过程中注意不要使药液流入伤口而伤及正常组织。然后覆盖

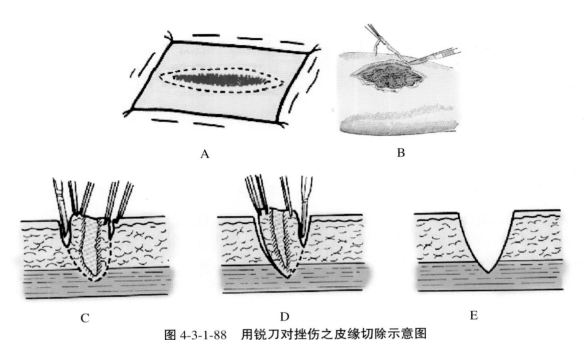

图 4-3-1-88　用锐刀对挫伤之皮缘切除示意图

一般为 1~2 mm，除非已坏死组织，一般切勿过度切除（A~E），A. 消毒、铺单后切除范围（虚线表示）；
B. 切除正面观；C.D. 切除剖面观；E. 干性清创术后剖面观

单巾，准备手术。对创口大出血者，可在消毒后再松开绷带等肢体包扎物。

3. 切除创口皮缘及已坏死的组织

清创术术式的选择与具体情况关系密切，在群发性事件或战争情况下，因伤员多，为保证多数人的生命和肢体，清创术大多选择快速的"冲洗"方式，而在伤员少、医护人员充裕的情况下，为保证理想疗效，大多选用"干扩"术式。

"干扩"清创术　第一步是皮肤切除，即将创口边缘呈细条状切除 1~2 mm（图 4-3-1-88）。切除皮缘不应太宽，尤其是手指及面颌部，更不能太宽（原则上无须切除，仅用刀片刮除污染物，或切去薄薄一片）。对大创口的每一侧创缘，在切除后应更换一把清洁的刀片，并在切除皮缘后以治疗巾保护，以减少再污染的机会。术中对坏死、污染、不出血的皮下组织都要切除干净，直到健康（出血）部位为止。剥脱伤的皮瓣上的皮下组织要彻底切除，仅保留皮肤作全厚植皮用。皮瓣创缘的皮下组织必须切除到出血处。全部皮缘切除后，更换手套及刀柄、刀片、镊子和血管钳等，并重新用治疗巾保护创口，以便对深部组织进行清创。

此时需要检查皮下有无囊性空腔，如有，则将其纵向切开，并清除异物（图 4-3-1-89）。对因大面积严重挫伤缺乏生机的皮肤亦需切除，特别是基底位于肢体远端的逆行皮瓣，应将其分层切除，直至出血为止。切不可盲目地将其直接缝回原处，这样组织既难以成活，又易产生组织液化，并且会促进感染。对创口深部有损伤或下方张力过大时，可将深筋膜作纵形或十字切开进行探查及减压（图 4-3-1-90），以防引起肌间隔综合征。

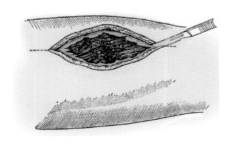

图 4-3-1-89　扩大创口示意图

对需进行深层组织探查时，可沿创口纵向切开

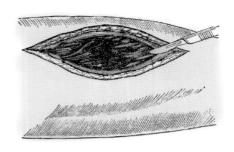

图 4-3-1-90　切开深筋膜示意图

酌情对深筋膜作纵向（或 "+" 字形）切开

"冲洗"清创术，又称"湿扩"；即在批量伤员抵达，医务人员人力不足时，为了挽救多数人的生命和肢体，采取快速的冲洗清创术。操作时，先清洗创口周围皮肤，之后用生理盐水从污染最重的中心区向周边部冲洗，并清除异物及坏死组织，直至"干净"为止。

4. 清除深部失活组织

对深部组织的清创，主要是将坏死的肌肉进行切除，直到出血及钳挟肌组织时有收缩反应为止（图 4-3-1-91）。对坏死的肌肉组织切勿姑息，这不仅是一般化脓性细菌，而且是厌氧性细菌的良好培养基。对肌腱、神经和血管应尽可能地保留。手术至此应再次更换治疗巾、手套和手术常规器械后继续进行。

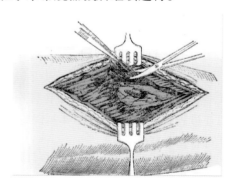

图 4-3-1-91　切除坏死及失去活力的肌肉示意图

5. 对特殊组织的清创

指血管、神经干、肌腱及骨折断端的清创（图 4-3-1-92），现分述如下。

（1）血管清创

主要血管如污染明显，可将其外膜切除。如果部分断裂，且裂口不大者，可直接缝合或

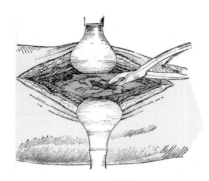

图 4-3-1-92　用刀片或咬骨钳清除污染组织示意图

修补缝合。完全断裂、挫灭、血栓闭塞者，则需将其切除后吻合或移植，以保证肢体的血供。血管吻合方式不外乎端-端吻合、端-侧吻合和血管移植等。术后必须密切观察肢体的血循状态，必要时作进一步处理。对一般小血管损伤，如属终末血管，并直接影响组织血供，在条件许可情况下仍应争取将其缝合（细小血管可在手术显微镜下进行）。

（2）神经清创

对污染轻者，可用低温生理盐水纱布小心轻拭。污染严重者，则应细心切除神经鞘外的薄膜，并尽可能地保留其分支。神经断裂者，争取在清创彻底的前提下将其缝合，有缺损者，则需移植缝合，或是缩短肢体后行神经端端吻合。

（3）骨折断端的清创

污染明显者可用刀片刮除，或是用咬骨钳、骨凿等将表面切除；污染进入髓腔内者，用刮匙刮除。与周围组织失去联系的骨片，尽可能地清除污染后放归原处。严重污染的小碎骨片可酌情将其摘除，但不可过多，以免形成骨不连接（见图 4-3-1-92）。对骨折端的复位可在直视下进行，横断骨折多需在牵引下用骨钩或大手巾牵拉复位。斜形、粉碎型者，牵引肢体远端即可获得，而后根据骨折特点及创口污染情况等不同选用卧床牵引疗法、石膏固定或外固定支架等，使骨折端获得确实制动。在能够控制感染的前提下，亦可选用相应的内固定物，包括钢板、髓内钉及钢丝等（图 4-3-1-93）。

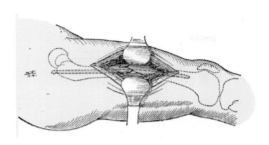

图 4-3-1-93　选择内固定示意图
术中酌情选用内固定（以股骨髓内钉固定术为例）

（4）肌腱组织清创

对断离的肌腱一般不作初期缝合或移植，仅修剪其不整齐部分，清创后利用附近软组织加以覆盖，以备日后选择性重建。但对手部外伤应按手部外伤处理要求进行。

（5）关节囊清创

凡波及关节的清创术应高度重视，因关节内腔的污染随着关节液的弥散可扩延至整个关节腔，因此在清创时务必彻底，术中可用含有抗生素的液体冲洗。对关节囊壁、韧带等重要组织应尽力保留，如有缺损可用邻近组织修复或取代，尽可能保持关节囊的完整和闭合状态。

6. 清创术毕处理

（1）酌情冲洗创口清创完毕后，如局部较干净，可用低温（5 ℃~10 ℃）灭菌瓶装生理盐水冲洗局部，以清除不易为肉眼发现的异物和凝血块等（图 4-3-1-94）。

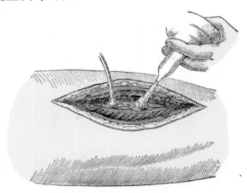

图 4-3-1-94　冲洗创口示意图
清创术毕，可用灭菌冰盐水冲洗术野，切勿加压使污染扩散

（2）创口留置引流条

清创术毕，除手指外，一般均应留置橡皮

管（或片）引流，但应避免直接放在缝合的裂口之中，可在健康皮肤及肢体最低的部位另做1~2 个切口。如此，不仅避免因创口张力过高而使创口崩裂，又可防止血肿形成而增加张力及感染。对贯通伤，在出入口处均应作引流，非贯通伤酌情在相对应部位引流。

（3）缝合创口

在彻底清除坏死、挫灭组织和异物后，对6~8 h 以内的创口，应在无张力的情况下将其缝合。超过 8 h 或已形成感染趋势者，则不宜缝合，以防张力过大和引流不畅而引起严重的蜂窝组织炎。对火器伤伤口清创后一般均不作初期缝合，但颜面、眼睑及头皮等部位除外。肌腱或神经外露的手部伤，需用皮肤覆盖并尽量缝合，或酌情选用游离植皮闭合伤口。外阴部做缝合或定位缝合。

（4）肢体包扎固定

多选用吸水性强的厚纱布垫覆盖于伤口上，并用胶布固定，切勿贴成环形。绷带包扎时不要过紧，以防组织肿胀和血循环不畅。对无骨折的广泛软组织伤亦需固定，以减轻肢体疼痛和防止感染扩散。一般采用石膏托或制式夹板，外加绷带包扎，搬运时患肢需抬高，并经常注意观察末梢血循环状况（应将手指和足趾露出）。发现有循环障碍时，应及时拆开检查后重新固定。对创面大，需经常换药并伴有骨折者，亦可选用支架固定技术，此为近年来大家所乐意接受的肢体固定方式。

（五）几种特殊创口处理

1. 深在创口的处理

如创口深在，一般对创口的深部不做缝合；但如深处有神经、血管、骨骼等组织，最好将邻近的肌肉稍加转移覆盖其上缝合即可（图4-3-1-95）；主要根据伤员全身情况、局部污染程度、伤后时间、清创彻底程度及术后医疗条件等决定清创后是否进行初期缝合；时间因素较为恒定，其他因素多有较大变动，因此在其他因素允许时，伤后 8 h 内得到清创处理的可作初期缝合；8~24 h 以定位缝合加引流或仅作引流、争取延期缝合较为适当；24 h 后清创的仅作引流，争取延期愈合；但手部伤除外，创口内有神经、血管、肌腱、骨骼暴露时，即使不作初期缝合，也要用邻近肌瓣将其覆盖，并作简单的定位缝合，以防暴露及感染造成不良后果；如局部张力过大，则需酌情作正式的肌瓣转移手术。

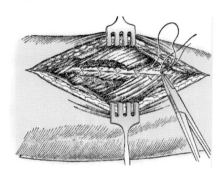

图 4-3-1-95　闭合切口示意图

如深部有重要神经、血管或骨骼外露，可用邻近肌组织缝合遮盖

2. 已感染伤口的处理

对来院时已经感染的创口，原则上应切开皮肤和深筋膜以扩大伤口，并充分减压引流、清除异物、凝血块和游离的坏死组织，一般不作组织清创处理，以防炎症扩散。肢体应以石膏托或开窗石膏管型制动。

3. 皮肤缺损的修复

当皮肤缺损时，不应强行缝合，以防压迫第三区组织而引起坏死，增加局部张力和促进感染。尤以小腿处创口，易缺损，且肢体肿胀后局部张力剧增难以闭合时，但让创面敞开亦有感染的可能，因此可根据患者全身状态、局部缺损大小及部位等情况，进行减张缝合、皮瓣转移、肌瓣转移，或是采取游离植皮等措施来覆盖创面（图 4-3-1-96）。此种术式主要用于皮肤缺损较多不能直接缝合或勉强缝合后张力过大时，可在距原伤口一侧或两侧 5~6 cm 处作等长的减张伤口，减张切口可酌情直接缝合或进行中厚皮片植皮。本手术的操作较为复杂，费时较多，术前充分准备，术中认真操作，切

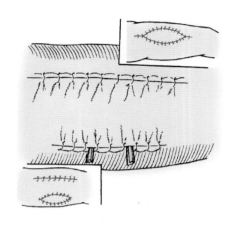

图 4-3-1-96　减张缝合示意图

皮肤缺损时，可酌情选用植皮或减张切开等来修复创面

不可草率行事而引起不良后果，包括局部感染、皮肤坏死等。对不能作初期缝合的创口，可用湿纱布覆盖、引流，引流物要深入到创腔各个死角，切不要起填塞作用。长伤口可在两端缝合 2~3 针，使伤口缩小，争取延期缝合（图 4-3-1-97）。对软组织深厚的大腿开放伤，清创术后应在伤肢背面低位作对口引流，即从股二头肌和股外侧肌间隙用长止血钳将其分开直到皮下，切开皮肤、皮下组织和深筋膜，将引流条放到原伤口底部进行引流（图 4-3-1-98）。

4. 开放性骨折的治疗

开放性骨折应通过清创术将其变成闭合性骨折，之后，按闭合性骨折进行治疗。因此，其治疗方法与闭合性骨折者相类同。根据骨折的部位、类型等情况不同而酌情选用牵引、手法、石膏、持续牵引等方法。目前主张采用骨外固定架治疗，不仅有利于骨折端的复位与固定，

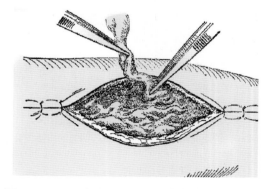

图 4-3-1-97　充分引流、争取延期缝合示意图

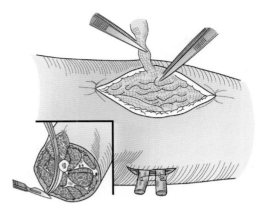

图 4-3-1-98　对口引流示意图

且便于护理及对创口的观察，同时可使局部的血管与神经组织得到松弛，并有利于创口内无效腔的缩小。对肢体软组织缺损过多者，骨外固定架的牵引力不应过大，以防缝合处紧张而引起不良后果。骨外固定架亦有利于成角畸形及旋转畸形的矫正。

（六）创口的延期缝合与二期缝合

1. 延期缝合

一般多指清创后 4~7 d，此时伤口已有少量肉芽组织形成。如肉芽清洁、新鲜，无明显渗液、周围组织无明显炎症及创口对合时无张力，方可缝合伤口，此种缝合称延期缝合。其方式之一是清创后 3~7 d，全身情况良好，伤口分泌物少，创面新鲜、平整，创缘无肿胀、硬结或压痛，在创壁张力不大的情况下可以对合，此即延迟的初期缝合。为使缝合可靠，一般先用细钢丝或钛缆进行减张缝合，使创缘和创壁靠拢再缝合创缘。缝合时松紧适度，既不留死腔，又使创腔分泌物可以顺利排出，必要时加橡皮条引流。此时钢丝从一侧创缘外方 2~3 cm 处穿入，绕过创底从对侧创缘外等距离部位穿出，穿过纽扣或绕过小纱布卷缝合。为使缝合可靠，一般先用细钢丝或钛缆进行减张缝合，使创缘和创壁靠拢再缝合创缘。缝合时松紧适度，既不留死腔，又使创腔分泌物可以顺利排出，必要时加橡皮条引流；用同法，每隔 3~4 cm 缝合一条，最后，适度收紧结扎（图 4-3-1-99）。其方式之二是对创缘皮肤和皮下组织用丝线作间

断缝合，针距 1 cm 左右，线间裂隙通畅允许排液（图 4-3-1-100），如果创面大而浅，不易缝合，可用中厚皮片植皮。

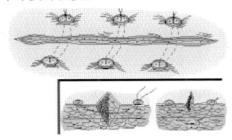

图 4-3-1-99　延期缝合之一示意图
先用钛丝（钢丝）减张缝合（钢丝要穿过创底）

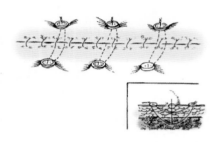

图 4-3-1-100　延期缝合之二示意图
用丝线缝合皮肤及皮下，最后将钢丝收紧打结

在缝合时，对伤口皮肤尽量少切，以减少缝合时的张力。新鲜的肉芽面，缝合前可用等渗盐水纱布轻蘸，避免擦拭，以防出血。缝合时不要留无效腔，必要时增加穿过伤口底部的减张缝合。为防止积血积液，可在缝合口两端放置引流物 2~3 天，无感染表现时即可拔除。缝合后如伤口有化脓等急性炎症征，应立即拆线引流，并及时给予抗生素和其他对症及支持疗法。

2. 二期缝合

指清创后超过一周的缝合称为二期缝合，适用于因感染或后送延误了缝合时机的伤口。其中在 1~2 周缝合的称为早二期缝合，超过 2 周者，称为晚二期缝合。

（1）早二期缝合　因感染等原因错过了延期缝合的时机，应争取在清创后 10~14 d 内二期缝合，促进伤口愈合，减少疤痕，恢复其功能。方法与延期缝合类同，如果创壁已有瘢痕形成或肉芽老化，颜色灰白而无光泽，创缘硬化不易对合时，应将瘢痕组织切除再缝合（图 4-3-

1-101）。如张力较大或创面较大，亦可先作部分缝合，先使创面比原来缩小 1/2~2/3，而后再采用薄层游离植皮使其闭合。对创面对合不可能者可考虑中厚皮片植皮。

（2）晚二期缝合　指在清创 14 d 后进行。此时肉芽组织较多，常填充大部分伤口，但底部的纤维组织增生也多，血供较差，肉芽苍白或灰黄色。因此，应先将肉芽组织连同其底部纤维硬结一并切除（尽可能地彻底，否则易失败），露出健康组织，再修整皮缘，彻底止血后缝合伤口。如创口张力较大，可先作减张缝合或施行减张切开，而后再使伤口对合，亦可用转移皮瓣或游离植皮法闭合伤口。

以上是以平时创伤为主的清创术操作程序与注意要点，主要强调清创必须彻底，对所有坏死组织、异物和失去血供的组织都必须全部清除。这不仅有利于创口的愈合，而且对于一般感染，甚至气性坏疽和破伤风的预防都是有益的。虽然清创术的方法很多，但通过实践发现，采用切除、不冲洗的方法较之冲洗的方法为好。但涉及的人力、物力及时间较多，仅适用于平时有条件的情况下使用，遇有大批伤员或是战争情况下，笔者认为应仍以冲洗法为宜，可使更多的伤员迅速得救。当然其中也有技术问题及设备问题等，尚应因地制宜，全盘权衡。

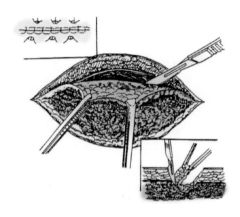

图 4-3-1-101　早二期缝合示意图
先将底部瘢痕化组织切除，再按前法缝合

第二节　舰船外科常用基本操作及手术技能

一、腹膜腔穿刺术

（一）适应证

1. 诊断性穿刺，以明确腹腔内有无积脓、积血，或抽液做化验和病理检查。

2. 大量腹水引起严重胸闷、气短者，适量放液以缓解症状。

3. 行人工气腹作为诊断和治疗手段。

4. 腹腔内注射药物。

（二）禁忌证

1. 严重肠胀气。

2. 妊娠。

3. 因既往手术或炎症腹腔内有广泛粘连者。

4. 躁动、不能合作或肝昏迷先兆。

（三）操作

1. 嘱患者排尿，以免刺伤膀胱。

2. 取平卧位或斜卧位；如放腹水，背部先垫好腹带。

3. 穿刺点的选择：

（1）脐和髂前上棘间连线外 1/3 和中 1/3 的交点为穿刺点；放腹水时通常选用左侧穿刺点。

（2）脐和耻骨联合连线的中点上方 1 cm，偏左和右 1~1.5 cm 处。

（3）若行诊断性腹腔灌洗术，在腹中线上取穿刺点。

4. 常规消毒皮肤，术者戴无菌手套，铺无菌孔巾，并用1%~2%普鲁卡因2 mL作局麻，须深达腹膜。

5. 作诊断性抽液时，可用17~18号长针头连接注射器，穿刺针垂直刺入皮下在皮下潜行后再垂直刺入腹腔；抽液后拔出穿刺针，揉压针孔，局部涂以碘酒，盖上无菌纱布，用胶布固定。

6. 腹腔内积液不多，腹腔穿刺不成功，为明确诊断，可行诊断性腹腔灌洗，采用与诊断性腹腔穿刺相同的穿刺方法，把有侧孔的塑料管尾端连接一盛有500~1000 mL无菌生理盐水的输液瓶，使生理盐水缓缓流入腹腔，当液体流完或患者感觉腹胀时，把瓶放正，转至床下，使腹内灌洗液借虹吸作用流回输液瓶中；灌洗后取瓶中液体做检验；拔出穿刺针，局部碘酒消毒后，盖无菌纱布，用胶布固定。

7. 腹腔放液减压时，用胸腔穿刺的长针外连一长的消毒橡皮管，用血管钳夹住橡皮管，从穿刺点自下向上斜行徐徐刺入，进入腹腔后腹水自然流出，再接乳胶管放液于容器内；放液不宜过多、过快，一般每次不超过3000 mL；放液完毕拔出穿刺针，用力按压局部，碘酒消毒后盖上无菌纱布，用胶布固定，缚紧腹带。

二、脓肿切开引流术

（一）适应证

1. 浅表脓肿已有明显波动。
2. 深部脓肿经穿刺证实有脓液。
3. 口底蜂窝组织炎、手部感染及其他特殊部位的脓肿，应于脓液尚未聚成明显脓肿前施行手术。

（二）禁忌证

结核性冷脓肿无混合性感染。

（三）术前准备

1. 洗净局部皮肤，需要时应剃毛。

2. 器械准备：脓肿切开引流包、手套、治疗盘（碘酒、酒精、棉签、局部麻醉药等）。

（四）操作

1. 局部皮肤常规消毒、戴手套和铺无菌巾。

2. 浅部脓肿

（1）一般不用麻醉。

（2）用尖刀刺入脓腔中央，向两端延长切口，如脓肿不大，切口最好达脓腔边缘。

（3）切开脓腔后，以手指伸入其中，如有间隔组织，可轻轻地将其分开，使成单一的空腔，以利排脓；如脓腔大，可在脓肿两侧处切开作对口引流。

（4）松松填入湿盐水纱布或碘仿纱布，或凡士林纱布，并用干纱布或棉垫包扎。

3. 深部脓肿

（1）先适当有效地麻醉。

（2）切开之前先用针穿刺抽吸，找到脓腔后，将针头留在原处，作为切开的标志。

（3）先切开皮肤、皮下组织，然后顺针头的方向，用止血钳钝性分开肌层，到达脓腔后，将其充分打开，并以手指伸入脓腔内检查。

（4）手术后置入碘仿纱布条，一端留在外面，或置入有孔的橡皮引流管。

（5）若脓肿切开后，腔内有多量出血时，可用碘仿纱条按顺序紧紧地填塞整个脓腔，以压迫止血，术后2 d，用无菌盐水浸湿全部填塞敷料后轻轻取出，改换烟卷或凡士林纱布引流。

三、清创术

（一）适应证

8 h以内的开放性伤口；8 h以上无明显感染的伤口，伤员一般情况好。头部血运好，伤后12 h内仍可行清创术。

（二）禁忌证

污染严重或已化脓感染的伤口不宜一期缝合，仅将伤口周围皮肤擦净，消毒周围皮肤后，敞开引流。

（三）术前准备

1. 全面检查伤员，如有休克，先抢救，待休克好转后争取时间进行清创。

2. 如颅脑、胸、腹有严重损伤，应先予以处理。如四肢开放性损伤，应注意是否同时合并骨折，摄 X 线片协助诊断。

3. 应用止痛和术前镇静药物。

4. 如伤口较大，污染严重，应预防性应用抗生素，在术前 1 h、术中、术毕分别用一定量的抗生素。

5. 注射破伤风抗毒素，轻者用 1500 U，重者用 3000 U。

（四）麻醉

上肢清创可用臂丛神经或腕部神经阻滞麻醉，下肢可用硬膜外麻醉，较小较浅的伤口可使用局麻，较大及复杂、严重的则可选用全麻。

（五）手术步骤

1. 清洗去污　分清洗皮肤和清洗伤口两步。

（1）清洗皮肤　用无菌纱布覆盖伤口，再用汽油或乙醚擦去伤口周围皮肤的油污。术者常规戴口罩、帽子、洗手、戴手套，更换覆盖伤口的纱布，用软毛刷蘸消毒皂水刷洗皮肤，并用冷开水冲净。然后换另一毛刷再刷洗一遍，用消毒纱布擦干皮肤。两遍刷洗共约 10 min。

（2）清洗伤口　去掉覆盖伤口的纱布，以生理盐水冲洗伤口，用消毒镊子或纱布球轻轻除去伤口内的污物、血凝块和异物。

2. 清理伤口

（1）施行麻醉，擦干皮肤，用碘酊、酒精消毒皮肤，铺盖消毒手术巾准备手术。术者重新用酒精或新洁尔灭液泡手，穿手术衣、戴手套后即可清理伤口。

（2）对浅层伤口，可将伤口周围不整皮肤缘切除 0.2 ~ 0.5 cm，切面止血，消除血凝块和异物。切除失活组织和明显挫伤的创缘组织（包括皮肤和皮下组织等），并随时用无菌盐水冲洗。

（3）对深层伤口，应彻底切除失活的筋膜和肌肉（肌肉切面不出血，或用镊子夹镊不收

缩者表示已坏死），但不应将有活力的肌肉切除。有时可适当扩大切口和切开筋膜，处理较深部切口，直至比较清洁和显露血循环较好的组织。

（4）如同时有粉碎性骨折，应尽量保留骨折片。已与骨膜分离的小骨片应予清除。

（5）浅部贯通伤的出入口较近者，可切开组织桥，变两个切口为一个。如伤道过深，不应从入口处清理深部，而应从侧面切开处清理伤道。

（6）伤口有活动性出血，在清创前可先用止血钳钳夹，或临时结扎止血。待清理伤口时重新结扎，除去污染线头。渗血可用温盐水纱布压迫止血，或用凝血酶局部止血剂。

3. 修复伤口

（1）清创后再次用生理盐水清洗创口。再根据污染程度、大小和深度决定是开放还是缝合，是一期还是延期缝合。未超过 12 h 的清洁伤可一期缝合；大而深伤口，在一期缝合时应置引流条；污染重的或特殊部位不能彻底清创的伤口，应延期缝合，即在清创后先于伤口内放置凡士林纱布引流条，待 4~7 d 后，如伤口组织红润，无感染或水肿时，再缝合。

（2）头、面部血运丰富，愈合力强，损伤时间虽长，只要无明显感染，仍应争取一期缝合。

（3）缝合时，不应留有无效腔，张力不能太大；对重要血管损伤应修补或吻合；对断裂的肌腱和神经干应修整缝合；暴露的神经和肌腱应以皮肤覆盖；开放性关节腔损伤应彻底清洁后再缝合；胸、腹腔的开放损伤应彻底清创后，放置引流管或引流条。

（六）术中注意事项

1. 伤口清洗是清创术的重要步骤，必须反复用大量生理盐水冲洗。选择局麻时，只能在清洗伤口后麻醉。

2. 彻底切除已失去活力的组织，又要尽量爱护和保留存活的组织。

3. 避免张力太大，以免造成缺血或坏死。

（七）术后处理

1. 根据全身情况输液或输血。

2. 合理应用抗生素，防止伤口感染，促使炎症消退。

3. 注射破伤风抗毒素。如伤口深、污染重，应同时肌内注射气性坏疽抗毒血清。

4. 抬高患肢，促使血液回流。

5. 注意伤肢血运，伤口包扎松紧是否合适，伤口有无出血等。

6. 一般应根据引流物情况，在术后 24~48 h 拔除伤口引流条。

7. 伤口出血或发生感染时，应即拆除缝线，检查原因，进行处理。

8. 定时换药，按时拆线。

四、心包穿刺

心包穿刺是借助穿刺针直接刺入心包腔的诊疗技术。通过引流心包腔内积液，降低心包腔内压，是急性心包填塞症的急救措施。心包穿刺必须在无菌技术下进行，局部应用普鲁卡因麻醉，穿刺部位不可过深，以免刺破心房、心室或刺破冠状动脉造成心包腔大量积血。

（一）麻醉方式

局部麻醉。

（二）术前准备

1. 常规消毒治疗盘。

2. 静脉套管针、三通开关、10mL 注射器、洞巾、纱布。

3. 其他用物如 1% 普鲁卡因溶液、无菌手套、试管、量杯等。备用心电图机、抢救药品、心脏除颤器和人工呼吸器。

4. 术前进行心脏超声检查，确定积液程度与穿刺部位。

（三）适应证

1. 大量心包积液出现心脏压塞症状者，穿刺抽液以解除压迫症状。

2. 抽取心包积液协助诊断，确定病因。

3. 心包腔内给药治疗。

（四）禁忌证

1. 主动脉夹层致心包积液者。

2. 以心脏扩大为主而积液量少者。

3. 有严重出血倾向或凝血功能障碍者应慎重考虑利弊。

（五）手术步骤

1. 患者一般取坐位或半卧位，暴露前胸、上腹部。仔细叩出心浊音界，选好穿刺点。常用穿刺部位有两个。

（1）心前区穿刺点 于左侧第 5 肋间隙，心浊音界左缘向内 1 ~ 2cm 处，沿第 6 肋上缘向内向后指向脊柱进针。此部位操作技术较胸骨下穿刺点的难度小，但不适于化脓性心包炎或渗出液体较少的心包炎穿刺。

（2）胸骨下穿刺点 取左侧肋弓角作为胸骨下穿刺点，穿刺针与腹壁角度为 30° ~ 45°，针刺向上、后、内，达心包腔底部；针头边进边吸，至吸出液体时即停止前进。

2. 消毒局部皮肤，覆盖消毒洞巾，在穿刺点自皮肤至心包壁层做局部麻醉。

3. 将连于穿刺针的橡胶皮管夹闭，穿刺针在选定且局麻后的部位进针。

4. 缓慢负压下进针，见到液体从针管流出时，提示穿刺针已进入心包腔，如果有心脏搏动撞击针尖感时，应稍退针少许，以免划伤心脏，同时固定针体。

5. 进入心包腔后，助手将注射器接于橡皮管上，放开钳夹处，缓慢抽液，当针管吸满后，取下针管前，应先用止血钳夹闭橡皮管，以防空气进入。记录抽液量，留标本送检。

6. 抽液完毕，拔出针头或套管，覆盖消毒纱布，压迫数分钟，并以胶布固定，必要时可留置导管。

（六）注意事项

1. 严格掌握适应证，因心包穿刺术有一定危险性，应由有经验医师操作或指导，并应在心电监护下进行穿刺，较为安全。

2. 术前须进行心脏超声检查，确定液平段大小与穿刺部位，选液平段最大、距体表最近点作为穿刺部位，或在超声显像指导下进行穿刺抽液更为准确、安全。

3. 如抽出鲜血应立即停止抽吸，并严密观察有无心脏压塞出现。

4. 操作应轻柔，进针切忌强力快速，进入心包后应随时细察针尖感觉。如有搏动感，提示针尖已触及心脏或已刺入心肌，应立即退针。抽液或冲洗时动作需轻缓。

5. 抽液速度宜缓慢，首次抽液量以 100ml 左右为宜，以后每次抽液 300 ~ 500mL，避免抽液过多导致心脏急性扩张。

（七）术后护理

1. 术后观察患者心率、心律、体温、呼吸、血压等，有无呼吸困难、意识丧失、胸闷、气急、急性肺水肿的发生。

2. 酌情应用抗生素，以免穿刺部位及心包发生感染。

五、耻骨上膀胱穿刺术

耻骨上膀胱穿刺术适用于急性尿潴留导尿未成功，而又急需排尿或送检尿标本者。

（一）适应证

1. 急性尿潴留导尿未成功者。
2. 需膀胱造口引流者。
3. 经穿刺采取膀胱尿液做检验及细菌培养。
4. 小儿、年老体弱不宜导尿者。

（二）方法及内容

1. 穿刺前，膀胱内必须有一定量的尿液。
2. 下腹部皮肤消毒，在耻骨联合上缘一横指正中部行局麻。
3. 选好穿刺点，以穿刺针向后下方倾斜刺入膀胱腔内。拔出针芯，即有尿液溢出，将尿液抽尽并送检。
4. 过分膨胀的膀胱，抽吸尿液宜缓慢，以

免膀胱内压减低过速而出血，或诱发休克。

5. 如用套管针穿刺做耻骨上膀胱造口者，在上述穿刺点行局麻后先做一皮肤小切口，将套管针刺入膀胱，拔出针芯，再将导管经套管送入膀胱，观察引流通畅后，拔出套管，妥善固定引流导管。

6. 对曾经作过膀胱手术的患者需特别慎重，以防穿入腹腔伤及肠管。

六、胆囊切除术

（一）手术方法

1. 胆囊切除术是胆囊结石、急慢性胆囊炎的主要外科治疗方法，可彻底消除病灶，手术效果满意。但非结石性胆囊炎胆囊切除效果不及结石者，故宜取慎重态度。胆囊切除后，胆管可代偿性扩大，对生理影响不大，仅对胆汁不能充分浓缩、使脂肪消化稍减弱，所以正确的胆囊切除对患者无害。手术方法有两种：由胆囊底开始的所谓逆行法和自胆囊颈开始的顺行法胆囊切除术。多采用前者。此法可避免胆管误伤，而后者出血少，但如胆囊周围炎症水肿严重时，手术常有困难。新近对适合病例，可采用腹腔镜胆囊切除术（LC）。

2. 胆囊造瘘术　近年已不常用，仅适用于胆囊周围炎性粘连严重、切除胆囊困难很大，可能误伤胆（肝）总管等重要组织者；胆囊周围脓肿；胆囊坏疽、穿孔、腹膜炎；病情危重者；或年老全身情况衰竭、不能耐受胆囊切除术者。本术目的是切开减压引流、取出结石，渡过危险期，以后再酌情行胆囊切除术，因此，患者可能蒙受再次手术之苦，故不可滥用。

3. 胆总管探查引流术是治疗胆管结石的基本方法。目的：探查胆道通畅的情况，取出其中结石，冲洗胆道，T管引流，消除胆道感染。胆总管探查的指征是：① 有梗阻性黄疸病史；② 慢性胆管炎，胆总管扩张 1.0 cm 以上、或胆管壁增厚者；③ 胆（肝）总管内有结石、蛔虫、肿瘤等；④ 胆道感染、胆管穿刺抽出的胆汁混

浊、呈脓性或有絮状物或有残渣等；⑤胆囊内有多数细小结石，有可能下降至胆总管者；⑥肝胆管结石；⑦胆囊与胆总管内虽无结石，但肝脏表面有炎性粘连，有扩张的小胆管，肝纤维组织增多，肝叶（段）有萎缩或肿大者；⑧慢性复发性胰腺炎，或全胰腺肿大、变硬者；⑨静脉胆道造影有"滞留密度增加征"者等。探查应仔细，防止遗漏病变，必要时，配合术中胆道造影、或使用胆道镜。一般应切除胆囊，T 管内径宜大些，有利于小结石排出或术后非手术治疗。

（二）术后有关处理

1. 一般处理半卧位，第 1~2 d 禁饮食，如已行胆肠吻合者，应持续胃肠减压，待肠鸣恢复或虚恭后停止，予以流汁食。抗生素用到体温正常为止。禁食期间静脉补液每日 2 500~3 000 mL（葡萄糖液、生理盐水等），给予维生素，必要时予以氨基酸、或输血、血浆等。以哌替啶、布桂嗪、安侬痛、异丙嗪等镇静止痛。

2. 腹腔引流可在 48 h 拔除一根，另一根第 3 天拔除。如引流胆汁较多，第 3 天拔除一根、并顺其隧道放入一根软橡皮管，引流于消毒瓶内、或负压吸引，另一根引流于第五天拔除，待胆汁渗漏停止后，拔除橡皮管。胆汁量不减少应查明原因。

3. T 管处理：要妥为固定，防止受压扭曲和扯脱。应连接于无色消毒瓶内，记录胆汁量（一般每日 300~500 mL，过多过少均提示存在问题），经常观察胆汁颜色、性状、有无沉渣。放置时间一般两周，如为了支撑吻合口，则应延长时间，至少 6 个月。需要时应予以冲洗。拔 T 管指征：① 时间在 2 周左右；② 胆管与十二指肠完全通畅，包括：胆汁引流量日渐减少，粪便色正常；③ 血清胆红质趋向正常；④ 抬高或夹闭 T 管，患者无腹胀、腹痛、发热、黄疸加重等；⑤ 经 T 管逆行胆道造影证明胆道十二指肠间通畅、无残余结石；⑥ 胆汁检查清亮、无脓球、红细胞和虫卵等。

4. 经 T 管逆行胆道造影术后如无高热、或严重胆道感染、出血，可于术后 10~14 d 进行。一般经 T 管注入 20~30 mL 有机碘造影剂（浓度为 15%~20%）。宜头低位 30 ℃，先左侧卧位，缓缓注入 10 mL，再转至仰卧位注入剩余量，即照片，此举能显示肝内、外胆管。若胆管充盈良好，待 15 min 后可再拍片 1 张，以观察自然排空情况。如胆肠间通畅、无残余结石，即可拔管。否则应作相应处理。

七、换药术

（一）适应证

1. 术后无菌伤口，如无特殊反应，3~5 d 后第一次换药。

2. 感染伤口，分泌物较多，每日换药 1 次。

3. 新鲜肉芽创面，隔 1~2 d 换药 1 次。

4. 严重感染或置引流的伤口及粪瘘等，应根据引流量的多少决定换药的次数。

5. 烟卷引流伤口，每日换药 1~2 次，并在术后 12~24 h 转动烟卷，并适时拔除引流；橡皮膜引流，常在术后 48 h 拔除。

6. 橡皮管引流伤口 2~3 d 换药，引流 3~7 d 更换或拔除。

（二）准备工作

1. 换药前半小时内不要扫地，避免室内尘土飞扬；了解患者的伤口情况；穿工作服，戴好帽子、口罩，洗手。

2. 物品准备：无菌治疗碗 2 个，盛无菌敷料；弯盘 1 个（放污染敷料），镊子 2 把，剪刀 1 把，备酒精棉球、干棉球、纱布、引流条、盐水、碘伏棉球、胶布等。

3. 让患者采取舒适的卧位或坐位，利于暴露创口，冬天应注意保暖。

（三）操作步骤

1. 用手取外层敷料（勿用镊子），再用镊子取下内层敷料及外引流物；与伤口黏着的最里层敷料，应先用盐水湿润后再揭去，以免损伤肉芽组织或引起创面出血。

2. 用两把镊子清洁伤口，一把镊子接触伤口，另一把镊子接触敷料作为传递。用碘伏或酒精消毒伤口周围的皮肤。用盐水棉球清洗创面，轻沾吸去分泌物或脓液，由内向外，注意移除创口内异物、线头、死骨及腐肉等。棉球一面用后，可翻过来用另一面，然后弃去。不得用擦洗过创面周围皮肤的棉球沾洗创面。严格防止将纱布、棉球遗留在伤口内。在换药过程中，假如需用两把镊子（或钳子）协同把沾有过多盐水或药液的棉球拧干一些时，必须使相对干净侧（左手）镊子位置向上，而使接触伤口侧（右手）镊子位置在下，以免污染。

3. 分泌物较多且创面较深时，宜用生理盐水冲洗，如坏死组织较多可用消毒溶液（如优锁）冲洗。如需放置引流，应先用探针或镊子探测创腔方向、深浅和范围，然后再用探针或镊子送入油纱布或引流条，或浸过雷夫努尔药液的纱布引流条，但不能塞得太紧。

4. 高出皮肤或不健康的肉芽组织，可用剪刀剪平，或先用硝酸银棒烧灼，再用生理盐水中和；或先用纯石炭酸腐蚀，再用75%的酒精中和；肉芽组织有较明显水肿时，可用高渗盐水湿敷。

5. 一般无严重感染的平整创面，用凡士林纱布敷盖即可。感染严重的伤口，可用0.05%苯扎溴安，0.02%醋酸氯己定等洗涤或湿敷，亦可用黄连软膏，去腐生肌散等中药外敷。化脓伤口可用优锁溶液洗涤或湿敷。特异感染，可用0.02%高锰酸钾湿敷。

6. 最后，覆盖无菌纱布（一般为8层），用胶布或绷带固定。

（四）注意事项

严格遵守无菌操作技术。如换药者已接触伤口绷带和敷料，不应再接触换药车或无菌换药碗（盒）。需要物件时可由护士供给或自己洗手后再取。各种无菌棉球、敷料从容器中取出后，不得放入原容器内。污染的敷料立即放入污物盘或污物桶内。其他物品放回指定位置。

1. 操作轻柔，保护健康组织。换药后认真洗手。

2. 先换清洁的创面，再换感染轻微的创口，最后换感染严重的创口，或特异性感染的创口。

3. 气性坏疽、破伤风、溶血性链球菌及铜绿假单胞菌等感染伤口，必须严格执行床边隔离制度。污染的敷料需及时焚毁，使用的器械应单独加倍时间消毒灭菌。

4. 伤口长期不愈者，应检查原因，排除异物存留、结核菌感染、引流不畅以及线头、死骨、弹片等，并核对引流物的数目是否正确。

第四章 适合舰船环境的骨科基本治疗技术

第一节 牵引术

一、牵引疗法的原理

（一）牵引疗法的原理

目前，牵引疗法仍为骨科的基本治疗技术之一，其主要原理主要有：

① 具有促进骨折断端复位的作用；② 使伤患局部得以休息、消除反应性水肿及制定作用；③ 预防及矫正畸形；④ 便于开放性创面的观察与处理；

（二）牵引的分类

牵引一般分为以下三大类。

1. 皮肤牵引

凡牵引力通过皮肤阻力作用进行牵拉而使其作用力传达到伤患处，并得以复位、固定与制动目的之技术，称皮肤牵引。由于皮肤本身所受的阻力有限，一般不超过 2.5 kg，故其适用范围有其局限性。主舰船摇晃的环境中一般不采用。

2. 骨骼牵引

骨骼牵引又称直接牵引，即将牵引器械穿入骨内，牵引力直接通过骨骼而抵达损伤部分，并起到复位、固定与休息之目的。此种牵引力的作用点虽小，但因其力量集中，故较之皮肤牵引作用更明显。

3. 其他牵引

指前两者之外的牵引方式。包括头颅吊带牵引、骨盆带牵引、手指牵引及指（趾）甲牵引等。

二、常用的几种牵引方法

（一）尺骨鹰嘴牵引术

肘关节屈曲 90°，前臂取中间位，先沿尺骨嵴用甲紫划一平行线，再找出上臂的中点向远端延长与尺骨嵴平行线相交，以此交点为中心，呈垂直状向内、外各 1.5~2.5 cm 处，分别划一交线，此即为穿针的入口与出口。因内侧有尺神经，为防止钢针偏斜误伤，一般均自内侧进针（图 4-4-1-1、2）。

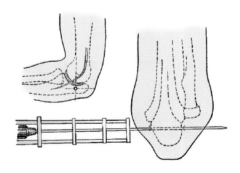

图 4-4-1-1　尺骨鹰嘴克氏针牵引示意图（A、B）
A. 肘关节屈曲 90°，在肱骨内侧缘的延长线（即沿尺骨鹰嘴顶点下 3 cm 左右处），画一条与尺骨背侧缘平行的直线，相交两点即牵引针的进、出点；B. 操作中

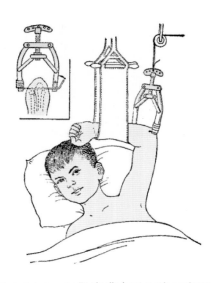

图 4-4-1-2　尺骨鹰嘴牵引实施示意图

用手牵引将上肢提起，消毒麻醉后将克氏针从内侧刺入尺骨，转动摇钻穿过鹰嘴钻向外侧，切勿损伤尺神经。牵引针两端外露部分应等长，安装牵引弓，把针的两端弯向牵引弓，用胶布固定，以免松动、滑脱，然后拧紧螺旋将牵引针拉紧，系上牵引绳，在与上臂成直线的方向进行牵引，伤肢前臂用帆布吊带吊起，保持肘关节90°，牵引重量以肩部抬高一拳为准

（二）胫骨结节牵引术

沿胫骨嵴划一平行线，再于胫骨结节下方1~1.5 cm 处划一垂直交线（青壮年者偏上，老人偏下，儿童则应避开骨骺）。以此交点为中心，向内外两侧各2~3 cm 处划一交线，即为穿针部位。为避免误伤腓总神经，一般自外向内穿针成水平位与胫骨垂直用锤锤击穿入骨内，从内侧标记点穿出，将凹陷的皮肤用巾钳拉出，安装牵引弓，钉的两端用抗生素空瓶套上，以防刺破健腿或衣被。钉长一般 14~16 cm，直径0.4~0.45 cm（图 4-4-1-3~6）。

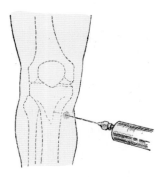

图 4-4-1-4　局部浸润麻醉内侧刺入点示意图

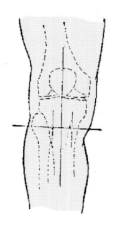

图 4-4-1-3　胫骨结节牵引术示意图

画线：自胫骨结节向下 1 cm，画一条与胫骨纵轴垂直的横线，在纵轴两侧各 3 cm 左右画两条纵线与横线相交，此两点即为史氏钉进、出点（老人向下移，青年人向上移，儿童改用克氏针，并避开骨骺），膝部皮肤略向上拉牵引弓系上牵引绳，通过牵引架进行牵引。小腿和足部用胶布辅助牵引，以防肢体旋转和足下垂。床脚抬高 30~50 cm 作为对抗牵引。牵引总重量应根据伤员体重和损伤情况决定，如骨盆骨折、股骨骨折和髋关节脱位的牵引总重量级按体重的 1/7 或 1/8 计算，年老体弱、肌肉损伤过多或有病理性骨折者则按体重的 1/9 重量。小腿辅助牵引的重量为 1.5~2.5 kg，足部皮肤牵引为 0.25~0.5 kg

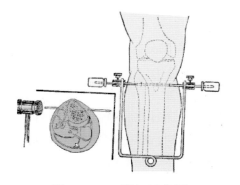

图 4-4-1-5　进钉示意图

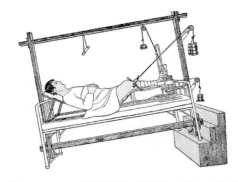

图 4-4-1-6　胫骨结节牵引的实施示意图

（三）跟骨牵引术

踝关节功能位 90° 状，取自足底向上、后跟向前各 2.5~3.0 cm 交点处为出入口。一般自内向外进钉，以防误伤内侧血管神经。钉长一般 12~14 cm，直径 0.4 cm（图 4-4-1-7）。

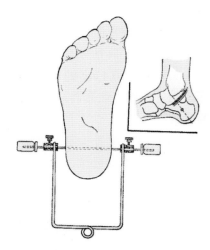

图 4-4-1-7　跟骨牵引术进针点示意图
踝关节中间位，内踝下端到足跟后下缘连线的中点即为进钉点；先从内侧点刺入跟骨；水平位锤击钉尾从外侧皮肤穿出，钉两端外露部分等长；用巾钳拉平进钉处凹陷的皮肤，安装牵引弓，在勃郎氏架上进行牵引。

（四）股骨髁上牵引术

1. 膝关节取功能位，先于髌骨正中划一纵线，再于髌骨上缘 1 cm 处划一横线，而后沿腓骨小头前缘向上作一平行线，使其与横线相交，并测量此交点与髌骨上正中交点的距离，再以此距离于内髁处划一交线，此即为进针的入口与出口。均自内侧打入，以防史氏钉偏斜，误伤内收肌管内的血管与神经。钉长一般 16~18 cm，直径 0.45~0.5 cm。

操作过程：

术者应按外科无菌操作要求洗手、戴消毒手套、用无菌治疗巾保护术野，并作手巾钳固定。选用局部浸润麻醉，先于入口处用 1% 奴佛卡因 3~5 mL 由浅入深呈伞状直达骨膜。在出口处，由于钉子易偏斜，故麻醉浸润范围应稍大，亦呈伞状。

用消毒纱布包绕其外并持于手中，另一手将入口处皮肤稍许牵向与牵引相反方面，而后

自入口点将钉尖呈水平方向刺入皮肤，并经皮下达骨质。先用钢锤轻轻叩击钉尾，使钉尖进入骨皮质 0.2~0.3 cm，此时在助手协助下校正方向（一般钉尾比出口点稍低 2~3 mm），并继续将钉子打穿骨质。在此过程中，术者从上方注意针的水平方向有无偏斜变位，而助手则从侧方注意观察上下方向。当抵达对侧皮下时，助手将出口处皮肤也稍许牵向与牵引相反方面，并将钉子打穿，直至两端外露部分长度相等为止。而后用手巾钳将入口内陷的皮肤牵出。（图 4-4-1-8）。安装牵引弓，将其固定（图 4-4-1-9）。按损伤要求立即予以放置重量，调整牵引

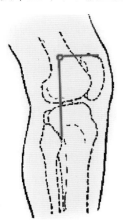

图 4-4-1-8　股骨髁上牵引技术定点示意图
定点画线：将下肢放在勃郎氏架上，在髌骨上缘画一横线（老年人骨质较松，可高一些），再沿腓骨小头前缘与股骨内髁粗隆的最高点作一条与髌骨上缘横线相交的垂直线，相交两点即史氏钉的进、出点。

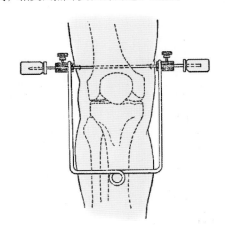

图 4-4-1-9　股骨髁上牵引实施外观示意图
从大腿内侧点刺入，与股骨垂直锤击钉尾，穿出外侧点后用巾钳将进钉处凹陷的皮肤拉平，安装牵引弓，在牵引架上进行牵引。

线进行牵引。保护钉尖，史氏针两端易伤及人体及被褥，应立即套以软木塞或抗生素瓶等以防其误伤。牵引重量一般为体重的 $\frac{1}{12}$~$\frac{1}{7}$。

（五）注意事项

1. 避免阻挡　注意克氏针及克氏钉两侧有无阻挡，以免降低牵引力量。

2. 钉口暴露　钉（或针）的出入口处皮肤以敞开为宜，每日检查，如钉眼处有发红及渗出性改变，可涂以碘酒等药物。

3. 克氏针不易牵引过久　史氏钉系通过叩击作用将牵引物挤入骨质，而克氏针则为钻入骨质，因此后者较松，易滑出。除应经常检查与校正外，不宜牵引过久（一般不超过 5~7 d，如需较长时间牵引者，应选择史氏钉）。

4. 钉眼处感染　如钉眼有明显感染而又无法控制者，应将其拔除，并根据病情换其他牵引或更换牵引部位。

5. 加强功能锻炼　鼓励患者自动练习肌肉运动及足趾或手指的功能锻炼。

6. 骨折或脱位病例注意事项　以下几点应予注意。

（1）测量　每日测量两侧肢体的长度，并作记录。

（2）透视　在牵引最初数日内可用 X 线透视，必要时摄片，以便及时了解骨折对位情况，进行调整。

（3）牵引重量　初次应加到适宜的最大量，以矫正骨折的重叠移位。如系关节挛缩，则牵引力需逐渐增加。牵引重量的大小，应根据部位、骨折错位、受伤时间和损伤程度等情况而定，一般牵引重量为体重的 1/12~1/7。

（4）肢体观察　注意周围循环及有无神经损伤现象。

（5）恢复对位　根据骨折近端移位方向，纠正与调整牵引力线，并应注意床尾抬高，以达到反牵引作用。

三、特殊的骨牵引

（一）颅骨牵引术

用于颈椎骨折脱位者，尤其是需通过牵引获得复位，或其中的不稳定型者等，亦可作为某些颈部手术前后的辅助与安全保障措施。

1. 用具　除一般骨骼牵引用具外，应准备颅骨牵引弓一副，手摇钻一套及安全钻头 2~3 个，此钻头刃部上方 0.4 cm 处有一台阶，可阻止钻头穿过颅骨内板。该套器械置于消毒包内，高压灭菌后备用。

2. 术前准备　将患者头发全部剃光，用肥皂及清水轻拭头部，取仰卧位，两侧用沙袋固定。

3. 画线定位　先于头顶正中画一矢状线，再沿两侧乳突向上画一冠状线，使两线相交，于此中心点沿冠状线向两侧 4 cm 处各划一交线，即为牵引弓入口部位。

4. 钻孔牵引　局麻下分别将两侧入口部皮肤各切开 1 cm，直达骨膜。用安全钻头与颅骨的弧度成垂直方向钻穿颅骨外板（成人 4 mm，儿童 3 mm）。然后将颅骨牵引弓的钉钩插入，并稍许拧紧，使其固定（图 4-4-1-10）。

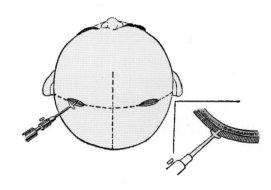

图 4-4-1-10　颅骨牵引术示意图

定点画线：仰卧平位，剃光头，在两侧乳突之间画一冠状线，再沿鼻尖到枕外粗隆画一矢状线。将牵引弓两端钩尖放在横线上作切口标志；依序在两标志点各作一切口，达骨膜，用带深度控制的颅骨钻钻孔，方向与牵引弓钩尖方向一致，仅钻入颅骨外板（成人约 4 mm，小儿约 3 mm）。

5. 调整松紧度 在牵引过程中，常因尖端的压迫及骨质的吸收作用而使牵引弓松动，甚至滑出。因此，于牵引的次日起，即应再稍许拧紧（约 0.5~1 圈），此后每 3~5 d 重复 1 次，但切勿用力，以防穿过颅骨的内板而损伤脑组织（图 4-4-1-11）。

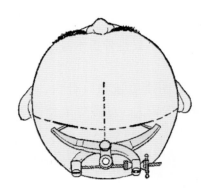

图 4-4-1-11 颅骨牵引弓已放置示意图
安装颅骨牵引弓，旋紧牵引弓上固定螺旋，以防松脱或向内挤紧刺入颅内

6. 脱落处理 在牵引过程中，牵引弓万一滑出脱落，可煮沸消毒后重新放上。

（二）吊带牵引

头部吊带牵引

1. 适应证 用于一般较稳定、不伴有脊髓损伤的颈椎骨折脱位、颈椎病和某些不适合头颅骨牵引的颈部损伤。

2. 用具 布制悬吊牵引带（亦可用布绷带自做）、牵引架、牵引锤及撑开弓。

3. 操作 将牵引带的长端置于下颌部、短端贴于枕后，再将双侧牵引带挂至顶端的牵引弓上，该弓之间距应等于头颅宽度的一倍。然后即沿颈椎的纵轴方向持续牵引，重量视伤患病情而定。一般病例牵引重量 1.5~2.0 kg；用于复位的骨折病例重量较大，多为 3~4 kg（图 4-4-1-12）。

4. 注意事项

（1）牵引重量 不可过重（如病情需要可改颅骨牵引），否则下颌部皮肤有压迫坏死的危险；

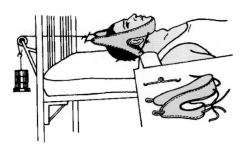

图 4-4-1-12 头部吊带牵引示意图
右下图为牵引带细部及牵引扩张弓

（2）压力分散 颌部可放一泡沫海绵，以缓解局部压力，使其分散；

（3）牵引力线 视伤情而定，一般以维持颈椎生理弧度为宜；

（4）功能活动 牵引过程中应鼓励患者功能锻炼；

（5）后续治疗 骨折在复位后，可酌情改用石膏或其他方法固定。

（三）胸腰椎悬吊牵引

1. 适应证 胸腰椎压缩型骨折不合并神经压迫与刺激症状者。椎板及后结构骨折者忌用。

2. 用具 除牵引床及滑轮等物外，另备帆布制的悬吊牵引带一副，该带由 1~2 层帆布制成，宽 15~20 cm，长 60~70 cm，两端穿以木圆棍，再于木棍的两端与较粗的牵引用蜡绳相连。

3. 操作 患者仰卧，将牵引带中点对准骨折节段之棘突，并于牵引带与皮肤之间垫一宽棉垫。为减少患者疼痛可先用 1% 奴佛卡因 10 mL 分别在上下棘间封闭。然后将牵引绳悬吊挂于同侧牵引架上，间距以略大于身体宽度为准。牵引重量视患者体重而定，一般每侧约 6~10 kg。要求腰部升起，在身体与床铺之间以能放入一拳为准。一般持续 3~5 d，俟 X 线拍片证明复位满意后，改换石膏背心固定，亦可在牵引下敷以石膏，而后再抽出牵引带（图 4-4-1-13）。

（四）骨盆悬吊牵引

1. 适应证 骨盆环完全断裂且伴有明显侧

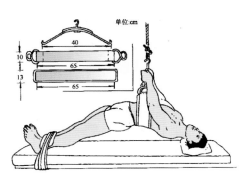

单位:cm

图 4-4-1-13　腰椎悬吊牵引示意图

用于胸腰椎骨折复位及石膏背心实施过程中，视体形不同选用不同宽度吊带

向分离者，仅靠胫骨结节牵引难以消除侧向移位。因此，应在首先纠正纵向移位的基础上，再配合以悬吊牵引复位。

2. 方法　所用牵引带与前者相似，但宽度25~30 cm。先将牵引带置于臀部将其悬吊（图4-4-1-14），牵引重量亦以臀部抬起并能以放入一拳为度。开始作垂直状悬吊，当 X 线片证实纵轴复位后（一般应于骨折后一周内完成），改为向对侧交叉悬吊，利用其挤压作用纠正侧向移位。一般需持续 3~7 d，根据 X 线拍片所见再改用石膏短裤固定。

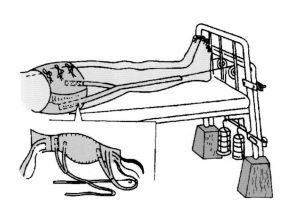

图 4-4-1-14　骨盆带牵引示意图

四、牵引患者的观察、护理及功能锻炼

（一）对牵引患者的观察

在牵引过程中，特别对牵引时间较长者，必须注意观察以下问题。

1. 对牵引的反应

骨牵引者，金属物在体内易因刺激作用而出现各种反应，甚至在钉眼处易引起感染，尤其是在肌肉的部位，由于肌肉纤维的频繁舒缩，穿钉处更易发生，例如股骨髁部、掌骨头及跖骨头等部位。此外易滑动的克氏针更促进了感染的形成。

2. 牵引重量的掌握

牵引重量不仅是骨折本身的需要，尚应考虑其他因素。

（1）初期牵引重量　骨折、脱位的初期牵引重量一般较大，如股骨干骨折牵引重量需为体重的 1/7，胫腓骨不稳定性骨折需体重的 1/13。但在掌握时必须考虑到患者的肌肉状态、年龄、骨折类型和移位程度等。

（2）后期维持重量　当通过肢体测量或 X 线片观察，证明骨折纵向已达复位时，则应采取维持重量。股骨干骨折约为体重的 1/10，胫腓骨骨折为 1/20。重量的减少不应一次完成，应分批递减。若已出现因牵引过度而致骨折断端分离者，则初次减去重量要大。

3. 牵引力线的掌握

应注意以下几点。

（1）牵引力线　基本上应与肢体的轴线相一致，即将患肢置于功能位上，并按肢体的长轴方向牵引。

（2）对某些受肌肉张力较大的骨折　主要指股骨髁上及股骨上端等骨折，由于局部肌肉的作用，易使股骨上端在骨折后，近端出现外展外旋与前屈位移，而股骨远端呈现后屈位。在此情况下，前者牵引力线应较一般病例升高和偏外，后者则应降低，尤其是早期，至少俟局部纤维连接后再逐渐恢复正常力线。

4. 反牵引力的要求

（1）牵引力与反牵引力必须平衡　当牵引力超过人体重量与床单之间的阻力时，可将人体向下方牵去，从而降低了牵引力的作用。为此，必须以床脚抬高的方式，利用人体的重量而形成反牵引力，其大小与人体的倾斜度成正比。

（2）牵引力与床脚升高之关系　大量的临床实践表明，当牵引力超过自身体重的 1/7 时，床脚升高 50 cm；1/7~1/10 时，升高 30 cm；1/10~1/15 时，升高 20 cm；小于 1/15 时，升高 10 cm 即可。因此，床脚抬高的距离随着牵引力量的增减而升降。

（3）减少体位性不适　床脚抬得过高会使患者出现头、胸、腹部等各种不适和异常反应。为此，可利用靠背架让患者上身呈半卧位姿势，以减少反应，且便于看书、写字等。

（二）功能锻炼

对任何牵引患者，尤其是长期牵引的患者，只要无禁忌证，都必须嘱其每天定期功能锻炼，开始时应由医护人员指导。首先让患者认识到，在牵引状态下肢体的功能活动不仅不会影响骨折端的稳定性，且有利于骨折的复位。另一方面，临床医师也必须明确，指导患者进行功能锻炼是其本职工作的一部分。功能锻炼的方式主要有以下内容。

1. 全身活动

主要为引体向上，可以使四肢、胸及头颈等同时得到较充分的活动。每天至少 3~4 次，每次 20~50 下。该活动不仅有助于防止关节僵硬，预防各种并发症，且可增进食欲，培养乐观情绪及改善全身的代谢状态。

2. 局部活动

这是指被牵引肢体本身的功能锻炼，尤其是手、足等远端部分，每 1~2 h 活动 1 次，每次 20~30 下，以增进患肢的血循环及功能恢复。

3. 被动活动

对年老体弱或神经支配障碍者，应由专人负责对全身诸关节进行生理范围内的功能锻炼。一般每日 3~4 次，每个部位 20 下，并鼓励与协助患者翻身或坐起，拍击后背部，以预防肺不张。

第二节　石膏绷带技术

尽管内固定器材已广泛应用，但至今仍无法取代石膏技术。近年来发现内固定治疗中存在许多并发症有待解决，从而又使临床医师重新评价传统治疗技术的优越性，当前石膏技术仍然成为骨科临床医师的基本功之一，应予以重视。

一、石膏绷带技术概述

目前临床上选用的石膏系脱水硫酸钙，用天然石膏，即含水硫酸钙，经捣碎、加热达 100~200 ℃，使其失水煅制而成。后与每平方厘米有 12 根细纱的浆性纱带制成，当前已由工厂机械化加工成密封之成品备用。宽度一般分为 8 cm、10 cm 及 15 cm 3 种，长约 5 m，可根据患者伤情、部位及年龄等酌情况选用。

（一）石膏的临床疗效及优点

石膏技术已沿用 200 余年，至今仍为骨科临床治疗骨折及各种矫形疾患的基本方法之一。尽管手术疗法与内固定技术日臻完善，也仍然无法取代这一传统技术。现将其临床疗效学原理及优点阐述如下。

1. 可塑性强、易通过 3 点加压纠正骨折畸形　由于医用石膏为熟石膏，当其接触水分后重新结晶而硬化时，需数分钟至 20 min 左右。利用这一间隔期可以有充裕时间将骨折端加压与塑形到复位所要求的位置,这是其他技术难以具备的(图4-4-2-1)。由于此特点,其可以较容易地完成骨折复位与制动所需要的3点加压与塑形,从而保证了骨折复位后的稳定性。加之3点塑形是通过手掌的大鱼际加压完成,其与肢体的接触面积大,因而不易造成皮肤压迫疮。

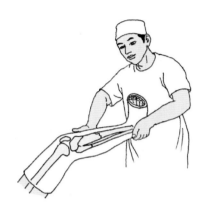

图4-4-2-1　加压塑形示意图
在石膏凝固前用手掌加压塑型,维持骨折复位后的对位,必要时助手可在上方加压

2. 固定确实可使患者早日离床活动　石膏是直接缠绕于肢体或躯干之体表,并与其外形相一致,凝固后十分坚硬,从而起到确实的固定作用。而确实的固定又是各种患者康复的基本条件。与牵引疗法相比,石膏固定的患者,除某些大型石膏,如髋人字石膏等外,一般均可早日下床活动,不仅可改善患者的精神状态,且更有利于肢体的康复与功能重建。

3. 易于矫正骨折固定后的畸形　在肢体制动过程中如果发现断端有成角或旋转畸形,可以通过对石膏的楔形切开或环形切开等较容易地加以矫正。

4. 其他

(1)便于转移、后送　在战争与灾害情况下,骨折伤员常大批发生。由于客观环境不允许患者在该地区滞留,多需及早转移后方。因此,将患肢快速石膏固定,干燥后即可较容易地向安全地区转运。

(2)便于观察创面　对开放性损伤可通过石膏上开窗达到观察及处理创面的目的。

(3)其他　石膏价格便宜,来源丰富,加工容易,上石膏后的患者也便于门诊观察,减少住院时间。

(二)适应证与禁忌证

1. 适应证

在临床上主要用于以下几个方面。

(1)主要用于稳定性骨折复位后　脊柱压缩性骨折、关节脱位复位后、骨折开放复位与内固定后及关节扭伤、韧带撕裂和撕脱等。

(2)术后促进愈合及防止病理骨折　如神经吻合、肌腱移植、韧带缝合、关节融合固定、截骨术、骨移植、关节移植、显微外科、骨髓炎等术后。

(3)纠正先天性畸形　如先天性髋关节脱位、先天性马蹄内翻足的畸形矫正等。

(4)骨病　对慢性骨关节病、骨关节感染及颈椎病等的治疗和手术前后,包括脊柱手术前、后石膏床等。

2. 禁忌证

主要指全身情况差,尤其心肺功能不全的年迈者,以及肢体严重创面需观察换药者。

(三)准备工作

1. 一般准备

(1)物品　适当规格的石膏绷带;温水(35 ℃ ~40 ℃)、石膏刀、撑开器、电锯、剪刀、针、线、衬垫物(棉垫、棉纸、袜套)、红蓝色铅笔等;

(2)交代事项　向患者交代包扎时注意事项,并向家属和患者说明石膏固定的必要性。

(3)清洁肢体　非急诊情况下,应用肥皂水清洗患肢,有创口者应先换药。

2. 患者石膏前准备

(1)搬运　对一般病例无须特别注意,唯对在牵引中的病例必须小心搬动,尽量连同小型牵引装置,例如带牵引滑轮的勃朗氏架等,一并搬至石膏床上;或是有专人负责持续牵引。

（2）体位　除在骨科石膏（牵引）床上按制式操作的石膏外，均应根据骨折的特点置于相应的体位，一般病例多为功能位。

（3）保护　无论有衬垫石膏或无衬垫石膏，均应在骨隆突处，妥善放置衬垫，以防皮肤受压。将肢体置于所需的位置并予保持，用器械固定或专人扶持，直到石膏包扎完毕硬化定型为止。扶托石膏时应用手掌，禁用手指。

（四）石膏技术操作的分类

当前石膏技术操作主要分为以下两大类。

1. 无衬垫石膏

即除在骨突起部及石膏的上下两端以棉纸或纱套保护外，其他部位直接被石膏绷带绕缠。其优缺点及适用范围如下。

（1）固定确实　由于石膏绷带直接与肢体接触，十分服帖，因此其对骨折局部的制动作用较为确实，故适用于要求严格对位的骨折类型，而对各种炎症等进行性病变则不适用。

（2）技术要求高　既有困难的一面，又可促使医师加强责任心及对技术精益求精的追求，从而有利于患者。

（3）需密切观察　因其包绕较紧，肢体远端有可能出现血循回流不畅，除交代注意事项、要求其抬高患肢及加强功能活动外，尚需密切观察，如此则更有利患者的治疗。

2. 有衬垫石膏

其对骨折复位后制动功能较差，但其具有以下特点。

（1）固定舒适　因石膏有棉卷等作衬，故较前者松动及舒适感。适用于无须严格维持对位的骨折及各种炎性疾患。

（2）易于掌握　因有衬垫，在技术操作上较易于掌握，适用于非专科人员的培训。

（3）无须密切观察因其对血循障碍的作用较小，除仍需交代注意事项外，一般无须经常随访；但包扎技术不佳者除外。

（五）石膏包绕患肢的类型

根据石膏是否将肢体全部环状包绕而分为3种。

1. 石膏管型　以石膏托为基础，再用石膏绷带环形缠绕呈管状，主要用于需确实固定的患者。

2. 石膏管型剖开　将已定型的石膏管型，自相对不需确实固定的一侧全层（一丝不留）纵形剖开。主要用于既需确实固定，而又易引起进行性肿胀并有可能出现血循环障碍危险的骨折早期病例。

3. 石膏托　即将石膏绷带做成6~10层之条状，敷于肢体的一侧，再用纱布绷带包扎使之固定与成型，适用于轻型损伤，或肢体明显肿胀、有血循障碍危险，或开放性骨折手术后以及各种急性炎症和骨关节手术后等病例。

（六）石膏固定部位的分类

根据被石膏固定的部位及范围不同，而又可分为前臂石膏、上肢石膏、小腿石膏、下肢石膏、下肢石膏管型、石膏床、石膏背心、石膏裤、髋人字石膏等。

（七）包扎石膏的注意事项

包扎石膏过程中及包扎后，均应注意以下各种事项。

1. 滚动手法　缠绕石膏要按一定方向沿肢体表面滚动，切忌用力牵拉石膏卷，并随时用手掌塑形，使其均匀、平滑、符合体形（内壁更为重要）。

2. 修剪石膏　包扎完毕或待石膏定形后（一般需 5~8 min），应将其边缘修理整齐，并修去妨碍关节活动的部分。髋人字石膏及石膏背心包扎后，应在腹部"开窗"，以免影响呼吸。反褶露出的衬垫物边沿，用窄石膏绷带固定。

3. 防止断裂　在易于折断部位，如关节处，应用石膏条带加强。移上床时应防止石膏被折断，以枕头或沙袋垫好。石膏未干涸以前，注意勿使骨突处受压。

4. 标注 上石膏后应用红蓝铅笔分别注明日期和诊断，并在石膏上划出骨折的部位及形状，使随访观察者一目了然，便于处理，见图4-4-2-2。

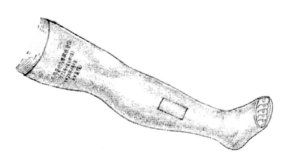

图 4-4-2-2 标记示意图

为便于计算治疗时间和判断治疗情况，在石膏上写明判断、受伤日期（或手术日期）、石膏固定日期和医院名称等，以利术后观察

5. 密切观察病情有下列情况应立即劈开石膏进行检查

（1）血循不良 患者肢体苍白或青紫、明显肿胀或剧痛及有循环障碍者；

（2）石膏压迫 疑有石膏压疮或神经受压者；

（3）感染可疑者 手术后或开放伤患者有原因不明的高热，疑有感染可能之病例。

6. 更换石膏如因肿胀消退或肌肉萎缩致使石膏松动时，应立即更换石膏。

7. 功能活动经常改变体位，并鼓励患者活动未固定的关节。

8. 位置及范围要求各长管骨及关节应按功能位置要求，并掌握其固定范围、时间（表4-4-2-1）。

表 4-4-2-1 各部骨折石膏固定范围和固定时间（成人）

骨折部位	手指	手掌	腕关节	前臂	肘关节	上臂	肩关节	胸部	腹部	骨盆	髋关节	大腿	膝关节	小腿	踝关节	足部	足趾	固定时间(周)
手　　指	△——……																	4~5
手　　掌	——△—																	4~5
腕 关 节		——△—……																
前　　臂		——△—																8~12
肘 关 节		——△—……																
上　　臂		——△……—																8~12
肩 关 节		——△—																
胸　　椎								△———										10~12
骨　　盆								——△—										6~8
髋 关 节								——△———									
大　　腿								——△—										10~12
膝 关 节								……——△——									
小　　腿								——△——										10~12
踝 关 节								——△——										6~8
足　　部								……——△—										6~8
足　　趾								……——△—										6~8

注："△"代表骨折部位；"——"代表固定范围；"……"代表必要时增加固定范围的部分

表 4-4-2-2　全身各大关节功能位要求

关 节	功能位要求
肩 关 节	外展 50°~60°，前屈 30°~45°
肘 关 节	屈曲 90°，前臂在旋前旋后中间位
腕 关 节	背屈 30°，尺侧偏 5°~10°
拇指关节	对掌位
指间关节	掌指关节 150°，近侧指间关节 130°，远侧指间关节 150°
髋 关 节	外展 15°，前屈 20°
膝 关 节	屈曲 5°~15°
踝 关 节	保持 90°左右

（八）石膏绷带的一般包扎方法

1. 包扎准备

（1）人员安排　小型石膏 1~2 人，大型石膏，如髋人字形石膏、石膏背心等，则不应少于 3 人。

（2）患者准备　除向病员交代上石膏时的注意事项外，尚应清洗肢体（急诊可免去），投予麻醉前用药（指需复位者）。有创口者，作好换药准备或先换药。涉及胸腹部的石膏，不宜空腹或过饱。

（3）石膏及工具准备　根据石膏的大小、范围与方式等不同而准备相应规格与数量的石膏绷带卷。并准备相应的工具，以免临时找不到而延误时间，甚至影响石膏质量。

2. 操作步骤

（1）体位　将肢体（或躯干）置于功能位（或特殊要求的体位）。如患者无法持久维持这一体位，则需采用相应的器具，如上肢牵引架、下肢牵引架、万能石膏床等，或可由专人扶持，或者采用简单的支架悬吊牵引固定。

（2）保护骨突部　迅速在骨骼隆起部垫上棉纸或棉垫，以免因石膏直接压迫而引起皮肤坏死。如范围较大，亦可在垫好棉纸后再浸泡石膏卷（图 4-4-2-3）。

（3）浸泡石膏卷　将适量石膏绷带卷按顺序轻轻放入水桶底部，先放入者先用。一般一次不宜超过 3 卷，以免在水中浸泡过久结块。

（4）取出石膏卷按　顺序先将放入的石膏卷压平，一般为 6 层。如单纯用石膏托固定，

可加取出，双手持住两端轻轻向中央挤压，以除去多厚至 10~12 层。超过膝或肘关节石膏托，上端应余的水分，但不宜过干（图 4-4-2-4）。相应加宽与加厚（图 4-4-2-5）。

（5）做石膏条　石膏卷的第 1~2 圈因石膏粉较少需剪除，之后快速将石膏绷带在石膏台上按所需长度铺开，并折叠成长条状；边铺边用左手压平，一般为 6 层。如单纯用石膏托固定，可加厚至 10~12 层。超过膝或肘关节石膏托，上端应相应加宽或加厚（图 4-4-2-5）

（6）放置石膏托　将石膏托置于需要固定的部位，于关节部为避免石膏褶皱，可将其横向剪开一半或 1/3，呈重叠妆，而后迅速用手掌

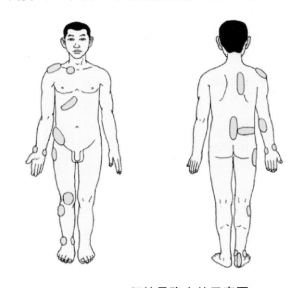

图 4-4-2-3　保护骨隆突处示意图
石膏固定前在骨骼隆起部位垫棉纸或棉垫，以免皮肤受压形成压迫疮

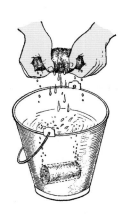

图 4-4-2-4 浸石膏卷示意图

石膏绷带卷要轻轻地放到水桶底部，待气泡出完，两手握住石膏卷的两端取出，除去多余的水分即可使用

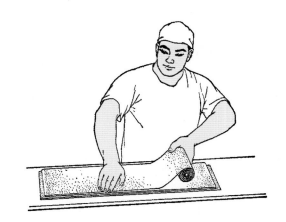

图 4-4-2-5 制石膏条示意图

将浸透的石膏绷带卷迅速在木板或玻璃板上摊开，按所需长度来回折叠、抹平，作为石膏托，一般为 5~6 层

将石膏托抹平，挤出中间的空气，使其紧贴皮肤。对单纯石膏托固定者，上下端翻转呈双层状，并按体形加以塑形。此时，内层需用浸过水的纱布绷带包扎，外层则用干纱布绷带。包扎时一般先在肢体近端缠绕两层，而后再一圈压一圈地依序达肢体远端。于关节弯曲部切勿过紧，必要时应横向将绷带剪开适当宽度，以免边缘部的条索状绷带造成压迫。对需双石膏托固定者，依前法再做一石膏托，置于前者相对之部位。纱布绷带缠绕于两者之外，缠绕要求同前。

（7）对采用石膏固定者，当石膏托放妥后，再取另一石膏绷带卷挤去水分，剪除石膏粉较少的一段后，按纱布绷带的缠包方法，将肢体由近端向远端全部缠绕，并边缠边用手掌（切忌用手指）将石膏中残存的空气压出，并使每层之间紧贴在一起。于石膏的上下端、关节以及骨折部位适当加厚（一般 2~4 层）。

（8）石膏表面处理包扎完毕后，术者将双手洗干净，迅速将石膏外层抹平，使其光滑，并按肢体外形或按骨折复位要求加压塑形。因石膏易于成形，必须在成形前数分钟内完成，否则不仅达不到目的，反而易使石膏损坏。

（9）修整石膏对超过固定范围的部位，并影响关节活动的部分（指不需固定的关节），及

趾（指）端等石膏应修削。边缘部如石膏嵌压过紧，可用钝剥离器将石膏内层托起。对髋人字形石膏或蛙式石膏及石膏背心等，在会阴和肛门部应当留有较大空隙。

（10）标志最后在石膏显眼部位用红蓝铅笔注明诊断、石膏固定日期及施术者等。

二、常用的石膏技术

（一）前臂石膏

用于手腕部骨关节损伤等。其包扎范围为自肘关节以下一横指处至掌指关节（背侧超过掌骨头 0.5 cm，掌侧在掌横纹远处 0.5 cm 处）；腕关节背屈 30°，前臂中间位（图 4-4-2-6）。包扎时先将石膏托置于前臂背侧，自肘关节下 1~1.5 cm 处，到指缝处两头反褶。用 10 cm 宽石膏卷从肘下棉纸处缠包，每一层覆盖上一层的 1/2，边包边抚抹，使之服帖。在缠包最后一层前，应将棉纸边缘向外翻于石膏型上，另在前臂远端尺侧，掌侧的掌横纹上方至虎口处放一条湿纱布带，以便固定掌腕部及防止手掌下垂。待石膏硬化后作修削，使肘关节伸屈活动不受限制，手指能握拳，拇指能外展活动。一般成人用 1.5~2 卷 10 cm 宽石膏绷带。

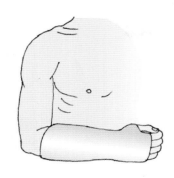

图 4-4-2-6　前臂石膏示意图

（二）上肢石膏

用于前臂中、下 1/3 以上到上臂的伤患处。其包扎范围为从肩峰下 8~10 cm 处到掌指关节（同前臂石膏）。肘关节屈曲 90°，腕关节背伸 30°，前臂中间位，或根据病情需要置于某种特殊位置（图 4-4-2-7）。包扎方法基本同前，石膏托贴敷于上臂的外侧及前臂的背侧处，于肘部转弯处将石膏条从内侧剪开 2/3，使之上下重叠，并与肢体贴服，手部多余石膏条反褶于手掌背部。用泡透的 10 cm 石膏绷带，从上臂近端棉纸处开始，肘部采用 8 字形松松缠包，皱褶应在石膏条上，边包边塑形，肘、腕部石膏要适当加固。一般用 3~4 卷 10 cm 石膏绷带。

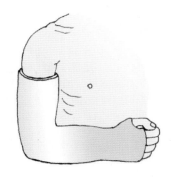

图 4-4-2-7　上肢石膏示意图
固定范围从肩关节下到掌指关节，肘关节屈曲 90°，腕关节背伸 30°，前臂为中间位

（三）小腿石膏

用于踝部以下（包括踝关节、跖、跗、趾骨）的伤患。包扎范围从胫骨结节到趾端，跖侧过趾尖，背侧到跖趾关节，足趾背侧外露，以便于观察及功能活动（图 4-4-2-8）。包扎技术与前者相似，石膏托贴敷于小腿后侧，达足底，多余石膏条搭至足趾尖处。后将跟部石膏托两侧剪开，并重叠，用手掌抹平，使之与肢体服帖。石膏绷带缠包技术同前。每一圈压盖上一圈的 1/2，当第一卷石膏缠包到足部时，右手持石膏卷操作，左手拇指在肢体后侧将松离的石膏绷带折回、抹平，使之平整坚实贴在肢体上，并保持石膏绷带经纬线垂直。回折石膏绷带需在小腿后侧石膏条托上，并顺手将它抹平、抹光，保持全部石膏的坚实。在踝关节处可采用 8 字形缠包，以加强石膏牢度。如某处绷带太紧，可酌情用剪刀剪开。足跖部石膏要加厚，需作几次来回折转，以增强其牢度，并有利于足弓的塑形（用两手拇指塑出足底的横弓，用手掌大鱼际塑出足底的纵弓）（图 4-4-2-9~12）。

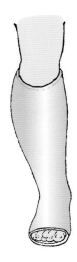

图 4-4-2-8　小腿石膏示意图
固定范围从胫骨结节到趾端，跖侧过趾尖，背侧到跖趾关节，不包括足趾背侧，使足趾能背伸活动，并便于术后观察

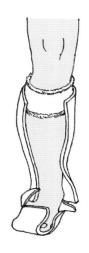

图 4-4-2-9　小腿石膏固定步骤示意图

备石膏托，先将踝关节置于 90°，在胫骨结节以下包两层棉纸或棉卷，将刚制成的石膏托放在小腿后侧，上端从棉纸缘下 1 cm 处开始，绕过跟部到足的跖侧，多余部分可暂时翻搭在足背上。剪开踝关节两侧的皱褶部分，并随即将它重叠抹平

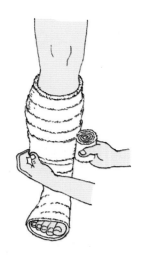

图 4-4-2-10　石膏卷缠绕示意图

用泡透的石膏绷带卷，由近端向远端缠绕。先在肢体近端缠绕两圈，以后逐步向下缠绕，每一圈都应压住前一圈的一半，待第一卷缠包到足部时，将搭在足背上的石膏托从趾尖外 0.5~1 cm 处再翻转加厚到趾侧，使足趾背侧外露（从跖趾关节开始）。缠绕时手持石膏绷带卷，在肢体上以滚动的形式向下缠绕，不要拉紧或扭转，并随即将石膏绷带抹平，使之平整坚实地贴在肢体上。关节部位多缠绕 2~3 层。在肢体粗细不等的部位，可将石膏绷带"折叠"至后侧石膏托上，并顺手将它抹平，保持全部石膏的坚实、光洁

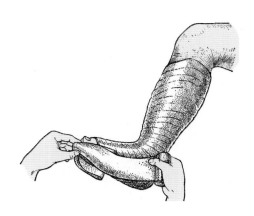

图 4-4-2-11　加强足底示意图

用石膏绷带将足跖部石膏加厚，增强其坚固程度，以有利于足底塑型

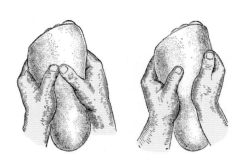

图 4-4-2-12　足底塑型示意图

用两手拇指塑出足底的横弓，用手掌大鱼际塑出足底的纵弓，足底的塑形可以保持足弓

（四）下肢石膏

主要用于小腿中、下 1/3 以上至股骨髁部骨折及膝部伤患。包扎范围从大腿根部到趾端，膝以下部位同小腿石膏包扎法（图 4-4-2-13）。患者平卧于石膏床上，助手用手掌托住患肢膝关节和踝关节，使膝关节屈曲 15°、踝关节成 90° 状，包扎顺序与前者相似。用 10 cm 宽的石膏托（上宽下窄），贴敷于下肢后侧达足趾，远端多余的石膏条可翻搭在足背上。剪开踝部两侧皱褶并将其重叠抹平。用 15 cm 宽石膏绷带由大腿根部向远端逐层缠包，于小腿下 1/3 处再改用两卷 10 cm 石膏卷。在操作过程中应注意加固膝关节，并将膝部髌骨四周塑型。

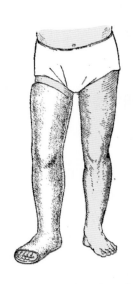

图 4-4-2-13　下肢石膏示意图

固定范围从大腿上端到趾尖（不包括趾骨背侧）。膝关节屈曲 10°~15°，踝关节保持 90°

（五）下肢石膏筒（管形）

主要用于单纯性髌骨骨折或其他膝部伤患。因形似筒状，故名石膏筒。其包扎范围自大腿根部至踝上处，膝关节取功能位，屈曲 15°~20°。其包扎方法与前者相似，唯不包括踝关节及足部，患者可下地步行更为方便。

（六）手指石膏夹板

用于掌（跖）、指（趾）骨骨折及脱位等。有两种方法。

（1）制作法　采用 18 号铁丝，折成与手指宽度相似的条状，长度为 24~28 cm，两端向外翻转呈弧形。于铅丝外方用石膏绷带缠包一层，待干涸后即为石膏铁丝夹板。可分为单指（趾）或多指（趾）数种。

（2）包扎法　一般是在前臂石膏托基础上再把石膏铁丝夹板置于两层石膏托之间。此法固定较确实，可于夹板的尖端作手指牵引及复位。在使用时是将手指用胶布固定至铁丝夹板上，并根据要求屈曲至功能位（对掌位），或通过由伸直到屈曲来达到骨折牵引复位的目的。

附：患者石膏固定后注意事项

石膏固定后注意事项

一、石膏固定后，伤肢必须抬高（高于心脏水平）5~7 d，以减轻肢体肿胀。肿胀消退后，伤肢即可自由活动。

二、石膏固定后，要密切观察伤肢的手指或足趾血循环、感觉和运动情况。如发现手指或足趾肿胀明显、疼痛剧烈、颜色变紫、变青、变白、感觉麻木或有运动障碍时，应立即紧急处理，切勿延误时间，以免造成不可挽救的残废。

三、如有疼痛、不适，应到医院检查。切勿随意挖、拆或破坏石膏绷带，以引起不良后果。

四、天冷季节，对石膏绷带的肢体要注意保暖，但不能加热，更不可火烤，以免引起肢体远端肿胀而造成血循环障碍。

五、石膏如有松动或破坏，失去固定作用时，要及时更换石膏或改用其他固定。

六、石膏固定后的注意事项应及时向伤、病员和其家属交代清楚，并请家属签名以示其重要性，此单交给伤、病员或家属保管，以便随时阅读，并引起重视。

　　　　　　　　　年　月　日
　　　　　　　　　午　时　分

让患者及其家属认真、仔细阅读上述内容，并解释各种问题无误解后，嘱其在医院保管之登记本（或其他文书上）签字，并注明年、月、日时间，以示重视。

第三节　舰船可携带支具（矫形器）技术

一、支具的基本作用

1. 固定和矫正　通过固定病变部位来矫正肢体已出现的畸形，预防畸形的发生和发展。

2. 稳定和支持作用　通过限制肢体或躯干关节的异常活动，维持骨和关节的稳定性，减轻疼痛或恢复其承重功能。

3. 保护和免负荷作用　通过对病变肢体的固定和保护，促进炎症和水肿吸收，保持肢体和关节的正常对线。对某些承重的关节，可以减轻或免除肢体或躯干的长轴承重，从而促进病变愈合。

4. 代偿和助动作用　通过支具的外力源装置（如橡皮筋、弹簧等），代偿已瘫痪肌肉的功能，对肌力较弱者予以助力，使其维持正常运动。

二、支具的分类

1. 按支具治疗部位分　可分上肢支具、下肢支具和脊柱支具。

2. 按支具治疗目的分　可分为：① 保护性支具；② 固定性支具；③ 免负荷性支具；④ 矫正性支具；⑤ 功能性支具；⑥ 站立用支具；⑦ 步行用支具；⑧ 牵引用支具；⑨ 功能性骨折治疗用支具等。

3. 按主要制作材料分　可分为石膏支具、塑料支具、皮革支具、金属支具及混合支具等。

三、支具的应用

（一）上肢支具

上肢支具主要用于保持不稳定的肢体于功

能位，提供牵引力，以防止挛缩，预防或矫正肢体畸形以及补偿失去的肌力，帮助无力的肢体运动等。按其功能分为固定性（静止性）和功能性（可动性）两大类。前者没有运动装置，用于固定、支持、制动。后者有运动装置，可允许机体活动或能控制、帮助肢体运动，促进运动功能的恢复。

1. 手支具　手支具分为手指固定性支具、手指活动性支具等。由低温热塑板材或铝合金、皮革制成，可辅以弹簧圈和橡皮筋等。用于限制、固定或辅助手指活动，矫正或预防手部畸形。前者适用于外伤后指间关节的变形和肌腱损伤后的固定，后者适用于外伤后指间关节屈曲或伸展受限、指伸韧带损伤、神经损伤等疾患（图4-4-3-1）。

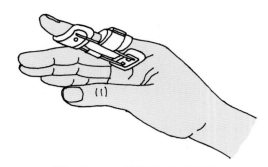

图 4-4-3-1　伸指支具示意图

2. 腕手支具　腕手支具分为腕手固定性支具和腕手活动性支具。由低温热塑板材或铝合金、皮革等制成，可辅以支条、弹簧圈和橡皮筋。用于固定或提高腕手关节的伸展和屈曲能力，预防或矫正腕手的关节挛缩畸形。适用于手腕部骨折、韧带损伤术后和尺桡神经损伤，如桡神经损伤后的腕伸支具、腕部骨折后的固定性支具等（图4-4-3-2）。腕护具近年应用较多，腕周韧带损伤、三角软骨损伤或微创手术后用于保护腕部，促使损伤组织愈合（图4-4-3-3）。

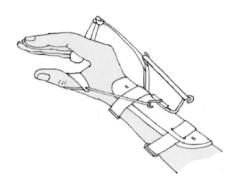

图 4-4-3-2　腕手活动性支具示意图

3. 肘支具　分为固定性肘支具和活动性肘支具。通常由热塑板材、金属支条等制作，包括上臂托、前臂托和环带等。用于限制、保护和代偿肘关节屈伸功能。适用于肘关节骨折及术后、肘部烧伤后的固定等。对于合并有腕关节、手功能障碍的患者，可以将肘支具向下延长，

制成肘腕支具或肘腕手支具。肘软支具主要用于肘骨性关节炎、剥脱性骨软骨炎镜下清理术后、顽固性网球肘等术后制动（图4-4-3-4）。

4. 肩支具　分为肩外展固定性支具和功能性上肢支具等。肩外展支具通常由热塑板材和轻金属制成，包括腋下三角支撑架、胸腰板、腰带、上臂托、前臂托和斜肩带等（图4-4-3-5）。

肩关节外展支具固定肩关节于外展45°~80°、前屈15°~30°、内旋15°、屈肘90°、伸腕30°的功能位，用以减轻肩关节周围肌肉韧带负荷，保护肩关节。主要用于腋神经麻痹、臂丛神经损伤、肩袖断裂、肩关节处骨折、肩关节脱位整复术后等疾病。上肢吊带在肩、肘微创手术后经常使用（图4-4-3-6）。上肢吊带不仅能用于术后早期肩、肘关节制动，还允许一定范围的关节活动，利于改善肢体循环，促进损伤组织的愈合。

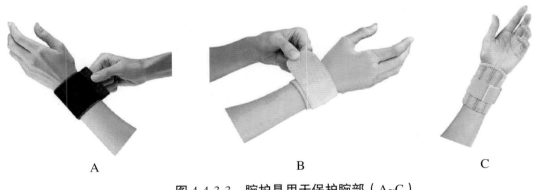

A　　　　　　　　　　B　　　　　　　　　　C

图 4-4-3-3　腕护具用于保护腕部（A~C）

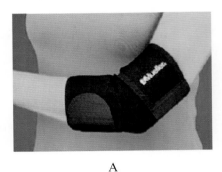
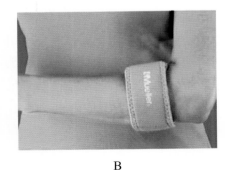

A　　　　　　　　　　B

图 4-4-3-4　肘部软支具（A、B）

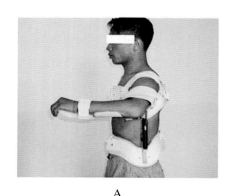 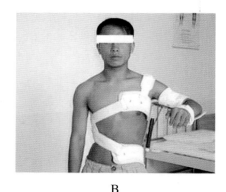

A   B

图 4-4-3-5　肩外展支具（A、B）

A. 侧方观；B. 正面观

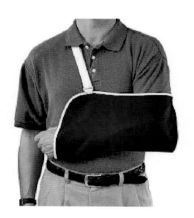

图 4-4-3-6　上肢吊带

（二）下肢支具

下肢的主要功能是站立和行走。应用下肢支具的主要的目的是保护和稳定下肢骨骼与关节、限制关节运动，减轻或完全免除下肢的承重负荷，改善下肢的运动功能和步态，促进病变愈合，预防和矫正畸形，减轻疼痛等。下肢支具包括踝足支具、膝支具、膝踝足支具、截瘫行走器和髋关节支具等。

1. 踝足支具　踝足支具是下肢支具中使用最普遍的品种，包括塑料踝足支具、金属踝足支具和免负荷式踝足支具。其基本功能是对足和踝关节的异常对线关系及关节运动加以控制，包括在步行支撑期保持踝关节的侧向稳定。在步行摆动期帮助患者抬起足趾，避免施曳于地面。在支撑后期可对蹬离地间的动作加以帮助，使步态有所改善，同时可减少能量的消耗。

（1）塑料踝足支具　通常由高强韧性的聚丙烯热塑板材在阳模上模塑而成，并根据热塑板包容和支撑小腿的情况分为后支条式、前支条式、侧支条式和螺旋式。该类踝足支具的特点为强度高、韧性好、使用轻便、通常可穿入鞋内使用。适用于周围神经损伤等引起的足内翻、足外翻或足下垂，踝部血管神经、肌腱断裂吻合术后、稳定性胫腓骨远端骨折、足踝部骨折脱位，踝部扭伤、韧带损伤、距下关节及踝关节炎症等（图 4-4-3-7）。

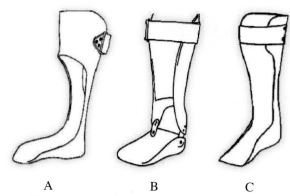

A   B   C

图 4-4-3-7　塑料踝足支具示意图（A~C）

（2）金属踝足支具　是由金属半月箍、不锈钢支条、踝铰链和足板等构成。用于预防和矫正关节畸形、限制关节活动范围、减免负荷，纠正异常步态。适用于损伤引起的足内翻、足外翻或足下垂，胫腓骨远端骨折、踝部骨折脱位等。

（3）免负荷式踝足支具　分为部分免负荷和完全免负荷两种。部分免负荷是患肢承受部分体重；完全免负荷是足部完全离开地面，体重从髌韧带通过两侧的金属支条传到足蹬，整个小腿和足不承受体重（图4-4-3-8）。用于小腿骨折和踝关节损伤。

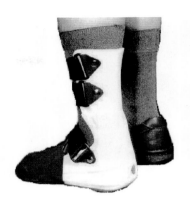

图 4-4-3-9　真空行走踝支具

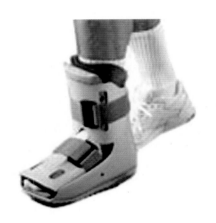

图 4-4-3-8　免负荷式踝足支具

近年研制的真空行走踝支具采用现代硬塑材料和真空固定技术制作，患者佩戴舒适，可以早期行走和功能康复训练（图4-4-3-9）。踝关节固定支具用于踝周韧带损伤治疗或修复、重建术后的固定，该支具佩戴轻便，患者可穿鞋行走（图4-4-3-10）。

2. 膝支具　作用于膝关节，可限制膝关节屈伸，防止膝关节内翻和外翻。膝支具由热塑板材制成或由金属材料制成，分为可调节和不可调节两种。

（1）金属膝支具　由金属膝铰链和关节两侧的支条制成，有大腿、小腿两个半月箍。适用于膝关节伸展不良、膝反屈、膝关节不稳、膝关节制动、膝韧带和半月板损伤等，如膝伸展支具。

（2）塑料膝支具　由聚丙烯热塑板材在阳模上模塑而成，用弹性胶带或布带固定在腿上，适用于膝关节不稳、膝关节反屈、膝韧带和半月板损伤。

数字卡盘调节式膝关节支具　是应用较广泛的膝微创手术后支具，可用于膝关节半月板修复术后，前、后交叉韧带修复或重建术后，骨性关节炎清理术后等（图4-4-3-11）。

数字卡盘调节式关节支具由大腿固定件、小腿固定件和数字调节卡盘组成，是目前临床膝关节微创手术后最常用的支具。大腿固定件和小腿固定件包括内、外侧轻型铝合金钢架，大腿固定尼龙扣带和小腿固定尼龙扣带。数字

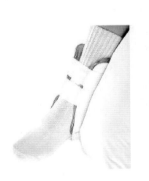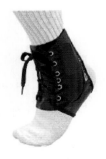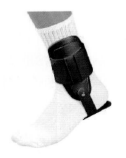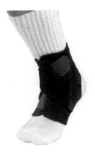

A　　　　B　　　　C　　　　D
图 4-4-3-10　各种踝关节固定支具（A~D）

第四部分 舰船外科的常用操作技术及护理

681

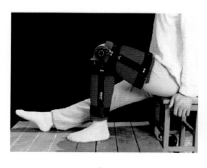 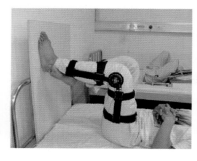 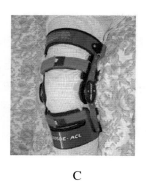

A   B   C

图 4-4-3-11 数字卡盘调节式膝支具（A~C）
A.B. 可用于半月板修复术后；C. 用于交叉韧带重建术后

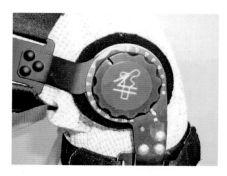

图 4-4-3-12 数字调节卡盘
数字卡盘调节式膝支具关节活动底盘调节盘和关节度数控制钮外

调节卡盘包括关节活动底盘、调节盘和关节度数控制钮（图 4-4-3-12）。

 关节活动底盘标有伸直、屈曲度数。伸直可调节范围 0°~90°，屈曲可调节范围 0°~135°。关节度数控制钮与卡盘内弹簧固定栓相连。当调节盘旋至所需的伸直或者屈曲度数时，按下关节度数控制钮，固定栓即将关节活动底盘伸直或者屈曲固定在该活动范围内。佩戴支具时，先将衬垫海绵平整包裹肢体，衬垫海绵应长于大腿、小腿合金钢架，避免合金钢架压迫皮肤。将内、外侧合金钢架分别放于大小腿两侧正中，数字调节卡盘正对关节线，束紧固定尼龙扣带。数字卡盘调节膝关节支具使用时，根据膝部损伤或者膝部手术治疗的情况，将数字调节卡盘调至伸直屈曲同一度数，一般为 10°~30°，使膝关节固定。治疗师根据康复计划的要求，每日康复训练时，调节支具卡盘的伸直、屈曲度，实施包括关节屈伸活动、髌骨活动、股四头肌、

腘绳肌肌力训练、阶梯负荷等康复计划。治疗师要教会患者使用调节卡盘，便于按康复计划要求、自行在病房或者家里实施康复训练。每日康复训练结束后，将卡盘调回原伸直、屈曲度数，固定关节。

 3. 膝踝足支具 主要作用大腿、膝关节、小腿和踝关节，可限制膝关节和踝关节的异常运动，促进损伤修复，改善站立和行走功能。

 （1）金属膝踝足支具 是在金属踝足支具的基础上，增加了膝关节铰链、大腿支条和半月箍。膝铰链分为带锁膝铰链和不带锁膝铰链。

 1）带锁膝铰链：在步行时可以锁住膝关节，坐下时打开，装上膝垫后起到矫正作用（图 4-4-3-13）。适用于膝关节变形、关节不稳、肌肉无力等。如小儿麻痹后遗症、膝内翻和膝外翻。

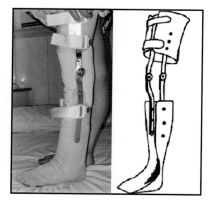

图 4-4-3-13 带锁膝踝足支具及示意图（左）

 2）不带锁膝铰链：可以控制膝关节侧方运动，允许膝关节自由铰链屈伸，但不允许膝关

节过伸，适用于控制膝关节在站立和步行中的过伸和侧方运动。

（2）免负荷式膝踝足支具　在金属膝踝足支具的基础上，增加了与双侧支条连接的足蹬或足托，实现了由足蹬、两侧支条、膝铰链到坐骨结节的承重，可分为部分免负荷和完全免负荷。完全免负荷膝踝足支具在站立时锁住膝关节，下肢完全离开地面，髋关节、膝关节和大小腿骨骼完全不承重，适用于下肢骨折、关节与韧带损伤、肌肉无力、青少年或成人股骨头无菌性缺血性坏死等患者（图4-4-3-14）。

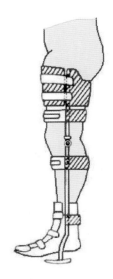

图 4-4-3-14　免负荷式膝踝足支具示意图

（三）脊柱支具

1. 颈围及颈托

适用于颈椎病患者、颈椎外伤及颈椎手术后的固定。颈部制动的目的一是使颈部肌肉休息。二是将颈椎适当固定制动后，可限制颈部的过度活动，减少颈椎退行性变以及已经形成的压迫物与神经根、交感神经、椎动脉及颈脊髓之间的相对摩擦，减少椎间关节的创伤性反应，缓解和改善椎间隙的压力状态，增加颈部的支撑作用，减少继续损伤及劳损，有利于组织水肿的消退及损伤的修复，还可以起到巩固疗效、防止复发的作用；此外还有其他各种设计（图4-4-3-15~17）。

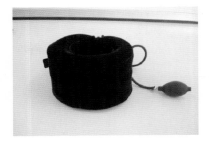

图 4-4-3-15　充气式颈围图

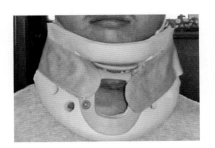

图 4-4-3-16　颈托

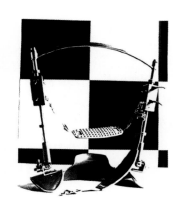

图 4-4-3-17　复合材料制成的多功能颈椎支具

2. 胸腰椎伤患支具

包括 Boston 支具和 Wilmington 塑料背心（图4-4-3-18~19）。

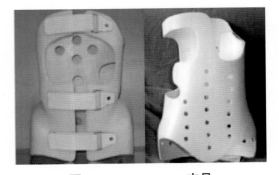

图 4-4-3-18　Boston 支具

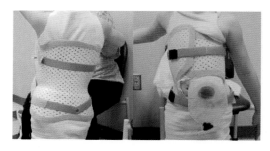

图 4-4-3-19 Wilmington 塑料背心

3. 用于胸腰椎伤患的支具

胸腰椎伤患应用支具的适应证比较广泛，包括胸腰椎骨折脱位、腰椎间盘突出症、腰椎

不稳症、结核、肿瘤等。但在某些情况下佩戴支具过早下床活动是有害的。比如对稳定性胸腰段骨折，应在卧床 1 个月左右再戴支具下床；脊柱结核患者应在病灶比较稳定，或病灶清除和植骨融合术后 6 周左右再使用支具。由于热塑支具的可脱卸，此类患者可在卧床休息时不用支具，而在起床站立行走时再佩带支具。在骨折愈合或病灶痊愈后也不宜继续长期使用支具，以免腰背肌萎缩无力导致脊柱的不稳定。

第四节　四肢常用的关节穿刺术

一、髋关节穿刺术

（一）解剖复习

髋关节为人体最大关节，其由髋臼和股骨头组成的杵臼关节。髋臼深而大，能容纳股骨头的大部分。关节囊及周围韧带较坚强，关节周围肌肉丰满。由于其深在，当关节内积液时，外观上局部肿胀多不明显，难以发现。除可以从 X 线平片关节囊阴影增宽加以判定外，大多需要作关节穿刺来确定。

（二）穿刺方法

1. 前侧途径　临床上较为多用，患者取平卧位，在腹股沟韧带中点向下 2~2.5 cm 处，与股动脉外侧 2 cm 所形成的交点处垂直进针。当针头触及骨质后，针头需先稍向后退 2~3 cm，之后再抽吸。穿刺时术者务必用示指触及股动脉搏动，以免损伤（图 4-4-4-1）。

2. 外侧途径　亦为平卧位，在大腿外侧，大转子的上方，沿股骨颈平行方向进针约 8~10 cm，即可进入关节腔；成人操作困难；

但对瘦小及儿童病例因此较浅，一般深度仅 4~5 cm，可酌情选择。

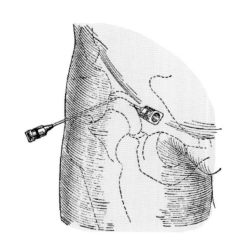

图 4-4-4-1 髋关节穿刺示意图

二、膝关节穿刺术

（一）解剖复习

膝关节是由股骨下端、髁部与胫骨上端平台和髌骨构成。胎生时有 3 个关节腔，即股骨内髁与胫骨内侧平台之间、股骨外髁与胫骨外

侧平台之间和髌骨和股骨髁之间，共 3 个腔隙，但于出生后合并为一个关节腔。在股骨内髁及外髁与胫骨内外侧平台之间分别有内侧半月板和外侧半月板。于中央处则有前后交叉（十字）韧带。膝关节两侧则有内、外侧副韧带。以上结构维持膝关节的稳定性。膝关节既是活动关节，又是人体负重的主要关节，因此在劳动生活及运动中易受损伤。关节内滑膜分布十分广泛，也是滑膜病变之多发部位。当关节内积液时，肿胀明显，且呈弥漫性，髌骨四周凹陷之象眼消失，浮髌试验一般均为阳性。

（二）穿刺方法

因膝关节表浅，为诸关节中最易穿刺的部位。穿刺时嘱患者取平卧位，患侧膝关节微屈或腘窝部垫高 20°。在髌骨的内侧，外侧之上、下方均可进针，但临床上以髌骨上缘的切线与外缘的切线交点处进针最多选用。在穿刺时，针头直向下内方，使针头刺至髌骨关节面与股骨之间，回抽有液体流出即可，如无液体流出，可调整针头方向，但针头切勿过深，以 3~4 cm 为宜，操作中千万不可伤及软骨面（图 4-4-4-2）。

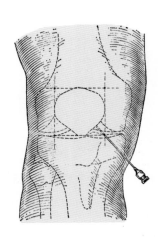

图 4-4-4-2　膝关节穿刺示意图

三、踝关节穿刺术

（一）解剖复习

踝关节解剖较为复杂，其由胫骨与腓骨远端和距骨上方形成关节。在胫骨下端内侧处，骨骼向下延伸成内踝，腓骨远端延伸部为外踝。两者从内外两侧握持住踝关节。在踝关节后方有跟腱，两侧则有侧副韧带及三角韧带等加强关节之稳定性。当关节积液时，其肿胀均较明显，内、外踝处的凹陷消失。

（二）穿刺方法

内外踝处均可，两者相比，外踝处进针较为简便。先让患者平卧，使足内翻；在外踝顶端上方 2 cm 处，并向前 1~1.5 cm 处进针。进针方向一般从上方斜向下内方（图 4-4-4-3）。当外踝处有病变及皮肤缺损时，则从内踝前下方进针穿刺即可。

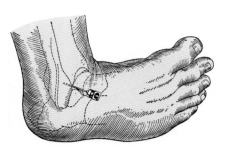

图 4-4-4-3　踝关节穿刺示意图

四、肩关节穿刺术

（一）解剖复习

肩关节系由肱骨头和肩胛骨的关节盂组成，关节盂小而浅，肱骨头面积为关节盂面积的 3~4 倍，呈半球形。关节囊壁较为薄弱而松弛，患者关节周围肌肉力量在上肢最强，且其活动范围最大，由于活动范围大，在进针时易使肩关节面受损伤。

（二）穿刺方法

1. 前侧途径　患者平卧，肩部后方稍垫高；亦可取坐位。使上臂轻度外展及外旋。在喙突和肱骨小结节间隙（三角肌前缘）垂直向后进针（图 4-4-4-4）。本穿刺点浅在易找，临床上较为常用。

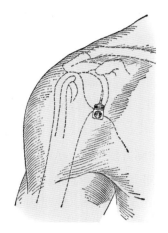

图 4-4-4-4　肩关节前侧途径穿刺示意图

2. 后侧途径　患者取坐位。使上臂外展内旋位，在肩峰下方，于三角肌和冈下肌之间垂直进针。本法精确率不如前者，尤其较肥胖者，选择进针点十分困难，故临床上较少选用（图4-4-4-5）。

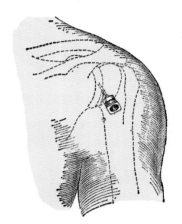

图 4-4-4-5　肩关节后侧途径穿刺示意图

五、肘关节穿刺术

（一）解剖复习

肘关节系由肱骨滑车、尺骨半月切迹、肱骨小头和桡骨小头组成。肱二头肌远端止于桡骨结节的前方，肱肌止于尺骨冠状突下部，肱三头肌远端止于尺骨鹰嘴。上述肌群对肘关节屈伸起主要作用。肘关节周围并无韧带加强，肘关节后部肌肉也欠丰满，因此易于从后方关节间隙处进针实施穿刺。

（二）穿刺方法

1. 前侧途径　将前臂被动旋转，可触及桡骨小头，肘关节屈曲 90°之后在其近端、桡骨小头外侧间隙刺入，靠近尺骨鹰嘴进行穿刺；对肌肉丰满者，操作时常感困难，可选择后侧入路（图 4-4-4-6）。

2. 后侧途径　将肘关节屈曲 45°~60°，于肘后尺骨鹰嘴突顶点和肱骨外上髁之间隙处刺入靠近鹰嘴进行穿刺，此法简便，易于操作，但在进针时，应注意切勿伤及关节面软骨（图 4-4-4-7）。

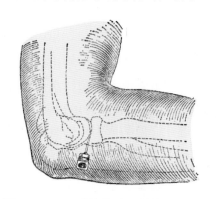

图 4-4-4-6　肘关节外侧穿刺示意图

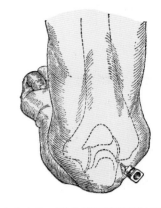

图 4-4-4-7　肘关节后侧穿刺示意图

六、注意事项及适应证

（一）注意事项

1. 严防感染

除本身已是化脓性关节炎外，对每例关节穿刺者都不应发生关节内感染。术者必须严格遵守无菌操作原则，穿刺应在注射室或手术室内进行。局部用碘酒、酒精严格消毒，其范围要足够大，并敷以消毒巾，术者戴消毒手套后方可穿刺，穿刺时针头以采取梯形刺入方式为妥。

2. 针头不可太粗

一般用 18-20 号注射针头穿刺，针头过粗易损伤关节，太细又不易抽出关节液。穿刺时若针头碰到骨质，应使针头后退，并改变再进针方向，切忌强行进针。否则易损伤关节面或将针头折断。

3. 切勿损伤关节软骨

由于用于穿刺的针头较粗，在操作过程中如过深、过快、过偏等，均有可能误伤关节面软骨而引发不良后果，因此在操作中务必细心和耐心。

4. 关节液应送检

抽出的关节液，除作培养、药敏试验或动物接种外，尚应作常规检查。对送化验的标本应先放入抗凝剂，以免凝结，尤其有血性或伴有血丝时。

5. 其他

在关节穿刺时，应尽量抽尽关节积液，并根据积液性质酌情注入抗生素（需选择过敏试验阴性病例方可注入同种抗生素）。术后应对局部进行加压包扎，以减少关节肿胀及疼痛，同时亦可减少再渗出。

（二）适应证

1. 疑有化脓性细菌感染的关节炎

主要是在病变早期，关节穿刺不仅可确定诊断，尽早排出脓液获得治疗，且可将抽出液作细菌培养和药敏试验，从而有利于作为进一步治疗的依据；同时，也可在必要时向关节内注入抗生素等药物进行治疗。

2. 外伤后关节积液

外伤性积液和积血在临床上较多见，除影响关节功能活动外，大多伴发局部胀痛，从而加剧活动障碍；因此可通过关节穿刺抽取积血或积液，达到减轻疼痛及改善关节功能之目的，并有利于预防关节内感染及后期的关节粘连，如此则可避免更多地影响关节功能。

3. 关节病的鉴别

引起关节的积液的疾患较不同病变其积液内容物有所差别，因此当患者其他症状不典型时，亦可抽取关节液加以区别，此种诊断性穿刺抽出物除肉眼观察外，亦可通过化验进行鉴别。

4. 关节内骨折的诊断

对关节内骨折，大多可经影像学确诊，但个别病例如图像不清，也可通过关节穿刺内容物提供参考意见。经关节穿刺抽出物中如果有脂肪球漂浮在血性液体之上，则有助于关节内骨折的诊断。

5. 关节镜入路

当前关节镜技术已广泛开展，从膝关节开始已逐渐遍及四肢各主要关节，其操作第一步是通过关节穿刺技术进入关节，之后方可引入关节镜，并作进一步操作。

第五节　显微外科技术

手术显微外科有两种概念，一是借助光学显微镜，在镜下完成精细的手术操作。另一种则是通过具有放大作用的眼镜对需细致操作者施术，主要是椎管内病变及涉及细小血管吻接之手术。由于后者涉及的问题较为简单，本文不赘述，仅对前者加以介绍。

一、显微外科的基本器械

（一）显微镜

主要是手术显微镜，其由光学系统、照明系统和支架等各种附属设备组成。

1. 光学系统　由于手术显微镜的种类很多，使用时应加以选择。主要依据同时参加手术人数的多少，有单人双目式、双人双目式、三人双目式或四人双目式等多种。显微镜的放大率为 6~40 倍不等，术中可按需要，并通过脚踏电动开关可作粗调、细调、注目等调节放大率，以适应手术时各步骤要求。工作距离一般在 40 cm 之间。

2. 照明系统　手术显微镜与一般显微镜不同之处是手术显微镜的照明光线由镜头直接射出，此对术野中深在而狭窄的部位均可获得光线。照射光线需要经过红外线滤过器或导光纤维处理后，属冷光源，不会对术野组织引起灼烧性伤害。

3. 支架系统　其种类较多，大多选择电动升降式，底座多呈 T 形或 Y 型，可以移动及制动。底座上有一立柱，用以升降来调节焦距。立柱上有一横臂，横臂之间有关节相连，用作水平方向的调节。横臂上设有固定手枪，可将横臂固定在需要的位置上，便于术者操作。

此以上三大基本构造以外，可酌情增加附属设备、照相机、电视摄像机或电影的连接装置等。

（二）显微镜的使用

1. 放置显微镜　术者将手术显微镜置于手术台旁，调节物镜对准术野，横臂伸出不应过长，以防引起不稳。术者入座后，调节手术显微镜的高低及偏转角度，并将底座刹车及各个关节的手轮刹紧，以保证稳固。

2. 调整光源目镜和焦距

（1）调整光源　由施术者亲自调节光源的亮度，使之适应术中施术时要求。

（2）调整目镜　视手术显微镜之性能不同而酌情，带有橡皮眼罩的"高眼点"目镜，戴眼镜需将眼罩翻下。将目镜上的视度调节圈调至 0。未戴眼镜之屈光不正视眼者，可按所相差的屈光度将视度调节圈调至相应的刻度处（其标准每 100 度），按远视或近视分"+"或"-"。术中视参加手术人员瞳孔距离，调节目镜的距

离，使多人所见影像重合成一个。

（3）调节焦距　可先用大幅度的调节焦距后，再用细调使影像清晰。主要通过调整立柱的高低及然后使用电动升降踏板等，先粗调、后细调。术中亦可选用注目调节，以使影像放大，便于精细的观察及操作。如术中需调节视野，应由别人协助，亦可由术者用灭菌手轮套套在手轮上加以调节。

（三）显微外科器械

1. 镊子　其是显微外科的首要器械，用于术中挟取组织，摘除凝血块，剥离外膜，扩大血管腔，做血管通畅试验及辅助缝合等。显微外科手术镊子为特制品，其要求高。长度一般在 10 cm 以上，柄部较宽而头尖细齿，尖端对合严密，且有适度的弹性，有 5~10 mm 的接触面。分为直镊与弯镊两种（图 4-4-5-1）。

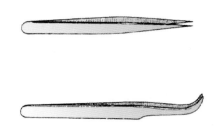

图 4-4-5-1　直镊与弯镊示意图

2. 剪刀　显微外科所用剪刀系在尾部有弹性，而尖端细而锋利。弯剪刀尖端呈小圆形，分离组织较安全。剪刀分为弯、直两种（图 4-4-5-2）。

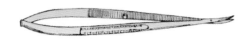

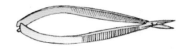

图 4-4-5-2　直剪刀与弯剪刀示意图

3. 小型血管夹 主用于阻断血流。有多种设计，目前常用的为弹性钢丝所制成的止血夹；或是用滑动棒将两 小血管止血夹连接成为对合器，可使血管断端对合。小血管止血夹要求小巧、轻便、无创伤及便于调节，且压力适中（图4-4-5-3）。

4. 持针器 用于显微外科的持针器，其柄部应有弹性，夹针或松针时只用手指轻捏轻放，无须改变手指方向。持针器的长度多为8~15 cm，夹针部分应对合良好，持针部分有直、弯两种。

5. 无损伤缝合针与缝合线 目前市场上所供应之无创性缝合针均呈制式，其横断面呈圆形，弧度为3/8。线为尼龙单丝线，与针联为一体。其规格见表4-4-5-1，可酌情选用。

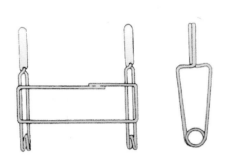 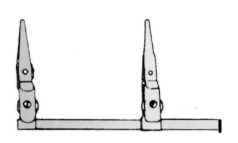

图 4-4-5-3　钢丝小血管夹（A）与可调节式止血夹（B）示意图

表 4-4-5-1　缝合针、线规格及其选用

型号	缝针		缝线		适用缝合血管之部位	
	直径（μm）	长度（mm）	直径（μm）	长度（mm）	口径（mm）	部位
7–0	200	6	50	50	4~5	上臂、大腿及小腿动脉
8–0	150	6	38	50	3~4	前臂、上臂及小腿动脉
9–0	100	5	25	25	2~3	手掌、上臂及足部动脉
11–0	70	5	18	10	0.3~1.5	指、趾等小动静脉

二、显微外科技术的训练

显微外科技术的训练可分为 3 个阶段。

（一）第一阶段—— 基本功熟悉阶段

本阶段主要是：

1. 了解与熟悉 手术显微镜包括各部分结构原理及功能，并逐渐掌握手术显微镜的基本使用方法及维修保养。

2. 显微镜下试操作阶段 主要是训练显微镜下外科操作时的正确姿势，调整高度，双手及双足的体位，上半身保持直立，双前臂及腕与小鱼际应避免悬空，并予以垫好。习惯用拇指、中指握住器械练习，并适应镜下将硅胶管固定在小血管夹上操作。

3. 镜下练习 主要是用双手持镊子交换夹持硅胶管。练习扩张及冲洗管腔之操作，并学会用持针器或镊子练习夹取及松开缝针的操作。

4. 镜下缝合的练习 取细硅胶管（直径1 mm），用细缝线（一般从 8-0 开始），从垂直进针，弧形出针、引线、打结、剪线等练习，双手协调，一般直径 1 mm 之硅胶管可缝合6~10 针。

（二）第二阶段——缝合离体血管

1. 在操作时，应按血管正规操作。一般先剥离血管外膜，测量血管口径，并对血管管腔扩张等。

2. 按以下要求进行缝合，并加以检查。

（1）方向　应与血管纵轴平行缝线；

（2）全层　缝线贯穿血管壁，内膜没有撕裂，缝线露于管腔内；

（3）边距　缝线的边距与针距一致；

（4）整齐　吻合口对合后无空隙，亦无内翻；

（5）松紧　缝线松紧适宜，无松脱，针孔无撕裂。

（三）第三阶段—— 动物实验

1. 狗腿再植练习　此属一步，即将狗大腿断肢，然后行再植术，属于综合性训练，血管吻合均无困难。

2. 兔耳缝合　在前者基础上，对较细的兔耳动脉与静脉进行离断后再植术。此前主要锻炼细微血管显微镜下吻合技术。

三、显微血管修复术

（一）明确显微外科血管修复的基本原则

1. 彻底清创术　此是保证血管吻合成功的前提，因为所需缝接的血管必须是血管壁与血流均正常，可行血管修复术。因此，应在显微镜下检查，凡管腔内有血凝块堵塞以及血管壁、内膜有纤维组织沉着、撕裂、皱褶及血肿者，均应进一步清创直至管壁正常。其标准是动脉近心端有较强的搏动性出血，远端没有血凝块及其阻塞因素；静脉近心端注入肝素盐水无阻力，而远心端有静脉血回流。

2. 吻合血管口径需一致　缝接之血管其两侧口径大小应一致，至少要相似。如口径不一致时，口径较小的血管可做加压扩张或沿其纵轴做45°斜度切断以增大口径。或是采取静脉移植的方式来解决血管口径不对称的问题。

3. 针距与边距　缝合血管各针的间距等于针距，对口径大、壁厚、管腔内压较低者，针距可稍大，而口径小、壁薄、腔内血压高者，则针距应小些。直径 1 mm 的小动脉，通常缝合 8 针，其针距约为 0.4 mm，边距为 0.2 mm。1 mm 的小静脉，缝合 6 针即可，因其壁薄，边距应稍大些。

4. 缝合口张力适度　缝合口张力过大易使血管壁坏死或撕裂，而张力太低，血管又易扭曲而造成吻合口梗阻。因此，在缝合时，吻合口对合张力适度，主要是打结张力适中。结扎过紧易造成管壁的绞窄。

5. 无创伤技术　要求操作轻柔、准确。操作中应禁止用锐器钳夹血管内膜，或用塑料管插入血管腔内用力冲洗。每个操作要准确无误，特别是缝合时，应一次完成，避免反复穿刺血管壁。

6. 软组织及骨骼的处理　血管的吻合处及其周围应该有一个良好的血管床及用健康的组织加以覆盖，局部止血要彻底，软组织缝合张力不能过大。对骨折应妥善固定，必要时缩短处理。

（二）血管修复之显微技术

1. 缝合前的准备

（1）显露血管　将准备缝合的一段血管先行显露，对周围挡住视线或影响操作的组织牵开或用缝线作临时牵开缝合。

（2）放置背衬与血管夹　阻断血流后，血管夹与血管垂直置于距血管断端4~5 mm 处，并将止血夹固定在联合臂上，使血管断端对合在最小的张力下一片约 1 cm² 硅胶薄膜或纱布置于血管深面作为背景。

（3）修剪血管外膜　为避免在缝合时血管外膜卷入管腔内，缝接前应将其修剪。可用镊子夹住血管断端的外膜，沿纵轴向断端牵拉之同时，用剪刀在血管断端同一水平处剪断。外膜迅速回缩，此时恰好使血管中层及内膜外露便于缝合。

（4）冲洗管腔　用肝素盐水经注射器平头针或硅胶管对管腔冲洗，并清除管腔中的血液、血块。如果采取加压注射，则可扩张管腔。

2. 血管吻合方法　小血管吻合有以下两种方法。

（1）套管吻合法　多用钛质或已用不锈钢制成的环形或刺式套管，其操作简便，吻合时阻断血流的时间短，适用于急诊情况下。但对口径小的血管易引起管腔撕裂，故 1.5 mm 以下的小血管吻合很少采用此法。

（2）缝合法　对各种口径之血管均可选用，特别是对 1 mm 以下小口径血管缝接时，本法较佳。但操作较慢，且要求术者平日有良好的训练。

3. 血管吻合方式

（1）端 - 端吻合　先在血管断端两侧 180°位缝合两条牵引线（图 4-4-5-4）。在牵引下行端 - 端吻合，此时应先缝合血管的前壁，之后将血管夹翻转 180°，再缝合后壁。缝合时，针距应分布均匀。静脉吻合方法与动脉吻合相似，但因静脉壁薄而软，管腔易塌陷状态，故较动脉困难。缝合后除去血管夹子，如吻合口处有少量出血，可用盐水棉球轻轻压迫 1~2 min，即能停止，如仍出血不止，可在漏血处补 1~2 针。之后进行通畅试验，用 2 把镊子在吻合口的一侧（动脉在近心侧，静脉在远心侧）轻轻压瘪血管，将靠近吻合口的镊子移动，越过吻合口，将两把镊子之间的血液排空。检查动脉，可将

近心端把镊子松开（静脉则相反），观察血液通过吻合口时充盈情况。立即充盈为吻合通畅，充盈迟缓为部分梗阻，不充盈者表示吻合梗阻，需重新做吻合。

（2）端 - 侧吻合　当两条血管口径超过其直径 1/2，或 2 条血管口径虽相同，因其中一条必须保留连续性者，可做端 - 侧吻合。其吻合方法有 3 种：即单纯管壁切开的端侧吻合（图 4-4-5-5）、血管壁瓣状切开端侧吻合（图 4-4-5-6）和血管壁开孔端侧吻合（图 4-4-5-7）。其中以血管壁开孔法通畅率最高。其具体操作是先沿血管的纵轴，在拟行开孔的两个极点处缝两针牵引线，通过牵引线将吻合口分成两个半周。在一侧半周的中点上缝合一针，再在中点至牵引线之间各缝一针。按同法缝合对侧半周即可，

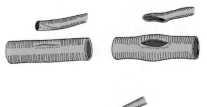

图 4-4-5-5　单纯血管壁切开端 - 侧吻合示意图

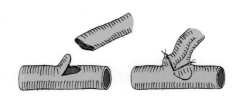

图 4-4-5-6　血管壁瓣状切开端 - 侧吻合示意图

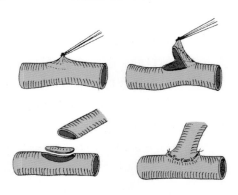

图 4-4-5-7　血管壁开孔端 - 侧吻合示意图

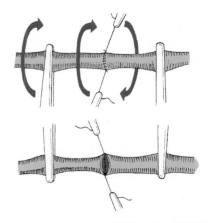

图 4-4-5-4　血管端吻合示意图

其缝合后处理同前。

（3）小血管移植术　如遇有血管缺损，可做自体小血管移植。一般多用小静脉移植术，大多按需要从大隐静脉、小隐静脉及足背、前臂远端及腕的掌面等处切取不同口径的静脉。之后，切取的小静脉分支结扎或电凝止血。用于修复动脉时，切取的静脉长度应较动脉缺损稍短，以防移植静脉过长，充血后引起血管扭曲。在修复动脉时，应将移植静脉的远端与近端倒转后行吻合，以防静脉瓣阻止血流。但修复静脉切勿倒转。亦可采取小动脉移植。此时动脉来源主要是从废用的肢（指）上切取，当用于修复动脉时，其长度应较缺损的长度略短。修复静脉时，移植动脉的长度与口径应略长和略粗于缺损的静脉。术中应注意对切取的动脉用肝素盐水或2%奴佛卡因作管腔扩张，以解除痉挛，然后方可用于移植。

第六节　外固定架的应用

已有百余年历史的骨外固定是在骨折复位后利用外固定器进行制动的一种疗法。尤其对于开放性骨折或骨缺损及合并感染需对创面观察之病例。

外固定主要特点是其可在远离手术和损伤区外将骨折端稳定，其对软组织创伤较小，感染的危险性也比其他内固定小。加之近年来其在设计、制造和应用的技术方面不断地完善，目前已被骨科界更多的临床医师用来治疗骨折及肢体矫形等。

一、骨外固定架的组成与分类

（一）骨外固定架的组成

骨外固定架由三大部件所构成，即钢针（或螺钉）、固定持钳和连接杆。当固定钢针穿过骨骼达到固定骨折的目的，因此其组成包括钢针，需具有一定强度，不易变形，也可用螺钉取代，固定持钳与钢针衔接，并将钢针牵持住、持紧。连接杆为具有强度的金属部件，应较轻。

（二）分类

目前临床上应用较多的有线形外固定架（linear external fixator，LEF），环形外固定架（circular external fixator，CEF）及混合外固定架（hybrid external fixator，HEF）等。一般主张根据骨折类型和外固定架的机械特点来选用合适的固定方法。LEF 在轴向刚度上强于 CEF，而 CEF 在抗弯曲和扭转方面与 LEF 相似，但与环数相关，HEF 与带 4 环的 CEF 在轴向压力、抗弯曲、抗扭转强度上表现相似，但减少了穿针固定操作，可考虑作为 CEF 的替代。

依据骨外固定架的功能、构型及力学结构可分成三大类。但从外固定架的力学结构及其稳定性上来看，目前在国内外将其分为4种类型。

1. 单平面型　即在一个平面上，以半针、单侧固定之方式，故又称单平面 - 单支架半针固定型。

此型结构简单，灵活性较大，且具有固定长管状骨骨折不穿透肢体的优点。固定针多选用 Schanz 螺钉，其只穿透骨干的对侧皮质而不超过对侧软组织。但由于固定杆在一侧，使骨折端呈现偏心受力，因此其抗旋转和侧弯的能力较差，且固定钢针易变形，除非在骨折的上下两端增加固定针的根数。

2. 双平面型　即在前者基础上增加一个平面，其为目前最为常用的一种，钢针（或

Schanz 螺钉）同样不穿过骨干对侧，但增加了一个平面。操作时，于两组半针固定之间形成 60°~80° 的夹角，之后用 2 组纵向连杆（必要时可辅加横杆）将两组外固定的连接杆相连而达到牢固之目的。

3. 单平面双侧支架型　此型固定是将钢针贯穿骨与对侧软组织，肢体两侧用两套连接杆将钢针两端固定。两侧骨折端之受力较均匀，但抗骨折前后成角及旋转能力仍较差，由于固定钢针贯穿肌肉组织，必将影响肌肉的收缩和邻近关节的活动。这一缺点对于邻近关节的粉碎性骨折来说，又是其良好的适应证。

4. 双平面双支架全针型半针型　此型是用全针贯穿肢体，再加半针固定，因此更为牢固，亦也可用多根针在不同平面交叉构成多平面固定。但对其调整较为复杂。

二、骨外固定架的应用范围、适应证及禁忌证

（一）骨外固定适应病例

1. 四肢长管状骨开放性骨折　特别适用于伴有严重软组织损伤，且伤口污染及皮肤缺损严重的小腿开放骨折。

2. 粉碎性骨折　难以采用内固定的开放性粉碎性骨折。

3. 合并感染或骨折不愈合时　此种情况下，由于不能应用内固定治疗，可选用此项技术。

4. 烧伤合并骨折者　外固定将骨折固定后，便于对烧伤创面进行治疗与护理。

5. 双段或多段骨折者　对不适宜行内固定者，可选用外固定架。

6. 肢体延长　需应用此项技术将肢体不断延长。

7. 其他　包括骨缺损而又无法早期植骨者，需多次搬动（运送）和分期处理的战伤，需对肢体血运和伤口进行观察者，开放性或闭合性骨盆骨折和由于骨盆环破坏移位严重者及其他病例。

（二）不宜选择外固定的病例

1. 整个长骨感染　此种情况下因无穿针部位而不适用。

2. 伤肢皮肤病变者　广泛性皮肤病，特别是伴有破溃的皮肤疾患。

3. 严重骨质疏松者　因穿针后易引起松动或切割而不应选用。

4. 不合作者　对因精神病或其他原因引起躁动不合作的病例，亦不应选用。

目前使用的外固定器种类很多，但使用中均有其共同点。骨外固定手术也同其他外科手术一样，需要进行术前设计，术中严格的无菌操作，术后护理和功能锻炼。

三、术前准备

1. 器械准备　除选择相应的骨外固定架外，术者应充分了解该型号外固定器的结构、性能，并在术前加以演示，以求熟悉每个部件组装技术。此外，尚应结合患者情况加以全面考虑。

2. 局部准备　术前应充分了解穿针部位的局部解剖，穿针经路上需要避开的重要血管与神经等。

3. 其他准备　包括麻醉的选择，患者全身状态的准备及其他相关问题等。

四、外固定架的具体操作

（一）术前准备

包括最基本的专用器械，例如配套使用的套管针，钻袖，长钻头，T 形固定针拧入器，长钻头（直径多为 3.5 mm），扳手，电钻或低速气动钻等。

（二）具体操作

1. 切口　按预定穿针部位用 11 号刀片在皮肤上切一小口，再用止血钳分开深部软组织。

2. 钻孔　放入钻袖，抽出钻心，用直径 3.5 mm 的钻头钻孔，钻透两侧皮质后，用测深尺测量深度，按所测深度（从骨干对侧孔至钻

孔处皮肤表面的距离），记住测尺上读数。

3. 拧入固定针　用 1 枚同等长度的固定针作为标准，竖着放在皮肤上，与拧入的固定针相平行。固定针留在皮外的部分加上测深尺所测得的深度，如等于或稍短于对比针的全长，则此深度较为合适（图 4-4-6-1）。

4. 装外固定架　即按每套固定架之要求将该固定架通过持钳与固定钉连接。并确认牢固稳妥为止。

（三）基本要求

1. 无菌操作　应严格执行，切勿大意。

2. 注意穿针部位　穿针应在血肿区，特别是在可疑感染病灶区以外至少 2~3 cm，应避免血肿区经钢针与外界相通。

3. 注意距离　同一平面穿针时，为增强固定的牢固性，钢针的间距要尽可能大些，最低不少于 4 cm。

4. 多平面固定　半针与全针或半针与半针之间的穿针夹角应在 60°~80°。

5. C- 臂 X 机下操作　穿针复位等操作应在 X 线机的监视下进行为安全稳妥。

6. 操作步骤　采用外固定器治疗骨折必须遵循解剖复位或基本解剖复位后穿针、固定及调整。

（四）术后处理

1. 按时更换敷料　一般术后 2~3 d 更换针孔处敷料，如渗出多，应及时更换或每日更换，为保持针孔干燥，每日应在针孔处滴以 75% 酒精。

2. 术后预防骨感染抗生素　应常规应用 5~7 d，患肢抬高，注意观察肢端的血运与反应。

3. 关节活动　应尽早开始，并根据外固定的牢固性允许患肢部分负重。

4. 注意调整　术后及时调紧固定持钳之螺母，并经常检查其有无松动。

5. 检查局部　注意皮肤与钢针接触部有无张力，如因肿胀等原因使钢针处皮肤张力增加，可予以切开减压，以免针孔皮肤坏死。

（五）去除外固定的时机

1. 骨折已达临床愈合　于 X 线平片上显示骨折端有明显的骨痂生长，骨折线已模糊，局

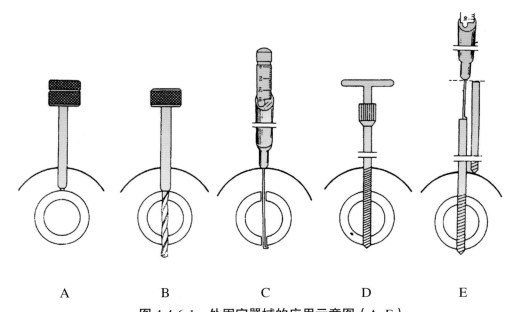

图 4-4-6-1　外固定器械的应用示意图（A~E）
A. 皮肤切开后，用止血钳分开，放入钻头；B. 去除套管针，选用直径 3.5 mm 的钻头钻孔；
C. 用测深钩针测量深度（包括软组织层）；D. 拧入固定针（钉）；E. 用一枚同等长的固定针作为标准，对比进针的深度

部无压痛及叩痛；放松外固定后骨折端无异常活动及疼痛。一般需3~4个月。

2. 改用其他疗法　对术后不能继续用外固定器或改用其他方式固定更为适宜时，应在局部无炎症情况下取出外固定器，并酌情行内固定。

五、骨外固定架的并发症及其防治

（一）针孔感染

较多见，其主要原因大多是钢针松动，其次是由于针孔周围皮肤受牵拉之故。

1. 轻度感染　居多，其表现在针孔周围的皮肤红、肿及疼痛，可有少许渗出。此时加强针孔护理，减少患肢活动并抬高患肢，再配合全身抗生素的应用，大多于数日内炎症即可消退。

2. 严重感染　表现为针孔流脓，周围皮肤糜烂，可有炎性肉芽组织生长，可有体温升高。此时则应去除钢针并给予换药保持针孔引流通畅。并酌情改用其他治疗。

（二）慢性针孔骨髓炎

此种并发症少见。主要表现为除去感染针孔之钢针后针孔久治不愈，并有脓流出。X线平片显示有环形骨坏死区，周围骨皮质密度增高。诊断明确者可采取扩创术，将骨孔内的炎性肉芽组织刮除，直至骨面有鲜血渗出，再经换药保持引流通畅，一般3~4周多可愈合。

（三）固定针折断

少见，主要由于金属疲劳所致。多出现在固定持钳与钢针之结合处。具体原因主要是骨折复位不佳，断端存在间隙、骨缺损或成角畸形等。如负重过早，以致重力完全通过钢针传导，而易造成钢针折断。保持骨折断端良好的接触和早期植骨，是防止断针的最佳方法。

（四）针孔处骨折

多发生在去除外固定之后，特别是针孔感染之针孔扩大减压的病例。当除去外固定器后易引起骨折。因此拔针后之病例应注意保护，在骨折愈合良好之前尽可能少地负重，并应避免给患肢过大的成角应力。

（五）血管神经损伤

其发生率虽很低，但后果严重，必须十分注意，特别是上肢的桡神经、下肢的股动静脉、股神经、胫前动脉、腓深神经都是很容易损伤的组织。千万不能盲目穿针，应详细了解与掌握穿针的局部解剖。

六、骨外固定架的优点

骨外固定架虽是一种十分有效的治疗方法，但亦有其一定的不足之处，在应用时应注意选择。

（一）骨外固定架主要优点

1. 无须手术　绝大多数外固定者不需切开复位。因此，创伤及出血少，操作简便易行，为患者欢迎。

2. 便于对软组织处理　在对骨折有效复位固定的情况下，亦便于对软组织创面的处理，尤其是伴有严重的软组织损伤、烧伤之骨折病例。

3. 易于调整骨折对位　因其具有灵活的可调性，因而其可随时调整骨折端受力的大小和受力方向。包括对骨折端加压，或骨延长，及成角和旋转畸形的纠正等。

4. 可早期进行功能锻炼　此有助于促进肢体血循环的改善，以利消肿及防止肌肉萎缩，并可促进骨愈合。

（二）骨外固定不足之处

1. 不方便　因外固定器占有一定空间以致穿脱衣服不便，且患肢不易保暖，尤其是在北方的冬季尤为突出。

2. 影响关节功能　由于部分固定针需穿过肌肉，因而影响肌肉的收缩活动，从而使邻近关节活动受限。

3. 其他　主要是针道感染或固定针松动，不得不中途除去外固定，难以及时采用内固定来补救，以致影响疗效。此外，由于外固定针穿过皮肤外露，可使部分患者有恐惧感，不易接受。

七、长管状骨骨折的骨外固定架应用概况

（一）股骨干骨折

1. 适应证

（1）开放性骨折伴软组织严重损伤者。

（2）粉碎性骨折采用内固定困难者。

（3）合并有骨缺损的多段骨折者。

（4）内固定因感染、折断等原因失败者可酌情选用，但炎症者应慎重应用。

2. 手术方法

（1）麻醉　多采用持续硬膜外麻醉或腰麻。

（2）常规消毒皮肤，铺无菌单。

（3）选择可应用的骨外固定架　大多选用单平面单臂式半针固定，固定架置于大腿外侧。多选用一端带有自攻螺纹的固定针、Schanz 螺钉，骨折远近端各需 3 枚以上固定针（图 4-4-6-2），固定针要穿透股骨干两侧皮质，并以尖端穿出对侧皮质 1~2 mm 为准。

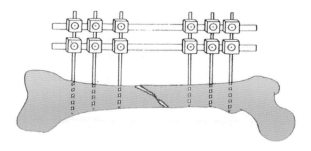

图 4-4-6-2　股骨干骨折外固定架示意图

（4）复位及安装　先将股骨干复位，然后按前述之方法在股骨外侧选择入点、刺一小口，分开肌肉，适用直径 3.5 mm 的钻头在骨中央部钻孔。拧入固定钢针（Schanz 螺钉），安装带有全部固定持钳的外固定架。透视下纠正旋转、

成角及侧方移位，尽可能达到解剖复位，再次调整支架及各固定针持钳之间关系，使骨折获得满意而坚强的固定。对骨折端夹有软组织嵌夹难以复位者，亦可行小切口切开复位后再行骨外固定，亦可除外固定改用内固定治疗。

（二）胫腓骨骨折

1. 病例选择

（1）较为严重的小腿开放骨折，特别是污染严重的粉碎性骨折无法行内固定者。

（2）胫腓骨多段骨折而又不宜内固定术。

（3）骨缺损而又需要保持肢体长度者。

（4）皮肤软组织挫伤污染严重而又超过切开复位时机者。

（5）因感染等致内固定失败、将其取出后亦可改用骨外固定。

2. 手术方法　多在硬膜外麻醉或腰麻下施术。常规消毒、双下肢置于同一位置上，以便在纠正成角或旋转移位的同时与健侧对比。骨外固定架有以下两种方式。

（1）小腿单平面双支架全针固定式　其适用于小腿远端或近端胫腓骨双骨粉碎性骨折。骨折远近端的钢针应穿过小腿两侧的软组织和两侧的骨皮质（图 4-4-6-3）。其操作步骤原则与要求同前述。

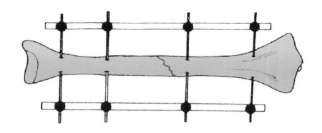

图 4-4-6-3　小腿单平面双支架全针固定示意图

（2）小腿单平面、双平面单支架半针固定式 固定针不通过肌肉组织、对踝关节活动不受影响，因而功能恢复快等优点，由于本法可以较长时间固定胫腓骨骨折，且局部反应小，因此，其更适用于胫腓骨多段骨折。其操作步骤及顺序同前，可参阅图示（图 4-4-6-4）。

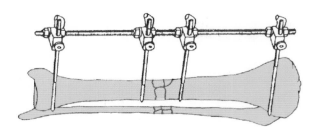

图 4-4-6-4　小腿单平面单支架半针固定示意图

（3）双平面单支架半针固定式　其在单平面单支架半针固定的基础上，与胫前固定架呈60°~80°，在胫骨前内面处再附加一组固定架。两组固定架之间用固定杆连接固定；因外形呈V形，又称小腿V型固定架（图4-4-6-5）。

（三）肱骨干骨折

因肱骨干骨折不愈合率较高，手术切开及内固定疗法并发症又多，因此多采取保守疗法，其中骨外固定架是一种切实有效的固定方式。

1. 病例选择

（1）肱骨干粉碎骨折，骨折端复位后仍不稳定者。

（2）肱骨干中上1/3骨折，复位后不易用石膏或夹板维持对位者。

（3）伴有骨缺损的肱骨干骨折，尤其是开放性、软组织严重挫伤不能行内固定者。

2. 手术方法　多在臂丛麻醉下施术。先将骨折复位，按骨折远近端分别固定的方法安放固定针，安装短杆固定架等。术中为避免损伤桡神经，骨折远端的固定针应从肱骨干的后侧旋入。同样，为避免桡神经损伤，骨折远近端两组固定针在肱骨纵轴线的夹角以90°为宜（图4-4-6-6）。

（四）桡骨远端粉碎性骨折

临床上对桡骨远端粉碎性骨折，尤其是开放性骨折者，于选用骨外固定治疗，因其可以克服短缩移位之难题，效果较为理想。

1. 病例选择　主要是桡骨远端粉碎性骨折，经整复后仍有短缩趋势者，或是桡骨远端开放骨折，伴有皮肤缺损者。此外，其他各型桡骨远端不稳定的骨折亦可酌情选用，包括巴顿骨

折及 Smith 骨折的 Ⅱ～Ⅲ 型等。

2. 手术方法　多在臂丛麻醉下完成，也可选用局部麻醉。操作时必须严格循序进行，即骨折复位→穿针固定→调整外固定架，并使骨折获得理想复位。开放性者应先行彻底清创而后再行骨折复位和穿针固定。术后腕关节为功能位或屈曲位固定，后者应在术后 10 d 改为中立位固定（调整时应在牵引下进行）。固定时间单纯桡骨骨折一般 4~5 周，粉碎性骨折或骨缺损者应适当延长（图4-4-6-7）。

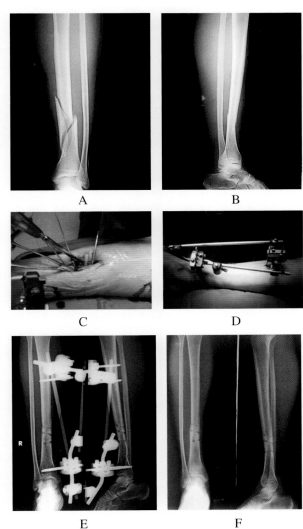

图 4-4-6-5　临床举例（A~F）

患者，男，19岁，摔伤致右胫骨中下段螺旋形骨折外固定疗法 A. 术前X线正位片；B. 术前X线侧位片；C. 术中骨折端小切口切开复位后克氏针临时固定，钻孔打入可吸收螺钉；D. 外固定支具外观；E. 术后X线正侧位片；F. 一年后去除外固定支架复查X线正侧位片。

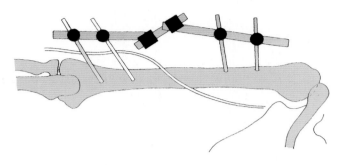

图 4-4-6-6　两组外固定架在肱骨干纵轴上保持
不同角度夹角示意图

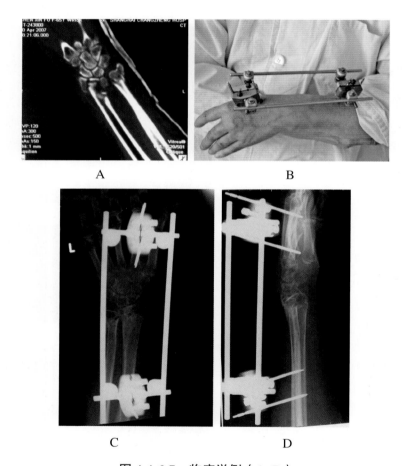

图 4-4-6-7　临床举例（A~D）

患者，女，65 岁，摔伤致左尺桡骨远端粉碎性骨折外固定疗法 A. 术前 CT 三维重建建示左尺桡骨远端粉碎骨折；
B. 行透视下手法复位及外固定支架固定；C.D. 术后 2 个月复查 X 线正、侧位片。

第五章 口腔颌面外科基本操作技能

第一节 口腔颌面部专科检查

口腔颌面部临床检查主要包括专科检查和辅助检查，临床操作技能重点叙述专科检查，包括口腔检查、颌面检查、颈部检查、颞下颌关节检查及唾液腺检查。

一、口腔检查

口腔检查采用口镜、镊子等加以辅助，应遵循由内到外、由前至后、由浅入深的顺序进行，具体分为口腔前庭，牙、牙列与咬合、口腔及口咽部三部分进行检查。

（一）口腔前庭

主要依靠视诊和扪诊，依次对唇、颊、唇颊沟、系带及牙龈，从色泽、质地、是否存在包块、瘘管、溃烂及具体情况进行检查。

（二）牙、牙列及咬合

主要采用视诊、探诊、叩诊，牙齿主要检查牙体硬组织、牙周及根尖周情况；牙列主要检查牙齿排列状况，牙列曲线及上下颌牙列的咬合关系与开口度、开口型。

（三）口腔及口咽部检查

主要采用视诊、触诊，腭部主要对硬腭、软腭、悬雍垂的色泽、质地、形态及是否存在溃烂、包块等加以检查；舌部主要检查舌的形态、质地、运动及黏膜色泽；口底重点检查颌下腺导管及其开口情况，是否存在占位性病变；

口咽部检查多需采用压舌板、口镜、喉镜等加以辅助，包括咽喉壁、咽侧壁、扁桃体、软腭及舌根检查。

（四）双合诊技能

对唇、颊、舌、口底及下颌下区的占位性病变，应掌握和正确选择双指或双手合诊检查，以便判断病变范围、质地、动度及是否有压痛、触痛等。双指合诊适用于唇、颊、舌检查，双手合诊适用于口底、下颌下区检查。

二、颌面部检查

颌面部检查主要采用视诊、触诊等，包括表情意识状态检查、颌面部外形与色泽检查、占位病变的检查及眼、耳、鼻等面部器官的检查。

三、颈部检查

颈部检查以视诊、触诊为主要检查手段，从色泽、外形、轮廓，占位性病变的大小、质地、活动度及颈部淋巴结几个方面加以检查。

四、颞下颌关节检查

颞下颌关节检查主要采用视诊、触诊方法，主要对面形、颞下颌关节动度、咀嚼肌、下颌运动及咬合关系进行检查。

五、 唾液腺检查

唾液腺检查重点是腮腺、下颌下腺、舌下

腺三对大唾液腺，但也不能忽略小唾液腺的检查。主要对唾液腺的腺体、导管、是否有占位病变及唾液腺的分泌功能等进行检查。

第二节　口腔颌面外科手术基本操作

口腔颌面外科手术同样遵循无菌、无瘤及微创等基本原则，基本操作与其他外科手术一样，也包括显露、止血、解剖分离、打结、缝合与引流。口腔颌面部有着特殊的解剖生理特点，现就其操作中的特殊要求加以叙述。

一、组织切开

口腔颌面部为人体暴露部位，在面部容貌美中承担重要功能，口腔颌面部手术切口在保证手术效果、减少术中出血的同时，应充分考虑到术后疤痕与功能干扰对患者表情和容貌的影响，因此口腔颌面部手术切口在设计时，从解剖结构上要考虑面神经、腮腺导管等重要组织结构的位置和行径，切口尽量与之平行以减少不必要的损伤；从位置上在考虑尽量临近病变同时，还要做到切口隐蔽，减少对面部功能与美观的影响；从长短考虑，在能充分显露手术野情况下切口尽量短，必要时采用曲线状切口，减小疤痕过大或直线型疤痕收缩对美观的影响。

二、止血

口腔颌面部血液循环丰富，术中容易出血较多，术中止血至关重要。口腔颌面部手术止血同样采用压迫、结扎、药物、电凝等止血方法，压迫和结扎止血在口腔颌面部手术中经常用到，也有其特殊性的方面。

（一）压迫止血

除采用温热盐水纱布对创面或创腔进行压

迫或填塞等压迫止血方法外，对急性动脉出血，应掌握区域供血知名动脉近心端压迫止血，以为钳夹、结扎止血等方法争取时间。区域知名动脉主要包括颌外动脉、颞浅动脉，甚至颈外动脉，常用的是颌外动脉和颞浅动脉。颌外动脉压迫止血要点：咬肌下颌角附着前缘 1~2 cm 为压迫区域，采用拇指压迫时，拇指与示指、中指等弧形叉开，拇指置于压迫区域下颌骨外侧近下颌缘处，向骨面压迫阻断颌外动脉，其余手置于对侧下颌骨外侧与颌颈部，起稳定作用，避免拇指滑脱或长时间压迫疲劳；采用示指压迫时，示指末节置于压迫区域下颌骨外侧近下颌缘处，向骨面压迫阻断颌外动脉，中指末节置于压迫区域下颌骨下缘，起稳定和避免示指向下颌骨下缘滑脱；对右手优势医生，右侧颌外动脉采用拇指压迫法、左侧颌外动脉采用食指压迫法较为方便。

（二）钳夹、结扎止血

钳夹止血使用最多也最普遍，手术中对出血点进行钳夹应尽量避免钳夹过多正常组织，特别是避免钳夹住面神经分支等重要解剖结构，钳夹后进行电凝或结扎止血时更要确认没有钳夹到面神经分支等重要解剖结构；除对出血点钳夹后采用结扎或缝扎方法进行止血，对知名或较粗的血管，乃至颈外动脉采用分离结扎切断方式减少或避免手术出血；对血液循环特别丰富又不宜钳夹的组织，如舌等可采用圈式或栅栏式缝扎止血。

三、缝合

（一）原则

彻底止血基础上，由深至浅逐层严密对位缝合。

（二）基本要求

根据不同的缝合层次、缝合部位，选择合适的缝针缝线；根据不同部位、不同组织层次，选择合适的缝合边距与针距；两侧组织分层、等量、对称、正确对位严密缝合；应无张力缝合，进针顺序应是先游离侧，后固定侧，避免组织撕裂或加重损伤。

（三）颌面部缝合特点

颌面部缝合一般选择小针细线，常用 1-0、3-0 和 1 号线；皮肤缝合针边距均要小，边距一般 2~3 mm，针距 3~5 mm；缝合打结松紧适宜，尽量避免缝线压迹，减小皮肤瘢痕；在功能部位如口角、上下唇、眼睑等部位避免长直线缝合，可附加切口呈 Z 形曲线缝合。

四、颌面部引流

（一）原则

颌面部引流遵循外科引流原则，即通畅、彻底、损伤干扰小、顺应解剖与生理需求、确定病原菌。

（二）适应证

污染与感染创口、渗出较多创口、无效腔创口、止血不全创口。

（三）颌面部常用引流物

片状引流、纱条引流、管状引流、负压引流。

（四）颌面部引流注意事项

创面不同、引流物不同，放置时间不同，污染、渗血积液创口一般 24~48 h 去除引流物，脓腔则至脓液消除为止，负压引流 24 h 内引流量 20~30 mL 时去除，一般不宜超过 5 d；引流物放置要深入引流腔，应充分利用重力引流；负压引流应充分重视相关护理工作。

第三节　口腔颌面外科麻醉

口腔颌面外科麻醉包括全麻和局部麻醉，其中局部麻醉是指采用局麻药物暂时阻断机体一定区域内神经末梢和纤维的感觉传到，是该区域镇痛的方法，作为舰艇外科医生，应了解口腔颌面部局部麻醉药物、方法，掌握具体麻醉操作和常见并发症及其防治。

一、局部麻醉药物

常用局麻药物分为酯类和酰胺类，酰胺类局麻药主要有利多卡因、丁哌卡因、阿替卡因、甲哌卡因等，酯类主要有普鲁卡因、丁卡因，其中酯类局麻药目前在临床上已经很少应用。临床应用局麻药时常加入血管收缩剂，目的在于延缓局麻药吸收、延长麻醉时间、降低局麻药毒性、减少局部出血和使术区视野清晰等，一般是加入肾上腺素，要注意掌握好局麻药中肾上腺素的浓度和一次性注射局麻药中肾上腺素的总量，避免肾上腺素导致的血压骤升、心律失常等不良反应。

二、局部麻醉方法

1. 冷冻麻醉　采用药物使局部组织快速散

热降温达到局部镇痛，由于所用药物的安全性问题，目前临床已较少应用。

2.表面麻醉 将麻醉药物涂布或喷射于术区表面，待药物吸收后是末梢神经麻醉，浅层组织镇痛。常用表面麻醉药物是 2% 利多卡因或 0.25% 丁卡因，主要用于松动乳牙拔除、表浅脓肿切开引流等。

3.浸润麻醉 将局麻药注射到术区组织内，阻断神经末梢传导使痛觉消失。常用的时软组织浸润、骨膜上浸润和牙周膜浸润，根据目的不同选择性应用。

4.阻滞麻醉 将局麻药物注射到知名神经干或其主要分支附近，阻断神经末梢传入，使其支配区域产生麻醉效果。阻滞麻醉是齿槽外科最常用和有效的麻醉方法，是口腔颌面外科医生必须掌握的麻醉方法，阻滞麻醉应严格无菌操作，注射要准确，推注麻药前切记要回抽无回血再注射。

三、常用神经阻滞麻醉

（一）三叉神经干阻滞麻醉

1.上颌神经阻滞麻醉 主要适用于高位阻生上颌第三磨牙拔除、上颌骨部分切除，目前已不常用，方法有翼腭管注射法和口外注射法，麻药注入圆孔附近。

2.下颌神经组织麻醉 主要适用于面部疼痛的诊断与鉴别诊断，方法为口外注射，方法与上颌神经阻滞麻醉口外法近似，麻药注入卵圆孔附近。

（二）三叉神经分支阻滞麻醉与拔牙术

三叉神经分支阻滞麻醉在拔牙术中最为常用，仅以下表列出常用三叉神经分支阻滞麻醉进针点、麻药注射位置、拔牙适用范围供临床参考（表 4-5-3-1）。

表 4-5-3-1 拔牙术中神经阻滞麻醉简易选择表

神经分支	进针点	麻药注射位置	适用范围	备注
上牙槽后神经	上颌第二磨牙远中颊侧前庭沟	上颌结节	上颌磨牙	1.第一磨牙颊侧近中根需补充浸润麻醉 2.与腭前神经同时阻滞使用
眶下神经	口外法为同侧鼻翼外1 cm 处，口内为侧切牙根尖部位前庭沟	眶下孔附近	切牙与前磨牙	与鼻腭神经同时阻滞使用
腭前神经	腭大孔表面标志稍前	腭大孔	磨牙与前磨牙	与上牙槽后神经阻滞麻醉同时使用
鼻腭神经	腭乳头旁侧	腭前孔	前牙	1.尖牙需在腭侧远中补充浸润麻醉 2.与唇侧浸润或眶下神经阻滞同时使用
下牙槽神经	颊脂垫尖	下颌神经沟	下颌磨牙	与颊神经、舌神经同时麻醉使用
舌神经	颊脂垫尖	比下颌神经沟前约 1 cm	下颌后牙	与下颌牙槽神经阻滞麻醉同时使用
颊神经	翼下颌皱襞中点外侧	粘膜下	下颌磨牙	

备注：随着阿替卡因肾上腺素局麻药的广泛应用，多数牙拔除可在牙齿颊舌侧均采用局部浸润麻醉，也可达到较好的麻醉效果。

四、局麻并发症

口腔颌面部局麻常见并发症包括晕厥、过敏反应、过量反应、局部血肿感染、注射针折断、暂时性面瘫、感觉异常、暂时性张口受限、暂时性复视或失明等术中术后并发症，应根据不同情况正确处理并发症。

第六章　舰船基本护理技术操作及护理

第一节　舰船人员护理特点及方法

一、舰船生活特点

1. 舱室狭小，空间有限。舰船空间狭小、居住拥挤、空气流通不畅，淡水使用受限，新鲜蔬菜缺乏，卫生条件有限，易引发皮肤病、胃病、口腔疾病等，造成心理负担。

2. 左右上下震动持续存在，对前庭功能影响明显。长远航军事作业强度高，受舰艇颠簸、摇摆、振动等因素影响，舰员体力消耗增大，身体抵抗力降低。长远航期间舰艇内环境特殊（高温、高湿、高盐、高噪声、高磁场、高浓度有害气体"六高"因素）易导致舰员出现失眠、耳鸣，个别人甚至出现视力下降、记忆力减退、精神恍惚等情况。

3. 补给困难，饮食结构受限，易发生营养功能失调。受海上风、浪影响，舰员易出现厌食、疲劳晕船、呕吐等症状，随着长航时间的延长，易导致营养失衡、体力下降、反应迟缓、认知能力下降，还可能出现头痛、头晕、紧张不安等不良反应。

4. 社交全封闭，性别结构单一，对心理结构影响较重。执行长远航任务时，海上航行时间长，有时横跨多个时区，跨越几个气温带，与外界通讯联系不畅，信息闭塞，长期远离亲人，不能及时了解家庭情况，易出现心情压抑、内心焦虑、烦躁不安等情况。长远航期间，舰员分布在不同舱室、不同岗位，并且昼夜轮班作业，易导致船员生物节律紊乱，相互之间缺乏交流；狭窄的作业空间，压抑的生活环境和紧张繁忙的工作氛围，易导致船员情绪波动、反应迟钝、人际关系敏感，由此引发暴躁、易怒、厌烦、萎靡等不良情绪反应，甚至产生矛盾、发生冲突。

二、舰船常见问题与解决方法

（一）晕船

在航海过程中由于船体的颠簸，人体内耳前庭平衡感受器受到过度运动刺激，前庭器官产生过量生物电，影响神经中枢而出现的出冷汗、恶心、呕吐、头晕等症状群。当脑部在环境中收到错误的讯息所致平衡系统发现内耳所接收到的讯息与眼睛所接收到的有出入时，便会发生晕船。

【护理方法】

1. 避免大幅度晃动　尽量避免大幅度的动作，尽快找到周围区域的休息区，立刻坐下休息，头部紧靠座椅背，闭目养神。此刻切记不要自己到处奔走，加重自身的晕船程度。

2. 寻找通风口　一旦发生晕船现象，尽量寻求身边人的帮助，让他们搀扶你离开人群聚集的地方，到通风条件好的区域休息。

3. 注意饮食　海上比较颠簸，很容易遇到晕船现象。当突遇晕船时，要选择比较清淡的食物，坚决避免油炸食品，含有大量香料，辣椒和脂肪的食物，不宜抽烟喝酒，否则可能导致恶心呕吐，严重可引起脱水现象。

4.药物治疗

（1）头部涂药　可用清凉油或风油精等药涂擦在头额部。

（2）脐部敷药　取生姜一片，放在肚脐上，外用胶布或伤湿止痛膏固定，如无生姜，在肚脐上直接贴上一块伤湿止痛膏，亦有防治作用。

（3）鼻部用药　把薄荷精或食醋滴在口罩上或手帕上，然后置于鼻孔下闻，也可将鲜生姜1~2片放在口罩里，再把口罩戴上。

（4）针刺或以手指按压内关、合谷穴。

（二）饮食指导

舰船出海训练远离港口，经历时间较长，食品容易发生变质，加上饮食加工空间限制，卫生措施往往难以落实，同时老鼠蟑螂滋生，也威胁到饮食安全。常见情况如下：

1.远离港口，条件恶劣，食品容易变质　受舰船储存空间限制，补给食品的品种和数量有限，且随着保存时间的延长，加之储藏保鲜条件不合理，往往出现品质恶化，继而腐烂变质。

2.食品加工场所空间有限，卫生措施难以落实　舰船食堂多采用大餐厅、小厨房的格局，且厨房内没有分区。由于每餐食品加工量大，盛装半成品的容器相互叠加后直接放置在舱室地面上，容易引起交叉污染，有一定的安全隐患。

3.蟑螂老鼠容易滋生，防控难度很大　排泄物、食物残渣和生活垃圾处理难度大也是舰船部队面临的老大难问题，如果防控措施稍有放松，就会大量滋生蟑螂和老鼠。蟑螂和老鼠携带多种致病菌，如果经常活动在舱室、厕所、垃圾和食物等区域，就容易引发肠道传染病和食物中毒。

4.防疫力量薄弱，饮食卫生观念淡薄　大多数舰船的饮食加工卫生管理不够规范，不能及时组织实施从业人员专项健康体检和卫生知识培训。

在舰艇训练任务中的饮食卫生保障工作，主要按照训练前、训练中和返航后3个阶段实施。

1.在出海训练的准备阶段，应建立健全各种饮食卫生工作协调机制，明确指挥体系。① 编制饮食卫生工作的方案预案。方案预案应涉及食品淡水补给中检验检疫、饮食卫生日常监督和食物中毒等突发公共卫生事件的应急处理等工作。② 进行现场饮食卫生监督。对预补给的食品和淡水进行卫生检验检疫，在符合相关卫生标准后才可以进行补给。如有需要，应对水舱进行清洗消毒。加强补给现场的饮食卫生监督，对外包装不洁并严重破损的、没有标签或标签不符合《食品安全法》规定的、散装禽畜兽肉和水产品没有检疫证明的、超过保质期的或可能含有毒有害物质的食品严禁补给到舰艇上。同时查看舰艇食品仓库，指导规范各类食品的等级和存储管理，严禁将非食品和食品混放，特别是洗涤剂、药品等有毒有害物质和食品混放。③ 加强饮食卫生宣传。利用多媒体、广播和板报等多种形式宣传饮食卫生常识，劝说舰员不要私自携带食品上舰，促使官兵养成良好饮食卫生习惯，提高食源性疾患防控意识。④ 组织专项体检和培训。组织食品加工和淡水管理人员进行从业健康体检，并组织专项卫生知识培训和考核，强化从业卫生意识，纠正不良卫生习惯，规范食品和淡水卫生管理，杜绝违反饮食卫生有关部门法规的现象发生，确保广大官兵不发生食源性疾患。

2.训练中饮食卫生工作　① 进行饮食卫生监督。② 做好水质卫生监测。每日监测有效氯、大肠菌群项目，如发现末梢水的有效氯含量小于0.05 mg/L或大肠菌群阳性的现象，按规定渠道通报管水部门，并指导其进行饮水消毒。③ 开展专项饮食卫生宣教。教育舰员不得直接饮用自来水，使用自带食品时要查看保质期和保存条件提示，严防发生食物中毒和腹泻。④ 严格"四害"密度控制。关注食堂等重点区域的老鼠蟑螂密度，如发现密度异常，及时组织"消灭杀"，控制老鼠蟑螂的密度，避免蟑螂老鼠通过食品传播传染病。⑤ 落实食品留验制度。食品留样要做到专人、专冷藏柜、专用容器和加锁管理，并做好登记。

3.返航后饮食卫生工作　① 统计食品和淡水消耗情况。对照账目，清点各种食品的消耗及自然损耗情况，处理变质的食品。检测水质，如发生水质恶化，应及时更换淡水，必要时对水舱进行清理消毒。② 进行卫生清理整顿。彻底清理各个储存库房、厨房、餐厅和住舱内的食品残渣，酌情实施卫生消毒。③ 做好饮食卫生总结。根据海上饮食卫生实施情况，及时总结经验，重点总结航行卫生防疫工作情况，查找训练期间饮食卫生工作中出现的问题，分析原因，提出今后改进意见。

（三）心理护理

采取合理有效地心理健康手段及开展心理讲座、心理干预和疏导等方法，促进官兵心理健康，加强人文关怀，以提高战斗力。

1.针对青年官兵缺乏艰苦生活和恶劣环境的磨炼情况，大力加强思想政治教育，强化官兵敢打必胜的信念，增强官兵的体力、耐力和信心。

2.增加舰队的文娱设施，舰船上可以配置图书室、录像室、计算机室等，还应有拉力器、哑铃等运动器械及棋牌等娱乐设备，有条件可以设置健身房。

3.大力开展心理教育疏导，把思想政治工作和心理卫生工作有机结合起来，充分利用板报、广播、网络、报刊等载体，有针对性地搞好心理卫生知识专题教育，以提高官兵心理卫生素养，增强自我调节控制能力。

4.注意劳逸结合，可以利用训练间隙的休息时间在甲板、机库举办集体小项目的比赛，也可以以班为单位组织小游戏，如战救小比武、掰手腕、筷子夹乒乓球接力、定点投篮等。

5.条件允许的舰船可配备心理咨询师。

（陈红梅　张玉艳）

第二节　生命体征测量

1. 测量血压最好使用电子血压计，既避免了震动、船摆、声音的干扰，且体积小、量轻、使用方便，在测血压的同时可直观地得到每分钟脉搏数。同时还应测量重伤患者的脉搏强弱及节律。当抢救重伤患者时，测量肢体应悬空，即测量肢体不接触舰上固定设备，避免震动造成的影响。

2. 舰船摇摆大、动力强时，避免测量口腔温度，以免损坏体温表伤及伤病员口腔黏膜，如误吞水银致汞中毒。测量腋下温度相对安全，有条件时可采用红外线测温仪。

第三节　静脉输液技术及护理

静脉输液法是将无菌溶液或药液直接滴入静脉内的一种方法，其目的主要在于维持机体水、电解质及酸碱平衡；补充血容量，改善微循环，维持血压；控制感染和解毒；补充营养，供给热能。静脉输液是临床上一项常见的护理操作技术，但是在航行的船上进行静脉输液与陆地有所不同。舰船上由于船身受到海浪、船体排水量大小、行驶风向等多种因素的影响，在海上运行时极不稳定，这使静脉输液成为护理工作的一个难题。

一、常规方法及要求

1. 严格无菌技术操作原则及"三查七对"制度。

2. 用物准备：基础护理盘内置药物、液体、输液器、输液贴、止血带。外置一次性治疗巾、大方纱、消毒器、棉签、弯盘、输液卡、笔、表、急救药品及用物。瓶装液体另备网套和启瓶器。

3. 药液配制应严格无菌操作，在符合标准的治疗室内进行。

4. 输液速度应根据患者的年龄、病情、液体量、药物说明书要求等进行调节。一般成年人 60~80 滴 /min，小儿 20~40 滴 /min。年老体弱、婴幼儿、心肺功能不全、肾功能不全、腹水等患者或输入血管活性药物、含钾液体、高渗盐水等情况时，速度宜慢。

5. 输液过程中应加强巡视，保持输液通畅，观察有无输液反应。

6. 由远心端到近心端合理选择血管。

7. 注意两组液体之间的配伍禁忌。

二、舰船上静脉输液方法及要求

1. 输液装置选择　采用密闭式输液装置，输液管应部分固定在输液架或相应的输液支架上，防止船身摇晃时管道脱管。

2. 方法　输液的位置以船体中间部位为佳，此位置船体的摇摆度相对较小，便于静脉穿刺。排气时的墨菲氏滴管内液面高度以 2.5 cm 左右为宜。穿刺时，操作者跪于甲板上，坐姿时靠于床沿上，肘部支撑于床或患者肢体上，操作的肘部靠于穿刺点边上，三点固定好，可提高穿刺成功率。

3. 穿刺的时机　应在操作者、患者与船体摇摆方向同步时，避免在对冲方向进行穿刺。

第四节　肌内注射技术及护理

药物不能口服，不宜或不能采取静脉注射，当需要使药物迅速达到疗效时，可采用肌内注射。

1. 物品准备　药物、注射器、砂轮、2% 碘酊、棉签、弯盘、注射单、小治疗盘内加无菌巾、急救药品及用物。

2. 注射部位的选择　应选择肌肉较厚，离大神经、大血管较远的区域，以免刺伤神经和血管。常用部位有臀大肌、臀中肌、臀小肌、股外侧肌和上臂三角肌，其中臀大肌最常用。臀大肌注射时避免刺伤坐骨神经常采用十字法和连线法。

（1）十字法：从臀裂顶点向左或右划一水平线，然后从髂脊最高处划一垂直线，外上 1/4 象限为注射区。

（2）连线法：髂前上棘与尾骨连线的外 1/3 处为注射区。

3. 卧位：可取坐位或卧位。臀部注射取侧卧位时，上腿伸直放松，下腿弯曲；俯卧位时，足尖相对，足跟分开，头偏向一侧，以放松肌肉；坐位时，患者的位置要稍高一些，以方便操作。需同时注射两种药物时，应注意配伍禁忌。

4. 垂直进针，两快一慢。进针时切勿将针梗全部刺入，以防从根部折断。

第五节　吸痰技术及护理

吸痰法是利用负压作用，经口、鼻腔、人工气道将呼吸道分泌物或误吸的呕吐物吸出，以保持呼吸道通畅的一种方法。多用于危重、年老体弱、昏迷、全身麻醉未清醒前、存在咳嗽无力或咳嗽反射迟钝、吞咽功能不全的患者。在舰船航行过程中，呕吐、呛咳等因素容易导致人员误吸、窒息，因此快速吸痰技术在舰船上尤为重要。

1. 用物准备：吸引器（分为墙壁吸引器和电动吸引器）、电插板、托盘、无菌纱布数块、吸痰管数根、一次性垫巾、生理盐水一瓶、医疗垃圾桶、洗手液、医嘱本、笔。

2. 吸痰前严格检查吸引装置性能，正确连接各部件。

3. 严格无菌操作避免交叉感染。每吸完一次应更换一根吸痰管，吸痰管不能浸泡在消毒液中反复使用，吸痰管必须保持无菌，先吸气道，再吸口、鼻腔。

4. 一次吸引时间不宜超过 15 s，连续吸引总时间不超过 3 min。吸引负压不可过大，以免损伤呼吸道黏膜。一般成人为 80~120 mmHg。

5. 吸引管及储液器每日消毒，储液器内应放少量生理盐水，使吸出的液体不致沾于瓶底，便于清洗。同时吸出液应少于储液器瓶体的 2/3，注意及时倾倒，以免液体过多被吸入马达内损坏机器。

6. 吸痰过程中注意观察患者反应、病情变化和吸出物的颜色、性状、量，并做好记录。

7. 患者发生缺氧的症状如发绀、心率下降等症状时，应立即停止吸痰，休息后再吸。

第六节　心肺复苏技术及护理

心肺复苏术是挽救患者生命的一项基本技术，是当患者因疾病及其他原因致使心脏突然停搏，有效泵血功能消失，引起全身缺血缺氧的情况下，通过人工呼吸、闭式胸部按压及心室电除颤等措施使心脏重新恢复搏动及有效泵血功能的方法。

一、海上急救原则

① 脱离病因；② 对伤员进行检查；③ 保证呼吸、心跳，及时止血；④ 处理伤口；⑤ 防止并发症和后遗症；⑥ 寻求上级医疗救护。

二、方法

1. 胸外心脏按压与人工呼吸比，无论单人和双人法均为 30 : 2。

2. 胸外心脏按压位置要准确，偏高造成无效按压，偏低易引起肝破裂，偏向两侧易致肋骨骨折产生气胸、心包积血等。

3. 胸部按压的部位要准确，按压有力快速，

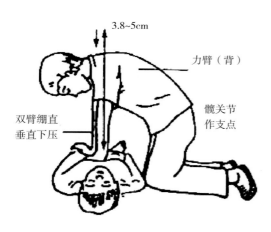

图 4-6-6-1　胸部按压示意图

4. 呼叫病人时注意不要摇动病人做到"轻拍重唤"。

5. 把持简易呼吸器时采用 E-C 手法，面罩要包严病人的口鼻，以防漏气。简易呼吸器使用后消毒备用。

6. 简易呼吸器挤压程度　成人球囊（1 L）：挤压 2/3 体积；成人球囊（2 L）：挤压 1/3 体积；在胸外按压结束后，给氧持续时间 1 s 以上；氧源：吸氧浓度 >40%，最小流量 10~12 L/min。

7. 人工呼吸注意事项　人工呼吸频率：成人 10~12 次 /min，<8 岁者 12~20 次 /min，缓慢

胸廓完全回弹。心脏按压要持续进行，不能停顿。操作者肩、肘、腕在一条直线上，并与患者身体长轴垂直。

（1）手臂要伸直，按压时不能弯曲。

（2）向下压及向上放松的时间为 1 : 1。

（3）垂直用力向下，不要左右摆动。

（4）心脏按压应尽量减少中断，时间 ≤ 10 s。

（5）放松时定位的手掌根部不得离开胸骨定位点，但应放松，使胸骨不受任何压力。

（6）按压频率 >100 次 /min。

（7）按压深度：成人 >5 cm，如图（图 4-6-6-1、2）。

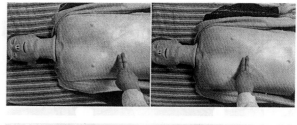
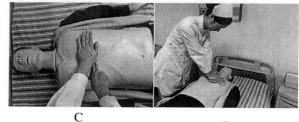

C　　　　　　　　　　　D

图 4-6-6-2　心肺复苏示意图（A~D）

吹气，每次持续 >1 s，能够观察到胸廓起伏即可，潮气量约 500~600 mL，避免迅速而强力的人工呼吸。

8. 触摸颈动脉的位置要准确，具体做法是用右手示指、中指指尖触及患者气管正中部（喉结水平），下滑至胸锁乳突肌前缘凹陷处，时间 5~10 s。

9. 复苏有效指标：扪及大动脉搏动（BP60 mmHg）；皮肤颜色转红；瞳孔缩小；自主呼吸恢复。

第七节　胃肠减压技术及护理

一、概念

胃肠减压术是利用负压吸引和虹吸的原理，将胃管自口腔或鼻腔插入，通过胃管将积聚于胃肠道内的气体及液体吸出。常用于：急性胃扩张、肠梗阻、胃穿孔修补或部分切除术、胆道或胰腺手术后。

二、目的

1. 解除或者缓解肠梗阻所致的症状。

2. 进行胃肠道手术的术前准备，以减少胃肠胀气。

3. 引流胃内积液及胃肠道内积气，减轻腹胀及缝合口张力，利于伤口的愈合。

4. 通过对胃肠减压吸出物的判断，可观察病情变化和协助诊断。

三、护理

1. 向患者解释操作目的，以取得合作。

2. 减压期间应禁食、禁水，如需口服药时，需将药物研碎调水后注入，并用温水冲洗洗胃管，夹管 1 h。

3. 清洁鼻腔，向病人鼻咽部插入胃内 50~60 cm，妥善固定。

4. 检查胃管是否通畅，减压装置是否有效，各管道连接是否正确。

5. 行胃肠减压时必须保持有效的负压，并保持引流通畅，防止扭曲、堵塞，若有堵塞现象可用生理盐水冲洗导管。记录引流液的量及性状并及时倾倒。

6. 胃肠减压期间，每日应给予静脉补液，维持水电解质平衡，密切观察病情变化。

7. 做好口腔护理，每日 2 次。鼓励患者做深呼吸，预防肺部并发症。

8. 拔管指征：病情好转、腹胀消失、肠鸣音恢复、肛门排气。

9. 拔管时先将减压装置与胃管分离，捏紧胃管末端，嘱患者屏气，先缓慢向外拉，估计胃管接近咽喉部时，迅速将胃管拔出，然后清洁鼻腔。

第八节　氧气吸入技术及护理

一、定义

氧气吸入疗法是常用的急救措施之一，通过给氧，以提高血氧含量及动脉血氧饱和度，纠正缺氧。可治疗肺活量减少、心肺功能不全、各种中毒引起的呼吸困难、昏迷患者及某些外科手术前后、大出血休克患者以及分娩时产程过长或胎音不良等。

二、缺氧分类

低张性缺氧、血液性缺氧、循环性缺氧、组织性缺氧。

三、缺氧程度判断

轻度低氧血症：$SaO_2 > 80\%$，无发绀，如有呼吸困难，可给予低流量低浓度（氧流量 $1\sim2$ L/min）氧气。

中度低氧血症：SaO_2 $60\%\sim80\%$，有发绀、呼吸困难、需氧疗。

重度低氧血症：$SaO_2 < 60\%$，显著发绀、呼吸极度困难、出现三凹征，是氧疗的绝对适应证。

四、氧浓度与氧疗种类

吸氧浓度（%）$=21+4\times$ 氧流量（L/min）。

低浓度吸氧：低于 40%：用于低氧血症伴二氧化碳潴留患者。

中等浓度氧疗：$40\%\sim60\%$：用于血红蛋白浓度很低或心输出量不足患者。

高浓度氧疗患者：高于 60%：用于单纯缺氧而无二氧化碳潴留患者。

五、操作规程

用氧：携用物于床旁→核对解释→装表→接输氧管→开流量开关→检查氧流是否通畅→选择清洁鼻腔→插入鼻塞→固定→记录→整理→交代注意事项。

停氧：取下鼻塞→余气放尽后关流量开关→记录停氧时间。

六、规范要点

1. 评估患者病情、呼吸状态、缺氧程度、鼻腔情况。

2. 告知患者安全用氧的目的及注意事项，强调不能自行调节氧流量，做好"四防"，即防震、防火、防油、防热。

3. 遵医嘱，选择合适的氧流量。

4. 使用氧气时，应先调节氧流量后使用。停用氧气时，应先拔出导管或面罩，再关闭氧气开关。

5. 密切观察患者氧气治疗的效果，发现异常及时报告医生处理。

6. 严格遵守操作规程，注意用氧安全。

七、氧疗不良反应及预防措施

1. 氧中毒　表现：胸骨下不适、疼痛、灼热感，继而出现呼吸增快、恶心、呕吐、烦躁、干咳。

预防措施：避免长时间、高浓度给氧。

2. 肺不张　表现：烦躁、呼吸、心率增快、血压上升，继而出现呼吸困难、发绀、昏迷。

预防措施：鼓励病人做深呼吸，多咳嗽，经常改变卧位，姿势，防止分泌物阻塞。

3. 呼吸道分泌物干燥　表现：呼吸道黏膜干燥，分泌物黏稠，不易咳出。

预防措施：加强应接氧气的湿化，定期做雾化吸入。

4. 呼吸抑制　鉴于 2 型呼吸衰竭患者，由于 $PaCO_2$ 长期处于高水平，呼吸中枢失去对二氧化碳的敏感性，呼吸的调节主要依靠缺氧对周围化学感受器刺激来维持，吸入高浓度氧，解除了缺氧对呼吸的刺激作用，使中枢抑制加重，甚至呼吸停止。

预防措施：给予 2 型呼吸衰竭患者予低浓度、低流量吸氧。

5. 晶状体后纤维组织增生表现：仅限于新生儿，以早产儿多见。由于视网膜血管收缩、视网膜纤维化，最后出现不可逆的失明。

预防措施：氧疗时应控制氧浓度和吸氧时间。

第九节　雾化吸入疗法

雾化吸入法是将药液以气雾状喷出，由呼吸道吸入的方法。可分为三种方法，一种是氧气雾化吸入法，一种是超声波雾化吸入法，最新的一种是空气压缩雾化吸入法，雾化颗粒小，可直达病灶

一、常运用在治疗呼吸道疾病的目的

1. 治疗呼吸道感染，消除炎症和水肿。
2. 解痉。
3. 稀化痰液，帮助祛痰。

二、常用药物及其作用

1. 抗生素，如卡那霉素、庆大霉素等。
2. 解痉药物，如氨茶碱、沙丁胺醇等。
3. 稀化痰液帮助祛痰，如 α-糜蛋白酶、易咳净（痰易净）等。
4. 减轻水肿，如地塞米松等。

三、操作方法

1. 按医嘱抽药液，用蒸馏水稀释或溶解药物在 5 mL 以内，注入雾化器。
2. 能起床者，可在治疗室内进行。不能下床者，则将用物携至床边，核对，向病人解释以取得合作，初次作此治疗，应教会病人使用方法。
3. 嘱患者漱口以清洁口腔，取舒适体位，将喷雾器的末端连接在氧气筒的橡胶管上，取下湿化瓶，再调节氧流量达 6~10 L/min，便可使用。
4. 患者手持雾化器，把喷气管放入口中，紧闭口唇，吸气时以手指按住出气口，同时深吸气，可使药液充分达至支气管和肺内，吸气

后再屏气 1~2 s，则效果更好，呼气时，手指移出气口，以防药液丢失。如病人感到疲劳，可放松手指，休息片刻再进行吸入，直到药液喷完为止，一般 10~15 min 即可将 5 mL 药液雾化完毕。

5. 吸毕，取下雾化器，关闭氧气筒，清理用物，将雾化器放消毒液中浸泡 30 min，然后再清洁、擦干、物归原处，备用。
6. 在氧气雾化吸入过程中，注意严禁接触烟火及易燃品。

四、超声波雾化器

是应用超声波声能，药液变成细微的气雾，现由呼吸道吸入，达到治疗目的，其特点是雾量大小可以调节，雾滴小而均匀（直径在 5 μm 以下），药液随着深而慢的吸气被吸入终末支气管及肺泡。又因雾化器电子部分能产热，对雾化液有加温作用，使患者吸入温暖、舒适的气雾。

（一）超声波雾化器的结构

1. 超声波发生器　通电后输出高频电能。雾化器面板上操纵调节器有电源开关、雾化开关、雾量调节旋钮。
2. 水槽　盛蒸馏水。水槽下方有一晶体换能器，接发生器发出的频电能，将其转化为超声波声能。
3. 雾化罐（杯）盛药液。雾化罐底部的半透明膜为透声膜。当声能透过此膜与罐内药液作用，产生雾滴喷出。
4. 螺纹管和口含嘴（或面罩）。

（二）原理

当超声波发生器输出高频电能，使水槽底部晶体换能器发生超声波声能，声能震动了雾

化罐底部的透声膜，作用于雾化罐内的液体，破坏了药液的表面张力和惯性，使药液成为微细的雾滴，通过导管随病人吸气而进入呼吸道。

（三）目的

1. 消炎、镇咳、祛痰。

2. 解除支气管痉挛，使气道通畅，改善通气功能。

3. 在胸部手术前后，预防呼吸道感染。

4. 配合人工呼吸作呼吸道湿化或间歇雾化吸入药物。

5. 应用抗癌药物治疗肺癌。

（四）用物

治疗车上置超声波雾化器 1 套、药液、冷蒸馏水、水温计。常用药物同氧气雾化吸入法。

（五）操作方法

1. 水槽内加冷蒸馏水 250 mL，液面高度约 3 cm 要浸没雾化罐底的透声膜。

2. 雾化罐内放入药液，稀释至 30~50 mL，将罐盖旋紧，把雾化罐放入水槽内，将水槽盖盖紧。

3. 备齐用物携至床边，核对，向病人解释以取得合作。

4. 接通电源，先开电源开关，红色指示灯亮，预热 3 min，再开雾化开关，白色指示灯亮，此时药液成雾状喷出。

5. 根据需要调节雾量（开关自左向右旋，分 3 档，大档雾量每分钟为 3 mL，中档每分钟为 2 mL，小档每分钟为 1 mL），一般用中档。

6. 病人吸气时，将面罩覆于口鼻部，呼气时启开；或将"口含嘴"放入病人口中，嘱其紧闭口唇深吸气。

7. 在使用过程中，如发现水槽内水温超过 60 ℃，可调换冷蒸馏水，换水时要关闭机器。

8. 如发现雾化罐内液体过少，影响正常雾化时，应继续增加药量，但不必关机，只要从盖上小孔向内注入即可。一般每次使用时间为 15~20 min，治疗毕，先关雾化开关，再关电源开关，否则电子管易损坏。整理用物，倒掉水槽内的水，擦干水槽。

（六）注意事项

1. 使用前先检查机器各部有无松动，脱落等异常情况。机器和雾化罐编号要一致。

2. 水槽底部的晶体换能器和雾化罐底部的透声膜薄而质脆，易破碎，应轻按，不能用力过猛。

3. 水槽和雾化罐切忌加温水或热水。

4. 特殊情况需连续使用，中间须间歇 30 min。

5. 每次使用完毕，将雾化罐和"口含嘴"浸泡于消毒溶液内 60 min。

第十节　导尿术

留置导尿术，是在导尿后将导尿管保留在膀胱内，引流尿液的方法。是常用的基础护理操作技术。

传统的导尿术步骤多，耗时长，由于舰船伤病员的病情及环境特点使用快速留置导尿术即可明显缩短操作时间，又不增加感染。

舰船伤病员快速留置导尿术，其操作方法如下：① 检查有效期，打开导尿包→取出外用消毒盘→取出塑料袋内消毒碘伏棉球；② 左手端消毒盘，右手持镊子夹棉球消毒：阴茎背、阴茎左侧、阴茎右侧、阴囊各 1 次→弃用物；③ 戴手套→铺洞巾→试气囊、尿管→接尿袋→润滑尿管前端→左手后退包皮露冠状沟→右手持镊子夹棉球旋转消毒尿道口、冠状沟2次、阴茎系带1次→弃用物；④ 左手不动→右手持镊子夹尿管插入尿道→见尿后向气囊内注入10 mL生理盐水→轻拉尿管固定。

快速留置导尿方法简便伴随着尿管的侵入，正常尿道菌群也受到干扰，易诱发尿路的潜在感染，所以对无菌要求比较严格。

注意事项：

1. 保持尿液引流通畅

（1）防止管道受压、扭曲、堵塞。

（2）鼓励患者多饮水、勤翻身，以利排尿，避免感染与结石。

（3）经常观察尿液有无异常。如发现尿液混浊、沉淀或结晶，应及时送检并行膀胱冲洗。

2. 防止逆行感染

（1）定时排放引流袋尿液，测量尿量并记录。倾倒时尿管末端须低于耻骨联合高度。如为一次性贮尿袋，可打开袋下端的调节器放出尿液。

（2）每日更换引流管及引流袋，每1~2周更换尿管。

（3）每日清洁消毒尿道口及外阴1~2次，保持局部干燥、清洁。

3. 恢复膀胱张力。长期留置导尿管者，在拔管前应先锻炼膀胱的反射功能。可作定期开放尿管引流，训练膀胱充盈和排空。

4. 如用普通导尿管，应剃去阴毛，以便于粘贴胶布固定导尿管；如用双腔气囊导尿管，插入前检查气囊有无漏气。固定时，膨胀的气囊不宜卡在尿道内，避免损伤尿道黏膜。

第十一节　心电图机操作系统

心电图机操作方法是临床诊疗技术常见知识，遵医嘱描记一份图形清晰、基线平稳、无干扰伪差的心电图，为诊断和治疗提供依据。

一、准备工作

1. 检查心电图机各项工作性能是否正常，各附件是否齐全。

2. 检查电源和地线或充电状态。

3. 调节走纸速度的电压于标准状态。

二、操作方法

1. 手动方式操作

（1）将电源开关拨至ON位置，打开电源。

（2）按下AUTO/MANU键，消灭显示器上的AUTO指示，使本机处于手动方式操作。

（3）校正心电图机的走纸速度、画笔的位置和温度，并打开标准电压，校正后使其10 mm=1 mV。

（4）按导联旋钮开关顺序，逐个拨动开关，按次序记录Ⅰ、Ⅱ、Ⅲ、aVR、aVL、aVF、V1、V2、V3、V4、V5、V6十二个导联的心电图。

（5）检查完后再核对一遍有无遗漏、伪差等，并在心电图纸上标好导联名称，受检查者姓名及检查时间。

（6）将导联开关旋回到"OFF"位，关闭电源开关，然后撤除各个导线。手动方式自动方式的转换，只可在心电图机处于停止状态时（即START/STOP键处于STOP位置时）才能改变。

2. 自动方式操作

（1）打开电源，直至显示器上出现AUTO

（2）按下START/STOP键，键上的绿灯发亮，这时动作按照自动操作的规则来操作，在完成 12 个导联记录后，自动停止工作。

（3）关电源，在以自动方式作记录时，导联选择键和 1 mv 键不起作用。只有当 START/STOP 键处于 STOP 位置时，才允许操作方式选择从自动（AUTO）换到手动（MANU）。

三、常规心电图操作步骤

1. 给受检查者讲解检查心电图的意义，告知检查无疼痛，无损害，打消顾虑，消除紧张情绪，使其肌肉放松，嘱其仰卧在检查床上。

2. 接好电源线，打开电源开关，进行机器预热。

3. 按规定接好导联线，先将受检者的双侧腕部及两侧内踝上部暴露，并用酒精纱布擦洗脱脂，使皮肤发红。然后涂上导电液体，保持皮肤与电极良好接触。

（1）肢体导联位置：将电极板按照右上肢→红线、左上肢→黄线、左下肢→绿线、右下肢→黑线。

（2）胸导联监测电极位置：

a. V1，胸骨右缘第 4 肋间。

b. V2，胸骨左缘第 4 肋间。

c. V3，V2 与 V4 两点连线中点。

d. V4，左锁骨中线与第 5 肋间相交处。

e. V5，左腋前线 V4 水平。

f. V6，左腋中线 V4 水平。

4. 校正心电图机的走纸速度、画笔的位置和温度，并打开标准电压，校正后使其 10 mm=1 mV，记录纸速度一般为 25 mm/s。

5. 按导联旋钮开关顺序，逐个拨动开关，按次序记录 Ⅰ、Ⅱ、Ⅲ、aVR、aVL、aVF、V1、V2、V3、V4、V5、V6 十二个导联的心电图。

6. 检查完后再核对一遍有无遗漏、伪差等，并在心电图纸上标好导联名称，受检查者姓名及检查时间。

7. 将导联开关旋回到"OFF"位，关闭电源开关，然后撤除各个导线。

第十二节　床旁便携式监护仪操作技术

心电监护仪是医院实用的精密医学仪器，能同时监护患者的动态心电图形（一般为五联导心电图）、呼吸、体温、血压（分无创和有创）、血氧饱和度、脉率等生理参数。

一、心电监护仪的目的

监测患者的生理状态以保证病人的生命安全，当状态不佳时积极采取措施。

二、操作方法

1. 准备物品。心电监护仪 1 台、电极线 1 根、连接电极 5 个、酒精棉球数个、血压袖带、血氧饱和度传感器、电插板。

2. 操作程序如下

（1）连接心电监护仪电源。

（2）将患者平卧或半卧位。

（3）打开主开关。

（4）取出心电导联线，将导联线的插头凸面对准主机前面板上的"心电"插孔的凹槽，插入即可。

（5）心电导联线带有 5 个电极头的另一端与被测人体进行连接，正确连接的步骤有：① 将人体的 5 个具体位置［右上（RA）：胸骨右缘锁骨中线第一肋间。右下（RL）：右锁骨中线剑突水平处。中间（C）：胸骨左缘第四肋间。左上（LA）：胸骨左缘锁骨中线第一肋间，左下（LL）：左锁骨中线剑突水平处]。用电极片上的砂片擦拭，然后用 75% 的乙醇进行测量部位表面清洁，目的清除人体皮肤上的角质层和汗渍，防止电极片接触不良。② 将心电导联线的电极头与 5 个电极片上电极扣扣好。③ 将 5 个电极片贴到清洁后的具体位置上使其接触可靠，不致脱落。

（6）袖带展开后应缠绕在患者肘关节上 1~2 cm 处，松紧程度应以能够插入 1~2 指为宜。过松可能会导致测压偏高；过紧可能会导致测压偏低，同时会使患者不舒适，影响患者手臂血压恢复。袖带的导管应放在肱动脉处，且导管应在中指的延长线上（测压手臂不应静脉滴注或有恶性创伤，否则会造成血液回流或伤口出血。一般而言，第一次测压值只作为参考）。

（7）血氧监护时的注意事项：① 血氧探头的插头和主机面板"血氧"插孔一定要插接到位。否则有可能造成无法采集血氧信息，不能显示血氧值及脉搏值。红外线探头固定在患者指（趾）端，监测到患者指（趾）端小动脉搏动时的氧合血红蛋白占血红蛋白的百分比。② 要求患者指甲不能过长，不能有任何染色物、污垢或是灰指甲。如果血氧监测很长一段时间后，患者手指会感到不适，应更换另一个手指进行监护。

三、停机流程

1. 遵医嘱停机，停用时先向患者说明；先关机，再断开电源。

2. 取下电极、血压计袖带，血氧饱和度传感器等。

3. 清洁皮肤，协助患者穿衣、整理床单位及用物，记录并签名。

四、注意事项

1. 在监护中出现报警如示波屏上显示一条线或血氧饱和度不显示可考虑：是否电源线发生故障，或是患者心跳停止；是否电极或探头脱落。

2. 护士首先观察患者的情况，心率过快是否与液体速度过快，发热或全身躁动有关；心率过慢是否与呼吸暂停，呼吸浅有关。

3. 要排除干扰。

4. 患者要静卧，电极板要贴紧。

5. 监护仪要离墙放置。

6. 病床及病员要离开墙壁。

7. 其他电器与监护仪要有一定距离。

8. 地线必须完全接地，避免机器漏电，影响人身安全。

9. 监护仪屏幕每周用 95% 酒精棉球擦拭。

五、监护仪的保养

监护仪置放固定位置，通风，避免阳光直射。用干布定期擦除尘埃，保持屏幕清洁光亮。压力传感器金属膜平素应用盖盖之防止损坏。心电导联线不能弯曲过度防止导联线断裂。

附录1　手术医嘱举例

1. 上肢骨折

术前医嘱：

骨科常规护理

二级护理

普食

固定抬高患肢，观察末梢血运

对乙酰氨基酚 1 片，每日 3 片

常规查血常规

血型

肝肾功能

凝血功能

乙肝两对半 + 丙肝 +TPPA+AIDS

10% 葡萄糖注射液 1000 mL+ 维生素 C 2.0 g，静脉滴注

乳酸林格液 500 mL，静脉滴注

甘露醇 250 mL，静脉滴注

心电图

胸片 + 患肢 X 线片

术后医嘱：

骨科常规护理

臂丛麻醉后护理

二级护理

禁食 6 h 后普食

抬高患肢，观察末梢血运

对乙酰氨基酚 1 片，每日 3 片

0.9% 氯化钠注射液 250 mL+ 头孢呋辛 1.5 g，静脉滴注，
每日 2 次 ×2 d

10% 葡萄糖注射液 1000 mL+ 维生素 C 2.0 g，静脉滴注，
每日 1 次 ×2 d

甘露醇 250mL，静脉滴注

根据具体情况决定是否输血（输血前交叉配血，异丙嗪
25mg，肌内注射）

伤口换药

术后 12~14 d 拆线

功能锻炼

2. 下肢骨折

术前医嘱：

骨科常规护理

二级护理

普食

固定患肢，观察末梢血运

对乙酰氨基酚　1 片，每日 3 片

常规查血常规

血型

肝肾功能

凝血功能

乙肝两对半 + 丙肝 +TPPA+ 抗 HIV 抗体

10% 葡萄糖注射液 1000 mL+ 维生素 C 2.0 g，静脉滴注

乳酸林格液 500 mL，静脉滴注

甘露醇 250 mL，静脉滴注

心电图

胸片 + 患肢 X 线片

术后医嘱：

骨科常规护理

腰麻 / 硬膜外麻醉后护理

二级护理

禁食 6 h 后普食

固定患肢，观察末梢血运

对乙酰氨基酚 1 片，每日 3 片

0.9% 氯化钠注射液 250 mL+ 头孢呋辛 1.5 g，静脉滴注，
每日 2 次 ×2 日

10% 葡萄糖注射液 1000 mL+ 维生素 C 2.0 g，静脉滴注，
每日 1 次 ×2 日

甘露醇 250 mL，静脉滴注

根据具体情况决定是否输血（输血前交叉配血，异丙嗪25mg，肌内注射）

伤口换药

术后 12~14 d 拆线

功能锻炼

3. 脊柱骨折、脱位（无脊髓损伤）

术前医嘱：

骨科护理常规

二级护理

半流

脊柱固定，绝对卧床

整体翻身

对乙酰氨基酚 1 片，每日 3 片

常规查血常规

血型

肝肾功能

凝血功能

乙肝两对半 + 丙肝 +TPPA+ 抗 HIV 抗体

胸片 + 颈（张口位）/ 胸 / 腰椎正侧位片

颈胸腰 MRI、CT

术后医嘱：

骨科护理常规

全麻后护理

二级护理

禁食

脊柱固定，卧床

整体翻身

心电监护

床旁备气管切开包

记录伤口引流管接引流袋引流量

0.9% 氯化钠注射液 250 mL+ 头孢呋辛 1.5 g，静脉滴注，每日 2 次 ×2 d

10% 葡萄糖注射液 1000 mL+ 维生素 C 2.0 g，静脉滴注，每日 1 次 ×2 d

甘露醇 250mL　静脉滴注

根据具体情况决定是否输血（输血前交叉配血，异丙嗪25mg，肌内注射）

伤口换药

术后 12~14 d 拆线

功能锻炼

4. 脊柱骨折、脱位（脊髓损伤）

术前医嘱：

骨科护理常规

二级护理

流质

吸氧，必要时气管切开

脊柱固定，绝对卧床

整体翻身

留置导尿

乳果糖 20 g，口服，每日 3 次

心电监测（血压、脉搏、呼吸、氧饱和度）1 次 /h×6 次

常规查血常规

血型

肝肾功能

凝血功能

乙肝两对半 + 丙肝 +TPPA+ 抗 HIV 抗体

胸片 + 颈（张口位）/ 胸 / 腰椎正侧位片

颈胸腰 MRI、CT

甲强龙 30mg/kg（尽量 8 h 内应用，15 min 内滴完），之后 5.4 mg/（kg·h），维持 23 h

术后医嘱：

骨科护理常规

全麻后护理

二级护理

流质

脊柱固定，卧床

整体翻身

心电监护

床旁备气管切开包

记录伤口引流管接引流袋引流量

0.9% 氯化钠注射液 250 mL+ 头孢呋辛 1.5 g，静脉滴注，每日 2 次 ×2 d

10% 葡萄糖注射液 1000 mL+ 维生素 C 2.0 g，静脉滴注，每日 1 次 ×2 d

甘露醇 250 mL+ 地塞米松 10 mg 每日 2 次，静脉滴注，逐日减量

甲钴胺 0.5 mg，每日 3 次，口服

根据具体情况决定是否输血（输血前交叉配血，异丙嗪25 mg，肌内注射）

伤口换药

术后 12~14 d 拆线

功能锻炼

5. 开放伤清创
术前医嘱：
骨科护理常规
二级护理
禁食
急查血常规
血型
肝肾功能
凝血功能
乙肝两对半 + 丙肝 +TPPA+ 抗 HIV 抗体
胸片 + 患处 X 线片
TAT 1500U，肌内注射，需先行皮试；也可术后应用

术后医嘱：
骨科常规护理
臂丛 / 腰麻 / 硬膜外麻醉后护理
二级护理
禁食 6 h 后普食
固定患肢，观察末梢血运
对乙酰氨基酚 1 片，每日 3 片；必要时曲马朵 100 mg，口服
0.9% 氯化钠注射液 250 mL+ 头孢呋辛 1.5 g，静脉滴注每日 2 次
甲硝唑 100 mL，静脉滴注每日 2 次
10% 葡萄糖注射液1000 mL+ 维生素 C 2.0 g 静脉滴注每日 1 次 ×2d
0.9% 氯化钠注射液 500 mL+ 酚磺乙胺 2.0 g，静脉滴注每日 1 次
甘露醇 250 mL，静脉滴注
根据具体情况决定是否输血（输血前交叉配血，异丙嗪 25 mg，肌内注射）
伤口换药
术后 12~14 d 拆线
功能锻炼
注：
1. 如手术复杂或时间超过 3 h，术中加用 1 剂抗生素，术前需留置导尿。
2. 手术中应用引流条 / 管，需 24~48 h 内拔除。

6. 软组织急性化脓感染
普外科护理常规
二级护理

三大常规
肝肾功能检查
青霉素皮试
脓液细菌培养 + 药敏试验
炎症局部热敷
5% 葡萄糖注射液 250 mL+ 青霉素 400 万 U，静脉注射
10% 葡萄糖注射液 1000 mL+ 维生素 C 2.0 g，静脉滴注，每日 1 次 ×2 d
注：
炎症有局部波动感应尽早切开引流。

7. 急性阑尾炎
术前医嘱：
普外科护理常规
二级护理
禁食
卧床休息
查血常规
血型
肝肾功能电解质
血糖
凝血功能
乙肝两对半 + 丙肝 +TPPA+ 抗 HIV 抗体
胸片
心电图
腹部 B 超
术前 12 h 禁食，4 h 禁水
头孢拉定 2g 甲硝唑 100 mL，术中静滴

术后医嘱：
普外科护理常规
二级护理
硬膜外麻醉后护理
禁食
卧床休息
心电监测（血压、脉搏、呼吸、氧饱和度）每小时 1 次 ×6 次
5% 葡萄糖氯化钠注射液 250 mL+ 头孢拉定 2 g 静脉滴注，每日 2 次
甲硝唑 100mL，术中静脉滴注
5% 葡萄糖注射液 500mL+ 庆大霉素 24 万 U，静脉滴注，每日 1 次
5% 葡萄糖氯化钠注射液 500mL+10% 氯化钾 10mL+ 维生素 C 注射液 2g，静脉滴注，每日 1 次

盐酸哌替啶 50~100mg，肌内注射，必要时

注：急性阑尾炎如果发病时间短、症状轻，血象不高或略高，可先保守治疗。

8.肠道损伤（剖腹探查）

术前医嘱：

普外科护理常规

一级护理，病重 / 危

禁食

卧床休息（上身及下身抬高 20°）

心电监测（血压、脉搏、呼吸、氧饱和度）每日 1 次 ×6 次

留置胃管接负压引流

乳酸林格液 500 mL+ 庆大霉素 16 万 U，静脉滴注，每日 2 次

5% 葡萄糖氯化钠注射液 250 mL+ 头孢拉定 2 g 静脉滴注，每日 2 次

甲硝唑 100mL，静脉滴注，每日 2 次

查三大常规

血型

肝肾功能电解质

血糖

凝血功能

乙肝两对半 + 丙肝 +TPPA+ 抗 HIV 抗体

诊断性腹穿、穿刺液常规检查

胸片

心电图

腹部 B 超

术前 12 h 禁食，4 h 禁水

留置导尿

术后医嘱：

普外科护理常规

一级护理 病重 / 危

硬膜外麻醉后护理

禁食

卧床休息

吸氧

心电监测（血压、脉搏、呼吸、氧饱和度），每小时 1 次 ×6 次

留置胃管接负压引流

记 24 h 引流量、出入量

5% 葡萄糖氯化钠注射液 250 mL+ 头孢拉定 2 g，静脉滴注，每日 2 次

乳酸林格液 500 mL+ 庆大霉素 16 万 U，静脉滴注，每日 2 次

甲硝唑 100 mL，静脉滴注，每日 2 次

5% 葡萄糖氯化钠注射液 500 mL+10% 氯化钾 10mL+ 维生素 C 注射液 2 g，静脉滴注，每日 1 次

乳酸林格液 500 mL+ 酚磺乙胺 2 g+ 氨甲苯酸 0.4 g，静脉滴注，每日 1 次 / d

5% 葡萄糖氯化钠注射液 500 mL+ 维生素 C 注射液 2 g，静脉滴注，每日 1 次

必要时输血

9.胆囊结石

术前医嘱：

普外科护理常规

二级护理

半流

卧床休息

查三大常规

血型

肝肾功能电解质

血糖

凝血功能

乙肝两对半 + 丙肝 +TPPA+ 抗 HIV 抗体

胸片

心电图

腹部 B 超，必要时 CT 检查

术后医嘱：

普外科护理常规

一级护理 病重 / 危

硬膜外麻醉后护理

禁食

卧床休息

吸氧

心电监测（血压、脉搏、呼吸、氧饱和度），每小时 1 次 ×6 次

记 24 h 引流量、出入量

0.9% 氯化钠注射液 100 mL+ 头孢曲松 1.0 g，静脉滴注 每 12h1 次

乳酸林格液 500 mL，静脉滴注，每日 1 次

5% 葡萄糖氯化钠注射液 250 mL+ 雷尼替丁 0.15 g，静脉滴注，每日 2 次

10% 葡萄糖注射液 500 mL+ 氨甲苯酸 0.4 g，静脉滴注，每日 1 次

5% 葡萄糖氯化钠注射液 500 mL+ 维生素 C 注射液 2 g，静脉滴注，每日 1 次

10. 外伤性颅内出血

术前医嘱：

脑外科护理常规

特技／一级护理

禁食

监测神志、瞳孔、血压、脉搏、呼吸、氧饱和度

查三大常规

血型

肝肾功能电解质

血糖

凝血功能

交叉配血

乙肝两对半 + 丙肝 +TPPA+ 抗 HIV 抗体

胸片

心电图

腹部 B 超，

头颅 CT 检查

20% 甘露醇 250 mL，静脉滴注

生理盐水 20 mL+ 呋塞米 20 mg，静脉推注

生理盐水 20 mL+ 地塞米松 10 mg，静脉推注

生理盐水 20 mL+ 奥美拉唑 40 mg，静脉推注

术后医嘱：

脑外科护理常规

特技／一级护理

禁食

监测神志、瞳孔、血压、脉搏、呼吸、氧饱和度

20% 甘露醇 250 mL，静脉滴注

生理盐水 20 mL+ 呋塞米 20 mg，静脉推注

生理盐水 20 mL+ 地塞米松 10 mg，静脉推注

生理盐水 20 mL+ 奥美拉唑 40 mg，静脉推注

立止血 1U 静脉推注

立止血 1U 肌内注射

生理盐水 20 mL+ 头孢曲松 1.0 g，静脉推注，每 8h1 次

乳酸林格液 500 mL+ 胞二磷胆碱 0.5 g，静脉滴注，每日 1 次

10% 葡萄糖注射液 500 mL+ 氨甲苯酸 0.4 g，静脉滴注，

每日 1 次

附录2 舰船伤病救治常用药物临床应用参考

一、抗生素

注射用青霉素

Penicillin injection

【制剂规格】注射剂：160万U。

【适应证】青霉素适用于敏感细菌所致各种感染，如脓肿、菌血症、肺炎和心内膜炎等。

【用法用量】青霉素由肌内注射或静脉滴注给药。成人：肌内注射，每日80万~200万U，分3~4次给药；静脉滴注，每日200万~2000万U，分2~4次给药。

【不良反应】过敏反应、毒性反应、赫氏反应和治疗矛盾、二重感染等。

阿莫西林胶囊

Rmoxicillin capsule

【制剂规格】胶囊剂：0.25 g。

【适应证】同阿莫西林干混悬剂。

【用法用量】口服：成人每次0.5 g，每6~8 h1次，每日剂量不超过4 g。肾功能严重损害患者需调整给药剂量，其中内生肌酐清除率为10~30 mL/min的患者每12 h0.25~0.5 g；内生肌酐清除率小于10 mL/min的患者每24 h0.25~0.5 g。

【不良反应】

（1）恶心、呕吐、腹泻及假膜性肠炎等胃肠道反应。

（2）皮疹、药物热和哮喘等过敏反应。

（3）贫血、血小板减少、嗜酸性粒细胞增多等。

（4）血清氨基转移酶可轻度增高。

（5）由念珠菌或耐药菌引起的二重感染。

（6）偶见兴奋、焦虑、失眠、头晕，以及行为异常等中枢神经系统症状。

注射用头孢唑林钠

Cefazolin Sodium injection

【制剂规格】注射剂：0.5 g。

【适应证】适用于治疗敏感细菌所致的中耳炎、支气管炎、肺炎等呼吸道感染、尿路感染、皮肤软组织感染、骨和关节感染、败血症、感染性心内膜炎、肝胆系统感染及眼、耳、鼻、咽、喉科等感染。本品也可作为外科手术前的预防用药。本品不宜用于中枢神经系统感染。对慢性尿路感染，尤其伴有尿路解剖异常者的疗效较差。本品不宜用于治疗淋病和梅毒。

【用法用量】

（1）成人常用剂量：静脉缓慢推注、静脉滴注或肌内注射，每次0.5~1 g，每日2~4次，严重感染可增加至每日6 g，分2~4次静脉给予。

（2）本品用于预防外科手术后感染时，一般为术前0.5~1 h肌内注射或静脉给药1 g，手术时间超过6 h者术中加用0.5~1 g，术后每

6~8 h0.5~1 g，至手术后 24 h 止。

【不良反应】

（1）静脉注射发生的血栓性静脉炎和肌内注射区疼痛均较头孢噻吩少而轻。

（2）药疹发生率为 1.1%，嗜酸性粒细胞增高的发生率为 1.7%，偶有药物热。

（3）个别患者可出现暂时性血清氨基转移酶、碱性磷酸酶升高。

（4）肾功能减退患者应用高剂量的本品时可出现脑病反应。

（5）白念珠菌二重感染偶见。

注射用头孢呋辛钠

Cefuroxime Sodium injection

【制剂规格】注射剂：0.25 g；0.75 g。

【适应证】

（1）呼吸道感染　急、慢性支气管炎，感染性支气管扩张症，细菌性肺炎，肺脓肿和术后胸腔感染。

（2）耳、鼻、咽、喉科感染　鼻窦炎、扁桃体炎、咽炎。

（3）泌尿道感染　急、慢性肾盂肾炎、膀胱炎及无症状的菌尿症。

（4）皮肤和软组织感染　蜂窝织炎、丹毒、腹膜炎及创伤感染。

（5）骨和关节感染　骨髓炎及脓毒性关节炎。

（6）产科和妇科感染　盆腔炎。

（7）淋病　尤其适用于不宜用青霉素治疗者。

（8）其他感染　包括败血症及脑膜炎；腹部骨盆及矫形外科手术；心脏、肺部、食管及血管手术；全关节置换手术中预防感染。

【用法用量】肌内注射、静脉注射或静脉滴注。

（1）肌内注射　0.25 g 注射用头孢呋辛钠加 1 mL 注射用水或 0.75 g 注射用头孢呋辛钠加 3 mL 注射用水，轻轻摇匀使成为不透明的混悬液。

（2）静脉注射　0.25 g 注射用头孢呋辛钠最少加 2 mL 注射用水或 0.75 g 注射用头孢呋辛钠最少加 6 mL 注射用水，使溶解成黄色的澄清溶液。

（3）静脉滴注　可将 1.5 g 注射用头孢呋辛钠溶于 50 mL 注射用水中或与大多数常用的静脉注射液配伍（氨基糖苷类除外）。

一般或中度感染：每次 0.75 g，每日 3 次，肌内或静脉注射。

重症感染：剂量加倍，每次 1.5 g，每日 3 次，静脉滴注 20~30 min。

【不良反应】

（1）偶见皮疹及血清氨基转移酶升高，停药后症状消失。

（2）与青霉素有交叉过敏反应。

（3）据文献报道，长期使用本品可导致非敏感菌的增殖，胃肠失调，包括治疗（中）、后期甚少出现的假膜性结肠炎。

（4）罕见短暂性的血红蛋白浓度降低，嗜酸性粒细胞增多，白细胞和中性粒细胞减少，停药后症状消失。

（5）肌内注射时，注射部位会有暂时的疼痛，剂量较大时尤其如此。

头孢呋辛酯片

Cefuroxime Axetil tablet

【制剂规格】片剂：250 mg。

【适应证】本品适用于溶血性链球菌、金黄色葡萄球菌（耐甲氧西林株除外）及流感嗜血杆菌、大肠埃希菌、肺炎克雷伯菌、奇异变形杆菌等肠杆菌科细菌敏感菌株所致成人急性咽炎或扁桃体炎、急性中耳炎、上颌窦炎、慢性支气管炎急性发作、急性支气管炎、单纯性尿路感染、皮肤软组织感染及无并发症淋病奈瑟菌性尿道炎和宫颈炎。儿童咽炎或扁桃体炎、急性中耳炎及脓疱病等。

【用法用量】口服。

成人：一般每日 0.5 g；下呼吸道感染患者，每日 1 g；单纯性下尿路感染患者，每日 0.25 g。均分 2 次服用。单纯性淋球菌尿道炎患者单剂疗法剂量为 1 g。

【不良反应】本品不良反应不常见，而且多数程度较轻，呈一过性。如同其他头孢菌素，罕见间质性肾炎、多形性红斑、Steven-Johnson 综合征、毒性表皮坏死松解症（出疹性坏死松解）和过敏反应，包括皮疹、荨麻疹、瘙痒、药物热、血清病及非常罕见的过敏症的报道。曾有接受头孢呋辛酯治疗的患者出现胃肠道紊乱，包括腹泻、恶心和呕吐的报道。腹泻不常见，可能与较高的服用剂量有关。

与其他广谱抗生素一样，偶尔有假膜性结肠炎的报道。亦曾有过头痛的报道。

头孢克洛分散片

Cefaclor dispersible tablet

【制剂规格】片剂：0.125 g。

【适应证】主要适用于敏感菌所致的呼吸道感染如肺炎、支气管炎、咽喉炎、扁桃体炎等；中耳炎；鼻窦炎；尿路感染如淋病、肾盂肾炎、膀胱炎；皮肤与皮肤组织感染等；胆道感染等。

本品治疗 A 组溶血性链球菌咽炎和扁桃体炎的疗效与青霉素 V 相似。

【用法用量】口服：成人，每次 0.25 g，每日 3 次，严重感染患者剂量可加倍，但每日总剂量不超过 4 g。

【不良反应】胃肠道反应、过敏反应等。

注射用头孢曲松钠

Ceftriaxone injection

【制剂规格】注射剂：1.0 g。

【适应证】用于敏感致病菌所致的下呼吸道感染，尿路、胆道感染，以及腹腔感染、盆腔感染、皮肤软组织感染、骨和关节感染、败血症、脑膜炎等及围术期感染预防。本品单剂可治疗单纯性淋病。

【用法用量】肌内注射或静脉滴注给药。

肌内注射溶液的配制：以 3.6 mL 灭菌注射用水、氯化钠注射液、5% 葡萄糖注射液或 1% 盐酸利多卡因加入 1 g 瓶装中，制成每 1 mL 含 250 mg 头孢曲松的溶液。

静脉给药溶液的配制：将 9.6 mL 前述稀释液（除利多卡因外）加入 1g 瓶装中，制成每 1 mL 含 100 mg 头孢曲松的溶液，再用 5% 葡萄糖注射液或氯化钠注射液 100~250 mL 稀释后静脉滴注。

成人常用量：肌内或静脉滴注，每 24 h 1~2 g 或每 12 h 0.5~1 g。最高剂量每日 4 g。疗程 7~14 d。

【不良反应】与治疗的剂量、疗程有关。局部反应有静脉炎（1.86%）。此外可有皮疹、瘙痒、发热、支气管痉挛和血清病等过敏反应，头痛或头晕，腹泻、恶心、呕吐、腹痛、结肠炎、黄疸、胀气、味觉障碍和消化不良等消化道反应。实验室检查异常约 19%，其中血液学检查异常占 14%，包括嗜酸性粒细胞增多，血小板增多或减少和白细胞减少。肝肾功能异常者为 5%。

注射用头孢他啶

Ceftazidime injection

【制剂规格】注射剂：1 g；1.5 g。

【适应证】用于敏感革兰阴性杆菌所致的败血症、下呼吸道感染、腹腔和胆道感染、复杂性尿路感染和严重皮肤软组织感染等。对于由多种耐药革兰阴性杆菌引起的免疫缺陷者感染、医院内感染，以及革兰阴性杆菌或铜绿假单胞菌所致中枢神经系统感染尤为适用。

【用法用量】静脉注射或静脉滴注。

（1）败血症、下呼吸道感染、胆道感染等，每日 4~6 g，分 2~3 次静脉滴注或静脉注射，疗程 10~14 d。

（2）泌尿系统感染和重度皮肤软组织感染等，每日 2~4 g，分 2 次静脉滴注或静脉注射，疗程 7~14 d。

（3）对于某些危及生命的感染、严重铜绿假单胞菌感染和中枢神经系统感染，可酌情增量至每日 0.15~0.2 g/kg，分 3 次静脉滴注或静脉注射。

【不良反应】少数患者可发生皮疹、皮肤瘙痒、药物热；恶心、腹泻、腹痛；注射部位轻度静脉炎；偶可发生一过性血清氨基转移酶、血尿素氮、血肌酐值的轻度升高；白细胞、血小板减少及嗜酸性粒细胞增多等。

头孢克洛干混悬剂

Cefaclor dry suspension

【制剂规格】干混悬剂：0.125 g。

【适应证】本品主要适用于敏感菌所致的呼吸系统、泌尿系统、耳鼻咽喉科及皮肤、软组织感染等。

【用法用量】口服：成人，每次 0.25 g，每日 3 次。严重感染患者剂量可加倍，但每日总量不超过 4 g，或遵医嘱。

【不良反应】胃肠道反应、过敏反应等。

注射用头孢噻肟钠

Cefotaxime Sodium injection

【制剂规格】注射剂：0.5 g；1 g；2 g。

【适应证】适用于敏感细菌所致的肺炎及其他下呼吸道感染、尿路感染、脑膜炎、败血症、腹腔感染、盆腔感染、皮肤软组织感染、生殖道感染、骨和关节感染等。头孢噻肟可以作为儿童脑膜炎的选用药物。

【用法用量】

（1）成人：每日 2~6 g，分 2~3 次静脉注射或静脉滴注；严重感染者每 6~8 h2~3 g，每日最高剂量不超过 12 g。治疗无并发症的肺炎链球菌肺炎或急性尿路感染，每 12 h1 g。

（2）严重肾功能减退患者：应用本品时须适当减量。血清肌酐值大于 424 mmol/L（4.8 mg）或肌酐清除率小于 20 mL/min 时，本品的维持量应减半；血清肌酐超过 751 mmol/L（8.5 mg）时，维持量为正常量的 1/4。需血液透析者每日 0.5~2 g，但在透析后应加用 1 次剂量。

【不良反应】不良反应发生率低，为 3%~5%。

（1）有皮疹和药物热、静脉炎、腹泻、恶心、呕吐、食欲缺乏等。

（2）碱性磷酸酶或血清氨基转移酶轻度升高、暂时性血尿素氮和肌酐升高等。

（3）白细胞减少、酸性粒细胞增多或血小板减少少见。

（4）偶见头痛、麻木、呼吸困难和面部潮红。

（5）极少数患者可发生黏膜念珠菌病。

注射用亚胺培南-西司他丁钠

Imipenem-Cilastatin sodium injection

【制剂规格】注射剂：0.5 g。

【适应证】本品用于敏感菌所致的各种感染，特别适用于多种细菌复合感染和需氧菌及厌氧菌的混合感染，如腹膜炎、肝胆感染、腹腔内脓肿、阑尾炎、妇科感染、下呼吸道感染、皮肤和软组织感染、尿路感染、骨和关节感染，以及败血症等。

【用法用量】静脉滴注或肌内注射。

（1）用量以亚胺培南计，根据病情，每次 0.25~1 g，每日 2~4 次。对中度感染一般可按每次 1 g、每日 2 次给予。静脉滴注可选用 0.9% 氯化钠注射液、5%~10% 葡萄糖注射液作为溶剂。每 0.5 g 药物用 100 mL 溶剂，制成 5 mg/mL 液体，缓缓滴入。肌内注射用 1% 利多卡因注射液为溶剂，以减轻疼痛。

（2）对肾功能不全者应按肌酐清除率调整剂量：肌酐清除率为 31~70 mL/min 的患者，每 6~8 h 用 0.5 g，每日最高剂量 1.5~2 g；肌酐清除率为 21~30 mL/min 者，每 8~12 h 用 0.5 g，每日最高剂量 1~1.5 g；肌酐清除率小于 20 mL/min 者，每 12 h 用 0.25~0.5 g，每日最高剂量 0.5~1 g。肌酐清除率小于 5 mL/min 者，不能使用本品，除非患者在 48 h 内进行血液透析。

【不良反应】胃肠道反应、过敏反应，以及肝、肾功能损害。

注射用头孢哌酮-舒巴坦钠

Cefoperazone-Sulbactam iniection

【制剂规格】注射剂：1.5 g。

【适应证】用于敏感菌所致的呼吸道感染、泌尿道感染、腹膜炎、胆囊炎、胆管炎和其他腹腔内感染、败血症、脑膜炎、皮肤软组织感染、骨骼及关节感染、盆腔炎、子宫内膜炎、淋病及其他生殖系统感染。

【用法用量】静脉滴注：先用 5% 葡萄糖注射液或氯化钠注射液适量溶解，然后再用同一溶媒稀释至 50~100 mL 供静脉滴注，滴注时间为 30~60 min。成人：常用量每日 2~4 g，严重或难治性感染可增至每日 8 g。分等量每 12 h 静脉滴注 1 次。舒巴坦每日最高剂量不超过 4 g。

【不良反应】皮肤过敏、腹泻、药物热。

庆大霉素注射液

Gentamycin injections

【制剂规格】注射剂：8 万 U。

【适应证】

（1）适用于治疗敏感革兰阴性杆菌，如大肠埃希菌、克雷伯菌属、肠杆菌属、变形杆菌属、沙雷菌属、铜绿假单胞菌，及葡萄球菌甲氧西林敏感株所致的严重感染，如败血症、下呼吸道感染、肠道感染、盆腔感染、腹腔感染、皮肤软组织感染、复杂性尿路感染等。治疗腹腔感染及盆腔感染时应与抗厌氧菌药物合用，临床上多采用庆大霉素与其他抗菌药联合应用。与青霉素（或氨苄西林）合用可治疗肠球菌属感染。

（2）用于敏感细菌所致中枢神经系统感染，如脑膜炎、脑室炎时，可同时用本品鞘内注射作为辅助治疗。

【用法用量】

（1）成人：肌内注射或稀释后静脉滴注，每次 80 mg（8 万 U），或每次 1~1.7 mg/kg，每 8 h1 次；或每次 5 mg/kg，每 24 h1 次。疗程为 7~14 d。静脉滴注时，将每次剂量加入 50~200 mL 的 0.9% 氯化钠注射液或 5% 葡萄糖注射液中，每日 1 次静脉滴注时加入的液体量应不少于 300 mL，使药液浓度不超过 0.1%，该溶液应在 30~60 min 缓慢滴入，以免发生神经肌肉阻滞作用。

（2）鞘内及脑室内给药剂量为成人一次 4~8 mg。注射时将药液稀释至不超过 0.2% 的浓度，抽入 5 mL 或 10 mL 的无菌针筒内，进行腰椎穿刺后先使相当量的脑脊液流入针筒内，边抽边推，将全部药液于 3~5 min 缓缓注入。

（3）肾功能减退患者的用量：按肾功能正常者每 8 h1 次，一次的正常剂量为 1~1.7 mg/kg，肌酐清除率为 10~50 mL/min 时，每 12 h1 次，每次为正常剂量的 30%~70%；肌酐清除率小于 10 mL/min 时，每 24~48 h 给予正常剂量的 20%~30%。

【不良反应】耳、肾毒性、神经肌肉组织作用、变态反应等。

克拉霉素片

Clarithromycin tablet

【制剂规格】片剂：0.125 g。

【适应证】适用于克拉霉素敏感菌所引起的下列感染。

（1）鼻咽感染：扁桃体炎、咽炎、鼻窦炎。

（2）下呼吸道感染：急性支气管炎、慢性支气管炎急性发作和肺炎。

（3）皮肤软组织感染：脓疱病、丹毒、毛囊炎、疖和伤口感染。

（4）急性中耳炎、肺炎支原体肺炎、沙眼衣原体引起的尿道炎及宫颈炎等。

（5）也用于军团菌感染，或与其他药物联合用于鸟分枝杆菌感染、幽门螺杆菌感染的治疗。

【用法用量】成人口服，常用量每次 0.25 g，每 12 h1 次；重症感染者每次 0.5 g，每 12 h1 次。

根据感染的严重程度应连续服用 6~14 d。

【不良反应】 口腔异味、胃肠道反应、过敏反应等。

罗红霉素片

Roxithromycin tablet

【制剂规格】 片剂：0.15 g。

【适应证】 本品适用于化脓性链球菌引起的咽炎及扁桃体炎，敏感菌所致的鼻窦炎、中耳炎、急性支气管炎、慢性支气管炎急性发作，肺炎支原体或肺炎衣原体所致的肺炎；沙眼衣原体引起的尿道炎和宫颈炎；敏感细菌引起的皮肤软组织感染。

【用法用量】 空腹口服，一般疗程为 5~12 d。成人：每次 150 mg，每日 2 次；也可每次 300 mg，每日 1 次。

【不良反应】 腹痛、腹泻、恶心、呕吐等胃肠道反应。

注射用阿奇霉素

Azithromycin injection

【制剂规格】 注射剂：0.25 g；0.5 g。

【适应证】 适用于敏感致病菌株所引起的下列感染。

（1）由肺炎衣原体、流感嗜血杆菌、嗜肺军团菌、卡他摩拉菌、肺炎支原体、金黄色葡萄球菌或肺炎链球菌引起的需要首先采取静脉滴注治疗的社区获得性肺炎。

（2）由沙眼衣原体、淋病奈瑟菌、人型支原体引起的需要首先采取静脉滴注治疗的盆腔炎。

【用法用量】 将本品用适量注射用水充分溶解，配制成 0.1 g/mL，再加入至 250 mL 或 500 mL 的氯化钠注射液或 5% 葡萄糖注射液中，最终阿奇霉素浓度为 1.0~2.0 mg/mL，然后静脉滴注。浓度为 1.0 mg/mL，滴注时间为 3 h；浓度为 2.0 mg/mL，滴注时间为 1 h。

（1）治疗社区获得性肺炎：成人每次 0.5 g，每日 1 次，至少连续用药 2 d，继之换用阿奇霉素口服制剂每日 0.5 g，7~10 d 为 1 个疗程。转为口服治疗时间应由医师根据临床治疗反应确定。

（2）治疗盆腔炎：成人每次 0.5 g，每日 1 次，用药 1 d 或 2 d 后，改用阿奇霉素口服制剂每日 0.25 g，7 d 为 1 个疗程。转为口服治疗时间应由医师根据临床治疗反应确定。

【不良反应】 服药后可出现腹痛、腹泻、恶心、呕吐等胃肠道反应，其发生率较红霉素明显为低。偶可出现头晕、头痛及发热、皮疹、关节痛等过敏反应，过敏性休克和血管神经性水肿极为少见。少数患者可出现一过性中性粒细胞减少、血清氨基转移酶升高。

阿奇霉素片

Azithromycin tablet

【制剂规格】 片剂：0.25 g。

【适应证】

（1）化脓性链球菌引起的急性咽炎、急性扁桃体炎。

（2）敏感细菌引起的鼻窦炎、中耳炎、急性支气管炎、慢性支气管炎急性发作。

（3）肺炎链球菌、流感嗜血杆菌，以及肺炎支原体所致的肺炎。

（4）沙眼衣原体及非多种耐药淋病奈瑟菌所致的尿道炎和宫颈炎。

（5）敏感细菌引起的皮肤软组织感染。

【用法用量】 口服，在饭前 1 h 或饭后 2 h 服用。成人用量：① 沙眼衣原体或敏感淋病奈瑟菌所致性传播疾病，仅需单次口服本品 1.0 g；② 对其他感染的治疗，第 1 天，0.5 g 顿服，第 2~5 天，每日 0.25 g 顿服；或每日 0.5 g 顿服，连服 3 d。

【不良反应】 服药后可出现腹痛、腹泻、恶心、呕吐等胃肠道反应，其发生率较红霉素明显为低。偶可出现头晕、头痛及发热、皮疹、关节痛等过敏反应，过敏性休克和血管神经性水肿极为少见。少数患者可出现一过性中性粒细胞减少、血清氨基转移酶升高。

注射用万古霉素

Vancomycin injection

【制剂规格】注射剂：0.5 g。

【适应证】本品限用于耐甲氧苯青霉素的金黄色葡萄球菌（MRSA）所致的系统感染和难辨梭状芽胞杆菌所致的肠道感染和系统感染；青霉素过敏者不能采用青霉素类或头孢菌素类，或经上述抗生素治疗无效的严重葡萄球菌感染患者，可选用万古霉素。本品也用于对青霉素过敏者的肠球菌心内膜炎、棒状杆菌属（类白喉杆菌属）心内膜炎的治疗。对青霉素过敏与青霉素不过敏的血液透析患者发生葡萄球菌属所致动、静脉分流感染的治疗。

【用法用量】临用前加注射用水适量使溶解。静脉缓慢滴注：成人每日 0.8~1.6 g（80 万 ~ 160 万 U），分 2~3 次静脉滴注。

【不良反应】肾毒性、耳毒性、静脉炎等。

二、化学合成抗菌药物

左氧氟沙星片

Levofloxiacin tablet

【制剂规格】片剂：0.1 g。

【适应症】适用于敏感菌引起的：① 泌尿生殖系统感染，包括单纯性、复杂性尿路感染、细菌性前列腺炎、淋病奈瑟菌尿道炎或宫颈炎（包括产酶株所致者）；② 呼吸道感染，包括敏感革兰阴性杆菌所致支气管感染急性发作及肺部感染；③ 胃肠道感染，由志贺菌属、沙门菌属、产肠毒素大肠埃希菌、亲水气单胞菌、副溶血孤菌等所致；④ 伤寒；⑤ 骨和关节感染；⑥ 皮肤软组织感染；⑦ 败血症等全身感染。

【用法用量】口服。

成人常用量：① 支气管感染、肺部感染，每次 0.2 g，每日 2 次，或每次 0.1 g，每日 3 次，疗程 7~14 d；② 急性单纯性下尿路感染，每次 0.1 g，每日 2 次，疗程 5~7 d；③ 复杂性尿路感染，每次 0.2 g，每日 2 次，或每次 0.1 g，每日 3 次，疗程 10~14 d；④ 细菌性前列腺炎，每次 0.2 g，每日 2 次，疗程 6 周。成人常用量为每日 0.3~0.4 g，分 2~3 次服用，如感染较重或感染病原体敏感性较差者，如铜绿假单胞菌等假单胞菌属细菌感染的治疗剂量也可增至每日 0.6 g，分 3 次服。

【不良反应】偶见食欲缺乏、恶心、呕吐、腹泻、失眠、头晕、头痛、皮疹及血清谷丙转氨酶升高及注射局部刺激症状等，一般均能耐受，疗程结束后即可消失。

左氧氟沙星注射液

Levofloxiacin injection

【制剂规格】注射剂：0.2 g。

【适应证】适用于革兰阴性菌和革兰阳性菌中的敏感菌株引起的中、重度呼吸系统、泌尿系统、消化系统和皮肤软组织感染，败血症、伤寒副伤寒菌痢，以及由淋球菌、沙眼衣原体所致的尿道炎、宫颈炎等。

【用法用量】静脉滴注。成人每次 0.1~0.2 g，每日 2 次，或遵医嘱。

【不良反应】偶见食欲缺乏、恶心、呕吐、腹泻、失眠、头晕、头痛、皮疹及血清谷丙转氨酶升高及注射局部刺激症状等，一般均能耐受，疗程结束后即可消失。

甲硝唑注射液

Metronidazole injection

【制剂规格】注射剂：0.5 g。

【适应证】本品主要用于厌氧菌感染的治疗。

【用法用量】静脉滴注。成人常用量：厌氧菌感染，静脉给药首次 15 mg/kg（70 kg 成人为 1 g），维持量 7.5 mg/kg，每 6~8 h 静脉滴注 1 次。

【不良反应】食欲缺乏、恶心、呕吐等，少数有腹泻。偶见头痛、失眠、皮疹、白细胞减少等。少数患者有膀胱炎、排尿困难、肢体麻木及感觉异常，停药后可迅速恢复。

甲硝唑片

Metronidazole tablet

【制剂规格】片剂：0.2 g。

【适应证】用于治疗肠道和肠外阿米巴病（如阿米巴肝脓肿、胸膜阿米巴病等）。还可用于治疗阴道滴虫病、小袋虫病和皮肤利什曼病、麦地那龙线虫感染等。目前还广泛用于厌氧菌感染的治疗。

【用法用量】成人常用量：①肠道阿米巴病，每次 0.4~0.6 g，每日 3 次，疗程 7 d；肠道外阿米巴病，每次 0.6~0.8 g，每日 3 次，疗程 20 d。②贾第虫病，每次 0.4 g，每日 3 次，疗程 5~10 d。③麦地那龙线虫病，每次 0.2 g，疗程 7 d。④小袋虫病，每次 0.2 g，每日 2 次，疗程 5 d。⑤皮肤利什曼病，每次 0.2 g，每日 4 次，疗程 10 d。间隔 10 d 后重复 1 个疗程。⑥滴虫病，每次 0.2 g，每日 4 次，疗程 7 d；可同时用栓剂，每晚 0.5 g 置入阴道内，连用 7~10 d。⑦厌氧菌感染，口服每日 0.6~1.2 g，分 3 次服，7~10 d 为 1 个疗程。

【不良反应】食欲缺乏、恶心、呕吐等，少数有腹泻。偶见头痛、失眠、皮疹、白细胞减少等。少数患者有膀胱炎、排尿困难、肢体麻木及感觉异常，停药后可迅速恢复。

三、抗结核药物

利福平片

Rifampicin tablet

【制剂规格】片剂：0.15 g；0.3 g；0.45 g；0.6 g。

【适应证】

（1）本品与其他抗结核药联合用于各种结核病的初治与复治，包括结核性脑膜炎的治疗。

（2）本品与其他药物联合用于麻风、非结核分枝杆菌感染的治疗。

（3）本品与万古霉素（静脉）可联合用于甲氧西林耐药葡萄球菌所致的严重感染。利福平与红霉素联合方案可用于军团菌属严重感染。

（4）用于无症状脑膜炎奈瑟菌带菌者，以消除鼻咽部脑膜炎奈瑟菌；但不适用于脑膜炎奈瑟菌感染的治疗。

【用法用量】

（1）抗结核治疗　成人，口服，每日 0.45 g~0.60 g，空腹顿服，每日不超过 1.2 g。

（2）脑膜炎奈瑟菌带菌者　成人 5 mg/kg，每 12 h1 次，连续 2 d。

（3）老年患者：口服，按每日 10 mg/kg，空腹顿服。

【不良反应】发生率较少但应引起注意的症状有畏寒、寒战、发热、不适、呼吸困难、头晕、嗜睡及肌肉疼痛（流感样症状）。

乙胺丁醇片

Ethambutol tablet

【制剂规格】片剂：0.25 g。

【适应证】与其他抗结核药联合治疗结核杆菌所致的肺结核。亦可用于结核性脑膜炎及非典型分枝杆菌感染的治疗。

【用法用量】成人常用量：与其他抗结核药合用，结核初治，15 mg/kg，每日1次顿服；或每次口服25~30 mg/kg，最高2.5 g，每周3次；或50 mg/kg，最高2.5 g，每周2次。结核复治，25 mg/kg，每日1次顿服，连续60 d，继以15 mg/kg，每日1次顿服。非典型分枝杆菌感染，15~25 mg/kg，每日1次顿服。

【不良反应】胃肠道反应等。

吡嗪酰胺片

Pyrazinamide tablet

【制剂规格】片剂：0.25 g。

【适应证】仅对分枝杆菌有效，与其他抗结核药（如链霉素、异烟肼、利福平及乙胺丁醇）联合用于治疗结核病。

【用法用量】口服。成人常用量，与其他抗结核药联合，每日15~30 mg/kg顿服，或50~70 mg/kg，每周2~3次；每日服用者最高每日2 g，每周3次者最高每次3 g，每周服2次者最高每次4 g。

【不良反应】发生率较高者，如关节痛（由于高尿酸血症引起，常轻度，有自限性）；发生率较低者，如食欲减退、发热、乏力或软弱、眼或皮肤黄染（肝毒性），畏寒。

异烟肼片

Isoniazid tablet

【制剂规格】片剂：0.25 g。

【适应证】

（1）异烟肼与其他抗结核药联合，适用于各型结核病的治疗，包括结核性脑膜炎，以及其他分枝杆菌感染。

（2）异烟肼单用适用于各型结核病的预防。

【用法用量】口服。预防：成人，每日0.3 g，顿服。治疗：成人，与其他抗结核药合用，每日口服5 mg/kg，最高0.3 g；或每日15 mg/kg，最高900 mg，每周2~3次。

【不良反应】关节痛，食欲减退、发热、异常乏力或软弱、眼或皮肤黄染，畏寒。

四、抗真菌药物

两性霉素B脂质体

Amphotericin B liposome

【制剂规格】注射剂：10 mg；25 mg；50 mg。

【适应证】本品适用于敏感真菌所致的深部真菌感染且病情呈进行性发展者，如败血症、心内膜炎、脑膜炎（隐球菌及其他真菌）、腹腔感染（包括与透析相关者）、肺部感染、尿路感染和眼内炎等。

【用法用量】

（1）静脉用药 开始静脉滴注时先试以1~5 mg或每次0.02~0.1 mg/kg给药，以后根据患者耐受情况每日或隔日增加5 mg，当增至每次0.6~0.7 mg/kg时即可暂停增加剂量，此为一般治疗量。成人最高每日剂量不超过1mg/kg，每日或隔1~2 d给药1次，累积总量1.5~3.0 g，疗程1~3个月，也可长至6个月，视病情及疾病种类而定。对敏感真菌感染宜采用较小剂量，即成人每次 20~30 mg，疗程仍宜长。

（2）鞘内给药　首次 0.05~0.1 mg，以后渐增至每次 0.5 mg，最大量每次不超过 1 mg，每周给药 2~3 次，总量 15 mg 左右。鞘内给药时宜与小剂量地塞米松或琥珀酸氢化可的松同时给予，并需用脑脊液反复稀释药液，边稀释边缓慢注入以减少不良反应。

（3）局部用药　气溶吸入时成人每次 5~10 mg，用灭菌注射用水溶解成 0.2%~0.3% 溶液应用；超声雾化吸入时本品浓度为 0.01%~0.02%，每日吸入 2~3 次，每次吸入 5~10 mL；持续膀胱冲洗时每日以两性霉素 B 5 mg 加入 1000 mL 灭菌注射用水中，按每小时注入 40 mL 速度进行冲洗，共用 5~10 d。

【不良反应】可有发热、寒战、头痛、食欲缺乏、恶心、呕吐等不良反应，静脉用药可引起血栓性静脉炎，鞘内注射可引起背部及下肢疼痛。可致蛋白尿、管型尿，定期检查尿素氮或肌酐。尚有白细胞下降、贫血、血压下降或升高、肝损害、复视、周围神经炎、皮疹等不良反应。

制霉菌素片

Nystatin tablet

【制剂规格】片剂：50 万 U。

【适应证】口服用于治疗消化道念珠菌病。

【用法用量】消化道念珠菌病：口服，成人每次 50 万 ~100 万 U，每日 3 次。

【不良反应】口服后可发生恶心、呕吐、腹泻等。减量或停药后迅速消失。局部应用后可能引起过敏性接触性皮炎。个别患者阴道应用后可引起白带增多。

氟康唑注射液

Fluconazole injection

【制剂规格】注射剂：100 mg。

【适应证】本品主要用于以下适应证中病情较重的患者。

（1）念珠菌病：用于治疗口咽部和食管念珠菌感染；播散性念珠菌病，包括腹膜炎、肺炎、尿路感染等；念珠菌外阴阴道炎。尚可用于骨髓移植患者接受细胞毒类药物或放射治疗时，预防念珠菌感染的发生。

（2）隐球菌病：用于治疗脑膜以外的新型隐球菌病；治疗隐球菌脑膜炎时，本品可作为两性霉素 B 联合氟胞嘧啶初治后的维持治疗药物。

（3）球孢子菌病。

（4）本品亦可替代伊曲康唑用于芽生菌病和组织胞浆菌病的治疗。

【用法用量】静脉滴注。

成人：①播散性念珠菌病，首次剂量 0.4 g，以后每次 0.2 g，每日 1 次，持续 4 周，症状缓解后至少持续 2 周。②食管念珠菌病，首次剂量 0.2 g，以后每次 0.1 g，每日 1 次，持续至少 3 周，症状缓解后至少持续 2 周。根据治疗反应，也可加大剂量至每次 0.4 g，每日 1 次。③口咽部念珠菌病，首次剂量 0.2 g，以后每次 0.1 g，每日 1 次，疗程至少 2 周。④念珠菌外阴阴道炎，单剂量，0.15 g。⑤隐球菌脑膜炎，每次 0.4 g，每日 1 次，直至病情明显好转，然后每次 0.2~0.4 g，每日 1 次，用至脑脊液病毒培养转阴后至少 10~12 周。或每次 0.4 g，每日 2 次，持续 2 d，然后每次 0.4 g，每日 1 次，疗程同前述。

【不良反应】有恶心、瘙痒、呕吐、腹痛、头痛、嗜睡等反应。偶见血清转氨酶升高，应警惕，必要时停药。

氟康唑分散片

Fluconazole dispersible tablet

【制剂规格】片剂：50 mg

【适应证】应用于敏感菌所致的各种真菌感染，如隐球菌性脑膜炎、复发性口咽念珠菌病等。

【用法用量】念珠菌性口咽或食管炎：第 1

日口服 200 mg，以后每日服 100 mg，疗程 2~3 周（症状消失仍需用药，以免复发）。

念珠菌系统感染：第 1 日 400 mg，以后每日 200 mg，疗程 4 周或者症状消失后再用 2 周。

隐球菌性脑膜炎：第 1 日 400 mg，以后每日 200 mg，如患者反应正常，也可用每日 1 次，400 mg，至脑脊液细菌培养阴性后 10~12 周。

肾功能不全者，减少用量。

肌酐清除率大于 50 mL/min 者，用正常量；21~50 mL/min，用 1/2 量；11~20 mL/min 者，用 1/4 量。

【不良反应】有恶心、瘙痒、呕吐、腹痛、头痛、嗜睡等反应。偶见血清转氨酶升高，应警惕，必要时停药。

咪康唑栓

Miconazole suppository

【制剂规格】栓剂：100 mg。

【适应证】局部治疗念珠菌性外阴阴道病和革兰阳性细菌引起的双重感染。

【用法用量】阴道给药，洗净后将栓剂置于阴道深处。每晚 1 次，每次 1 枚。连续 7 d 为 1 个疗程。也可采用 3 d 疗法，即第 1 日晚 1 枚，随后 3 d 早晚各 1 枚。即使症状迅速消失，也要完成治疗疗程，在月经期应持续使用。

【不良反应】不良反应以静脉炎为多见，常见的还有皮肤瘙痒、恶心、发热和寒战、眩晕、皮疹、呕吐等。可引起血细胞比容下降、血小板减少、血钠下降等。

五、镇痛药

吗啡注射液

Morphine injection

【制剂规格】注射剂：10 mg。

【适应证】本品为强效镇痛药，适用于其他镇痛药无效的急性锐痛，如严重创伤、战伤、烧伤、晚期癌症等疼痛。心肌梗死而血压尚正常者，应用本品可使患者镇静，并减轻心脏负担。应用于心源性哮喘可使肺水肿症状暂时有所缓解。麻醉和手术前给药可保持患者宁静进入嗜睡。因本品对平滑肌的兴奋作用较强，故不能单独用于内脏绞痛（如胆绞痛等），而应与阿托品等有效的解痉药合用。本品不适宜慢性重度癌痛患者的长期使用。

【用法用量】

1. 皮下注射：成人常用量，每次 5~15 mg，每日 15~40 mg；极量，每次 20 mg，每日 60 mg。

2. 静脉注射：成人镇痛时常用量 5~10 mg；用作静脉全麻，不得超过 1 mg/kg，不够时加用作用时效短的本类镇痛药，以免苏醒迟延，术后发生血压下降和长时间呼吸抑制。

3. 手术后镇痛：注入硬膜外间隙，成人自腰脊部位注入，每次极限 5 mg，胸脊部位应减为 2~3 mg，按一定的间隔可重复给药多次。注入蛛网膜下腔，每次 0.1~0.3 mg。原则上不再重复给药。

4. 对于重度癌痛患者，首次剂量范围较大，每日 3~6 次，以预防癌痛发生及充分缓解癌痛。

【不良反应】耐药性，成瘾；过敏反应；急性中毒。

吗啡缓释片

Morphine sustained-release tablet

【制剂规格】缓释片：10 mg；30 mg；60 mg。

【适应证】根据世界卫生组织和国家药品监督管理局提出的癌痛治疗三阶梯方案的要求，吗啡是治疗重度癌痛的代表性药物。硫酸吗啡控释片为强效镇痛药，主要适用于晚期癌症患者镇痛。

【用法用量】硫酸吗啡缓释片必须整片吞服，不可截开或嚼碎。成人每隔 12 h 按时服用 1 次，用量应根据疼痛的严重程度、年龄及服用镇痛药史决定用药剂量，个体间可存在较大差异。最初应用本品者，宜从每 12 h 服用 10 mg 或 20 mg 开始，根据镇痛效果调整剂量，以及随时增加剂量，达到缓解疼痛的目的。

【不良反应】耐药性，成瘾；过敏反应；急性中毒。

吗啡控释片

Morphine controlled-release tablet

【制剂规格】控释片：10 mg；30 mg。

【适应证】根据世界卫生组织和国家药品监督管理局提出的癌痛治疗三阶梯方案的要求，吗啡是治疗重度癌痛的代表性药物。盐酸吗啡控释片为强效镇痛药，主要适用于晚期癌症患者镇痛。

【用法用量】盐酸吗啡控释片必须整片吞服，不可截开或嚼碎。成人每隔 12 h 按时服用 1 次，用量应根据疼痛的严重程度、年龄及服用镇痛药史决定用药剂量，个体间可存在较大差异。最初应用本品者，宜从每 12 h 服用 10 mg 或 20 mg 开始，根据镇痛效果调整剂量，以及随时增加剂量，达到缓解疼痛的目的。

【不良反应】耐药性，成瘾；过敏反应；急性中毒。

曲马朵缓释片

Tramadol sustained release tablet

【制剂规格】缓释片：0.1 g

【适应证】用于中、重度急慢性疼痛，服后 0.5 h 生效，持续 6 h。亦用于术后痛、创伤痛、癌性痛、心脏病突发性痛、关节痛、神经痛及分娩痛。

【用法用量】口服，每次量不超过 100 mg，24 h 不超过 400 mg，连续用药不超过 48 h，累计用量不超过 800 mg。

【不良反应】出汗、眩晕、恶心、呕吐、口干、疲劳。

六、解热镇痛抗炎药

布洛芬缓释胶囊

Iibuprofen sustained-release capsule

【制剂规格】缓释胶囊剂：0.3 g。

【适应证】

1. 缓解类风湿关节炎、骨关节炎、脊柱关节病、痛风性关节炎、风湿性关节炎等各种慢性关节炎的急性发作期或持续性的关节肿痛症状，无病因治疗及控制病程的作用。

2. 治疗非关节性的各种软组织风湿性疼痛，如肩痛、腱鞘炎、滑囊炎、肌痛及运动后损伤性疼痛等。

3. 急性的轻、中度疼痛，如手术后、创伤后、劳损后、原发性痛经、牙痛、头痛等。

4. 对成人和儿童的发热有解热作用。

【用法用量】口服：成人每日 2 次（早、晚各 1 次），每次 0.3~0.6 g，或遵医嘱。晚间服药可使疗效保持一夜，亦有助于防止晨僵。

【不良反应】本品耐受性好，不良反应小，一般为肠、胃部不适或皮疹、头痛、耳鸣。

双氯芬酸钠片

Diclofenac Sodium tablet

【制剂规格】片剂：25 mg。

【适应证】

1. 急、慢性风湿性关节炎；急、慢性强直性脊椎炎；骨关节炎。

2. 肩周炎、滑囊炎、肌腱炎及腱鞘炎。

3. 腰背痛、扭伤、劳损及其他软组织损伤。

4. 急性痛风。

5. 痛经或子宫附件炎、牙痛和术后疼痛。

6. 创伤后的疼痛与炎症，如扭伤、肌肉拉伤等。

7. 耳鼻咽喉严重的感染性疼痛和炎症（如扁桃体炎、耳炎、鼻窦炎等），应同时使用抗感染药物。

【用法用量】口服：每日 1 次，或者每日 1~2 次，或遵医嘱，餐后服。

【不良反应】胃肠反应；神经系统表现，如头痛、眩晕、嗜睡、兴奋等。

散利痛片

Compound Propyphenazoni tablet

【制剂规格】片剂：0.5 g。

【适应证】用于普通感冒或流行性感冒引起的发热，也用于缓解轻至中度疼痛如头痛、关节痛、偏头痛、牙痛、肌肉痛、神经痛、痛经。

【用法用量】口服：成人 1 次 0.5~1.0 g，每日 3 次。

【不良反应】偶见白细胞缺乏症，正铁血红蛋白血症和血小板减少症，以及厌食、恶心、呕吐、皮疹等其他过敏反应。

七、麻醉及其辅助用药

氯胺酮注射*

Ketamine injection

【制剂规格】注射剂：0.1 g。

【适应证】本品适用于各种表浅、短小手术麻醉、不合作小儿的诊断性检查麻醉及全身复合麻醉。

【用法用量】

1. 全麻诱导　成人，静脉注射 1~2 mg/kg，维持可采用连续静脉滴注，每分钟不超过 1~2 mg，即 10~30 mg/kg，加用苯二氮䓬类药，可减少其用量。

2. 镇痛　成人先静脉注射 0.2~0.75 mg/kg，2~3 min 注完，而后连续静脉滴注每分钟 5~20 mg/kg。

3. 基础麻醉　临床个体间差异大，小儿肌内注射 4~5 mg/kg，必要时追加 1/3~1/2 量。

【不良反应】出现幻觉、躁动不安、噩梦谵语。

利多卡因注射液

Lidocaine injection

【制剂规格】注射剂：0.1 g。

【适应证】本品为局麻药及抗心律失常药。主要用于浸润麻醉、硬膜外麻醉、表面麻醉（包括在胸腔镜检查或腹腔手术时作黏膜麻醉用）及神经传导阻滞。本品可用于急性心肌梗死后室性期前收缩和室性心动过速，亦可用于洋地黄类中毒、心脏外科手术及心导管引起的室性心律失常。本品对室上性心律失常通常无效。

【用法用量】抗心律失常：① 常用量：静脉注射，1~1.5 mg/kg（一般用 50~100 mg）做首次负荷量静脉注射 2~3 min，必要时每 5 min 后重复静脉注射 1~2 次，但 1 h 内的总量不得超过 300 mg。静脉滴注，一般以 5% 葡萄糖注射液配成 1~4 mg/mL 药液滴注或用输液泵给药。在用负荷量后可继续以每分钟 1~4 mg 速度静脉滴注维持，或以每分钟 0.015~0.03 mg/kg 速度静脉滴注。老年人、心力衰竭、心源性休克、肝血流量减少、肝或肾功能障碍时应减少用量．以每分钟 0.5~1 mg 速度静脉滴注，即可用本品 0.1% 溶液静脉滴注，每小时不超过 100 mg。② 极量：静脉注射 1 h 内最大负荷量 4.5 mg/kg（或 300 mg）。最大维持量为每分钟 4 mg。

【不良反应】

1. 本品可作用于中枢神经系统，引起嗜睡、感觉异常、肌肉震颤、惊厥昏迷及呼吸抑制等不良反应。

2. 可引起低血压及心动过缓。血药浓度过高，可引起心房传导速度减慢、房室传导阻滞，以及抑制心肌收缩力和心排血量下降。

普鲁卡因注射液

Procaine injection

【制剂规格】注射剂：0.3 g。

【适应证】局部麻醉药。用于浸润麻醉、阻滞麻醉、腰椎麻醉、硬膜外麻醉及封闭疗法等。

【用法用量】

1. 浸润麻醉　0.25%~0.5% 水溶液，每小时不超过 1.5 g。

2. 阻滞麻醉　1%~2% 水溶液，每小时不超过 1.0 g。

3. 硬膜外麻醉　2% 水溶液，每小时不超过 0.75 g。

【不良反应】恶心、出汗、脉速、呼吸困难、潮红、谵妄、兴奋、惊厥。

布比卡因注射液

Bupivacaine injection

【制剂规格】注射剂：12.5 mg；25 mg；37.5 mg。

【适应证】用于局部浸润麻醉、外周神经阻滞和椎管内阻滞。

【用法用量】

1. 臂丛神经阻滞，0.25% 溶液，20~30 mL 或 0.375%，20 mL（50~75 mg）。

2. 骶管阻滞，0.25%，15~30 mL（37.5~75.0 mg），或 0.5%，15~20 mL（75~100 mg）。

3. 硬脊膜外隙阻滞时，0.25%~0.375% 可以镇痛，0.5% 可用于一般的腹部手术等。

4. 局部浸润，总用量一般以 175~200 mg（0.25%，70~80 mL）为限，24 h 内分次给药，每日极量 400 mg。

5. 交感神经节阻滞的总用量 50~125 mg（0.25%，20~50 mL）。

6. 蛛网膜下腔阻滞，常用量 5~15 mg，并加 10% 葡萄糖成高密度液或用脑脊液稀释成近似等密度液。

【不良反应】偶见精神兴奋、低血压反应。

纳洛酮注射剂

Naloxone injection

【制剂规格】注射剂：0.4 mg。

【适应证】本品是目前临床应用最广的阿片受体拮抗药。

主要用于：① 解救麻醉性镇痛药急性中毒，拮抗这类药的呼吸抑制，并使患者苏醒。② 拮抗麻醉性镇痛药的残余作用。新生儿受其母体中麻醉性镇痛药影响而致呼吸抑制，可用本品拮抗。③ 解救急性酒精中毒，静脉注射纳洛酮 0.4~0.6 mg，可使患者清醒。④ 对疑为麻醉性镇痛药成瘾者，静脉注射 0.2~0.4 mg 可激发戒断症状，有诊断价值。⑤ 促醒作用，可能通过胆碱能作用而激活生理性觉醒系统使患者清醒，用于全麻催醒及抗休克和某些昏迷患者。

【用法用量】常用剂量：纳洛酮 5 μg/kg，待 15 min 后再肌内注射 10 μg/kg。或先给负荷量 1.5~3.5 μg/kg，以 3 μg/（kg·h）维持。脱瘾治疗时，可肌内注射或静脉注射，每次 0.4~0.8 mg。在用美沙酮戒除过程中，可试用小剂量美沙酮（每日 5~10 mg），每半小时给纳洛酮 1.2 mg，为时数小时（3~6 h），然后换用纳洛酮，每周使用 3 次即可达到戒除目的。

【不良反应】偶见低血压、高血压、室性心动过速、呼吸困难、肺水肿和心脏停搏；呕吐、恶心、出汗、心悸亢进、发抖、癫痫发作；躯体疼痛、发热、出汗、流鼻涕、喷嚏、竖毛、打哈欠、无力、寒战或发抖、神经过敏、不安、痢疾。

阿托品

Atropine

【制剂规格】片剂：0.3 mg。注射剂：1 mL：500 μg。

【适应证】

1. 各种内脏绞痛，如胃肠绞痛及膀胱刺激征状。对胆绞痛、肾绞痛的疗效较差。

2. 全身麻醉前给药、严重盗汗和流涎症。

3. 迷走神经过度兴奋所致的窦房阻滞、房室阻滞等缓慢型心失常，也可用于继发于窦房结功能低下而出现的室性异位节。

4. 抗休克。

5. 解救有机磷酸酯类中毒。

【用法用量】口服、皮下、肌内或静脉注射：成人常用量，每次 0.3~0.5 mg，每日 0.5~3 mg；极量：每次 2 mg。

静脉注射：用于治疗阿—斯综合征，每次 0.03~0.05 mg/kg，必要时每 15 min 重复 1 次，直至面色潮红、循环好转、血压回升、延长间隔时间至血压稳定。

抗心律失常：成人静脉注射 0.5~1 mg，按需可每 1~2 h1 次，最大量为 2 mg。

解毒：① 用于锑剂引起的阿-斯综合征，静脉注射 1~2 mg，15~30 min 后再注射 1 mg，如患者无发作，按需每 3~4 小时皮下或肌内注射 1 mg；② 用于有机磷中毒时，肌内注射或静脉注射 1~2 mg（严重有机磷中毒时可加大 5~10 倍），每 10~20 min 重复，直到青紫消失，继续用药至病情稳定，然后用维持量，有时需 2~3 d。

【不良反应】轻微心率减慢，略有口干及少汗、口干、心率加速、瞳孔轻度扩大，严重中毒时可由中枢兴奋转入抑制，产生昏迷和呼吸麻痹等，最低致死剂量成人为 80~130 mg。

八、抗胆碱药

氢溴酸东莨菪碱注射液

Scopolamine hydrobromide injection

【制剂规格】注射剂：20 mg。

【适应证】用于麻醉前给药、震颤麻痹、晕动病、躁狂性精神病、胃肠胆肾平滑肌痉挛、胃酸分泌过多、感染性休克、有机磷农药中毒。

【用法用量】皮下或肌内注射，每次

0.3~0.5 mg，极量，每次 0.5 mg，每日 1.5 mg。

【不良反应】口服：每次 0.2~0.6 mg，每日 0.6~1 mg；极量，每次 0.6 mg，每日 2 mg。

皮下注射：每次 0.2~0.5 mg，极量，每次 0.5 mg，每日 1.5 mg。

抢救乙型脑炎呼吸衰竭：以 1 mL 含药 0.3 mg 的注射剂直接静脉注射或稀释于 10% 葡萄糖溶液 30 mL 内做静脉滴注，常用量为 0.02~0.04 mg/kg，用药间歇时间一般为 20~30 min，用药总量最高达 6.3 mg。

甲硫酸新斯的明注射液

Sulfuric Acid Neostigmine injection

【制剂规格】注射剂：1 mL：0.5 mg；1 mL：1 mg。

【适应证】抗胆碱酯酶药。用于手术结束时拮抗非除极肌肉松弛药的残留肌松作用，用于重症肌无力、手术后功能性肠胀气及尿潴留等。

【用法用量】常用量，皮下或肌内注射每次 0.25~1 mg。每日 1~3 次。极量，皮下或肌内注射每次 1 mg，每日 5 mg。

【不良反应】本品可致药疹，大剂量时可引起恶心、呕吐、腹泻、流泪、流涎等，严重时可出现共济失调、惊厥、昏迷、语言不清、焦虑不安、恐惧，甚至心脏停搏。

九、抗休克药物

去氧肾上腺素注射液

Phenylephrine injection

【制剂规格】注射剂：10 mg。

【适应证】用于治疗休克及麻醉时维持血压，也用于控制阵发性室上性心动过速的发作。

【用法用量】成人常用量：① 血管收缩，局麻药液每 20 mL 中可加本品 1 mg，达到 1：20000 浓度；蛛网膜下腔阻滞时，每 2~3 毫升达到 1：1000 浓度。② 升高血压，轻或中度低血压，肌内注射 2~5 mg，再次给药间隔不短于 10~15 min，静脉注射一次 0.2 mg，按需每隔 10~1 min 给药 1 次。③ 阵发性室上性心动过速，初量静脉注射 0.5 mg，20~30 s 注入，以后用量递增，每次加药量不超过 0.1~0.2 mg，每次量以 1 mg 为限。④ 严重低血压和休克（包括与药物有关的低血压），可静脉给药，5% 葡萄糖注射液或 0.9% 氯化钠注射液每 500 mL 中加本品 10 mg（1：50 000 浓度），开始时滴速为每分钟 100~180 滴，血压稳定后递减至每分钟 40~60 滴，必要时浓度可加倍，滴速则根据血压而调节。⑤ 为了预防蛛网膜下腔阻滞期间出现低血压，可在阻滞前 3~4 min 肌内注射本品 2~3 mg。

【不良反应】胸部不适或疼痛、眩晕、易激怒、震颤、呼吸困难、虚弱等。

肾上腺素注射液

Adrenal injection

【制剂规格】注射剂：1 mg。

【适应证】主要适用于因支气管痉挛所致严重呼吸困难，可迅速缓解药物等引起的过敏性休克，亦可用于延长浸润麻醉用药的作用时间。各种原因引起的心脏骤停进行心肺复苏的主要抢救用药。

【用法用量】皮下注射：常用量，1 次 0.25~1 mg；极量，1 次 1 mg。

1. 抢救过敏性休克　如青霉素等引起的过敏性休克。由于本品具有兴奋心肌、升高血压、松弛支气管等作用，故可缓解过敏性休克的心搏微弱、血压下降、呼吸困难等症状。皮下注射或肌内注射 0.5~1 mg，也可用 0.1~0.5 mg 缓慢静脉注射（以 0.9% 氯化钠注射液稀释到 10 mL），如疗效不好，可改用 4~8 mg 静脉滴注（溶于 5% 葡萄糖液 500~1 000 mL）。

2. 抢救心搏骤停　可用于麻醉和手术中的意外、药物中毒或心脏传导阻滞等原因引起的心脏骤停，0.25~0.5 mg 以 10 mL 生理盐水稀释后静脉（或心内注射），同时进行心搏按压、人工呼吸、纠正酸中毒。对电击引起的心搏骤停，亦可用本品配合电除颤仪或利多卡因等进行抢救。

3. 治疗支气管哮喘　效果迅速但不持久。皮下注射 0.25~0.5 mg，3~5 min 见效，但仅能维持 1 h。必要时每 4 h 可重复注射 1 次。

4. 与局麻药合用　加少量［（1 ∶ 200 000~500 000）］于局麻药中（如普鲁卡因），在混合药液中，本品浓度为 2~5 mg/mL，总量不超过 0.3 mg，可减少局麻药的吸收而延长其药效，并减少其不良反应，亦可减少手术部位的出血。

5. 制止鼻黏膜和牙龈出血　将浸有 1 ∶ 20 000~1 ∶ 1 000 溶液的纱布填塞出血处。

6. 治疗荨麻疹、花粉症、血清反应等　皮下注射 1 ∶ 1 000 溶液 0.2~0.5 mL，必要时再以上述剂量注射 1 次。

【不良反应】心悸、头痛，有时可有心律失常，严重者可由于心室颤动而致死。

间羟胺注射液

Metaraminol injection

【制剂规格】注射剂：10 mg。

【适应证】

1. 防治椎管内阻滞麻醉时发生的急性低血压。

2. 用于出血、药物过敏、手术并发症及脑外伤或脑肿瘤合并休克而发生的低血压的辅助性对症治疗。

3. 也可用于心源性休克或败血症所致的低血压。

【用法用量】成人用量：① 肌内或皮下注射，每次 2~10 mg（以间羟胺计），由于最大效应不是立即显现，在重复用药前对初始量效应全少应观察 10 min；② 静脉注射，初量 0.5~5 mg，继而静脉滴注，用于重症休克；③ 静脉滴注，将间羟胺 15~100 mg 加入 5% 葡萄糖液或氯化钠注射液 500 mL 中滴注，调节滴速以维持

合适的血压。成人极量每次 100 mg（每分钟 0.3~0.4 mg）。

【不良反应】连续用药可引起快速耐受性。

多巴胺注射液

Dopamine injection

【制剂规格】注射剂：20 mg。

【适应证】适用于心肌梗死、创伤、内毒素败血症、心脏手术、肾衰竭、充血性心力衰竭等引起的休克综合征；补充血容量后休克仍不能纠正者，尤其有少尿及周围血管阻力正常或较低的休克。由于本品可增加心排血量，也用于洋地黄和利尿药无效的心功能不全。

【用法用量】成人常用量：静脉注射，开始时每分钟 1~5 g/kg，10 min 内以每分钟 1~4 g/kg 速度递增，以达到最大疗效。

慢性顽固性心力衰竭：静脉滴注开始时，每分钟 0.5~2 g/kg 逐渐递增。多数患者按每分钟 1~3 g/kg 给予即可生效。

闭塞性血管病变患者：静脉滴注开始时按每分钟 1 g/kg，逐增至每分钟 5~10 g/kg，直到 20 g/（kg·min），以达到最满意效应。

危重病例，先按 5 g/kg 滴注，然后以每分钟 5~10 g/kg 递增至每分钟 20~50 g/kg，以达到满意效应。或本品 20 mg 加入 5% 葡萄糖注射液 200~300 mL 中静脉滴注，开始时按每分钟 75~100 g 滴入，以后根据血压情况，可加快速度和加大浓度，但最大剂量不超过每分钟 500 g。

【不良反应】常见的有胸痛、呼吸困难、心悸、心律失常、全身软弱无力感；心搏缓慢、头痛、恶心呕吐者少见。

多巴酚丁胺注射液

Dobutamine injection

【制剂规格】注射剂：20 mg。

【适应证】用于器质性心脏病时心肌收缩力下降引起的心力衰竭，包括心脏直视手术后所致的低排血量综合征，作为短期支持治疗。

【用法用量】成人常用量：将多巴酚丁胺加于 5% 葡萄糖液或 0.9% 氯化钠注射液中稀释后，以滴速每分钟 2.5~10 g/kg 给予，在每分钟 15 g/kg 以下的剂量时，心率和外周血管阻力基本无变化；偶用每分钟超过 15 g/kg，但需注意过大剂量仍然有可能加速心率并产生心律失常。

【不良反应】可有心悸、恶心、头痛、胸痛、气短等。

十、肾上腺皮质激素和促肾上腺皮质激素

氢化可的松注射液

Hydrocortisone injection

【制剂规格】注射剂：2 mL ： 10 mg。

【适应证】肾上腺皮质功能减退症及垂体功能减退症，也用于过敏性和炎症性疾病，抢救危重中毒性感染。

【用法用量】肌内注射：每日 20~40 mg，静脉滴注 1 次 100 mg，每日 1 次。临用前加 25 倍的氯化钠注射液或 5% 葡萄糖注射液 500 mL 稀释后静脉滴注，同时加用维生素 C 0.5~1 g。

【不良反应】1. 长程使用可引起以下不良反应　医源性库欣综合征面容和体态、体重增加、下肢水肿、紫纹、易出血倾向、创口愈合不良、痤疮、月经紊乱、肱或股骨头缺血性坏死、骨质疏松及骨折（包括脊椎压缩性骨折、长骨病理性骨折）、肌无力、肌萎缩、低血钾综合征、胃肠道刺激（恶心、呕吐）、胰腺炎、消化性溃疡或穿孔、儿童生长受到抑制、青光眼、白内障、良性颅内压升高综合征、糖耐量减退和糖尿病加重。

2. 患者可出现精神症状　欣快感、激动、谵妄、不安、定向力障碍，也可表现为抑制。精神症状尤易发生于患慢性消耗性疾病的人及以往有过精神不正常者。

3. 并发感染为肾上腺皮质激素的主要不良反应。以真菌、结核菌、葡萄球菌、变形杆菌、铜绿假单胞菌和各种疱疹病毒为主。

4. 糖皮质激素停药综合征　有时患者在停药后出现头晕、晕厥倾向、腹痛或背痛、低热、食欲缺乏、恶心、呕吐、肌肉或关节疼痛、头痛、乏力、软弱，经仔细检查如能排除肾上腺皮质功能减退和原来疾病的复燃，则可考虑为对糖皮质激素的依赖综合征。

地塞米松注射液

Dexamethasone iniection

【制剂规格】注射剂：2 mg；5 mg。

【适应证】主要用于过敏性与自身免疫性炎性疾病，如结缔组织病、类风湿关节炎、严重的支气管哮喘、皮炎等过敏疾病、溃疡性结肠炎、急性白血病、恶性淋巴瘤等。

【用法用量】肌内注射：每次 1~8 mg，每日 1 次；也可用于腱鞘内注射或关节腔，软组织的损伤部位内注射，每次 0.8~6 mg，每隔 2 周 1 次；局部皮内注射，每点 0.05~0.25 mg，共 2.5 mg，每周 1 次。鼻腔、喉头、气管、中耳腔、耳管注入 0.1~0.2 mg，每日 1~3 次；静脉注射一般 2~20 mg。

【不良反应】糖皮质激素在应用生理剂量替代治疗时无明显不良反应，不良反应多发生在应用药理剂量时。

地塞米松片

Dexamethasone tablet

【制剂规格】片剂：0.75 mg。

【适应证】肾上腺皮质激素类药。主要适用

于过敏性与自身免疫性炎性疾病,如结缔组织病、严重的支气管哮喘、皮炎等过敏疾病、溃疡性结肠炎、急性白血病、恶性淋巴瘤等。本药还用于某些肾上腺皮质疾病的诊断——地塞米松抑制试验。

【用法用量】口服:成人开始剂量为每次0.75~3.00 mg,每日2~4次。维持量视病情而定,约每日0.75 mg。

【不良反应】糖皮质激素在应用生理剂量替代治疗时无明显不良反应,不良反应多发生在应用药理剂量时。

醋酸泼尼松片

Prednisone Acetate tablet

【制剂规格】片剂:5 mg。

【适应证】主要用于过敏性与自身免疫性炎症性疾病。适用于结缔组织病、系统性红斑狼疮、重症多肌炎、严重的支气管哮喘、皮肌炎、血管炎等过敏疾病、急性白血病、恶性淋巴瘤。

【用法用量】

1. 口服:一般每次5~10 mg,每日10~60 mg。

2. 对于系统性红斑狼疮、胃病综合征、溃疡性结肠炎、自身免疫性溶血性贫血等自身免疫性疾病,可给每日40~60 mg,病情稳定后逐渐减量。

3. 对药物性皮炎、荨麻疹、支气管哮喘等过敏疾病,可给泼尼松每日20~40 mg,症状减轻后减量,每隔1~2 d减少5 mg。

4. 防止器官移植排异反应,一般在术前1~2 d开始每日口服100 mg,术后1周改为每日60 mg,以后逐渐减量。

5. 治疗急性白血病、恶性肿瘤,每日口服60~80 mg,症状缓解后减量。

【不良反应】本品较大剂量易引起糖尿病、消化道溃疡和类库欣综合征症状,对下丘脑—垂体—肾上腺轴抑制作用较强。

曲安奈德注射液

Triamcinolone Acetonide injection

【制剂规格】注射剂:40 mg。

【适应证】适用于各种皮肤病、过敏性鼻炎、关节痛、支气管哮喘、肩周炎、腱鞘炎、滑膜炎、急性扭伤、类风湿关节炎等。

【用法用量】

1. 肌内注射:每周1次,每次20~100 mg。

2. 关节腔或皮下注射:一般每次2.5~5 mg。

【不良反应】局部注射可引起皮肤萎缩、出血或溃疡。偶可引起局部刺激和过敏反应。

1. 月经紊乱、视力障碍。

2. 可能引起关节损害。

3. 长期用于眼部可引起眼压升高。

氯雷他定片

Loratadine tablet

【制剂规格】片剂:10 mg。

【适应证】用于缓解过敏性鼻炎有关的症状,如喷嚏、流涕和鼻痒,以及眼部瘙痒和烧灼感。也用于缓解慢性荨麻疹及其他过敏性皮肤病的症状。

【用法用量】空腹服,成人及12岁以上儿童每次10 mg,每日1次。

【不良反应】偶见口干、头痛等,偶见肝功能异常、黄疸、肝炎、肝坏死、肝功能受损者应减量。罕见多形红斑及全身过敏反应。

异丙嗪注射液

Promethazine injection

【制剂规格】注射剂:25 mg;50 mg。

【适应证】

1. 皮肤黏膜的过敏:适用于长期的、季节性的过敏性鼻炎,血管运动性鼻炎,过敏性结膜炎,荨麻疹,血管神经性水肿,对血液或血浆制品的过敏反应,皮肤划痕症。

2. 晕动病：防治晕车、晕船、晕飞机。

3. 用于麻醉和手术前后的辅助治疗，包括镇静、催眠、镇痛、止吐。

4. 用于防治放射病性或药源性恶心、呕吐。

【用法用量】肌内注射。

成人用量：① 过敏，每次 25 mg，必要时 2 h 后重复；严重过敏时可用肌内注射 25~50 mg，最高量不得超过 100 mg。② 在特殊紧急情况下，可用灭菌注射用水稀释至 0.25%，缓慢静脉注射。③ 止吐，12.5~25 mg，必要时每 4 小时重复 1 次。④ 镇静催眠，每次 25~50 mg。

【不良反应】小剂量时无明显不良反应，但大量和长时间应用时可出现噻嗪类常见的不良反应。

苯海拉明片

Diphenhydramine tablet

【制剂规格】片剂：25 mg；50 mg。

【适应证】用于皮肤黏膜的过敏，如荨麻疹、过敏性鼻炎、皮肤瘙痒症、药疹，对虫咬症和接触性皮炎也有效。亦可用于预防和治疗晕动病。

【用法用量】口服：成人每次 1 片，每日 2~3 次。用于防治晕动病时，宜在出行前 1~2 h，最迟 30 min 前服用。

【不良反应】有中枢抑制作用，其他常见不良反应还有头痛、精神运动性损伤和抗胆碱作用。胃肠道反应包括恶心、呕吐、腹泻、腹痛、食欲缺乏等。

西替利嗪分散片

Cetirizine dispersible tablet

【制剂规格】分散片：10 mg。

【适应证】季节性鼻炎、常年性过敏性鼻炎、过敏性结膜炎及过敏引起的瘙痒和荨麻疹的对症治疗。

【用法用量】成人口服：每次 1 片，可于晚餐时用少量液体送服，若对不良反应敏感，可每日早、晚各 1 次，每次 0.5 片。

【不良反应】有中枢抑制作用，其他常见不良反应还有头痛、精神运动性损伤和抗胆碱作用。

十一、促凝血药

氨甲环酸注射液

Tranexamic Acid injection

【制剂规格】注射剂：5 mL：500 mg。

【适应证】主要用于急性或慢性、局限性或全身性原发性纤维蛋白溶解亢进所致的各种出血。

【用法用量】静脉注射或滴注：每次 0.25~0.5 g，每日 0.75~2 g。静脉注射液以 25% 葡萄糖液稀释，静脉滴注液以 5%~10% 葡萄糖液稀释。为防止手术前后出血，可参考上述剂量。治疗原发性纤维蛋白溶解所致出血时，剂量可酌情加大。

【不良反应】

1. 偶有药物过量所致颅内血栓形成和出血。

2. 可有腹泻、恶心及呕吐。

3. 较少见的有经期不适（经期血液凝固所致）。

4. 由于本品可进入脑脊液，注射后可有视物模糊、头痛、头晕、疲乏等中枢神经系统症状，特别与注射速度有关，但很少见。

注射用血凝酶

Clotting Enzyme injection

【制剂规格】注射剂：0.5 kU；1 kU；2 kU。

【适应证】本品可用于需减少出血或止血的各种医疗情况，如外科、内科、妇产科、眼科、耳鼻咽喉科、口腔科等临床科室的出血及出血性疾病；也可用来预防出血，如手术前用药，可避免或减少手术部位及手术后出血。

【用法用量】静脉注射、肌内注射或皮下注射，也可局部用药：一般出血，成人 1~2 U。

【不良反应】偶见过敏样反应。如出现此类情况，可按一般抗过敏处理方法，给予抗组胺药或糖皮质激素及对症治疗。

鱼精蛋白注射液

Protamine Sulfate injection

【制剂规格】注射剂：50 mg。

【适应证】抗肝素药。用于因注射肝素过量所引起的出血。

【用法用量】静脉注射：抗肝素过量，用量与最后 1 次肝素使用量相当（1 mg 鱼精蛋白可中和 100 U 肝素）。每次不超过 5 mL（50 mg）。缓慢静脉注射。一般以每分钟 0.5 mL 的速度静脉注射，在 10 min 内注入量以不超过 50 mg 为度。

【不良反应】

1. 本品可引起心动过缓、胸闷、呼吸困难及血压降低，也有肺动脉高压或高血压的报道。

2. 注射后有恶心呕吐、面红潮热及倦怠，如作用短暂，不需治疗。

十二、抗凝血药

肝素钠注射液

Heparin Sodium injection

【制剂规格】注射剂：1000 U（2 mL）；5 000 U（2 mL）；12 500 U（2 mL）。

【适应证】用于防治血栓形成或栓塞性疾病（如心肌梗死、血栓性静脉炎、肺栓塞等）；各种原因引起的弥散性血管内凝血（DIC）；也用于血液透析、体外循环、导管术、微血管手术等操作中及某些血液标本或器械的抗凝处理。

【用法用量】

1. 深部皮下注射：首次 5 000~10 000 U，以后每 8 h 8 000~10 000 U 或每 12 h 15 000~20 000 U；每 24 h 总量 30 000~40 000 U，一般均能达到满意的效果。

2. 静脉注射：首次 5 000~10 000 U，之后，或每 4 h 100 U/kg，用氯化钠注射液稀释后应用。

3. 静脉滴注：每日 20 000~40 000 U，加至氯化钠注射液 1 000 mL 中持续滴注。滴注前可先静脉注射 5 000 U 作为初始剂量。

【不良反应】如注射后引起严重出血，可静脉注射鱼精蛋白进行急救。

低分子量肝素钠

Low Molecular Weight Heparin Sodium

【制剂规格】注射剂：5 000 U。

【适应证】本品主要用于血液透析时预防血凝块形成，也可用于预防深部静脉血栓形成。易栓症或已有静脉血栓塞症的妊娠妇女为本品适应证。

【用法用量】本品给药途径为腹壁皮下注射或遵医嘱。应根据患者情况和血透技术条件选用最佳剂量。

【不良反应】偶见轻微出血，血小板减少，过敏反应，注射部位轻度血肿和坏死。

低分子量肝素钙

Low Molecular Weight Heparin Calcium

【制剂规格】

1. 注射剂：2500 U ：0.5 m ；

5000 U ：0.5 mL；3500 U ：0.3 mL；

4100 U ：0.4 mL；6150 U ：0.6 mL。

2. 预灌针剂：3075 U ：0.3 mL ；

4 100 U ：0.4 mL；6150 U ：0.6 mL。

注射用低分子量肝素钙：2500 U ；5 000 U。

【适应证】主要用于预防和治疗深部静脉血栓形成，也可用于血液透析时预防血凝块形成。

【用法用量】腹壁皮下注射。

1. 血液透析时预防血凝块形成应根据患者情况和血透技术条件选用最佳剂量。

2. 预防血栓形成对于普通手术，每日 0.3 mL，

皮下注射通常至少持续 7 d。首剂在术前 2~4 h 给予（但硬膜下麻醉方式者术前 2~4 h 慎用）。

【不良反应】偶见轻微出血，血小板减少，过敏反应，注射部位轻度血肿和坏死。

注射用尿激酶

Urokinase injection

【制剂规格】注射剂：1 万 U；5 万 U；10 万 U；20 万 U；25 万 U；50 万 U；150 万 U；250 万 U。

【适应证】本品主要用于血栓栓塞性疾病的溶栓治疗。包括急性广泛性肺栓塞、胸痛 6~12 h 的冠状动脉栓塞和心肌梗死、症状短于 3~6 h 的急性期脑血管栓塞、视网膜动脉栓塞和其他外周动脉栓塞症状严重的髂 – 股静脉血栓形成者。也用于人工心瓣手术后预防血栓形成，保持血管插管和胸腔及心包腔引流管的通畅等。溶栓的疗效均需后继的肝素抗凝加以维持。

【用法用量】本品临用前应以注射用灭菌生理盐水或 5% 葡萄糖溶液配制。

【不良反应】本品临床最常见的不良反应是出血倾向。

十三、血浆代用品

人血白蛋白注射液

Human Serum Albumin injection

【制剂规格】注射剂：10 g ；12.5 g。

【适应证】

1. 失血创伤、烧伤引起的休克。

2. 脑水肿及损伤引起的颅压升高。

3. 肝硬化及肾病引起的水肿或腹水。

4. 低蛋白血症的防治。

5. 新生儿高胆红素血症。

6. 用于心肺分流术、烧伤的辅助治疗、血液透析的辅助治疗和成人呼吸窘迫综合征。

【用法用量】因严重烧伤或失血等所致休克，可直接注射本品 5~10 g，每隔 4~6 h 重复注射 1 次。在治疗肾病及肝硬化等慢性白蛋白缺乏症时，可每日注射本品 5~10 g，直至水肿消失，血清白蛋白含量恢复正常为止。

【不良反应】5% 人血白蛋白溶液的不良反应极其罕见，尽管偶尔发生恶心、发热、寒战或荨麻疹，当输注减慢或停止输注后较短时间，通常这些症状会消失。

琥珀酰明胶注射液

Succinylated Gelatin injection

【制剂规格】注射剂：500 mL。

【适应证】用于低血容量性休克、手术创伤、烧伤及感染的血容量补充，手术前后及手术间的稳定血液循环，体外循环（血液透析、人工心肺机）血液稀释，脊髓及硬膜外麻醉后的低血压的预防。

【用法用量】快速输注时应加温液体，但不超过 37 ℃。如果血液或血浆丢失不严重，或术前或术中预防性治疗，一般 1~3 h 输注 500~1000 mL；低血容量休克，容量补充和维持时，可在 24 h 输注 10~15 L；严重急性失血致生命垂危时，可在 5~10 min 加压输注 500 mL，进一步输注量视缺乏程度而定。

【不良反应】患者通常表现为变态反应。如出现过敏反应则须立即停止输入本品。

十四、抗贫血药

叶酸片

Folic Acid tablet

【制剂规格】片剂：5 mg。

【适应证】

1. 各种原因引起的叶酸缺乏及叶酸缺乏所致的巨幼红细胞贫血。

2. 妊娠期、哺乳期妇女预防给药。

3. 慢性溶血性贫血所致的叶酸缺乏。

【用法用量】口服：成人，每次 5~10 mg，每日 15~30 mg，直至血象恢复正常。

【不良反应】不良反应较少，罕见过敏反应。长期用药可以出现畏食，腹胀等胃肠症状。大量服用叶酸时，可使尿呈黄色。

甲钴胺胶囊

Methylcobalamin capsule

【制剂规格】胶囊剂：0.5 mg。

【适应证】周围神经病变。

【用法用量】口服：通常成人每次 0.5 mg，每日 3 次，可根据年龄、症状酌情增减。

【不良反应】偶有食欲缺乏、恶心、呕吐、腹泻等（0.1%~5%）。少见过敏反应，如皮疹（小于 0.1%）等。

维生素 B_{12} 注射液

VitaminB$_{12}$ injection

【制剂规格】片剂：25 μg。

【适应证】主要用于因内因子缺乏所致的巨幼细胞性贫血，也可用于亚急性联合变性神经系统病变，如神经炎的辅助治疗。

【用法用量】肌内注射：成人，每日 0.025~0.1 mg 或隔日 0.05~0.2 mg。用于神经炎时，用量可酌增。本品也可用于穴位封闭。

【不良反应】偶可引起皮疹、瘙痒、腹泻及过敏性哮喘，但发生率低，极个别有过敏性休克。

注射用右旋糖酐铁

Iron Gextran iniection

【制剂规格】注射剂：2 mL：100 mg。

【适应证】用于治疗缺铁性贫血。

【用法用量】深部肌内注射：每次 50~100 mg（Fe）每 1~3 日 1 次。

【不良反应】最常见的不良反应是皮肤瘙痒，呼吸困难。

十五、促白细胞增生药

鲨肝醇片

Batiol tablet

【制剂规格】片剂：25 mg；50 mg。

【适应证】

1. 用于治疗各种原因引起的白细胞减少症，如放射性、抗肿瘤药物等所致的白细胞减少症。

2. 用于治疗不明原因所致的白细胞减少症。

【用法用量】口服：成人，每日 50~150 mg，分 3 次服，4~6 周为 1 个疗程。

【不良反应】治疗剂量偶见口干、肠鸣亢进。

利血生片（利可君）

Leucogen tablet

【制剂规格】片剂：10 mg；20 mg。

【适应证】用于防治肿瘤放、化疗引起的白细胞血小板减少症。

【用法用量】口服：每次 20 mg；每日 3 次或遵医嘱。

【不良反应】无不良反应报道。

肌苷片

Inosine tablet

【制剂规格】片剂：200 mg。

【适应证】临床用于白细胞或血小板减少症，各种急慢性肝病、肺源性心脏病等心脏疾病；中心性视网膜炎、视神经萎缩等疾病。

【用法用量】口服，成人每次 200~600 mg，每日 3 次；必要时剂量可加倍（如肝病）。

【不良反应】

口服有胃肠道反应。

十六、主要作用于泌尿和生殖系统的药物

呋塞米注射液（速尿）

Furosemide injection

【制剂规格】注射剂：20 mg。

【适应证】

1. 水肿性疾病：包括充血性心力衰竭、肝硬化、肾病。与其他药物合用治疗急性肺水肿和急性脑水肿等。

2. 高血压：一般不作为治疗原发性高血压的首选药物，但当噻嗪类药物疗效不佳，本类药物尤为适用。

3. 预防急性肾衰竭：用于各种原因导致肾脏血流灌注不足。

4. 高钾血症及高钙血症。

5. 稀释性低钠血症：尤其是当血钠浓度低于 120 mmol/L 时。

6. 抗利尿激素分泌过多症（SIADH）。

7. 急性药物毒物中毒，如巴比妥类药物中毒等。

【用法用量】

1. 治疗水肿性疾病。静脉注射，开始 20~40 mg，必要时每 2 h 追加剂量，直至出现满意疗效。治疗慢性肾功能不全时，一般每日剂量 40~120 mg。

2. 治疗高血压危象时，起始 40~80 mg 静脉注射，伴急性左心力竭或急性肾衰竭时，可酌情增加剂量。

3. 治疗高钙血症时，可静脉注射，一次 20~80 mg。

【不良反应】常见者与水、电解质紊乱有关、尤其是大剂量或长期应用时，如直立性低血压、休克、低钾血症、低氯血症。

氢氯噻嗪片

Hydrochlorothiazide tablet

【制剂规格】片剂：10 mg；25 mg；50 mg。

【适应证】

1. 水肿性疾病：排泄体内过多的钠和水，减少细胞外液容量，消除水肿。常见的包括充血性心力衰竭、肝硬化腹水、肾病综合征、急慢性肾炎水肿、慢性肾衰竭早期、肾上腺皮质激素和雌激素治疗所致的钠、水潴留。

2. 高血压：可单独或与其他降压药联合应用，主要用于治疗原发性高血压。

3. 中枢性或肾性尿崩症。

4. 肾石症：主要用于预防含钙盐成分形成的结石。

【用法用量】

1. 成人常用量：口服。治疗水肿性疾病，每次 25~50 mg，每日 1~2 次，或隔日治疗，或每周连服 3~5 d。治疗高血压，每日 25~100 mg，分 1~2 次服用，并按降压效果调整剂量。

2. 小儿常用量：口服。每日 1~2 mg/kg 或 30~60 mg/m²，分 1~2 次服用，并按疗效调整剂量。小于 6 个月的婴儿剂量可达每日 3 mg/kg。

【不良反应】大多不良反应与剂量和疗程有关。

1. 水、电解质紊乱所致的副作用较为常见。低钾血症较易发生与噻嗪类利尿药排钾作用有关，长期缺钾可损伤肾小管，严重失钾可引起肾小管上皮的空泡变化，以及引起严重快速性心律失常等异位心律。低氯性碱中毒或低氯、低钾性碱中毒，噻嗪类特别是氢氯噻嗪常明显增加氯化物的排泄。此外低钠血症亦不罕见，导致中枢神经系统症状及加重肾损害。脱水造成血容量和肾血流量减少亦可引起肾小球滤过率降低。上述水、电解质紊乱的临床常见反应有口干、烦渴、肌肉痉挛、恶心、呕吐和极度疲乏无力等。

2. 高糖血症。本药可使糖耐量降低，血糖升高，此可能与抑制胰岛素释放有关。

3. 高尿酸血症。干扰肾小管排泄尿酸，少数可诱发痛风发作。由于通常无关节疼痛，故高尿酸血症易被忽视。

氨苯蝶啶片

Triamterene tablet

【制剂规格】片剂：50 mg。

【适应证】主要治疗水肿性疾病，包括充血性心力衰竭、肝硬化腹水、肾病综合征等，以及肾上腺糖皮质激素治疗过程中发生的水钠潴留，主要目的在于纠正上述情况时的继发性醛固酮分泌增多，并拮抗其他利尿药的排钾作用。也可用于治疗特发性水肿。

【用法用量】

1. 成人常用量：口服。开始每日 25~100 mg，分 2 次服用，与其他利尿药合用时，剂量可减少。维持阶段可改为隔日疗法。最大剂量不超过每日 300 mg。

2. 小儿常用量：口服。开始每日 2~4 mg/kg 或 120 mg/m²，分 2 次服，每日或隔日疗法。以后酌情调整剂量。最大剂量不超过每日 6 mg/kg 或 300 mg/m²。

【不良反应】常见的主要是高钾血症。

普适泰片

Cernilton tablet

【制剂规格】片剂：375 mg。

【适应证】良性前列腺增生，慢性、非细菌性前列腺炎。

【用法用量】每日两次，每次1片，疗程3~6个月。或遵医嘱。6个月可以收到最佳疗效，如有必要可以继续服用。本品可在进食时或单独服用。肾功能不全者无需改变剂量。

【不良反应】少数腹胀、恶心。

复方金钱草颗粒

Fufang Jinqiancao Keli

【制剂规格】颗粒剂：3 g（无糖型）；10 g（均相当于总药材 4.9 g）。

【适应证】清热祛湿，利尿排石，消炎止痛。用于泌尿系统结石、尿路感染属湿热下注证者。

【用法用量】用开水冲服，每次 1~2 袋，每日 3 次。

【不良反应】清热祛湿、利尿排石、消炎止痛。用于泌尿系统结石、尿路感染属湿热下注证者。

普乐安片

Pule'an tablet

【制剂规格】片剂：0.57 g。

【适应证】补肾固本。用于肾气不固等引起的慢性前列腺炎、前列腺增生。

【用法用量】口服：每次 3~4 片，每日 3 次。

【不良反应】少数患者用药后有轻度大便溏薄现象，但不影响继续治疗。

索　引